ECOCARDIOGRAFIA CLÍNICA

ECOCARDIOGRAFIA CLÍNICA

Revisão e Autoavaliação

Allan L. Klein, MD, FRCP(C), FACC, FAHA, FASE
Professor of Medicine
Cleveland Clinic Lerner College of Medicine of Case Western Reserve University
Director, Cardiovascular Imaging Research
Director, Center for the Diagnosis and Treatment of Pericardial Diseases
Department of Cardiovascular Medicine
Heart and Vascular Institute
Cleveland Clinic
Cleveland, Ohio

Craig R. Asher, MD, FACC
Cardiology Fellowship Director
Department of Cardiology
Cleveland Clinic Florida
Weston, Florida

Tradução
Luciana Paez Rocha
Graduação em Medicina pela Faculdade de Medicina de Petrópolis
Pós-Graduação em Terapia Intensiva pelo Instituto de Pós-Graduação Médica do Rio de Janeiro
Pós-Graduação em Cardiologia pelo Instituto de Pós-Graduação Médica do Rio de Janeiro
Médica do Serviço de Cardiologia Intensiva do Hospital Barra D'Or, RJ
Coordenadora do Serviço de Emergência do Hospital Joari, RJ
Coordenadora do Serviço de Cardiologia Clínica do Hospital Joari, RJ

Prefácio
José Maria Del Castillo, MD, PhD
Especialização em Cardiologia e Ecocardiografia pela Sociedade Brasileira de Cardiologia (SBC)
Médico do Pronto-Socorro Cardiológico Universitário de Pernambuco (Procape) da
Universidade de Pernambuco – Recife
Coordenador e Professor dos Cursos de Ecocardiografia e
Pós-Graduação em Ecocardiografia do Cetrus – São Paulo e Recife

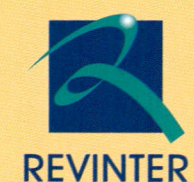

REVINTER

Ecocardiografia Clínica – Revisão e Autoavaliação
Copyright © 2013 by Livraria e Editora Revinter Ltda.

ISBN 978-85-372-0522-8

Todos os direitos reservados.
É expressamente proibida a reprodução
deste livro, no seu todo ou em parte,
por quaisquer meios, sem o consentimento
por escrito da Editora.

Tradução:
LUCIANA PAEZ ROCHA
Graduação em Medicina pela Faculdade de Medicina de Petrópolis
Pós-Graduação em Terapia Intensiva pelo Instituto de Pós-Graduação Médica do Rio de Janeiro
Pós-Graduação em Cardiologia pelo Instituto de Pós-Graduação Médica do Rio de Janeiro
Médica do Serviço de Cardiologia Intensiva do Hospital Barra D'Or, RJ
Coordenadora do Serviço de Emergência do Hospital Joari, RJ
Coordenadora do Serviço de Cardiologia Clínica do Hospital Joari, RJ

CIP-BRASIL. CATALOGAÇÃO-NA-FONTE
SINDICATO NACIONAL DOS EDITORES DE LIVROS, RJ

K72e
  Klein, Allan L.
    Ecocardiografia clínica : revisão e autoavaliação / Allan L. Klein, Craig R. Asher ; [tradução de Luciana Paez Rocha]. - Rio de Janeiro : Revinter, 2013.
    II.

Tradução de: Clinical Echocardiography
Inclui bibliografia e índice
ISBN 978-85-372-0522-8
1. Ecocardiografia. 2. Coração - Doenças - Ultrassonografia. I. Asher, Craig R. II. Título.

13-1796.   CDD: 616.1207543
                           CDU: 616.12-07

Nota: A medicina é uma ciência em constante evolução. À medida que novas pesquisas e experiências ampliam os nossos conhecimentos, são necessárias mudanças no tratamento clínico e medicamentoso. Os autores e o editor fizeram verificações junto a fontes que se acredita sejam confiáveis, em seus esforços para proporcionar informações acuradas e, em geral, de acordo com os padrões aceitos no momento da publicação. No entanto, em vista da possibilidade de erro humano ou mudanças nas ciências médicas, nem os autores e o editor nem qualquer outra parte envolvida na preparação ou publicação deste livro garantem que as instruções aqui contidas são, em todos os aspectos, precisas ou completas, e rejeitam toda a responsabilidade por qualquer erro ou omissão ou pelos resultados obtidos com o uso das prescrições aqui expressas. Incentivamos os leitores a confirmar as nossas indicações com outras fontes. Por exemplo e em particular, recomendamos que verifiquem as bulas em cada medicamento que planejam administrar para terem a certeza de que as informações contidas nesta obra são precisas e de que não tenham sido feitas mudanças na dose recomendada ou nas contraindicações à administração. Esta recomendação é de particular importância em conjunto com medicações novas ou usadas com pouca frequência.

Título original:
Clinical Echocardiography
Copyright © 2011 by LIPPINCOTT WILLIAMS & WILKINS.

Livraria e Editora REVINTER Ltda.
Rua do Matoso, 170 – Tijuca
20270-135 – Rio de Janeiro – RJ
Tel.: (21) 2563-9700 – Fax: (21) 2563-9701
livraria@revinter.com.br – www.revinter.com.br

PREFÁCIO

A vasta experiência dos editores, contando com a colaboração de um seleto grupo de especialistas, garante a qualidade deste livro de autoaprendizado em ecocardiografia. Os temas estão divididos em 28 capítulos na forma de questões, com respostas muito bem elaboradas ao final de cada seção.

Compreende os princípios dos ultrassons e artefatos, eco normal e em diversas patologias, eco tridimensional, transesofágico, hemodinâmica com Doppler, Doppler tissular e *strain*, contraste, função sistólica e diastólica, eco sob estresse, intraoperatório, sincronismo cardíaco, valvopatias, próteses, endocardite, miocardiopatias, doenças sistêmicas, cardiopatias congênitas e massas e tumores.

Destaque para as respostas, minuciosamente explicadas e ilustradas, constitui uma verdadeira fonte de informação para ecocardiografistas iniciantes e experientes, e para candidatos de provas de habilitação.

Em síntese, é um livro fácil de ler, bem ilustrado, explicado e completo, que serve como guia rápido para diversas patologias e como texto complementar para quem se prepara para provas da especialidade.

José Maria Del Castillo
Especialização em Cardiologia e Ecocardiografia pela
Sociedade Brasileira de Cardiologia (SBC)
Médico do Pronto-Socorro Cardiológico Universitário de
Pernambuco (Procape) da Universidade de Pernambuco – Recife
Coordenador e Professor dos Cursos de Ecocardiografia e
Pós-Graduação em Ecocardiografia do Cetrus – São Paulo e Recife

AGRADECIMENTOS

Gostaríamos de agradecer a Marilyn, Jared, Lauren, Jordan, Jean e Sam Klein e Diann, Drew, Laura e George Asher, pelo estímulo durante nossas carreiras e apoio na edição deste livro. Gostaríamos de agradecer, especialmente, a Marie Campbell, que empenhou grande esforço para reunir este livro. Finalmente, gostaríamos de expressar nossa gratidão aos editores da Wolters Kluwer, Lippincott Williams & Wilkins e, em particular, a Frances DeStefano e Leanne McMillan, pela orientação para transformar este livro em um grande sucesso.

SUMÁRIO

Capítulo 1	Física do Ultrassom, Técnicas e Instrumentos Victor Mor-Avi	1
Capítulo 2	Artefatos em Ultrassonografia Cardíaca Juan-Carlos Brenes ▪ Craig R. Asher	10
Capítulo 3	Ecocardiografia Transtorácica – Modo M e Bidimensional Gerard P. Aurigemma ▪ Dennis A. Tighe	22
Capítulo 4	Ecocardiografia Tridimensional Lissa Sugeng ▪ Sonal Chandra ▪ Lynn Weinert	38
Capítulo 5	Ecocardiografia Transesofágica L. Leonardo Rodriguez	54
Capítulo 6	Técnica Ultrassônica Orientada por Metas Annitta J. Morehead	67
Capítulo 7	Doppler e Hemodinâmica Muhamed Saric ▪ Itzhak Kronzon	79
Capítulo 8	Doppler Tecidual e Tensão Steve L. Liao ▪ Mario J. Garcia	122
Capítulo 9	Imagem Ultrassonográfica com Realce por Contraste Roxy Senior ▪ Steven B. Feinstein	134
Capítulo 10	Avaliação da Função Sistólica Thomas H. Marwick	148
Capítulo 11	Diastologia Andrew O. Zurich III ▪ David Verhaert ▪ Alan L. Klein	169
Capítulo 12	Ecocardiografia de Estresse Omar Wever-Pinzon ▪ Farooq A. Chaudhry	193
Capítulo 13	Ecocardiografia Intraoperatória William J. Stewart	210
Capítulo 14	Avaliação de Dessincronismo/Otimização AV Victoria Delgado ▪ Jeroen J. Bax	223
Capítulo 15	Doença Arterial Coronariana Ronald Mastouri ▪ Stephen G. Sawada	246
Capítulo 16	Doença Valvular Pulmonar e Tricúspide Brian P. Griffin	261

Capítulo 17	Doença Valvular Aórtica e Mitral Sorin V. Pislaru ▪ Maurice Enriquez-Sarano	274
Capítulo 18	Próteses Valvares Linda D. Gillam ▪ Smriti Deshmukh	291
Capítulo 19	Endocardite Ying T. Sia ▪ Kwan-Leung Chan	305
Capítulo 20	Cardiomiopatias Marianela Areces ▪ Craig R. Asher	320
Capítulo 21	Doenças Sistêmicas Imran S. Syed ▪ Charles J. Bruce ▪ Heide M. Connolly	339
Capítulo 22	Doenças Pericárdicas Partho P. Sengupta ▪ James B. Seward	360
Capítulo 23	Doenças Aórticas Gian M. Novaro ▪ Craig R. Asher	374
Capítulo 24	Fibrilação Atrial Susie N. Hong-Zohlman ▪ David I. Silverman ▪ Warren J. Manning	391
Capítulo 25	Doença Ventricular Direita e Hipertensão Pulmonar Sherif F. Nagueh	404
Capítulo 26	Doença Cardíaca Congênita Cianótica Nishant Shah ▪ Richard A. Humes	416
Capítulo 27	Doença Cardíaca Congênita Acianótica Benjamin W. Eidem	436
Capítulo 28	Tumores/Massas Shepard D. Weiner ▪ Shunichi Homma	450
	Índice Remissivo	465

COLABORADORES

Marionela Areces, MD
Department of Cardiology
Cleveland Clinic Florida
Weston, Florida

Craig R. Asher, MD, FACC
Cardiology Fellowship Director
Department of Cardiology
Cleveland Clinic Florida
Weston, Florida

Gerard P. Aurigemma, MD
Professor
Departments of Medicine and Radiology
University of Massachusetts Medical School
Director, Noninvasive Cardiology
Department of Medicine/Division of
Cardiovascular Disease
UMassMemorial Healthcare
Worcester, Massachusetts

Jeroen J. Bax, MD, PhD
Director of Noninvasive Imaging
Professor of Cardiology
Department of Cardiology
Leiden University Medical Center
Leiden, The Netherlands

Juan-Carlos Brenes, MD, FACC, FASE
Department of Cardiology
Columbia University
Co-Director, Echocardiography Laboratory
Columbia University Division of Cardiology
Mount Sinai Medical Center
Miami Beach, Florida

Charles J. Bruce, MBChB, FCP (SA), FACC, FASE
Associate Professor of Medicine
College of Medicine
Consultant
Division of Cardiovascular Diseases
Mayo Clinic
Rochester, Minnesota

Kwan-Leung Chan, MD, FRCPC, FACC
Cardiologist
University of Ottawa Heart Institute and the
Ottawa Hospital
Professor
Department of Medicine
University of Ottawa
Ottawa, Ontario
Canada

Sonal Chandra, MD
Clinical Associate
Department of Cardiology
University of Chicago
Chicago, Illinois

Farooq A. Chaudhry, MD
Professor of Medicine
Associate Chief of Cardiology
Director of Echocardiography
Division of Cardiology
St. Luke's Roosevelt Hospital Center
Columbia University College of Physicians and Surgeons
New York, New York

Heidi M. Connolly, MD
Professor of Medicine
College of Medicine
Consultant
Division of Cardiovascular Diseases
Mayo Clinic
Rochester, Minnesota

Victoria Delgado, MD, PhD
Staff Cardiologist
Department of Cardiology
Leiden University Medical Center
Leiden, The Netherlands

Smriti Deshmukh, MD
Assistant Clinical Professor of Medicine
Department of Medicine, Division of Cardiology
Columbia University
Attending Cardiologist
Department of Medicine
The Presbyterian Hospital
New York, New York

COLABORADORES

Benjamin W. Eidem, MD, FACC, FASE
Associate Professor
Departments of Pediatrics and Pediatric Cardiology
Mayo Clinic
Rochester, Minnesota

Maurice Enriquez-Sarano, MD
Professor of Medicine
Division of Cardiovascular Diseases
Director
Valvular Heart Disease Clinic
Mayo Clinic and Foundation
Rochester, Minnesota

Steven B. Feinstein, MD, FACC
Professor of Medicine/Cardiology
Director of Echocardiography
Department of Medicine/Cardiology
Rush University Medical Center
Chicago, Illinois

Mario J. Garcia, MD, FACC, FACP
Professor of Medicine and Radiology
Chief, Division of Cardiology
Montefiore Medical Center-Albert Einstein College of Medicine Cardiology
Bronx, New York

Linda D. Gilliam, MD, FACC, FAHA, FASE
Professor of Clinical Medicine
Columbia University
College of Physicians & Surgeons
Medical Director, Cardiac Valve Program
Department of Medicine
Columbia University Medical Center
New York, New York

Brian P. Griffin, MD, FACC
Director Cardiovascular Medicine Training Program
John and Rosemary Brown Chair in Cardiovascular Medicine
Department of Cardiovascular Medicine
Heart and Vascular Institute
Cleveland Clinic
Cleveland, Ohio

Shunichi Homma, MD
MM Hatch Professor of Medicine
Department of Medicine–Cardiology
Columbia University College of Physicians and Surgeons
Attending Physician
Department of Medicine–Cardiology
New York Presbyterian Hospital
Columbia University Medical Center
New York, New York

Susie N. Hong-Zohlman, MD
Research Fellow in Medicine
Department of Medicine
Beth Israel Deaconess Medical Center
Boston, Massachusetts

Richard A. Humes, MD
Professor
Department of Pediatrics
Wayne State University
Chief
Division of Cardiology
Children's Hospital of Michigan
Detroit, Michigan

Allan L. Klein, MD, FRCP(C), FACC, FAHA, FASE
Professor of Medicine
Cleveland Clinic Lerner College of Medicine of Case Western Reserve University
Director, Cardiovascular Imaging Research
Director, Center for the Diagnosis and Treatment of Pericardial Diseases
Department of Cardiovascular Medicine
Heart and Vascular Institute
Cleveland Clinic
Cleveland, Ohio

Itzhak Kronzon, MD, FASE
Professor of Medicine
Associate Chairman of Cardiovascular Medicine Director of Cardiac Imaging
Lenox Hill Heart and Vascular Institute of New York
New York, New York

Steve L. Liao, MD
The James J. Peters Veteran Affairs Medical Center
Department of Medicine, Cardiovascular Division
Bronx, New York
The Zena and Michael A. Weiner Cardiovascular Institute
The Mount Sinai School of Medicine
New York, New York

Warren J. Manning, MD
Professor of Medicine
Department of Medicine
Beth Israel Deaconess Medical Center
Boston, Massachusetts

Thomas H. Marwick, MD, PhD, FRACP, FRCP, FESC, FACC
Section Head Cardiovascular Imaging
Department of Cardiovascular Medicine
Heart and Vascular Institute
Cleveland Clinic
Cleveland, Ohio

Ronald Mastouri, MD
Assistant Professor of Clinical Medicine
Department of Medicine
Indiana University Medical Center
Krannert Institute of Cardiology
Indianapolis, Indiana

Victor Mor-Avi, PhD
Research Associate
Professor
Director of Cardiac Imaging Research
Department of Medicine, Section of Cardiology
University of Chicago
Chicago, Illinois

Annitta J. Morehead, BA, RDCS
Manager, Cardiovascular Imaging Core
Heart and Vascular Institute
Cleveland Clinic
Cleveland, Ohio

Sherif F. Nagueh, MD, FACC, FAHA
Professor of Medicine
Department of Cardiology
Weill Cornell Medical College
Associate Director, Echocardiography Laboratory
Methodist DeBakey Heart and Vascular Center
The Methodist Hospital
Houston, Texas

Gian M. Novaro, MD, MS
Director, Echocardiography
Department of Cardiology
Cleveland Clinic Florida
Weston, Florida

Sorin V. Pislaru, MD, PhD
Assistant Professor of Medicine
Division of Cardiovascular Diseases
Mayo Clinic and Foundation
Rochester, Minnesota

L. Leonardo Rodriguez, MD
Program Director, Advanced Fellowship Program
Department of Cardiovascular Medicine
Heart and Vascular Institute
Cleveland Clinic
Cleveland, Ohio

Muhamed Saric, MD, PhD
Associate Professor of Medicine
Department of Medicine
New York University School of Medicine;
Associate Director
Noninvasive Cardiology Laboratory
New York University Medical Center
New York, New York

Stephen G. Sawada, MD
Department of Medicine
Indiana University Medical Center
Krannert Institute of Cardiology
Indianapolis, Indiana

Partho P. Sengupta, MD, DM
Associate Professor of Medicine
Director of Noninvasive Cardiology
Department of Medicine
University of California Irvine
Irvine, California

Roxy Senior, MD, DM, FRCP, FESC, FACC
Consultant Cardiologist
Director of Cardiac Research
Northwick Park Hospital
Honorary Professor, Middlesex University, London
Honorary Senior Lecturer, Imperial College, London
Middlesex, Harrow, United Kingdom

James B. Seward, MD, FACC
Professor of Medicine and Pediatrics
Division of Cardiovascular Research
Mayo Clinic Rochester
Rochester, Minnesota

Nishant Shah, MD
Assistant Professor
Department of Pediatrics
Wayne State University
Children's Hospital of Michigan Detroit
Detroit, Michigan

Ying T. Sia, MD, MSc, FRCRC
Associate Professor
Department of Medicine
University of Montreal
Attending
Department of Medicine, Service of Cardiology
Centre Hospitalier de l'University of Montreal
Montreal, Quebec, Canada

David I. Silverman, MD
Professor of Medicine
University of Connecticut School of Medicine
Director, Echocardiography Laboratory
Hartford Hospital
Hartford, Connecticut

William J. Stewart, MD, FACC, FASE
Professor of Medicine
Director, Cardiovascular Curriculum
Cleveland Clinic Lerner College of Medicine
Staff Cardiologist
Department of Cardiovascular Medicine
Heart and Vascular Institute
Cleveland Clinic
Cleveland, Ohio

Lissa Sugeng, MD, MPH
Associate Professor of Medicine
Section of Cardiovascular Medicine
Yale School of Medicine
New Haven, CT

Imran S. Syed, MD
Instructor in Medicine
College of Medicine
Senior Associate Consultant
Division of Cardiovascular Diseases
Mayo Clinic
Rochester, Minnesota

Dennis A. Tighe, MD
Professor
Department of Medicine
UMass Medical School
Associate Director
Non-invasive Cardiology
UMass-Memorial Medical Center
Worcester, Massachusetts

David Verhaert, MD
Staff Cardiologist
Ziekenhuis Oost-Limburg
Genk, Belgium

Shepard D. Weiner, MD
Clinical Fellow
Department of Medicine–Cardiology
New York Presbyterian Hospital
Columbia University Medical Center
New York, New York

Lynn Weinert, BS, RDCS
Sonographer
Department of Cardiology
University of Chicago
Chicago, Illinois

Omar Wever-Pinzon, MD
Division of Cardiology
St. Luke's-Roosevelt Hospital Center
Columbia University, College of Physicians & Surgeons
New York, New York

Andrew O. Zurick III, MD
Cardiac Imaging Fellow
Department of Cardiovascular Medicine
Heart and Vascular Institute
Cleveland Clinic
Cleveland, Ohio

PRÓLOGO

O campo da ultrassonografia cardiovascular experimentou um aumento progressivo na capacitação técnica e aplicação clínica. Os textos mais antigos de ecocardiografia traziam apenas traçados de modo-M, enquanto as versões mais recentes incluem imagens bi e tridimensionais, assim como registros de Doppler sanguíneo e tecidual. Não é de se espantar que o tamanho destes textos aumentou proporcionalmente, representando um desafio a qualquer um que procura dominar todos os aspectos da ultrassonografia cardíaca. Não é de se surpreender também que novas abordagens para ensinar/aprender ecocordiografia têm sido pesquisadas.

Uma das técnicas reconhecidas pelo tempo para transmissão de informações no ambiente clínico emprega o método socrático. Seja em rondas ou em laboratórios, ou mesmo na sala de cirurgia, os médicos-assistentes formulam questões aos seus aprendizes sobre o caso que estão acompanhando. O conceito é que os indivíduos irão lembrar-se mais facilmente das informações cujas respostas não saibam. Este método também permite ao professor avaliar o estudante e possibilita ao estagiário avaliar seu próprio conhecimento e, desta forma, poder direcionar seus estudos.

O texto aqui apresentado de Klein, Asher e coautores explora os atributos do método socrático como uma ferramenta educacional para o estudo da ultrassonografia cardíaca. Cada aspecto da ecocardiografia é coberto por uma série de questões que medem o conhecimento do usuário em cada campo. Mais importante, as explicações das respostas corretas fornecem novas informações em um formato que não será facilmente esquecido. Muitas questões são baseadas em imagem e registros bem atuais, simulando uma situação em que será necessário o conhecimento para uma decisão clínica. O efeito principal é manter o interesse do leitor com questões desafiadoras e interesse imediato de procurar novas informações.

Existe uma pequena dúvida se o ultrassom cardíaco irá continuar a evoluir e manter um importante papel no cuidado clínico do paciente. Além disto, a disponibilidade de dispositivos portáteis cada vez menores deverá aumentar a aplicação da ecocardiografia para os não cardiologistas. Assim, haverá uma demanda crescente para o desenvolvimento de ferramentas que transmitam informações e permitam autoavaliação. O texto de Klein, Asher e coautores serve a este propósito muito bem e é uma adição muito bem-vinda à literatura da ultrassonografia cardíaca.

Anthony DeMaria
Judith e Jack White in Cardiology
University of California, San Diego
Editor-in-Chief, Journal of the American College of Cardiology
San Diego, California

PRÓLOGO

Em 1953, o médico sueco Dr. Inge Edler, utilizando um dispositivo de ultrassom industrial, gerou as primeiras imagens do coração humano e publicou sua experiência no ano seguinte em um manuscrito intitulado "O uso do refletoscópio ultrassônico para registro contínuo do movimento das válvulas cardíacas". As últimas 5 décadas viram inúmeras séries de avanços na modalidade de imagem recentemente chamada "ecocardiografia" pelos seus proponentes. A imagem com modalidade de amplitude deu lugar à ecocardiografia bidimensional (2D) e, posteriormente, à ecocardiografia tridimensional (3D), imagens com Doppler, transesofágica, ultrassom contrastado, Doppler tecidual e muito mais. O que se iniciou como um exercício da curiosidade científica terminou transformando-se em uma especialidade da medicina cardiovascular, tornando-se, sem dúvida, o mais importante método diagnóstico não invasivo utilizado na prática da Cardiologia.

Entretanto, com o passar das décadas, os desafios em se dominar a ecocardiografia tornaram-se cada vez mais difíceis para cada nova geração de estudantes e profissionais. Os físicos que desenvolvem equipamentos de ultrassom têm sido incrivelmente criativos, concebendo abordagens matemáticas cada vez mais complexas que capacitam os profissionais com ferramentas diagnósticas cada vez mais poderosas. Entretanto, o preço que pagamos para os avanços tecnológicos são os obstáculos formidáveis em aprender como aplicar a ecocardiografia na prática clínica. O Dr. Allan Klein e seus coautores, líderes e educadores neste campo, têm procurado tornar o aprendizado em ecocardiografia mais fácil e, francamente, mais divertido.

Esta ferramenta de aprendizado não tenta educar o leitor em detalhes sobre os princípios físicos do ultrassom ou as nuances de pesquisa esotérica. Em vez disto, este texto utiliza uma abordagem amigável baseada em "questões e respostas" para o aprendizado. Tanto os educadores quanto os estudantes, quando entrevistados, são invariavelmente favoráveis a esta técnica. Eu mesmo possuo vários livros-textos de ultrassom que mantenho em minha cabeceira para o caso de ter insônia. Alguns minutos de leitura geralmente são suficientes para que eu adormeça. Isto não tem como acontecer com *Ecocardiografia Clínica – Revisão e Autoavaliação*. Utilizando o formato de questões e respostas, o leitor fica envolvido desde o início. As questões abordam uma série de dificuldades que permitem tanto ao estudante iniciante quanto ao mais avançado aumentar seus conhecimentos e autoconfiança. O aprendizado orientado por problemas é particularmente atraente, pois estimula o envolvimento clínico tão bem que se torna fácil esquecer que você está lendo um livro-texto.

Os tópicos abrangem uma escala do mundano ao esotérico, incluindo métodos básicos de imagem, como avaliação de função sistólica, assim como áreas sofisticadas como a otimização da terapia de ressincronização cardíaca. Embora não seja uma substituta para os livros de referência, esta obra é ideal para revisão e recertificação. Também é igualmente útil para aqueles que querem avaliar suas habilidades ou aumentar seu conhecimento para acompanhar os avanços tecnológicos da imagem ecocardiográfica. De igual importância, você irá perceber que esta abordagem é uma forma simples e divertida de aprender. Uma vez iniciada a leitura, fica difícil colocar este livro de lado.

Steven Nissen, MD, MACC
Chairman, Department of Cardiovascular Medicine
Staff, Molecular Cardiology
Director, Joseph J. Jacobs Center for Thrombosis and
Vascular Biology
Department of Cardiovascular Medicine
Cleveland Clinic
Cleveland, Ohio

PREFÁCIO

Estamos muito satisfeitos com este novo livro-texto interativo e contemporâneo intitulado *Ecocardiografia Clínica – Revisão e Autoavaliação*. Em 2011, a ecocardiografia assistiu a um grande renascimento em interesse e crescimento. Estamos agora em uma era moderna de miniaturização, 3D e ecocardiografia para dissincronia, traçado espectral, ecocardiografia transesofágica em tempo real e imagem contrastada molecular. Ao mesmo tempo, o reembolso em imagenologia tem sido reduzido e possui tecnologia de competição. O médico atarefado e os estagiários precisam manter-se atualizados com os últimos avanços na prática clínica da ecocardiografia. Este livro foca a metodologia testada e aprovada pelo termo da metodologia socrática para ensinar os conceitos-chave aos cardiologistas atarefados, estagiários, anestesiologistas e ultrassonografias, utilizando questões de múltipla escolha com perguntas e respostas. Esta obra irá enfatizar mais a interpretação diagnóstica do que o manuseio clínico.

Este livro é composto por 28 capítulos que vão desde os fundamentos às novas tecnologias. O formato de cada capítulo está padronizado com três tipos de questões. No início, existem questões simples seguidas por suas respostas. Depois, as associadas a tiras gráficas (M-mode, 2D, ou 3D) seguido pela resposta. Finalmente, questões envolvendo casos clínicos associados a várias questões baseadas nos filmes e exames.

Escolhemos os principais especialistas e também educadores, nacionais e internacionais, no campo da ecocardiografia. Vamos tratar desde o básico da abordagem ultrassonográfica até o exame ecocardiográfico, aspectos físicos e artefatos, até os tópicos relacionados à clínica, incluindo fibrilação atrial, próteses valvares, cardiomiopatias e doenças pericárdicas, além das novas tecnologias como avaliação de dissincronia, tensão e taxa de deformação. Enfatizamos pontos-chave após cada caso. Este livro utiliza o método de questões e respostas, o qual é similar a como ensinamos nossos estagiários a lerem ecocardiogramas. Ele também será útil para o cardiologista clínico que queira aprimorar suas habilidades ecocardiográficas na prática diária.

Ecocardiografia Clínica – Revisão e Autoavaliação pode ser o maior livro de revisão ecocardiográfica que existe, com mais de 1.000 questões e respostas, assim como referências-chave para cada capítulo. Existem gráficos amplos, tabelas e figuras e explicações detalhadas para responder as questões.

Esperamos que você goste tanto do básico quanto dos "maiores e mais recentes" avanços da ecocardiografia neste século XXI.

Allan L. Klein e Craig R. Asher

ECOCARDIOGRAFIA CLÍNICA

Física do Ultrassom, Técnicas e Instrumentos

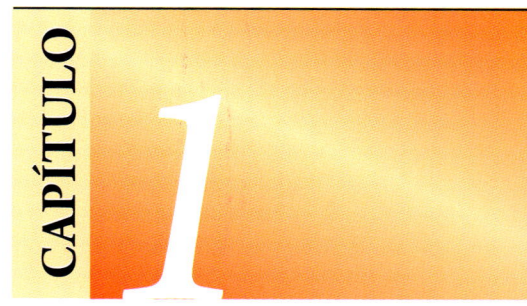

Victor Mor-Avi

1. Ondas sonoras não podem atravessar um dos seguintes materiais:
A. Água.
B. Ar.
C. Metal.
D. Vácuo.

2. O ultrassom é uma onda de pressão com uma frequência acima da capacidade auditiva do ouvido humano, que é:
A. 200 Hz.
B. 2 kHz.
C. 20.000 Hz.
D. 200 kHz.

3. A frequência da onda sonora é medida em Hz como o/a:
A. Inverso do comprimento de onda.
B. Máxima amplitude de vibração da partícula.
C. Número de vezes que a partícula vibra a cada segundo na direção perpendicular da propagação da onda.
D. Número de vezes que a partícula vibra a cada segundo na direção da propagação da onda.

4. A imagem ultrassonográfica é usualmente adquirida utilizando frequências na faixa de:
A. 1-30 kHz.
B. Abaixo de 5 MHz.
C. Acima de 0,5 MHz.
D. 1-30 MHz.

5. Considerando que a velocidade do som no tecido muscular é de 1.600 m/s, o comprimento da onda sonora com a frequência de 1,6 MHz é:
A. 1 mm.
B. 1 cm.
C. 1 m.
D. 0,1 mm.

6. Como a onda ultrassônica viaja pelo corpo humano, o tipo de tecido que resulta na mais rápida perda de sua força é:
A. Gordura.
B. Osso.
C. Pulmão.
D. Sangue.

7. O principal objetivo do uso de gel durante o exame de ultrassom é:
A. Desinfetar o transdutor.
B. Resfriar o transdutor.
C. Anestesiar a pele e, dessa forma, reduzir o desconforto do paciente causado pela pressão exercida pelo transdutor sobre o tórax.
D. Melhorar o contato entre a superfície do transdutor e a pele.

8. Materiais que respondem às ondas acústicas gerando sinais elétricos e vice-versa são conhecidos como:
A. Cristais de Doppler.
B. Gel de acoplamento acústico.
C. Cristais piezelétricos.
D. Agentes cronotrópicos.

9. O efeito Doppler se refere a:
   A. Mudança na força da onda sonora refletida por um alvo móvel.
   B. Mudança na frequência da onda sonora refletida por um alvo móvel.
   C. Mudança no formato da onda sonora refletida por um alvo móvel.
   D. Perda de energia ultrassônica como resultado da dissipação da onda pelo fluxo.

10. O ângulo Doppler é um ângulo entre:
   A. O fluxo e o eixo longo do ventrículo esquerdo.
   B. O feixe de ultrassom e o eixo longo do ventrículo esquerdo.
   C. O fluxo e o feixe ultrassônico transmitido.
   D. O fluxo e o eixo central do transdutor.

11. Um deslocamento positivo ao doppler significa que o refletor está se movendo:
   A. Mais rapidamente que a propagação da onda sonora.
   B. Diretamente para o transdutor.
   C. Diretamente longe do transdutor.
   D. De modo que o ângulo formado entre o feixe transmitido e a direção de movimento é > 90 graus.

12. Um feixe de Doppler em torno de zero indica que o refletor está estacionado ou:
   A. Movendo-se em uma direção perpendicular ao feixe.
   B. Movendo-se em uma direção paralela ao feixe.
   C. Movendo-se em uma direção perpendicular ao eixo central do transdutor.
   D. Movendo-se muito rápido para se registrar.

13. A compensação do ganho de tempo (*time gain compensation* – TGC) faz parte da formação da imagem ultrassônica e se destina a corrigir a intensidade nas variações à medida que atravessa diferentes meios, o que resulta em _____ ultrassônica:
   A. Dispersão.
   B. Absorção.
   C. Reflexão.
   D. Atenuação.

14. A força de transmissão da onda de ultrassom é controlada pelo ajuste do:
   A. Controle de compensação do ganho de tempo.
   B. Controle de compressão.
   C. Controle de força.
   D. Controle de ganho global.

15. A resolução espacial de uma imagem ultrassonográfica é definida como:
   A. Menor distância entre dois objetos a qual permite distinção entre eles.
   B. Tamanho do menor objeto que pode ser claramente visualizado na íntegra.
   C. Menor conjunto de *pixels* que podem definir um simples objeto.
   D. Menor diferença no tamanho de um objeto que pode visualmente ser detectado.

16. A resolução espacial da imagem ultrassonográfica é igual a:
   A. Intervalo entre dois *pixels* adjacentes.
   B. O dobro do comprimento de onda.
   C. Tamanho de um *pixel* em uma direção relevante.
   D. Metade do comprimento de onda.

17. A resolução temporal de uma sequência de imagens ultrassonográficas é definida como:
   A. Menor duração de um evento que pode ser detectada com confiança.
   B. Menor tempo em que a informação da imagem pode mudar completamente.
   C. Menor tempo entre dois eventos que permite distinção entre eles.
   D. Menor tempo em que os valores dos *pixels* podem mudar.

18. A resolução temporal de uma sequência de imagens ultrassonográficas é igual a:
   A. Inverso da frequência do transdutor.
   B. Inverso da taxa de quadros.
   C. Um ciclo da onda ultrassonográfica.
   D. Inverso do número de quadros na sequência.

19. A taxa dinâmica de ecos exibidos na tela é ajustada por:
   A. Controle de compensação do ganho de tempo.
   B. Controle de compressão.
   C. Controle de transmissão de força.
   D. Controle de ganho global.

20. Com o aumento da frequência de ultrassom, a profundidade máxima da imagem no corpo humano:
    A. Aumenta.
    B. Diminui.
    C. Permanece inalterada.
    D. Pode aumentar ou diminuir, dependendo do índice mecânico utilizado.

21. Após capturar a imagem mostrada na Figura 1-1A, outra imagem foi adquirida com o aumento da frequência das imagens (Fig. 1-1B). A Figura 1-1B possui:

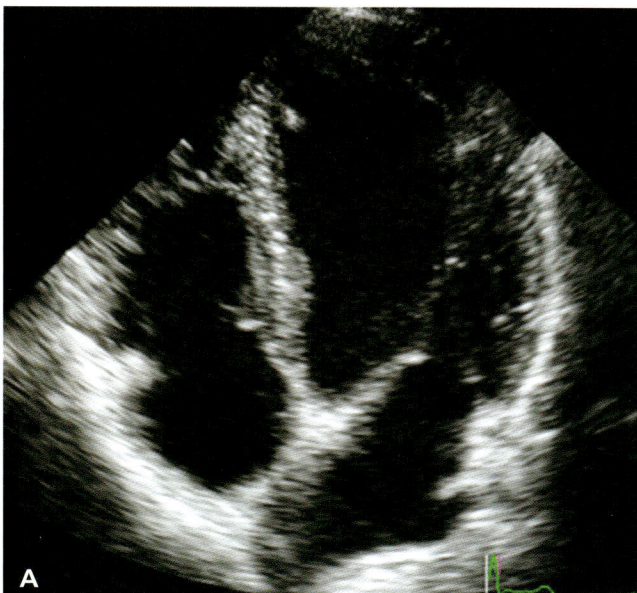

Fig. 1-1A

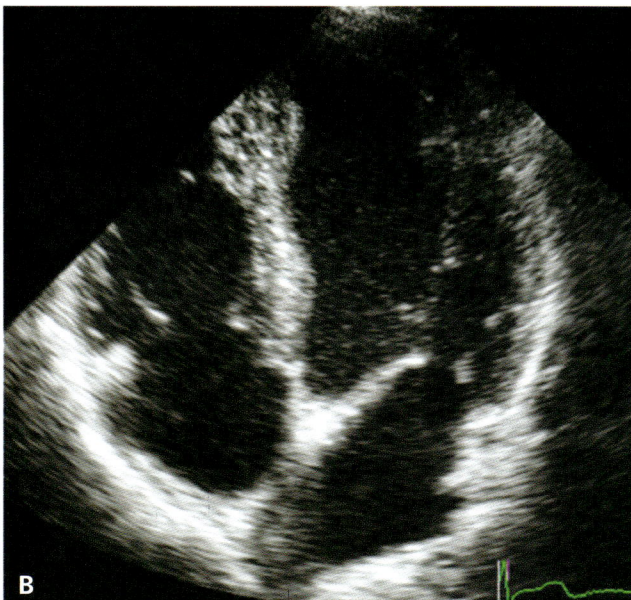

Fig. 1-1B

A. Maior profundidade da imagem.
B. Melhor resolução temporal.
C. Melhor resolução espacial.
D. Menor sombra acústica.

22. Após capturar a imagem mostrada na Figura 1-2A, outra imagem foi adquirida alterando-se para o modo harmônico (Fig. 1-2B). A Figura 1-2B foi gerada por reflexões ultrassonográficas do(a):

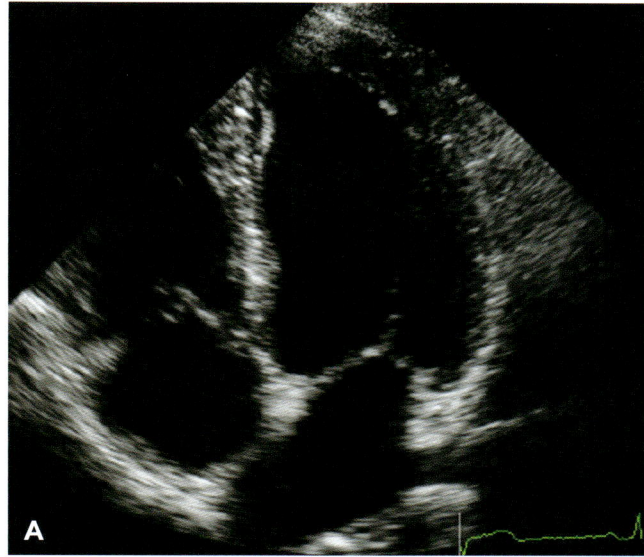

Fig. 1-2A

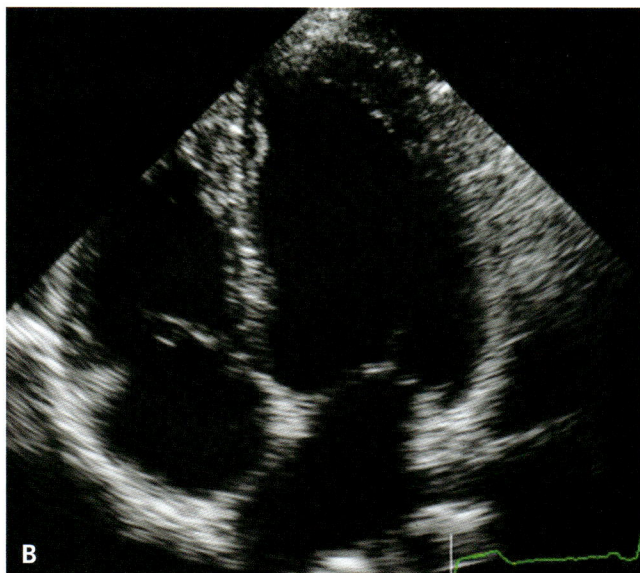

Fig. 1-2B

A. Dobro da frequência das ondas transmitidas.
B. Metade da frequência das ondas transmitidas.
C. Mesma frequência das ondas transmitidas geradas por partículas ressonantes.
D. Metade da frequência das ondas transmitidas geradas por refletores não lineares.

23. Após capturar a imagem mostrada na Figura 1-3A, outra imagem foi adquirida reduzindo-se a profundidade da imagem (Fig. 1-3B). Qual das duas imagens têm a menor taxa de quadros?

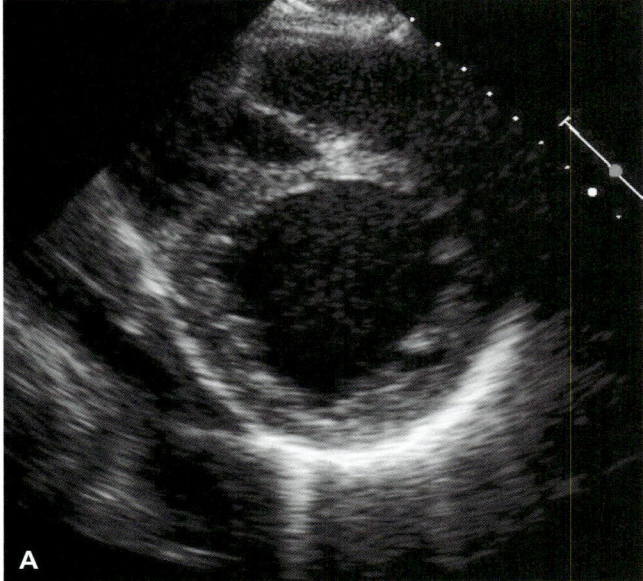
Fig. 1-3A

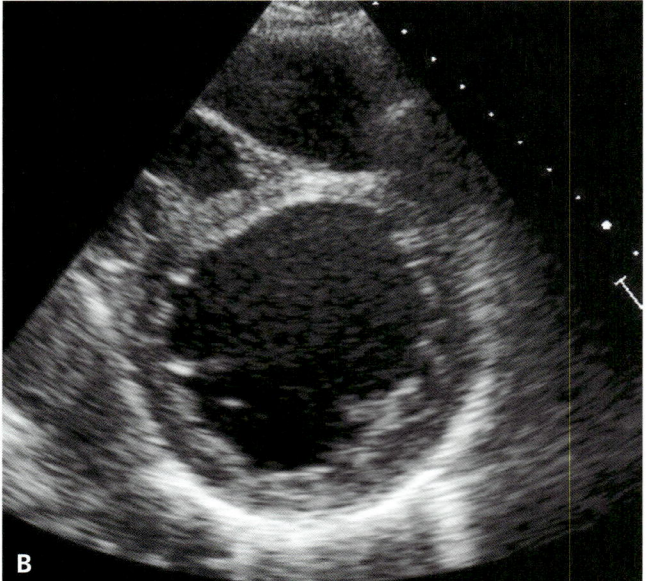
Fig. 1-3B

A. Figura 1-3A.
B. Figura 1-3B.
C. Ambas as sequências de imagens têm a mesma taxa de quadros.
D. Impossível determinar sem saber qual comprimento de onda respondeu à mudança.

24. Após capturar a sequência de imagens mostradas na Figura 1-4A, outra sequência foi adquirida reduzindo-se o ângulo setorial (Fig. 1-4B). A sequência na Figura 1-4B possui:

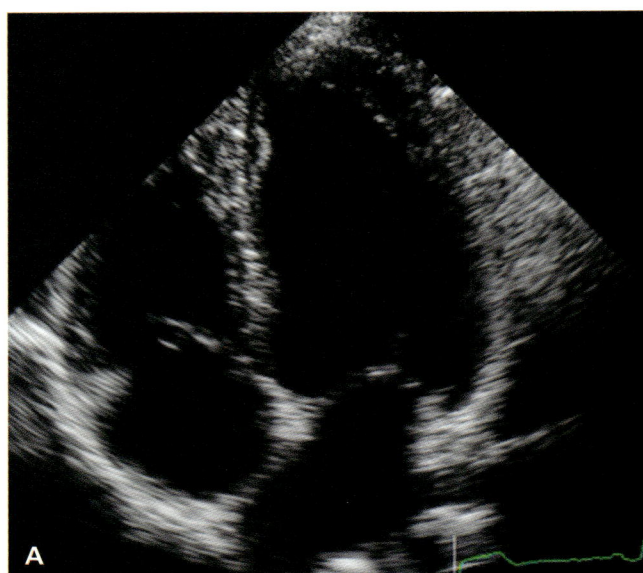
Fig. 1-4A

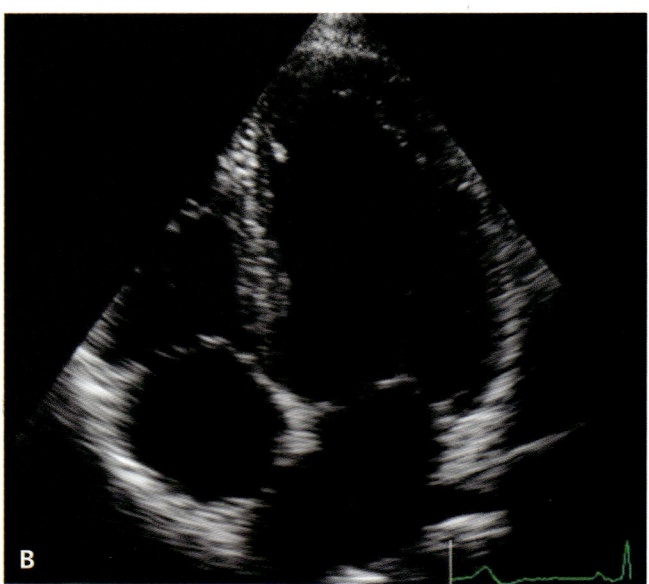
Fig. 1-4B

A. Melhor resolução espacial.
B. Menor resolução temporal.
C. Alta taxa de quadros.
D. Mais linhas de varredura por *pixel*.

25. A Figura 1-5 NÃO:

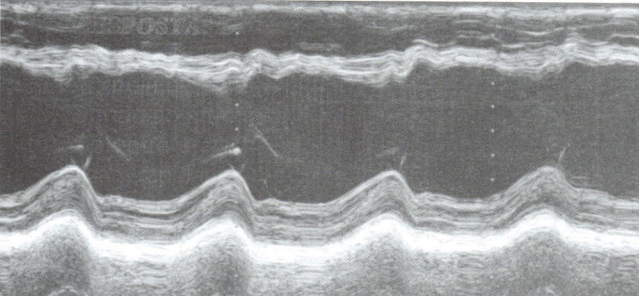

Fig. 1-5

A. Mostra reflexões ultrassonográficas ao longo de uma única linha de varredura ao longo do tempo.
B. Mostra um forte espectro de velocidades medidas ao longo de uma única linha de varredura ao longo do tempo.
C. Possui uma maior resolução temporal do que a imagem bidimensional.
D. Permite visualização simultânea de diferentes estruturas anatômicas.

26. A Figura 1-6 NÃO:

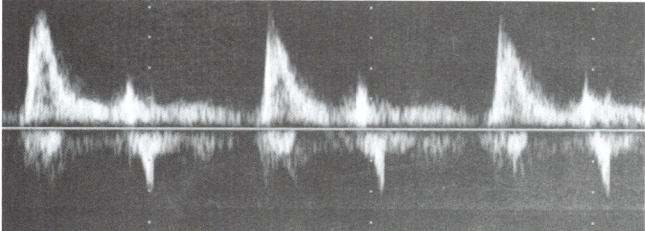

Fig. 1-6

A. Mostra reflexões ultrassonográficas ao longo de uma única linha de varredura ao longo do tempo.
B. Mostra um forte espectro de velocidades medidas ao longo de uma única linha de varredura ao longo do tempo.
C. Possui uma maior resolução temporal do que a imagem bidimensional.
D. Necessita obter informação sobre a distribuição das velocidades do fluxo.

27. A imagem por Doppler espectral contínuo mostra a força de cada componente da velocidade por atribuir a eles:
A. Diferentes níveis de escala em cinza.
B. Diferentes alturas das deflexões.
C. Diferentes inclinações das deflexões.
D. Diferentes cores nas imagens de Doppler colorido.

28. O padrão de cores que caracteriza fluxo turbulento nas imagens de Doppler de fluxo colorido (Fig. 1-7) pode ser descrito como:

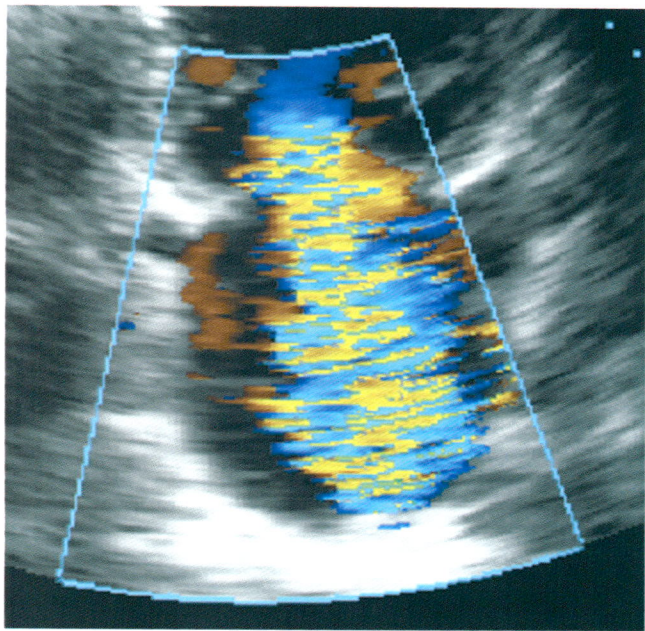

Fig. 1-7

A. Desorganizado.
B. Em forma de espiral.
C. Mosaico.
D. Quebrado.

29. "Fluxo laminar" em um vaso sanguíneo significa que as velocidades do fluxo são:
A. Completamente desorganizadas e não seguem as leis da hemodinâmica.
B. Mais altas ao longo do eixo central dos vasos e gradualmente se reduzem em direção às paredes.
C. Baixas em todos os locais, exceto no turbilhonamento em torno do eixo central do vaso.
D. Iguais em qualquer local do vaso.

30. Transdutores matriciais fásicos se utilizam de diferenças em fases de pulsos transmitidas por elementos individuais para:
A. Permitir o exame de imagem do coração através das diferentes fases do ciclo cardíaco.
B. Orientar o feixe de ultrassom em direções diferentes e fazer a varredura em "fatias" em vez de uma única linha.
C. Interrogar uma gama de velocidades de fluxo dentro do coração ao determinar o deslocamento de fases causado por alvos móveis.
D. Mudar rapidamente o transdutor entre as fases de transmissão e recebimento.

31. Agentes de contraste ecocardiográfico são fundamentados na ideia de que a reflexão do ultrassom aumenta por:
A. Alto conteúdo de gás nas microbolhas.
B. Interface gás-líquido adicional na presença de microbolhas.
C. Altas velocidades das ondas sonoras no meio gasoso.
D. Rápida movimentação das microbolhas no sangue.

32. Um artefato da imagem de ultrassom já bem conhecido é frequentemente denominado "sombra acústica", retratada na Figura 1-8. A maior causa desse artefato é a dificuldade do sistema de compensação da imagem em:

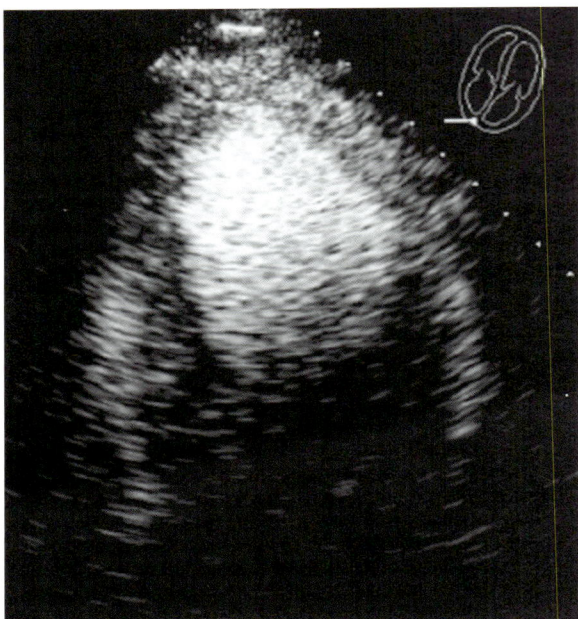

Fig. 1-8

A. Aumentar a atenuação por estruturas como a cavidade ventricular.
B. Reduzir a atenuação por estruturas como a cavidade ventricular.
C. Aumentar a atenuação por estruturas como a cavidade ventricular contrastada.
D. Aumentar a atenuação secundariamente ao surgimento temporário da frequência associada à presença de material e contraste.

33. Artefatos de sombra (Fig. 1-9A) podem ser efetivamente reduzidos como demonstrado (Fig. 1-9B) utilizando:

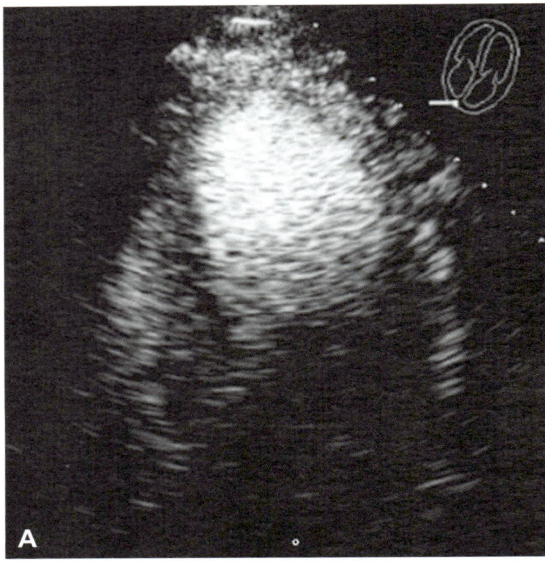

Fig. 1-9A

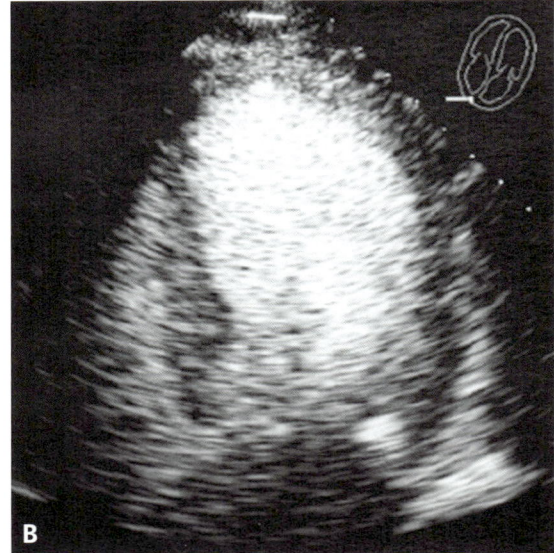

Fig. 1-9B

A. Menor configuração de compactação.
B. Menor ganho global.
C. Elevada força de transmissão que destrói microbolhas.
D. Menos material de contraste.

RESPOSTAS

1. RESPOSTA: D. Ondas sonoras não podem viajar no vácuo, assim como ondas de pressão só podem ser transmitidas através de meios físicos que consistem em moléculas que interagem entre si. Água, ar e metal são todos esses meios, e as ondas sonoras devem e, de fato, viajam por eles.

2. RESPOSTA: C. O limite superior da frequência que pode ser percebida pelo ouvido humano é 20.000Hz ou 20 kHz. Existem animais que podem ouvir frequências em diferentes níveis do ouvido humano. Por exemplo, a audição dos morcegos inclui sons de frequências muito maiores. Isso é conhecido como audição supersônica. Eles produzem essas ondas sonoras, que ecoam de volta após atingir os objetos e dessa forma eles reconhecem a que distância estes estão, funcionando como um sonar de submarino.

3. RESPOSTA: D. A frequência geralmente é medida em Hz (abreviação de Hertz), que é definido como 1/s. A frequência da onda é definida como o número de vezes em que a partícula vibra no meio de condução na unidade de tempo. Assim, a frequência é o inverso do período. Como as ondas sonoras são distúrbios de pressão atravessando um meio na direção das vibrações das partículas, são chamadas ondas longitudinais. Em outras palavras, ondas sonoras são vibrações na direção da propagação da onda, e, portanto, a resposta correta.

4. RESPOSTA: D. A imagem ultrassonográfica é usualmente adquirida utilizando frequências na faixa entre 1-30 MHz. As frequências mais baixas nessa faixa são utilizadas para examinar órgãos maiores ou estruturas mais profundas que necessitam de uma penetração significativamente mais profunda., enquanto as frequências mais altas são utilizadas para estruturas menores ou mais superficiais que necessitam de menor profundidade, porém de melhor resolução espacial.

5. RESPOSTA: A. Comprimento de onda, λ, é definido como a distância que a onda viaja durante um único ciclo. O comprimento de onda pode ser calculado como o produto da velocidade, c, e o período, T, ou, alternativamente, a razão entre a velocidade e a frequência, f:

$$\lambda = c \cdot T = \frac{c}{f} = \frac{1.600 \text{ m/s}}{1,6 \text{ MHz}} = \frac{1,6 \cdot 10^3 \text{m/s}}{1,6 \cdot 10^6 1/s} = 10^{-3} = 1 \text{ mm}$$

6. RESPOSTA: C. Decorrente do alto teor de oxigênio e da abundância de interface ar/tecido, altamente refletiva, as ondas sonoras se dissipam no pulmão tão rápido que os pulmões são praticamente opacos ao ultrassom.

7. RESPOSTA: D. O objetivo principal do gel de acoplamento é melhorar o contato entre a superfície do transdutor e a pele, eliminando qualquer interface tecido/ar, as quais são altamente refletivas e, assim, evitar a transmissão de ultrassom no corpo.

8. RESPOSTA: C. Materiais que respondem aos sinais elétricos vibrando e gerando ondas acústicas e vice-versa, respondem às ondas acústicas gerando sinais elétricos, conhecidos como cristais piezelétricos. Esses materiais são a base para a imagem ultrassonográfica, que se baseia nas ondas transmitidas por "excitação" dos cristais no transdutor por um estímulo elétrico e depois recebendo as ondas de ultrassom refletidas por estruturas dentro do corpo e transmitindo de volta em sinais elétricos que são utilizados para formar a imagem das estruturas refletidas.

9. RESPOSTA: B. O efeito Doppler se refere a uma mudança na frequência da onda sonora refletida por um alvo em movimento. Todos estamos familiarizados com o efeito Doppler em nossa vida diária: sons gerados por objetos móveis possuem um pico mais alto quando o objeto se aproxima do que quando o mesmo objeto se afasta de nós. Isso é como podemos dizer se um trem está se aproximando da estação ou partindo antes mesmo que efetivamente possamos ver o trem.

10. RESPOSTA: C. O ângulo Doppler é um ângulo entre a direção do fluxo (na Figura 1-10, o fluxo pela válvula tricúspide indicado pela seta azul) e o feixe de ultrassom (linha verde). A orientação tanto do ventrículo (eixo longo indicado pela linha rosa) quanto do transdutor (eixo central indicado pela linha marrom) não tem abertura na interação entre o ultrassom e as células sanguíneas em movimento que refletem o ultrassom em uma frequência que depende na direção do fluxo sanguíneo ao longo do feixe.

Como o trem, as células sanguíneas se movendo para longe do transdutor refletem som com frequência menor

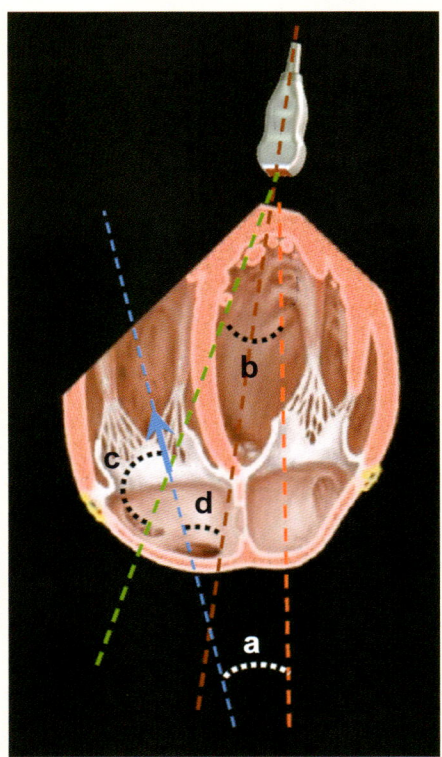

Fig. 1-10

do que aquelas que se dirigem em direção ao transdutor. O que determina se é o primeiro ou o último é o ângulo entre o fluxo e a direção do feixe transmitido: quando o ângulo é < 90 graus, o fluxo está se afastando do transdutor, e vice-versa; quando o ângulo é > 90 graus, o fluxo está se aproximando do transdutor.

11. RESPOSTA: D. Um deslocamento positivo do Doppler indica que o refletor está se movendo tanto que o ângulo entre o feixe transmitido e a direção do fluxo é > 90 graus, isto é, os refletores estão se aproximando, mas não necessariamente se movendo diretamente no sentido do transdutor.

12. RESPOSTA: A. Um Doppler com deslocamento de zero indica que o refletor está estacionado ou se movendo na direção perpendicular ao feixe. Muito importante, quando o ângulo Doppler é de 90 graus, o fluxo não se encontra nem em aproximação ou afastamento do transdutor, mas perpendicular ao feixe, portanto não irá produzir deslocamento ao Doppler, ou, em outras palavras, irá refletir o ultrassom na mesma frequência em que foi transmitido.

13. RESPOSTA: D. O resultado combinado de dispersão, absorção e reflexão do ultrassom é atenuação. A compensação do ganho de tempo visa proporcionar uma correção para a perda de intensidade (ou atenuação) por todos esses diferentes mecanismos. Isso é feito assumindo que a atenuação em diferentes tipos de tecido no coração é a mesma, o que é razoavelmente preciso. No entanto, isso se torna bastante impreciso quando existem materiais com propriedades acústicas drasticamente diferentes como agentes de contraste que causam uma atenuação mais forte. Essa é a razão pela qual os artefatos de sombra acústica são frequentemente vistos distalmente aos lagos de sangue contrastado, como os ventrículos ou átrios.

14. RESPOSTA: C. A força de transmissão da onda de ultrassom é controlada pelo ajuste do controle de força. O controle de ganho determina em que medida o sinal recebido é amplificado, e a compressão determina a taxa dinâmica de sinais recebidos que são usados para criar a imagem. A compensação do ganho de tempo não tem nada a ver com a força da potência transmitida: isso é parte de um pós-processamento das reflexões concebidas para corrigir a atenuação do feixe conforme este atravessa o corpo.

15. RESPOSTA: A. A resolução espacial de uma imagem ultrassonográfica é definida como a menor distância entre dois objetos que permite distinção entre eles. Esta é a definição de resolução espacial. Compreensivelmente, a resolução espacial também determina o tamanho do menor objeto que pode ser visualizado. No entanto, a mudança no tamanho de um objeto certamente não é a definição de resolução.

16. RESPOSTA: C. Embora a resolução espacial ao longo do feixe ultrassonográfico seja diretamente relacionado ao comprimento de onda, isso é afetado por outros fatores em outras direções. Entretanto, isso é facilmente determinado pelo tamanho de um *pixel* na direção relevante, se este for conhecido. O intervalo entre dois *pixels* adjacentes é uma resposta sem sentido projetada para confundir você, desde que não exista intervalo entre os *pixels* adjacentes.

17. RESPOSTA: C. Similar à resolução espacial, a resolução temporal de uma sequência de imagens ultrassonográficas é definida como o menor intervalo de tempo entre dois eventos que permite distinção entre eles. Similarmente, a resolução temporal determina a menor duração de um evento que pode ser detectado, mas "com confiança" é um termo subjetivo que torna a resposta (A) incorreta. As respostas (B) e (D) são sem sentido.

18. RESPOSTA: B. A resolução temporal de uma sequência de imagens ultrassonográficas é igual ao inverso da taxa de quadros. O inverso da frequência do transdutor é um período (duração de um único ciclo) da onda sonora e medida em microssegundos. A resolução temporal da sequência de imagens está longe: é centenas de milhares de vezes mais longa. A resposta (D) é sem sentido, assim como pode-se criar uma sequência com qualquer número de quadros, o que não tem nada a ver com a resolução temporal.

19. RESPOSTA: B. A taxa de ecos dinâmicos mostrada na tela é ajustada pelo controle de compressão. Esse controle pode ser usado para incluir ou suprimir ecos ruins.

20. RESPOSTA: B. Ondas sonoras de alta frequência se dissipam em um meio de condução mais rápido do que as de baixa frequência em razão de uma variedade de mecanismos. Assim, de duas ondas sonoras transmitidas com intensidades idênticas, porém com frequências diferentes, a intensidade da onda com maior frequência que alcança uma determinade profundidade é menor do que a onda com menor frequência. Em outras palavras, traduz um aumento de frequências em menores profundidades de imagem.

21. RESPOSTA: C. A Figura 1-1B foi obtida utilizando frequências maiores, o que equivale ao menor comprimento de onda que permite diferenciação entre dois objetos localizados um perto do outro. Assim, a Figura 1-1B possui melhor resolução espacial.

22. RESPOSTA: A. A imagem harmônica (ou, mais precisamente, imagem de segunda harmônica) utiliza reflexões ultrassonográficas que têm o dobro da frequência das ondas transmitidas. Também é possível que se utilizem harmônicas maiores, como terceira ou quarta, ou mais para a formação da imagem, mas tipicamente somente a imagem de segunda harmônica está disponível nos sistemas comerciais, pois as imagens com harmônicas maiores têm mais ruídos e não se mostraram muito úteis.

23. RESPOSTA: A. Para aumentar a taxa de quadros, o operador deve reduzir a profundidade da imagem, pois a onda de ultrassom leva menos tempo para atingir estruturas mais superficiais e retornar ao transdutor. Assim, este leva menos tempo para criar uma imagem com menor profundidade, e, consequentemente, mais quadros podem ser criados a cada segundo, resultando em uma maior taxa de quadros.

24. RESPOSTA: C. Reduzindo o ângulo setorial se reduz o número de linhas de varredura utilizadas para gerar uma imagem. Isso resulta em redução do tempo necessário para transmitir ondas e, então, receber e processar as reflexões do setor escaneado, isto é, reduzir o tempo para se criar um único quadro. Isso também se traduz em um maior número de quadros por segundo, resultando em uma maior taxa de quadros.

25. RESPOSTA: B. A imagem em modo M não mostra o espectro de força de velocidade medido ao longo de uma simples onda de varredura no tempo, o qual pode ser obtido utilizando o modo de Doppler espectral. Ele realmente deve mostrar reflexos de ultrassom em uma única linha de varredura ao longo do tempo. Este possui uma maior resolução temporal do que a imagem bidimensional, pois é essencialmente unidimensional: uma linha de varredura somente que permite a formação de um maior número de linhas por segundo do que o número de quadros completos combinados a centenas de linhas em uma imagem bidimensional. O modo M permite uma visualização simultânea de diferentes estruturas anatômicas, enquanto eles podem ser conectados por uma linha reta indo através do transdutor.

26. RESPOSTA: A. A imagem com Doppler espectral não mostra reflexões ultrassonográficas ao longo de uma simples linha de varredura ao longo do tempo, que é o que o modo M faz. Ele realmente deve mostrar o espectro de velocidades medidos ao longo de uma simples linha de varredura ao longo do tempo, o qual permite informações sobre a distribuição das velocidades do fluxo.

27. RESPOSTA: A. A imagem por Doppler espectral contínuo mostra a força de cada componente de velocidade por atribuir a eles níveis diferentes de escala de cinza. Cada linha vertical representa o espectro de força do sinal de Doppler em um ponto do tempo, enquanto o eixo x representa o tempo. As velocidades mais baixas são mostradas mais próximo à linha de base, enquanto as velocidades mais altas são mostradas mais afastadas da linha de base. O brilho de cada ponto indica a predominância das velocidades específicas em cada momento. Portanto, uma grande deflexão em um determinado momento significa que velocidades mais altas são detectadas, e o ponto brilhante ao longo da deflexão indica a velocidade mais predominante mais forte.

28. RESPOSTA: C. O padrão de cores que caracteriza o fluxo turbulento na imagem de Doppler de fluxo colorido pode ser descrito como mosaico. Este é um termo comum usado frequentemente pelos ecocardiografistas.

29. RESPOSTA: B. "Laminar" em latim significa "suave" ou "regular". "Fluxo laminar" em um vaso sanguíneo se refere a um padrão de fluxo suave, em que as velocidades de fluxo são maiores ao longo do eixo central do vaso e gradualmente se reduzem em direção à parede do vaso.

30. RESPOSTA: B. Transdutores materiais em fases se utilizam de diferenças em fases de pulsos transmitidas por elementos individuais para guiar o feixe de ultrassom em direções diferentes e, então, escaneia uma "fatia" em vez de uma linha única.

31. RESPOSTA: B. Os agentes de contraste ecocardiográfico são baseados na ideia de que a reflexão do ultrassom é aumentada por uma interface adicional de gás-líquido na presença de microbolhas.

32. RESPOSTA: C. A principal fonte de sombra acústica está na inabilidade do sistema de imagem de compensar adequadamente para aumento da atenuação por uma estrutura como a cavidade ventricular contrastada.

33. RESPOSTA: D. Artefatos de sombra podem ser efetivamente reduzidos pelo uso de menor material de contraste.

LEITURAS SUGERIDAS

Evans D. *Doppler Ultrasound–Physics, Instrumentation and Clinical Applications*. New York, NY: John Wiley & Sons; 1989.

Gonzalez RC, Wintz P. *Digital Image Processing*. Reading, MA: Addison Wesley; 1977.

Goss S, Johnston R, Dunn F. Comprehensive compilation of empirical ultrasonic properties of mammalian tissue. *J Acoust Soc Am.* 1978;64:423.

Hagen-Ansert L. *Textbook of Diagnostic Ultrasonography*. St. Louis, MO: Mosby; 1995.

Hedrick WR, Hykes DL, Starchman DE. *Ultrasound Physics and Instrumentation*. St. Louis, MO: Mosby; 1995.

Kremkau F. *Diagnostic Ultrasound–Principles, Instrumentation and Exercises*. Orlando, FL: Grune & Stratton; 1993.

Rumack CM, Wilson SR, Charboneau JW. *Diagnostic Ultrasound*. St: Louis, MO: Mosby; 1991.

Smith H, Zagzebski JA. *Doppler Ultrasound*. Madison, WI: Medical Physics Publishing; 1991.

Wells PNT. *Biomedical Ultrasonics*. New York, NY: Academic Press; 1977.

Zagzebski JA. *Essentials of Ultrasound Physics*. St. Louis, MO: Mosby; 1996.

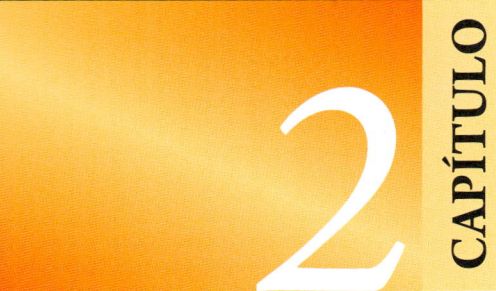

CAPÍTULO 2
Artefatos em Ultrassonografia Cardíaca

Juan-Carlos Brenes ▪ *Craig R. Asher*

1. Qual dos princípios fundamentais da ecocardiografia listados a seguir é considerado correto quando se analisa uma imagem ultrassonográfica?
   A. Todas as reflexões de um pulso são recebidas após o próximo impulso ser emitido.
   B. A distância até o objeto refletido é inversamente proporcional ao tempo de viagem de ida e volta.
   C. O som emitido por um transdutor viaja em linhas retas.
   D. O som viaja por um tecido na velocidade de 900 m/s.

2. Os artefatos lineares ao longo da aorta ascendente:
   A. Produzem interrupção do padrão do fluxo na aorta ascendente quando a imagem Doppler colorido é aplicado.
   B. Podem-se estender através da parede da aorta.
   C. Mostram movimentos oscilatórios rápidos.
   D. Usualmente possuem bordas bem definidas.

3. Qual das afirmações a seguir sobre o desenvolvimento de artefatos na aorta ascendente durante um ecocardiograma transesofágico está correta?
   A. Artefatos lineares ao longo da aorta ascendente são mais comumente causados por refração ultrassonográfica.
   B. Artefatos são mais propensos a aparecer quando o diâmetro da aorta é menor do que o diâmetro do átrio esquerdo.
   C. Uma estrutura linear localizada na metade da distância entre o transdutor e a parede anterior da aorta mais facilmente constitui um artefato.
   D. Ecocardiograma em modo M se mostrou mais útil na distinção entre artefatos e verdadeiros retalhos aórticos.

4. Qual das frases a seguir sobre artefatos do tipo reverberação está correta?
   A. Muitos artefatos no caminho são resultado de reverberação entre superfícies pouco refletivas.
   B. Quando maior o descompasso de distância entre os meios, maior a probabilidade de ocorrerem reflexões.
   C. Interfaces orientadas paralelamente à direção da propagação do som possuem uma maior probabilidade de criar reflexões.
   D. A intensidade das linhas de reverberação aumenta com o aumento da distância do transdutor.
   E. Reverberações não podem ser eliminadas do campo de visão.

5. Qual das seguintes fases sobre imagem de harmônica tecidual está correta?
   A. Uma proporção significativa de harmônica é produzida pelos lobos laterais.
   B. Artefatos se desenvolvem mais comumente com imagens em harmônica do que em imagens fundamentais.
   C. Os sinais de harmônica tecidual só passam através da parede do corpo uma única vez.
   D. Artefatos por reverberação se desenvolvem mais comumente com imagem em harmônica.

6. Qual das frases a seguir sobre o desenvolvimento de artefatos relacionados à largura do feixe está correta?
   A. A resolução lateral diminui com o aumento da profundidade.
   B. O feixe de ultrassom atinge o menor diâmetro na zona focal.

C. A focalização pode aumentar a chance do desenvolvimento de artefatos relacionados à largura do feixe.
D. Um artefato relacionado à largura do feixe pode fazer estruturas reais, como os suportes de uma prótese valvar, parecerem menores do que o tamanho real.

7. Qual das frases a seguir sobre artefatos relacionados à aorta ascendente está correta?
   A. A utilização da ultrassonografia em modo M mostrou aumentar o diagnóstico falso-positivo de dissecção da aorta ascendente.
   B. Artefatos relacionados à aorta ascendente são menos propensos a aparecer quando o diâmetro da aorta ultrapassa o diâmetro do átrio esquerdo.
   C. Artefatos lineares são normalmente encontrados na metade da distância entre o trasndutor e a interface aórtico-atrial.
   D. Artefatos relacionados à aorta ascendente são mais propensos a se mover com menor amplitude do que a parede aórtica.
   E. Um diâmetro de aorta ascendente > que 5 cm de comprimento com uma relação átrio/aorta ≤ 0,6 são importantes determinantes para o aparecimento de artefatos.

8. Qual das seguintes frases sobre os artefatos de lobo lateral está correta?
   A. Artefatos de lobo lateral envolvem a presença de um objeto pouco refletivo que está próximo ao feixe central do ultrassom.
   B. Em um artefato de lobo lateral, a imagem irá aparecer em uma localização errada, mas na mesma direção do feixe principal.
   C. Artefatos de lobo lateral são criados após o retorno dos ecos de objetos altamente refletivos ao longo do trajeto do feixe central (principal).
   D. Toda a energia emitida de um transdutor de ultrassom permanece ao longo do feixe central (principal).

9. Qual das frases a seguir sobre artefatos do tipo refração está correta?
   A. A refração se desenvolve quando o feixe de ultrassom é completamente refletido.
   B. Dois meios diferentes com a mesma velocidade de propagação criam um artefato tipo refração.
   C. A refração causa o aparecimento de imagem dupla (lado a lado).
   D. A refração faz com que as estruturas pareçam estar mais perto do transdutor.

10. Qual das seguintes frases sobre variação de ambiguidade está correta?
    A. A variação de ambiguidade ocorre quando ecos de estruturas profundas criados por um primeiro pulso chegam ao transdutor antes que o segundo pulso seja emitido.
    B. Variação de ambiguidade ocorre quando ecos de estruturas profundas gerados pelo primeiro pulso chegam ao transdutor após a emissão do segundo pulso.
    C. A frequência de repetição de pulso (FRP) não é afetada pela profundidade da imagem.
    D. Para evitar a variação de ambiguidade, a FRP é aumentada quando está se realizando a varredura de estruturas mais profundas.

11. Qual das seguintes frases sobre artefatos de imagem espectral na ecocardiografia com Doppler espectral está correta?
    A. Isso usualmente aparece quando o ganho de Doppler está ajustado muito baixo.
    B. Ele consiste no desenvolvimento de imagem espectral simétrica no lado oposto da linha de base por um sinal verdadeiro.
    C. A imagem em espelho, ou espectral, é normalmente mais intensa, mas por outro lado muito similar ao sinal verdadeiro.
    D. Ele pode ser reduzido pelo aumento da potência e melhor alinhamento do feixe Doppler com a direção do fluxo.

12. Qual das técnicas a seguir pode ajudar a distinguir um trombo ventricular esquerdo de um artefato (desorganização de campo proximal)?
    A. Aumentando a profundidade.
    B. Aumentando a frequência do transdutor.
    C. Utilizando uma única incidência.
    D. Aumentando o índice mecânico.

13. Estruturas verdadeiras, diferentemente dos artefatos, são caracterizadas pelo seguinte:
    A. Bordos mal definidos.
    B. Visualização em uma única incidência.
    C. Não atravessam bordos anatômicos.
    D. Falta de relação com estruturas vizinhas.

14. Um artefato em imagem em espelho em ecocardiografia bidimensional se desenvolve quando:
   A. A estrutura está localizada atrás de um refletor fraco, levando a reflexão parcial do feixe de ultrassom.
   B. A estrutura está localizada na frente de uma surpefície muito refletiva, a qual produz a reflexão quase total do feixe de ultrassom.
   C. O feixe de ultrassom é desviado dos feixes em linha reta já esperados.
   D. Estruturas localizadas fora do feixe central são avaliadas.

15. Qual das seguintes frases sobre artefatos de anel para baixo está correta?
   A. Este é um tipo de artefato de reverberação que é indistinguível de um artefato em cauda de cometa.
   B. Isso é causado por um pequeno conjunto de bolhas ressonantes no fluido circulante.
   C. Esse é um tipo de artefato da máquina de ultrassom causado quando o transdutor de cristal está com defeito.
   D. Esse é um tipo de artefato que não pode ser visto em imagens cardíacas.

16. A seta na Figura 2-1 está apontando para um artefato gerado decorrente de:

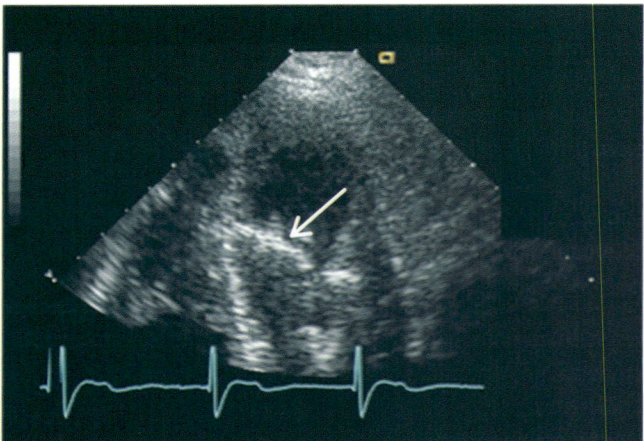

Fig. 2-1

   A. Lobos laterais.
   B. Sombreamento acústico.
   C. Largura do feixe.
   D. Variação de ambiguidade.
   E. Refração.

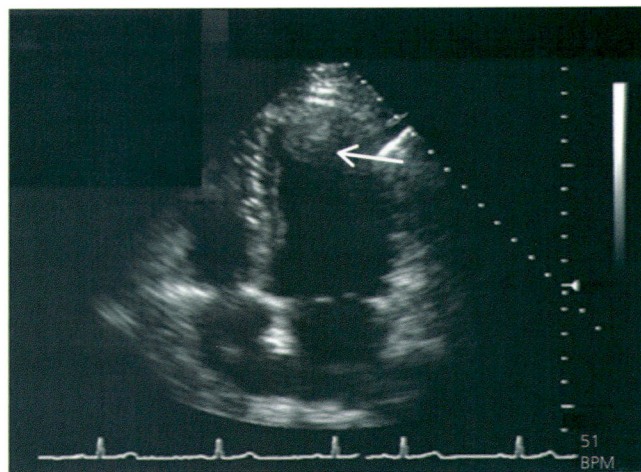

Fig. 2-2

17. Na Figura 2-2, a seta está apontando para qual dos seguintes tipos de artefatos?
   A. Sombreamento.
   B. Refração.
   C. Desorganização de campo proximal.
   D. Largura do feixe.
   E. Lobo lateral.

18. O artefato visto na Figura 2-3 corresponde a:

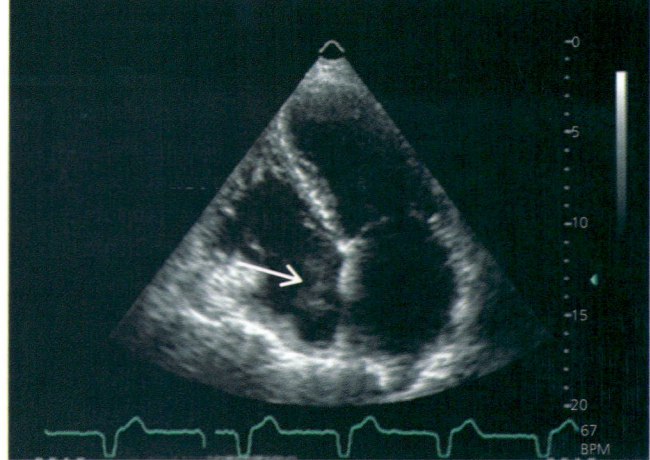

Fig. 2-3

   A. Sombreamento.
   B. Refração.
   C. Desorganização de campo proximal.
   D. Variação de ambiguidade.
   E. Artefato de largura do feixe.

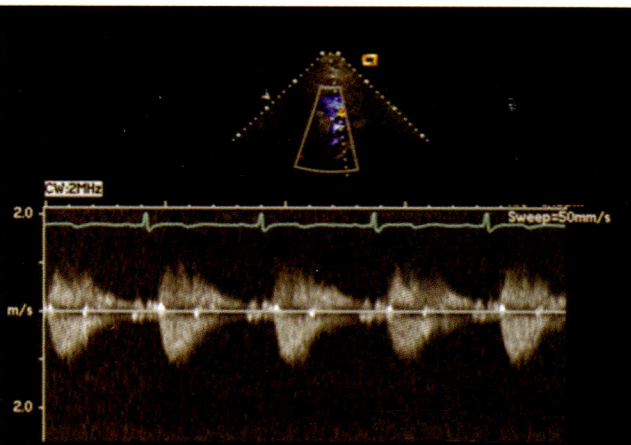

Fig. 2-4

19. O traçado espectral na Figura 2-4 foi obtido da fúrcula supraesternal utilizando o Doppler contínuo com o volume de amostragem localizado proximalmente à aorta descendente. Qual das seguintes frases está correta?
   A. O traçado corresponde a um artefato do tipo desorganização de campo proximal.
   B. A superposição dos fluxos adjacentes é decorrente do artefato de largura do feixe.
   C. O traçado espectral resulta de um artefato fantasma.
   D. Este é um exemplo de artefato por sombra.

20. A imagem dentro do átrio esquerdo na Figura 2-5 corresponde a:

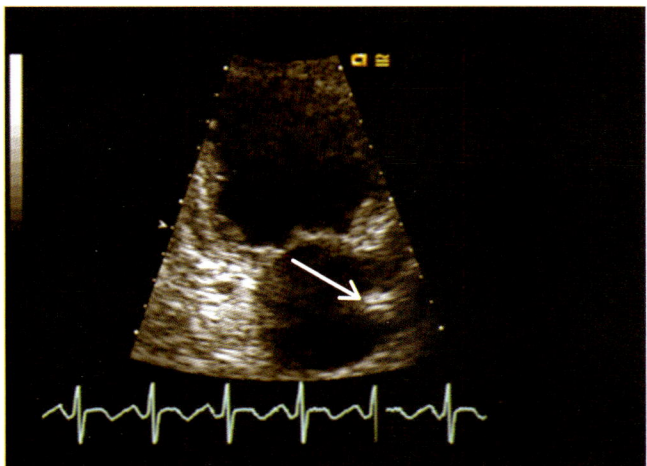

Fig. 2-5

   A. Artefato do tipo refração.
   B. Desorganização de campo proximal.
   C. Artefato de sombra.
   D. Artefato de lobo lateral.

21. Qual das frases a seguir é a melhor explicação para a imagem em modo-M na Figura 2-6?

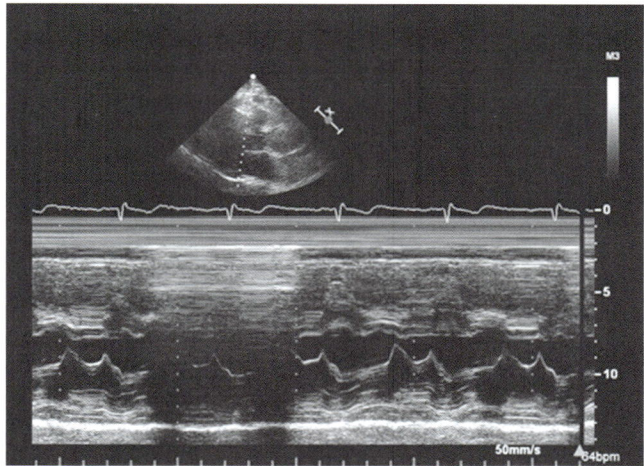

Fig. 2-6

   A. Há um sombreamento da válvula mitral em decorrência da desorganização de campo proximal.
   B. Há uma blindagem da válvula mitral devido a calcificação da válvula aórtica.
   C. Há uma atenuação da válvula mitral em razão da inspiração.
   D. Não há artefato nesta imagem.

22. Descreva o tipo de artefato visto no átrio esquerdo deste paciente com uma válvula aórtica metálica (Fig. 2-7).

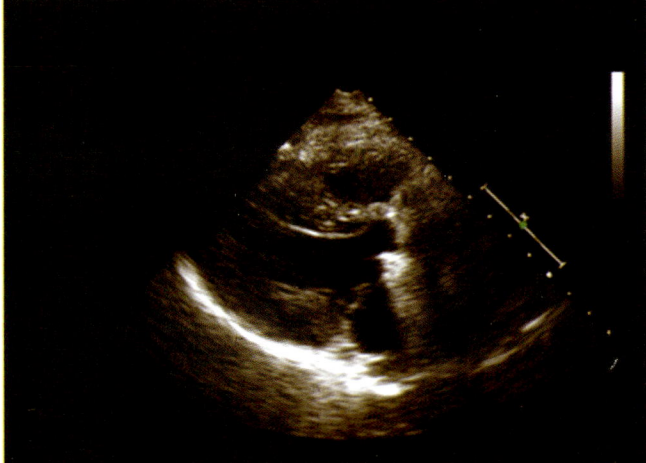

Fig. 2-7

   A. Sombreamento.
   B. Fantasma.
   C. Atenuação.
   D. Blindagem.
   E. Refração.

23 A seta na Figura 2-8 está apontando para um artefato chamado:

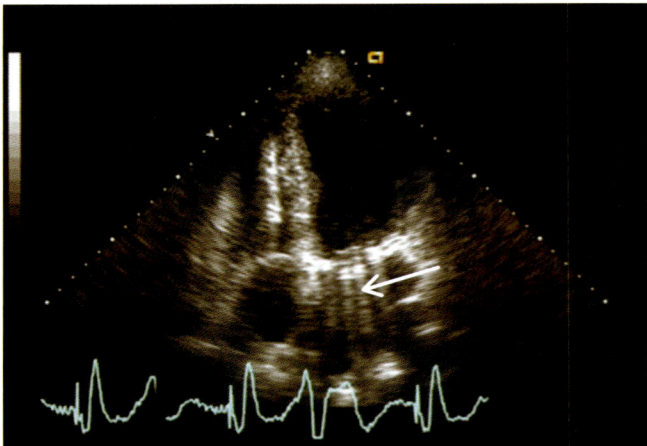

Fig. 2-8

A. Desorganização de campo proximal.
B. Reverberação.
C. Sombreamento.
D. Refração.

24. Descreva o tipo de artefato presente nesta imagem do eixo longo paraesternal de um paciente com prótese mecânica de válvula mitral (Fig. 2-9):

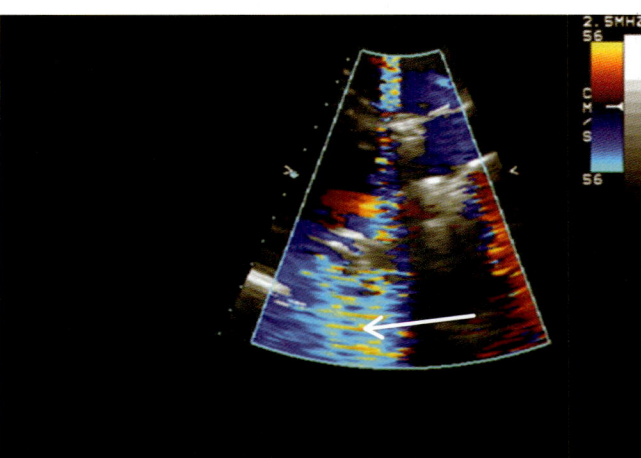

Fig. 2-9

A. Blindagem.
B. Refração.
C. Fantasma.
D. Largura do feixe.
E. Lobo lateral.

25. A seta na Figura 2-10 está apontando para qual dos tipos de artefato listados abaixo?

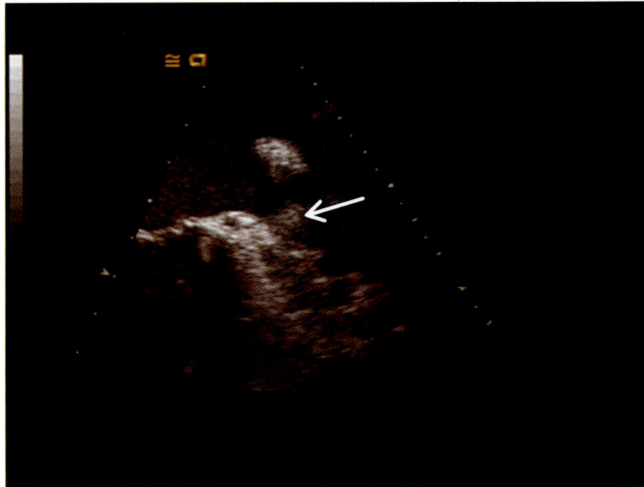

Fig. 2-10

A. Refração.
B. Desorganização de campo proximal.
C. Reverberação.
D. Fantasma.

CASO 1

26. 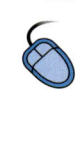 Um homem de 75 anos realizou um ecocardiograma de acompanhamento após uma substituição de válvula mitral. Com base nas imagens de artefato presentes no átrio esquerdo no Vídeo 2-1, qual das seguintes frases está correta?

A. Sombreamento é um artefato do tipo reverberação.
B. Sombreamento se refere ao aumento na amplitude dos ecos dos refletores que estão por trás de uma estrutura fortemente refletiva.
C. Na presença de sombreamento, uma janela acústica alternativa pode auxiliar a se chegar à região de interesse.
D. Sombreamento e reverberação limitam a avaliação de estruturas no campo proximal.

CASO 2

27. 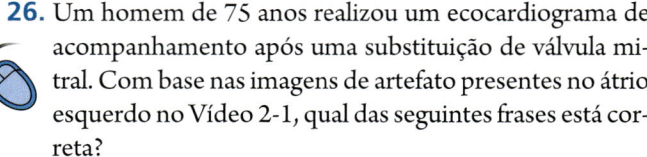 Após a varredura do eixo curto ao nível da válvula aórtica, o ecocardiografista pede sua ajuda para a interpretação desta imagem (Vídeo 2-2). Ela corresponde a:

A. Uma dilatação do seio de Valsalva.
B. Um paciente com transplante cardíaco heterotópico.
C. Um artefato do tipo refração.
D. Um artefato do tipo espelho.
E. Uma grande vegetação móvel.

CASO 3

28. Uma mulher de 60 anos se apresenta para um ecocardiograma de rotina devido a um sopro cardíaco. Ela foi submetida recentemente a uma cirurgia plástica cosmética. O Vídeo 2-3 mostra:
A. Um artefato do tipo refração.
B. Um artefato secundário a implantes mamários.
C. Um artefato do tipo desorganização de campo proximal.
D. Um artefato do tipo largura do feixe.

CASO 4

29. O Vídeo 2-4 mostra um exemplo de artefato conhecido como:
A. Imagem em espelho.
B. Ruído de fundo.
C. Ângulo de interceptação.
D. Fantasma.
E. Sombreamento.

CASO 5

30. Com base no artefato de imagem presente posteriormente à parede inferolateral do ventrículo esquerdo (Vídeo 2-5), qual das seguintes frases está correta?
A. Este é um exemplo de artefato tipo refração.
B. Ele resulta da presença de um refletor fraco (refletor especular).
C. O ângulo em que o som é refletido é igual ao ângulo de sua incidência.
D. Esse vídeo corresponde a um paciente com transplante cardíaco heterotópico.

RESPOSTAS

1. RESPOSTA: C. Ecocardiografia é um teste diagnóstico de ultrassom cardíaco utilizado para avaliar a anatomia cardíaca e a fisiologia. Como tal, ela é baseada nos princípios físicos do som que atravessa um meio na forma de uma onda de propagação. Existem várias hipóteses por trás do conceito de imagem ultrassonográfica que se aplicam à ecocardiografia, e a violação de qualquer uma dessas pode resultar em artefatos. Artefatos são imagens que não são reais; localizadas no lugar errado; possuem brilho, formato ou tamanho inapropriados; ou representam estruturas que estão faltando.

Premissas básicas do ultrassom incluem o seguinte: a onda ultrassonográfica emitida pelo sensor de ultrassom viaja ao longo de uma trajetória em linha reta de e para o transdutor e faz somente um caminho para trás e para frente. Todos os ecos que são detectados ao longo da linha fina se originam somente do eixo do feixe principal. Todas as reflexões são recebidas de cada pulso antes que o próximo pulso seja emitido. O som viaja pelo tecido em uma velocidade de 1.540 m/s. A distância ao objeto refletido é determinada pelo tempo decorrido entre o pulso transmitido e o eco detectado. A distância é proporcional ao tempo de viagem de ida e volta. A amplitude dos ecos que retornam é diretamente relacionada às propriedades de reflexão ou dispersão de objetos distantes.

2. RESPOSTA: B. Clinicamente, é essencial que se consiga distinguir artefatos de um retalho da íntima associado à dissecção aórtica. A utilização de critérios para se definir artefatos nesse cenário tem mostrado melhorar a especificidade da ecocardiografia transesofágica no diagnóstico de dissecção aórtica. Artefatos lineares dentro da aorta ascendente usualmente não têm movimentos oscilatórios rápidos, os quais estão usualmente associados a retalhos da íntima. Eles também podem-se estender "através" da parede aórtica ou além dos bordos anatômicos normais e têm limites difusos e indistintos. Quando aplicado o Doppler colorido, os artefatos usualmente não produzem interrupção no padrão do fluxo de sangue, como seria visto na presença de um lúmen falso ou verdadeiro.

3. RESPOSTA: D. Existem evidências *in vivo* e *in vitro* que confirmam que artefatos lineares dentro da aorta ascendente são causados por reflexão ultrassonográfica. No seu experimento clássico, Appelbe *et al.* introduziram um sensor de ultrassom em um tanque de água contendo dois balões colocados em série: um "balão de átrio esquerdo" posterior e um "balão aórtico" anterior. Eles observaram que a imagem linear estava consistentemente presente dentro do balão aórtico quando seu diâmetro excedeu o diâmetro do balão atrial esquerdo, e, como estes somente possuíam água, a imagem era, por definição, um artefato. Artefatos são mais prováveis de aparecer quando o diâmetro aórtico excede o diâmetro do átrio esquerdo. Evangelista *et al.* descreveram a utilidade do modo M aplicado durante a ecocardiografia transesofágica no reconhecimento de artefatos ao avaliarem 132 pacientes com suspeita de dissecção aórtica. Um artefato tipo A dentro da aorta ascendente foi definido como aquele localizado duas vezes mais longe do transdutor do que da parede posterior da aorta como visto na Figura 2-11A. (T = transdutor; AE = átrio esquerdo;

AA = aorta ascendente.) Utilizando a ecocardiografia em modo M, eles foram capazes de mostrar o movimento independente dos retalhos da íntima na parede posterior da aorta. Artefatos usualmente se movem paralelamente à parede posterior da aorta.

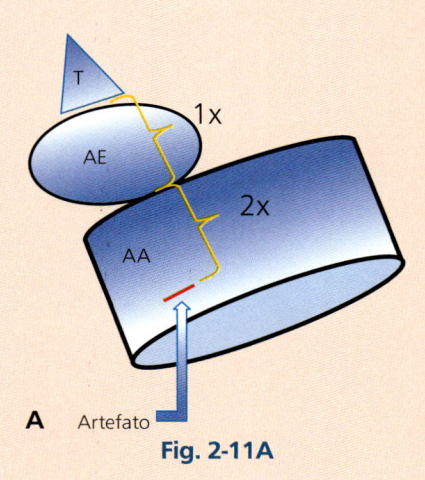

Fig. 2-11A

Um artefato tipo B está localizado no dobro da distância da parede posterior da artéria pulmonar direita bem como a parede aórtica posterior (Fig. 2-11B). (APD = artéria pulmonar direita; AA = aorta ascendente.)

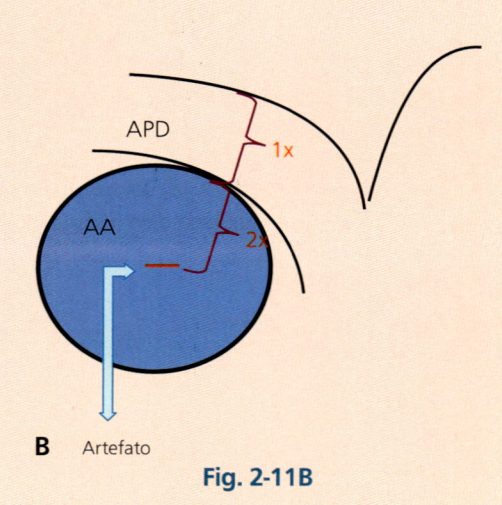

Fig. 2-11B

4. RESPOSTA: B. Quando um feixe de ultrassom encontra uma interface entre dois meios diferentes, parte dele é refletida e parte permanece no segundo meio. A quantidade de energia refletida é proporcional à diferença de impedância acústica dos dois meios: quanto maior a incompatibilidade de impedância entre os meios (miocárdio-ar), maior a chance de desenvolvimento de múltiplas reflexões. Isso também é mais provável de ocorrer quando a interface é orientada perpendicularmente à direção de propagação. Quando esse eco que foi criado na interface, que é fortemente reflexivo, retorna ao transdutor, um pouco de sua energia é redirecionada de volta ao paciente e pode ser refletida novamente na mesma interface. Esse segundo eco retorna ao transdutor mais tardiamente, e a imagem será mostrada mais longe do que a estrutura real desde que se assuma que se originou de uma profundidade maior. Múltiplas reflexões podem ocorrer quando várias interfaces se apresentam para reflexão, como no caso de uma válvula mecânica de disco. A intensidade das linhas de reverberação diminui à medida que a distância do transdutor aumenta. Ecocardiografia em modo-M pode ajudar a reconhecer a falta de movimentação independente dos artefatos de reverberação. Reverberação pode ser reduzida ou eliminada pela mudança na frequência ou profundidade do transdutor. Veja na Figura 2-12 dois exemplos de como os artefatos de reverberação são originados. (T = pulso transmitido; R = pulso refletido; D = pulso retornado.)

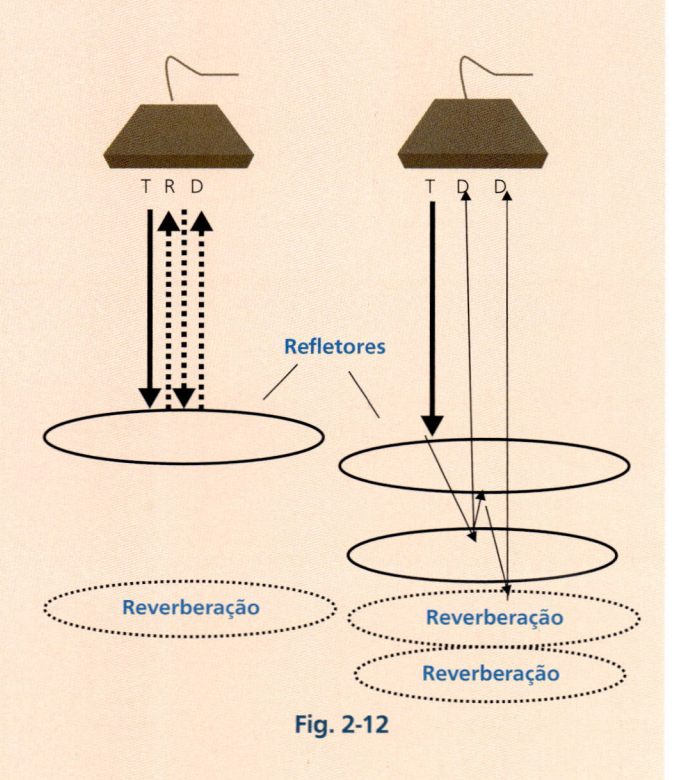

Fig. 2-12

5. RESPOSTA: C. Sinais de harmônica tecidual passam através da parede do corpo somente uma vez. Na imagem fundamental, o feixe de ultrassom passa através da parede do corpo primeiro quando é emitido do transdutor e da segunda vez no seu retorno. Sinais harmônicos são gerados no tecido dentro do corpo, além da parede do corpo, que leva a uma redução na distorção e dispersão. A onda transmitida é um sinal fundamental de ultrassom, e a onda de retorno do ultrassom é um sinal harmônico. Lobos laterais são pulsos fracos quando comparados ao feixe principal de ultrassom. Esses pulsos mais fracos gerados pela imagem fundamental produzem harmônicas pequenas ou não as produzem. Artefatos de lobos laterias e reverberações são mais difíceis de se desenvolver com imagens em harmônica.

6. RESPOSTA: B. Um feixe de ultrassom focado emitido por um transdutor tem um campo proximal (área proximal ao transdutor), zona focal e campo distal (área distal ao transdutor). Na zona focal (não no campo distal), a largura do eixo do ultrassom se reduz à medida que ele alcança o diâmetro mínimo. Na zona mais distante a largura do feixe se torna maior, e a resolução lateral se degrada (resolução lateral diminui com o aumento da profundidade). Quando a resolução lateral de uma região específica está reduzida, um artefato do tipo largura do feixe pode aparecer, levando a uma alteração no tamanho ou na forma da estrutura. Por exemplo, suportes de uma válvula protética podem parecer mais longos que o tamanho real. Artefatos de largura do feixe podem também simular vegetações valvulares. A focalização estreita a largura do feixe e melhora a resolução lateral, consequentemente reduzindo a possibilidade de se desenvolverem artefatos de largura do feixe.

7. RESPOSTA: E. Losi *et al.* descobriram que um diâmetro de aorta ascendente > 5 cm foi um determinante para o aparecimento de artefatos (sensibilidade de 91%, especificidade de 86%). No entanto, alguns pacientes com diâmetro normal da aorta podem apresentar artefatos e outros com aorta dilatada podem não os apresentar. Associando-se a uma razão átrio/aorta ≤ 0,6 a um tamanho de aorta > 5 cm, a especificidade e o valor preditivo positivo para o diagnóstico de um artefato aórtico quando se suspeita de dissecção de aorta sobem para 100%. Ecocardiografia em modo M pode reduzir o diagnóstico falso-positivo de uma dissecção de aorta ascendente. As evidências *in vivo* e *in vitro* mostraram que artefatos lineares dentro da aorta ascendente são normalmente vistos no dobro da distância entre o transdutor e a interface aórtico-atrial e são mais propensos a aparecer quando o diâmetro aórtico é o dobro do diâmetro atrial. Esses artefatos não somente são vistos no dobro da distância, mas também se movem com o dobro da amplitude como a interface.

8. RESPOSTA: B. As ondas de ultrassom emitidas pelo transdutor viajam em linha reta. A maior parte da energia se concentra ao longo do feixe central ou principal. No entanto, nem toda energia permanece dentro do feixe central. Alguma energia também se dirige para as laterais do feixe central, as quais podem produzir ecos que irão retornar ao transdutor. A máquina assume que esses ecos são originados de pontos ao longo do eixo do feixe principal ou central, e a imagem será mostrada dentro desse feixe central. Em um artefato de lobo lateral, a imagem irá aparecer na localização errada, porém na mesma direção do feixe central. Em essência, esta é uma forma de artefatos de largura de feixe.

9. RESPOSTA: C. A refração é produzida quando o feixe de ultrassom transmitido é desviado de sua via em linha reta (mudança no ângulo de incidência) conforme ele cruza o limite entre dois meios com velocidades de propagação diferentes. Em outras palavras, o feixe de ultrassom se curva e causa um artefato mostrando uma estrutura "duplicada". O feixe refratado é refletido de volta ao transdutor, e se considera que o sinal está ao longo da linha de varredura, formando uma imagem mostrada em uma localização errada. Em essência, refração leva a um deslocamento lateral das estruturas de sua localização correta. Veja Figura 2-13. (T = pulso transmitido; L = pulso retornado; T' = pulso transmitido e refratado; L' = pulso refratado retornado.)

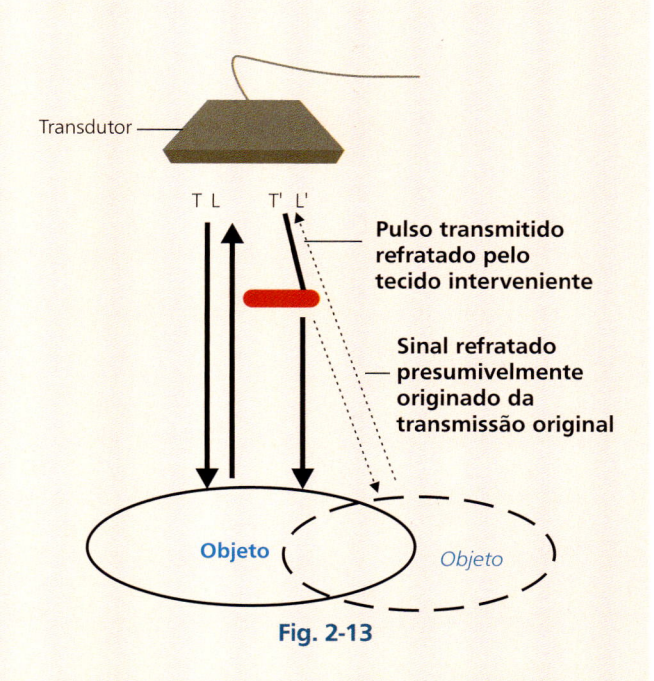

Fig. 2-13

10. RESPOSTA: B. A imagem correta de estruturas profundas é determinada pela frequência de repetição de pulso (FRP). A FRP é relacionada à profundidade da vista. Assim que a profundidade da imagem aumenta, a FRP diminui. A fim de evitar variação de ambiguidade, a FRP é reduzida na varredura de estruturas profundas, permitindo que o impulso retorne ao transdutor no tempo certo antes que o próximo pulso seja emitido. A variação de ambiguidade pode levar à localização incorreta de estruturas mais perto do transdutor do que elas realmente se encontram.

11. RESPOSTA: B. O artefato de imagem em espelho (também conhecido como linha cruzada) em ecocardiograma com Doppler espectral aparece como um sinal simétrico, usualmente de menor intensidade do que o sinal verdadeiro de fluxo no lado oposto à linha de base. A imagem em espelho espectral ocorre quando o ganho do Doppler é ajustado muito alto e pode ser reduzido pela diminuição ou ganho da potência.

12. RESPOSTA: B. O trombo ventricular esquerdo se desenvolve quase exclusivamente na região com alteração de motilidade da parede, mais comumente visto em acinesia, discinesia ou segmentos aneurismáticos, usualmente no ápice. É normalmente laminar, com forma e bordas separadas e pode parecer protrusa ou móvel. Sua motilidade é concordante com a parede do ventrículo esquerdo. Aumentar a frequência do transdutor, reduzir a profundidade, utilizar múltiplas vistas, ou utilizar agentes de contraste, tudo isso pode auxiliar na distinção entre um trombo ventricular esquerdo de um artefato (Tabela 2-1). O índice mecânico deve ser reduzido quando se utiliza contraste para evitar a destruição excessiva das bolhas.

TABELA 2-1 Diferenças entre estruturas/artefatos no ventrículo esquerdo

Variantes normais ou estruturas patológicas:
- Falsos tendões
- Trabeculações proeminentes/síndrome de hipertrabeculação
- Músculos papilares proeminentes (músculo papilar acessório)
- Tumores (fibroma, mixoma, rabdomioma, lipoma etc.)
- Endomiocárdica Fibrose (EMF)
- Hipertrofia apical (de Yamaguchi)
- Trombos
- Aneurismas/pseudoaneurismas/divertículos congênitos
- Cardiomiopatia não compactante

Tipos de artefatos:
- Reverberação (desorganização de campo proximal, cauda de cometa)
- Variação de ambiguidade
- Atenuação (sombreamento)

13. RESPOSTA: C. Estruturas verdadeiras não atravessam limites anatômicos, terão sempre bordas bem definidas e anexos com estruturas vizinhas, e podem ser visualizadas em muitas incidências. Artefatos possuem bordos indistintos e não podem ser vistos em múltiplas incidências.

14. RESPOSTA: B. Artefatos de imagem em espelho são produzidas quando uma estrutura está localizada em frente a um refletor forte, ou superfície altamente refletiva, causando uma reflexão total proximal do feixe de ultrassom. O transdutor assume uma reflexão única de um único refletor forte do transdutor, através de sua via de volta ao transdutor, o ultrassom é refletido novamente de volta ao refletor forte e depois finalmente de volta ao transdutor. Devido a esse atraso de tempo no retorno ao transdutor, a imagem é similar, mas com uma profundidade maior. Refração é produzida por deflexão do feixe de ultrassom de sua linha reta esperada, enquanto ele cruza a interface entre dois meios com diferentes velocidades de propagação. Quando estruturas que estão examinadas fora do feixe principal de ultrassom são interrogadas, um artefato do tipo lobo lateral pode desenvolver-se, como explicado previamente.

15. RESPOSTA: B. Artefatos de anel para baixo são causados quando uma coleção central de fluido está presa por um anel de bolhas de ar. A coleção de fluido e ar ressoa continuamente refletindo o ultrassom de volta e criando uma região de reflexão brilhante. Posteriormente a esse refletor brilhante de fluido e ar vibrantes está um feixe linear de ultrassom chamado de artefato de anel para baixo. Este é diferente de um artefato em cauda de cometa, que é causado por reverberação dos refletores brilhantes. Artefatos de anel para baixo são mais comuns em qualquer órgão que existam bolhas de ar e água, como o sistema gastrointestinal, mas podem ser vistos em imagens cardíacas.

16. RESPOSTA: D. A seta na Figura 2-1 está apontando uma imagem criada por ecos com variação de ambiguidade, os quais criam uma aparente "massa" dentro do ventrículo esquerdo. Este pode ser mais bem visualizado no Vídeo 2-6A. Mudar a profundidade pode auxiliar a eliminar esse tipo de artefato como mostrado no Vídeo 2-6B. Após aumentar a profundidade, o artefato desaparece. O artefato de variação de ambiguidade pode fazer ecos de estruturas distantes parecerem mais próximos do transdutor (veja Figura 2-14; T = pulso transmitido; L = pulso retornado; L' = pulso retornado durante o próximo ciclo audível). Como foi dito antes, FRP é automaticamente reduzida quando se fazem imagens de estruturas profundas. Lobos laterais se desenvolvem quando ecos que retornam do transdutor de surpefícies refletoras nas laterais do feixe principal criam imagens que parecem estar em localização errada. Eles correspondem a uma forma de artefato de largura de feixe. Refração é decorrente da distorção do feixe de ultrassom por tecido, resultando em imagem dupla lado a lado.

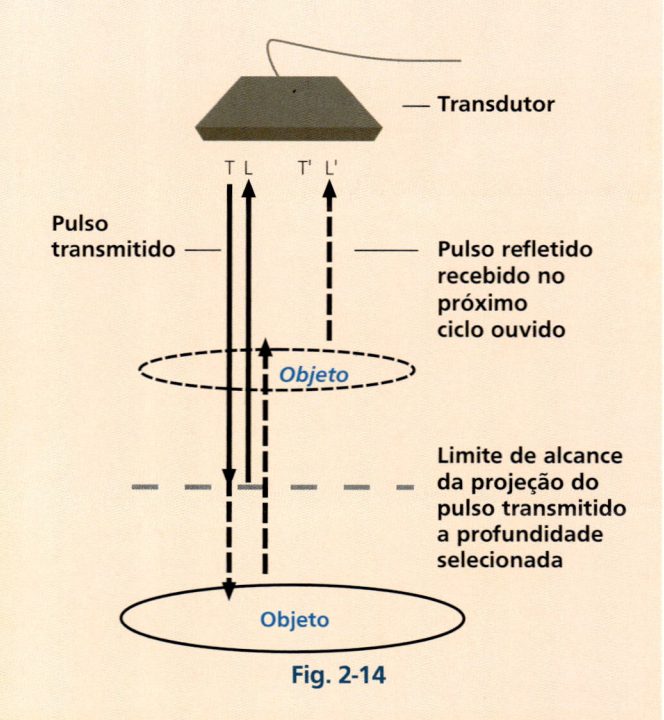

Fig. 2-14

17. RESPOSTA: C. Esse tipo de artefato é conhecido como desorganização de campo proximal. Ele é criado por reflexões de alta amplitude do transdutor que afetam o campo proximal do feixe de ultrassom. O aparecimento de ecos adicionais no campo proximal pode mascarar ecos mais fracos de estruturas anatômicas verdadeiras ou mimetizar uma massa ou trombo. Muitas vezes é mal interpretado como um trombo ventricular esquerdo. Melhorar a resolução com transdutores de alta frequência, mudar as incidências e utilizar agentes de contraste e imagem harmônica podem auxiliar a reduzir ou eliminar esse tipo de artefato. (Fig. 2-15; T = pulso transmitido; L = pulso retornado.)

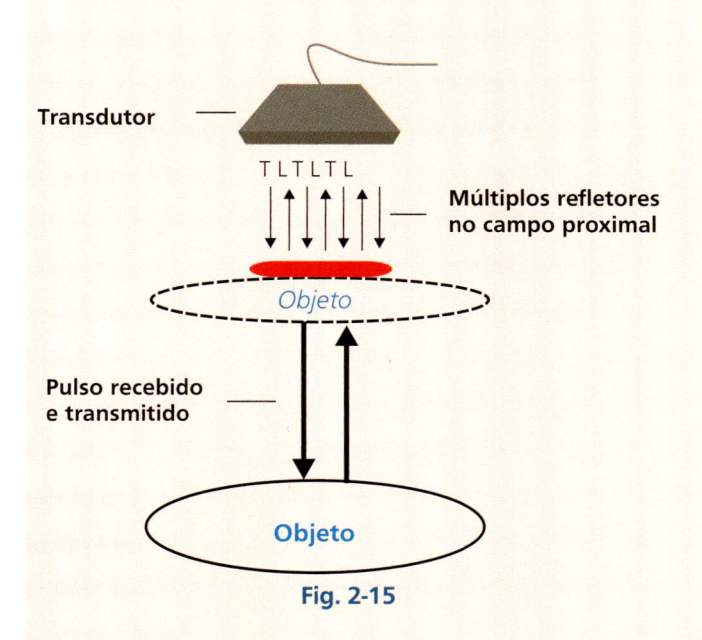

Fig. 2-15

18. RESPOSTA: E. Esse é um exemplo de artefato do tipo largura de feixe, o qual pode fazer uma imagem parecer que está na localização errada. Todos os sinais de fluxo encontrados em qualquer ponto ao longo do feixe central são mostrados como se originassem do mesmo eixo do feixe. Por essa razão, sinais fortes de fluxos na margem do feixe (dos lados) criam ecos que serão interpretados pela máquina como se originassem de um ponto ao longo do feixe central, e a imagem será mostrada em uma localização errada. Isso é comumente visto em incidências apicais quando se tenta visualizar estruturas no campo distal no qual o feixe é maior. Na Figura 2-3, a seta está indicando um artefato de largura de feixe (mais bem apreciado no Vídeo 2-7A), secundário a uma válvula aórtica/aorta ascendente calcificada que está fora do plano. O Vídeo 2-7B mostra ausência de turbulência e a cor indo "através" da imagem, compatível com um artefato.

19. RESPOSTA: B. Esse é um exemplo de artefato de largura de feixe. O feixe de ultrassom é largo o suficiente para detectar tanto o fluxo anterógrado (aorta ascendente) quanto o retrógrado (aorta descendente proximal). O traçado espectral resultante mostra a superposição de fluxos adjacentes. Artefatos do tipo desorganização de campo proximal, fantasmas e sombras são abordados em outra seção neste capítulo.

20. RESPOSTA: D. Este é um exemplo de artefato de lobo lateral, o qual é gerado pela crista warfarínica (Coumadin). Presume-se que as ondas de ultrassom viajem em linha reta e maior parte da energia se concentre ao longo do feixe central ou principal. No entanto, nem toda a energia permanece dentro do feixe central, e alguma é direcionada aos lobos laterais. Essa energia do ultrassom pode encontrar o refletor (crista de coumadin neste caso), que produz ecos que vão retornar ao transdutor. A máquina assume que estes se originam de pontos ao longo do eixo do feixe principal e mostra a imagem em uma localização errada (dentro do átrio esquerdo). Esta é uma forma de artefato de largura de feixe. É mais bem apreciado no Vídeo 2-8.

21. RESPOSTA: C. A Figura 2-6 é uma imagem de modo M na incidência do eixo longo paraesternal ao nível da válvula mitral, mostrando atenuação da válvula mitral. Atenuação do ultrassom é um produto de dispersão, absorção ou reflexão das ondas sonoras, neste caso decorrente do aumento do tecido pulmonar durante a inspiração.

22. RESPOSTA: D. A Figura 2-7 mostra blindagem do átrio esquerdo causada por uma válvula aórtica mecânica. Blindagem se refere à presença de um artefato brilhante do feixe de ultrassom que obscurece a visualização do tecido atrás desse ponto. Sombreamento se refere à atenuação do ultrassom por trás do refletor brilhante que similarmente obscurece a visualização do ultrassom. Fantasma se refere ao Doppler colorido que é distorcido por trás das bordas anatômicas devido a múltiplas reflexões. Como descrito anteriormente, atenuação se dá em razão da dispersão, absorção ou reflexão. Refração é decorrente da flexão do feixe de ultrassom que resulta no aparecimento de imagens lado a lado.

23. RESPOSTA: B. A seta na Figura 2-8 está apontando para ecos que aparecem por trás de uma prótese valvar mitral, estendendo-se para dentro do átrio esquerdo. Estes são chamados reverberações. Eles são caracterizados por múltiplas linhas horizontais que são equidistantes com a redução de intensidade e o aumento da profundidade.

24. RESPOSTA: C. A Figura 2-9 mostra um exemplo de efeito fantasma, o qual é um tipo de artefato que pode se desenvolver com Doppler colorido. Efeito fantasma se refere ao Doppler colorido que é distorcido além das bordas anatômicas em decorrência de múltiplas reflexões.

25. RESPOSTA: C. Este é um exemplo de um artefato tipo reverberação dentro do apêndice atrial esquerdo, causado por uma crista cumarínica proeminente. Este pode facilmente ser confundido com um trombo dentro do apêndice atrial esquerdo. Existem vários achados que podem ajudar na diferenciação entre esse artefato e um trombo real. Sua mobilidade é sincrônica com a crista cumarínica, e tem uma intensidade que é menor do que a crista, mas similar em dimensão. Ele parece também não apresentar um acessório típico de trombo. A ausência de contraste espontâneo e a velocidade no apêndice atrial esquerdo podem auxiliar na determinação da probabilidade de trombo. Finalmente, quando se utiliza contraste intravenoso, este deve preencher a área em questão.

26. RESPOSTA: C. Sombreamento é um artefato do tipo atenuação e se refere à redução na amplitude dos ecos dos refletores que estão por trás de uma estrutura atenuante ou fortemente refletiva, a qual enfraquece o som distal a ele e a área é mostrada como uma região mais escura. Ele pode ser visto em pacientes com prótese valvar mecânica como a demonstrada no Vídeo 2-1, fios de marca-passo e outros dispositivos intracardíacos. O vídeo também mostra reverberações significativas causadas por uma válvula mecânica que causa um efeito de sombra que potencialmente obscurece a presença de regurgitação valvular. Quando esse tipo de artefato aparece, é necessária uma janela acústica alternativa para a avaliação da área que se encontra por trás do objeto refletor forte. No caso apresentado, a incidência subcostal pode propiciar uma melhor visualização do átrio esquerdo. Reverberações ou múltiplas reflexões de uma interface podem fazer um artefato aparecer no campo distal da imagem. Essas reflexões entre a interface e o transdutor criam artefatos lineares que não correspondem a estruturas anatômicas.

PONTOS-CHAVE
- Efeito de sombra é um artefato do tipo atenuação que consiste no enfraquecimento dos ecos distais a um refletor forte, mais comumente válvulas mecânicas.
- Uma janela alternativa é importante na avaliação da área que se encontra por trás de um refletor especular forte.

27. RESPOSTA: C. Esse é um exemplo de artefato do tipo refração que pode criar a aparência de uma imagem dupla, que, neste caso, é a válvula aórtica. Refração é produzida quando o feixe de ultrassom transmitido é desviado de sua via em linha reta (mudança do ângulo de incidência) enquanto este cruza os limites entre dois meios com diferentes velocidades de propagação.

PONTOS-CHAVE
- Refração do feixe de ultrassom causa deslocamento lateral das estruturas de sua localização real.
- Refração é produzida quando o feixe de ultrassom transmitido é desviado de sua via em linha reta (mudança no ângulo de incidência) enquanto ele atravessa os limites entre dois meios com diferentes velocidades de propagação.

28. RESPOSTA: B. A imagem no Vídeo 2-3 mostra um artefato secundário a implantes mamários. Os tipos de artefatos causados por implantes mamários tanto com silicone quanto os salinos não estão bem descritos. Implantes mamários, particularmente o tipo salino, podem causar atenuação do ultrassom. Outros artefatos em faixa e sombra ocorrem no campo de visão que obscurecem a visualização de estruturas cardíacas. Artefatos dos implantes mamários podem aparecer tanto no corte paraesternal quanto no apical, resultando na necessidade de se adquirir imagens em posições fora do eixo. Isso muitas vezes leva a uma qualidade de imagem subideal e a interpretações desafiadoras. Esse estudo demonstra uma banda larga de artefatos se estendendo ao redor do coração no eixo longo da incidência paraesternal.

PONTOS-CHAVE
- Implantes mamários podem causar múltiplos artefatos que resultam em imagens fora do eixo e dificultam a interpretação da imagem.

29. RESPOSTA: D. A imagem no Vídeo 2-4 mostra um exemplo de artefato de Doppler colorido conhecido como efeito fantasma. Este é um artefato de Doppler colorido que cria breves lampejos coloridos (transitórios) ao redor de estruturas anatômicas verdadeiras e não corresponde a um padrão de fluxo verdadeiro. Esses "fantasmas" geralmente aparecem com padrões tanto vermelhos quanto azuis e sangram em áreas de tecidos e são produzidos pela mobilidade dos refletores fortes.

PONTOS-CHAVE
- Lampejos coloridos transitórios ao redor de estruturas anatômicas verdadeiras não correspondem a padrões de fluxo verdadeiros.

30. RESPOSTA: C. Esse é um exemplo de artefato de imagem em espelho. Outra estrutura que parece idêntica à válvula mitral parece estar presente no campo distal. A válvula mitral verdadeira existe de um lado de um refletor forte (refletor especular), o qual nesse caso é predominantemente formado pelo pericárdio posterior (pericárdio, pleura e pulmão). O som emitido por uma sonda de ultrassom é refletido pelo pericárdio posterior, por um ângulo que se iguala ao ângulo de incidência, viajando, então, através da válvula mitral. Desse ponto, ele é refletido novamente em direção ao refletor forte (pericárdio posterior, o qual está agindo como um "espelho") e, então, de volta ao transdutor. Desde que se admita que o som viaja ao longo de uma via em linha reta do e para o transdutor, essa válvula mitral refletida aparece na mesma direção em que o som foi inicialmente transmitido. No entanto, o som leva algum tempo "extra" para viajar entre o pericárdio posterior, válvula mitral, pericárdio posterior novamente e depois ao transdutor e, por essa razão, a estrutura refletida irá parecer mais "profunda" do que o refletor especular.

PONTOS-CHAVE
- A onda ultrassônica transmitida pela sonda de ultrassom viaja ao longo de uma via em linha reta do e para o transdutor.
- A quantidade de energia refletida é proporcional à diferença na impedância acústica de dois meios: quanto maior a discordância de impedância entre os meios (miocárdio-ar), maior a chance de se desenvolverem múltiplas reflexões.

LEITURAS SUGERIDAS

Appelbe AR Walker PG, Yeoh JK, et al. Clinical significance and origin of artifacts in transesophageal echocardiography of the thoracic aorta. *J Am Coll Cardiol.* 1993;21:754-760.

Ballal RS, Nanda NC, Gatewood R, et al. Usefulness of trans-esophageal echocardiography in assessment of aortic dissection. *Circulation.* 1991;84:1903-1914.

Erbel R, Engberding R, Daniel W, et al. Echocardiography in diagnosis of aortic dissection. *Lancet.* 1989;1:457-461.

Evangelista A, Garcia-del-Castillo H, Gonzalez-Alujas T, et al. Diagnosis of ascending aortic dissection by transesophageal echocardiography: utility of M-Mode in recognizing artifacts. *J Am Coll Cardiol.* 1996;27:102-107.

Feigenbaum H, Armstrong WF, Ryan T, eds. *Feigenbaum's Echocardiography.* 6th ed. Philadelphia: Lippincott Williams & Wilkins; 2005.

Hedrick WR, Peterson CL. Image artifacts in real-time ultrasound. *J Diag Med Sonog.* 1995;11:300-308.

Kremkau FW. *Diagnostic Ultrasound Principles and Instruments.* St. Louis: Saunders Elsevier; 2006.

Losi MA, Betocchi S, Briguori C, et al. Determinants of aortic artifacts during transesophageal echocardiography of the ascending aorta. *Am Heart J.* 1999;137:967-972.

Nienaber CA, Spielmann RR von Kodolitsch Y, et al. Diagnosis of thoracic aortic dissection: magnetic resonance imaging versus ransesophageal echocardiography. *Circulation.* 1992;992;85:434-447.

Otto CM. *Textbook of Clinical Echocardiography.* Philadelphia: Elsevier Saunders; 2004.

Vignon P, Spencer KT, Rambaud G, et al. Differential trans-esophageal echocardiographic diagnosis between linear artifacts and intraluminal flap of aortic dissection or disruption. *Chest.* 2001;119:1778-1790.

Weyman AE. *Principles and Practice of Echocardiography.* Lea & Febiger; 1994.

CAPÍTULO 3

Ecocardiografia Transtorácica – Modo M e Bidimensional

Gerard P. Aurigemma • Dennis A. Tighe

1. Quais os folhetos da válvula tricúspide são visualizados no corte apical de 4 câmaras?
   A. Septal e anterior.
   B. Septal e posterior.
   C. Anterior e posterior.
   D. Nenhum dos citados acima.

2. O cálculo da massa ventricular esquerda (VE) com base na ecocardiografia em modo M pressupõe que a geometria do VE é:
   A. Esférica.
   B. Elipsoide.
   C. Cilíndrica.
   D. Nenhum dos citados acima.

3. Qual parâmetro de função sistólica é independente da pré-carga ventricular?
   A. Fração de ejeção (FE).
   B. Velocidade de pico da mudança de pressão (dP/dT).
   C. Volume sistólico final.
   D. Fração de encurtamento.
   E. Velocidade de encurtamento circunferencial da fibra (Vcf).

4. Em qual das seguintes condições a ausculta pode revelar uma primeira bulha cardíaca suave?
   A. Estenose mitral.
   B. Estenose aórtica calcificada.
   C. Bloqueio de ramo direito.
   D. Bloqueio atrioventricular (AV) de primeiro grau.

5. De acordo com as diretrizes mais recentes da Sociedade Americana de Ecocardiografia, diâmetros cavitários em ecocardiografia 2D (bidimensional) devem ser medidos:
   A. De ponta a ponta.
   B. De flanco a ponta.
   C. De flanco a flanco.
   D. Nenhum dos citados acima.

6. Qual das afirmativas abaixo sobre a quantificação do volume VE está correta?
   A. Os volumes de VE ao eco são usualmente similares aos volumes na angiografia contrastada.
   B. Os volumes de VE ao eco são usualmente menores do que os volumes na angiografia contrastada.
   C. Os volumes de VE ao eco são usualmente maiores do que os volumes na angiografia contrastada.
   D. Os volumes de VE ao eco são usualmente muito maiores do que os volumes na angiografia contrastada.

7. Em qual condição você espera ver motilidade normal no septo interventricular no modo M?
   A. Marca-passo ventricular direito.
   B. Regurgitação tricúspide grave.
   C. Defeito do septo atrial.
   D. Troca valvar aórtica.
   E. Insuficiência aórtica.

8. O método biplano de discos mostra uma FE de 60% em uma mulher de 40 anos com palpitações. A deformação sistólica também é medida utilizando um *software* de rastreamento em pontos. Quais os valores esperados para deformações ventriculares nas direções longitudinal e radial?
   A. 10 e 20%.
   B. 20 e 40%.
   C. 40 e 60%.
   D. Nenhum dos citados acima.

9. O método recomendado pela Sociedade Americana de Ecocardiografia para calcular a FEVE na ecocardiografia 2D é:
   A. Comprimento de área.
   B. A elipse truncada.
   C. Detecção automática de limites.
   D. Método de Teichholz.
   E. Método biplano de discos.

10. O principal determinante do primeiro componente da velocidade sistólica da veia pulmonar (S1) é:
    A. Pressão sistólica do VD.
    B. Pressão atrial esquerda.
    C. Função sistólica do VE.
    D. Relaxamento atrial.

11. Das condições a seguir, qual é mais provável de ser caracterizada por uma melhora na FEVE após troca valvar?
    A. Regurgitação mitral aguda grave devido a instabilidade de folheto.
    B. Estenose aórtica crônica grave.
    C. Estenose mitral grave.
    D. Regurgitação aórtica aguda decorrente da endocardite bacteriana.

12. Em qual condição se espera um índice de massa do VE menor?
    A. Estenose mitral.
    B. Defeito ventriculosseptal com um significativo *shunt* direita-esquerda.
    C. Regurgitação aórtica crônica grave.
    D. Regurgitação mitral crônica grave devido a prolapso de válvula mitral.

13. Qual da ações a seguir é mais importante para prevenir o encurtamento do ápice em ecocardiografia bidimensional básica:
    A. Colocar o transdutor no sítio de maior impulso apical.
    B. Utilizar contraste de perflutreno.
    C. Utilizar um corte em colchão.
    D. Mudar para uma posição mais superficial de decúbito lateral esquerdo.

14. Quando se compara a ecocardiografia 2D com a de modo M, qual das seguintes afirmações está correta?
    A. A resolução axial da ecocardiografia em modo M é superior à da ecocardiografia 2D.
    B. A resolução temporal da ecocardiografia em modo M é superior à da ecocardiografia 2D.
    C. A resolução axial da ecocardiografia em modo M é inferior à da ecocardiografia 2D.
    D. A resolução lateral da ecocardiografia em modo M é superior à da ecocardiografia 2D.

15. Dos seguintes sinais de modo M, qual é o mais específico para sugerir a presença de tamponamento cardíaco?
    A. Inversão atrial esquerda para menos de um terço do ciclo cardíaco.
    B. Pletora da veia cava inferior (VCI)
    C. Maior inclinação da curva EF mitral.
    D. Colapso diastólico do ventrículo direito.

16. Este ecocardiograma em modo M foi adquirido do exame de um homem de 48 anos com dispneia (Fig. 3-1). Sua pressão arterial é 120/90 mmHg. O que pode ser dito sobre o estado hemodinâmico deste paciente?

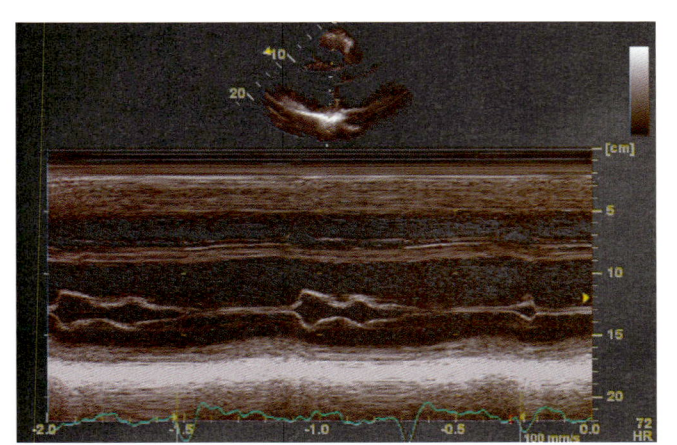

Fig. 3-1

A. Existe uma regurgitação aórtica grave.
B. A pressão diastólica final do VE está elevada.
C. O volume sistólico é normal.
D. O volume sistólico é baixo
E. O débito cardíaco é normal.

17. Um homem de 54 anos foi submetido a um ecocardiograma. Ele é portador de hipertensão grave, refratária a esquema de três drogas. Não possui história de coronariopatia ou doença valvar. A espessura do septo e parede posterior é 12 mm, e seu diâmetro diastólico final é 44 mm. Seu índice de massa do VE é 92 g/m². Qual das afirmativas relacionada a este paciente é mais acertada (Fig. 3-2)?

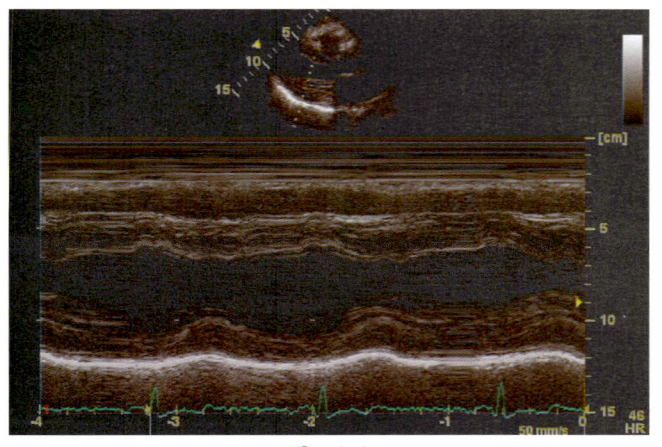

Fig. 3-2

A. Ele possui remodelamento concêntrico.
B. Ele parece ter função diastólica normal.
C. A função do ventrículo esquerdo parece estar alterada.
D. Ele possui hipertrofia VE.

18. Os traçados nas Figuras 3-3A e B são de Doppler tecidual obtidos de um exame de uma mulher de 62 anos assintomática submetida a ecocardiograma para avaliação de sopro sistólico. Qual das afirmativas abaixo está correta?

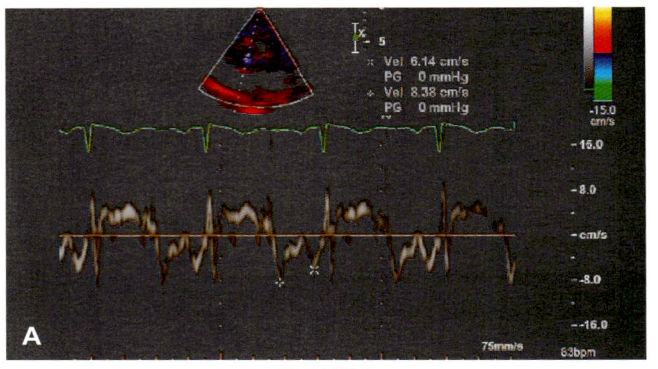

Fig. 3-3A

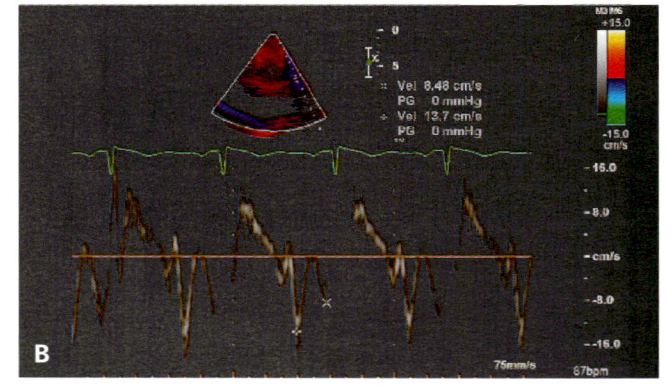

Fig. 3-3B

A. A Figura 3-3A foi obtida do septo anular.
B. A paciente parece ter uma cardiomiopatia infiltrativa.
C. A paciente parece ter pericardite constritiva.

19. Um homem de 43 anos é visto em seu consultório por dispneia induzida por esforço. Ele não possui história de sintomas de insuficiência cardíaca ou coronariopatia prévia. No teste de esforço (TE) com protocolo de Bruce, ele somente conseguiu completar 5 minutos antes de interromper o exame por dispneia. Sua pressão arterial de repouso era 150/90 mmHg. Seu exame mostrou tamanho do VE normal, espessura da parede moderadamente aumentada e FE de 50%. Como parte de sua avaliação ecocardiográfica, foram realizadas imagens de tensão longitudinal (A) e Doppler tecidual. (B) Uma imagem desse estudo está demonstrada na Figura 3-4. Qual será a provável conclusão final com os dados fornecidos? Veja Vídeo 3-1.

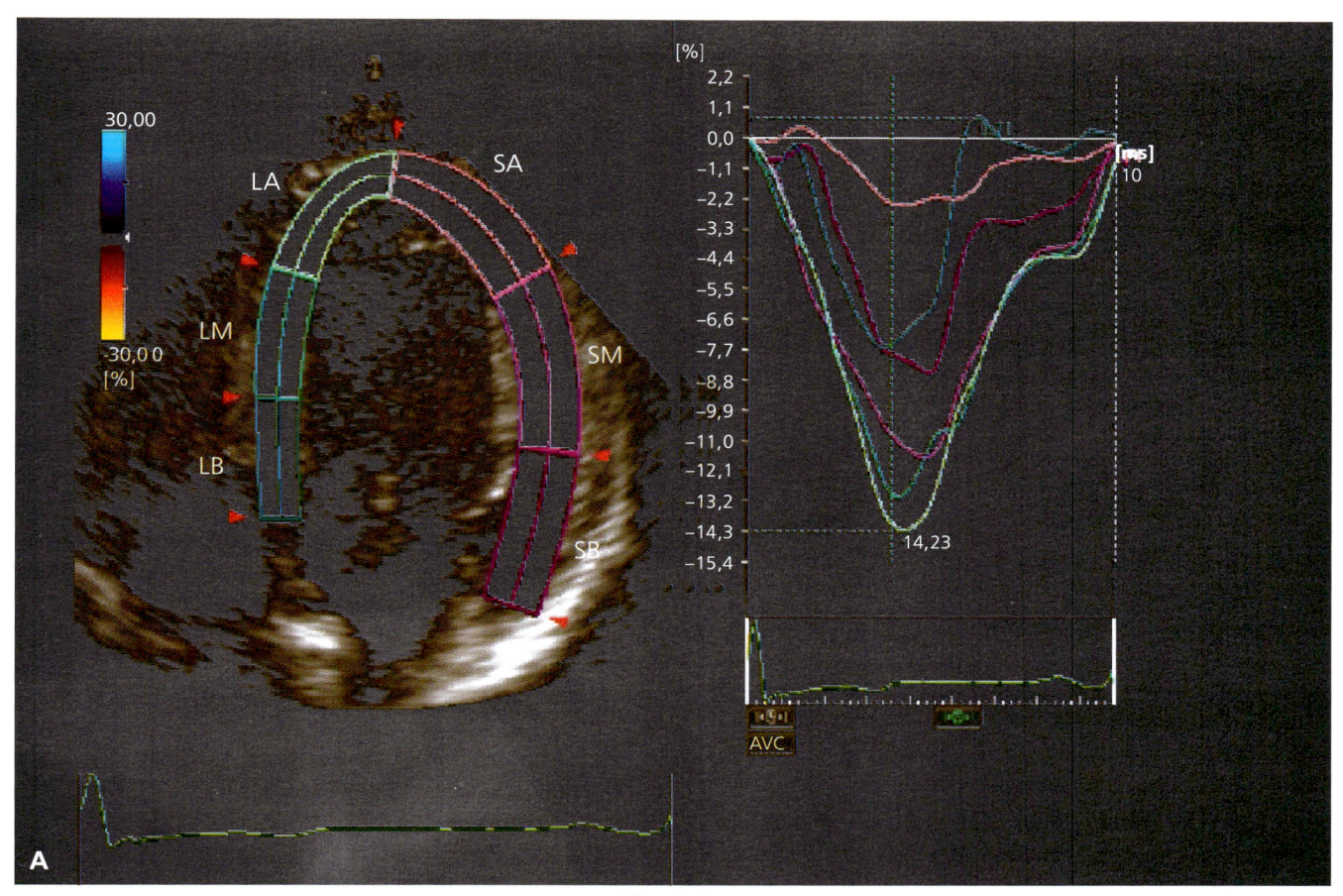

Fig. 3-4A

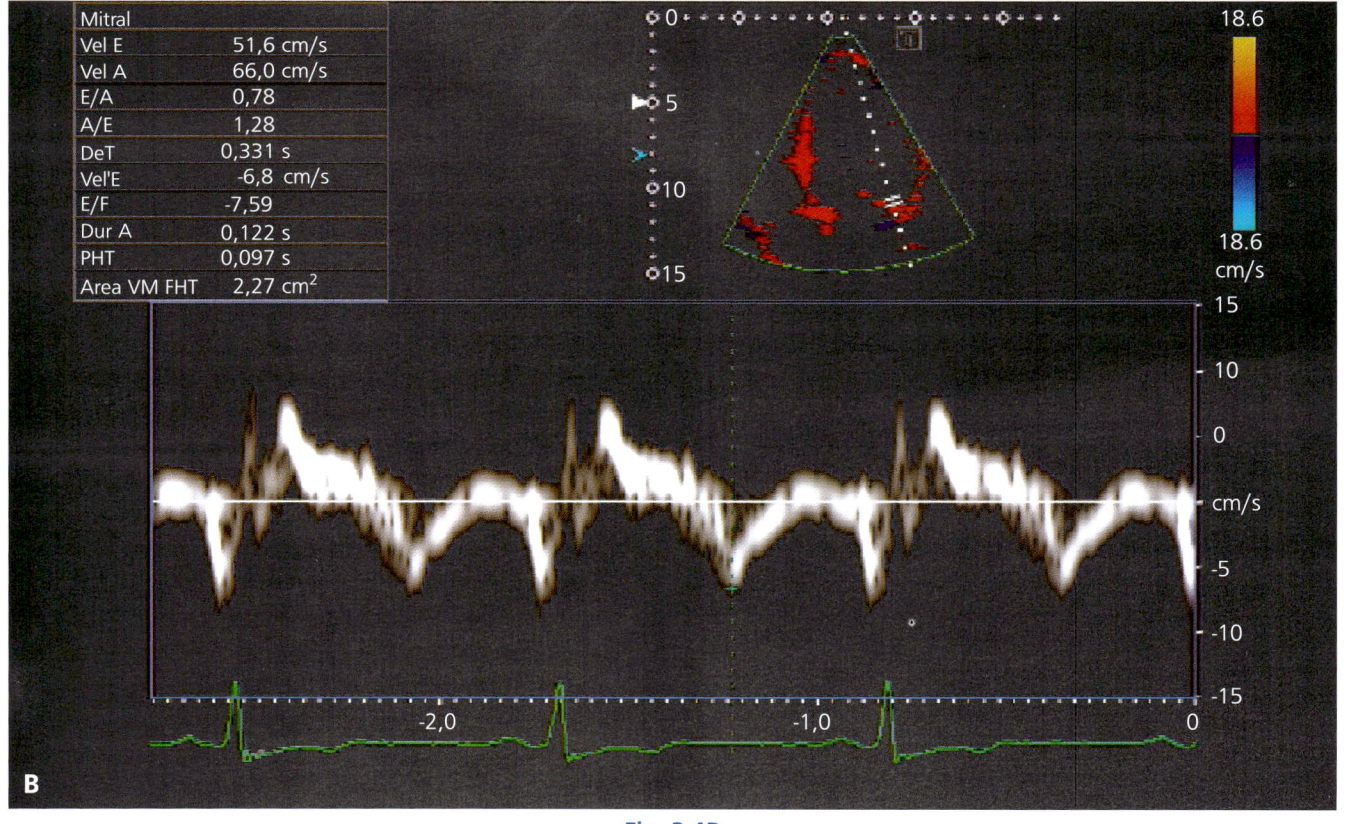

Fig. 3-4B

A. Ele possui um coração normal.
B. Ele possui cardiomiopatia hipertrófica.
C. Ele possui cardiomiopatia infiltrativa.
D. Ele possui cardiopatia hipertensiva.

20. Este modo M foi obtido de um exame de um homem de 59 anos que apresenta sintomas graves de insuficiência cardíaca (Fig. 3-5). O que você espera que o exame mostre:

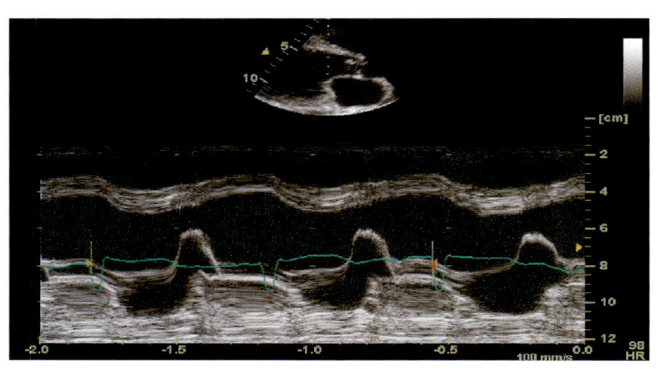

Fig. 3-5

A. Um estalido de abertura.
B. Estertores.
C. Um sopro sistólico apical.
D. Um sopro holodiastólico.

21. Um homem de 56 anos procura o hospital com uma redução progressiva da respiração. Com base nos resultados do ecocardiograma modo M gravado (Fig. 3-6), a seguinte conclusão pode ser aventada:

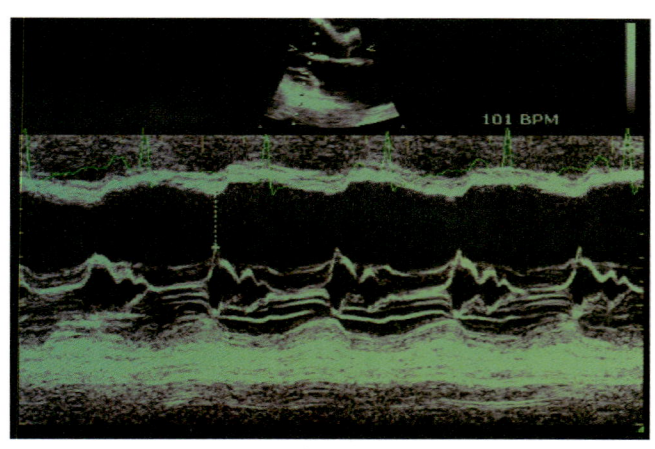

Fig. 3-6

A. O tamanho da cavidade VE é normal, o volume sistólico está aumentado, e a pressão diastólica final do VE é normal.
B. A cavidade VE está dilatada, o volume sistólico está reduzido, e a pressão diastólica do VE está aumentada.
C. A cavidade VE está dilatada, o volume sistólico está reduzido, e a pressão diastólica final do VE é normal.
D. O tamanho da cavidade do VE está normal, o volume sistólico está aumentado, e a pressão média do átrio esquerdo está aumentada.

22. As estruturas apontadas na projeção de via de entrada do VD na Figura 3-7 incluem:

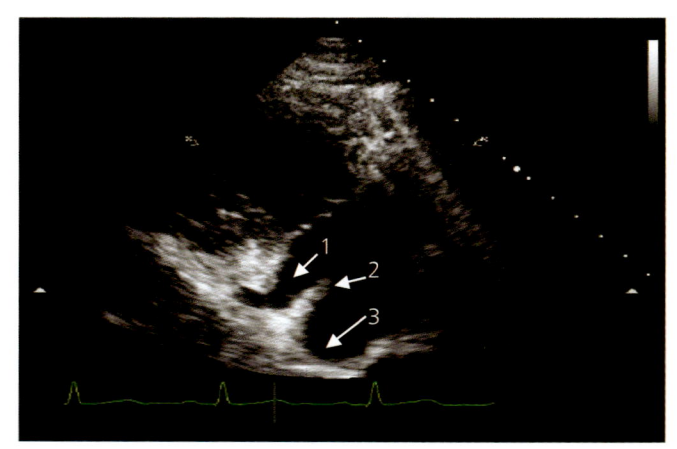

Fig. 3-7

A:
  1) O orifício da VCI.
  2) A válvula de Eustáquio.
  3) A veia cava superior.
B:
  1) O seio coronário.
  2) A crista terminal.
  3) O orifício da veia cava superior.
C:
  1) O seio coronário.
  2) A válvula de Eustáquio.
  3) O orifício da VCI.
D:
  1) O seio coronário.
  2) Uma proeminente rede de Chiari.
  3) O orifício da VCI.

23. A condição mais comumente associada ao modo M achado na Figura 3-8 é:

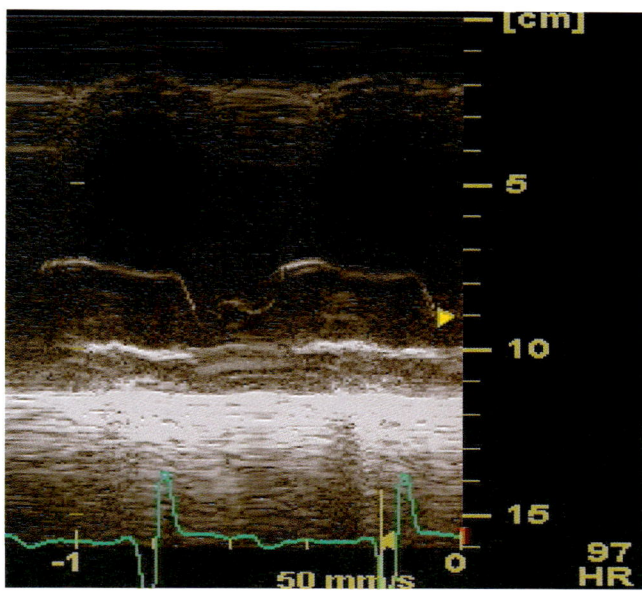

Fig. 3-8

A. Hipertensão arterial pulmonar crônica grave.
B. Estenose valvar pulmonar grave.
C. Regurgitação valvar tricúspide primária.
D. Embolia pulmonar aguda.

24. Uma mulher de 55 anos é admitida no hospital com síncope. Com base no modo M mostrado na Figura 3-9, qual é o seu diagnóstico?

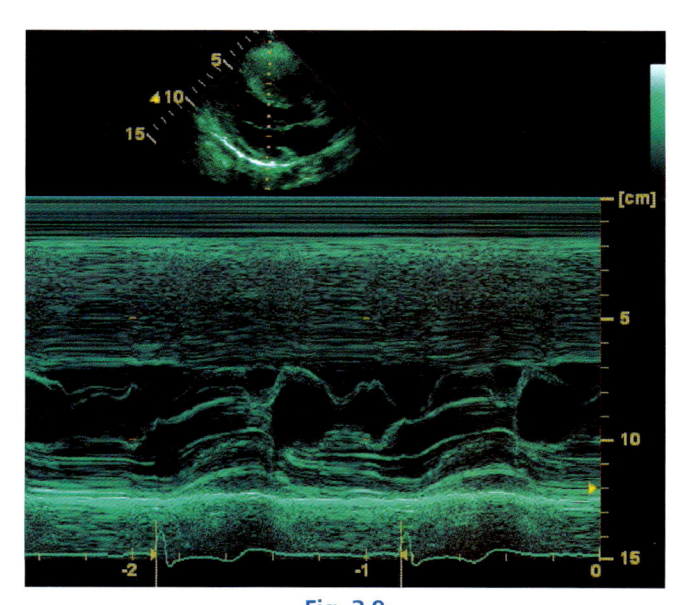

Fig. 3-9

A. Cardiomiopatia hipertrófica obstrutiva.
B. Regurgitação mitral aguda grave decorrente da instabilidade do folheto mitral.
C. Pericardite constritiva.
D. Regurgitação aórtica, de gravidade desconhecida.

25. O modo-M mostrado na Figura 3-10 é mais compatível com qual anormalidade?

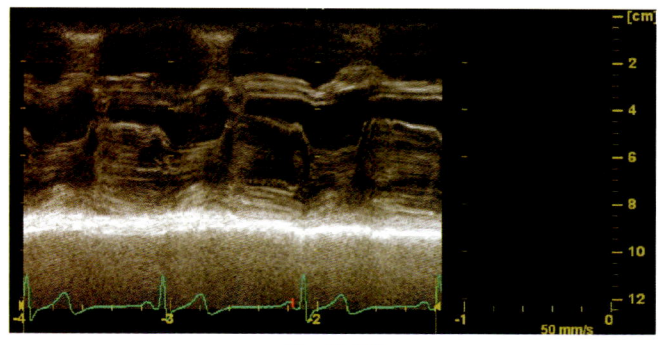

Fig. 3-10

A. Regurgitação aórtica aguda grave.
B. Estenose mitral reumática.
C. Mixoma atrial esquerdo.
D. Cardiomiopatia hipertrófica.

CASO 1

26. Uma mulher de 30 anos comparece para uma avaliação em função de uma falta de ar. Como parte da avaliação, é solicitado um ecocardiograma 2D. Uma ecodensidade altamente móvel foi notada no átrio direito (Vídeo 3-2). Com base nesta imagem, o diagnóstico mais provável é:
A. Banda moderadora.
B. Trombo móvel.
C. Válvula de Eustáquio.
D. Um catéter de marca-passo.
E. Um complexo de Chiari.

CASO 2

27. Um homem de 60 anos de idade comparece ao hospital com queixa de 2 semanas com febre e falta de ar. Como parte da avaliação diagnóstica, ele é submetido a um ecocardiograma 2D. A imagem no Vídeo 3-3 representa os achados no ecocardiograma completo. Com base nesta imagem, as seguintes conclusões podem ser aventadas:

A. Uma vegetação envolvendo a válvula mitral está presente.
B. Estão presentes derrame pleural esquerdo e derrame pericárdico.
C. Um grande derrame pericárdico está presente, com evidências de tamponamento.
D. Um grande derrame pleural esquerdo está presente.

CASO 3

Uma mulher de 75 anos é submetida a ecocardiograma para avaliação de dor torácica. O Vídeo 3-4 mostra a incidência do eixo longo paraesternal.

28. A imagem mostrada demonstra:
    A. Grande aumento atrial esquerdo.
    B. Uma grande massa torácica.
    C. Uma dissecção envolvendo a aorta descendente.
    D. Derrame tanto pericárdico quanto pleural.
29. Das listadas a seguir, a manobra que melhor irá esclarecer deverá ser:
    A. Ingestão de bebida gasosa.
    B. Injeção de contraste salino agitado através da veia antecubital esquerda
    C. Administração do agente de contraste perflutreno.
    D. Manobra de Valsalva.

CASO 4

Uma mulher de 73 anos de idade desenvolve dispneia grave e pressão torácica após um encontro emocional com seu pároco. Ela tem história de hipertensão e depressão, mas no geral está bem. A história é negativa para sintomas prévios de doença arterial coronariana, e não há história de nenhuma doença cardiovascular além da hipertensão.

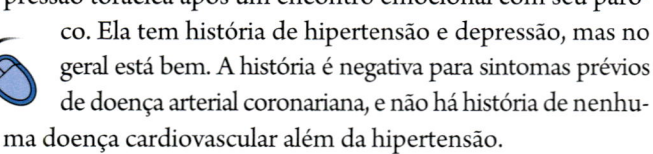

O eletrocardiograma inicial, obtido com 1 hora do início dos sintomas, é interpretado como normal. Dosagens séricas de biomarcadores são, fora isso, normais. Veja os Vídeos 3-5A, B e C.

A troponina I em 6 horas, entretanto, está anormal e continua a aumentar, enquanto a creatinofosfoquinase (CPK) permanece nos níveis normais, com determinação da fração miocárdica (MB) positiva.

30. Com base nos dados fornecidos, o diagnóstico mais provável é:
    A. Infarto agudo do miocárdio no território da artéria descendente anterior esquerda (DAE).
    B. Cardiomiopatia hipertrófica apical.
    C. Cardiomiopatia de estresse.
    D. Nenhum dos citados acima.

31. A paciente continua a presentar sintomas e é submetida a cateterismo cardíaco; a ventriculografia obtida é mostrada no Vídeo 3-6. A coronariografia mostra doença não obstrutiva, e as pressões de enchimento estão no limite superior da normalidade. A paciente permanece sintomática. Na noite da admissão, aproximadamente 12 horas após a apresentação do caso e 4 horas após o cateterismo ser finalizado, ela se apresenta severamente hipotensa, com pressão sistólica na faixa de 70 a 80 mmHg. Veja o Vídeo 3-6 e a Figura 3-11.

Explicações plausíveis para a hipotensão neste caso incluem:

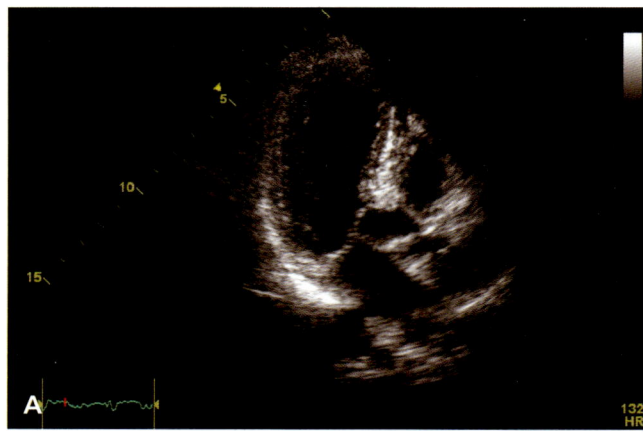

Fig. 3-11A

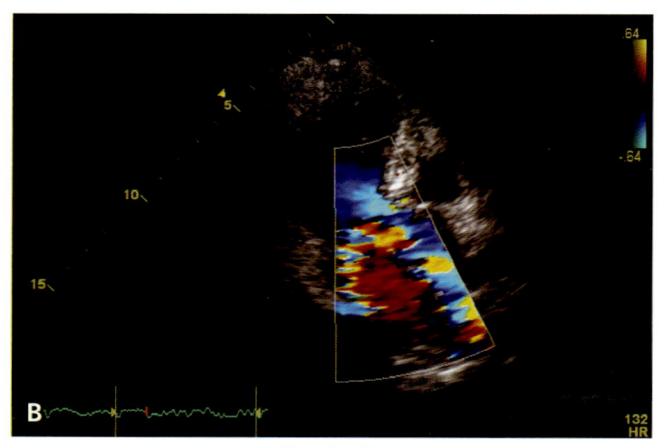

Fig. 3-11B

A. Ruptura miocárdica.
B. Regurgitação mitral decorrente da disfunção de músculo papilar.
C. Obstrução do trato de saída do VE.
D. Ruptura ventriculosseptal.

CASO 5

Um homem de 46 anos é visto por você para avaliação de dispneia ao esforço. Ele se queixa de ficar "sem fôlego" facilmente e nota que esses sintomas aumentaram nos últimos meses. Contudo, ele frequenta uma academia e se sente apto para se exercitar em vários aparelhos "aeróbicos", como a esteira e a bicicleta ergométrica, por 1 hora. Ele também levanta pesos. Ele nega o uso de drogas ilícitas, ingere 2-5 cervejas por semana e não utiliza suplementos.

Ele possui uma história de hipertensão e está sendo tratado com anlodipino e hidroclorotiazida; o tratamento com inibidor da enzima de conversão da angiotensina não obteve sucesso, e ele não conseguiu tolerar a terapia com betabloqueador. Sua pressão arterial é de 150/100 mmHg. Seu exame físico mostra edema sem cacifo em ambos os tornozelos, a hipertensão arterial mencionada, mas no restante nada de importante. Veja os Vídeos 3-7 A, B e C.

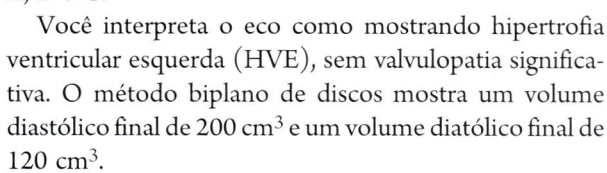

Você interpreta o eco como mostrando hipertrofia ventricular esquerda (HVE), sem valvulopatia significativa. O método biplano de discos mostra um volume diastólico final de 200 cm³ e um volume diatólico final de 120 cm³.

32. Como você interpreta a função VE?
    A. FE normal.
    B. FE normal reduzida.
    C. FE reduzida.
33. Tensão longitudinal é avaliada e mostrada no Vídeo 3-8. Esses dados reforçam sua conclusão sobre a questão 32?
    A. Reforçam.
    B. Não suportam.
34. Os traçados de Doppler tecidual obtidos dos anéis septal (Fig. 3-12A) e lateral (Fig. 3-12B). Com esses dados fornecidos e os dados de ecocardiografia 2D já mostrados, das seguintes opções, qual é o diagnóstico menos provável para a estrutura VE e achados funcionais?
    A. Cardiomiopatia hipertrófica.
    B. Síndrome do coração do atleta.
    C. Sarcoidose cardíaca.
    D. Doença arterial coronariana.

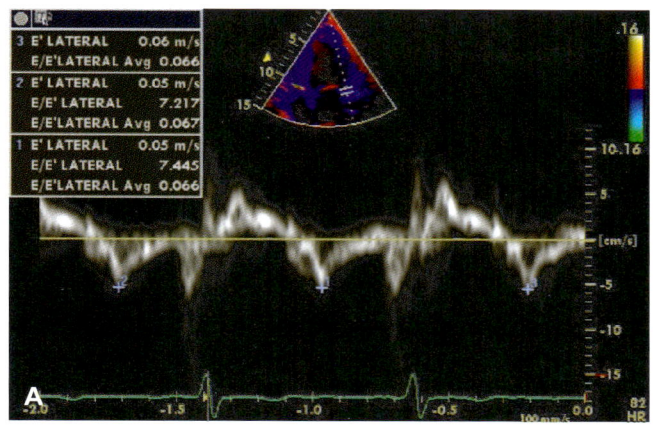

Fig. 3-12A

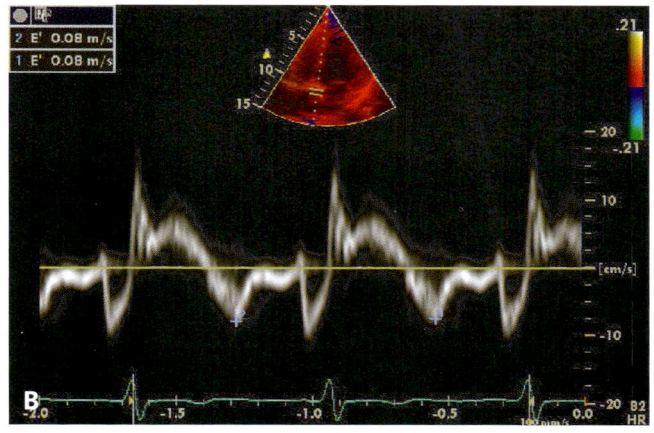

Fig. 3-12B

RESPOSTAS

1. RESPOSTA: A. Na imagem transtorácica, o folheto posterior da válvula tricúspide é visualizado somente na projeção da via de entrada do VD. Os folhetos septal e anterior são visualizados na projeção apical de 4 câmaras.

2. RESPOSTA: B. As medidas de massa do VE e volume do VE pelo eco modo-M e 2D são baseadas na premissa geométrica de que o ventrículo é um elipsoide com uma razão de 2:1 entre eixo longo e eixo curto. A fórmula de massa, massa VE (g) = $0,8 (1,04[(DDIVe + EPP + ES)^3 - DDIVE^3]) + 0,6$ (em que DDIVE, EPP, e ES são dimensão diastólica interna do ventrículo esquerdo, espessura da parede posterior e espessura septal respectivamente), calcula os volumes de um elipsoide externo e interno e subtrai o volume interno do externo. O volume resultante é aquele da "casca" do miocárdio. O volume dessa casca de miocárdio é, então, multiplicado por uma gravidade específica do miocárdio, $1,04 g/m^2$, para rendimento da massa do VE. Essas premissas geométricas limitam a aplicabilidade da fórmula a corações de formato normal.

3. RESPOSTA: C. Virtualmente todos os parâmetros de função sistólica (FE, dP/dT, encurtamento fracional e Vecf [velocidade de encurtamento circunferencial da fibra]) dependem de condições de enchimento. Pré-carga é a força que age para esticar as fibras miocárdicas no final da diástole, e está relacionada ao volume diastólico final. Pela lei de Starling no coração, pré-carga aumentada estará associada a maior estiramento da fibra e maior força de contração. Pós-carga é a força que se opõe à ejeção do VE.

Volume sistólico final é também um parâmetro de função sistólica. Um conceito relacionado é que a qualquer estado de contratilidade o VE irá se contrair ao mesmo volume sistólico final ainda que o volume diastólico do VE aumente.

4. RESPOSTA: D. O grau de afastamento dos folhetos da válvula mitral quando a ativação ventricular fecha a válvula mitral constitui um importante determinante da altura do componente mitral de B1. Consequentemente, em um paciente com alargamento do intervalo PR (opção D), os folhetos mitral e tricúspide flutuam em uma posição semifechada devido ao longo período entre a contração atrial e a ativação ventricular. Estenose mitral se caracteriza por uma primeira bulha alta, se os folhetos são maleáveis, pois o gradiente transmitral no final da diástole impede que os folhetos flutuem juntos. Estenose aórtica calcificada (por ela mesma) ou bloqueio de ramo direito não possuem muito impacto na altura de B1.

5. RESPOSTA: D. De acordo com as mais recentes diretrizes de quantificação ecocardiográfica, "o uso de ecocardiografia 2D derivada de dimensões lineares supera o problema comum das imagens oblíquas paraesternais as quais resultam em superestimação das dimensões das cavidades e paredes a partir do modo M. Consequentemente, agora é possível se medir a espessura real do septo ventricular e outras dimensões das câmaras como definido pela interface real tecido-sangue, em vez da distância entre os ecos da ponta, como era previamente recomendado".

6. RESPOSTA: B. Numerosos estudos comparativos demonstraram que os volumes do VE derivados da ecocardiografia são sistematicamente menores do que aqueles derivados da angiografia contrastada. As duas razões para essa discrepância são que os algoritmos ecocardiográficos que utilizam as incidências apicais (p. ex., método biplano de discos) subestimam o comprimento real do VE, quando comparado a angiografia; e segundo, contraste angiográfico preenche os espaços entre as trabeculações, gerando uma área maior.

7. RESPOSTA: E. O septo interventricular normalmente se move posteriormente (para a esquerda) no início da sístole ventricular. Mobilidade paradoxal do septo é um movimento sistólico anterior precoce (para a direita) do septo. Espessamento do septo ainda ocorre. Movimento paradoxal do septo está associado a condições em que existe sobrecarga de volume do VD, ou bloqueio de ramo esquerdo, o qual se desenvolve ou se deve a marca-passo de VD. Após troca valvar aórtica, ou mesmo qualquer cirurgia cardíaca, existe uma translação proeminente do coração que pode mimetizar um movimento paradoxal do septo. Insuficiência aórtica, situação em que existe sobrecarga de volume do VE, não se espera estar associada a movimento paradoxal do septo e é, portanto, a resposta correta.

8. RESPOSTA: B. A função sistólica do ventrículo esquerdo envolve a contração coordenada das fibras longitudinais e circunferenciais. Em um VE normal, as fibras subendocárdicas e subepicárdicas são orientadas longitudinalmente. Na parede média, as fibras são orientadas circunferencialmente. Descritores da função sistólica incluem o percentual de encurtamento do VE ao longo da orientação do eixo longo (ápice-base). Esse percentual de encurtamento do eixo longo em pacientes normais varia em uma taxa entre 15 a 25%. Esse percentual de encurtamento longitudinal é também conhecido como tensão longitudinal. Isso significa que, se o VE tem 10 cm de comprimento na diástole final, esse comprimento sistólico final deve ter aproximadamente 8 cm. A "compressão" ou "encurtamento" é 2 cm e como percentual do comprimento inicial deve ser de 20%. Essa é a essência da tensão sistólica longitudinal.

Encurtamento circunferencial da fibra leva a espessamento da parede e redução do raio do VE. Esse espessamento da parede, em um ventrículo normal, varia aproximadamente entre 30 a 40%, e é conhecido como tensão radial, o percentual muda no espessamento da parede ventricular indo da diástole final à sístole final. Como exemplo, uma parede normal do VE deverá apresentar um espessamento da parede de 1,0 cm na diástole e, se a parede se espessa 40%, a espessura da parede no final da sístole será de 1,4 cm.

9. RESPOSTA: E. Numerosos métodos ecocardiográficos 2D têm sido utilizados para avaliar a FE. Limitações de cada método devem ser esperadas, pois todos esses métodos são baseados em premissas geométricas. Utilizando projeções apicais longitudinais, o método modificado de Simpson, também conhecido como método biplano de discos, é endossado pela Sociedade Americana de Ecocardiografia para calcular FE com base na ecocardiografia 2D basal na maioria dos casos.

10. RESPOSTA: D. Muitas variáveis afetam o fluxo venoso pulmonar. Estas incluem idade, pré-carga, função sistólica do VE, condução AV e frequência cardíaca. Em pacientes com função sistólica normal, a velocidade de B2 está relacionada a pressão do AE. Em contraposição, B1 é mais intimamente relacionada ao relaxamento atrial.

11. RESPOSTA: B. Esta questão requer algum conhecimento sobre função de VE na cardiomiopatia valvar. FEVE é inversamente proporcional à pós-carga e diretamente à pré-carga e ao estado inotrópico. Pós-carga, ou estresse de parede, é diretamente relacionada a pressão sistólica e tamanho do coração, e inversamente relacionada à espessura da parede. Na regurgitação aguda severa tanto da válvula mitral quanto aórtica, o tônus de catecolaminas é alto, o que mantém a função de bomba apesar da regurgitação severa. Assim, das opções a seguir, a estenose aórtica severa crônica (EA) é a condição que aparentemente possui a maior pós-carga; na estenose mitral, a pós-carga é baixa, assim como no caso de regurgitação mitral aguda (RM) em que o VE ejeta dentro de um átrio esquerdo com "baixa impedância". Tanto na RM como na EA agudas severas, o tônus de catecolaminas parece ser maior e a FE é ainda normal se não maior que o normal. Assim, não se espera que a FEVE nas últimas duas condições aumente significativamente. Além disso, não se espera que a FEVE diminua significativamente após a troca valvar mitral (TVM) por estenose mitral (EM), pois a pós-carga nessa condição é usualmente normal. Em contraste, na EA severa, a capacidade sistólica é muitas vezes bastante elevada, decorrente de uma alta pressão intracavitária e, em estágios avançados, dilatação cavitária. Hipertrofia pode ser inadequada para normalizar a pós-carga. No entanto, seguindo a troca valvar aórtica (TVA), a pressão sistólica diminui, o tamanho cardíaco usualmente se reduz (se existir dilatação) e esses fatores levam a abaixar a pós-carga e melhorar a FE.

12. RESPOSTA: A. As opções B-D irão caracterizar dilatação VE, mas a questão A não. Como a fórmula de massa do VE (veja questão 2) depende do tamanho da câmara, um VE aumentado estará usualmente associado a um índice de massa do VE aumentado.

13. RESPOSTA: C. Em geral, o encurtamento do ápice será minimizado pelo uso da posição rasa de decúbito lateral esquerdo, um corte em colchão, evitando o maior impulso apical.

14. RESPOSTA: B. A maior resolução temporal da ecocardiografia em modo M é decorrente do fato de que essa técnica tem maior taxa de amostragem se comparada à ecocardiografia 2D. Para ambas as técnicas, a resolução axial é similar, pois a mesma frequência do transdutor é utilizada. A resolução lateral é superior com ecocardiografia 2D, pois a amostragem ocorre somente ao longo de uma única linha de varredura com a técnica de modo M.

15. RESPOSTA: D. Inversão atrial direita e pletora da VCI são sinais sensíveis que sugerem aumento da pressão intrapericárdica, mas não são os sinais mais específicos que sugerem tamponamento cardíaco. Quando a inversão atrial direita se estende por mais de um terço do ciclo cardíaco, a especificidade reportada é alta. Pletora da VCI é um marcador não específico associado ao aumento da pressão do átrio direito; pletora pode ser observada mesmo quando a pressão do átrio direito não está aumentada, como se vê em alguns atletas muito bem treinados. Com a inspiração, a rampa EF mitral se reduz e, assim, não é inclinada na presença de tamponamento cardíaco. Das opções disponíveis, colapso diastólico do VD é o sinal mais específico de tamponamento cardíaco.

16. RESPOSTA: D. Esse exame foi obtido de um paciente com cardiomiopatia dilatada idiopática. O ecocardiograma em modo-M mostra importante dilatação, com uma dimensão diastólica final se aproximando de 6 cm e uma dimensão sistólica final de 5,5 cm. A fração de encurtamento é, portanto, bastante baixa. Existe uma grande separação entre o folheto anterior da vávula mitral e o septo (o "ponto-e de separação septal", pois a posição anterior de pico do folheto anterior é conhecida como ponto-e na linguagem de modo M). Esse sinal está associado a um baixo volume sistólico anterógrado. É importante perceber que a dilatação do VE por ela própria não leva a uma separação anormal do ponto-e septal. Um indivíduo com regurgitação aórtica severa deve ter um VE dilatado, mas com fração de encurtamento normal. Nesse caso a separação do ponto-e septal deverá ser normal.

Como para as questões incorretas, enquanto o paciente puder ter alta pressão diastólica final do ventrículo esquerdo (PDFVE), não existem evidências definitivas disso. O sinal patognomônico ao modo M dessa fisiologia, o chamado ombro a-c ou entalhe b, não está presente. (A Figura 3-13 mostra um entalhe b proeminente.)

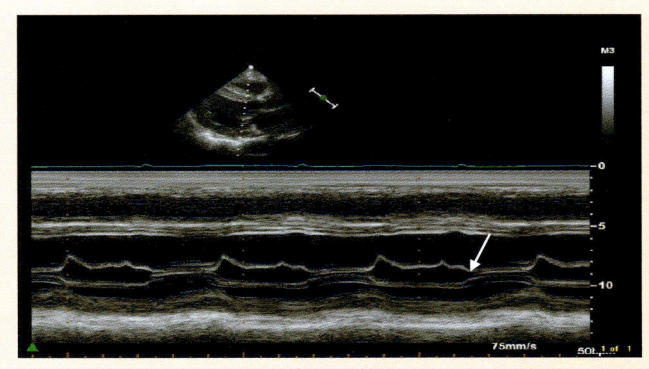

Fig. 3-13

No que se refere ao débito cardíaco, lembre-se que ele pode ser normal, apesar do baixo volume de ejeção, se existir uma taquicardia compensatória. Finalmente, a etiologia da disfunção do VE mostrada neste caso deve ser por regurgitação aórtica crônica, com desenvolvimento de falência contrátil, mas este traçado em modo-M não é específico para tal cardiomiopatia. A falta de vibração dos folhetos mitrais proporciona alguma evidência contra regurgitação aórtica significativa.

17. RESPOSTA: A. O índice de massa do VE do paciente é normal, pela partição de valores nas diretrizes de quantificação da SAE, portanto ele não possui hipertrofia de VE, por definição. De acordo com um trabalho pioneiro de Ganau et al., e como recomendado pelas diretrizes quantitativas da SAE, a combinação de um espessamento de parede relativamente grande com um índice de massa do VE é denominada remodelamento concêntrico. Esse indivíduo claramente possui um espessamento de parede relativo aumentado, definido como (2× EPP)/DDIVE, com o limite normal superior em 0,42. O termo hipertrofia concêntrica se refere a um índice de massa VE elevado (i. e., 95 g/M^2 nas mulheres, maior do que 115 g/M^2 nos homens) e um grande espessamento relativo da parede.

De acordo com o trabalho de Watchell et al., muitos indivíduos com hipertensão e evidência de remodelamento, como no caso deste indivíduo, possuem alterações no enchimento diastólico.

O modo M mostra claramente uma fração de encurtamento normal, embora isso não seja necessariamente o mesmo que uma FE normal. A ausência de doença arterial coronariana pela história sustenta que a FE global é normal.

18. RESPOSTA: A. Os traçados de Doppler tecidual permitem o conhecimento das funções sistólica e diastólica e podem ser usados para estimar as pressões de enchimento VE em muitos casos. Alguns fatos básicos sobre imagem de Doppler tecidual são que a velocidade diastólica do septo anular é menor do que a velocidade do ânulo lateral na ausência de doença arterial coronariana/infarto do miocárdio. Uma notável exceção a essa generalização é a pericardite constritiva (paradoxo anular).

Existem dados a respeito de valores normais para as velocidades diastólicas do Doppler tecidual, as quais variam inversamente com a idade; de acordo com os dados de Tighe et al., a velocidade tecidual média ao Doppler E, obtida do anel lateral, em indivíduos normais entre 60-70 anos é 12 ± 3 cm/s. Na idade de 62 anos, a velocidade mostrada (13,7 cm/s) está dentro da faixa esperada.

19. RESPOSTA: A. Esses dados mostram disfunção sistólica e diastólica importante neste paciente com sintomas de dispneia aos esforços. A deformação da imagem demonstra tensão longitudinal. Tensão longitudinal pode ser pensada como o grau de compactação de 6 segmentos do miocárdio ao longo do eixo longo. Dados normais de nosso laboratório indicam que a tensão longitudinal varia em média 22% ± 3%. Existe uma variação regional nos valores de tensão, com maiores valores sendo vistos nos segmentos apicais. Neste exemplo, entretanto, os maiores valores de tensão são aproximadamente 14%, o que é baixo e indicativo de disfunção sistólica. Os valores demonstram o gradiente usual ápice-base, embora os valores sejam consistentemente menores que o normal. Além disso, o que garante o diagnóstico de função anormal do VE são os achados diastólicos do Doppler tecidual. As velocidades diastólicas médias para um indivíduo normal de 43 anos de idade devem estar na faixa de 16 ± 4 cm/s, mais do dobro do que é mostrado. Assim, os dados sistólicos e diastólicos mostrados indicam anormalidades das funções sistólica e diastólica. Uma vez que não existam anormalidades regionais da motilidade das paredes, pode-se suspeitar de um processo global, como cardiomiopatia infiltrativa (p.ex., amiloidose), cardiomiopatia hipertrófica ou cardiopatia hipertensiva severa, em que parte da disfunção pode estar relacionada a pós-carga elevada.

20. RESPOSTA: D. O modo M mostra um clássico exemplo de fechamento precoce da válvula mitral, o que é patognomônico de RA aguda severa. Existem também dilatação VE e uma separação generosa do ponto-e-septo. O fechamento precoce da válvula mitral é causado pelo rápido equilíbrio entre a pressão diastólica do VE e a pressão diastólica na aorta. Pacientes com regurgitação aórtica aguda severa parecem ter maior incidência de pressões de enchimento elevadas e estertores. Um estalido de abertura é auscultado em pacientes com estenose mitral reumática com folhetos maleáveis. Este não é o ecocardiograma deste paciente. Um sopro sistólico apical implica regurgitação mitral, e não há nenhuma sugestão de que nesse paciente coexista RM.

21. RESPOSTA: B. Este homem de 56 anos de idade se apresenta com sinais e sintomas de insuficiência cardíaca. Este ecocardiograma modo M foi gravado nas pontas dos folhetos mitrais (Fig. 3-14). Esta gravação mostra aumento significativo das dimensões da cavidade do VE na sístole e na diástole (setas pontilhadas), um significativo aumento da distância de separação ponto-e-septo (linhas pontilhadas) e interrupção do fechamento AC do eco de fechamento da válvula mitral. Os achados deste ecocardiograma em modo M sugerem uma performance sistólica muito fraca. A cavidade do VE está dilatada e a FEVE severamente diminuída. Volume sistólico está severamente reduzido, como indicado pelo aumento da distância normal ponto-e-septo (normal < 7 mm). A pressão diastólica final do VE está elevada, como demonstra a presença de interrupção do fechamento AC ou "colisão-b". A pressão média do átrio esquerdo, embora provavelmente elevada, não pode ser derivada das informações apresentadas.

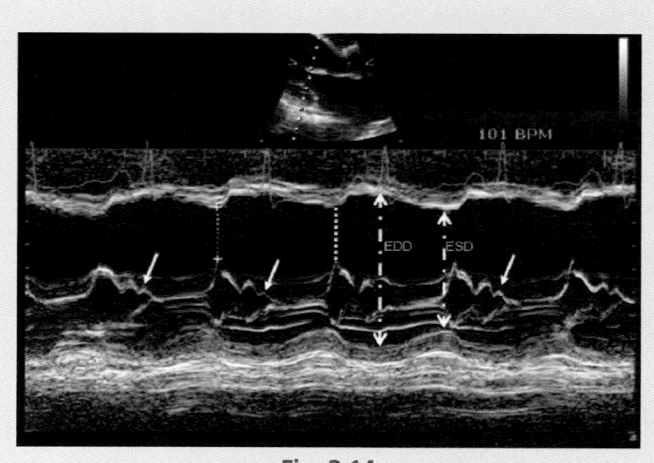

Fig. 3-14

22. RESPOSTA: C. A incidência da via de entrada do ventrículo direito na Figura 3-15 ilustra a origem do seio coronário no espaço septal posterior adjacente ao folheto da válvula tricúspide. A válvula de Eustáquio, também conhecida como válvula do seio direito ou válvula da VCI, é um pouco proeminente neste exemplo. Adjacente à válvula de Eustáquio está o orifício da VCI. Também bem demonstrados nesta incidência estão os folhetos anterior e posterior da válvula tricúspide (pequenas setas pontilhadas). O complexo de Chiari é derivado embriologicamente das mesmas estruturas que a válvula de Eustáquio; entretanto, ele irá se apresentar como uma estrutura filamentosa fina altamente móvel. O orifício da veia cava superior normalmente não pode ser visto neste plano de imagem tomográfica.

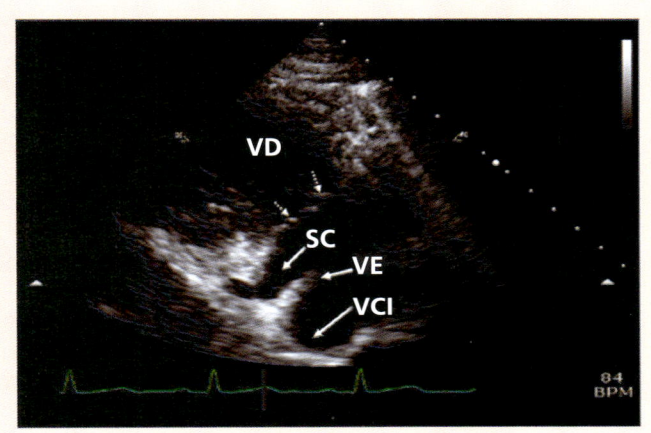

Fig. 3-15

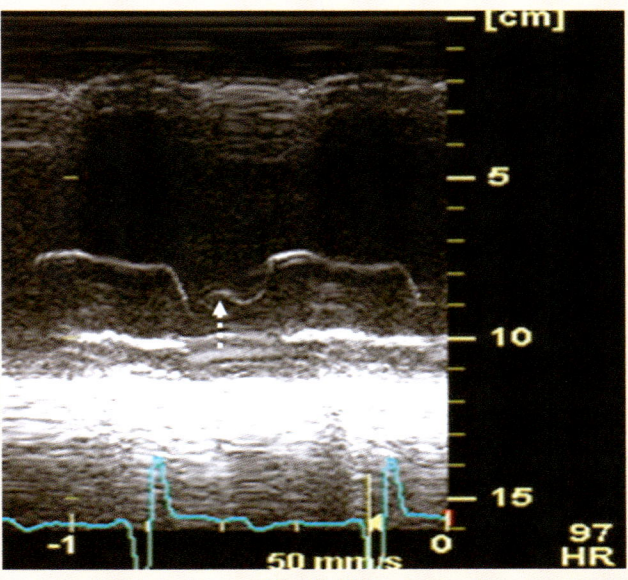

Fig. 3-16

é patognomônico de cardiomiopatia hipertrófica obstrutiva (Fig. 3-17). Um trabalho recente demonstrou que 70% dos pacientes com cardiomiopatia hipertrófica possuem obstrução tanto no repouso quanto provocada pelo exercício. Na cardiomiopatia hipertrófica obstrutiva, existe função sistólica hiperdinâmica, com baixos níveis de estresse de parede; o trato de saída do VE está estreitado pela hipertrofia septal e, em alguns pacientes, pelo deslocamento anterior da válvula mitral. A movimentação sistólica posterior do septo interventricular restringe ainda mais o trato de saída do VE; isso resulta em altas velocidades sanguíneas no trato de saída do VE, o qual empurra o folheto da válvula mitral contra o septo interventricular (efeito Venturi). A seta aponta para a movimentação anterior sistólica da válvula mitral com contato septal-mitral (veja Vídeo 3-9).

23. RESPOSTA: C. Este registro de modo M da válvula pulmonar ilustra o "sinal do W voador"(Fig. 3-16). O modo M da válvula pulmonar normal é caracterizado pela onda-a pré-sistólica com movimento para fora do transdutor seguido por movimento mais posterior do folheto valvar durante a sístole. Com hipertensão pulmonar crônica severa, um achado característico ao traçado em modo M, chamado "sinal do W voador", pode ser gerado. Esse traçado é caracterizado pela perda da onda-a (seta cheia) e o entalhe mesossistólico (seta pontilhada). Com estenose valvar pulmonar, a onda a é caracteristicamente preservada, ou até acentuada, e não se observa o entalhe mesossistólico. Em um estado de pura sobrecarga de volume do coração direito, como ocorre na regurgitação tricúspide primária, pode não se esperar a presença de hipertensão pulmonar, e assim o traçado no modo M da válvula pulmonar pode não estar significativamente alterado. Entre os pacientes com embolia pulmonar aguda, o nível de elevação da pressão arterial pulmonar não deve usualmente exceder 50 mmHg, e assim os achados ao modo M de hipertensão arterial pulmonar crônica severa podem não ser observados.

24. RESPOSTA: A. Este modo M mostra evidências de movimento sistólico anterior da válvula mitral, um sinal que

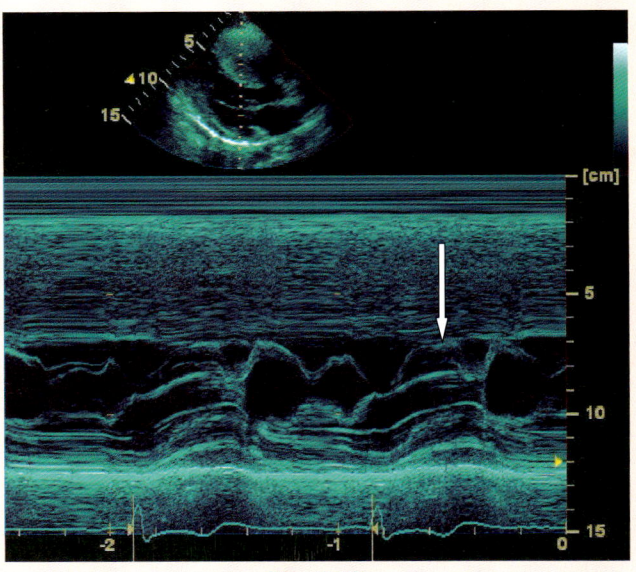

Fig. 3-17

25. RESPOSTA: C. Esta gravação de modo M ilustra um caso clássico de mixoma atrial esquerdo prolapsando para dentro do orifício mitral com a abertura da válvula (Fig. 3-10, mostrada em tempo real no Vídeo 3-10). O tumor (Myx) aparece como uma massa de ecos por trás da válvula mitral durante a diástole. Note o espaço sem ecos por trás do folheto anterior no início da sístole (setas finas). Isso ocorre pois existe um lapso de tempo entre o início da abertura diastólica da válvula e o momento em que a massa tumoral subsequentemente se move para dentro do orifício mitral. Embora a rampa EF mitral esteja significativamente diminuída (seta branca grossa), este registro não é compatível com estenose mitral reumática. Os folhetos mitrais não estão espessados, e o folheto posterior se move normalmente (seta preta). Achados condizentes com a presença de insuficiência aórtica aguda severa, como a vibração diastólica de alta frequência da válvula mitral ou, possivelmente, do septo interventricular (dependendo da direção do jato) e o fechamento prematuro da válvula mitral, não estão demonstrados. Com cardiomiopatia hipertrófica obstrutiva, aumento da espessura do septo interventricular e movimento sistólico anterior do aparato da válvula mitral podem ser esperados; esses achados não estão demonstrados neste registro de modo M (Fig. 3-18).

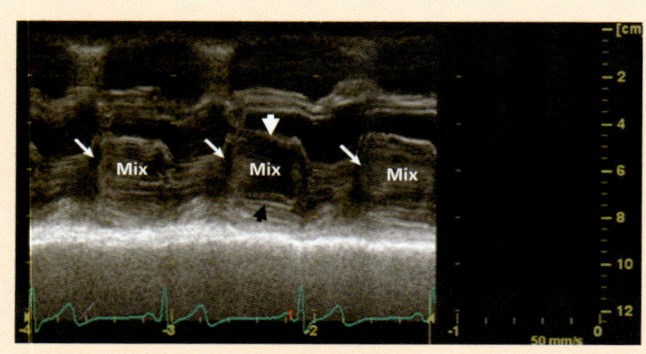

Fig. 3-18

26. RESPOSTA: E. Este ultrassom exibe função e tamanho biventriculares normais. A estrutura em questão é uma estrutura filamentosa fina e móvel no átrio direito que se estende da área da válvula de Eustáquio em direção ao septo interatrial. Este achado é mais condizente com a presença de complexo de Chiari, um remanescente da valva venosa direita. A aparência aqui é bem típica no jeito de essa estrutura filamentosa ter uma aparência ondulada quando vista em tempo real. A banda moderadora é uma estrutura notada dentro do ventrículo direito. A válvula de Eustáquio pode aparecer como uma estrutura mais sólida, protuberante e imóvel aparecendo ao longo da margem posterior da VCI e seio coronário. Um catéter de marca-passo pode também estar presente como uma estrutura linear atravessando a cavidade do ventrículo direito. Entretanto, não se espera que esta apareça como móvel e nem de natureza filamentosa como a estrutura demonstrada neste exemplo. Um trombo intracavitário pode aparecer como uma estrutura móvel dentro do átrio direito. Na maioria das vezes, entretanto, o trombo atrial direito possui uma aparência multilobulada, e exibe um formato vermiforme muitas vezes refletindo sua origem das veias profundas. Alguns autores descreveram o trombo como tendo aparência de "pipoca". A natureza fina, filamentosa e móvel dessa estrutura e sua localização anatômica típica tornam o trombo muito improvável nessa situação.

PONTOS-CHAVE
- Deve-se familiarizar com as variantes anatômicas no átrio direito.
- A rede de Chiari é uma estrutura fina e filamentosa no átrio direito.

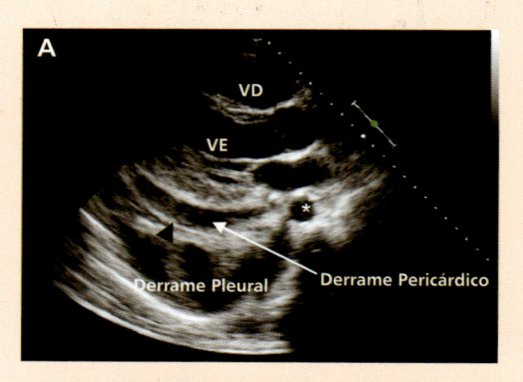

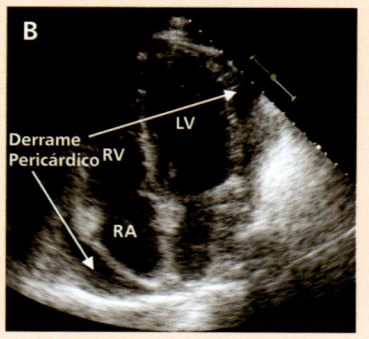

27. RESPOSTA: B. Este paciente com febre e falta de ar possui tanto um grande derrame pleural esquerdo quanto um derrame pericárdico de pequeno a moderado. Não existem evidências de colapso diastólico do ventrículo direito ou colapso do átrio esquerdo para sugerir o diagnóstico de derrame pericárdico sob pressão significativa. As imagens limitadas da válvula mitral não mostram uma ecodensidade móvel ou oscilante que possa ser diagnóstica de vegetação envolvendo a válvula mitral. Como está presente um grande derrame pleural esquerdo, a resposta mais precisa também deverá descrever a presença de derrame pericárdico. No painel A, o derrame pericárdico e o derrame pleural estão ilustrados. Como mostrado no mesmo quadro, a aorta descendente (*) serve como um importante marcador para auxiliar na diferenciação entre derrame pleural esquerdo e derrame pericárdico. Tipicamente, derrame pleural se estende posteriormente à aorta torácica descendente, enquanto o derrame pericárdico permanece em uma posição mais anterior. Neste exemplo, a reflexão pericárdica é bem visualizada (seta preta) e claramente auxilia na diferenciação entre os espaços pleural e pericárdico. No painel B, o derrame pericárdico adjacente à borda lateral do átrio direito (AD) e ventrículo esquerdo (VE) é visualizado (setas). Nenhuma evidência de que exista compressão do coração direito. VD, ventrículo direito.

PONTOS-CHAVE

- Derrames pleural e pericárdico muitas vezes coexistem.
- A aorta descendente demarca as coleções de fluido entre o pericárdio e a pleura.

28 e 29: RESPOSTAS: B e A. Na Figura 3-19 A, o ecocardiograma mostra que o paciente possui uma grande hérnia hiatal. A varredura por TC que acompanha na Figura 3-19B demonstra a hérnia hiatal (seta branca maior) claramente invadindo o átrio esquerdo (seta branca menor). Hérnias hiatais são comumente encontradas em ecocardiogramas e são vistas como massas císticas. Essas massa podem ser confundidas com uma estrutura ocupando o espaço atrial. No ecocardiograma transtorácico, a administração de uma bebida gasosa pode produzir um efeito de contraste dentro da hérnia hiatal e pode ser utilizada como uma manobra diagnóstica para demonstrar a verdadeira natureza de uma pseudomassa.

Embora o contraste de perflutreno possa demonstrar certamente se esta é uma estrutura cardíaca ou vascular, esta seria mais uma chance de se fazer o diagnóstico de forma inequívoca. A injeção de solução salina através da veia antecubital esquerda é útil para várias indicações, incluindo para auxiliar no diagnóstico de veia cava superior esquerda anômala drenando dentro do seio coronário. Em geral, a estrutura mostrada é muito grande para ser um seio coronariano dilatado. Finalmente, a manobra de Valsalva pode ser útil no diagnóstico de hérnia de hiato, na medida que provoca "diferentes graus de invasão no átrio esquerdo, atribuível aos movimentos respiratórios" Entretanto, a ingestão de bebida gasosa pode tornar o diagnóstico mais claro.

PONTOS-CHAVE

- Uma bebida gasosa pode auxiliar no diagnóstico de hérnia hiatal por mostrar o contraste nessa estrutura mediastinal.
- A hérnia hiatal é uma condição benigna que pode se passar por uma massa comprimindo o AE.

30. RESPOSTA: C. A síndrome deste paciente é compatível com a síndrome de cardiomiopatia por estresse, variedade apical. Graças à grande disponibilidade de ecocardiogramas, esta é uma síndrome que agora é facilmente reconhecida.

Os relatos iniciais dessa síndrome vieram de investigadores japoneses, os quais deram o nome de "takotsubo", pois o formato do ventrículo na sístole faz lembrar uma armadilha de polvo, com um colo estreito e parte inferior larga. A liberação dos biomarcadores é diferente do infarto agudo do miocárdio (IAM) com picos de CPK muito menores, que podem até ser normais. A resolução da anormalidade da mobilidade da parede pode ser vista até em 48 h após o início dos sintomas.

Atualmente, a cardiomiopatia de estresse possui diagnóstico clínico, até mesmo de exclusão, em pacientes com síndrome de dor torácica. Critérios foram publicados por Tsuchihashi et al. e incluem sintomas torácicos ou mudanças eletrocardiográficas sugestivas de infarto agudo do miocárdio, disfunção apical reversível demonstrada por ventriculografia e ausência de estreitamento coronariano significativo na arteriografia coronariana realizada dentro das primeiras 48 horas após o início dos sintomas.

Mais recentemente, investigadores dos países ocidentais, incluindo os Estados Unidos, descreveram uma síndrome idêntica. O paciente típico é uma mulher na 7ª década que apresenta sintomas torácicos desencadeados por ou

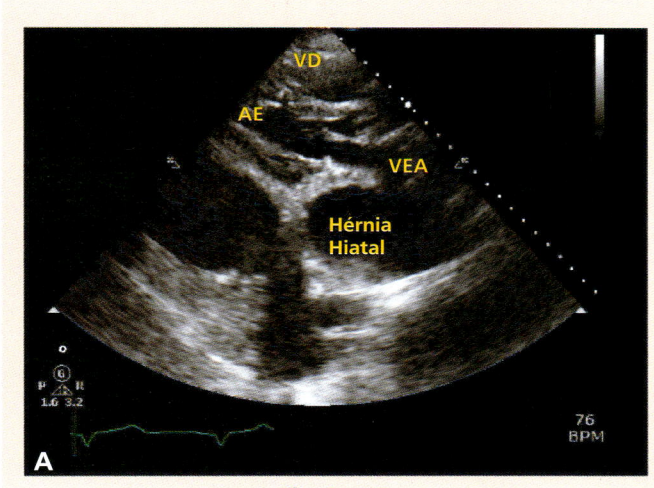

Fig. 3-19A

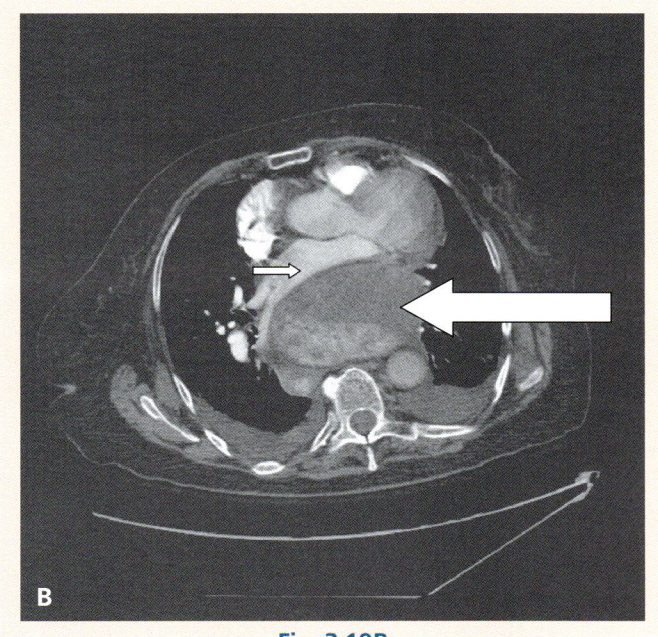

Fig. 3-19B

associados a angústia emocional severa ou a um procedimento médico. Na apresentação inicial o acometimento apical transitório é difícil senão impossível de distinguir do IAM no território da ADAE. A extensão da anormalidade de motilidade da parede no ecocardiograma, em nossa experiência, tende a ser maior do que a vista no infarto do território da ADAE, em que as áreas acinéticas tendem a envolver mais de um território de perfusão coronária; isso foi confirmado por estudos recentes. Entretanto, o diagnóstico é feito com o retorno da função.

A onipresença de estresse emocional ou doença prévia (mesmo uma crise respiratória) é sugestiva de toxicidade por catecolamina. A distribuição das anormalidades de mobilidade da parede excede de longe o território usual da artéria coronariana DAE, porque este envolve também a parede inferior. Contudo, um cateterismo cardíaco ainda deve ser considerado para excluir DAC.

Realmente não existem evidências significativas para cardiomiopatia hipertrófica apical. Na cardiomiopatia hipertrófica apical, existe hipertrofia significativa confinado ao ápice ao VE.

31. RESPOSTA: C. Este paciente desenvolveu obstrução da via de saída do VE (VSVE) com regurgitação mitral significante como mostrado na Figura 3-11 e Vídeo 3-6. A Figura 3-20A destaca o movimento sistólico anterior da válvula mitral no quadro sistólico. A Figura 3-20B demonstra o fluxo turbulento na VSVE bem como RM.

Está claro que a função hiperdinâmica na base deste coração, juntamente com uma geometria desfavorável nesta região, leva a condições que promovem obstrução. O mecanismo é similar ao que é observado na cardiomiopatia hipertrófica ou mesmo em indivíduos com grande IAM no território da DAE.

> **PONTOS-CHAVE**
> - A cardiomiopatia de estresse é o diagnóstico diferencial em pacientes que se apresentam com achados ecocardiográficos de IAM no território da DAE.
> - A cardiomiopatia de estresse pode ser complicada por obstrução da VSVE.

32. RESPOSTA: C. A FE calculada será 40%, (200-120)/200 × 100%. Isso colocaria essa FE na faixa reduzida ou anormal.

33. RESPOSTA: A. Os valores de tensão são baixos, o que implica disfunção sistólica no plano longitudinal.

34. RESPOSTA: B. Para resumir, os dados demonstram uma FE reduzida, sem anormalidade focal significativa da motilidade da parede ou áreas focais de necrose. O ponto-e do Doppler tecidual é baixo para um indivíduo nessa faixa etária. Os dados mostrados apontam para uma doença miopática difusa e afasta o diagnóstico de hipertrofia do atleta. Isso é porque, embora a função global (i. e., FE) possa estar reduzida em atletas, é altamente improvável que as velocidades do Doppler tecidual estejam baixas. Sarcoidose cardíaca é improvável, pois esta tende a criar anormalidades focais de motilidade da parede decorrente da infiltração e inflamação focais. Finalmente, doença isquêmica cardíaca é possível, mas tenderia a estar associada a anormalidades focais na motilidade da parede, ao contrário de maior disfunção global.

Pode ser um desafio a distinção entre cardiomiopatia hipertrófica e causas secundárias de hipertrofia, a mais comumente encontrada, é claro, é a hipertensão. Entretan-

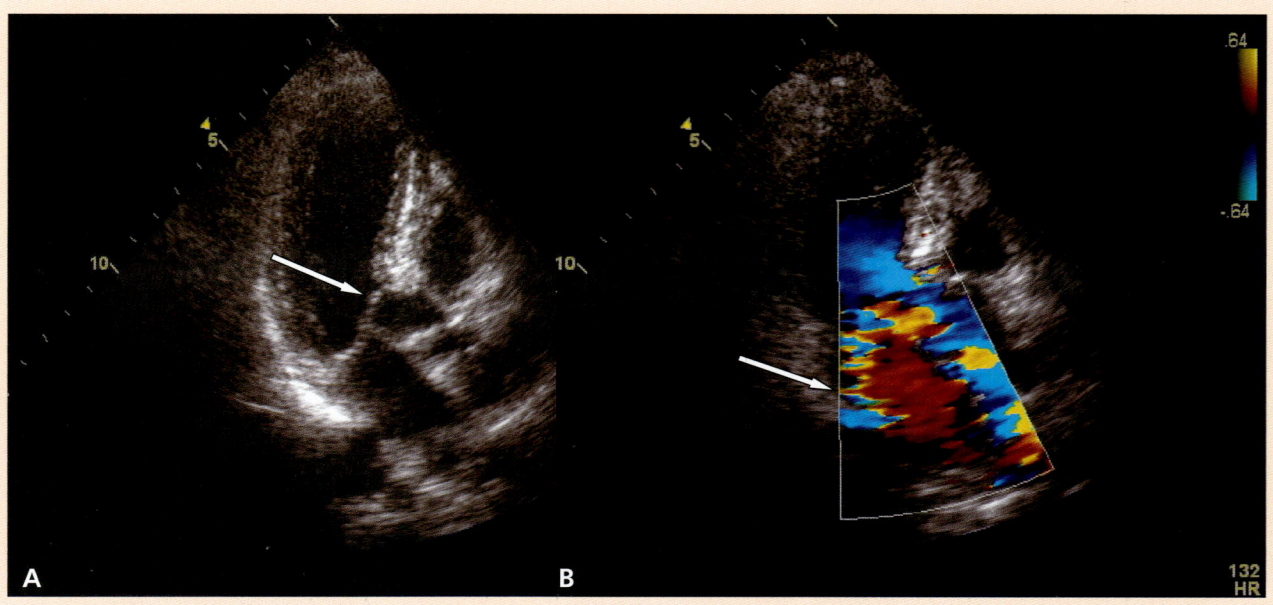

Fig. 3-20A, B

to, dado o histórico do paciente, doença arterial coronariana é a mais provável das duas, estatisticamente.

Esse paciente foi submetido a uma extensa avaliação que incluiu RNM cardíaca e coronariografia. A arteriografia não mostrou evidência de DAC obstrutiva, e a RNM mostrou realce tardio irregular utilizando gadolínio. A FE volumétrica calculada foi de 42%. Biópsia miocárdica posterior foi interpretada como mostrando evidência de doença cardíaca hipertensiva.

PONTOS-CHAVE

- Doppler tecidual pode auxiliar a detectar anormalidades súbitas na função, o que fornece pistas para um processo miopático difuso.
- Valores de acompanhamento pontual para indivíduos normais foram estabelecidos.

LEITURAS SUGERIDAS

D'Cruz IA, Hancock HL. Echocardiographic characteristics of diaphragmatic hiatus hernia. *Am J Cardiol* 1995;75:308-310.

Dec GW. Recognition of the apical ballooning syndrome in the United States. *Circulation*. 2005;111:388-390.

Ganau A, Devereux RB, Roman MJ et al. Patterns of left ventricular hypertrophy and geometric remodeling in essential hypertension. *J Am Coll Cardiol*. 1992;19:1550-1558.

Hurlburt HM, Aurigemma GP, Hill, JC et al. Direct ultrasound measurement of longitudinal, circumferential and radial strain using 2-dimensional strain imaging in normal adults. *Echocardiography*. 2007;24:723-731.

Koskinas K, Oikonomou K, Karapatsoudi E et al. Echocardiographic manifestation of hiatus hernia simulating a left atrial mass: case report. *Cardiovasc Ultrasound*. 2008;6:46.

Lang RM, Bierig M, Devereux RB et al. Chamber Quantification Writing Group; American Society of Echocardiography's Guidelines and Standards Committee; European Association of Echocardiography. Recommendations for chamber quantification: a report from the American Society of Echocardiography's Guidelines and Standards Committee and the Chamber Quantification Writing Group, developed in conjunction with the European Association of Echocardiography, a branch of the European Society of Cardiology. *J Am Soc Echocardiogr*. 2005;18:1440-1463.

Maron MS, Olivotto I, Zenovich AG et al. Hypertrophic cardiomyopathy is predominantly a disease of left ventricular outflow tract obstruction. Circulation. 2006;114:2232-2239.

Narayanan A, Aurigemma G, Chinali M et al. Cardiac mechanics in mild hypertensive heart disease: a speckle-strain imaging study. *Cir Cardiovasc Imaging* 2009;2:382-390.

Seth PS, Aurigemma GP, Krasnow JM et al. A syndrome of transient left ventricular apical wall motion abnormality in the absence of coronary disease: a perspective from the United States. *Cardiology*. 2003;100:61-66.

Sharkey SW, Lesser JR, Zenovich AG et al. Acute and reversible cardiomyopathy provoked by stress in women from the United States. *Circulation*. 2005;111:472-479.

Tabata T, Thomas JD, Klein AL. Pulmonary venous flow by Doppler echocardiography: revisited 12 years later. *J Am Coll Cardiol*. 2003;41:1243-1250.

Tighe DA, Vinch CS, Hill JC et al. Influence of age on assessment of diastolic function by Doppler tissue imaging. *Am J Cardiol*. 2003;91:254-257.

Tsuchihashi K, Ueshima K, Uchida T et al. Transient left ventricular apical ballooning without coronary artery stenosis: a novel heart syndrome mimicking acute myocardial infarction. Angina Pectoris-Myocardial Infarction Investigations in Japan. *J Am Coll Cardiol* 2001;38:11-18.

Wachtell K, Smith G, Gerdts E et al. Left ventricular filling patterns in patients with systemic hypertension and left ventricular hypertrophy (the LIFE study). Losartan intervention for endpoint. *Am J Cardiol*. 2000;85:466-472.

Wittstein IS, Thiemann DR, Lima JA et al. Neurohumoral features of myocardial stunning due to sudden emotional stress. *N Engl J Med*. 2005;352:539-548.

CAPÍTULO 4
Ecocardiografia Tridimensional

Lissa Sugeng ▪ *Sonal Chandra* ▪ *Lynn Weinert*

1. Os primeiros esforços para a imagem tridimensional (3D) necessitavam de uma série de imagens bidimensionais (2D).
   Qual(is) método(s) usa(m) essa abordagem?
   A. Matricial esparsa.
   B. Matricial totalmente amostrada.
   C. Varredura mecânica e à mão livre.
   D. Matriz faseada.
   E. Matriz piramidal.

2. Qual dos fatores afeta a qualidade das reconstruções 3D derivadas das imagens 2D?
   A. Qualidade da imagem 2D, artefatos de movimento e bloqueios eletrocardiográficos (ECG) e respiratórios.
   B. Qualidade da imagem 2D.
   C. Densidade da imagem.
   D. Bloqueios ECG e respiratório.
   E. Densidade da imagem, ganho, persistência e taxa de quadros.

3. Qual dos itens a seguir é atualmente utilizado na imagem 3D?
   A. Transdutor com matricial esparsa e bloqueios ECG e respiratório.
   B. Transdutor com matricial esparsa e bloqueios ECG.
   C. Transdutor com matricial totalmente amostrada e bloqueio ECG e respiratório.
   D. Transdutor com matricial totalmente amostrada, bloqueio ECG e apneia momentânea.
   E. Respostas B e C.

4. Avaliação da função do ventrículo esquerdo (VE) é fundamental na tomada de decisão clínica. Qual das seguintes modalidades de imagem deve ser utilizada para se obter dados de volume 3D para análise do volume e da função do VE?
   A. Modo 3D ao vivo (aquisição com ângulo estreito).
   B. Modo de *zoom* 3D.
   C. Modo de volume total (aquisição com ângulo largo).
   D. Modo de imagem biplano.
   E. Modo de imagem triplano.

5. Qual das seguintes frases é verdadeira com relação a acurácia e reprodutibilidade da ecocardiografia 2D (E2D) *versus* ecocardiografia 3D (E3D) para avaliação dos volumes do VE?
   A. A E3D possui acurácia e reprodutibilidade superiores se comparada à E2D.
   B. A E2D possui acurácia e reprodutibilidade melhores se comparada à E3D.
   C. Tanto a E2D quanto a E3D possuem acurácia e reprodutibilidade semelhantes.
   D. Tanto a E2D quanto a E3D possuem acurácia similar, porém diferem na reprodutibilidade.
   E. Todas as respostas anteriores estão incorretas.

6. Qual é a primeira razão que influencia a diferença de acurácia observada entre E2D e E3D?
   A. A qualidade da imagem é melhor com E3D.
   B. A taxa de quadros é maior com E3D.
   C. Os métodos quantitativos utilizados resultam em melhor acurácia com E3D.
   D. Menos artefatos com E3D.
   E. Habilidade de obter um eixo longo real em um E3D para dados sobre volume.

7. O volume atrial esquerdo reflete os efeitos a longo prazo da alta pressão atrial esquerda, severidade da disfunção diastólica e é um preditor de mortalidade e de resultados. Qual método quantitativo possui melhor variabilidade teste-reteste?
A. Ecocardiograma modo M.
B. Prolato elipsoide.
C. Biplano de Simpson.
D. Método área-comprimento.
E. E3D.

8. Qual frase relativa à avaliação 3D do ventrículo direito (VD) está correta?
A. A quantificação da função do VD por E3D é um programa *on-line* utilizando o método de discos.
B. A quantificação dos volumes do VD tem boa acurácia e a reprodutibilidade utilizando o método de discos.
C. A quantificação dos volumes do VD tem aplicação generalizada por apresentar a melhor acurácia e reprodutibilidade.
D. A quantificação dos volumes do VD envolve modelos geométricos e equações matemáticas facilmente realizadas *off-line*.
E. A quantificação dos volumes do VD é similar à avaliação do VE utilizando um modelo geométrico em forma de bala.

9. Qual fator é primariamente responsável por tornar a avaliação quantitativa do VD tão desafiadora?
A. A forma do anel da válvula tricúspide.
B. A presença de banda moderadora.
C. A forma da cavidade ventricular direita.
D. A interdependência entre VE e VD.
E. A grande trabeculação do VD.

10. Por que o diagnóstico de prolapso da válvula mitral somente é estabelecido na projeção de eixo longo?
A. Com base em estudos de E2D, a projeção de eixo longo é a mais sensível na visualização do prolapso.
B. Com base em estudos de E2D, as projeções de 4 câmaras e 2 câmaras são menos sensíveis, porém mais específicas na visualização do prolapso.
C. Com base em estudos de E3D, desde que o anel da válvula mitral seja planar, os folhetos mitrais ascendem o máximo acima do anel na projeção do eixo longo.
D. Com base em estudos de E3D, desde que o anel da válvula mitral seja não planar, os folhetos mitrais podem ascender acima do anel na projeção de 4 câmaras.
E. O anel da válvula mitral, os folhetos e os músculos papilares são mais bem visualizados na projeção de eixo longo.

11. Qual é o mecanismo da regurgitação mitral em pacientes com isquemia crônica?
A. Tipicamente, existe um deslocamento do folheto anterior da mitral.
B. Existe um alongamento da corda tendínea.
C. Existe uma amarração do folheto posterior da mitral devido ao deslocamento do músculo papilar posteromedial e a um aumento no perímetro anular anteroposterior.
D. Existe uma dilatação uniforme do anel mitral devido ao aumento da pressão interventricular.
E. Existe um deslocamento bilateral do músculo papilar.

12. A E3D é recomendado como o novo padrão para aferição da área valvar mitral nos pacientes com estenose mitral. Qual frase relativa à medição (quantificação) da área valvar mitral está correta?
A. A E3D possui medidas com maior acurácia e reprodutibilidade, pois o plano de corte 2D pode ser obtido e colocado à frente do orifício valvar mitral.
B. A E3D tem acurácia, porém não é tão reprodutível como a planimetria 2D devido a angulações do plano.
C. A E3D não possui acurácia mas tem reprodutibilidade comparável à planimetria 2D devido aos efeitos de limiar e opacidade utilizados.
D. A E3D tem acurácia comparável à planimetria 2D, mas não quanto à reprodutibilidade se comparada ao método de convergência de fluxo.
E. A E3D tem acurácia comparável à planimetria 2D, mas não quanto à reprodutibilidade se comparada ao método de Tempo de Meia Pressão (TMP).

13. Qual modalidade tem maior acurácia e confiabilidade para ser utilizada para mensuração da área do orifício valvar mitral após valvuloplastia mitral por balão na estenose mitral?
A. Tempo de Meia Pressão (TMP).
B. Método de convergência de fluxo.
C. Planimetria 2D.
D. Planimetria 3D.
E. Equação de continuidade.

14. As vantagens da avaliação por ecocardiograma 3D de um defeito septal atrial (DSA) incluem:
A. Vista frontal do DSA e avaliação precisa do tamanho, da forma e da localização do defeito e da borda circundante.
B. Vista frontal do DSA e avaliação somente do tamanho e da forma do defeito.
C. Vista frontal do DSA e sua relação com outras estruturas.
D. Habilidade de observar o DSA de vários ângulos.
E. Habilidade de medir o defeito das perspectivas tanto do átrio direito quanto do esquerdo.

15. Qual afirmativa está correta com relação à E3D com contraste?
A. A E3D com contraste é extensamente utilizado para avaliar a perfusão miocárdica.
B. A E3D com contraste é facilmente relizada com ou sem imagem desencadeada.
C. A E3D com contraste pode ser utilizada para avaliar o volume de massas atriais esquerdas.
D. A E3D com contraste é realizada utilizando-se somente solução salina agitada.
E. A E3D com contraste é utilizada para melhorar a quantificação do volume VE e fração de ejeção.

16. Um homem de 52 anos se apresenta com uma história de endocardite de válvula tricúspide decorrente do uso de drogas intravenosas. Ele terminou o tratamento 3 meses atrás e agora apresenta-se com febre e insuficiência cardíaca congestiva. Na apresentação, foi notada a presença de sopro holossistólico 3/6 na borda esternal esquerda irradiando para a axila. Veja Figura 4-1. Com base nesses achados, você conclui:

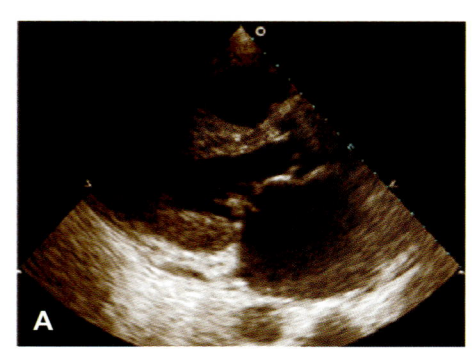

Fig. 4-1A

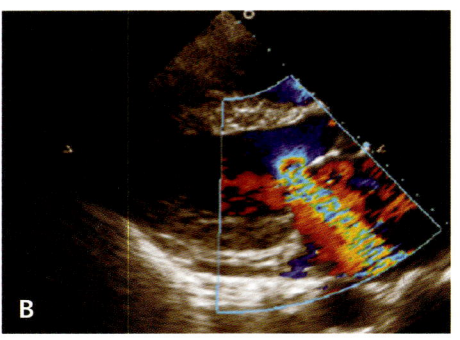

Fig. 4-1B

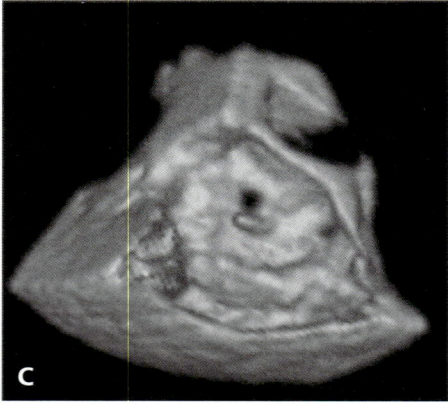

Fig. 4-1C

A. Existe uma vegetação no folheto posterior com regurgitação mitral.
B. Existe uma perfuração do folheto anterior com regurgitação mitral significativa.
C. Existe uma perfuração do folheto posterior com regurgitação mitral significativa.
D. Existe uma ruptura da corda tendínea com regurgitação mitral.
E. Existe um folheto mitral instável com regurgitação significativa.

17. O que você faria depois?
A. Continuava com o tratamento médico e acompanhamento com ecocardiogramas seriados.
B. Continuava a antibioticoterapia e o acompanhamento com ecocardiogramas transesofágicos seriados.
C. Solicitava ao seu intervencionista que feche o percutaneamente.
D. Solicitava uma avaliação cirúrgica para reparo da válvula mitral.
E. Dava alta com encaminhamento para reabilitação das drogas, continuar terapia medicamentosa e providenciar acompanhamento ambulatorial.

18. Uma mulher de 35 anos proveniente da Guatemala possui uma história de febre reumática na infância, foi submetida a valvuloplastia por balão quando era adolescente e ficou sem acompanhamento médico desde que chegou aos Estados Unidos. Ela não se queixa de falta de ar com os trabalhos domésticos.

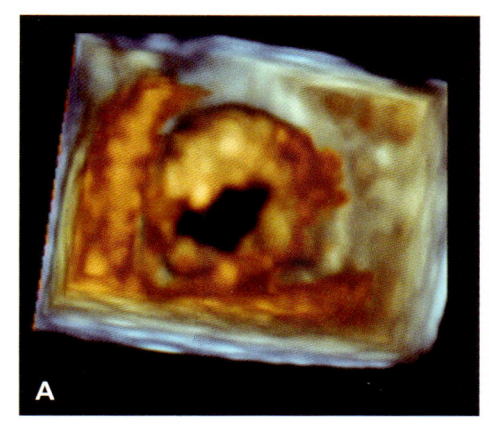

Fig. 4-2A

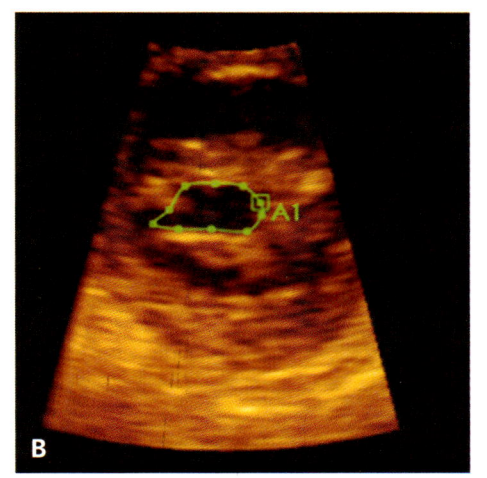

Fig. 4-2B

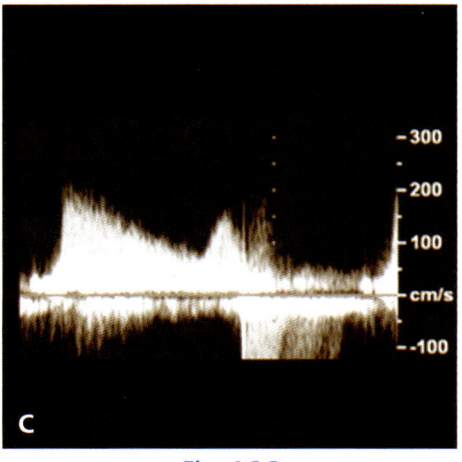

Fig. 4-2C

Seu ecocardiograma mostra o seguinte (Fig. 4-2):
A. Prolapso da válvula mitral e regurgitação mitral significativa.
B. Abertura normal da válvula mitral compatível com valvuloplastia por balão bem-sucedida.
C. Redução da abertura dos folhetos da válvula mitral devido ao baixo fluxo.
D. Redução da abertura da válvula mitral decorrente da reestenose.
E. Estenose mitral severa com fibrilação atrial.

19. A área do orifício da válvula mitral medida pela planimetria 3D demonstrou uma área valvar mitral de 1,4 cm² com um gradiente valvar mitral médio de 5 mmHg. A pressão sistólica do ventrículo direito foi 40 mmHg. Como ela não se queixa de dispneia com o trabalho doméstico, mas normalmente não tenta se exceder, qual será sua próxima conduta de escolha?
A. Iniciar amiodarona, uma vez que ela provavelmente possui fibrilação atrial como causa de falta de ar.
B. Iniciar warfarina (Coumadin), uma vez que ela provavelmente possui fibrilação atrial.
C. Informá-la de que necessita de outra valvuloplastia mitral por balão.
D. Informá-la de que irá necessitar de um reparo na válvula mitral.
E. Planejar um eco de estresse para demonstrar um aumento do gradiente valvar mitral e da pressão sistólica ventricular direita durante o esforço.

20. Um homem de 60 anos com história de hipertensão e hipercolesterolemia tem acompanhamento de rotina com um novo clínico, que escutou um sopro holossistólico no ápice irradiando-se para a axila durante o exame. O paciente não possui história de febre, perda de peso, traumatismo torácico recente ou doença reumatológica. Ele percebeu dificuldade em trabalhar em seu jardim em razão da fadiga. No final da consulta, ele se lembrou que em um exame físico prévio para as forças armadas foi dito que ele possuía um sopro. Um ecocardiograma transtorácico revelou regurgitação mitral severa, mas foi incapaz de elucidar o mecanismo da regurgitação mitral. Depois de ter sido encaminhado a um cardiologista, foi realizado um ETE (ecocardiograma transesofágico) 2D e 3D.

A Figura 4-3 é uma vista da perspectiva atrial esquerda demonstrando a válvula mitral pela visão do cirurgião. (Ao = Aorta, AAE = Apêndice Atrial Esquerdo.)

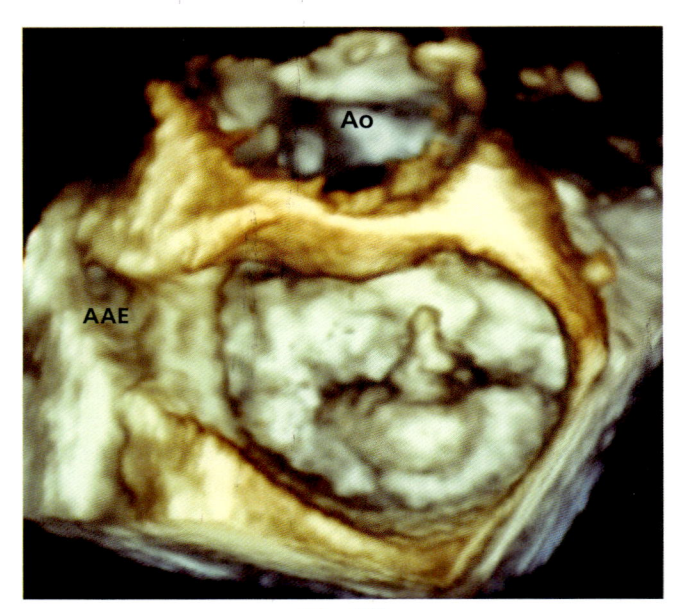

Fig. 4-3

Qual segmento da válvula mitral é a causa da regurgitação mitral?
A. A1.
B. A2.
C. P1.
D. P2.
E. P3.

21. Qual o mecanismo da regurgitação mitral nesse paciente?
A. Endocardite bacteriana com uma vegetação no segmento P2.
B. Doença cardíaca reumática.
C. LES (Lúpus Eritematoso Sistêmico) com lesão P2 de Libman-Sacks.
D. Segmento P2 instável.

22. Uma mulher de 75 anos com história de troca de válvula mitral, hipertensão e hipercolesterolemia se apresenta com falta de ar progressiva, edema de membros inferiores e palpitação. Ela continua tomando sua medicação fielmente, incluindo Coumadin. Sua pressão arterial é 180/100 mmHg, a frequência cardíaca é 100 bpm e na ausculta ela apresenta um som cardíaco mecânico alto e um sopro 2/6 que não se irradia para o ápice.

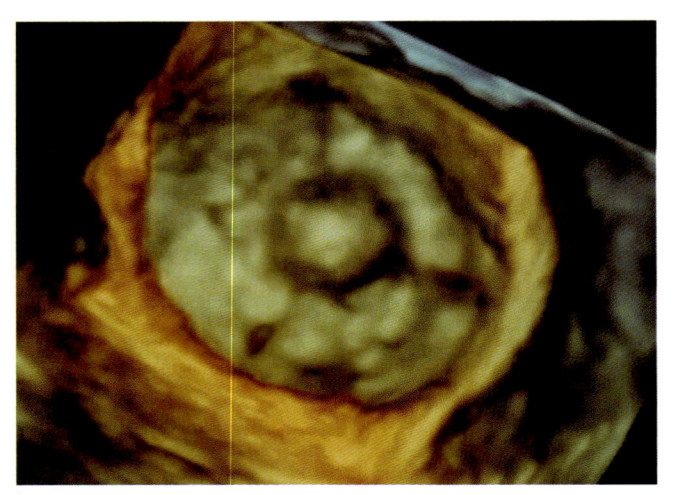

Fig. 4-4

Do ETE demonstrado na Figura 4-4, qual tipo de válvula mecânica ela possui?
A. Prótese valvar biológica.
B. Homoenxerto.
C. Válvula bola-gaiola.
D. Válvula de disco inclinado único.
E. Válvula de disco inclinado bicúspide.

23. Após administrar a ela furosemida, um betabloqueador e um inibidor da enzima de conversão da angiotensina, sua pressão arterial era 120/80 mmHg e a frequência cardíaca 65 bpm. Ela ainda apresenta edema de membros inferiores e sente falta de ar quando passa o aspirador. Revisando seu eletrocardiograma novamente, notou-se que ela possui gradiente valvar mitral médio de 4 mmHg e regurgitação mitral (Fig. 4-5).

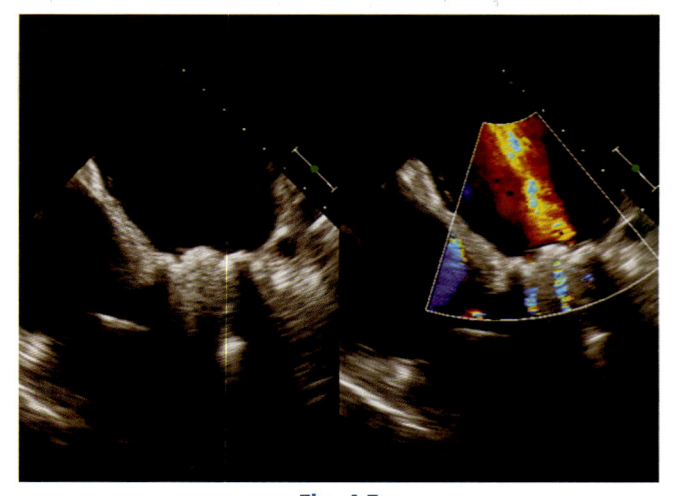

Fig. 4-5

O que você decide a seguir?
A. Aumentar suas doses de diuréticos e betabloqueador.
B. Aumentar a anticoagulação e considerar a terapia com heparina.
C. Adicionar alta dose de estatina.
D. Trombolíticos.
E. Troca valvar mitral.

24. Um homem de 60 anos possui uma história de prolapso da válvula mitral e regurgitação mitral severa. Ele não admite apresentar sintomas e diz que sua esposa é que o mandou ao consultório. Ela notou que ele se encontra mais sedentário e não caminha mais tão rápido quanto ele acostumava. À ausculta, ele possui um sopro de 3/6 no ápice irradiado para a axila e anteriormente com ausência de S1 e componente P2 alto. Ele apresenta regurgitação mitral severa ao ecocardiograma transtorácico. Decorrente da péssima janela acústica ao ETT, ele aceitou realizar um ETE. A imagem 3D da válvula mitral, visualizada pela perspectiva atrial esquerda, é mostrada na Figura 4-6. (VA = válvula aórtica.)

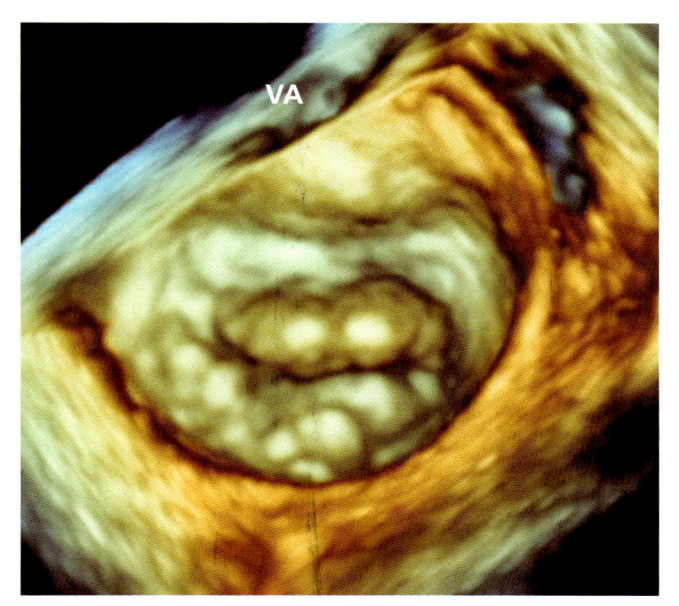

Fig. 4-6

Quais são os seus achados?
A. Existe estenose mitral.
B. Existe um segmento P2 instável.
C. Existe um prolapso A2 e P2.
D. Existe um prolapso multissegmentar incluindo A2, A3, P2, P3 e a comissura mediana.
E. Existe um prolapso multissegmentar incluindo A1, A2, P2, P1 e comissura labial.

25. Um homem de 40 anos com cardiomiopatia dilatada apresenta melhora dos seus sintomas após ser submetido a cirurgia de válvula mitral há 6 meses. Ele melhorou sua tolerância ao exercício após a cirurgia e agora se apresenta com falta de ar ao subir escadas, edema de membros inferiores e tosse que o acorda durante a noite. No ecocardiograma você descobre que ele apresenta regurgitação mitral severa e ecodensidade indefinida que parece calcificação. Um ETE 3D é mostrado por uma perspectiva atrial esquerda na Figura 4-7). (Ao = aorta.)

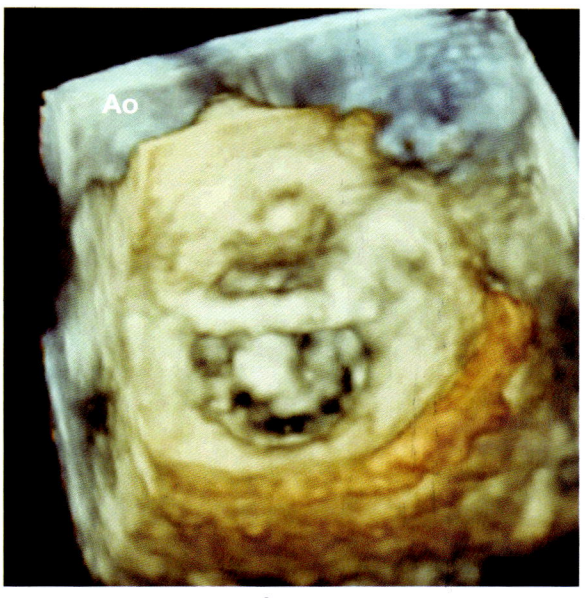

Fig. 4-7

Quais são os seus achados?
A. Existe uma completa ausência do anel de anuloplastia valvar mitral do ânulo mitral posterior.
B. Existe uma endocardite do anel da válvula mitral.
C. Existe uma válvula de disco inclinado único.
D. Existe uma válvula de disco inclinado bicúspide.
E. Existe uma válvula de disco inclinado bicúspide com deiscência valvar mitral significativa.

CASO 1

Uma mulher de 45 anos com prolapso da válvula mitral e regurgitação mitral severa apresenta queixa de fadiga ao andar de bicicleta, particularmente subindo uma ladeira. Previamente à cirurgia, foi realizado um ETE para determinar a extensão da lesão (Vídeos 4-1A e B). (VA = válvula aórtica.)

26. Qual segmento está envolvido na origem da regurgitação mitral? Reveja os Vídeos 4-1A e B e a Figura 4-8.

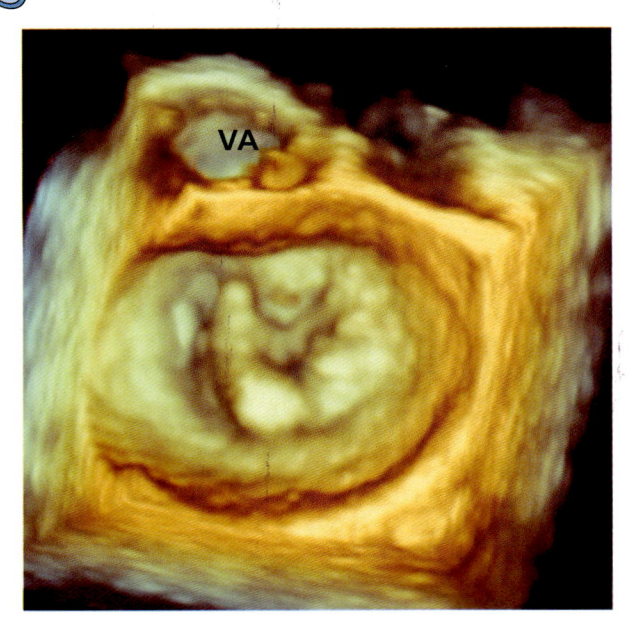

Fig. 4-8

A. P1
B. P2
C. P3
D. P2–P3
E. P1–P2

27. O cirurgião gostaria de saber sobre a possibilidade de movimento sistólico anterior (MSA) neste paciente. Após rever estas imagens, qual parâmetro obtido das imagens na Figura 4-9 prevê um risco de MSA após a reparação da válvula mitral?

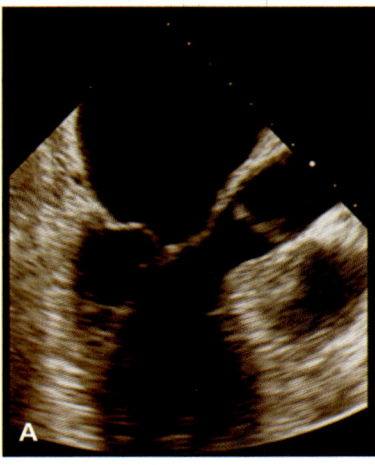

Fig. 4-9A

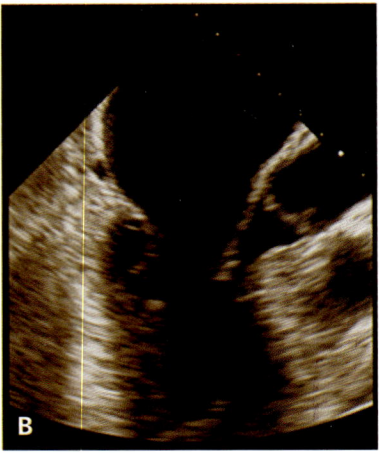

Fig. 4-9B

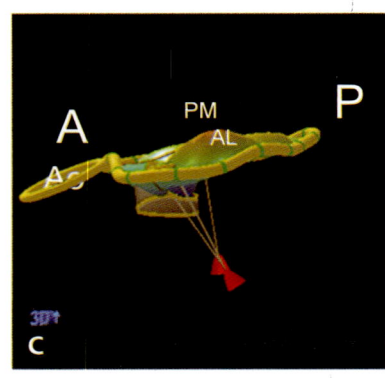

Fig. 4-9C

A. A distância C-septo é 2,2 cm e o comprimento do folheto posterior é de 1,9 cm.
B. A razão entre comprimento anterior e o comprimento do folheto posterior é de 1,3 cm.
C. O ângulo mitral aórtico é de 160 graus.
D. A dimensão interna do VE é menor que 4 cm.
E. O ângulo mitral é de 4 cm.

CASO 2

Um homem de 63 anos com história de troca valvar mitral se apresenta com desconforto torácico. Ao exame físico, é audível um clique com um sopro diastólico. Ele foi avaliado por um cateterismo cardíaco e não foi encontrada obstrução coronariana significativa. Em outra investigação, ele admitiu não estar tomando Coumadin regularmente há muitos meses, porém não notou mudanças em sua atividade física. Um ETE foi realizado, revelando a imagem 3D na diástole de uma perspectiva atrial esquerda (Fig. 4-10); reveja os Vídeos 4-2A e B. (Ao = aorta; AAE = apêndice atrial esquerdo.)

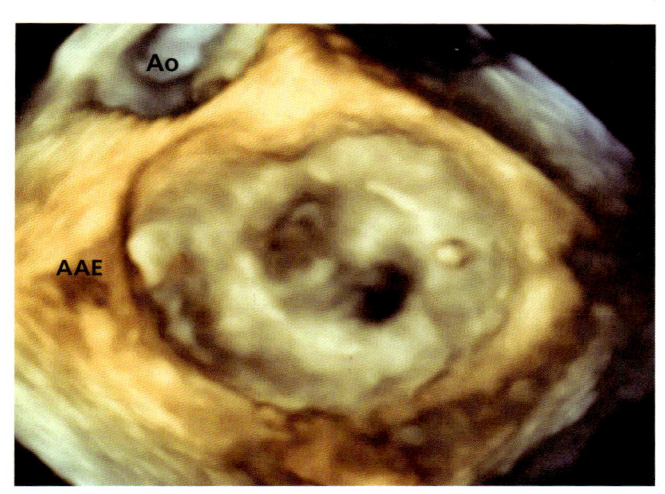

Fig. 4-10

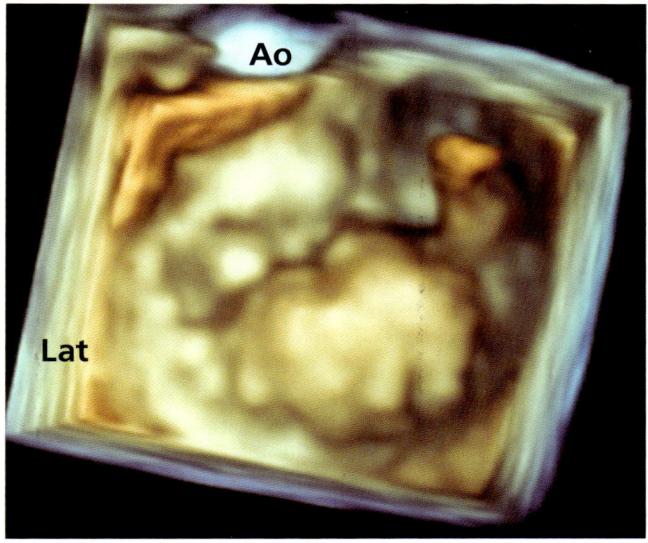

Fig. 4-11

28. Quais são os achados vistos na Figura 4-10 e no Vídeo 4-2A?
A. Esta é uma válvula mitral mecânica bicúspide normal.
B. Esta é uma válvula de disco inclinado único.
C. Existe uma vegetação valvar.
D. Existe uma deiscência valvular e um disco valvar mitral imóvel.
E. Existe um folheto valvar mitral trombosado.

CASO 3

Um homem de 66 anos é encaminhado a você, pois seu clínico notou um sopro durante sua primeira consulta. Ele diz saber sobre esse sopro desde a adolescência, mas não procurou um médico para acompanhamento. Ele ainda trabalha cuidando de manutenção escolar. Ele caminha na esteira a 6 km/h e com 10% de inclinação durante meia hora 4 dias por semana. Ele nega enfaticamente falta de ar em sua atividade. Ao eco transtorácico, você encontra regurgitação severa com base no cálculo de convergência de fluxo (Orifício Regurgitante Efetivo [ORE] = 0,4 cm^2) com função VE normal (fração de ejeção [FE] = 65%). Como é difícil se definir o mecanismo da regurgitação ao exame transtorácico, foi realizado um ETE revelando a anormalidade na Figura 4-11. (Ao = aorta; Lat = lateral.)

29. Qual é o mecanismo da mitral visto na Figura 4-11 e no Vídeo 4-3?
A. P1 instável.
B. P2 instável.
C. Prolapso de P3.
D. Prolapso severo de P2 e instabilidade de P3.
E. Prolapso severo de P2-P3.

CASO 4

Uma mulher hispânica de 45 anos tem uma história de febre reumática durante a infância e valvuloplastia mitral por balão enquanto adulta jovem. Ela agora sente fadiga ao executar seus trabalhos domésticos como aspirar a sala e está incapaz de subir uma ladeira para ir ao mercado. Ela está atualmente betabloqueada com uma frequência cardíaca de 55 bpm. Ao ecocardiograma transofágico, ela possui um gradiente valvar mitral médio de 5,4 mmHg, regurgitação mitral moderada e estenose aórtica moderada. Ao ETE, imagem 3D da válvula mitral, a planimetria da área valvar mitral 3D demonstra um orifício com área de 0,6 cm^2, como mostrado na Figura 4-12A. A anatomia da válvula mitral é mostrada de uma perspectiva do átrio esquerdo (Fig. 4-12B) e VE (Fig. 4-12C) (veja também o Vídeo 4-4). (Ao = Aorta; CE = comissura esquerda; CM = comissura medial; TSVE = trato de saída do VE.)

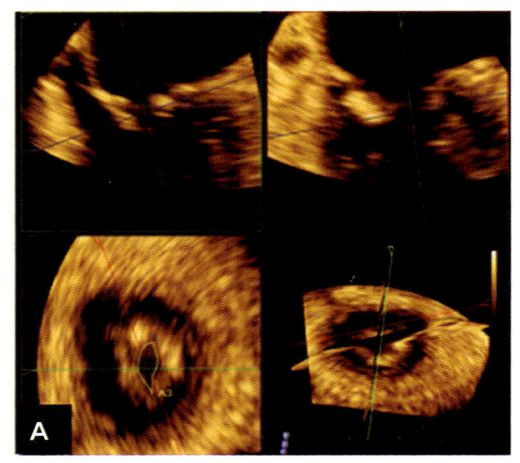

Fig. 4-12A

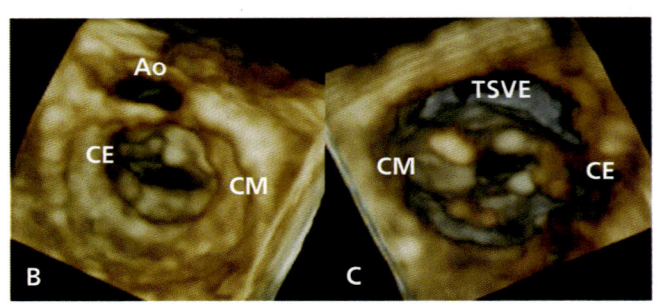

Fig. 4-12B   Fig. 4-12C

30. Quais achados são vistos na Figura 4-12?
   A. Existe uma fusão simétrica das comissuras medial e lateral, com mais fibrose/espessamento do aparato subvalvar e calcificação do segmento A2.
   B. Existe um fusão assimétrica da comissura medial com fibrose subvalvar severa.
   C. Existe uma fusão assimétrica da comissura lateral com fibrose subvalvar severa.
   D. Existe uma fusão assimétrica da comissura medial com fibrose subvalvar moderada.
   E. Existe uma estenose mitral moderada com fusão igual das comissuras medial e lateral.

31. Com esses achados, o que você recomendaria?
   A. Aumento do betabloqueador para atingir uma frequência cardíaca em torno de 40 bpm.
   B. Realizar um teste em bicicleta ergométrica para medir um aumento na pressão sistólica do ventrículo direito.
   C. Coumadin para prevenção de AVE (Acidente Vascular Encefálico).
   D. Valvuloplastia mitral por balão.
   E. Troca valvar mitral e troca valvar aórtica.

CASO 5

Um homem de 40 anos tem uma história de cardiomiopatia dilatada. Ele possui um DSV (Defeito Septoventricular) e DSA reparado na infância e agora se apresenta com insuficiência cardíaca congestiva. Ele recentemente teve um dente extraído e apresentou febre e calafrios há 1 mês. Seu cardiologista notou que seu sopro era mais perceptível. Um eco transtorácico não definiu o mecanismo de sua regurgitação, então ele foi encaminhado a ETE. (AE = átrio esquerdo; AD = átrio direito; VD = ventrículo direito.)

32. Nas imagens de eco 3D ao vivo mostradas na Figura 4-13 e no Vídeo 4-5, você percebeu que ele possui:

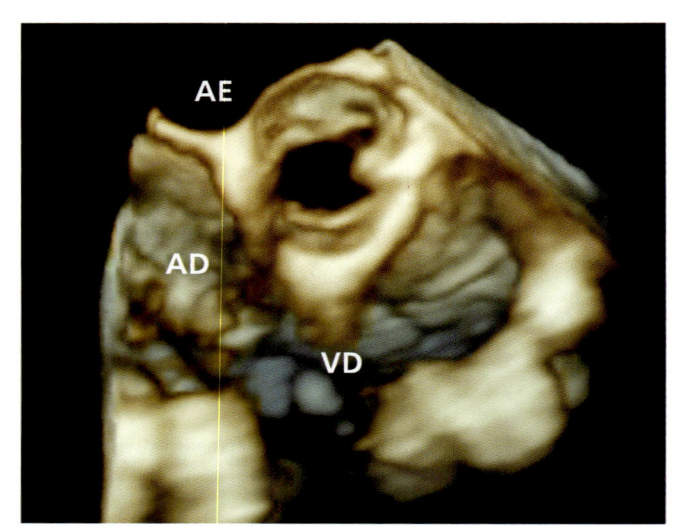

Fig. 4-13

   A. Uma válvula aórtica normal.
   B. Uma válvula aórtica bicúspide.
   C. Estenose aórtica severa.
   D. Estenose aórtica reumática com abaulamento dos folhetos.
   E. Uma membrana supravalvar.

RESPOSTAS

1. RESPOSTA: C. Ecocardiograma tridimensional (E3D) evoluiu nas últimas décadas desde os anos de 1970. Os métodos ecocardiográficos 3D iniciais para aquisição de volume 3D requeriam múltiplas imagens bidimensionais (2D) obtidas tanto da varredura à mão livre quanto de transdutor acionado mecanicamente e tipicamente ligado ao ECG. Varredura à mão livre é adquirida pela coleção de uma série de imagens 2D ao longo de um plano fixo. Um localizador espacial acoplado com transdutores comercialmente disponíveis determina a localização 3D em um sistema coordenado cartesiano. Esses localizadores podem ser tanto um sistema de descarga lacunar ou um campo eletromagnético. Um transdutor acionado mecanicamente obtém imagens múltiplas em uma janela fixa e define intervalos em método paralelo, rotacional ou de leque. Essas imagens são, então, convertidas em um sistema cartesiano coordenado para análises futuras.

2. RESPOSTA: A. A qualidade da reconstrução 3D utilizando imagens 2D múltiplas depende da qualidade das imagens 2D e da habilidade para evitar movimento durante a aquisição, tanto do operador quanto do paciente. A modulação por ECG ou respiratória é essencial na garantia de localização no tempo e no espaço. Portanto, pacientes com fibrilação atrial ou batimentos irregulares são usualmente excluídos nos estudos. A integridade dos dados nesses pacientes não poderia ser assegurada.

3. RESPOSTA: D. O primeiro escâner volumétrico foi introduzido por von Ramm. Esse escâner era um transdutor com matricial esparsa consistindo em 256 elementos com disparo não simultâneo. A resolução era pobre, a taxa de quadros era baixa, e o ângulo setorial era estreito (60 graus) e resultava em um corte de plano 2D em um volume 3D. O transdutor volumétrico atual, chamado transdutor com matricial totalmente amostrada, possui menor pegada, melhor qualidade de imagem, alta taxa de quadros, melhor penetração e recursos harmônicos. Ele pode mostrar imagens 2D, realizar imagens bi ou triplanares, obter imagens 3D verdadeiramente em "tempo real"; e, com algumas sondas, Doppler pulsado e contínuo.

4. RESPOSTA: C. As modalidades de imagens tridimensionais em tempo real (3DTR) são (1) 3D ao vivo ou aquisição de ângulo estreito, (2) modo de *zoom* e (3) modo de volume total ou modo de ângulo largo. Se a região de interesse for pequena, como válvulas, massas cardíacas pequenas ou do septo, um modo de aquisição em *zoom* deve ser utilizado. Para câmaras cardíacas, o modo de aquisição de volume total ou ângulo largo é o método de escolha já que permita a inclusão da câmara inteira.

5. RESPOSTA: A. A ecocardiografia tridimensional tem repetidamente se mostrado superior à ecocardiografia bidimensional (E2D) quando comparada à imagem de ressonância magnética cardíaca como padrão ouro. Especificamente, estudos por ecocardiograma tridimensional em tempo real demonstram menor variabilidade em medidas repetidas (variabilidade intra e interobservador), o que é explicado pela facilidade de se obter um eixo longo comum nos dados de volume 3D. O alinhamento da imagem é essencial na acurácia da quantificação bidimensional dos volumes VE. Embora tanto E2D quanto E3D subestimem os volumes VE, a subestimação ocorre sobretudo quando se utilizam métodos de E2D para quantificação (método biplano de Simpson ou método de discos).

6. RESPOSTA: E. A diferença primária na acurácia entre E2D e E3D é a habilidade em obter um eixo longo real em dois planos ortogonais dos dados definidos de volume 3D. Encurtamento é um problema ubíquo na E2D tradicional, frequentemente ocorrendo na projeção de 2 câmaras. A diferença de comprimento no eixo longo leva a uma subestimativa vista na medida tanto de massa do VE quanto de volume do VE. Certamente, métodos quantitativos podem influenciar a acurácia; entretanto, isso não está bem estabelecido. Quando o uso de E3D biplanar por método de discos foi comparado ao *software* de detecção automática de limites *on-line*, houve maior acurácia e menor subestimativa com a detecção automática de limites. Entretanto, em outro estudo comparando *softwares* 3D *on-line* e *off-line*, houve maior acurácia com o *software* 3D *off-line* devido à maior interação do usuário em delimitar os limites endocárdicos e menos interpolações.

7. RESPOSTA: E. A ecocardiografia tridimensional possui a menor variabilidade teste-reteste em comparação a outros métodos, tornando-a a melhor modalidade para acompanhamento seriado dos pacientes por longo tempo.

8. RESPOSTA: B. O ventrículo direito (VD) é descrito como um ventrículo em forma de lua crescente, não facilmente em conformidade com qualquer forma geométrica. Portanto, sua avaliação quantitativa é muito difícil. A imagem ventricular direita previamente requeria um método reconstrutivo 3D utilizando tanto uma abordagem por rotação quanto à mão livre, mas atualmente o E3D em tempo real é o método de escolha. A maioria dos esforços na quantificação do VD tem utilizado o método de discos. Esse método resulta em uma investigação precisa e reprodutível. A avaliação *off-line* utilizando uma abordagem rotacional e detecção automática dos bordos também tem-se mostrado acurada, porém não tem um uso generalizado.

9. RESPOSTA: C. A forma do VD não se assemelha a nenhuma forma geométrica conhecida. O anel tricúspide não se encontra no mesmo nível que a válvula pulmonar, o que também torna um desafio a determinação da última fatia da base.

10. RESPOSTA: D. A estrutura real do anel da válvula mitral foi revelada em grande parte com base nos estudos 3D. Com essa análise em profundidade da válvula mitral, nós agora entendemos que os pontos anulares da válvula mitral anterior e posterior são mais altos do que os anéis mitrais medial e lateral. Portanto, os folhetos na projeção de 4 câmaras parecem se elevar acima do anel mitral mesmo na ausência de prolapso. Esse estudo seminal mudou o diagnóstico de prolapso da válvula mitral.

11. RESPOSTA: C. Isquemia crônica leva a distorção do VE, particularmente deslocamento do músculo papilar posteromedial que leva a amarração do folheto posterior da mitral. Existe também evidência de aumento no perímetro anular anteroposterior. As reconstruções tridimensionais realizadas em estudos em animais têm levado a um melhor entendimento do mecanismo de regurgitação mitral isquêmica.

12. RESPOSTA: A. A aferição da área da válvula mitral em pacientes com estenose mitral reumática tem maior acurácia e possui menor variabilidade com E3D em comparação a métodos 2D convencionais utilizando a equação invasiva de Gorlin como referência padrão. No geral, E3D subestima a área valvar, enquanto o E2D superestima a área da válvula. A vantagem do E3D é que o plano de corte pode ser angulado, ajustado e colocado nas pontas dos folhetos à frente do orifício mitral. A planimetria bidimensional da área valvar é altamente dependente do plano de imagem obtido pelo operador.

13. RESPOSTA: D. Em paciente após valvuloplastia mitral por balão, as medidas à E3D do orifício da válvula mitral possuem maior acurácia e confiabilidade se comparadas às (TMP) Tempo de Meia Pressão e planimetria 2D. Uma equação de continuidade não deve ser utilizada no contexto de regurgitação mitral ou aórtica coexistente, já que esta última geralmente constitui um complicação da valvuloplastia.

14. RESPOSTA: A. A ecocardiografia tridimensional possui vantagens claras sobre a E2D já que esta fornece vistas frontais únicas do defeito do septo atrial (DSA), medidas precisas do tamanho e bordas adjacentes e localização do defeito. Estudos demonstraram que a forma do DSA varia de redondo a oval e forma de raquete, com uma variação de 68% no tamanho durante o ciclo cardíaco. A ecocardiografia tridimensional também tem desempenhado um papel importante no dimensionamento do DSA para seu fechamento. Tem sido demonstrado que as medidas 3D possuem maior acurácia do que as 2D e apresentam menor subestimativa do tamanho quando comparada aos diâmetros do balão esticado.

15. RESPOSTA: E. Uma aquisição desencadeada parece aumentar a razão sinal/ruído, e uma infusão contínua de contraste é provavelmente melhor do que uma única injeção. Seu uso não está generalizado provavelmente devido ao custo e à dificuldade com a administração por infusão contínua de contraste durante a aquisição 3D. A detecção de anormalidades de perfusão utilizando E3D e contraste tem sido restrita a estudos em animais e tem sido usada somente em um número limitado de casos.

16. RESPOSTA: B. Este paciente possui uma perfuração no folheto anterior com regurgitação mitral severa através do folheto perfurado. Na projeção paraesternal em eixo-longo, existe uma descontinuidade entre o folheto anterior e a ecodensidade móvel na proximidade da perfuração, a qual pode ser parte do folheto ou da vegetação. Na imagem 3D reconstruída, existe uma grande área de perfuração no folheto anterior vista pela perspectiva do átrio esquerdo.

17. RESPOSTA: D. As indicações classe I para cirurgia da válvula mitral no contexto de endocardite incluem regurgitação mitral severa resultando em insuficiência cardíaca, regurgitação mitral com evidência de elevação da pressão diastólica final do VE ou da pressão atrial, ou hipertensão pulmonar moderada a severa, endocardite causada por fungos ou organismos altamente resistentes, ou bloqueio cardíaco, abscesso ou lesões destrutivas (p. ex., fístula entre os seios de Valsalva e átrio direito, VD ou átrio esquerdo; perfuração do folheto mitral; ou infecção do anel fibroso). Regurgitação mitral severa com insuficiência cardíaca e uma perfuração do folheto são indicações para cirurgia neste paciente. Os achados ecocardiográgicos tridimensionais foram confirmados pela patologia cirúrgica intraoperatória (Fig. 4-14).

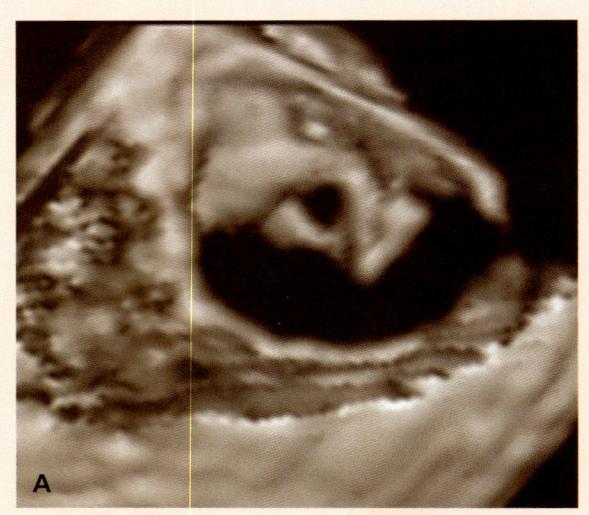

Fig. 4-14A

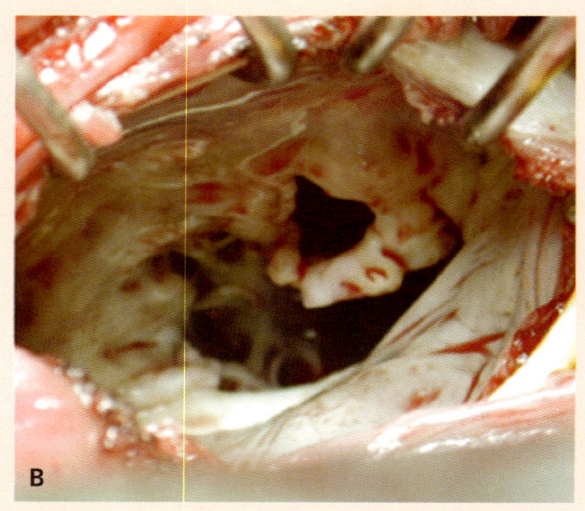

Fig. 4-14B

18. RESPOSTA: D. Este paciente possui estenose mitral moderada com um gradiente transmitral moderado. A Figura 4-15D é uma vista da válvula mitral pela perspectiva VE. Existe um abaulamento do folheto anterior da mitral com fusão comissural medial e lateral. Utilizando-se a reconstrução multiplanar, um plano de corte 2D pode ser posicionado nas pontas do folheto mitral de frente para a abertura valvar para derivar uma área valvar mitral. Neste caso, o orifício da válvula mitral foi de 1,4 cm^2.

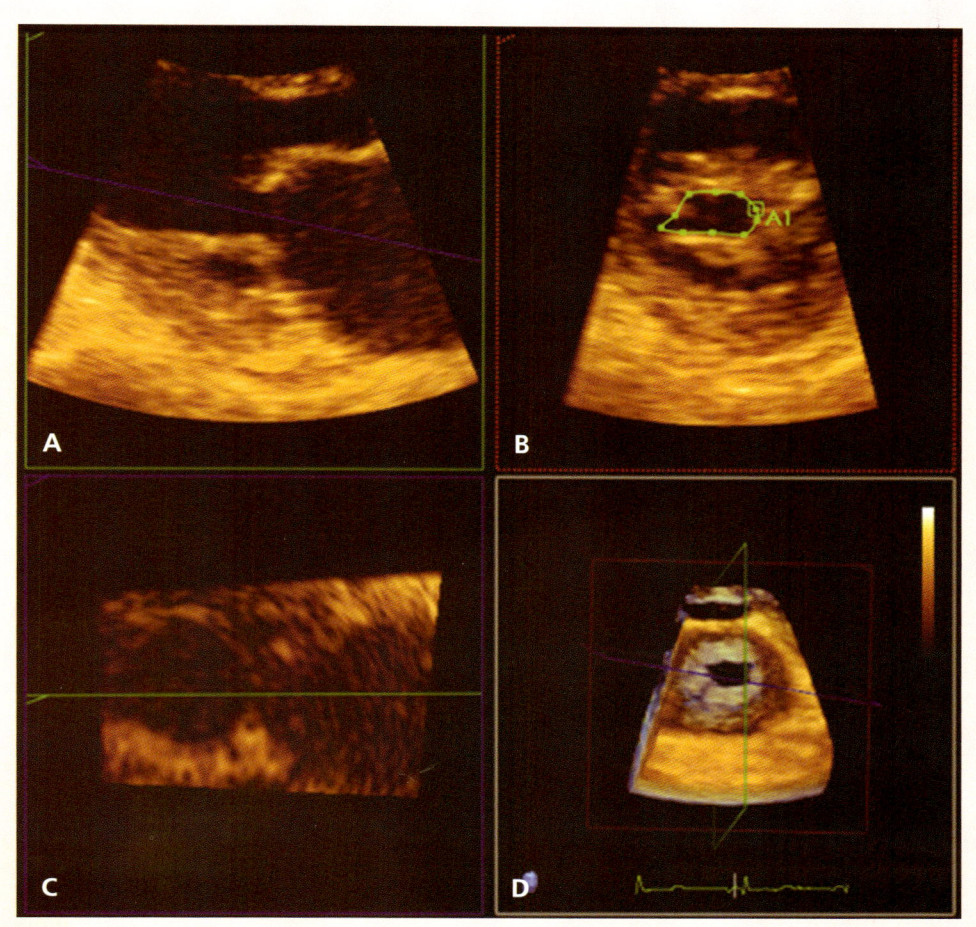

Fig. 4-15

19. RESPOSTA: E. Este paciente com estenose mitral possui uma área valvar ≤ 1,5 cm² com um gradiente de 5 mmHg e hipertensão pulmonar moderada. Na estenose mitral moderada assintomática, existe uma indicação de realizar eco de estresse para avaliar um aumento do gradiente valvar mitral médio ou um aumento na pressão pulmonar > que 15 mmHg ou > 60 mmHg. Se o paciente possuir anatomia favorável a valvuloplastia e se encaixar nesse critério, então existe uma indicação para valvuloplastia mitral percutânea por balão.

20. RESPOSTA: D. O segmento anormal neste caso é o segmento P2. Este segmento é o mais frequentemente afetado, tipicamente através da aorta (Fig. 4-16). (Ao = aorta; AAE = apêndice atrial esquerdo.)

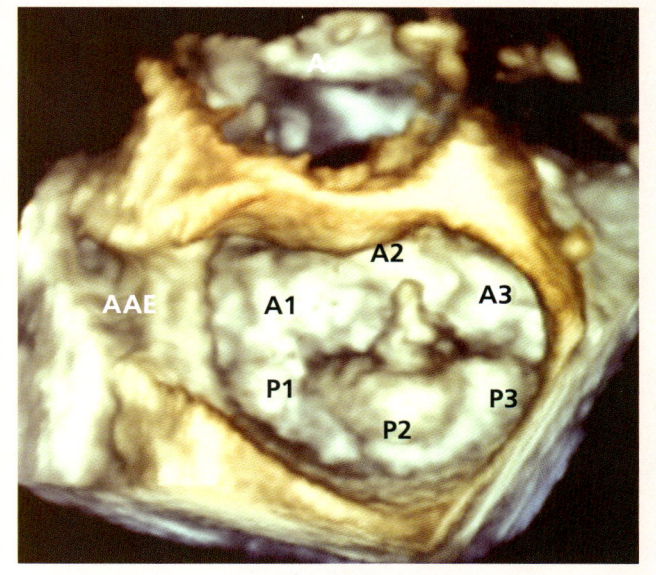

Fig. 4-16

21. RESPOSTA: E. Este é um segmento P2 instável (Fig. 4-17). A ponta da corda rompida pode ser vista por esta perspectiva atrial esquerda, mostrada pelas setas.

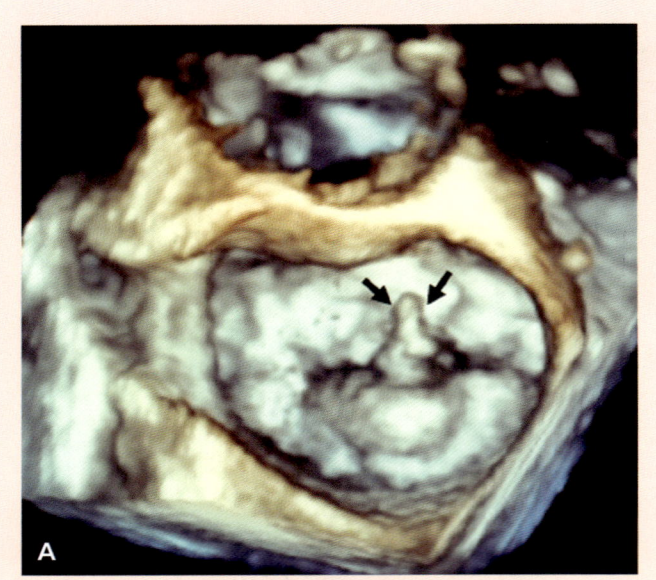

Fig. 4-17A

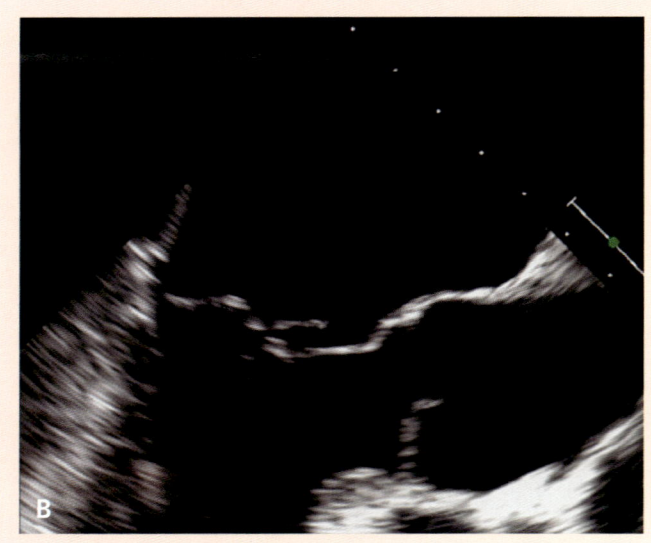

Fig. 4-17B

22. RESPOSTA: C. Esta é uma válvula bola-gaiola. A Figura 4-18 demonstra a bola se movendo para cima sobre o anel na sístole.

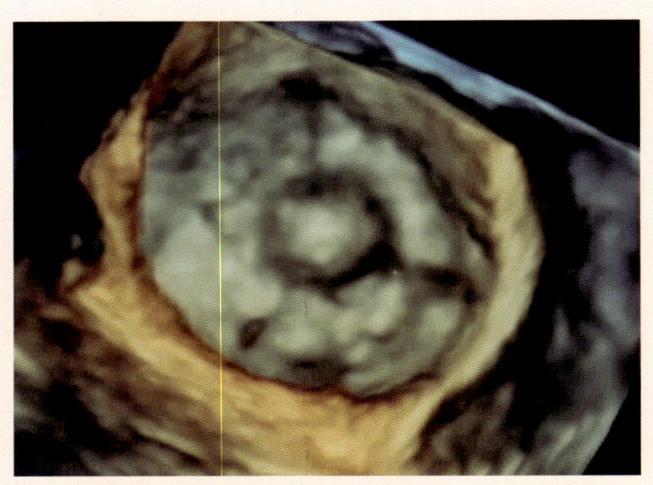

Fig. 4-18

23. RESPOSTA: E. Desde que os sintomas do paciente persistam mesmo após a terapia medicamentosa plena, a troca valvar mitral é aconselhada. O paciente toma Coumadin regularmente com um RNI terapêutico e seus sintomas são progressivos, o que indica que este provavelmente não é um evento agudo como trombose da válvula. O problema mais provável, uma vez que ela tem esta válvula há muitos anos, é pannus. Ao ecocardiograma, ela apresenta regurgitação mitral significativa. Tipicamente, existe somente poucos casos de regurgitação mitral fisiológica com a válvula bola-gaiola decorrente do movimento da bola para cima em direção ao átrio esquerdo.

24. RESPOSTA: D. Além do prolapso multissegmentar e do envolvimento da comissura mediana, existe calcificação sobre o segmento P2 apontada pela seta (Fig. 4-19). (Va = válvula aórtica; C = comissura.)

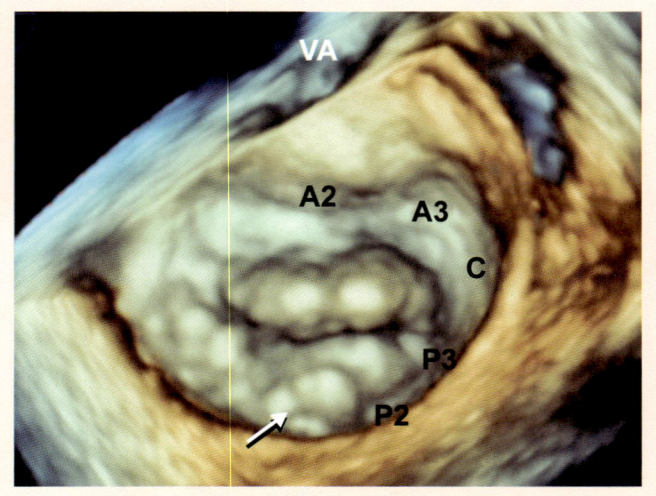

Fig. 4-19

25. RESPOSTA: A. Existe uma completa deiscência do anel da válvula mitral e do anel mitral posterior, mas o anel ainda permanece ligado ao trígono fibroso pela vista atrial esquerda.

26. RESPOSTA: B. A Figura 4-20 é uma visão dos folhetos valvares mitrais da perspectiva atrial esquerda. O segmento envolvido neste caso é o P2, como mostrado pela seta. O segmento P3 é também evidente na vista atrial esquerda; entretanto, o segmento P1 é pequeno e está provavelmente por baixo do segmento P2 durante a fase sistólica. No Vídeo 4-1A, este segmento P2 é visto invadindo o átrio esquerdo. No Vídeo 4-1B, a série de imagens durante um exame de ETE 2D demonstra o segmento P2 instável com regurgitação mitral anteriormente excêntrica severa. (Va = válvula aórtica).

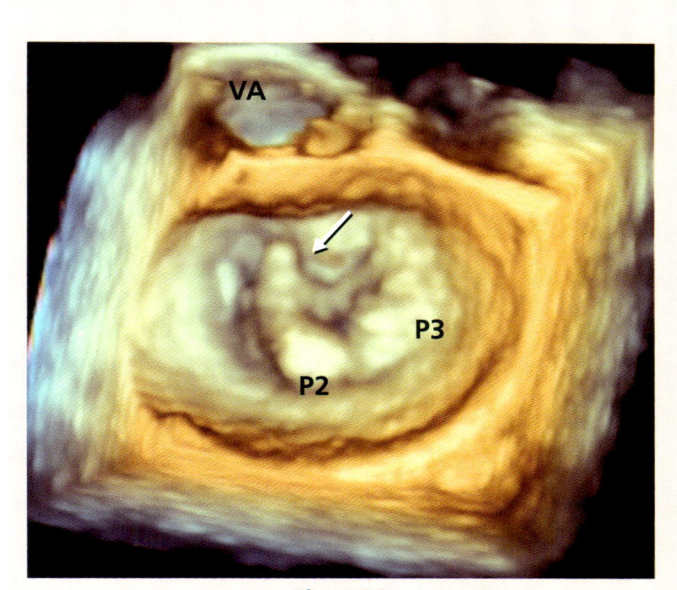

Fig. 4-20

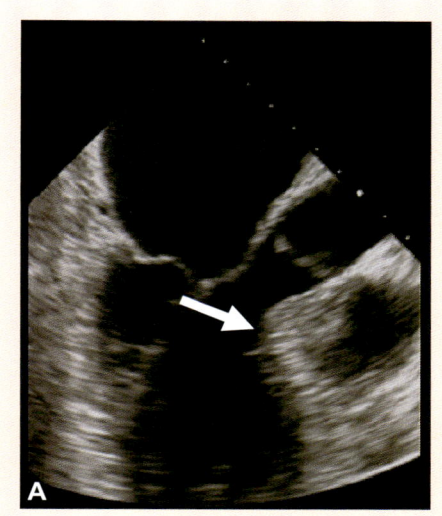

Fig. 4-21A

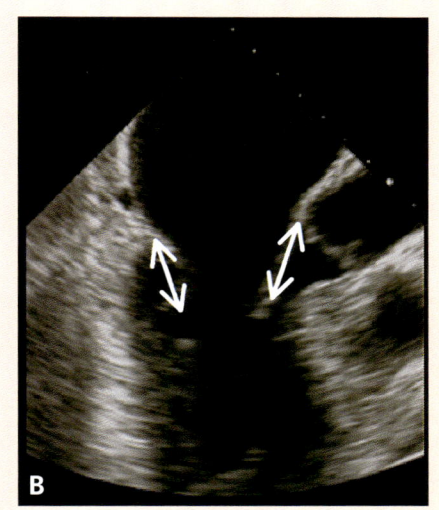

Fig. 4-21B

27. RESPOSTA: A. Existem vários parâmetros do E2D que preveem o risco de movimento sistólico anterior (MSA) após o reparo da válvula mitral. Os preditores de MSA após o reparo da válvula mitral são (1) distância coaptação ao septo (C-septo) < 2,6 cm, (2) altura do folheto posterior da válvula mitral > 1,5 cm, (3) a razão da altura entre folheto anterior/folheto posterior (FA/FP) < 1 e (4) ângulo mitral aórtico < 130 graus. A Figura 4-21A mostra a distância C-septo (coaptação ao septo), a qual mediu 2,2 cm. A Figura 4-21B mostra o comprimento dos folhetos anterior e posterior, que são 1,9 e 2,6 com a razão FA/FP de 1,3. Finalmente, a Figura 4-21C é uma análise da válvula mitral que fornece a medida do ângulo mitral aórtico de 160 graus. Existe uma alta probabilidade de MAS pós-reparo quando a distância C-septo é < 2,6cm, o comprimento do folheto posterior é > 1,5cm, a relação FA/FP é < 1, e o ângulo mitral aórtico é < 130 graus.

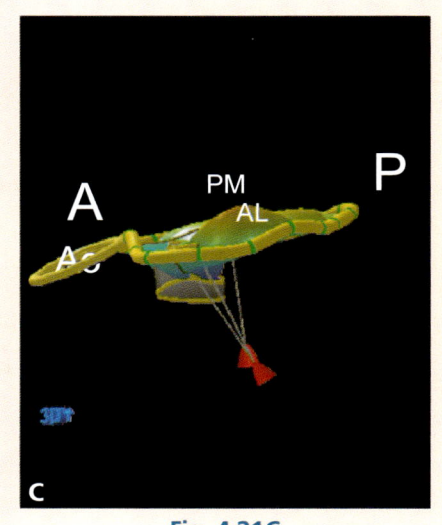

Fig. 4-21C

PONTOS-CHAVE

- O ecocardiograma tridimensional é capaz de determinar o envolvimento do segmento valvar mitral, particularmente os segmentos P1-A1 e P3-A3.
- Os preditores de MSA após reparo valvar mitral são: (1) distância coaptação-septo (C-septo) < 2,6 cm, (2) altura do folheto posterior da válvula mitral > 1,5 cm,
- (3) razão entre altura do folheto anterior/folheto posterior (FA/FP) < 1, e (4) ângulo mitro-aórtico < 130 graus.

28. RESPOSTA: D. Desta projeção atrial esquerda da válvula mitral na diástole, somente um folheto parece se abrir (Fig. 4-22). O folheto aberto (seta) revela um fundo mais escuro, uma vez que o ventrículo é segmentado durante a aquisição do *zoom*, ao passo que o folheto trombosado tem a mesma aparência da estrutura circundante. Isto pode ser mais bem apreciado no Vídeo 4-2A. São mostradas as imagens de ETE bidimensional no Vídeo 4-2B (uma incidência de 4 câmaras e eixo longo). Na incidência de 4 câmaras mesoesofágica, existe um folheto valvar mitral imóvel, também confirmado na projeção de eixo longo. Com a imagem de dopplerfluxometria colorida existe um jato excêntrico orientado lateralmente e fluxo colorido através do folheto da válvula mitral que não está trombosado. A imagem de Doppler colorido tridimensional reforça este achado, demonstrando fluxo através do folheto móvel e também a área de deiscência (indicados pelas setas brancas duplas – favor rever Vídeo 4-2C). Consequentemente, existe um folheto trombosado e um vazamento paravalvar devido a deiscência. (Ao = aorta, AAE = apêndice atrial esquerdo.)

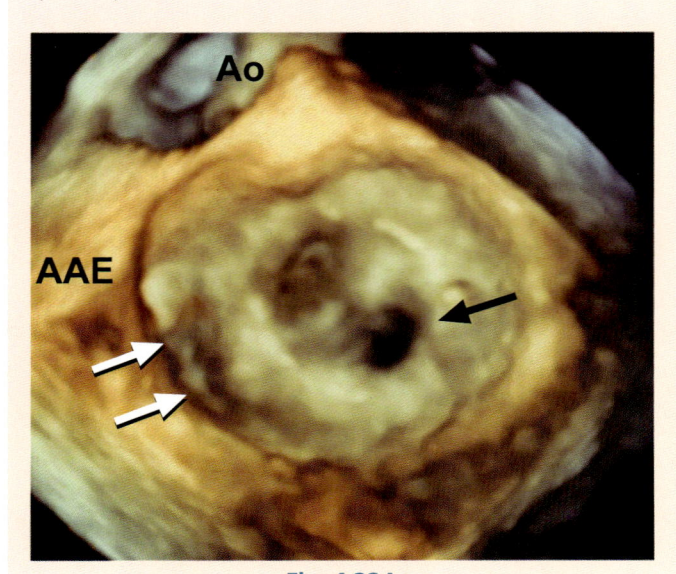

Fig. 4-22A

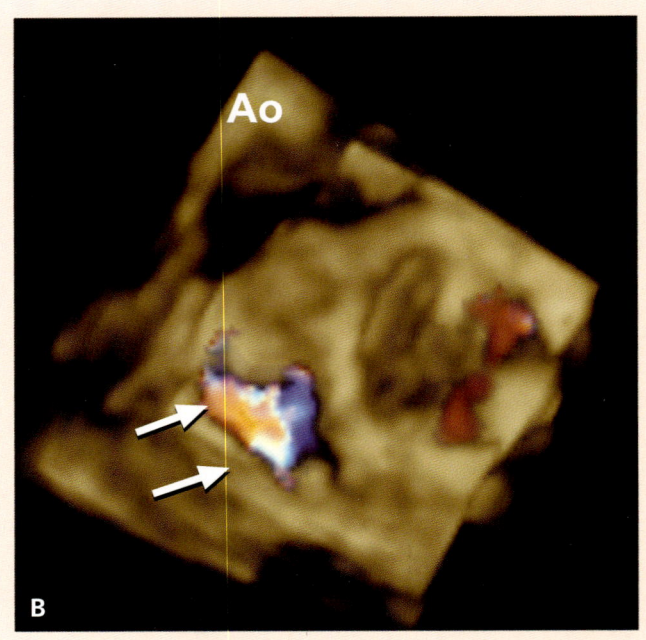

Fig. 4-22B

PONTOS-CHAVE

- A ecocardiografia tridimensional pode ajudar na demonstração de um folheto mecânico trombosado.
- A ecocardiografia tridimensional tem a habilidade de demonstrar o local exato da deiscência valvar para a regurgitação paravalvar, permitindo um planejamento pré-cirúrgico preciso.

29. RESPOSTA: D. Na fase sistólica, a válvula mitral é vista como uma orientação atrial esquerda. A maior parte do folheto P2 aparece mixomatosa prolapsando dentro do átrio esquerdo. A ponta do segmento P3 é instável desde que a ponta do folheto é diretamente superior ao átrio esquerdo.

PONTO-CHAVE

- A ecocardiografia tridimensional á capaz de determinar o envolvimento do segmento da válvula mitral e a presença de prolapso ou instabilidade.

30. RESPOSTA: A. A Figura 4-12A mostra uma reconstrução multiplanar de uma aquisição ampliada da válvula mitral. Existem duas projeções ortogonais nos painéis de cima, e no painel inferior esquerdo existe um plano de eixo curto que está posicionado na ponta dos folhetos mitrais. A habilidade de posicionar este plano na ponta dos folhetos mitrais permite melhor precisão e reprodutibilidade da área do orifício valvar mitral. De uma perspectiva atrial esquerda

(Fig. 4-12B), o folheto posterior aparece macio e curto. Existe um módulo calcificado sobre o segmento A2. As comissuras lateral e medial são algumas vezes vistas desta projeção atrial esquerda. Ordinariamente, a orientação do VE (Fig. 4-12C) demonstra melhor a natureza da comissura. Aqui a comissura medial parece espessada com fusão significante se comparada à comissura lateral, a qual está menos espessada.

31. RESPOSTA: E. Esta paciente com estenose mitral severa que está sintomático com regurgitação moderada e estenose aórtica moderada não necessita de teste ergométrico adicional. Ela está plenamente medicada com betabloqueador, portanto não está garantido o bloqueio nodal adicional da válvula aórtica. Não existe menção sobre se o paciente tinha fibrilação atrial, um evento embólico prévio ou evidência de trombo atrial esquerdo, que são indicações classe I para terapia com Coumadin. Um diâmetro atrial esquerdo aumentado > que 55 cm ou presença e ecocontraste espontâneo no átrio esquerdo são indicações classe II b com níveis de evidência B e C. Desde que ela apresente regurgitação mitral moderada, não existem indicações para valvuloplastia mitral por balão, e a paciente deve ser submetida a troca valvar mitral e aórtica decorrente de estenose aórtica concomitante.

PONTO-CHAVE

- A área valvar mitral determinada por E3D permite uma melhor precisão e reprodutibilidade em razão da confirmação da avaliação realizada nas pontas dos folhetos.

32. RESPOSTA: B. Uma aquisição de ângulo estreito (modo de imagem 3D ao vivo) é realizada na projeção do eixo curto da válvula aórtica. Existem dois folhetos distintos sem uma rafia. Existe calcificação assinalada pela seta (Fig. 4-23). (AE = átrio esquerdo; AD = átrio direito; VD = ventrículo direito.)

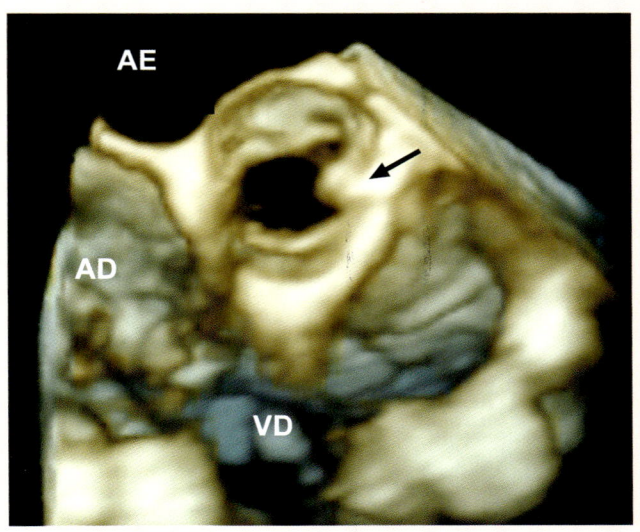

Fig. 4-23

PONTO-CHAVE

- A anatomia da válvula aórtica é bem vista pelo E3D.

LEITURAS SUGERIDAS

Bonow RO, Carabello BA, Chatterjee K et al. 2008 Focused update incorporated into the ACC/AHA 2006 guidelines for the management of patients with valvular heart disease a report of the American College of Cardiology/American Heart Association Task Force on Practice Guidelines (Writing Committee to Revise the 1998 Guidelines for the Management of Patients With Valvular Heart Disease): endorsed by the Society of Cardiovascular Anesthesiologists, Society for Cardiovascular Angiography and Interventions, and Society of Thoracic Surgeons. *Circulation.* 2008;118:e523-e661.

Gillinov AM, Cosgrove DM III. Modified sliding leaflet technique for repair of the mitral valve. *Ann Thorac Surg.* 1999;68:2356-2357.

Jenkins C, Bricknell K, Marwick TH. Use of real-time three-dimensional echocardiography to measure left atrial volume comparison with other echocardiographic techniques. *J Am Soc Echocardiogr.* 2005;18:991-997.

Lee KS, Stewart WJ, Lever HM et al. Mechanism of outflow tract obstruction causing failed mitral valve repair. Anterior displacement of leaflet coaptation. *Circulation.* 1993;88:II24-II29.

Maslow AD, Regan MM, Haering JM et al. Echocardiographic predictors of left ventricular outflow tract obstruction and systolic anterior motion of the mitral valve after mitral valve reconstruction for myxomatous valve disease. *J Am Coll Cardiol* 1999;34:2096-2104.

CAPÍTULO 5
Ecocardiografia Transesofágica

L. Leonardo Rodriguez

1. Qual das velocidades de esvaziamento do apêndice atrial esquerdo (AAE) está associada a AVE em pacientes com fibrilação atrial?
   A. > 50 cm/s.
   B. < 2 m/s.
   C. 20 mm/s.
   D. < 20 cm/s.
   E. Nenhuma das opções acima.

2. A sensibilidade da ecocardiografia transesofágica (ETE) para dissecção aguda de aorta ascendente é:
   A. 100%.
   B. 80-89%.
   C. > 95%.
   D. 75-80%.
   E. Melhor se comparada à dissecção em aorta torácica descendente.

3. A especificação do ETE para todas as dissecções aórticas é:
   A. 100%.
   B. 50%.
   C. ≥ 75%.
   D. > 90%.
   E. Tão boa quanto um ecocardiograma transtorácico (ETT).

4. O método mais coerente para visualização das veias pulmonares direitas pelo ETE é:
   A. Transdutor matricial colocado a 0-30 graus e girar sonda para a direita.
   B. Transdutor matricial colocado a 9-130 graus e girar sonda para a direita.
   C. Transdutor matricial colocado a 0-30 graus e girar sonda para a extrema esquerda.
   D. Transdutor matricial colocado a 45-60 graus com rotação horária da sonda.

5. O método mais coerente para visualização das veias pulmonares esquerdas pelo ETE é:
   A. Transdutor matricial colocado a 90-100 graus e girar sonda para a direita.
   B. Transdutor maticial colocado a 110-140 graus e rotação anti-horária.
   C. Transdutor matricial colcoado a 0-30 graus e girar sonda para a extrema esquerda.
   D. Transdutor matricial colocado a 45-60 graus e girar sonda para a extrema direita.

6. O seio transverso é:
   A. Uma reflexão pericárdica entre a parede ventricular posterolateral esquerda, o átrio esquerdo e a veia pulmonar direita.
   B. Uma reflexão pericárdica entre o átrio esquerdo e os grandes vasos.
   C. Uma reflexão pericárdica entre o átrio direito e o ventrículo direito.
   D. O seio posterior nas válvulas aórticas bicúspides.
   E. A porção proximal do seio coronariano.

7. Os gradientes valvares aórticos são mais bem obtidos utilizando-se a ETE em qual projeção?
   A. Janela mesofágica com flexão anterior.
   B. Janela mesofágica com retroflexão.
   C. Janela transgástrica profunda a 30 graus com retroflexão.
   D. Janela transgástrica profunda a 0 grau com anteflexão.

8. Qual dos seguintes é considerado um uso *inapropriado* do ETE?
   A. Avaliação de um paciente com fibrilação/*flutter* atrial para visualização de trombo atrial esquerdo ou contraste espontâneo quando foi tomada uma decisão para anticoagular e não para realizar cardioversão.
   B. Avaliação de um paciente com fibrilação/*flutter* atrial para facilitar a decisão clínica com relação a anticoagulação e/ou cardioversão e/ou ablação por radiofrequência.
   C. Orientação durante intervenção cardíaca percutânea não coronariana incluindo ablação septal em pacientes com cardiomiopatia hipertrófica, valvuloplastia mitral, fechamento de forame oval patente/defeito septal atrial (FOP/DSA) e ablação por radiofrequência.
   D. Febre persistente em paciente com dispositivo intracardíaco.

9. Qual das seguintes frases é correta sobre os achados ao ETE em pacientes com fibrilação atrial?
   A. Cardioversão pode ser realizada com segurança sem anticoagulação se o ETE for negativo para trombo.
   B. Contraste espontâneo ao eco é comum e não oferece valor prognóstico independente.
   C. Contraste espontâneo ao eco é altamente associado a AVE prévio ou embolia periférica em pacientes com fibrilação atrial.
   D. Ligação cirúrgica exclui fluxo para dentro do apêndice atrial esquerdo em > 90% dos casos.

10. O diagnóstico diferencial em pacientes com suspeita de endocardite de válvula aórtica inclui:
    A. Excrescências de Lambl, nódulos de Arantius, fibroelastoma e nódulos de Tebessian.
    B. Fios de Chiari, rafe unicúspide, fibroelastomas e fibromas.
    C. Excrescências de Lambl, nódulos de Arantius e fibroelastomas.
    D. Corda rompida, nódulos de Arantius e válvula de Eustáquio.

11. O risco relativo de AVE em pacientes com ateroma de arco aórtico > 4 mm é:
    A. < 2,0 vezes mesmo após correção por outros fatores de risco.
    B. Não significativo após ajuste para fibrilação atrial e doença carotídea.
    C. < 2 vezes se corrigir para fibrilação atrial, doença carotídea e doença arterial periférica.
    D. Somente significativo em pacientes com doença arterial/coronariana.

12. A aorta ascendente distal é difícil de ser visualizada por ETE por que razão?
    A. O esôfago é para a direita da aorta ascendente distal.
    B. Interferência pela traqueia.
    C. O esôfago é muito perto da aorta ascendente.
    D. Nenhuma das opções acima.

13. Qual das seguintes afirmações está correta com relação a metemoglobinemia ocorrendo após anestesia tópica por benzocaína para ETE?
    A. A saturação de oxigênio é baixa, a PO_2 arterial é normal e não existe cianose.
    B. Não existe cianose, saturação baixa de oxigênio e PO_2 arterial baixa.
    C. Existe cianose, saturação baixa de oxigênio e PO_2 arterial normal.
    D. O tratamento de escolha é oxigênio a 100%.

14. Quando se encontra resistência para introduzir a sonda de ETE no esôfago médio, qual das seguintes manobras é recomendada?
    A. Retirar a sonda até a boca e reinserir.
    B. Retirar a sonda devagar, anteflexão e tentar novamente avançar a sonda para frente.
    C. Retirar a sonda devagar, retroflexão e tentar novamente avançar com a sonda para frente.
    D. Retirar a sonda e recomendar uma endoscopia.

15. Qual dos itens seguintes é uma contraindicação absoluta para ETE:
    A. Tempo de protrombina/razão normatizada internacional TP RNI com nível de 4,9.
    B. Artrite cervical.
    C. Hérnia hiatal.
    D. Varizes de esôfago.
    E. Paciente não cooperativo.

16. Qual é o principal achado patológico na projeção de esôfago médio (Fig. 5-1)?

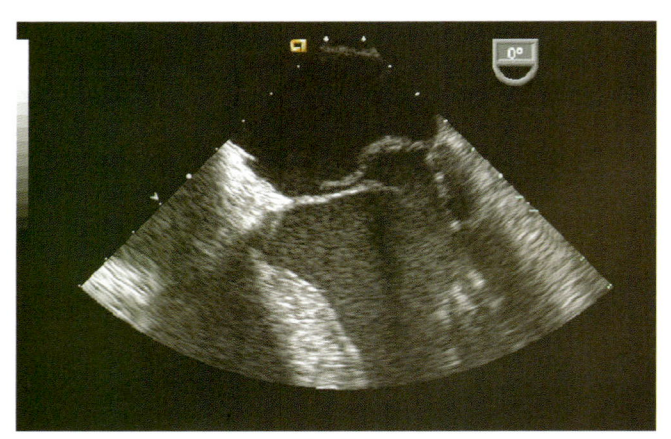

Fig. 5-1

A. Válvula mitral (VM) bicúspide prolapsada.
B. Grande vegetação.
C. Movimento sistólico anterior da válvula mitral.
D. Folheto posterior da válvula mitral instável.

17. O fluxo da veia pulmonar do paciente anterior é compatível com (Fig. 5-2):

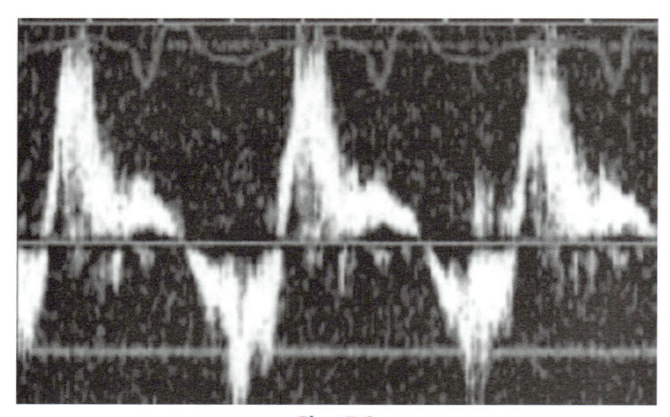

Fig. 5-2

A. Grande reversão atrial secundária à pressão diastólica final do ventrículo esquerdo (DDFVE) aumentada.
B. Regurgitação mitral moderada.
C. Regurgitação mitral severa.
D. Estenose mitral.

18. Este eixo curto da válvula aórtica mostra (Fig. 5-3):

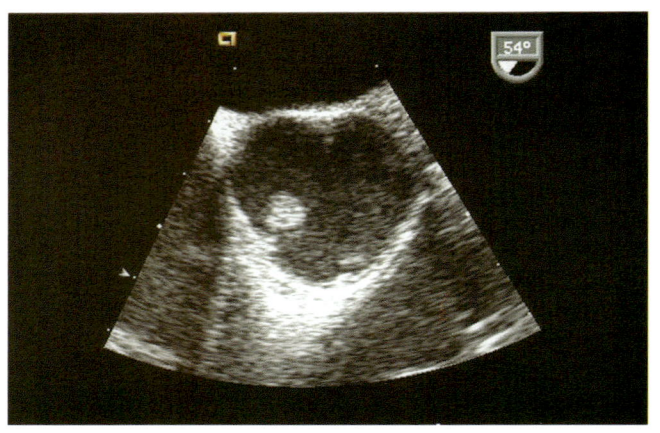

Fig. 5-3

A. Válvula aórtica bicúspide
B. Excrescência de Lambl.
C. Fibroelastoma da cúspide coronariana esquerda.
D. Fibroelastoma da cúspide não coronariana.

19. Qual o achado neste paciente com dor lombar (Fig. 5-4)?

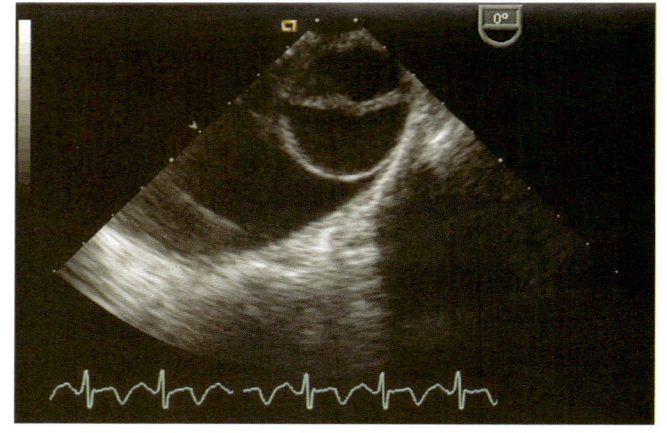

Fig. 5-4

A. Aorta ascendente com hematoma intramural.
B. Aorta descendente com hematoma intramural.
C. Dissecção de aorta descendente com derrame pericárdico.
D. Dissecção de aorta descendente com derrame pleural esquerdo.

20. Qual é o achado principal na projeção biplanar do AAE na Figura 5-5?

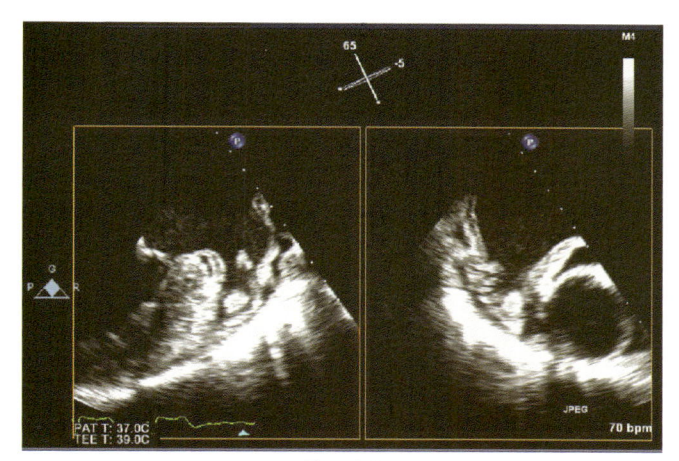

Fig. 5-5

A. Contraste ecográfico espontâneo.
B. Contraste ecográfico espontâneo com músculos pectíneos proeminentes.
C. Apêndice atrial esquerdo normal.
D. Trombos atriais esquerdos múltiplos.

21. Qual das seguintes afirmações está correta com relação aos achados vistos na Figura 5-6?

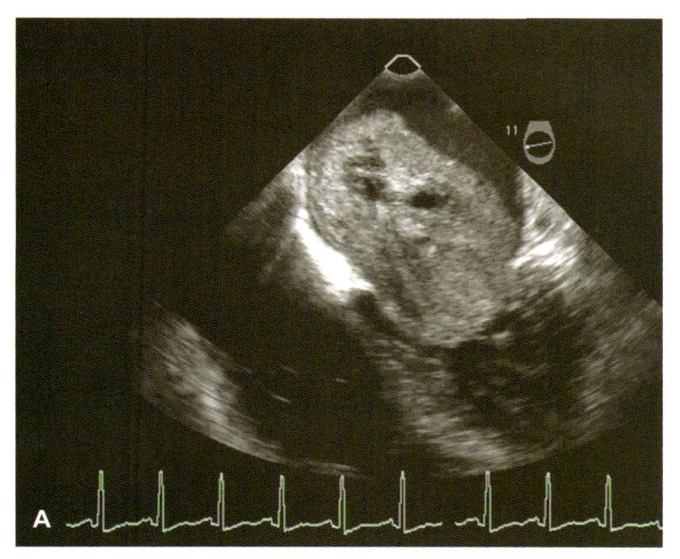

Fig. 5-6A

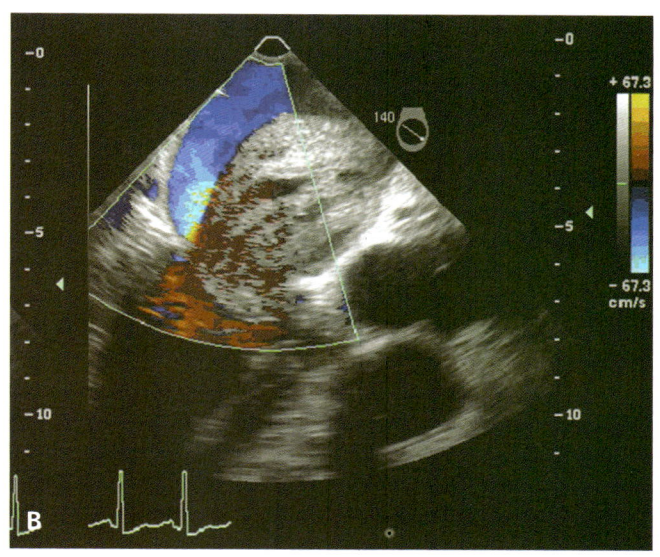

Fig. 5-6B

A. É um tumor benigno mais comum do coração.
B. Geralmente está ligado ao septo interatrial.
C. Cirurgia é o tratamento de escolha.
D. Todas as opções acima.

22. Qual das seguintes estruturas é visualizada na Figura 5-7?

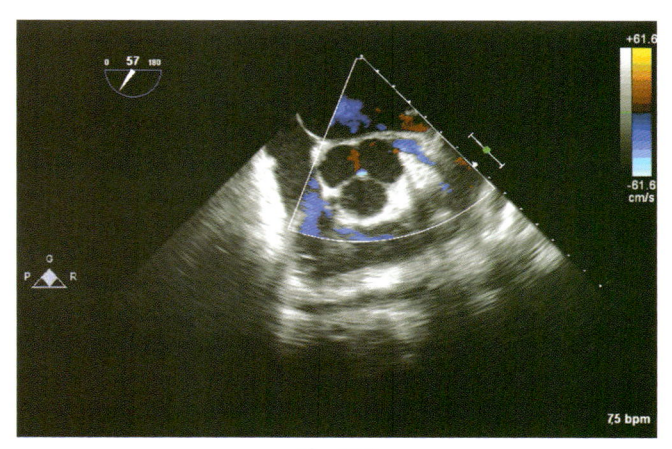

Fig. 5-7

A. Artéria coronária direita.
B. Abcesso periaórtico.
C. Origem anômala da artéria coronariana esquerda principal.
D. Tronco principal esquerdo normal.

23. A anormalidade da válvula aórtica vista na Figura 5-8 é compatível com:

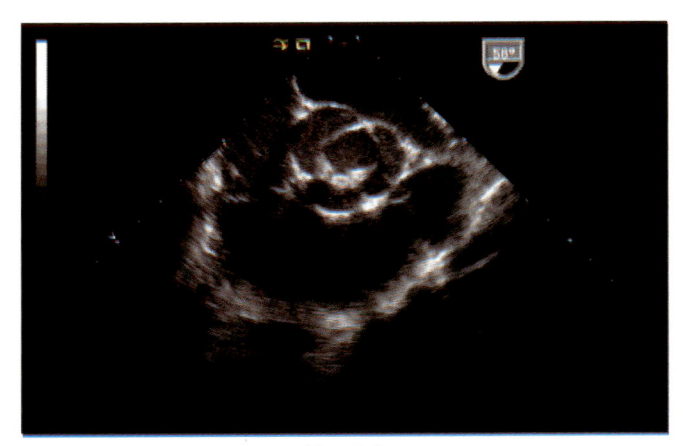

Fig. 5-8

A. Doença valvar aórtica reumática.
B. Prótese valvar biológica normal.
C. Válvula aórtica bicúspide.
D. Válvula aórtica unicúspide.

24. Esta imagem de Doppler colorido da bifurcação da veia pulmonar (ângulo 110 graus) mais provavelmente representa Figura 5-9.

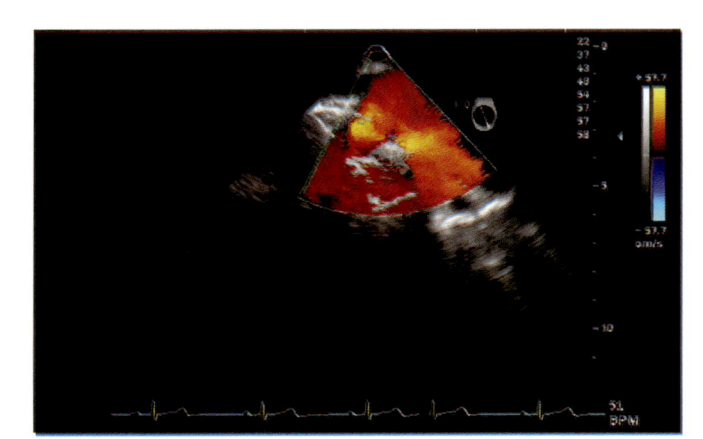

Fig. 5-9

A. Veias pulmonares esquerdas.
B. Veias pulmonares direitas.
C. Veias pulmonares superiores direita e esquerda.
D. Veias pulmonares inferiores direita e esquerda.

25. As Figuras 5-10A e B foram adquiridas com minutos de intervalo. Qual é a mais provável explicação para a diferença?

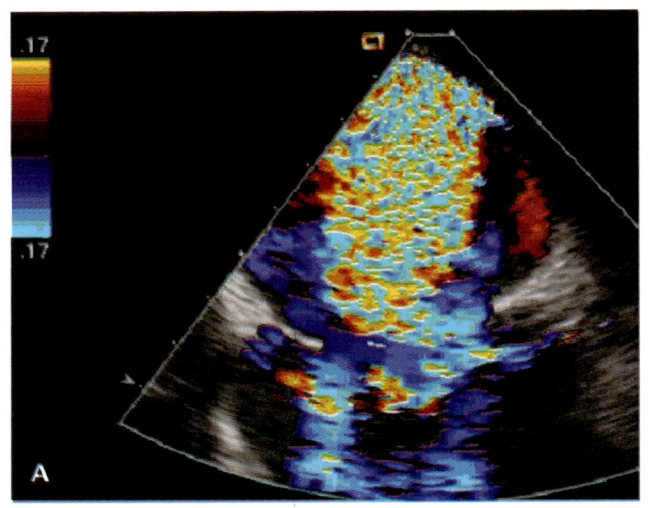

Fig. 5-10A

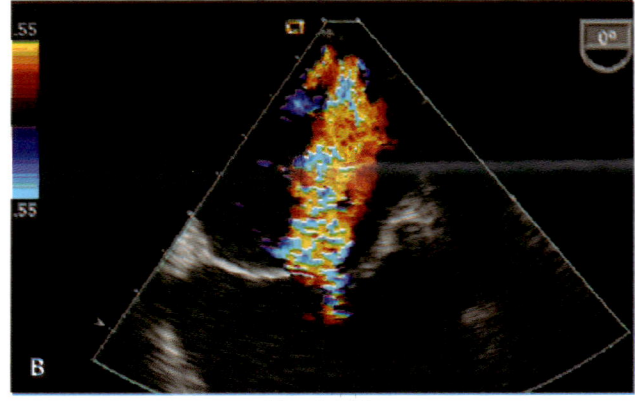

Fig. 5-10B

A. Infusão de fenilefrina.
B. Mudança na configuração do equipamento.
C. Fracasso de reparo valvular mitral.
D. Movimento anterior sistólico da válvula mitral.

CASO 1

O paciente é um homem de 65 anos que foi operado em 2000 e foi submetido a revascularização coronariana, assim como reparo da válvula mitral com uma banda de anuloplastia. Após a cirurgia, ele nunca se recuperou totalmente.

26. Os achados vistos no ecocardiograma na Figura 5-11 são mais condizentes com: (Veja também Vídeos 5-1A-C):

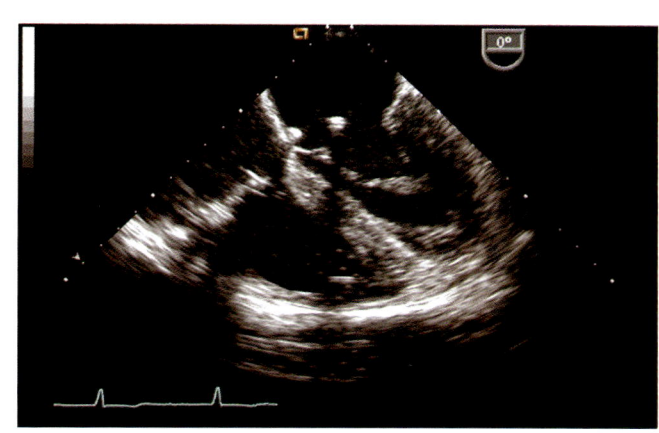

Fig. 5-11

A. Deiscência do anel.
B. Folheto mitral instável.
C. Abcesso do anel perimitral.
D. Folheto posterior restritivo.

27. O melhor tratamento para este paciente é:
    A. 6 semanas de antibiótico.
    B. Iniciar antibiótico e operar dentro de 1 semana.
    C. Cirurgia da válvula mitral de Redo.
    D. Vasodilatadores e diuréticos.

CASO 2

Este paciente é uma mulher de 50 anos foi avaliada em decorrência de dilatação ventricular direita (veja Vídeos 5-2A e B).

28. O achado mostrado na Figura 5-12 é frequentemente associado a:

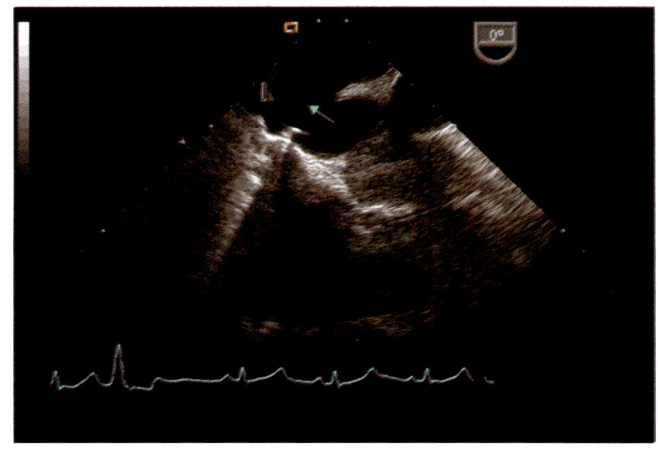

Fig. 5-12

A. Fissura anterior da valva mitral.
B. Uma variante normal.
C. Drenagem pulmonar anômala.
D. Sopro contínuo.

29. Esta patologia frequentemente requer:
    A. Tratamento médico.
    B. Fechamento cirúrgico.
    C. Fechamento percutâneo.
    D. Nenhum tratamento.

CASO 3

Este é um paciente de 65 anos com fibrilação atrial. Um ETE é realizado previamente à cardioversão.

30. A estutura achada incidentalmente e marcada com uma seta na Figura 5-13 representa (veja também Vídeo 5-3):
    A. Aorta descendente.
    B. Aneurisma de artéria circunflexa.
    C. Veia pulmonar inferior esquerda.
    D. Seio coronário dilatado.

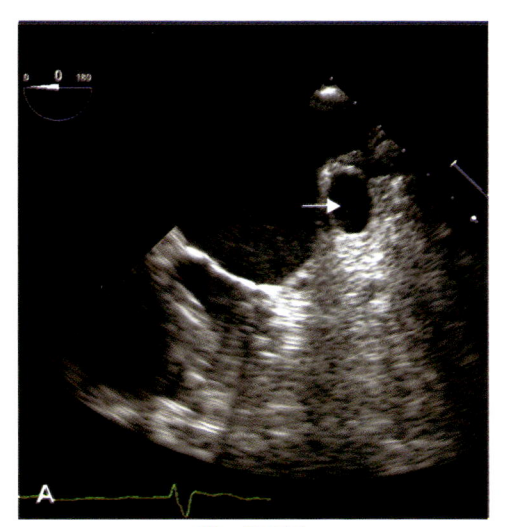

Fig. 5-13A

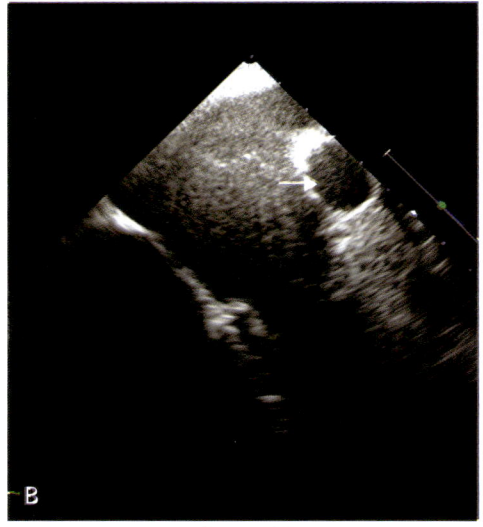

Fig. 5-13B

31. A melhor forma de corroborar seus diagnósticos é:
   A. Angiografia coronariana.
   B. Solução salina agitada através do braço esquerdo.
   C. Ecocardiograma transtorácico com microbolhas (contraste).
   D. Rotação posterior da sonda e vista longitudinal da aorta.

CASO 4

Uma mulher de 79 anos foi submetida a cirurgia para regurgitação mitral.

32. Esse ecorcardiograma mostra (veja Figura 5-14 e Vídeos 5-4A-C).

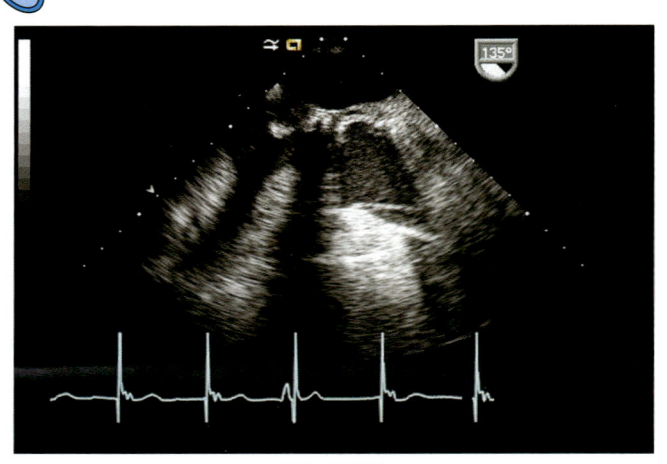

Fig. 5-14

   A. Fluido periaórtico.
   B. Dissecção aórtica.
   C. Artefato do catéter de Swan-Ganz.
   D. Achados intraoperatórios normais.

CASO 5

Este ecocardiograma foi realizado em um homem de 46 anos com dor torácica aos esforços (veja Vídeos 5-5A e B).

A vista de eixo curto na Figura 5-15 mostra:

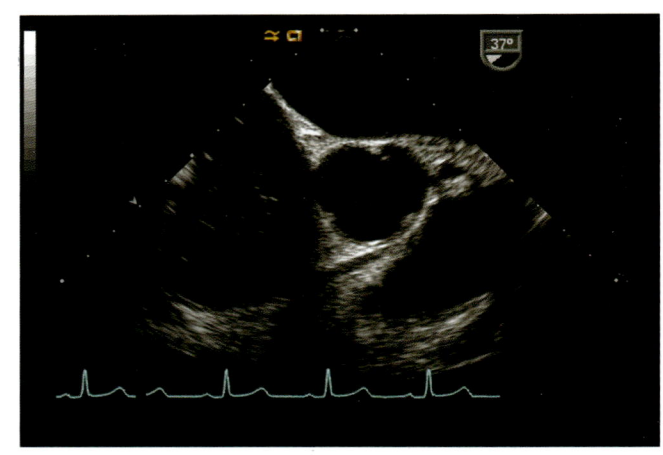

Fig. 5-15

33.
   A. Dissecção aórtica.
   B. Origem anômala da artéria coronária esquerda.
   C. Embolia pulmonar.
   D. Origem anômala da artéria coronária direita.

RESPOSTAS

1. RESPOSTA: D. Em pacientes com fibrilação atrial não valvar, baixas velocidades de esvaziamento atrial esquerdo (< 20 cm/s) têm sido associadas a contraste ecocardiográfico espontâneo importante, trombo apendicular e subsequentes eventos cardioembólicos. Os dados também sugerem que pacientes com contraste espontâneo importante têm um péssimo prognóstico com mortalidade aumentada.

2. RESPOSTA: C. ETE é uma técnica sensível e altamente específica para o diagnóstico de dissecção aórtica. As abas intimais são facilmente visualizadas quando estão presentes na aorta ascendente proximal, no arco distal e na aorta torácica descendente. Estudos comparando ETE com tomografia computadorizada (TC) e imagem de ressonância magnética (IRM) mostraram que sua sensibilidade é > 95%.

3. RESPOSTA: C. A especificidade do ETE para detecção de dissecção aórtica é aproximadamente 75%. A especificidade reduzida é o resultado de achados falso-positivos na aorta ascendente decorrente de artefatos de reverberação.

4. RESPOSTA: D. A avaliação das veias pulmonares é parte de uma avaliação por ETE abrangente. O fluxo venoso pulmonar pode adicionar importantes informações em pacientes com regurgitação mitral, drenagem venosa pulmonar anômala e em pacientes após procedimento de isolamento de veia pulmonar. A visualização da veia pulmonar direita é mais desafiadora, mas pode normalmente ser obtida com o posicionamento do transdutor a 45-60 graus com rotação horária.

5. RESPOSTA: B. A veia pulmonar esquerda superior é a mais fácil de ser visualizada em razão da sua grande proximidade com o apêndice atrial esquerdo. As veias pulmonares esquerdas são normalmente vistas em um ângulo de 110-140 graus com rotação anti-horária.

6. RESPOSTA: B. O seio pericárdico transverso é importante para o cirurgião cardíaco, pois é através do seio onde ele normalmente posiciona a braçadeira aórtica. Durante um ETE de rotina, é importante lembrar que a reflexão pericárdica pode conter pequenas quantidades de fluido. O operador sem experiência pode interpretar mal estes achados como se fosse dissecção aórtica ou abcesso periaórtico.

7. RESPOSTA: D. A avaliação de pacientes com estenose aórtica utilizando ETE inclui a visualização da anatomia da válvula aórtica e planimetria da área valvar aórtica. Quando possível, são obtidos gradientes transvalvares. Entretanto, a obtenção de gradientes transaórticos precisos pode ser tecnicamente desafiadora. Isto requer uma visualização transgástrica profunda a 0 grau com <u>anteflexão</u> da ponta da sonda. O objetivo é o alinhamento da válvula aórtica e da aorta ascendente proximal o mais paralelo possível com o cursor de Doppler de onda colorida. Alternativamente, a posição do transdutor pode ser definida a 90-100 graus, e a sonda puxada para trás bem devagar mantendo a anteflexão e a ponta ajustada com o botão lateral. Essas manobras são importantes não somente em pacientes com estenose valvar aórtica, mas também em pacientes com cardiomiopatia hipertrófica obstrutiva.

8. RESPOSTA: A. Em 2007 foram publicados os critérios para adequação da ecocardiografia. Foi solicitado a um grupo de especialistas que avaliassem se o uso do teste para cada indicação estava apropriado, incerto ou inapropriado. Das opções oferecidas na questão 8, a resposta (A) foi considerada uma indicação inapropriada para ETE. Em pacientes com fibrilação atrial que já estão aticoagulados e *não serão* submetidos a cardioversão elétrica ou farmacológica, não é necessária a avaliação da presença de trombo atrial esquerdo. O ETE permanece como ferramenta útil em pacientes que são submetidos a cardioversão ou isolamento da veia pulmonar para excluir trombo atrial esquerdo. O ETE é também amplamente utilizado na orientação de intervenções não coronarianas e é importante na avaliação da presença de vegetações em pacientes com suspeita de infecção de um dispositivo intracardíaco.

9. RESPOSTA: C. Em pacientes com fibrilação atrial permanente, a presença de contraste espontâneo intenso ou fumaça é um marcador de risco aumentado para eventos tromboembólicos. A cardioversão elétrica causa atordoamento do apêndice atrial esquerdo com maior gravidade do ecocontraste imediatamente após o procedimento. Têm sido publicadas séries de casos de AVE embólica após cardioversão em pacientes com ETE negativo para trombo atrial esquerdo que não estavam anticoagulados. Por esta razão, pacientes devem estar com níveis terapêuticos de anticoagulação antes de serem submetidos a cardioversão. Uma série recente de pacientes com ligadura cirúrgica do AAE mostrou uma alta incidência de fluxo residual entre o átrio esquerdo (AE) e AAE.

10. RESPOSTA: C. O ETE é altamente sensível para vegetações; entretanto, outras estruturas valvulares podem ser consideradas no diagnóstico diferencial. Na válvula aórtica, essas estruturas incluem as excrescências de Lambl, nódulos de Arantius espessados e fibroelastomas. As excrescências de Lambl são estruturas filamentares ligadas ao lado ventricular da válvula. Os nódulos de Arantius estão presentes no centro da margem livre de cada uma das três cúspides da válvula aórtica. Fibroelastomas são tumores benignos frequentemente ligados ao lado aórtico da válvula.

11. RESPOSTA: A. Avaliação da origem do embolismo é uma das mais comuns indicações para ETE. Fibrilação atrial, FOP, doença valvar cardíaca e doenças da aorta são frequentemente origem do AVE. Ateroma severo da aorta ascendente e/ou arco carrega um alto risco de AVE subsequente. Este achado é também importante em pacientes que serão submetidos a cirurgia cardíaca aberta, pois o clampeamento da aorta pode desalojar o ateroma e causar um AVE ou embolia para outros órgãos. A identificação de ateroma ascendente pode ser difícil utilizando ETE, e na sala de cirurgia o ETE é normalmente complementado com ecocardiografia epicárdica. Ateromas com grandes saliências no arco aórtico estão associados a um risco aumentado de AVE, > 2 vezes após correção de estenose carotídea, fiblilação atrial e outros fatores de risco.

12. RESPOSTA: B. ETE é uma excelente técnica para visualização da aorta ascendente, arco distal e da aorta torácica descendente. Entretanto, a aorta distal e o arco proximal constituem ponto cego para visualização por ETE. O ponto cego é causado pela interposição de ar, localizado na traqueia e brônquio principal, entre o transdutor de eco e a aorta.

13. RESPOSTA: C. Metemoglobinemia relacionada à anestesia local com benzocaína feita durante o ETE é uma reação rara que ocorre em ~ 0,1% dos pacientes. Os níveis de metemoglobina estão aumentados devido à conversão do ferro da hemoglobina da forma reduzida para a oxidada, que resulta em pequena capacidade para carrear oxigênio. Isto resulta em cianose, baixos níveis de saturação de oxigênio e níveis normais de PO_2 arterial. O tratamento de escolha é azul de metileno intravenoso.

14. RESPOSTA: C. Algumas vezes a sonda de ETE irá se enrolar no esôfago com a ponta voltada para a boca. Frequentemente isto pode ser remediado retirando-se a sonda ligeiramente, fazer a retroflexão e, em seguida, tentar avançar para frente. Entretanto, é sempre verdade que, se uma manobra simples como essa não funcionar, o ETE não pode ser continuado e uma endoscopia deve ser realizada para afastar estreitamento ou lesões obstrutivas.

15. RESPOSTA: E. As contraindicações absolutas do ETE incluem obstrução esofagiana ou faríngea, instabilidade de vértebra cervical, sangramento gastrointestinal ativo de sítio desconhecido ou diátese hemorrágica severa ou anticoagulação exagerada ou um paciente não cooperativo. As contraindicações relativas incluem varizes de esôfago, RNI > 3,5 e < 5,0, ou contagem de plaquetas < 50.000.

16. RESPOSTA: D. Doença valvar mitral degenerativa é a causa mais comum de regurgitação mitral severa com necesidade de cirurgia. A ecocardiografia é a modalidade diagnóstica principal para avaliar a doença valvar mitral. Embora o ETT frequentemente ofereça informação diagnóstica suficiente, ETE é o padrão ouro para definição anatômica. Prolapso mitral posterior e/ou instabilidade são mais comuns do que patologia mitral anterior. Um folheto instável é diagnosticado quando a ruptura da corda é visualizada e a ponta do folheto se projeta superiormente para dentro do átrio esquerdo. Em casos de instabilidade do folheto posterior, o jato regurgitante é direcionado anteriormente.

17. RESPOSTA: C. A avaliação do fluxo venoso pulmonar faz parte de uma avaliação abrangente em pacientes com regurgitação mitral. A Figura 5-2 mostra fluxo holossistólico reverso compatível com regurgitação mitral severa. Em pacientes com regurgitação mitral moderada, normalmente o fluxo venoso pulmonar é normal com fluxo sistólico predominente ou levemente atenuado. Uma grande reversão atrial é vista em pacientes com pressão diastólica final aumentada. Em pacientes com estenose mitral, o achado típico é uma curva de desaceleração lenta na onda diastólica do fluxo venoso pulmonar.

18. RESPOSTA: D. Fibroelastomas papilares são tumores benignos que podem ser vistos na válvula aórtica. Esses tumores são descritos como massas pedunculares pequenas, bem delimitadas, com uma predileção pelo endocárdio valvular. Esses tumores podem ser altamente móveis e trazem um risco de embolia. Os diagnósticos são normalmente incidentais ou durante investigação para uma fonte de embolia. Sun *et al.* resumiram as características ecocardiográficas dos fibroelastomas:
- O tumor é redondo ou oval, de aparência irregular, com limites bem marcados e uma textura homogênea.
- A maioria é relativamente pequena, < 20 mm.
- Aproximadamente metade possui pequenas hastes, e aqueles com hastes são móveis.
- Eles podem ser simples ou múltiplos e são frequentemente associados a doença valvular.
- Eles aparecem mais comumente na válvula aórtica seguido pela válvula mitral.

19. RESPOSTA: D. Este é um exemplo de retalho de dissecção aórtica da aorta torácica descendente com derrame pleural associado. Note o retalho intimal característico que separa o lúmen verdadeiro do falso. A presença de derrame pleural pode representar uma ruptura contida, porém mais frequentemente este representa uma reação pleural inflamatória. Em pacientes com dissecção aórtica ascendente associada a envolvimento da válvula aórtica, a efusão pleural pode também indicar insuficiência cardíaca congestiva.

20. RESPOSTA: D. Este exemplo mostra dois trombos no apêndice atrial esquerdo. Eles são usualmente relacionados a fluxo estagnado que pode ser visto em pacientes com fibrilação atrial ou doença valvar mitral, em particular lesões estenóticas. Estes trombos são mais frequentemente vistos na ponta do apêndice. Embora usualmente eles tenham uma única lobulação, podem ser multilobulados. O diagnóstico diferencial inclui músculo pectíneo proeminente e importante contraste ecocardiográfico espontâneo. Os músculos pectíneos são usualmente de fácil identificação utilizando-se uma sonda de ETE e podem ser visualizados como estruturas em forma de dedo com uma rotação de 100-110 graus. Contraste ecocardiográfico espontâneo importante (lama) pode ser difícil de diferenciar de um coágulo verdadeiro. Em alguns casos, pode ser útil o uso de agentes de contraste para eco comercialmente disponíveis.

21. RESPOSTA: D. Os mixomas são os tumores benignos do coração mais comuns. Eles podem ser encontrados em qualquer cavidade cardíaca, porém mais frequentemente no átrio esquerdo. Tipicamente, esses tumores são ligados por uma haste ao septo interatrial. A cirurgia é normalmente indicada devido ao potencial para embolismo ou obstrução do orifício valvar mitral. Na maioria dos casos, eles são tumores únicos, embora em sua forma familial possam ser múltiplos ou recorrentes. A síndrome de Carney é uma desordem tumoral multissistêmica autossômica dominante transmitida e caracterizada por mixomas (coração, pele e mama), pigmentação cutânea iregular (lentigos e nevo azul), tumores endócrinos (suprarrenal, testículos, tireoide e hipófise) e tumores de nervos periféricos (schwannomas). Na síndrome de Carney, os mixomas cardíacos também são múltiplos e contribuem para a mortalidade desta doença.

22. RESPOSTA: D. As artérias coronarianas proximais podem ser visualizadas utilizando-se ETE. Em pacientes com origem normal das coronárias, a principal esquerda pode ser visualizada como mostrado neste exemplo. A artéria coronária direita pode ser mais difícil decorrente de sua origem anterior e pode ser mascarada pela calcificação aórtica.

23. RESPOSTA: D. Este é um exemplo de uma válvula aórtica unicúspide. Esta é uma entidade relativamente rara, responsável por menos de 5% da população adulta com estenose aórtica com necessidade de cirurgia. Válvulas unicúspides podem ser unicomissurais (mais comuns) ou acomissurais.

24. RESPOSTA: A. A visualização das veias pulmonares é importante em uma variedade de situações: ablação venosa pulmonar, em pacientes com DSA do tipo seio venoso, e na avaliação da regurgitação mitral. A veia mais fácil de visualizar é a veia pulmonar esquerda superior que corre próximo ao apêndice atrial esquerdo. É possível visualizar a bifurcação das veias pulmonares direita e esquerda. As veias pulmonares esquerdas são tipicamente vistas a 110-140 graus com rotação anti-horária. No exemplo, a bifurcação pode ser facilmente vista com o transdutor posicionado a 110 graus, e a Figura 5-16 corresponde às veias pulmonares superior esquerda (A) e inferior esquerda (B). As veias pulmonares direitas são normalmente visualizadas com o transdutor posicionado de 45 a 60 graus com rotação horária (VPDB = veia pulmonar direita baixa; VPDA = veia pulmonar direita alta).

do anel ocorre mais frequentemente quando são utilizados anéis de menor tamanho (Fig. 5-17).

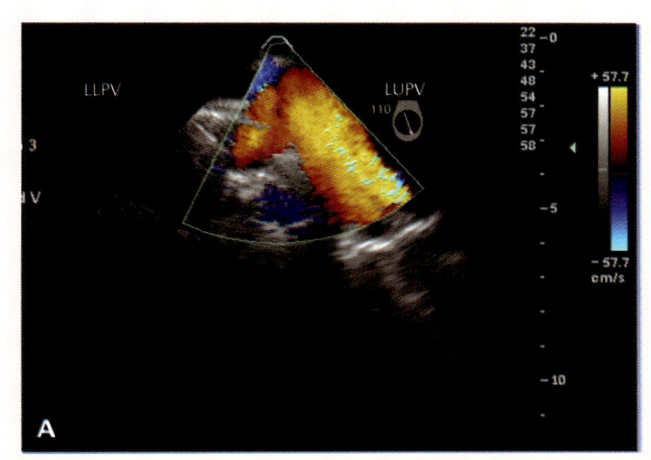

Fig. 5-16A

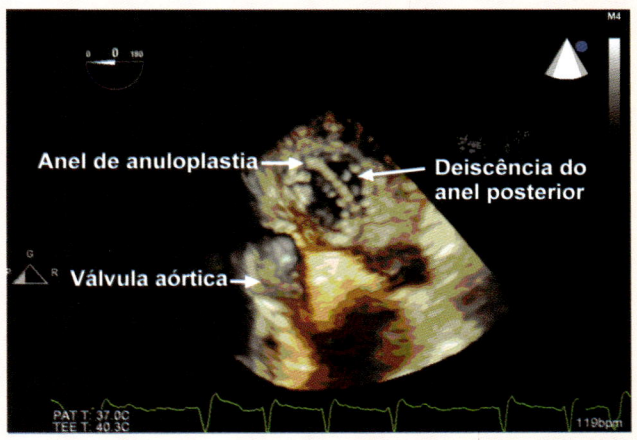

Fig. 5-17

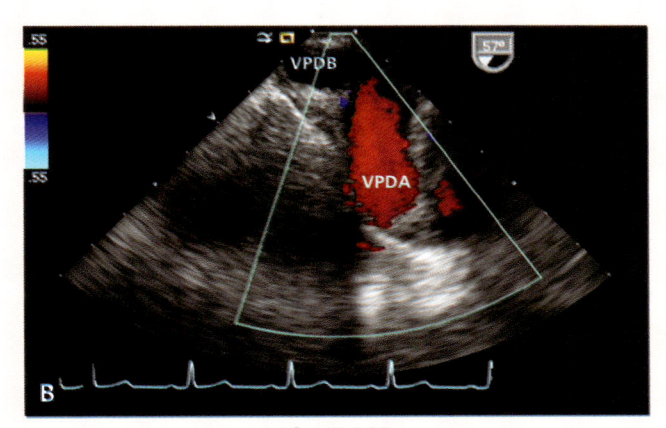

Fig. 5-16B

27. RESPOSTA: C. O paciente necessita de uma reoperação. Frequentemente um segundo reparo pode ser realizado utilizando-se um anel de anuloplastia um pouco maior.

PONTOS-CHAVE

- Deiscência do anel de anuloplastia deve ser suspeitada quando uma porção do anel aparece "flutuando" no meio do orifício anular mitral e existe regurgitação mitral associada.
- A ecocardiografia tridimensional é o padrão ouro para confirmação de deiscência da anuloplastia mitral.
- Reoperação e reparos repetidos são frequentemente necessários para deiscência e regurgitação mitral significativa.

25. RESPOSTA: B. A resposta é uma mudança nas configurações do eco, em particular o limite Nyquist. Este é um erro frequente na avaliação de lesões regurgitantes. A aparência do jato ao Doppler colorido depende do momento do jato (fluxo × velocidade). Além disso, mudanças no ganho, na frequência de repetição de pulso e no limite Nyquist podem alterar sobremaneira o tamanho do jato. O limite Nyquist padrão para avaliar a lesão regurgitante é em torno de 45-60 cm/s. Neste exemplo em particular, o limite Nyquist foi reduzido para se investigar o septo interatrial (fluxo FOP em baixa velocidade) e depois não foi alterado de volta para avaliar o grau de regurgitação mitral.

26. RESPOSTA: A. Este caso mostra uma típica deiscência do anel de anuloplastia mitral pelo aspecto posterior. Pela ecocardiografia bidimensional (2D), ele deve ser suspeitado quando uma ecodensidade brilhante é vista "flutuando" no meio do orifício anular mitral (veja Vídeo 5-1A). O fluxo colorido pode ser visto em volta do anel na sístole e na diástole (Vídeo 5-1B). A ecocardiografia tridimensional é o padrão ouro para a avaliação destes pacientes, pois permite a confirmação do diagnóstico e a visualização da extensão do descolamento do anel do ânulo (Vídeo 5-1C). Deiscência

28. RESPOSTA: C. Os defeitos septais atriais podem ocorrer em múltiplas localizações do septo interatrial. Este caso mostra um defeito do seio venoso. Este defeito está comumente associado a drenagem anômala de veias pulmonares direitas e frequentemente necessita de tratamento cirúrgico. O diagnóstico pode ser perdido a menos que seja suspeitado e sejam obtidas as imagens apropriadas (Fig. 5-18A).

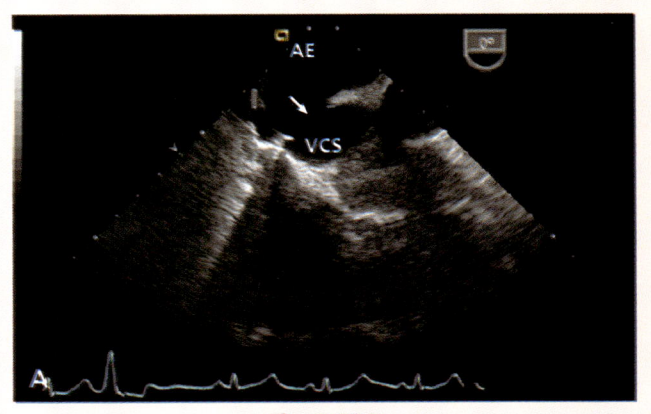

Fig. 5-18A

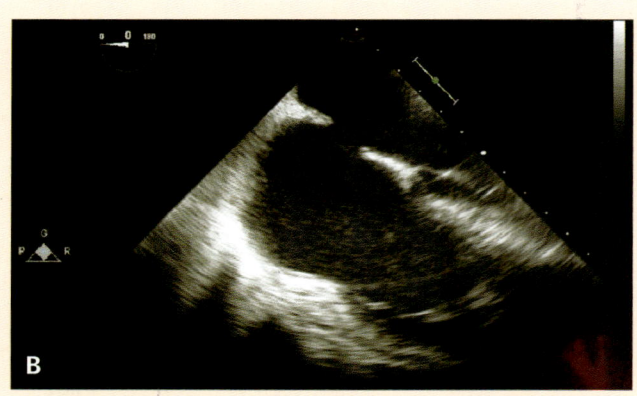

Fig. 5-18B

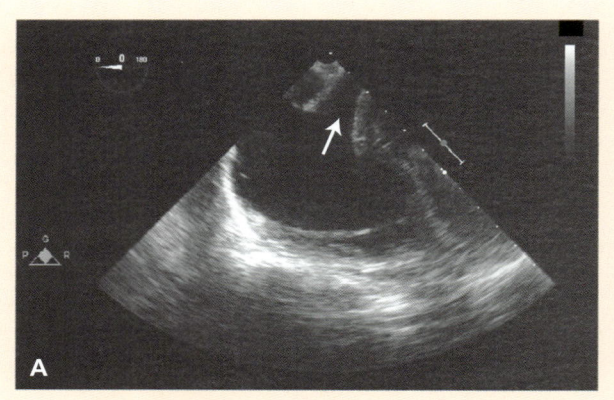

Fig. 5-19A

Esta figura mostra uma visão a 0° no nível dos grandes vasos com leve rotação anti-horária. O objetivo desta incidência é visualizar a veia cava superior, que normalmente aparece com um círculo fechado. No caso de DSA do tipo seio venoso, pode ser visto um defeito na VCS (veja seta) (veja também nos Vídeos 5-6A e 5-2A). Este deve ser confirmado com uma incidência bicaval (90-120 graus) (Vídeo 5-2B). Investigação cuidadosa de todas as veias pulmonares. O DSA mais comum é o tipo *ostium secundum*, como demonstrado na Figura 5-18B, e incidência biplana no Vídeo 5-6B. Este defeito é localizado na fossa *ovalis*, e ocorre quando existe um *septum primum* inadequado. Outro tipo de defeito septal interatrial é o *ostium primium* (um tipo de defeito do coxim endocárdico), que normalmente é acompanhado por uma fenda no folheto mitral.

29. RESPOSTA: B. Um defeito de seio venoso não é passível de fechamento percutâneo.

> **PONTOS-CHAVE**
> - Defeitos de seios venosos são associados a aumento ventricular direito e drenagem anômala de veias pulmonares direitas.
> - Detecção de defeito de seio venoso requer que as incidências corretas sejam obtidas para visualizar a veia cava superior.
> - DSA do tipo seio venoso requer fechamento cirúrgico.

30. RESPOSTA: D. Esta estrutura representa um seio coronariano (SC) severamente dilatado. A causa mais comum de dilatação do SC é a hipertensão atrial direita decorrente da insuficiência cardíaca do lado direito, regurgitação tricúspide, ou hipertensão pulmonar. Entretanto, o grau de dilatação, como visto neste exemplo, quase sempre é causado por uma veia cava superior esquerda persistente drenando no SC. Outra causa mais rara de dilatação significativa do SC é a drenagem anômala de veia pulmonar no SC. Imagem adicional de 0 grau avançando a sonda profundamente irá também mostrar o SC drenando no AD (Fig. 5-19A).

VCS esquerda persistente é uma variante benigna e normalmente não requer outros testes diagnósticos. Inci-

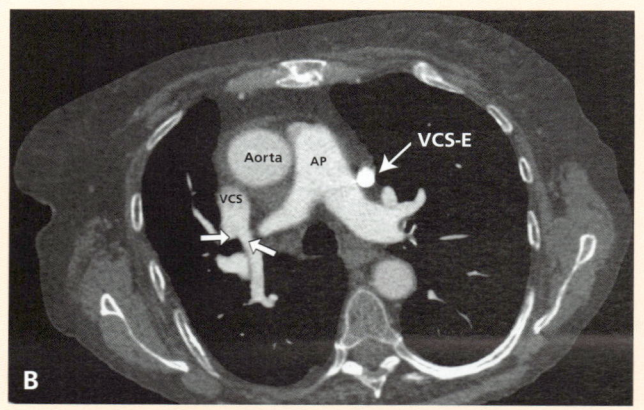

Fig. 5-19B

dentalmente, o caso mostrado possui drenagem anômala de veia pulmonar direita na VCS direita achado na TC (Fig. 5-19B). (AP = artéria pulmonar; VCS = veia cava superior; VCS-E = veia cava superior esquerda persistente.)

31. RESPOSTA: B. A confirmação da suspeita de VCS esquerda persistente é feita pela injeção de solução salina agitada pelo braço esquerdo com demonstração precoce das bolhas no seio coronariano antes do átrio esquerdo (Vídeo 5-7).

> **PONTOS-CHAVE**
> - Um SC dilatado é mais frequentemente em razão da hipertensão atrial direita, mas outras causas incluem fístula para SC, drenagem anômala de veias pulmonares, ou VCS esquerda para SC.
> - Uma VCS esquerda é quase sempre uma variante anatômica benigna.
> - A confirmação de uma conexão entre a VCS esquerda ao SC pode ser obtida pela demonstração de bolhas injetadas na veia do braço esquerdo aparecendo no SC antes de no átrio direito.

32. RESPOSTA: B. Este caso mostra uma dissecção aórtica que é uma complicação rara de cirurgia cardíaca. A dissecção aórtica tipo A é uma emergência cirúrgica com alta mortalidade precoce se não for tratada. As técnicas diagnósticas não invasivas incluem TC, IRM e ETE. Todos eles possuem alta sensibilidade e especificidade. O diagnóstico pelo ETE é com base na demonstração de um retalho intimal. Este aparece como uma ecodensidade linear com modalidade independente. Doppler de fluxo colorido é também útil e demonstra a presença ou não de fluxo muito lento no falso lúmen. É sempre importante confirmar os achados em projeções ortogonais (Vídeos 5-4A e B). A origem das coronárias e sua relação com o retalho intimal deve ser registrado quando possível (Vídeo 5-4C). Fluido no recesso pericárdico pode ser confundido em mãos inexperientes, mas pode ser esclarecido pelo seu contorno e pela falta de fluxo, como visto na Figura 5-20 e no Vídeo 5-8.

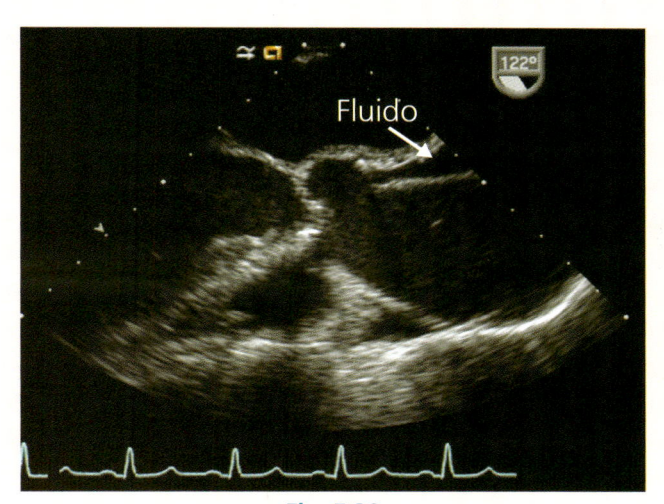

Fig. 5-20

Certos artefatos de ultrassom podem tornar o diagnóstico de dissecção um desafio. Estes artefatos são também densidades lineares, mas eles não respeitam os limites anatômicos e normalmente se movem em paralelo à fonte do artefato (normalmente uma superfície altamente refletiva como um catéter ou parede calcificada).

PONTOS-CHAVE

- Dissecção da válvula aórtica é uma complicação rara de cirurgia cardíaca.
- Demonstração de dissecção aórtica requer imagens nas projeções ortogonais para se demonstrar um retalho entimal com lumens verdadeiro e falso ou um hematoma intramural.
- Informação importante auxiliar que é útil para os cirurgiões inclui a presença ou ausência de fluxo no óstio coronariano e envolvimento da válvula aórtica com regurgitação aórtica significativa.

33. RESPOSTA: D. Este caso ilustra uma origem anômala da artéria coronária direita do seio esquerdo de Valsalva. Imagens em tempo real mostram este achado com melhores detalhes (Vídeos 5-5A e B). Uma origem anômala da ACD do seio coronariano esquerdo possui implicações importantes, pois normalmente o segmento inicial possui um curso transmural e então corre entre a aorta e a artéria pulmonar (Veja a representação 3D da TC na Figura 5-21) frequentemente comprimindo o lumen. (ACEP = artéria coronária esquerda principal; TSVD = trato de saída do ventrículo direito.)

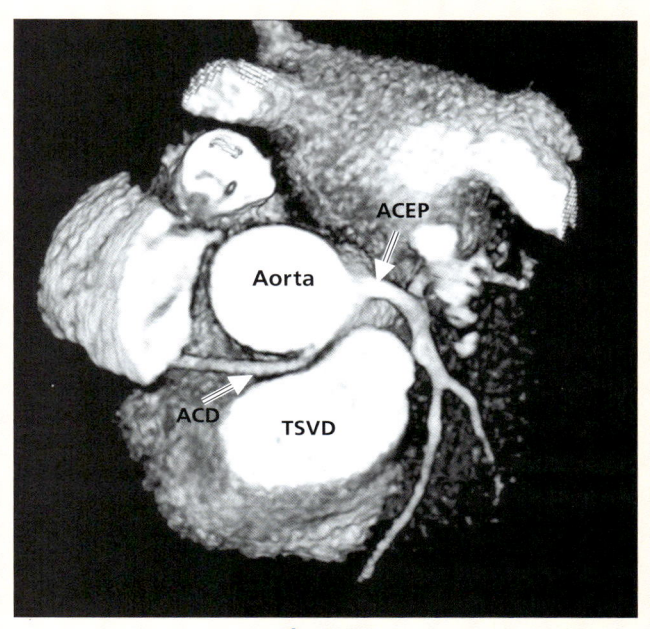

Fig. 5-21

A incidência de coronária direita anômala do seio coronariano esquerdo é em torno de 0,1-0,2% em uma série de angiografias. Angina, síncope, morte súbita e infarto do miocárdio têm sido associados a esta anormalidade.

PONTOS-CHAVE

- Origem anômala da artéria coronária direita do seio esquerdo de Valsalva é uma anomalia rara congênita associada a angina, infarto do miocárdio e morte cardíaca súbita.
- Com o exame cuidadoso, ele pode ser visualizado utilizando ETE, mas requer confirmação com ângio TC ou cateterismo cardíaco.

LEITURAS SUGERIDAS

Amarenco P, Cohen A, Tzourio C et al. Atherosclerotic disease of the aortic arch and the risk of ischemic stroke. *N Engl J Med.* 1994;331:1474-1479.

Brown RD Jr, Khandheria BK, Edwards WD. Cardiac papillary fibroelastoma: a treatable cause of transient ischemic attack and ischemic stroke detected by transesophageal echocardiography. *Mayo Clin Proc.* 1995;70:863-868.

Douglas PS, Khandheria B, Stainback RF et al. ACCF/ASE/ACEP/ASNC/SCAI/SCCT/SCMR 2007 appropriateness criteria for transthoracic and transesophageal echocardiography: a report of the American College of Cardiology Foundation Quality Strategic Directions Committee Appropriateness Criteria Working Group, American Society of Echocardiography, American College of Emergency Physicians, American Society of Nuclear Cardiology, Society for Cardiovascular Angiography and Interventions, Society of Cardiovascular Computed Tomography, and the Society for Cardiovascular Magnetic Resonance endorsed by the American College of Chest Physicians and the Society of Critical Care Medicine. *J Am Coll Cardiol* 2007;50:187-204.

Fehske W, Grayburn PA, Omran H et al. Morphology of the mitral valve as displayed by multiplane transesophageal echocardiography. *J Am Soc Echocardiogr.* 1994;7:472-479.

Garduno C, Chew S, Forbess J, Smith PK, Grocott HP. Persistent left superior vena cava and partial anomalous pulmonary venous connection: incidental diagnosis by transesophageal echocardiography during coronary artery bypass surgery. *J Am Soc Echocardiogr.* 1999;12:682-685.

Goldman ME, Pearce LA, Hart RG et al. Pathophysiologic correlates of thromboembolism in nonvalvular atrial fibrillation: I. Reduced flow velocity in the left atrial appendage (The Stroke Prevention in Atrial Fibrillation [SPAF-III] Study). *J Am Soc Echocardiogr.* 1999;12:1080-1087.

Goldstein SA, Campbell A, Mintz GS, Pichard A, Leon M, Lindsay J Jr. Feasibility of on-line transesophageal echocardiography during balloon mitral valvulotomy: experience with 93 patients. *J Heart Valve Dis.* 1994;3:136-148.

Grimm RA, Stewart WJ, Maloney JD et al. Impact of electrical cardioversion for atrial fibrillation on left atrial appendage function and spontaneous echo contrast: characterization by simultaneous transesophageal echocardiography. *J Am Coll Cardiol.* 1993;22:1359-1366.

Hurle JM, Garcia-Martinez V, Sanchez-Quintana D. Morphologic characteristics and structure of surface excrescences (Lambl's excrescences) in the normal aortic valve. *Am J Cardiol.* 1986;58:1223-1227.

Katz ES, Tunick PA, Colvin SB, Culliford AT, Kronzon I. Aortic dissection complicating cardiac surgery: diagnosis by intraoperative biplane transesophageal echocardiography. *J Am Soc Echocardiogr.* 1993;6:217-222.

Kronzon I, Tunick PA. Transesophageal echocardiography as a tool in the evaluation of patients with embolic disorders. *Prog Cardiovasc Dis.* 1993;36:39-60.

Kronzon I, Sugeng L, Perk G et al. Real-time 3-dimensional transesophageal echocardiography in the evaluation of post-operative mitral annuloplasty ring and prosthetic valve dehiscence. *J Am Coll Cardiol.* 2009;53:1543-1547.

Kronzon I, Tunick PA, Freedberg RS et al. Transesophageal echocardiography is superior to transthoracic echocardiography in the diagnosis of sinus venosus atrial septal defect. *J Am Coll Cardiol.* 1991;17:537-542.

Muller S, Feuchtner G, Bonatti J et al. Value of transesophageal 3D echocardiography as an adjunct to conventional 2D imaging in preoperative evaluation of cardiac masses. *Echocardiography.* 2008;25:624-631.

Nienaber CA, von Kodolitsch Y, Nicolas V et al. The diagnosis of thoracic aortic dissection by noninvasive imaging procedures. *N EngI J Med.* 1993;328:1-9.

Nienaber CA, Kische S, Skriabina V, Ince H. Noninvasive imaging approaches to evaluate the patient with known or suspected aortic disease. *Circ Cardiovasc Imaging.* 2009;2:499-506.

Novaro GM, Mishra M, Griffin BP. Incidence and echocardiographic features of congenital unicuspid aortic valve in an adult population. *J Heart Valve Dis.* 2003;12:674-678.

O'Gara P, Sugeng L, Lang R et al. The role of imaging in chronic degenerative mitral regurgitation. *JACC Cardiovasc Imaging.* 2008;1:221-237.

Ohta Y, Ohta T, Kobayashi S, Izumi S, Shimada T. Anomalous origin of the right coronary artery from the left sinus of valsalva: diagnosis by multiplane transesophageal echocardiography. *Echocardiography.* 2002;19:161-163.

Perez de Isla L, de Castro R, Zamorano JL et al. Diagnosis and treatment of cardiac myxomas by transesophageal echocardiography. *Am J Cardiol.* 2002;90:1419-1421.

Reeder GS, Khandheria BK, Seward JB, Tajik AJ. Transesophageal echocardiography and cardiac masses. *Mayo Clin Proc.* 1991;66:1101-1109.

Salcedo EE, Quaife RA, Seres T, Carroll JD. A framework for systematic characterization of the mitral valve by real-time three-dimensional transesophageal echocardiography. *J Am Soc Echocardiogr.* 2009;22:1087-1099.

Sun JP, Asher CR, Yang XS et al. Clinical and echocardiographic characteristics of papillary fibroelastomas: a retrospective and prospective study in 162 patients. *Circulation.* 2001;103:2687-2693.

Verhorst PM, Kamp O, Visser CA, Verheugt FW. Left atrial appendage Flow velocity assessment using transesophageal echocardiography in nonrheumatic atrial fibrillation and systemic embolism. *Am J Cardiol.* 1993;71:192-196.

Zabalgoitia M, Halperin JL, Pearce LA, Blackshear JL, Asinger RW, Hart RG. Transesophageal echocardiographic correlates of clinical risk of thromboembolism in nonvalvular atrial fibrillation. Stroke Prevention in Atrial Fibrillation III Investigators. *J Am Coll Cardiol.* 1998;31:1622-1626.

Técnica Ultrassônica Orientada por Metas

CAPÍTULO 6

Annitta J. Morehead

1. Para a maioria das projeções paraesternais, em qual das seguintes posições o paciente deverá ser colocado a fim de que sejam obtidas as melhores imagens?
   A. Posição de Trendelemburg com braço estendido para cima.
   B. Posição de decúbito ventral com o braço esquerdo estendido para cima.
   C. Posição de decúbito dorsal com o braço esquerdo estendido para cima.
   D. Posição de decúbito lateral direito acentuado com o braço esquerdo estendido para cima.
   E. Posição de decúbito lateral esquerdo acentuado com o braço esquerdo estendido para cima.

2. O ultrassonografista deve estar capacitado a distinguir artefato de imagem de achados anatômicos. Para excluir artefato de imagem e demontrar achados anatômicos verdadeiros, qual das seguintes regras deve ser aplicada?
   A. O achado em questão deve ser visualizado tanto com o transdutor de alta frequência quanto com o de baixa frequência.
   B. O achado em questão deve ser visualizado em todas as projeções paraesternal e apical.
   C. O achado em questão deve ser visualizado em pelo menos duas projeções.
   D. O achado em questão deve ser visualizado em pelo menos três projeções.
   E. O achado em questão deve ser excluído utilizando-se contraste para opacificação da câmara.

3. Em pacientes com dificuldades técnicas para imagens paraesternais, qual das seguintes projeções pode ser substituída pela projeção de eixo longo paraesternal?
   A. Apical 2 câmaras.
   B. Eixo longo apical.
   C. Apical 4 câmaras.
   D. Apical 5 câmaras.
   E. Subcostal 4 câmaras.

4. Quais projeções podem ser obtidas pelo eixo longo paraesternal esquerdo ao se concluir uma angulação medial assim como uma angulação lateral do transdutor?
   A. Via de entrada do ventrículo direito (VD) e via de saída do VD.
   B. Via de entrada do ventrículo esquerdo (VE) e via de saída do VE.
   C. Via de saída do VD e via de entrada da veia pulmonar.
   D. Veia cava inferior e veia hepática.
   E. Aorta ascendente e aorta descendente.

5. Qual das seguintes janelas de imagem transtorácica é a melhor para avaliação do ápice do VE?
   A. Paraesternal.
   B. Apical.
   C. Subcostal.
   D. Supraclavicular.
   E. Supraesternal.

6. Qual das seguintes séries de imagem constitui um exame bidimensional (2D) de eixo curto paraesternal?
   A. Ventrículo esquerdo, ventrículo direito, átrio esquerdo (AE) e átrio direito (AD).
   B. VE ao nível apical, VE ao nível dos músculos papilares, VE ao nível da base, projeção de válvula mitral e projeções de válvulas aórtica, pulmonar e tricúspide.
   C. AE, válvula mitral, VE, válvula aórtica e VD.
   D. VE, válvula mitral e AE.
   E. VD, válvula tricúspide e AD.

7. Motilidade da parede reduzida é definida por qual dos seguintes termos?
   A. Motilidade normal da parede.
   B. Movimento hipercinético da parede.
   C. Movimento hipocinético da parede.
   D. Movimento acinético da parede.
   E. Movimento discinético da parede.

8. O AE é mais bem planimetrado para estimativa de volume em qual fase do ciclo cardíaco?
   A. Final da diástole ventricular.
   B. Final da sístole ventricular.
   C. Meio da sístole ventricular.
   D. Início da diástole ventricular.
   E. Início da sístole ventricular.

9. Projeções subcostais podem ser significativamente melhoradas por qual das seguintes manobras?
   A. Manobra de Valsalva.
   B. Expiração mantida.
   C. Várias inspirações rápidas e profundas.
   D. Inspiração mantida.
   E. Posição supina com elevação da perna a 45 graus.

10. O prolapso de válvula mitral (PVM) é bem demonstrado em quais dos seguintes modos de imagens e projeções?
    A. Projeção 2D de eixo curto paraesternal.
    B. Projeção 2D apical 4 câmaras.
    C. Projeção 2D derivada do modo M de eixo longo paraesternal.
    D. Projeção 2D do eixo longo apical.
    E. Projeção 2D do eixo longo paraesternal.

11. O ultrassonografista pode verificar que o pico máximo da onda E da velocidade ao Doppler do influxo VE foi adquirido realizando-se qual dos seguintes itens como comparação?
    A. Doppler de onda pulsada (DOP) do influxo do VE com a amostragem de volume posicionada 1 cm distal ao anel mitral.
    B. DOP do influxo VD.
    C. Doppler de onda contínua do influxo VE.
    D. DOP da veia pulmonar.

12. O exame diastólico pelo Doppler inclui imagem por Doppler tecidual (IDT) dos anéis mitrais lateral e septal. Um erro comum do operador é colocar a amostra de volume sem cuidado em qual localização?
    A. Segmento apical VE.
    B. Segmento médio ventricular esquerdo.
    C. Segmento basal VE.
    D. Anel septal VD.
    E. Segmento basal VD.

13. Se o aumento atrial esquerdo for observado sem nenhuma evidência de doença valvar, o sonografista deve realizar qual dos seguintes itens para posterior avaliação da etiologia?
    A. Injeção de solução salina agitada.
    B. Injeção de contraste para opacificação do VE.
    C. Avalição da função diastólica.
    D. Ecocardiografia de estresse.
    E. Manobra de Valsalva.

14. O sonografista deve realizar qual dos seguintes procedimentos para localizar com maior certeza o orifício de regurgitação mitral quando estiver adquirindo dados para calcular a área da superfície esoproximal de velocidade (PISA)?
    A. Reduzir a profundidade resultando em melhor resolução da válvula mitral.
    B. Mudar a velocidade basal do Doppler colorido para aproximadamente 80 cm/s.
    C. Mudar a velocidade basal do Doppler colorido para aproximadamente 40 cm/s.
    D. Reduzir o índice mecânico (IM) para a faixa de 0,1-0,8.
    E. Congelar a imagem do Doppler colorido, alternar o Doppler colorido para ligado e desligado revelando a imagem 2D para localizar o orifício.

15. Em qual dos seguintes cenários deverá o sonografista usar o modo fundamental em vez da modalidade de imagem harmônica?
    A. Pacientes magros com imagens tecnicamente difíceis.
    B. Pacientes obesos com imagens tecnicamente difíceis.
    C. Pacientes com doença pulmonar obstrutiva crônica.
    D. Pacientes com *pectus escavatum*.
    E. Não existe uma condição específica para se utilizar exclusivamente o modo fundamental.

16. As imagens paraesternais na Figura 6-1 foram obtidas na diástole e na sístole. De qual espaço intercostal as imagens-padrão idealmente devem ser obtidas?

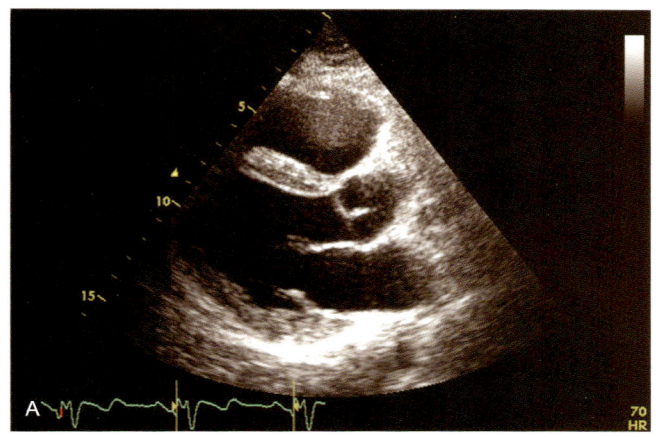

Fig. 6-1A

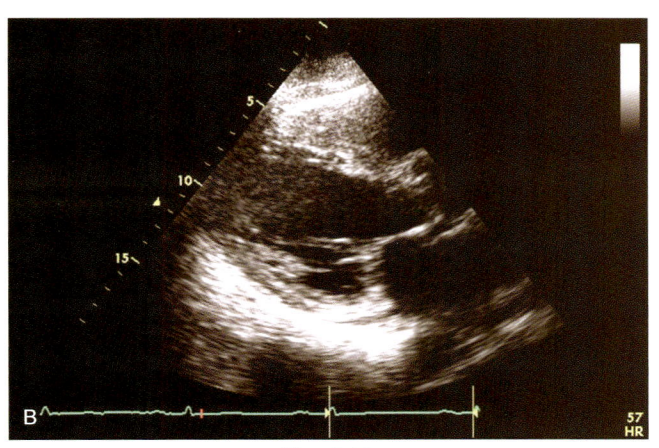

Fig. 6-1B

A. Terceiro espaço intercostal.
B. Quarto espaço intercostal.
C. Quinto espaço intercostal.
D. Sexto espaço intercostal
E. O espaço intercostal mais alto possível.

17. Qual diferença técnica é vista nestas imagens apicais entre Figuras 6-2A e B *versus* Figuras 6-2C e D, que irá resultar em determinação diferente da fração de ejeção?

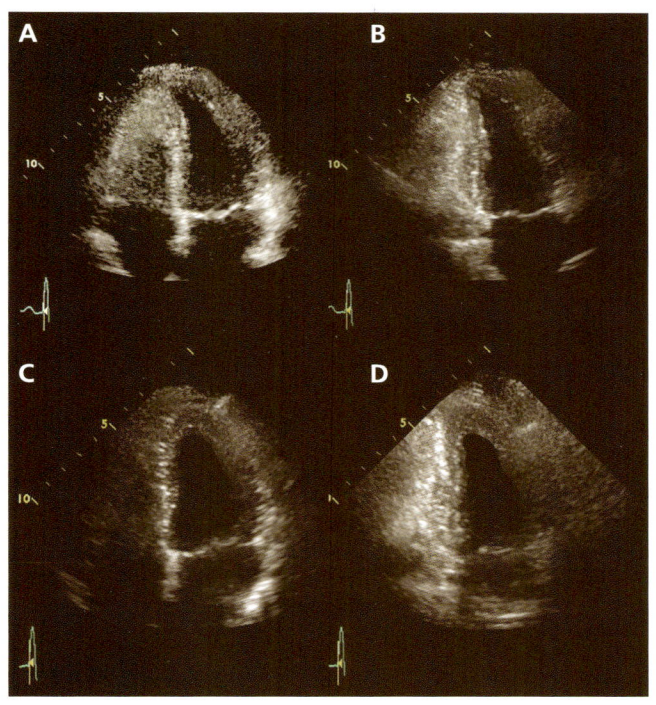

Fig. 6-2A-D

A. Pobre visualização das bordas endocárdicas no setor do campo proximal.
B. Encurtamento do ápice do VE em A e B.
C. Encurtamento do ápice do VE em C e D.
D. Muita profundidade.
E. Setor de imagem muito estreito.

18. Durante qual estágio do ciclo cardíaco as imagens apicais na Figura 6-3 foram obtidas para mensuração do volume atrial esquerdo?

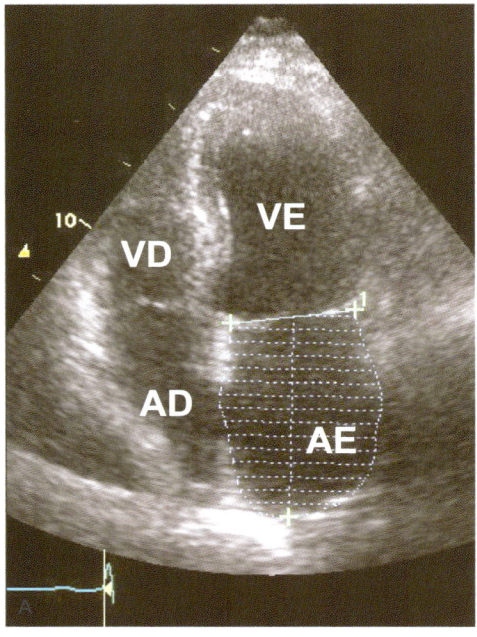

Fig. 6-3A

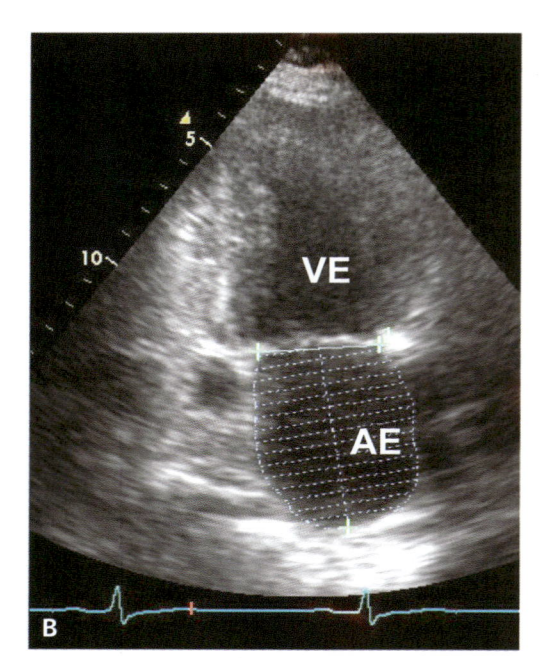

Fig. 6-3B

A. Sístole ventricular final.
B. Sístole ventricular média.
C. Diástole ventricular final.
D. Diástole ventricular média.
E. Sístole atrial final.

19. Qual das seguintes imagens de DOP na Figura 6-4 demonstra a técnica mais precisa?

A. Painel A.
B. Painel B.
C. Painel C.

20. Qual erro comum acontece ao se adquirir dados de Doppler do influxo VD na imagem apical 4 câmaras, como na Figura 6-5?

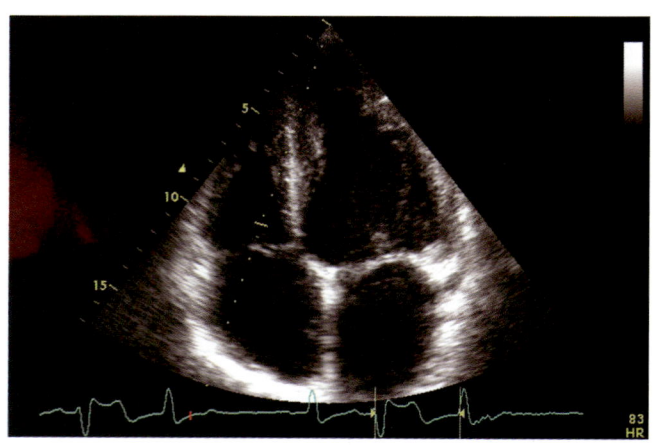

Fig. 6-5

A. O tamanho do volume de amostragem do Doppler é muito pequeno.
B. O ganho do Doppler colorido está ajustado muito alto.
C. A velocidade de varredura do Doppler está muito rápida.
D. Desalinhamento do cursor do Doppler.
E. Profundidade da imagem 2D muito grande.

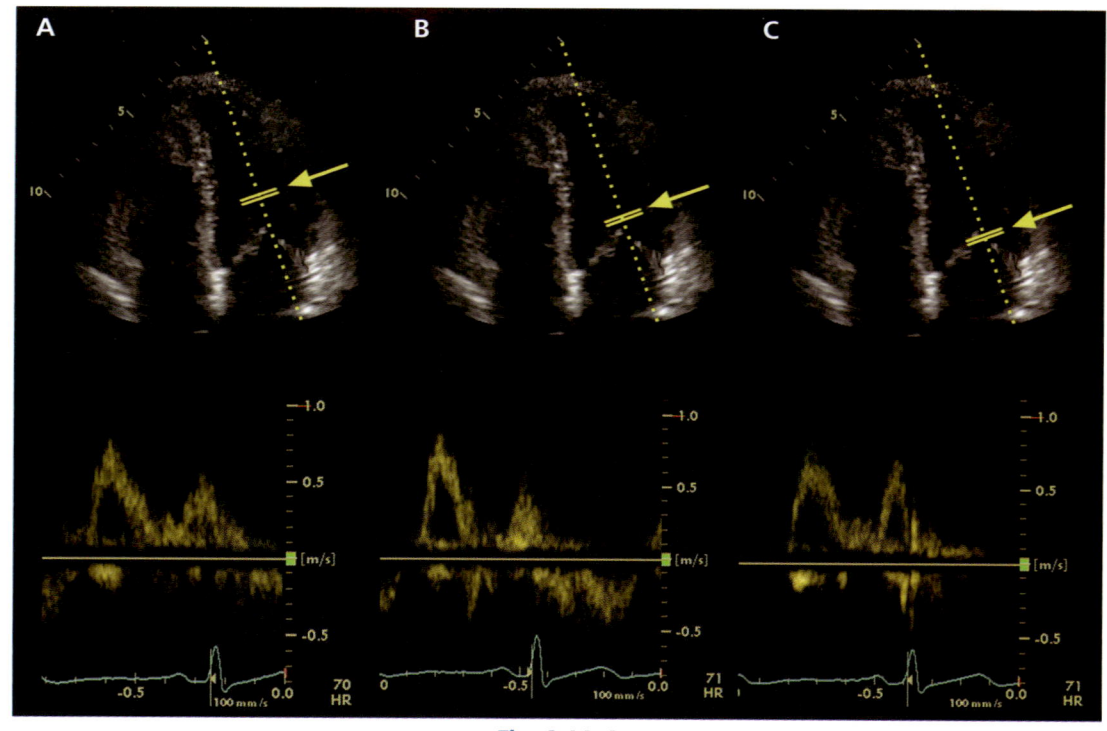

Fig. 6-4A-C

21. Qual das seguintes manobras explica melhor a diferença no padrão de influxo mitral entre as Figuras 6-6A e 6-6B?

A. A Figura 6-6A foi obtida com elevação da perna e a Figura 6-6B com o abaixamento das pernas para a posição supina.
B. A Figura 6-6A foi realizada enquanto se administravam fluidos e a Figura 6-6 B enquanto se administravam diuréticos.
C. A Figura 6-6A é a basal e a Figura 6-6 B foi realizada com a manobra de Valsalva.
D. A Figura 6-6A foi realizada com a manobra de Valsalva e a Figura 6-6 B após retorno desta manobra.

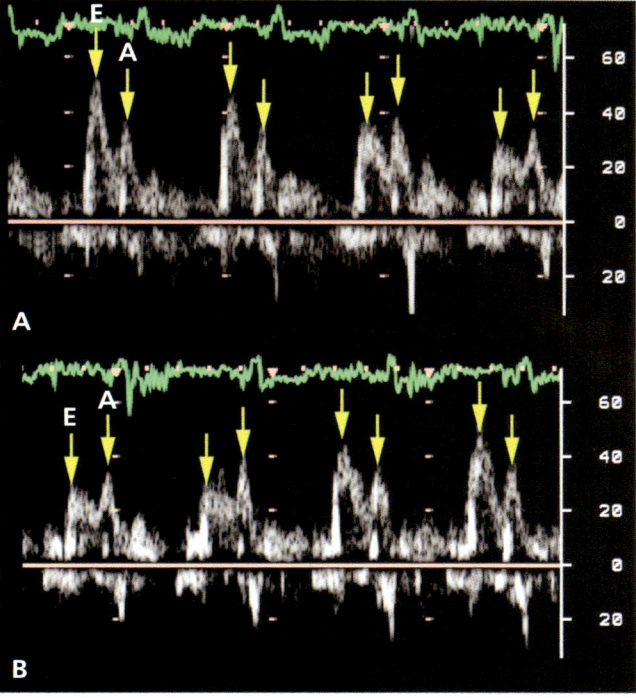

Fig. 6-6A-B

22. Qual das seguintes frases descreve a melhor técnica para fluxo venoso pulmonar, explicando a diferença entre as Figuras 6-7A e 6-7B?

A. Figura 6-7A, o tamanho do volume de amostragem foi 1-2 mm, posicionado na junção entre AE e veia pulmonar.
B. Figura 6-7B, o tamanho do volume de amostragem foi 3-4 mm, posicionado na junção do AE e veia pulmonar.
C. Figura 6-7A, o tamanho do volume de amostragem foi 1-2 mm, posicionado 1 cm dentro da veia pulmonar.
D. Figura 6-7B, o tamanho do volume de amostragem foi 3-4 mm, posicionado 1 cm dentro da veia pulmonar.

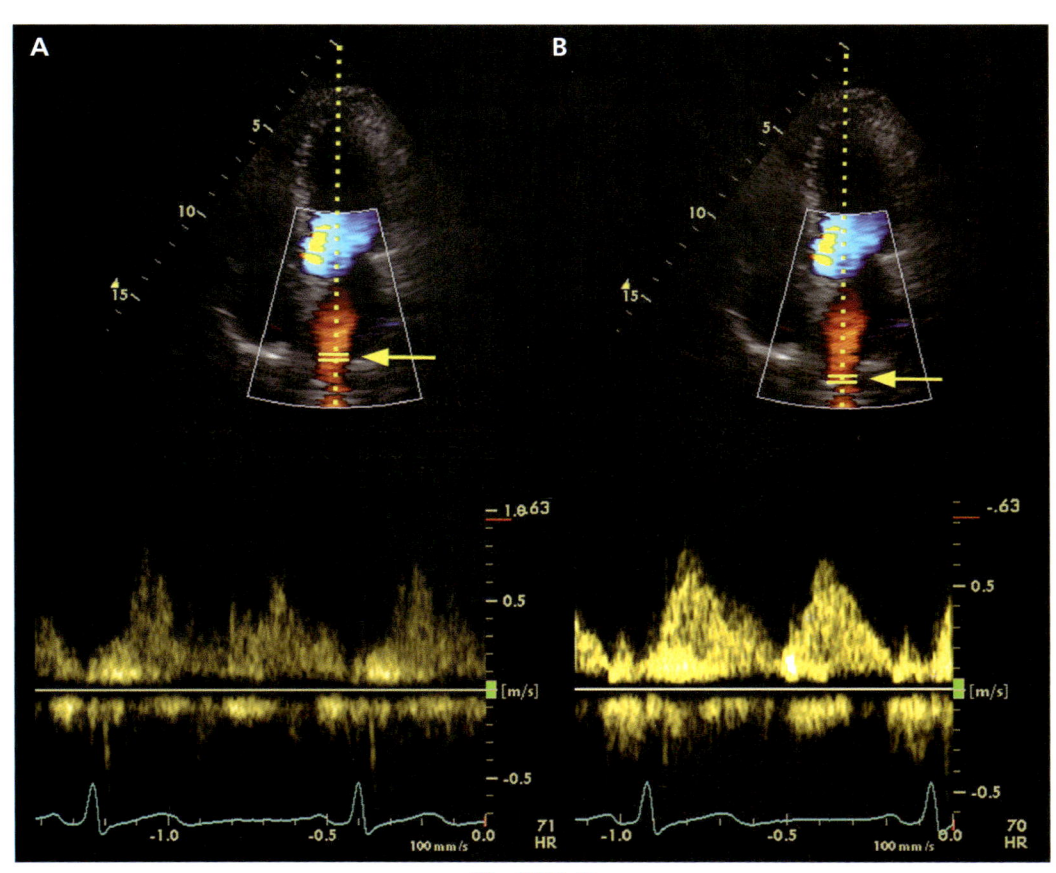

Fig. 6-7A-B

23. Quais imagens foram obtidas neste paciente com regurgitação aórtica (Fig. 6-8)?

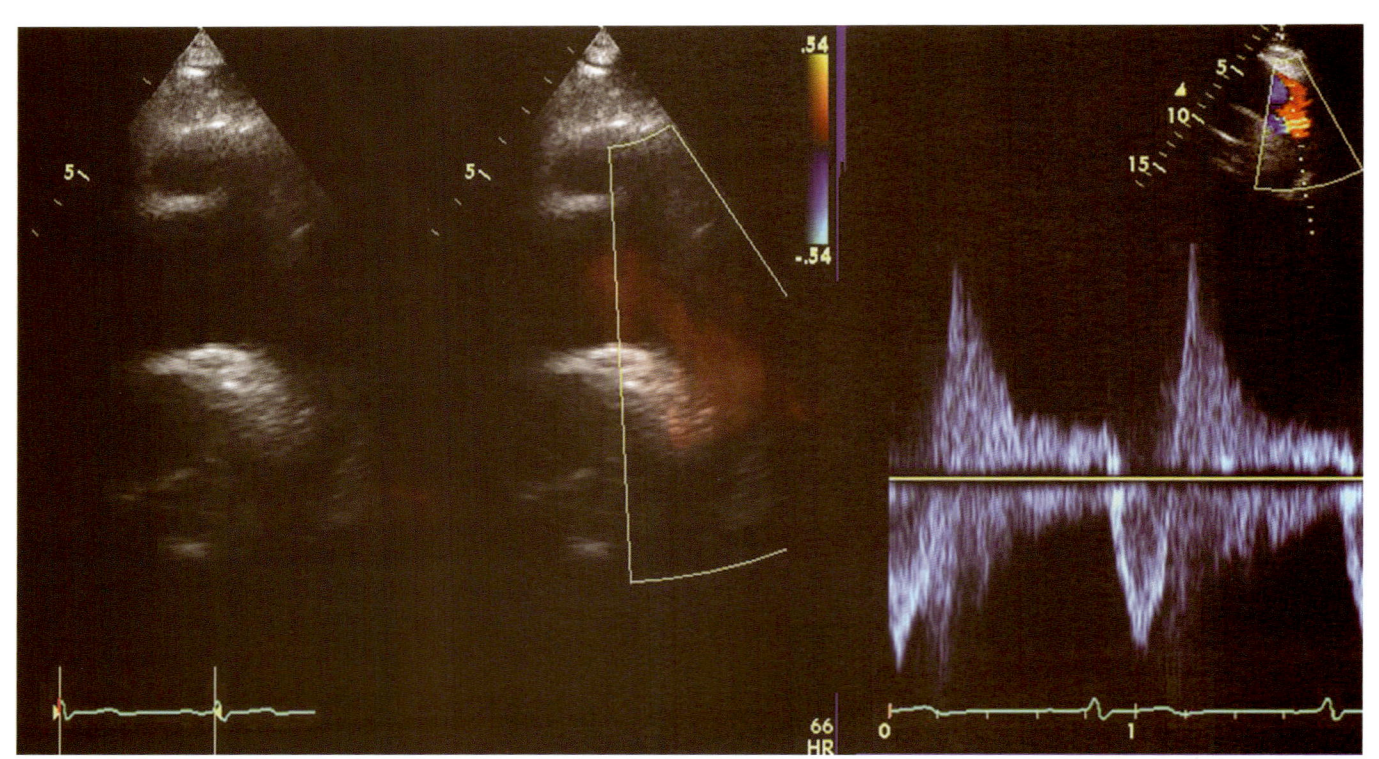

Fig. 6-8

A. Paraesternal direita alta 2D com Doppler pulsado.
B. Paraesternal direita alta 2D com Doppler de onda contínua.
C. Fúrcula supraesternal 2D e Doppler de onda contínua.
D. Fúrcula supraesternal 2D e DOP.

24. Qual das seguintes imagens de Doppler tecidual dos anéis mitrais lateral e septal estão corretas (Fig. 6-9)?
A. A e C estão corretas.
B. B e D estão corretas.
C. A e C e B e D estão corretas e devem ser a média.

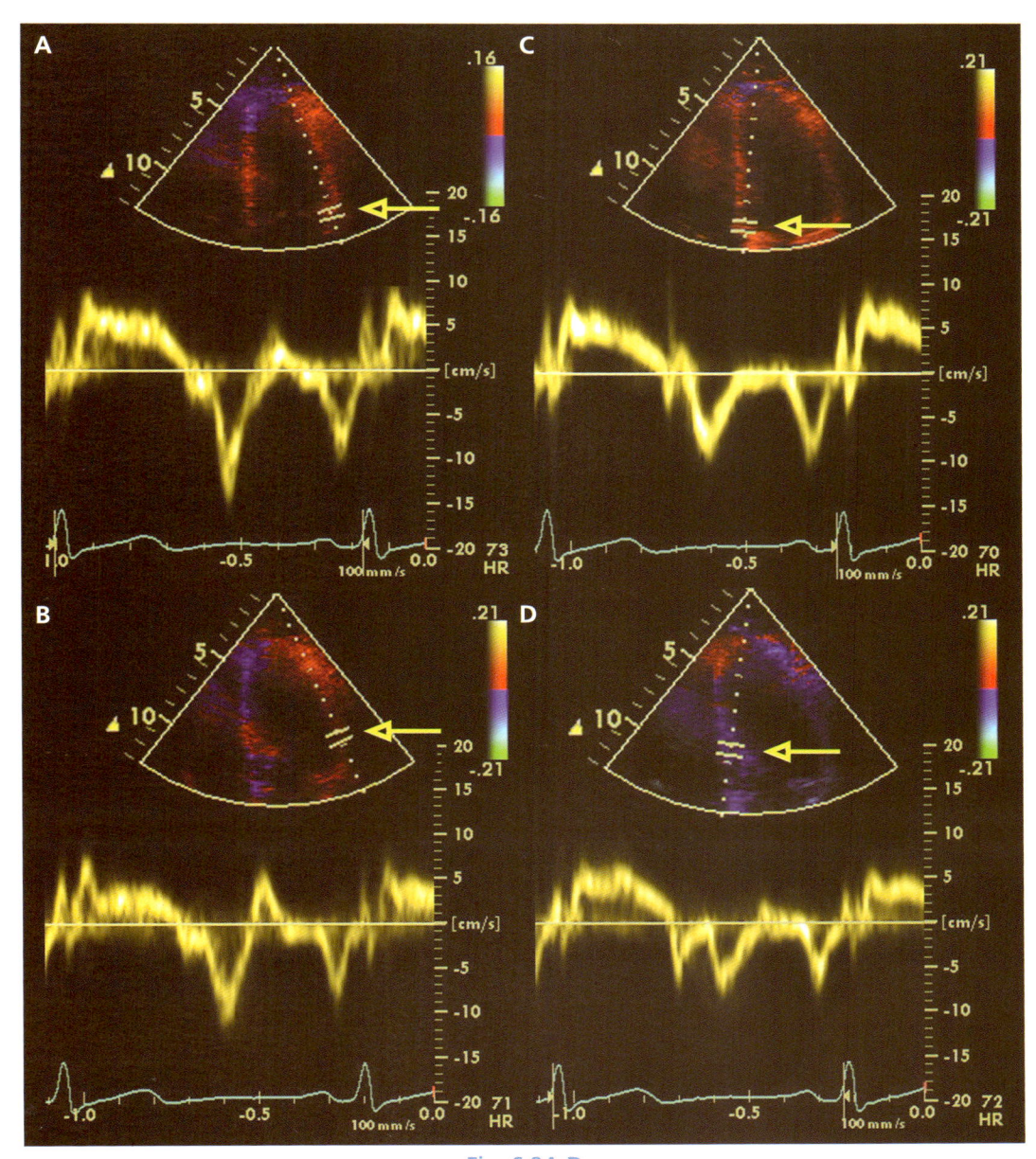

Fig. 6-9A-D

25. Qual é a causa do efeito de contraste ecocardiográfico pobre na região apical desta imagem de 4 câmaras (Fig. 6-10)?
    A. Artefato de imagem.
    B. Músculo papilar.
    C. Grande trabeculação.
    D. Ajuste de ganho de tempo muito baixo.
    E. IM ajustado muito alto.

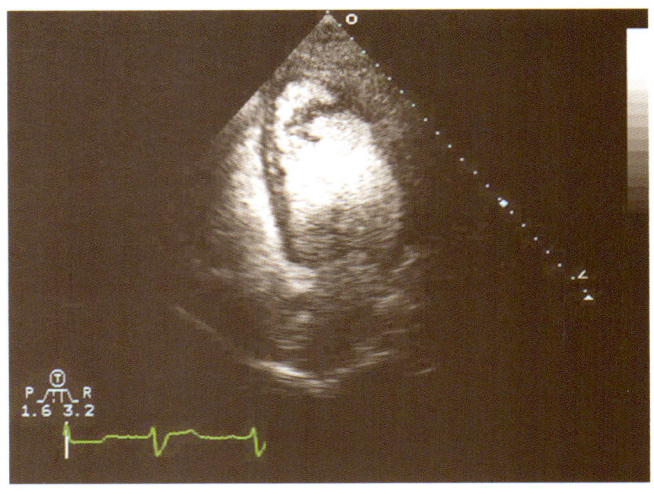

Fig. 6-10

RESPOSTAS

1. RESPOSTA: E. O posicionamento do paciente pode impactar significativamente a qualidade da imagem, ajudando a colocar o coração perto da parede torácica e alongando os espaços intercostais. O sonografista deve posicionar o paciente na posição de decúbito lateral esquerdo inclinado, com o braço esquerdo esticado para cima. Esta posição auxilia a aproximação do coração para perto da parede torácica e consequentemente mais perto do transdutor. O sonografista irá, então, tentar obter imagem das projeções paraesteral em eixos curto e longo através do espaço intercostal mais alto possível. Dependendo da configuração do tórax do paciente, o terceiro, quarto ou quinto espaços entercostais poderão ser o mais alto e o mais apropriado. Pacientes com *pectus excavatum* provavelmente possuem uma janela paraesternal esquerda baixa. O objetivo é obter uma imagem tomograficamente correta, onde as estruturas cardíacas são perpendiculares, ou a 90 graus com relação ao feixe de ultrassom. O sonografista deverá sempre tentar obter imagem de uma projeção paraesternal alta e movendo para baixo um espaço intercostal por vez, até que o correto espaço intercostal seja alcançado.

2. RESPOSTA: C. Artefatos de imagem comumente resultam de sombras acústicas, reverberação e uma relação sinal/ruído baixa, assim como outros fatores. O achado em questão deve ser visualizado em, pelo menos, duas projeções para excluir artefatos de imagem, assim como para demonstrar corretamente a anatomia.

3. RESPOSTA: B. Alguns pacientes são tecnicamente difíceis de obter imagem pelas janelas paraesternais em eixo longo e eixo curto. Isto pode limitar a interpretação decorrente da falta de dados da imagem paraesternal. O eixo longo apical é uma vista alternativa aceitável à paraesternal de eixo longo, pois a anatomia na projeção apical de eixo longo é idêntica à paraesternal de eixo longo com um "bônus" adicional de visualização dos segmentos apicais. Esta projeção deve ser difícil de obter em pacientes altos e magros.

4. RESPOSTA: A. O sonografista pode facilmente obter dados de imagem do influxo VD (influxo tricúspide) e escoamento do VD (escoamento pulmonar). O influxo VD é obtido inclinando-se o transdutor inferior e medialmente da projeção paraesternal de eixo longo original. O sonografista pode obter imagem do influxo do VD a partir do mesmo espaço intercostal, como a projeção de eixo longo paraesternal do VE, ou necessitará mover um espaço intercostal para baixo para otimizar a visualização do influxo do VD.

A visualização do escoamento do VD pelo eixo longo paraesternal é obtida simplesmente inclinando-se o transdutor em direção lateral oposta para visualizar o escoamento do VD.

Essas duas projeções são frequentemente esquecidas entretanto, são particularmente úteis para adicionar informações valiosas sobre o coração direito.

5. RESPOSTA: B. A janela transtorácica apical é a melhor para avaliação da região apical verdadeira do VE. A região apical é a que tem maior probabilidade de desenvolver um aneurisma após infarto do miocárdio, assim como formação de trombo apical. A interrogação da região apical pelas projeções apical 4 câmaras, apical 2 câmaras e apical eixo longo coloca o ápice ventricular no ultrassom de campo proximal, melhorando ainda mais a visualização da região apical. O sonografista pode obter informação adicional incluindo imagens de eixo curto paraesternal apical. Essa projeção é adquirida direcionando-se o transdutor para o ápice enquanto enquadra o segmento apical. Isto é particularmente útil em avaliação adicional ou excluindo trombo apical.

6. RESPOSTA: B. A projeção do eixo curto paraesternal inclui esta série de imagens: (1) nível apical do VE; (2) nível dos músculos papilares do VE; (3) nível basal do VE; (4) vista da válvula mitral; e (5) as vistas das válvulas aórtica, pulmonar e tricúspide.

7. RESPOSTA: C. A redução da motilidade da parede é descrita como hipocinesia, a qual é vista como redução do espessamento muscular com relação aos segmentos normais. Isto pode contribuir para o remodelamento VE e/ou uma FE reduzida. Parede acinética descreve a ausência de motilidade significativa da parede, e parede descinática significa que o segmento está se movendo para fora durante a sístole.

8. RESPOSTA: B. A avaliação da função do átrio esquerdo inclui a medida do volume atrial esquerdo. O sonografista deve coletar as projeções apical 4 câmaras e 2 câmaras maximizando o tamanho atrial esquerdo. A avaliação precisa do volume atrial esquerdo requer o traçado do maior tamanho do AE na projeção 4 e 2 câmaras no final da sístole ventricular. Neste momento, o AE estará em seu maior tamanho.

9. RESPOSTA: D. Projeções subcostais adicionam mais informações especialmente quando as projeções paraesternais são tecnicamente difíceis. O sonografista pode obter imagens abaixo da caixa torácica resultando no plano 4 câmaras. Esta é uma excelente janela para avaliação do septo atrial, pois o septo está perpendicular ao feixe de ultrassom. O sonografista pode rodar o transdutor no sentido anti-horário aproximadamente 90 graus, resultando em projeção de eixo curto. Para melhorar a visualização do coração nas projeções subcostais, o sonografista deve instruir o paciente a "inspirar e segurar" pelo maior tempo que tolerar. Esta manobra de inspiração mantida abaixa o diafragma e empurra o coração para frente em direção ao transdutor, trazendo-o para perto do transdutor, resultando em imagens melhores.

10. RESPOSTA: E. PVM é uma anormalidade valvar comum observada no exame ecocardiográfico e é definida como deslocamento do(s) folheto(s) da válvula mitral elevando o plano do anel para dentro do AE. A projeção do eixo longo paraesternal coloca os folhetos mitrais perpendiculares ao feixe de ultrassom e, portanto, revela melhor a motilidade do folheto da válvula mitral. Isto também visualiza a porção superior do anel, que possui geometria em formato de sela. A projeção apical 4 câmaras não deve ser utilizada como imagem única para diagnosticar PVM, porque a porção inferior do anel é vista. Isto pode levar a mais diagnósticos de PVM.

11. RESPOSTA: C. Dados precisos de Doppler são críticos para o diagnóstico de disfunção diastólica. A velocidade do influxo do VE por DOP (pico da onda E) é rotineiramente aferida na avaliação distólica do Doppler. O enchimento diastólico do VE é obtido mais precisamente posicionando-se a amostragem do volume do DOP na ponta dos folhetos da válvula mitral. O objetivo é obter a maior medida da velocidade de pico E do enchimento VE. Para se verificar se a velocidade de pico da onda E foi adquirida, o sonografista pode justapor o pico da onda E do DOP com o pico da onda E do influxo do VE ao Doppler de onda contínua. O sonografista deve procurar pela velocidade máxima e pode utilizar Doppler de onda contínua como um auxílio na determinação da velocidade máxima.

12. RESPOSTA: C. IDT deve ser coletado do anel mitral quando se avalia a função diastólica. Os segmentos lateral e do septo basal do VE são algumas vezes amostrados com erro. O sonografista deve tomar cuidado para assegurar-se de que o volume de amostragem está apropriadamente colocado na região anular do lado oposto ao segmento basal, que é comumente utilizado para avaliação de dessincronismo VE.

13. RESPOSTA: C. Pressões diastólica final do VE e atrial esquerda cronicamente elevadas levam por fim ao aumento atrial. O sonografista deve suspeitar de disfunção diastólica quando se observar aumento atrial esquerdo ou bilateral sem nenhuma evidência de doença valvar. Os átrios direito e esquerdo devem ser adequadamente planimetrados para informar as medidas de volume máximo e uma avaliação ecocardiográfica completa da diástole.

14. RESPOSTA: E. Quantificação da regurgitação mitral inclui a obtenção do PISA. Um componente do PISA é o diâmetro radial do *aliasing*. O sonografista deve localizar com precisão o orifício regurgitante para medir corretamente o raio do *aliasing* ao Doppler colorido. É frequentemente fácil de se observar o contorno do Doppler colorido, entretanto, pode ser difícil se observar o orifício em si. O sonografista pode congelar a imagem ótima do contorno do Doppler colorido e depois simplesmente remove o *display* de cores da imagem. O sonografista deve localizar o orifício regurgitante e posicionar o primeiro cursor, depois retornar o *display* de cores e posicionar o segundo cursor na primeira velocidade de *aliasing*.

15. RESPOSTA: E. Não existe condição específica para utilizar exclusivamente o modo fundamental. A resolução é crítica na obtenção de imagens de alta qualidade. A utilização de transdutores de frequências mais altas irá promover melhor resolução axial e lateral; entretanto, pode resultar em um aumento da atenuação durante a propagação tecidual. Existe um dilema entre alta resolução espacial e sensibilidade para avaliação de estruturas no campo distal ou profundamente no corpo. O sonografista deve realizar sob medida cada exame específico para os requisitos de cada paciente. Dependendo da patologia, um exame pode incluir tanto a imagem harmônica quando a fundamental, mantendo em mente que a alta resolução resulta em perda de penetração, e baixa resolução resulta em grande penetração.

16. RESPOSTA: E. Um exame ecocardiográfico transtorácico padrão tradicionalmente se inicia com uma projeção de eixo longo paraesternal esquerdo. O objetivo é posicionar o transdutor de um jeito que o ultrassom atravesse o eixo longo do coração, resultando em imagens precisas em planos tomográficos. Na maioria dos casos, o espaço intercostal mais alto possível irá resultar em um plano de imagem eficaz. O sonografista deve fazer amostragem da imagem de vários espaços intercostais utilizando o espaço mais alto, potencialmente acima do terceiro espaço intercostal.

17. RESPOSTA: C. A avaliação ecocardiográfica da função VE tipicamente inclui a medida da FE% obtida das projeções apical 4 e 2 câmaras. Um erro comum de varredura é o encurtamento do ápice do VE resultando em subnotificação das medidas de volume. Um plano de imagem apical eficaz revela uma aparência um tanto "pontuda", como demonstrado nas Figuras 6-2A e B, em vez de uma aparência "arredondada", com os segmentos apicais contraindo-se em direção ao outro, como demonstrado na Figura 6-2C e D. Em um plano encurtado, o ápice irá aparecer arredondado com os segmentos apicais contraindo-se em direção à válvula mitral. O sonografista deve tentar obter a imagem de um espaço intercostal mais baixo e mover o transdutor para uma posição levemente mais lateral. Assim, ele deve reposicionar o paciente para uma posição de decúbito lateral, tanto inclinada como não inclinada, dependendo dos resultados individuais.

A Figura 6-11 demonstra uma medida eficaz de FE resultante de um plano de imagem apical preciso.

18. RESPOSTA: A. A medida do volume atrial esquerdo é realizada pela identificação do AE nas projeções apical 4 e 2 câmaras. O sonografista deve percorrer o ciclo cardíaco localizando a sístole ventricular final onde o AE é maior. A câmara atrial esquerda é traçada iniciando-se em um anel mitral e através da borda atrial interna antes de alcançar o anel mitral oposto. Permitir que o recurso de rastreamento de volume "feche" o laço completando a medida de volume pela conexão de ambos os anéis com uma linha fina. Note que as áreas em tenda da válvula mitral, assim como das veias pulmonares, não estão incluídas nas medidas de

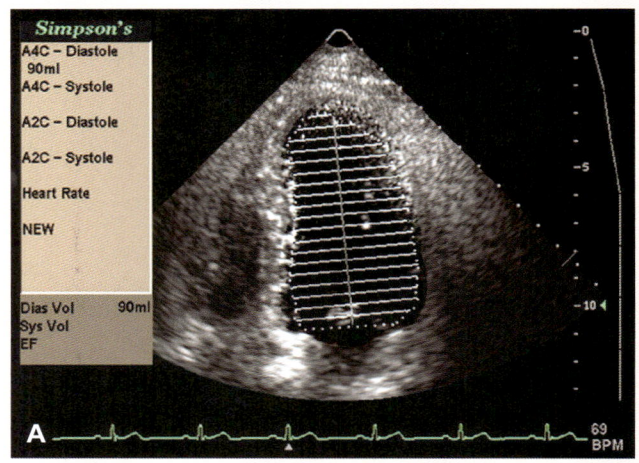

Fig. 6-11A

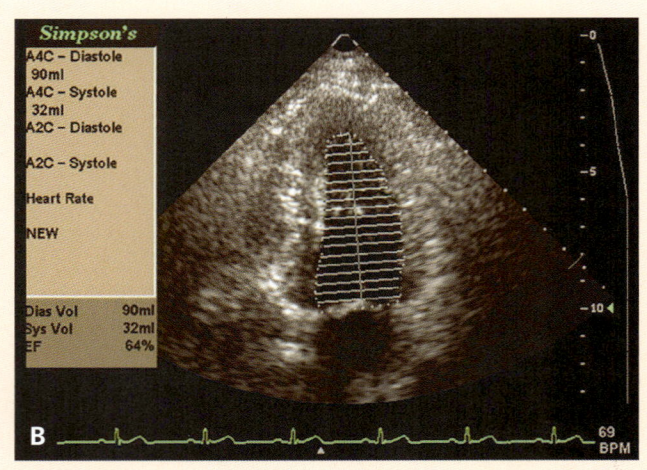

Fig. 6-11B

volume atrial esquerdo. Atenção a este detalhe é importante para se adquirir volumes atriais precisos.

19. RESPOSTA: B. Avaliação pelo Doppler do influxo VE é um ponto principal no exame da função diastólica. O sonografista deve posicionar o volume de amostragem do DOP a 1-3 mm na ponta da válvula mitral e utilizar leves manipulações movendo o volume da amostragem até que o maior pico de velocidade da onda E seja localizado.

O objetivo é obter o maior perfil de velocidade E, como demonstrado na Figura 6-4B. Note que na Figura 6-4C a onda A aumenta em tamanho, e o volume de amostragem é posicionado perto do anel mitral. Este posicionamento do volume de amostragem é correto e apropriado somente para a medição de momento da duração da onda A.

A Figura 6-4A demonstra o volume de amostragem do DOP muito afastado das extremidades do folheto mitral. A Figura 6-4B demonstra o volume de amostragem do DOP apropriadamente posicionado na extremidade do folheto mitral. A Figura 6-4C demonstra o volume de amostragem do DOP muito perto do anel mitral.

Veja a Tabela 6-1 para uma lista de configurações do sistema para o exame de função diastólica.

20. RESPOSTA: D. A coleta de dados do Doppler de influxo VD e Doppler de regurgitação tricúspide necessita de alinhamento preciso do cursor do Doplller. De acordo com os princípios do Doppler, o cursor do Doppler deve estar tão paralelo ao influxo VD quanto possível. O alinhamento correto do cursor do Doppler, tanto de onda contínua quanto pulsada, irá produzir um *display* espectral limpo, assim como o pico máximo de velocidade do Doppler.

A Figura 6-12A mostra desalinhamento do cursor do Doppler, e a Figura 6-12B mostra um melhor alinhamento.

TABELA 6-1 Ajustes do Aparelho para Exames de Disfunção Diastólica

Observação	Projeção	Modalidade	Posicionamento do Volume de Amostragem ou do Cursor	Tamanho do Volume de Amostragem (mm)	Velocidade do Filtro (Hz)	Velocidade de Varredura (mm/s)
Coração esquerdo						
Tamanho do AE (volume/área)	A4C ou A2C	2D				
Influxo VE	A4C	DOP	VA entre as extremidades dos folhetos da válvula mitral	1-3	200	50 ou 100
Duração da onda A	A4C	DOP	VA 5 mm mais próximo do anel mitral do que a amostragem para influxo VE	1-3	200	50 ou 100
Influxo VP	A4C	DOP	VA 1cm para dentro da veia pulmonar	3-4	200	50 ou 100
Influxo VE ao MMC	A4C	MMC	Ativar o Doppler colorido no VE. Posicionameto do cursor no sinal colorido de maior velocidade. Ativar modo M			100
TRIV	Entre A4C e A5C	DOP ou DOC	Posicionamento do cursor intermediariamente entre o influxo VE e o escoamento VE		200–400	100
Anel lateral da VM	A4C	IDT	VA no anel mitral lateral	5	100	50 ou 100
Anel medial da VM	A4C	IDT	VA no anel mitral medial	5	100	50 ou 100

A2C = apical 2 câmaras; A4C = apical 4 câmaras; A5C = apical cinco câmaras; MMC = modo M colorido; DOC = Doppler de onda contínua; Hz = Hertz; TRIV = tempo de relaxamento isovolúmico; AE = átrio esquerdo; VE = ventrículo esquerdo; mm = milímetros; VM = válvula mitral; VP = veia pulmonar; DOP = Doppler de onda pulsada; s = segundos; VA = volume de amostragem; 2D = bidimensional.

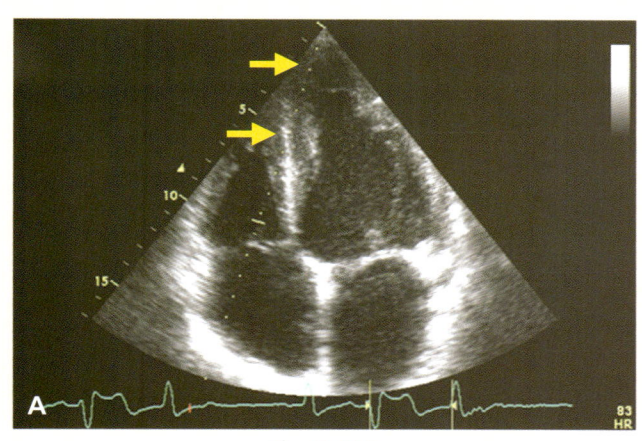

Fig. 6-12A

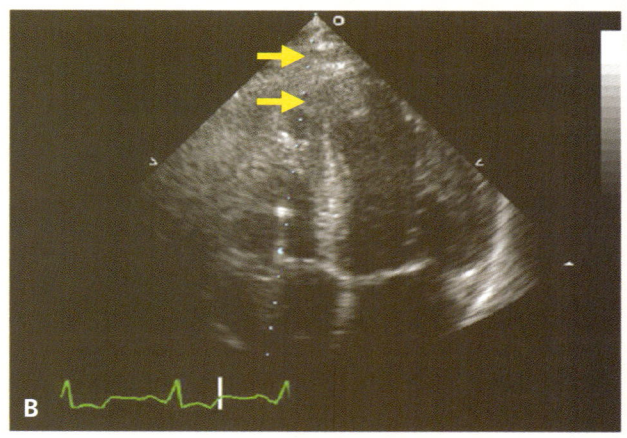

Fig. 6-12B

21. RESPOSTA: D. Para diferenciar a função diastólica normal da disfunção diastólica pseudonormal, o sonografista pode realizar a manobra de Valsalva. O propósito da manobra de Valsalva é revelar a velocidade real da onda A ou contribuição atrial. O padrão pseudonormal é reflexo de uma velocidade de onda E maior que a velocidade da onda A e indicativo de pressões de enchimento de VE aumentadas e relaxamento prolongado. A onda E possui um tempo de desaceleração que é similar ao normal. Durante a Valsalva, a pré-carga e as pressões de enchimento do VE são reduzidas, e a onda E gradualmente reduz a velocidade, enquanto a velocidade da onda A aumenta, sinalizando um padrão de enchimento pseudonormal. Note na Figura 6-6 a reversão das ondas E e A durante Valsalva no Painel A que reverte após a recuperação de Valsalva no Painel B.

22. RESPOSTA: D. A avaliação correta dos dados da veia pulmonar requer que a amostragem de volume esteja com tamanho de 3-4 mm e posicionado pelo menos 1 cm dentro da veia pulmonar.

A Figura 6-7 demonstra o uso de Dopler colorido para guiar o posicionamento do volume de amostragem do DOP. Procurar pela aparência de "chama" vermelha que representa o enchimento atrial esquerdo pela veia pulmonar.

Painel A demonstra o posicionamento incorreto do volume de amostragem na junção do AE e a veia pulmonar, o que resulta em baixo perfil de Doppler que é contaminado pelo fluxo dentro do AE. Painel B demonstra um perfil de Doppler de alta qualidade que resulta do posicionamento do volume de amostragem de 3-4 mm no mínimo 1 cm dentro da veia pulmonar.

23. RESPOSTA: D. Regurgitação aórtica pode ser quantificada pela evidência de sobrecarga de volume VE, Doppler colorido de fluxo, Doppler de onda contínua, assim como DOP do fluxo de sangue na aorta descendente pela fúcula supraesternal. O sonografista adiciona informações valiosas de suporte pela interrogação da aorta descendente para fluxo reverso holodiastólico utilizando Doppler pulsado, o qual poderá indicar regurgitação aórtica significativa (Fig. 6-13).

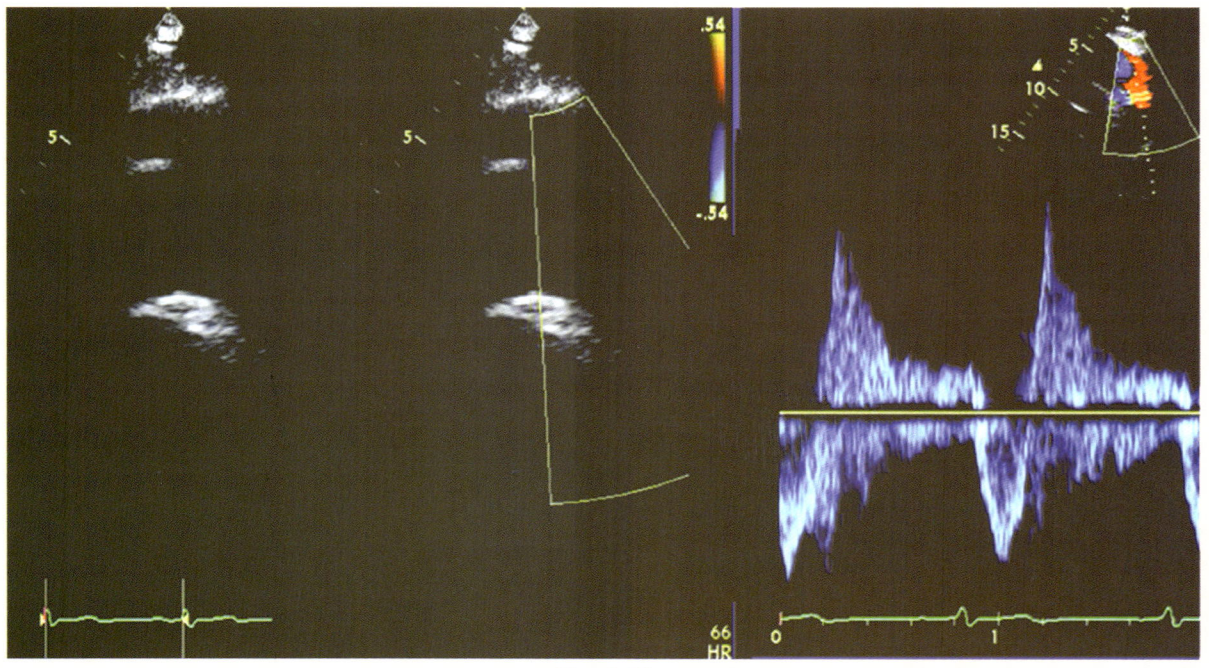

Fig. 6-13

24. RESPOSTA: A. IDT é um componente integral da avaliação ecocardiográfica da diástole. Nas projeções apical 4 câmaras ou 2 câmaras, o sonografista deve posicionar o volume de amostragem de IDT no anel mitral de interesse, evitando o semento basal do VE. Quando o volume de amostragem é apropriadamente posicionado sobre o anel, os perfis E e A irão refletir a velocidade anular de pico abaixo da linha de base zero. O perfil de velocidade é abaixo da linha de base refletindo a velocidade tecidual anular para longe do transdutor nas projeções apicais. Se o volume de amostragem do IDT é errôneamente posicionado no segmento basal, o perfil de velocidade irá continuar a ser mostrado abaixo da linha de base; entretanto, os perfis de velocidade E e A serão anulados sem representar a velocidade de pico.

Note nas Figuras 6-9B e D a velocidade de pico E anulada se comparada à velocidade de pico verdadeira na Figura 6-9A e C.

A Figura 6-9A demonstra o volume de amostragem do IDT que está corretamente posicionado no anel basal lateral.

A Figura 6-9B demonstra o volume de amostragem de IDT, que está incorretamente posicionado no anel basal lateral.

A Figura 6-9C demonstra o volume de amostragem, que está corretamente posicionado no segmento septo basal.

A Figura 6-9D demonstra o volume de amostragem, que está incorretamente posicionado no segmento septo basal.

25. RESPOSTA: E. O contraste ecocardiográfico constitui uma ferramenta efetiva quando utilizado corretamente para melhorar a visualização de estruturas cardíacas, assim como melhorar a confiança do leitor em imagens tecnicamente difíceis. Neste exemplo de opacificação VE pela projeção apical 4 câmaras, a visão apical da câmara VE está pobremente opacificada. Pobre opacificação VE na região apical é mais possivelmente atribuída a um IM ajustado alto e tem sido descrita como "efeito de turbilhão".

As microesferas do contraste são rapidamente destruídas quando o IM está muito alto enquanto se examinam as projeções apicais. A destruição ocorre primeiramente na região apical da câmara VE pela sua proximidade ao transdutor, o que resulta em destruição das microesferas. O enchimento de contraste na região apical não é rápido o suficiente, o que resulta em aparência de "turbilhão" contraste/não contraste. Em geral, os ajustes recomendados para IM durante a opacificação VE estão entre 0,1 e 0,8.

Note na Figura 6-10 que o ajuste do IM está em 0,7, resultando em uma aparência de "turbilhão" contraste/não contraste. Neste caso, o sonografista deveria ter continuado a reduzir o IM até que o "efeito de turbilhão" não fosse mais visualizado.

LEITURAS SUGERIDAS

Anderson RH, Ho SY, Brecker SJ. Anatomic basis of cross-sectional echocardiography. *Heart.* 2001;85:716-720.

Baumgartner H, Hung J, Bermejo J et al. Echocardiographic assessment of valve stenosis EAE/ASE recommendations for clinical practice. *J Am Soc Echocardiogr.* 2009;22:1-23.

Bierig SM, Ehler D, Knoll ML et al. Minimum standards for the cardiac sonographer: a position paper. ASECHO.ORG, November 2005 http//wwwasefiles.org/sonographerminimumstandards.pdf. Accessed July 14, 2009.

Gorcsan J III, Abraham T, Agler DA et al. Echocardiography for cardiac resynchronization therapy recommendations for performance and reporting: a report from the American Society of Echocardiography Dyssynchrony Writing Group endorsed by the Heart Rhythm Society. *J Am Soc Echocardiogr.* 2008;21:191-213.

Lang RM, Bierig M, Devereux RB et al. Recommendations for chamber quantification: a report from the American Society of Echocardiography's Guidelines and Standards Committee and the Chamber Quantification Writing Group, developed in conjunction with the European Association of Echocardiography, a branch of the European Society of Cardiology. *J Am Soc Echocardiogr.* 2005;18:1440-1463.

Mulvagh SL, Rakowski CH, Vannan MA et al. American Society of Echocardiography Consensus Statement on the Clinical Applications of Ultrasonic Contrast Agents in Echocardiography. *J Am Soc Echocardiogr.* 2008;21:1179-1201.

Nagueh SF, Appleton CE Gillebert TC et al. Recommendations for the evaluation of left ventricular diastolic function by echocardiography. *J Am Soc Echocardiogr.* 2009;22:107-133.

Quiñones MA, Otto CM, Stoddard M et al. Recommendations for quantification of Doppler echocardiography: a report from the Doppler quantification task force of the nomenclature and standards committee of the American Society of Echocardiography. *J Am Soc Echocardiogr.* 2002;15:167-184.

Waggoner AD, Ehler D, Adams D et al. Guidelines for the cardiac sonographer in the performance of contrast echocardiography recommendations of the American Society of Echocardiography Council on Cardiac Sonography. *J Am Soc Echocardiogr.* 2001;14:417-420.

Zoghbi WA, Enriquez-Sarano M, Foster E et al. Recommendations for evaluation of the severity of native valvular regurgitation with two-dimensional and Doppler echocardiography. *J Am Soc Echocardiogr.* 2003;16:777-802.

Doppler e Hemodinâmica

Muhamed Saric ▪ Itzhak Kronzon

1. Em ecocardiografia, o diâmetro da veia cava inferior é medido em 1,6 cm durante a expiração e 0,6 cm após o paciente ser orientado a inspirar. A pressão direita é estimada em:
A. 0-5 mmHg.
B. 5-10 mmHg.
C. 10-20 mmHg.
D. Indeterminada.

2. Uma mulher de 32 anos é encaminhada para avaliação de estenose valvar mitral reumática. Não se percebeu regurgitação mitral. Os seguintes valores foram obtidos por ecocardiografia com Doppler.

TABELA 7-1

Tempo de desaceleração da onda E	910 ms
Gradiente mitral diastólico médio	17 mmHg
Integral de tempo-velocidade do influxo mitral diastólico	66 cm
Frequência cardíaca	85 bpm

A seguinte afirmação é VERDADEIRA:
A. A área valvar mitral pode ser calculada dividindo-se 220 pelo tempo de desaceleração.
B. O volume sistólico através da válvula mitral é 72 mL por batimento.
C. A pressão T/2 é 355 ms.
D. A área valvar mitral é 0,8 cm^2.
E. Durante o esforço, espera-se que seu gradiente médio se reduza.

3. Um homem de 21 anos com dispneia ao esforço e aumento da artéria pulmonar ao RX de tórax foi submetido a ecocardiografia transtorácica. O estudo revelou Ducto Arterioso Patente (DAP) e o seguinte:

TABELA 7-2

Diâmetro da via de saída do ventrículo esquerdo (VSVE)	2,0 cm
Integral tempo-volume da VSVE	31 cm
Diâmetro da via de saída do ventrículo direiro (VSVD)	2,5 cm
Integral tempo-volume da VSVD	12 cm
Frequência cardíaca	80 bpm

A seguinte afirmação é VERDADEIRA:
A. O fluxo sistêmico de sangue (Qs) é 7,8 L/minuto B. A razão entre fluxo venoso pulmonar e sistêmico ($Qp: Qs$) é menor do que um.
C. O volume sistólico que entra nos pulmões é 38 mL por batimento.
D. O paciente é cianótico nas partes baixas do corpo.
E. A razão do volume sistólico através do trato de saída do ventrículo esquerdo (TSVE) e o volume sistólico através do trato de saída do ventrículo direito (TSVD) é igual a razão Qp:Qs neste paciente.

4. Uma mulher de 39 anos foi admitida com severa falta de ar ao esforço. Ao ecocardiograma transtorácico apresentou regurgitação pulmonar moderada. Os traçados de Doppler espectral de onda contínua do jato regurgitante pulmonar revelaram o seguinte:

TABELA 7-3	
Velocidade de pico no início da diástole	3,0 m/s
Velocidade diastólica final	2,0 m/s

O exame da veia cava inferior por ecocardiografia em Modo M demonstrou o seguinte:

TABELA 7-4	
Diâmetro da VCI durante a expiração	2,6 cm
Diâmetro da VCI durante a inspiração	2,6 cm

A seguinte afirmação é VERDADEIRA:
A. A pressão atrial direita está estimada em 6 mmHg.
B. A pressão diastólica da artéria pulmonar é aproximadamente 31 mmHg.
C. A pressão diastólica da artéria pulmonar é 36 mmHg menos a pressão atrial direita.
D. A pressão diastólica da artéria pulmonar não pode ser avaliada se a regurgitação pulmonar for somente moderada.
E. A pressão diastólica da artéria pulmonar é normal.

5. Um homem de 42 anos foi admitido no hospital após uma história de 1 mês com febre intermitente e progressiva falta de ar. Nas hemoculturas cresceu *Streptococcus viridans*. Ao eletrocardiograma transesofágico, foram visualizados perfuração do folheto anterior da mitral e regurgitação mitral. Nas imagens de Doppler colorido, uma área de superfície de isovelocidade proximal (PISA) com um reservatório de convergência de fluxo bem formado foi visualizada no lado ventricular da válvula mitral na sístole. Além disso, foi encontrado o seguinte:
A seguinte afirmação é VERDADEIRA:

TABELA 7-5	
Raio da PISA da regurgitação mitral máxima	1,0 cm
Velocidade de *aliasing* onde o raio da PISA foi medido	45 cm/s
Velocidade de pico do jato regurgitante mitral	500 cm/s
Integral tempo-velocidade da regurgitação mitral	140 cm

A. Espera-se que a *vena contracta* do fluxo regurgitante mitral esteja menor que 0,3 cm.
B. A área do orifício regurgitante efetivo da regurgitação mitral é aproximadamente 0,6 cm^2.
C. A taxa de fluxo instantâneo através da válvula mitral utilizando o método PISA é 70 mL por segundo.
D. A regurgitação mitral é moderada (2$^+$).
E. O volume de regurgitação é 40 mL/batimento.

6. Uma mulher obesa de 34 anos com história de hipertensão e insuficiência renal crônica tornou-se muito dispneica em uma clínica de reabilitação 2 semanas após uma artroplastia de quadril. O ecocardiograma transtorácico revelou função sistólica ventricular esquerda normal, sem doença valvar mitral ou aórtica, e o seguinte:

TABELA 7-6	
Velocidade de pico da onda E mitral	125 cm/s
Velocidade de propagação do influxo mitral no modo M colorido	31 cm/s
Velocidade de pico do jato regurgitante tricúspide	4 m/s
Pressão atrial direita estimada	15 mmHg

A seguinte afirmação é VERDADEIRA:
A. A pressão média da artéria pulmonar encontrada está visivelmente elevada.
B. No influxo mitral, espera-se que a razão E/A esteja menor que 1.
C. A pressão sistólica da artéria pulmonar é 64 mmHg.
D. Espera-se que a razão de pico da velocidade da onda E e velocidade do Doppler tecidual média anular mitral esteja menos que 8.
E. A velocidade de propagação do fluxo do influxo mitral no modo M colorido é normal para sua idade.

7. Um homem de 44 anos com uma válvula aórtica tricúspide e o arco aórtico dilatado medindo 5,5 cm ao nível do seio de Valsalva está sendo avaliado para regurgitação aórtica.
A seguinte afirmação é VERDADEIRA:
A. A fração regurgitante de 65% indicaria que a regurgitação aórtica é severa.
B. Como o tamanho do raio de convergência de fluxo (PISA), o tamanho da *vena contracta* é fortemente influenciado pelo ajuste do limite de Nyquist.
C. Uma *vena constracta* de pelo menos 0,2 cm indicaria que a regurgitação aórtica é severa.
D. O volume regurgitante de 30 mL por batimento é compatível com regurgitação aórtica severa.

E. A vena contracta obtida por ecocardiografia 2D pode ser utilizada para calcular o volume regurgitante.

8. Um homem de 62 anos com história de hipertensão tratada, fibrilação atrial crônica e válvula aórtica bicúspide possui um ecocardiograma transtorácico. O estudo mostra o seguinte:

TABELA 7-7

Velocidade de pico do jato regurgitante mitral	60 m/s
Dp/dt do jato regurgitante mitral	1.900 mmHg/s
Razão do pico da onda E mitral e pico de velocidade do anel mitral medial (E/e')	16
vena contracta da regurgitação mitral	0,2 cm

A pressão sanguínea sistêmica no momento do estudo era 120/70 mmHg.
A seguinte afirmação é VERDADEIRA:
A. O gradiente aórtico pico a pico é 90 mmHg.
B. O paciente está em choque cardiogênico devido a disfunção sistólica ventricular esquerda.
C. A pressão atrial esquerda média é aproximadamente 20 mmHg.
D. O tamanho da *vena contracta* é diagnóstico de regurgitação mitral severa.
E. A pressão atrial esquerda não pode ser estimada pelo método E/e' em pacientes com fibrilação atrial.

9. Um homem de 67 anos com regurgitação aórtica foi submetido a um ecocardiograma transtorácico. Não apresentava regurgitação ou estenose mitral.
Foram obtidos os seguintes volumes:
Com base nos dados acima, podemos concluir:

TABELA 7-8

Velocidade diastólica de pico do jato regurgitante aórtico	5,0 m/s
Velocidade diastólica final do jato regurgitante aórtico	3,7 m/s
Pressão de T/2 (PHT) do jato regurgitante aórtico	656 ms
Velocidade de pico do fluxo anterógrado aórtico	2,2 m/s
Pressão arterial	130/65 mmHg

A. Pressão T/2 (PHT) é compatível com regurgitação aórtica severa.
B. A área valvar aórtica pode ser estimada em 220 dividido pela pressão de T/2 (PHT).
C. A pressão sistólica ventricular esquerda de pico é menor que a pressão sanguínea sistólica.
D. A pressão diastólica final do ventrículo esquerdo está estimada em 10 mmHg.
E. A área valvar aórtica não pode ser calculada utilizando-se a equação de continuidade, pois existe regurgitação aórtica.

10. Uma mulher de 25 anos está sendo avaliada para fechamento percutâneo de seu defeito septal atual (DSA) *secundum*. Ecocardiografia transtorácica demonstra regurgitação tricúspide moderada, sem estenose pulmonar e o seguinte:

TABELA 7-9

Pressão sistólica da artéria pulmonar	65 mmHg
Pressão diastólica da artéria pulmonar	35 mmHg
Pressão atrial esquerda	10 mmHg
Diâmetro do trato de saída do ventrículo direito (TSVD)	2,6 cm
Integral velocidade-tempo do TSVD	30 cm
Diâmetro do trato de saída do ventrículo esquerdo (TSVE)	2,0 cm
Integral velocidade-tempo do TSVE	20 cm
Frequência cardíaca	75 bpm

Com base nos dados acima, pode-se concluir:
A. A paciente deve ser aconselhada contra fechamento do DSA, pois a hipertensão pulmonar está presente.
B. A resistência vascular pulmonar é aproximadamente 16 unidades Wood.
C. A razão entre fluxo sanguíneo pulmonar e sistêmico (Qp:Qs) é aproximadamente 2,5:1.
D. O fluxo de *shunt* é maior que o fluxo pulmonar (Qp).
E. O paciente é cianótico.

11. Uma mulher de 35 anos apresentou, ao exame físico, um sopro sistólico e foi encaminhada para ecocardiografia transtorácica. O exame revelou defeito septal ventricular (DSV) perimembranoso, regurgitação tricúspide moderada, estenose pulmonar, válvula aórtica intacta e o seguinte:

TABELA 7-10

Pressão arterial	120/80 mmHg
Velocidade sistólica de pico através do DSV	3,0 m/s
Velocidade diastólica final através do DSV	1,0 m/s
Pressão atrial direita estimada	10 mmHg
Gradiente sistólico de pico através da válvula pulmonar	55 mmHg
Pressão diastólica final ventricular esquerda	12 mmHg

A seguinte afirmação é VERDADEIRA:
A. A pressão sistólica ventricular direita é 46 mmHg.
B. A pressão sistólica na artéria pulmonar é 29 mmHg.
C. A pressão sistólica ventricular direita é 84 mmHg acima da pressão atrial direita.
D. A pressão sistólica da artéria pulmonar é 45 mmHg maior que a pressão sistólica ventricular direita.
E. A pressão diastólica final ventricular direita é 28 mmHg.

12. Um estudante de 21 anos apresenta um desdobramento fixo da segunda bulha cardíaca e bloqueio de ramo direito. O ecocardiograma transesofágico tridimensional em tempo real revelou DSA do tipo *secundum* de 1,2 cm que apresenta forma circular. Ao Doppler colorido, uma concha de fluxo convergente hemisférico (PISA) bem formado é visto no lado atrial esquerdo do DSA. Os seguintes dados foram obtidos:

TABELA 7-11

Pressão arterial	120/80 mmHg
Frequência cardíaca	100 bpm
Raio PISA	0,7 cm
Integral velocidade-tempo do fluxo esquerdo para direita através do DSA	80 cm
Diâmetro do trato de saída ventricular esquerdo (TSVE)	2,0 cm
Integral tempo-velocidade TSVE	19 cm

A seguinte afirmação é VERDADEIRA:
A. Razão entre fluxos pulmonar e sistêmico ($Qp:Qs$) é 1.8:1.0.
B. Fluxo de *shunt* através do DSA é aproximadamente 9,0 L/minuto.
C. A diferença entre os volumes pulmonar e sistólico é 180 mL.
D. Volume sistólico sistêmico é 150 mL
E. Fluxo sanguineo pulmonar (Qp) é aproximadamente 7,0 L/min.

13. Uma mulher de 35 anos se apresentou com início súbito de dispneia e edema pulmonar. Ela foi submetida a ecocardiograma transtorácico à beira do leito, o qual revelou função sistólica ventricular esquerda hiperdinâmica, válvula aórtica normal e regurgitação mitral.
Os seguintes dados foram obtidos no momento do ecocardiograma transtorácico:

TABELA 7-12

Pressão arterial	95/50 mmHg
Frequência cardíaca	120 bpm
Velocidade de pico do jato regurgitante mitral	4,0 m/s
Intervalo de tempo entre o início da regurgitação mitral e a velocidade do jato de 1 ms	5 ms
Intervalo de tempo entre o início da regurgitação mitral e a velocidade do jato de 3 m/s	25 ms
Vena contracta da regurgitação mitral	0,8 cm

A seguinte afirmação é VERDADEIRA:
A. A velocidade de pico da onda E do influxo mitral deverá ser baixa.
B. A pressão atrial esquerda é baixa.
C. O padrão de velocidade do fluxo venoso pulmonar ao Doppler espectral é provável que revele fluxo reverso durante a diástole precoce.
D. A taxa de aumento de pressão (dP/dt) no ventrículo esquerdo é 1.600 mmHg por segundo.
E. A função sistólica ventricular esquerda está sensivelmente diminuída.

14. Uma mulher de Bangladesh de 29 anos com estenose mitral reumática é encaminhada ao laboratório de cateterismo cardíaco para valvuloplastia mitral percutânea por balão. Mediante o posicionamento do catéter *pigtail* no ventrículo equerdo, os seguintes valores foram obtidos:

TABELA 7-13

Pressão sistólica de pico do ventrículo esquerdo	124 mmHg
Pressão diastólica inicial do ventrículo esquerdo	7 mmHg
Pressão diastólica final do ventrículo esquerdo	10 mmHg

O ecocardiograma transesofágico anterior à valvuloplastia revelou a ausência de regurgitação tanto mitral quanto aórtica, assim como os dados a seguir:

TABELA 7-14

Frequência cardíaca	104 bpm
Integral tempo-velocidade do fluxo diastólico mitral	65 cm
Gradiente valvar mitral médio na diástole	21 mmHg
Pressão T/2 (PHT) mitral	270 ms

A seguinte afirmação é VERDADEIRA:
A. A pressão atrial esquerda média deverá ser menor que a pressão diastólica ventricular esquerda média.
B. A velocidade de pico da onda E do influxo mitral deverá ser baixa.
C. A pressão T/2 (PHT) deverá ser incerta em pacientes previamente à valvuloplastia.
D. A área valvar mitral é 0,6 cm².
E. A pressão atrial esquerda média é aproximadamente 28 mmHg.

15. Uma mulher de 81 anos com sopro cardíaco sistólico foi encaminhada para um ecocardiograma. Uma válvula aórtica muito calcificada e uma válvula mitral normal foram observadas na imagem 2D. A ecocardiografia Doppler da válvula aórtica revelou:

TABELA 7-15

Diâmetro do trato de saída ventricular esquerdo (TSVE)	1,9 cm
Velocidade de pico através da válvula aórtica	5,0 m/s
Velocidade de pico TSVE	1,0 m/s
Integral velocidade-tempo (IVT) TSVE	20 cm

A seguinte afirmação é verdadeira:
A. A área valvar aórtica não pode ser calculada, porque a integral velocidade-tempo da válvula aórtica não foi iniciada.
B. A estenose valvar aórtica é subvalvular.
C. A área valvar aórtica deverá ser menor que 1 cm².
D. O volume sistólico ventricular esquerdo é 80 mL por batimento.
E. A pressão sanguínea sistólica é aproximadamente 100 mmHg acima da pressão sistólica ventricular esquerda.

16. Este traçado de Doppler espectral de onda contínua do jato regurgitante tricúspide foi obtido de uma mulher de 18 anos com estenose valvar pulmonar (Fig. 7-1). O gradiente valvar pulmonar de pico é 24 mmHg. A pressão atrial direita está estimada em 10 mmHg.

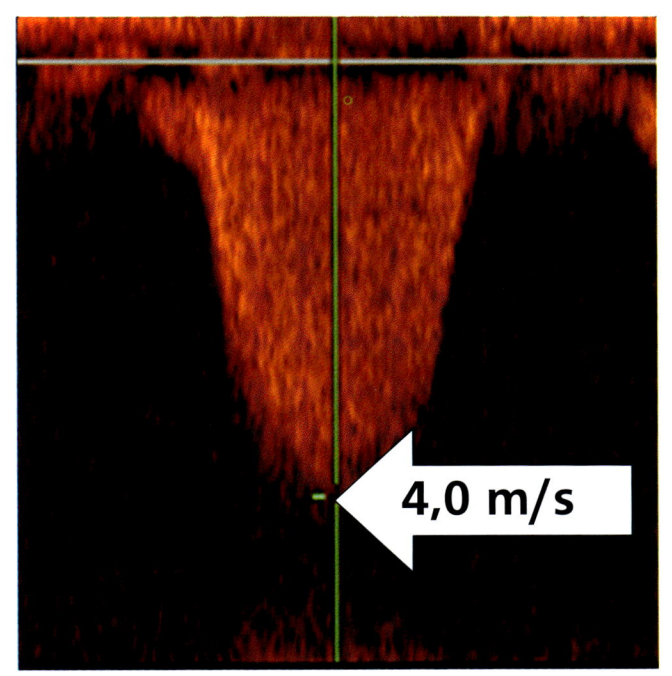

Fig. 7-1

O seguinte é VERDADEIRO sobre o paciente:
A. A pressão sistólica de pico da artéria pulmonar é mais alta do que a pressão sistólica de pico do ventrículo direito.
B. A pressão sistólica de pico do ventrículo direito é 64 mmHg acima da pressão sistólica de pico da artéria pulmonar.
C. A pressão sistólica de pico da artéria pulmonar é 50 mmHg.
D. A pressão sistólica de pico do ventrículo direito é 24 mmHg menor do que a pressão sistólica de pico da artéria pulmonar.
E. A pressão sistólica de pico do ventrículo direito é 108 mmHg.

17. Um homem de 82 anos foi encaminhado para avaliação de um sopro sistólico de ejeção. Na projeção de eixo longo paraesternal, o diâmetro do trato de saída do ventrículo esquerdo foi medido com 2 cm. Os traçados de Doppler espectral foram obtidos no trato de saída ventricular esquerdo ou através deste na projeção apical cinco câmaras (Fig. 7-2).

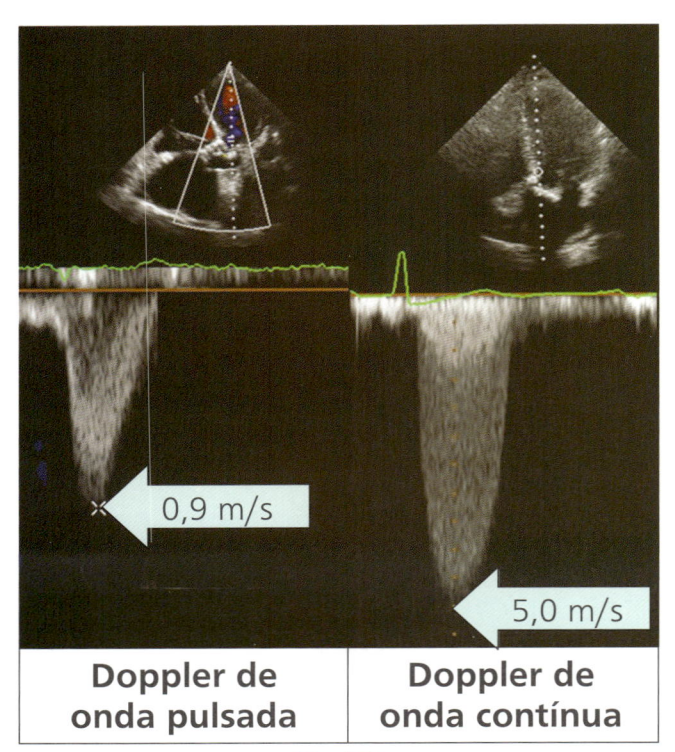

Fig. 7-2

A seguinte afirmação é VERDADEIRA:
A. Débito cardíaco aumentado sozinho pode explicar o gradiente elevado ao longo da válvula aórtica.
B. Marcada diferença entre as velocidades subvalvular e valvular neste paciente pode também ser vista em regurgitação aórtica severa.
C. O paciente possui uma estenose valvar aórtica severa com um gradiente médio de aproximadamente 60 mmHg.
D. A área valvar aórtica é maior que 1,0 cm^2.
E. O paciente possui cardiomiopatia hipertrófica obstrutiva (CMPHO).

18. O traçado de Doppler espectral de onda contínua na Figura 7-3, de uma mulher de 21 anos, representa o perfil de velocidade de fluxo na artéria pulmonar principal.

Com base neste traçado, o seguinte é VERDADEIRO sobre este paciente:

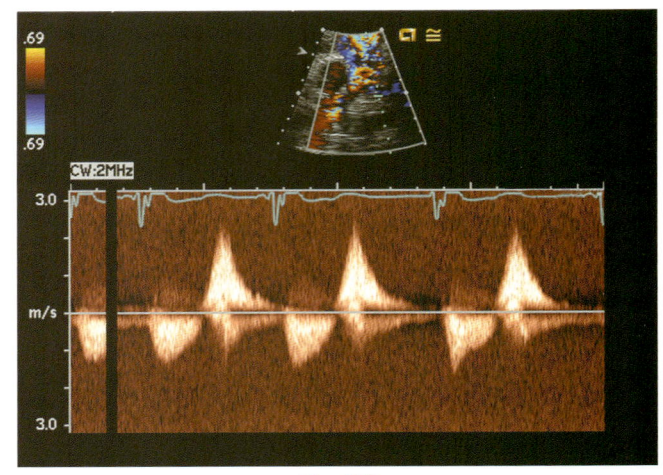

Fig. 7-3

A. O gradiente diastólico final ao longo da válvula pulmonar é alto.
B. Existe estenose valvular pulmonar severa.
C. A pressão sistólica arterial pulmonar está 9 mmHg acima da pressão ventricular direita.
D. A regurgitação valvar pulmonar é severa.
E. O perfil de velocidade é diagnóstico de DAP (Direto Arterioso Patente).

19. Os traçados na Figura 7-4 foram obtidos de uma mulher de 82 anos com uma fração de ejeção ventricular

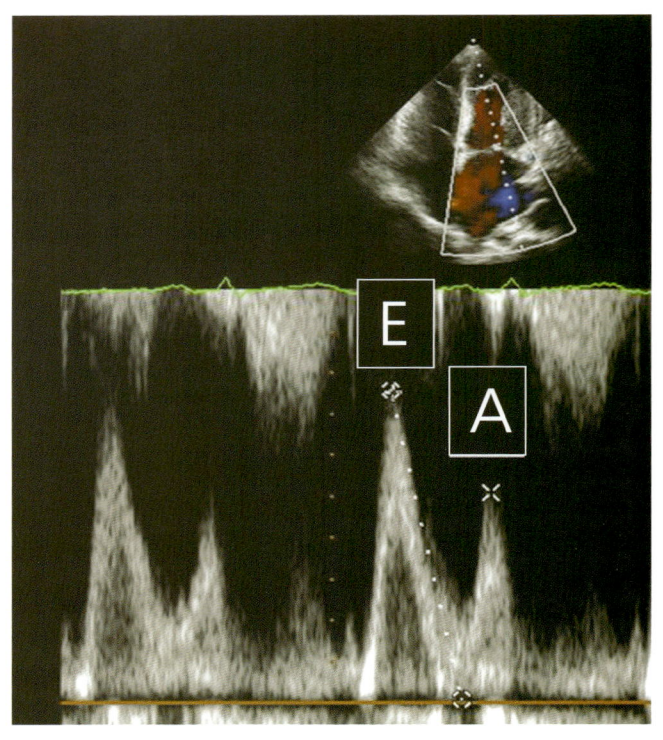

INFLUXO MITRAL
Velocidade de pico da onda E = 142 cm/s
Tempo de desaceleração da onda E = 148ms

Fig. 7-4A

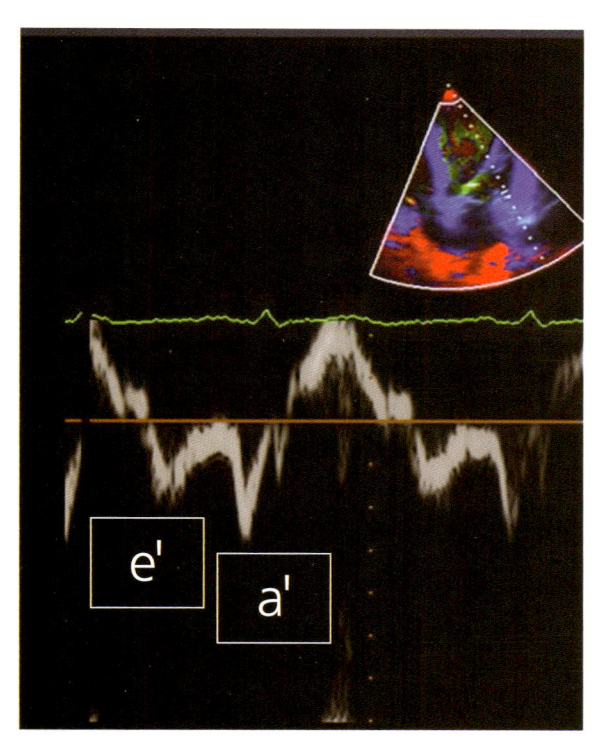

ANEL MITRAL LATERAL
Velocidade e' de pico = 8 cm/s
Velocidade a' de pico = 10 cm/s
Fig. 7-4B

INFLUXO MITRAL

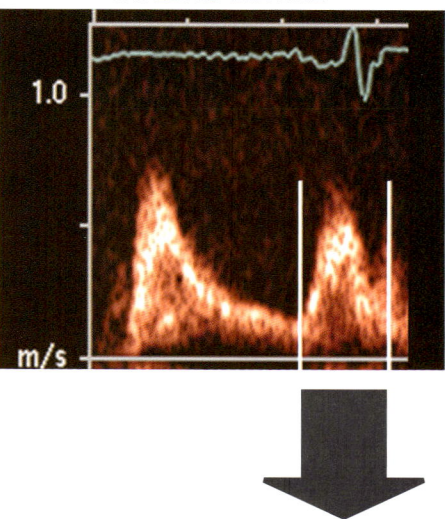

Duração da onda A mitral = 170 ms
Fig. 7-5A

FLUXO VENOSO PULMONAR

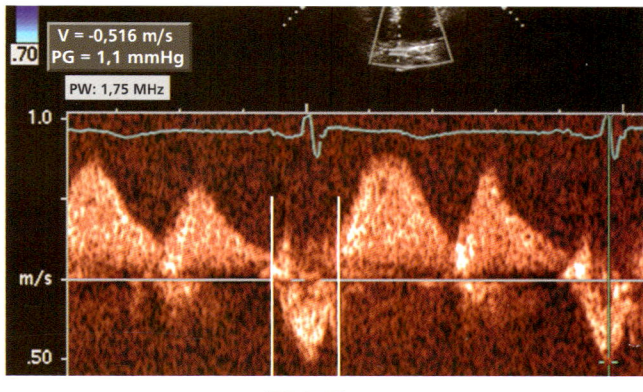

Onda de reversão atrial
Duração = 210 ms; velocidade de pico 50 cm/s
Fig. 7-5B

esquerda normal de 65%. A Figura 7-4A representa o padrão de velocidade de fluxo sanguíneo obtido pelo posicionamento do volume de amostragem de Doppler pulsado na extremidade do folheto mitral. A Figura 7-4B representa o Doppler tecidual do anel mitral lateral.

Com base nestes dois traçados, o seguinte é VERDADEIRO:
A. A paciente possui excelente capacidade de exercício.
B. Relaxamento ventricular esquerdo anormal sozinho explica o padrão de influxo mitral.
C. A pressão atrial esquerda está elevada.
D. A paciente possui função diastólica ventricular esquerda normal.
E. A velocidade da onda E mitral deverá aumentar após a manobra de Valsalva.

20. As Figuras 7-5A e B foram obtidas da mesma paciente em uma mesma frequência cardíaca.

A seguinte afirmação é VERDADEIRA:
A. O padrão de influxo mitral é diagnóstico de enchimento restritivo.
B. A pressão diastólica final ventricular esquerda é elevada.
C. Quanto maior a velocidade de pico da onda atrial reversa nas veias pulmonares, menor a pressão ventricular esquerda.
D. A ausência de onda atrial reversa nos traçados da veia pulmonar indica hipertensão pulmonar decorrente da disfunção ventricular esquerda.
E. A razão entre velocidade de pico sistólica e velocidade de pico diastólica nas veias pulmonares maior que 1 é indicativa de pressão atrial esquerda elevada.

21. Deflexão para cima nos registros de respirometria indica inspiração, enquanto as deflexões para baixo indicam expiração (Fig. 7-6).

Modo M registrado no eixo curto ao nível do músculo papilar

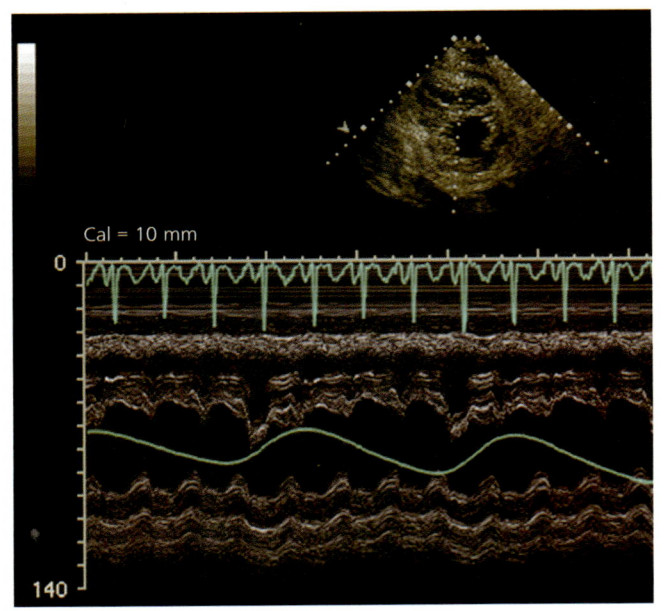

Fig. 7-6A

Veia hepática de Doppler pulsado

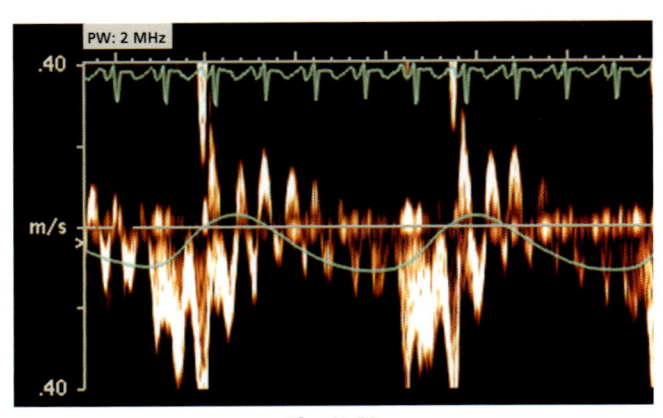

Fig. 7-6B

A seguinte afirmação é VERDADEIRA:
A. Não existe interdependência ventricular.
B. Aumento expiratório no fluxo diastólico reverso nas veias hepáticas sugere contrição.
C. Motilidade anormal do septo interventricular é em decorrência da sobrecarga de volume ventricular direita.
D. Aumento inspiratório nas velocidades do fluxo venoso hepático anterógrado é anormal.
E. Os registros ao modo M acima são diagnósticos de um grande derrame pericárdico e tamponamento.

22. Um homem de 33 anos possui um sopro desde a infância. Os traçados do Doppler espectral transtorácico na Figura 7-7 foram obtidos de uma projeção supraesternal.

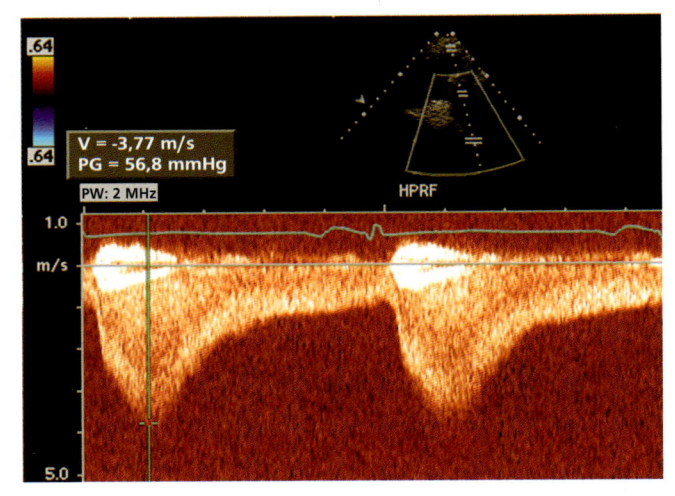

Velocidade diastólica de pico 3,77 m/s
Velocidade diastólica final 1 m/s
Fig. 7-7

A seguinte frase é VERDADEIRA:
A. O padrão de fluxo diastólico é indicativo de regurgitação aórtica severa.
B. Os traçados são diagnósticos de coartação aórtica.
C. A válvula aórtica quadricúspide é a causa mais comum de estenose aórtica associada ao padrão de velocidade de fluxo acima.
D. Os registros são obtidos da aorta ascendente e representam estenose aórtica severa.
E. A pressão sanguínea do paciente nas pernas é notoriamente maior do que nos braços.

23. Uma mulher de 91 anos se apresenta com falta de ar grave. Os dois registros de Doppler espectral na Figura 7-8 foram obtidos de duas diferentes válvulas. A linha vertical em cada traçado marca o início do QRS.

A seguinte frase é VERDADEIRA:
A. A Figura 7-8B representa um jato regurgitante tricúspide, e o paciente apresenta pressão sistólica ventricular direita severamente elevada.
B. A Figura 7-8A representa estenose aórtica severa, pois o jato se inicia durante o período de contração isovolumétrica.
C. O jato com duração menor representa estenose aórtica.

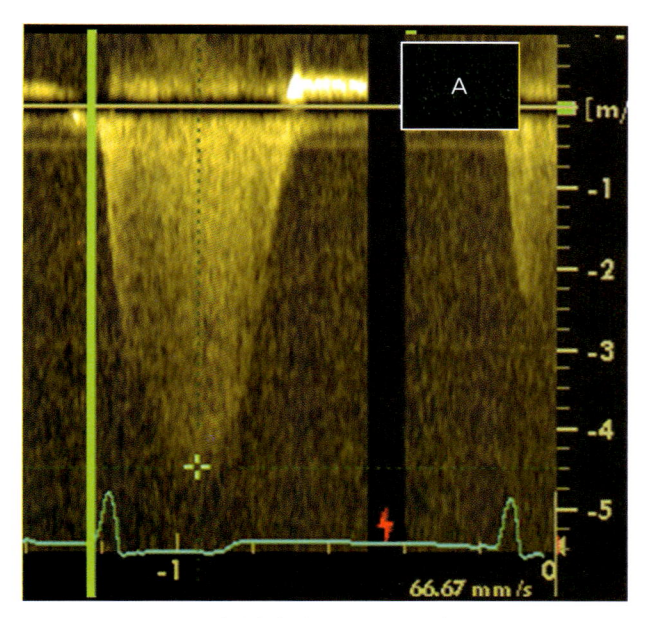

Fig. 7-8A
Velocidade de pico = 4,5 m/s
Duração do jato = 515 ms

Fig. 7-8B
Velocidade de pico = 5 m/s
Duração do jato = 345 ms

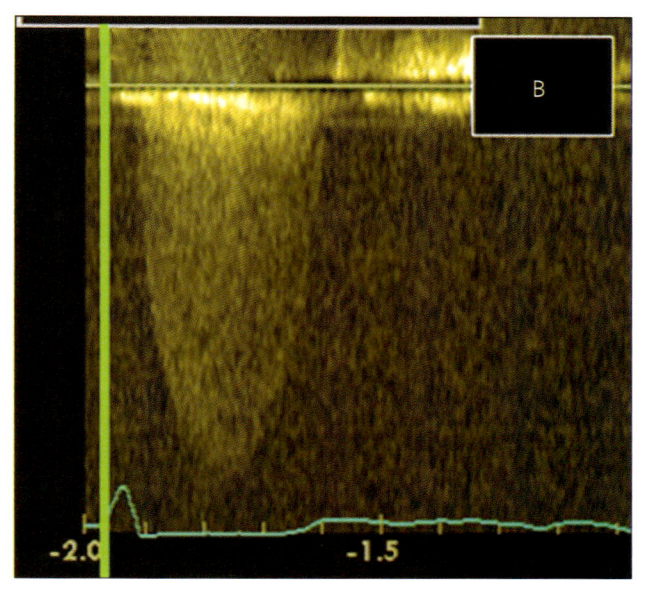

D. A velocidade de pico de 5 m/s na Figura 7-8B não é compatível com jato regurgitante tricúspide.
E. A função sistólica de ambos os ventrículos está severamente diminuída.

24. Um homem de 55 anos com hipertensão tratada com betabloqueador e carcinoma gástrico avançado se apresenta com início súbito e falta de ar severa. Os registros de Doppler espectral pulsado na Figura 7-9 foram obtidos na ponta do folheto mitral. A deflexão para cima nos registros respirométricos indicam inspiração, enquanto as deflexões para baixo indicam expiração.

A seguinte afirmação é VERDADEIRA:
A. As variações respiratórias na velocidade de pico do fluxo no final da diástole (onda A) maiores que 25% favorecem mais constrição do que tamponamento.
B. Redução acentuada na velocidade de pico da onda E vista no início da inspiração é compatível com o diagnóstico de tamponamento.
C. Os achados são característicos de cardiomiopatia restritiva.
D. A razão entre velocidades de pico diastólica mitral precoce e tardia (razão E/A) menor que 1 favorece o diagnóstico de pericardite constritiva.
E. O tratamento com diuréticos deverá melhorar sensivelmente a falta de ar do paciente.

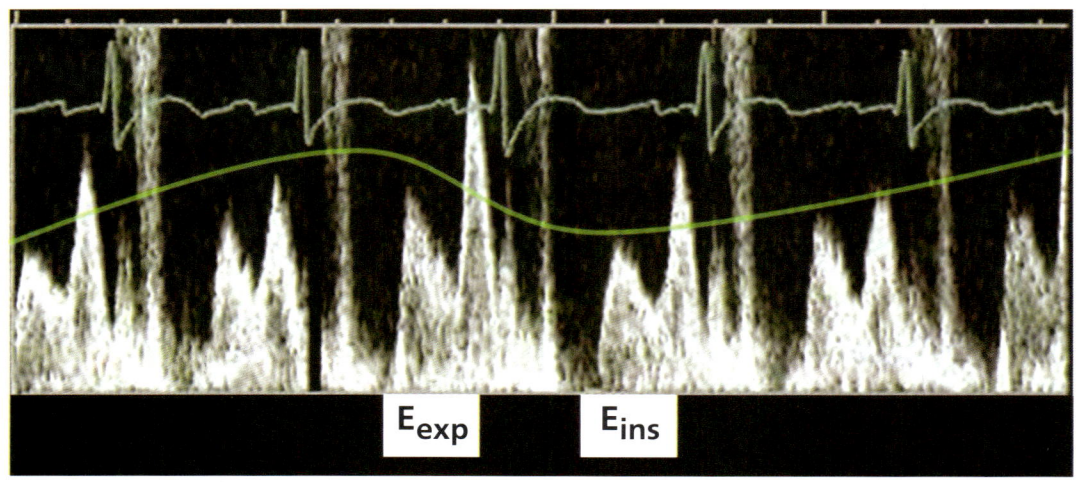

Velocidade de pico expiratório da onda E (E_{exp}) = 170 cm/s
Velocidade de pico inspiratório da onda E (E_{ins}) = 110 cm/s
Tempo de desaceleração da onda E = 260 ms

Fig. 7-9

25. Um homem de 28 anos com doença hepática apresenta-se com distensão venosa jugular (Fig. 7-10).

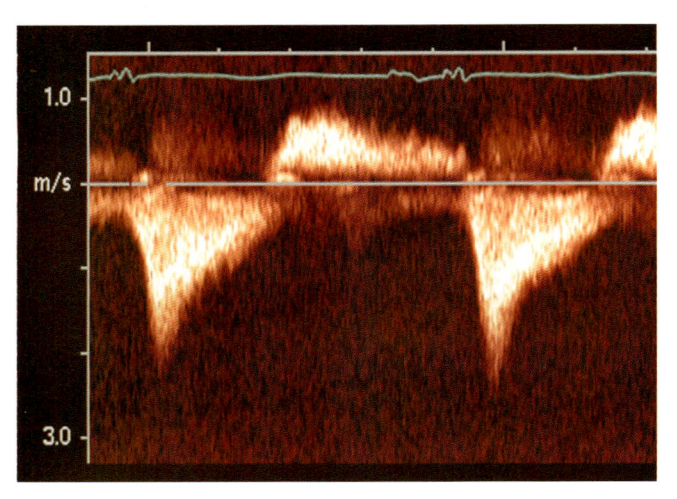

Velocidade de pico do jato regurgitante tricúspide = 2,2 m/s
Fig. 7-10

A seguinte afirmação é VERDADEIRA:
A. A pressão atrial direita aumenta progressivamente com relação à sístole ventricular final.
B. A função sistólica ventricular direita está evidentemente diminuída.
C. A velocidade de pico de 2,2 m/s exclui o diagnóstico de hipertensão pulmonar.
D. A regurgitação tricúspide parece ser moderada.
E. Existe gradiente intracavitário ventricular direito durante a sístole.

CASO 1

Uma mulher obesa de 78 anos com história de hipertensão e diabetes melito mal controlada desenvolve dor torácica progressiva e falta de ar nos últimos 2 dias. Ela não relatava história prévia de revascularização coronariana ou cirurgia cardíaca. Seu filho a trouxe ao departamento de emergência, onde ela chegou diaforética e taquipneica.

O eletrocardiograma no departamento de emergência revelou ritmo sinusal normal, bloqueio de ramo direito e elevação do ST na parede anterosseptal.

A pressão sanguínea era 90/50 mmHg; frequência cardíaca, 100 batimentos por minuto; temperatura oral, 98,7 graus.

À ausculta dos pulmões, estertores foram auscultados bilateralmente nos campos pulmonares. O exame cardíaco revelou B3 proeminente e sem sopros. A troponina sérica estava elevada a 40 ng/mL (normal < 5 ng/mL). Apresentava importante edema pulmonar ao RX de torax.

O ecocardiograma transtorácico realizado na admissão mostrou hipocinesia dos seis segmentos ventriculares esquerdos supridos pela artéria descendente anterior esquerda; a fração de ejeção foi estimada em 40%. Existia regurgitação moderada de uma válvula mitral nativa estruturalmente normal.

26. A paciente foi transferida para a unidade de terapia intensiva, onde foi colocado um catéter de Swan-Ganz. A pressão encaminhada da artéria pulmonar era 38 mmHg. Os registros de Doppler tecidual do anel mitral médio e Doppler pulsado com o volume de amostragem na ponta dos folhetos mitrais foram obtidos neste momento. A paciente estava em ritmo sinusal normal. O pico de velocidade da onda e de Doppler tecidual (e') precoce do anel foi 5 cm/s. Qual dos seguintes padrões de velocidade do fluxo mitral é mais provável neste momento?
A. Figura 7-11A.
B. Figura 7-11B.
C. Figura 7-11C.
C. Figura 7-11D.
E. Figura 7-11E.

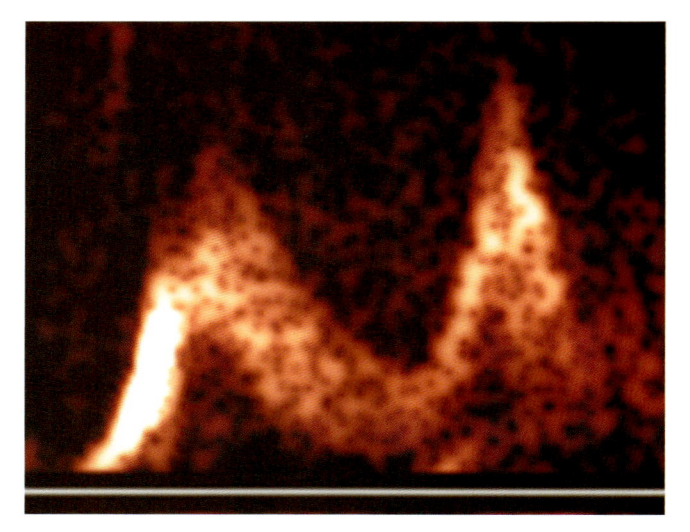

Velocidade de pico da onda E = 45 cm/s
Fig. 7-11A

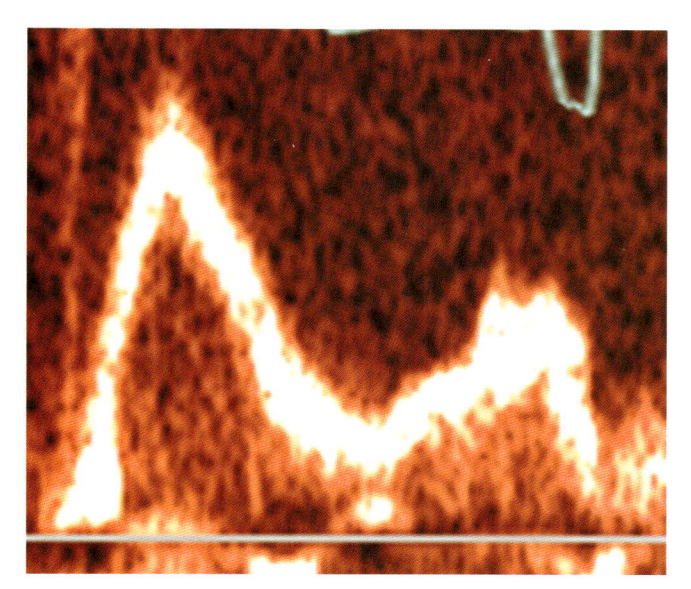

Velocidade de pico da onda E = 60 cm/s
Fig. 7-11B

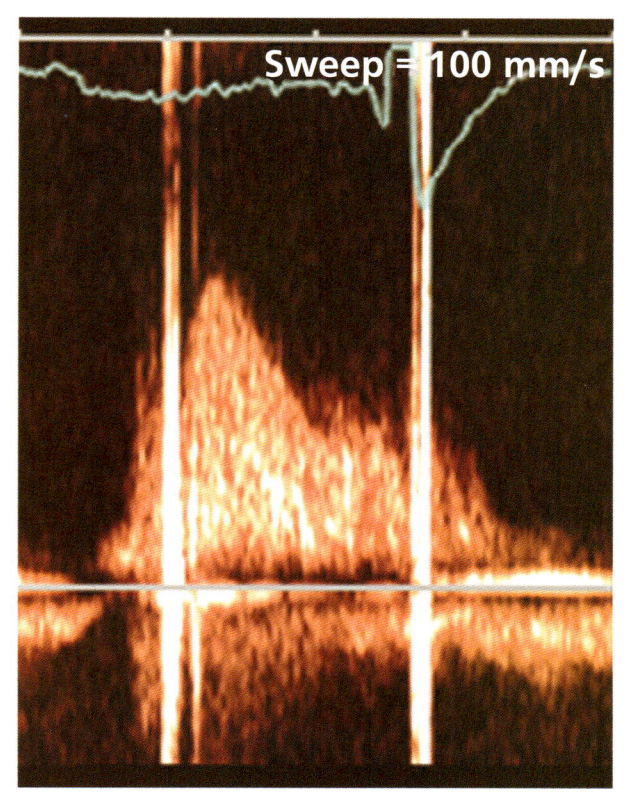

Velocidade de pico da onda E = 200 cm/s
Fig. 7-11D

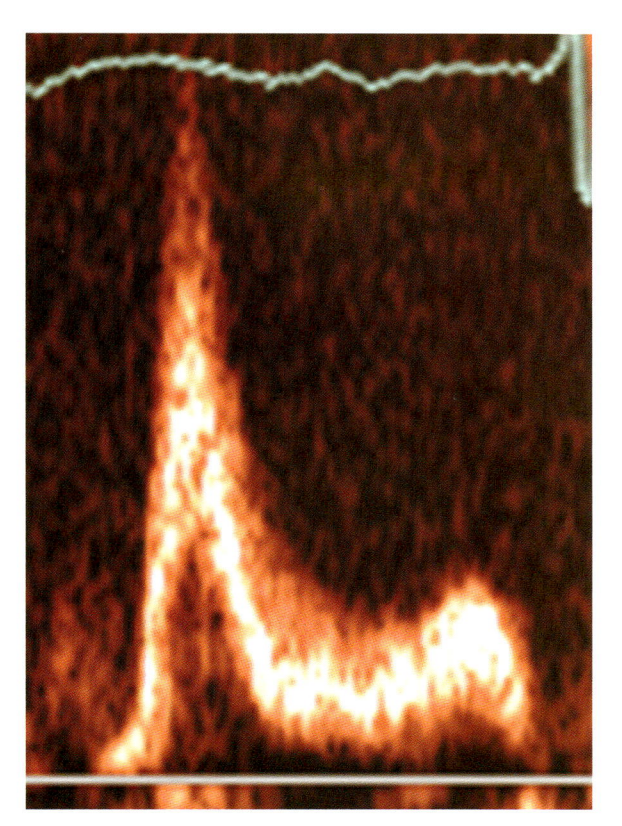

Velocidade de pico da onda E = 150 cm/s
Fig. 7-11C

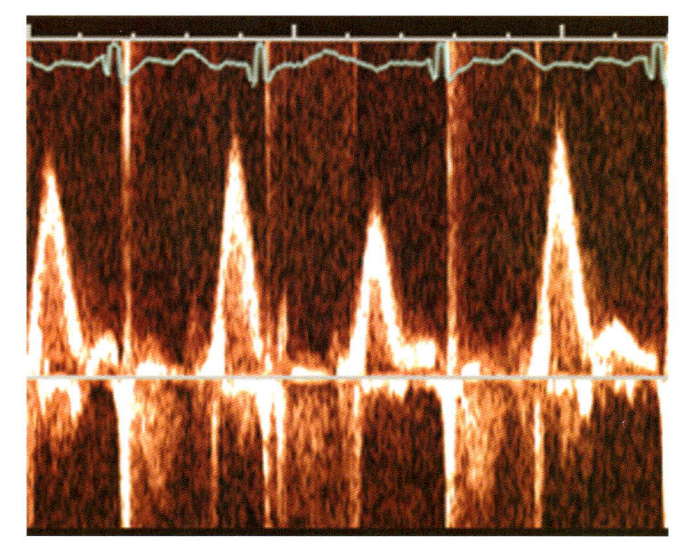

Velocidade de pico da onda E varia de batimento a batimento (entre 60 e 80 cm/s)
Fig. 7-11E

27. Do departamento de emergência ela foi encaminada para angiografia coronariana, que revelou oclusão total da artéria descendente anterior proximal e aterosclerose difusa da artéria circunflexa esquerda. Foi tentada intervenção coronariana percutânea, mas não se conseguiu implantar *stent* na artéria descendente anterior esquerda. Ela, então, foi transferida para a unidade de terapia intensiva. Após terapia medicamentosa plena, ela recebeu alta assintomática no quinto dia da internação.

Três dias depois, ela entrou em colapso. Sua vizinha ligou para 911 e a paciente foi entubada no contexto de hipoxemia severa. Na admissão ela estava afebril. Dados laboratoriais revelaram contagem normal de leucócitos. Raios X de tórax no departamento de emergência demostraram importantes edemas pulmonares bilaterais. Os seguintes dados foram obtidos por ecocardiografia no mesmo dia (Fig. 7-12 e Vídeo 7-1).

Imagem de ETE da válvula mitral na sístole na projeção medioesofagiana

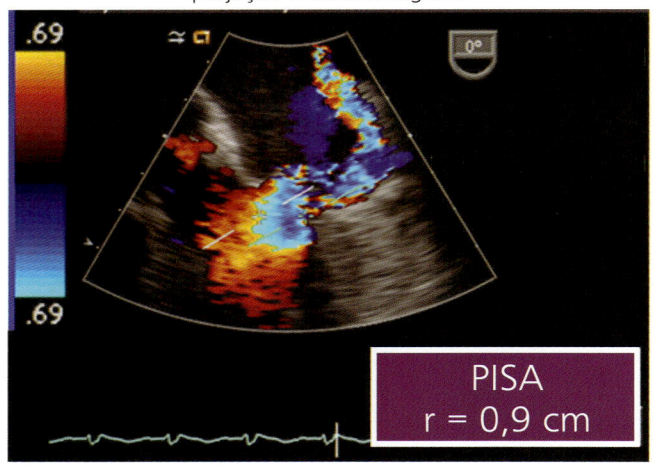

Doppler colorido demonstrando PISA no lado ventricular esquerdo da válvula mitral; o raio é 0,9 cm
Velocidade sistólica de pico do jato regurgitante mitral é 4,2 m/s

Fig. 7-12

O grau de regurgitação mitral é:
A. Trivial.
B. Leve (1+).
C. Moderado (2+).
D. Moderado a severo (3+).
E. Severo (4+).

28. A etiologia mais provável da regurgitação mitral nesta paciente é:
A. Ruptura de músculo papilar.
B. Endocardite bacteriana.
C. Dilatação anular mitral.
D. Doença cardíaca reumática.
E. Prolapso valvar mitral.

CASO 2

Um homem de 56 anos imigrante recente da Argentina é um ávido jogador de futebol desde a infância. Ele revelou que no último ano ou mais ele não consegue mais correr pelo campo de futebol como ele costumava decorrente da dispneia aos esforços. Inicialmente procurou um pneumologista, que excluiu asma induzida por esforço.

Ao exame, sua pressão sanguínea era 170/70 mmHg; frequência cardíaca, 72 batimentos por minuto com ritmo regular; e a saturação de oxigênio do ar ambiente pela oximetria de pulso era 98%. Ele não apresenta cianose central ou periférica. Seus pulmões estão limpos. A primeira bulha cardíaca (B1) é normal, enquanto a segunda bulha (B2) está obscurecida por um sopro contínuo tipo maquinária, mais bem audível no tórax superior esquerdo. Não apresenta edema periférico.

O ecocardiograma revelou DAP, função sistólica ventricular esquerda normal, ausência de doença valvar e nenhuma evidência de cardiomiopatia hipertrófica. A pressão atrial direita está estimada em 10 mmHg.

29. O traçado de Doppler espectral na Figura 7-13 representa o fluxo através da DAP obtido por ecocardiografia transtorácica.

Velocidade sistólica de pico 6,0 m/s

Velocidade diastólica final 3,8 m/s

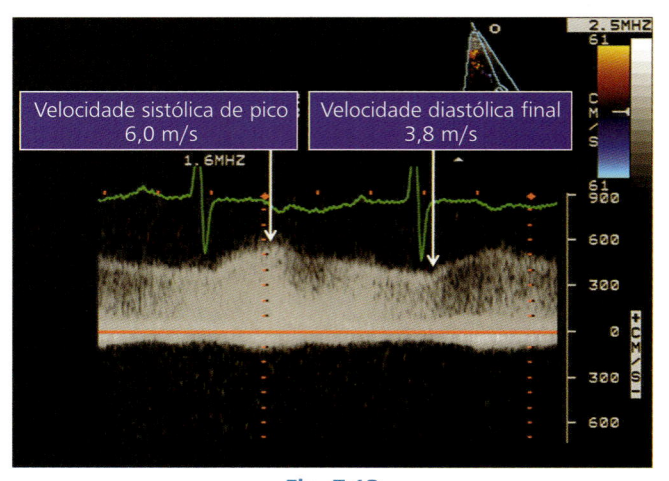

Fig. 7-13

A seguinte afirmação é VERDADEIRA:
A. A pressão diastólica da artéria pulmonar é 21 mmHg acima da pressão atrial direita.
B. O traçado foi obtido pela técnica de Doppler de onda pulsada.
C. A pressão arterial pulmonar está estimada em 26/12 mmHg.
D. A pressão sistólica arterial pulmonar é 110 mmHg.
E. DAP é bem largo, porque o fluxo ocorre por todo o ciclo cardíaco.

30. Esta imagem de ecocardiograma transtorácico com Doppler colorido na projeção de eixo curto para esternal ao nível da DAP vem do mesmo estudo que o traçado espectral na questão anterior (Fig. 7-14).

Utilizando o método PISA, a área transversal do DAP na extremidade aórtica durante seu fluxo máximo é:
A. 0,01 cm^2.
B. 0,13 cm^2.
C. 0,22 cm^2.
D. 1,3 cm^2.
E. 2,2 cm^2.

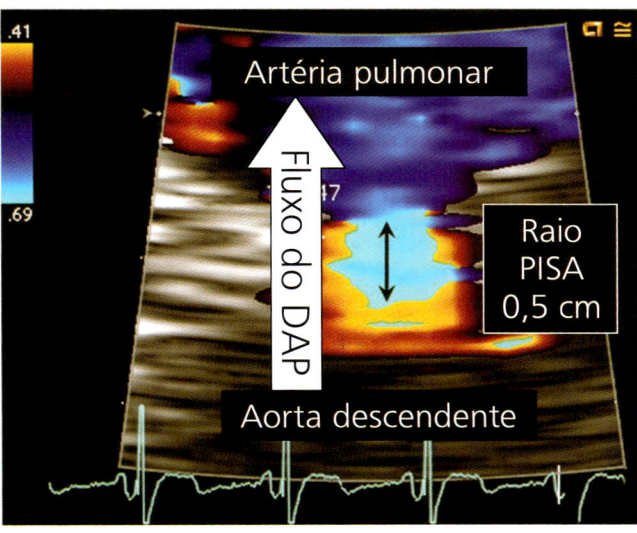

Fig. 7-14

CASO 3

Um atleta universitário de 24 anos apresentou um colapso na quadra de basquete. Seu treinador prontamente utilizou o desfibrilador externo automático, que disparou um choque apropriado e ressuscitou o paciente. O paciente foi, então, trazido ao departamento de emergência.

Ao exame físico, ele estava confortavelmente deitado na cama, totalmente acordado, alerta e orientado. A pressão sanguínea era de 144/72 mmHg; frequência cardíaca, 64 batimentos por minuto. Os pulmões estavam limpos à ausculta. O exame cardíaco revelou um sopro ejetivo sistólico em crescendo-decrescendo ao longo da borda esternal esquerda, que aumentava com a manobra de Valsalva. A deflexão carotídea era forte e havia pulso *bisferient*.

31. O ecocardiograma transtorácico realizado no departamento de emergência demonstrou cardiomiopatia hipertrófica com hipertrofia septal assimétrica, movimento sistólico anterior e função sistólica ventricular esquerda normal. A válvula aórtica era normal. A pressão atrial esquerda foi estimada em 10 mmHg. Apresentava regurgitação mitral excêntrica; o Doppler espectral do jato regurgitante mitral está representado na Figura 7-15.

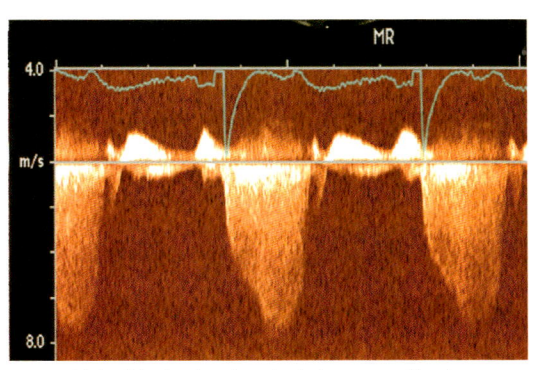

Velocidade de pico do jato regurgitante mitral = 8m/s
Fig. 7-15

A seguinte afirmação é VERDADEIRA:
A. O envelopamento do jato regurgitante mitral não está totalmente registrado, porque a porção sistólica inicial do jato foi perdida.
B. A pressão sistólica ventricular esquerda é baixa.
C. O gradiente máximo instantâneo da saída do ventrículo esquerdo é 122 mmHg.
D. A regurgitação mitral é parcialmente diastólica.
E. A pressão sistólica ventricular esquerda de pico é 246 mmHg.

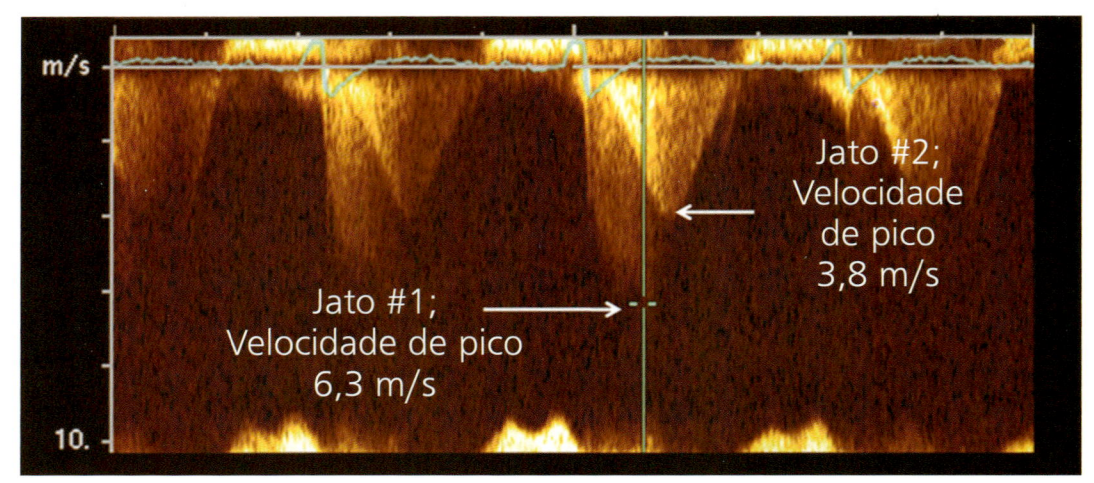

Fig. 7-16

32. O paciente iniciou uso de disopiramida oral. Novo ecocardiograma foi realizado, e o traçado espectral na Figura 7-16 foi obtido. A pressão atrial esquerda foi novamente estimada em 10 mmHg. Além disso, não existiram outras mudanças significativas em seu ecocardiograma.
A seguinte afirmação é VERDADEIRA:
  A. O formato do jato regurgitante mitral agora é sugestivo de prolapso valvar mitral com clique e sopro sistólico.
  B. O padrão de velocidade do fluxo do jato #2 é típico de estenose valvar aórtica.
  C. O gradiente de saída ventricular esquerdo reduziu em quase 50% se comparado ao ecocardiograma inicial.
  D. O paciente desenvolveu gradiente intracavitário como demonstrado pelo jato #1.
  E. A pressão sistólica ventricular esquerda de pico agora é 159 mmHg menos a pressão atrial esquerda.

CASO 4

Um homem de 66 anos com uma história de abuso de álcool de longa data se queixa de ortopneia, dispneia paroxística noturna e edema de extremidades de membros inferiores.

Ele está taquipneico e taquicárdico. A pressão sanguínea é 90/50 nnHg, frequência cardíaca 110 bpm; peso 80 kg; altura 1,75 cm; e área de superfície corporal de 2,0 m². A ausculta do pulmão revela estertores bibasais. O exame cardíaco demonstra galope B3 sem sopros. Existe edema pré-tibial bilateral.

O ecocardiograma transtorácico revelou hipocinesia ventricular esquerda global com uma fração de ejeção estimada em 25%.

33. Para calcular o volume atrial esquerdo, os dados da Figura 7-17 foram obtidos:

	Projeção apical 4 câmaras	Projeção apical 2 câmaras
Área (cm²)	27	26
Comprimento (cm)	5,9	5,6

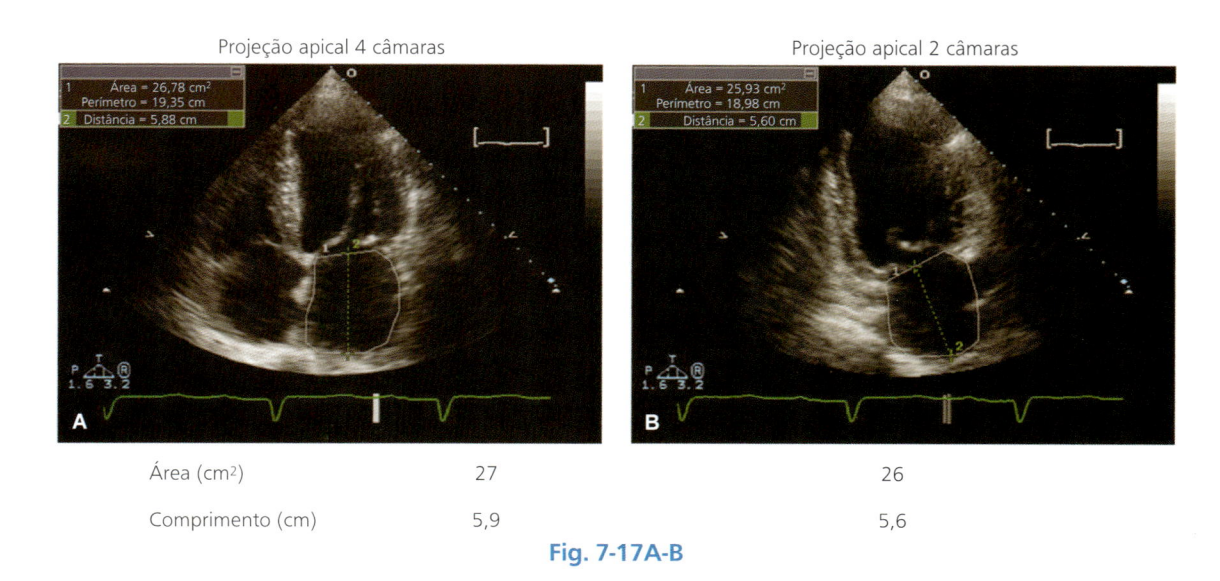

Fig. 7-17A-B

O índice de volume atrial esquerdo é aproximadamente:

A. 20 mL/m².
B. 30 mL/m².
C. 40 mL/m².
D. 50 mL/m².
E. 60 mL/m².

34. Os traçados de Doppler espectral das velocidades de fluxo do influxo mitral e fluxo venoso pulmonar foram obtidos na admissão e após 5 dias de terapia medicamentosa adequada, incluindo diuréticos intravenosos (Fig. 7-18).

Dos seguintes, o resultado da terapia medicamentosa apropriada foi:

A. Houve aumento da pré-carga ventricular esquerda.
B. Houve redução da pressão atrial esquerda.
C. O padrão de enchimento mitral normal foi substituído por um padrão de relaxamento anormal.
D. O paciente desenvolveu *flutter* atrial.
E. A mudança no padrão de enchimento mitral vista neste paciente anuncia prognóstico grave a longo prazo.

CASO 5

Um estudante universitário de 23 anos voltou aos Estados Unidos depois de uma longa viagem a áreas rurais do subcontinente indiano queixando-se de dispneia aos esforços e dor torácica a inspiração profunda.

ESTUDO INICIAL
Influxo mitral 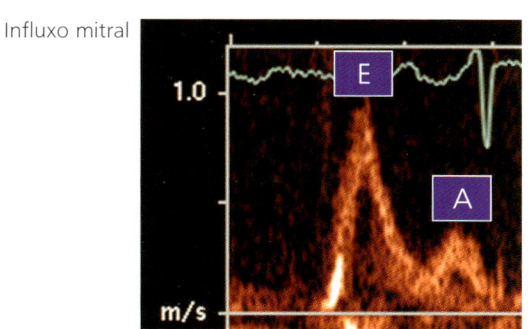
Tempo de desaceleração da onda E mitral 140 ms
Fig. 7-18A

ESTUDO DE ACOMPANHAMENTO 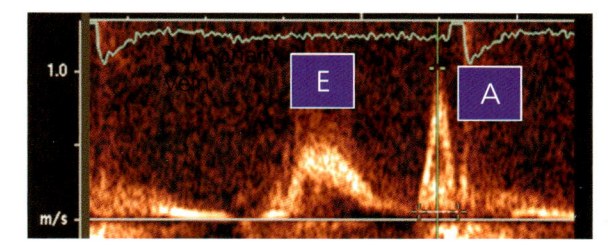
Tempo de desaceleração da onda E mitral 270 ms
Fig. 7-18B

Veia pulmonar 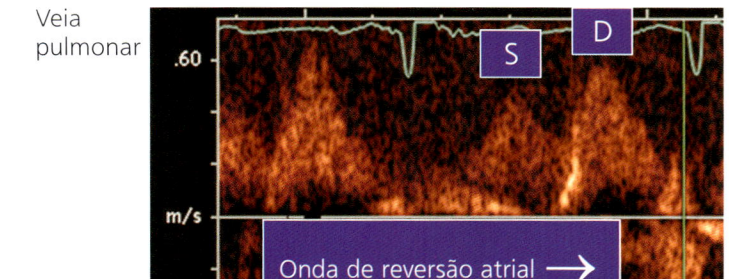
Onda de reversão atrial →
Fig. 7-18C

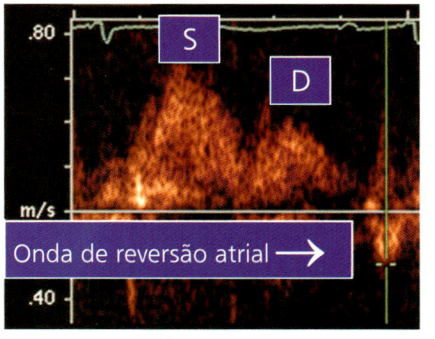

Onda de reversão atrial →
Fig. 7-18D

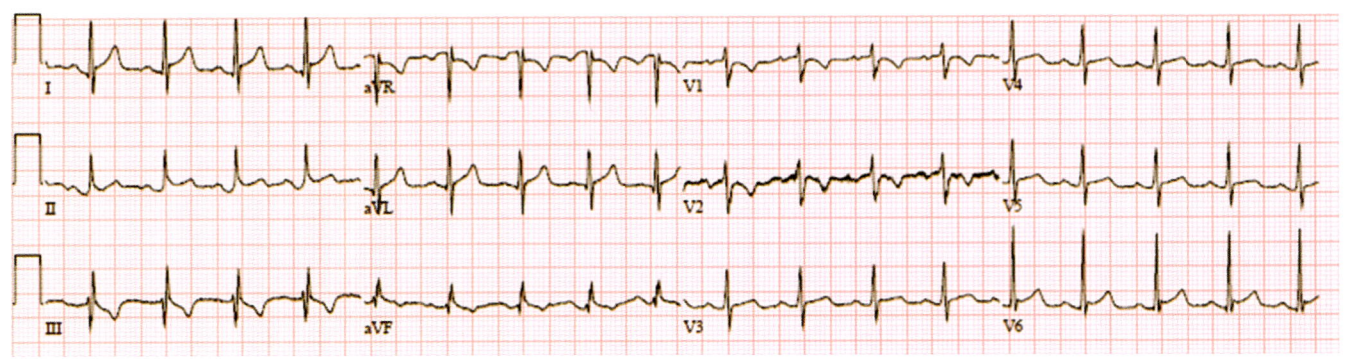

Fig. 7-19

No exame ambulatorial inicial ele estava afebril. Seus pulmões estavam limpos à ausculta. Havia atrito pelo precórdio. O eletrocardiograma foi sugestivo de pericardite (Fig. 7-19).

Foi prescrito para ele um curso oral de agente anti-inflamatório não esteroidal (AINEs) e liberado para casa; entretanto, mesmo em uso de AINEs por 2 semanas, houve piora de sua dor torácica. A tomografia computadorizada do tórax demonstrou grande derrame pericárdico e derrame pleural esquerdo com sinais clínicos e ecocardiográficos de tamponamento.

O teste cutâneo de PPD *(purefied protein derivative)* para tuberculose foi positivo. A efusão pericárdica foi drenada percutaneamente, e o paciente iniciou terapia medicamentosa antituberculosa apropriada.

Sua dor torácica se resolveu completamente, mas sua falta de ar persistiu e ele começou a desenvolver edema de tornozelo bilateral. Um ecocardiograma transtorácico foi solicitado.

Doppler espectral do influxo mitral

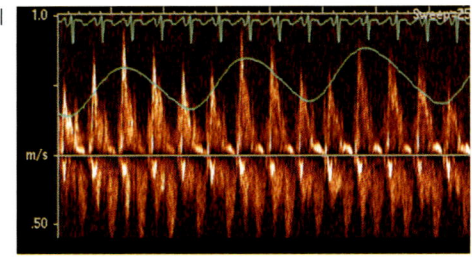

Fig. 7-20A

Modo M colorido ventricular esquerdo

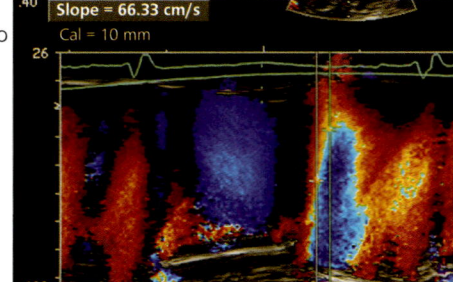

Fig. 7-20B

Veia cava inferior

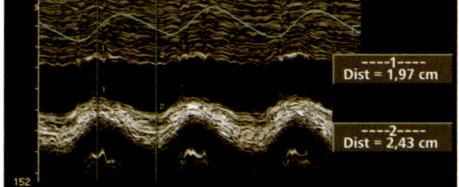

Fig. 7-20C

35. A Figura 7-20 foi também obtida no ecocardiograma. Nestes registros, a deflexão para cima da curva respiramétrica denota inspiração, e a deflexão para baixo indica a expiração. O seguinte é verdadeiro:
   A. Cardiomiopatia restritiva do ventrículo esquerdo está presente.
   B. A pressão atrial direita é baixa.
   C. A velocidade de propagação do fluxo ventricular esquerdo (Vp) é anormal.
   D. O paciente possui pericardite constritiva.
   E. O grau de variação respiratória no influxo mitral é normal.

36. O Vídeo 7-2, obtido na projeção apical 4 câmaras demonstra movimento septal anormal decorrente de:
   A. Sobrecarga de pressão ventricular direito.
   B. Sobrecarga de volume ventricular direito.
   C. Bloqueio de ramo esquerdo.
   D. Interdependência ventricular.
   E. Cirurgia cardíaca.

RESPOSTAS

1. RESPOSTA: A. Durante a expiração, a veia cava inferior (VCI) tem um diâmetro normal de 2,1 cm ou menos. A medida deve ser obtida perpendicular ao eixo longo da VCI proximal à junção das veias hepáticas que se encontram aproximadamente 0,5 a 3 cm proximal a junção VCI-átrio direito. Durante a inspiração espontânea (pressão negativa), o diâmetro da VCI normal reduz mais de 50%. O paciente deve ser orientado a inspirar durante a avaliação para mudança inspiratória do diâmetro; a inspiração normal de repouso pode não ser suficiente para induzir a resposta apropriada.

O diâmetro expiratório da VCI e o percentual de redução do diâmetro durante a inspiração são dependentes da magnitude da pressão atrial direita (PAD). A Tabela 7-16 demonstra como a PAD pode ser estimada pelo diâmetro da VCI e pela mudança percentual no diâmetro durante a manobra de inspiração.

TABELA 7-16

Diâmetro VCI (cm)	Mudança do Diâmetro da VCI com Inspiração	PAD Média (mmHg)	Variação da PAD (mmHg)	Veia Hepática	E/e' Tricúspide
≤ 2,1	> 50%	3	0-5	Padrão com onda S dominante	E/e' ≤ 6
Padrão indeterminado		8	5-10		
> 2,1	< 50%	15	10-20	Padrão de onda D dominante	E/e' > 6

Em nosso paciente, o diâmetro expiratório foi 1,6 cm e houve redução > 50% no diâmetro da VCI com a inspiração: Mudança percentual com inspiração = (1,6 cm − 0,6 cm)/1,6 cm = 63%.

É importante enfatizar que a metodologia acima pode não ser aplicada a atletas (eles têm aumento fisiológico da VCI) ou a pacientes entubados recebendo ventilação com pressão positiva.

2. RESPOSTA: D. A área valvar mitral (AVM) pode ser calculada utilizando-se o método de pressão T/2 (PHT):

$$AVM = \frac{220}{PHT} \qquad (Eq.\ 1)$$

Nesta questão, o PHT não foi informado. Entretanto, o PHT pode ser calculado como tempo de desaceleração mitral informado (TD) utilizando-se a seguinte fórmula:

$$PHT = 0,29 \times TD \qquad (Eq.\ 2)$$

Portanto, em nosso paciente:

$$PHT = 0,29 \times DT = 0,29 \times 910 = 264\ ms$$

$$AVM = 220/PHT = 220/264 = 0,8\ cm^2$$

Alternativamente, as Eqs. 1 e 2 podem ser combinadas na seguinte:

$$AVM = \frac{759}{TD} \qquad (Eq.\ 3)$$

Em nosso paciente então:

$$AVM = 759/TD = 759/910 = 0,8\ cm^2$$

Portanto, a resposta (D) é correta.

A resposta (A) é incorreta, porque a AVM é calculada dividindo-se 220 por PHT (Eq. 1) e não TD.

A resposta (B) é incorreta, porque o volume sistólico (VS) ao longo da válvula mitral neste paciente é 53 mL por batimento. Uma vez que a AVM é calculada, VS e débito cardíaco (DC) podem ser deduzidos por meio das seguintes fórmulas:

$$VS = AVM \times IVT$$
$$DC = VS \times FC$$

onde IVT é a integral velocidade-tempo mitral durante a diástole e FC é a frequência cardíaca.

Em nosso paciente, IVT mitral durante a diástole foi 66 cm e a frequência cardíaca foi 85 bpm:

$$VS = 0,8\ cm^2 \times 66\ cm = 53\ mL$$
$$DC = 53\ mL \times 85\ bpm = 4,5\ L/min$$

A resposta (C) é incorreta, porque, como mostrado acima, o PHT neste paciente foi 264 ms e não 355 ms.

A resposta (E) é incorreta, porque o gradiente de repouso da estenose mitral deverá aumentar com o aumento do DC, como durante exercício, febre ou gravidez.

3. RESPOSTA: E. O paciente possui ducto arterioso patente (DAP), o qual é um *shunt* extracardíaco que resulta de uma comunicação entre a aorta torácica descendente (ATD) e a artéria pulmonar proximal esquerda.

No útero, o sangue que alcança a artéria pulmonar pelo ventrículo direito não pode entrar nos pulmões colapsados; em vez disso, ele é desviado através do ducto arterioso dentro da ATD. Logo após o nascimento, a pressão na artéria pulmonar cai abaixo da pressão na ATD e o fluxo de sangue no ducto arterioso reverte sua direção. Ele agora flui da ATD para dentro da artéria pulmonar. A alta quantidade de oxigênio no sangue do ducto desencadeia o fechamento do ducto arterioso na maioria dos recém-nascidos. Em casos raros, a comunicação persiste no período pós-natal, dando origem a DPA.

Em indivíduos com DAP, o fluxo venoso sistêmico (Qs) alcança o coração direito através das veias sistêmicas e continua através do trato de saída do ventrículo direito (TSVD) para a artéria pulmonar principal. A este nível, Qs se junta pelo fluxo do *shunt* (FS) entrando na artéria pulmonar através de DAP. A soma de Qs e FS representa a quantidade de fluxo de sangue que entra na circulação pulmonar (Qp).

Após passar pelos pulmões, Qs entra no coração esquerdo por meio das veias pulmonares e sai pelo Trato de Saída Do Ventrículo Esquerdo (TSVE) para dentro da aorta. Ao nível da aorta descendente, Qp se divide em FS, que entra pelo DAP, e Qs, que continua dentro da circulação sistêmica periférica para finalmente alcançar o coração direito pelas veias sistêmicas.

Note que, em indivíduos com DAP, o fluxo através do TSVD representa Qs e o fluxo através TSVE representa Qp. Portanto, a resposta (E) está correta.

Isto está em contraste com os defeitos septal atrial e ventricular no qual o fluxo do TSVE representa Qs e o fluxo do TSVD representa QP. Como na maioria dos indivíduos com DAP, Qp > Qs, é o coração esquerdo e não o coração direito que se dilata para acomodar o excesso de fluxo de sangue. A fórmula ecocardiográfica geral para calcular o fluxo volumétrico (Q) é

$$Q = AT \times IVT \times FC \qquad \text{(Eq. 1)}$$

onde AT é a area transversal, IVT é a integral volume-tempo, FC é a frequência cardíaca.

Pode-se usar os tratos de saída direito e esquerdo para calcular o fluxo volumétrico. Como ambos os tratos são considerados como um formato circular, a AT pode ser expressada na equação como:

$$AT = \left(\frac{1}{2} \times D\right)^2 \times \pi \qquad \text{(Eq. 2)}$$

onde D é o diâmetro do trato de saída. A Eq. 1 após expressar AT nos termos da Eq. 2 se torna:

$$Q = \left(\frac{1}{2} \times D\right)^2 \times \pi \times IVT \times FC \text{ segundos}$$

Os cálculos para nosso paciente estão resumidos nesta tabela:

TABELA 7-17

	TSVE	TSVD	*Shunt* através do DAP
Diâmetro (cm)	2,0	2,5	
Área (cm²)	3,1	4,9	
IVT (cm)	31	12	
VS (mL)	97	59	97 − 59 = 38
FC	80	80	
	Qp	**Qs**	
Fluxo (l/min)	7,8	4,7	
Qp:Qs	1,7	1	

A resposta (A) é incorreta, porque a taxa de fluxo de 7,8 L/min através do TSVE representa Qp e não Qs em pacientes com DAP.

A resposta (B) é incorreta, pois Qp:Qs neste paciente é maior que 1 (é 1,7:1).

A resposta (C) é incorreta, pois o VS que entra nos pulmões (97 mL por batimento) é a soma do VS sistêmico (59 mL por batimento) que entra na artéria pulmonar principal através do TSVD e o fluxo do *shunt* (38 mL por batimento) que entra na artéria pulmonar através do DAP.

A resposta (D) é incorreta, porque o Qp é muito maior que Qs, o fluxo de *shunt* é na direção esquerda-direita, e o paciente improvavelmente estará cianótico. Em pacientes com DAP que desenvolvem fisiologia de Eisenmenger existe *shunt* direita-esquerda. Tais pacientes são cianóticos nas partes inferiores do corpo, pois o sangue não oxigenado proveniente das artérias pulmonares atravessa o DAP e entra na aorta torácica descendente, ultrapassando a origem dos vasos do arco aórtico, que fornece sangue plenamente oxigenado para cabeça e braços.

4. RESPOSTA: B. Este paciente com falta de ar severa possui pressão diastólica da artéria pulmonar elevada (PDAP). Utilizando a velocidade diastólica final (V) do jato regurgitante pulmonar e a fórmula 4V2, pode-se calcular o gradiente de pressão (ΔP) entre PDAP e pressão diastólica final ventricular direita (PDFVD).

$$\Delta P = PDAP - PDFVD = 4 \times V^2 \qquad \text{(Eq. 1)}$$

Na ausência de estenose tricúspide, PDFVD é o mesmo que PDA. Portanto, o gradiente de pressão também pode ser expresso como:

$$\Delta P = PDAP - PAD = 4 \times V^2 \qquad \text{(Eq. 2)}$$

Rearrumando a Eq. 2, PDAP pode ser calculada da seguinte forma:

$$PDAP = 4 \times V^2 + PAD \qquad \text{(Eq 3)}$$

onde V é a velocidade diastólica final do jato regurgitante pulmonar é a PAD é a pressão atrial direita.

Como explicado na resposta da questão 1, PAD pode ser estimada pelo tamanho expiratório da VCI e o percentual de redução da mudança de diâmetro com a inspiração. Em nosso paciente, a VCI é dilatada (> 2,1) e o diâmetro do VCI não muda com a inspiração. A PAD estimada é, portanto, aproximadamente 15 mmHg.

Uma vez que a PAD seja conhecida, podemos calcular a PDAP

$$PDAP = 4 \times (2 \text{ m/s})^2 + 15, \text{ ou } 31 \text{ mmHg}$$

Portanto, a resposta (B) é correta.

A resposta (A) é incorreta, pois a PAD neste paciente é aproximadamente 15 mmHg, como demonstrado acima.

A resposta (C) está incorreta por duas razões: (1) O gradiente de pressão entre PDAP e PDFVD é 16 mmHg e não 36 mmHg; e (2) PDAP é calculada adicionando-se a PAD ao gradiente entre PDAP e PDFVD, não subtraindo.

A resposta (D) está incorreta, pois mesmo na regurgitação pulmonar leve os traçados apropriados de Doppler espectral do jato regurgitante pode ser obtido.

A resposta (E) está incorreta, pois a PDAP normal tipicamente varia entre 5 e 16 mmHg.

5. RESPOSTA: B. A regurgitação mitral severa (grau 3+ e 4+) é definida pelos seguintes critérios:

TABELA 7-18

	RM Severa
Orifício regurgitante (cm²)	≥ 0,4
Fração regurgitante	≥ 50%
Volume regurgitante (mL)	≥ 60
Vena contracta (cm)	≥ 0,7

A área do orifício regurgitante (AOR) pode ser calculada utilizando-se a fórmula

$$AOR_{RM} = 2 \times \pi \times r^2 \times \frac{V_{alias}}{V_{máx}} \quad (Eq. 1)$$

onde r é o raio de PISA, V_{alias} é a velocidade de *aliasing* em que o raio de PISA é medido e $V_{máx}$ é a velocidade média do jato regurgitante mitral no Doppler espectral.

Na Eq. 1, a expressão $2 \times \pi \times r^2 \times V_{alias}$ representa a taxa de fluxo instantâneo (TFI)

$$TFI = 2 \times \pi \times r^2 \times V_{alias} \quad (Eq. 2)$$

Agora a Eq. 1 pode ser expressa como:

$$AOR_{RM} = \frac{TFI}{V_{máx}} \quad (Eq. 3)$$

Em nosso paciente, TFI é calculada como:

$$TFI = 2 \times 3,14 \times (1,0 \text{ cm})^2 \times 45 \text{ cm/s}$$
$$= 283 \text{ mL/s}$$

e AOR como:

$$AOR_{RM} = 283/500 \text{ cm/s} = 0,6 \text{ cm}^2$$

Portanto, a resposta (BV) está correta.

A resposta (A) é incorreta, pois a *vena contracta* na regurgitação mitral severa é > 0,7 cm.

A resposta (C) é incorreta, pois a TFI do jato regurgitante mitral neste paciente é 283 mL por segundo, como calculado acima.

A resposta (D) é incorreta, pois a regurgitação mitral é severa desde que AOR > 0,4 cm² (é 0,6 cm²).

A resposta (E) é incorreta, pois o volume regurgitante (Vreg) neste paciente é 79 mL por batimento. Vreg pode ser calculado como:

$$Vreg = AOR_{RM} \times IVT_{RM} \quad (Eq.4)$$

onde IVT_{RM} é a integral tempo/velocidade do jato regurgitante mitral.

Em nosso paciente, Vreg é igual a 0,6 cm² × 140 cm ou 79 mL por batimento. Isto é novamente compatível com regurgitação mitral severa (Vreg > 60 mL por batimento).

6. RESPOSTA: A. O paciente se apresenta com falta de ar devido a pressão de oclusão da artéria pulmonar (POAP) elevada. Na maioria dos casos, a elevação do POAP é o resultado de uma grande elevação da pressão atrial esquerda (PAE).

POAP pode ser estimada pela seguinte fórmula:

$$POAP = 4,6 + 5,27 \times \frac{E}{Vp}$$

onde *E* é o pico da velocidade de fluxo sanguíneo do influxo mitral em cm/s, e *V*p é a propagação da velocidade de fluxo do influxo mitral (em cm/s) obtido pelo modo M colorido. O registro de *V*p deste paciente está demonstrado na Figura 7-21.

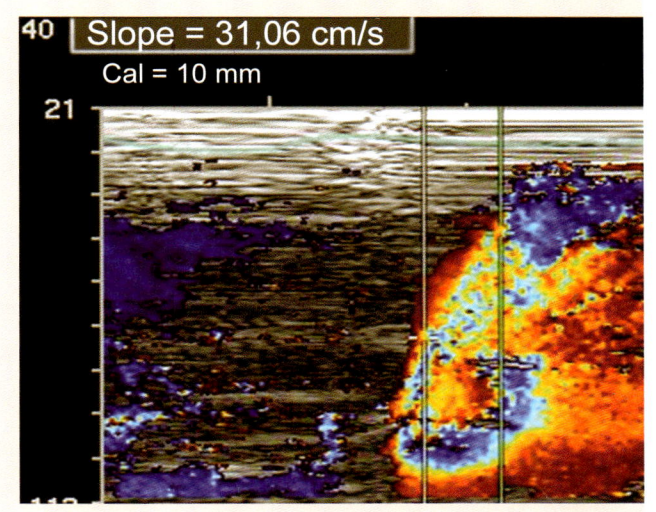

Fig. 7-21

*V*p mede a taxa em que os eritrócitos alcançam o ápice VE a partir do nível da válvula mitral durante a diástole inicial. A taxa de fluxo sanguíneo da válvula mitral ao ápice do VE é determinada pela taxa de relaxamento VE durante a diástole inicial. Portanto, *V*p é uma medida indireta da taxa de relaxamento VE; quanto mais baixa a *V*p, mais lento é o relaxamento VE e maior é a pressão diastólica do ventrículo esquerdo (PDVE).

Em nosso paciente:

$$POAP = 4,6 \times 5,27 \times \frac{125}{31} = 26$$

Com o valor de 26 mmHg, POAP está elevada; a POAP normal é < 12 mmHg. Portanto, a resposta (A) está correta.

A resposta (B) está incorreta, pois em pacientes com PAE e POAP marcadamente elevadas, o pico de velocidade da onda E mitral é tipicamente maior do que o da onda A mitral. Os pacientes têm ou o padrão de enchimento pseudonormal (E/A se encontra entre 1,0 e 2,0, tempo de desaceleração (TD) da onda E > 160 ms), ou padrão de enchimento restritivo (E/A > 2 e TD da onda E < 160 ms).

A resposta (C) está incorreta, pois a pressão sistólica na artéria pulmonar (PSAP) é 64 mmHg mais a PAD, ou 64 + 15 = 79 mmHg. Na ausência de estenose pulmonar (EP), PSAP é a mesma que a pressão sistólica do ventrículo direito (PSVD). A velocidade de pico (V) do fluxo regurgitante tricúspide pode ser utilizada para estimar o gradiente de pressão VD – AD (ΔP) no pico da sístole.

$$\Delta P = 4 \times V^2 = (4\ m/s)^2 = 64\ mmHg$$

Se adicionarmos a PAD ao ΔP, PSVD (e, por extensão, PSAP) pode ser calculado.

$$PSVD = PSAP = \Delta P + PAD$$
$$= 64 + 15 = 79\ mmHg$$

A resposta (D) está incorreta, pois espera-se que a razão entre a onda E mitral e a onda e' ao Doppler tecidual do anel mitral seja maior do que 15 em pacientes com PAE e POAP marcadamente elevados. A razão E/e' será discutida posteriormente na resposta da questão 8.

A reposta (E) está incorreta, pois a velocidade Vp é > 55 cm/s em indivíduos jovens e > 45 cm/s em indivíduos de meia-idade e idosos.

7. RESPOSTA: A. A regurgitação aórtica severa (graus 3+ e 4+) é definida pelos seguintes critérios:

TABELA 7-19

	RA Severa
Orifício regurgitante (cm^2)	≥ 0,3
Fração regurgitante	≥ 50%
Volume regurgitante (mL)	≥ 60
Vena contracta (cm)	≥ 0,6

Portanto, a resposta A está correta; a fração de regurgitação de 65% indica uma regurgitação aórtica severa.

A resposta (B) está incorreta, pois a *vena contracta* não é fortemente influenciada pelos ajustes do limite Nyquist do Doppler colorido. Isto é um contraste ao raio de PISA. Pela mudança do limite de Nyquist no Doppler colorido, também se muda automaticamente o filtro de velocidade. O papel do filtro de velocidade é prevenir a codificação de cores em baixas velocidades. Reduzindo o limite de Nyquist no Doppler colorido, se reduz o filtro de velocidade e se aumenta a área colorida. Como a *vena contracta* contém predominantemente altas velocidades, alterar o limite de Nyquist não irá mudar significativamente o tamanho do diâmetro da *vena contracta*. Isto é em contraste ao raio de PISA, o qual se torna progressivamente maior com menores limites de Nyquist.

O impacto das mudanças do limite de Nyquist no Doppler colorido na *vena contracta* é demonstrado na Figura 7-22.

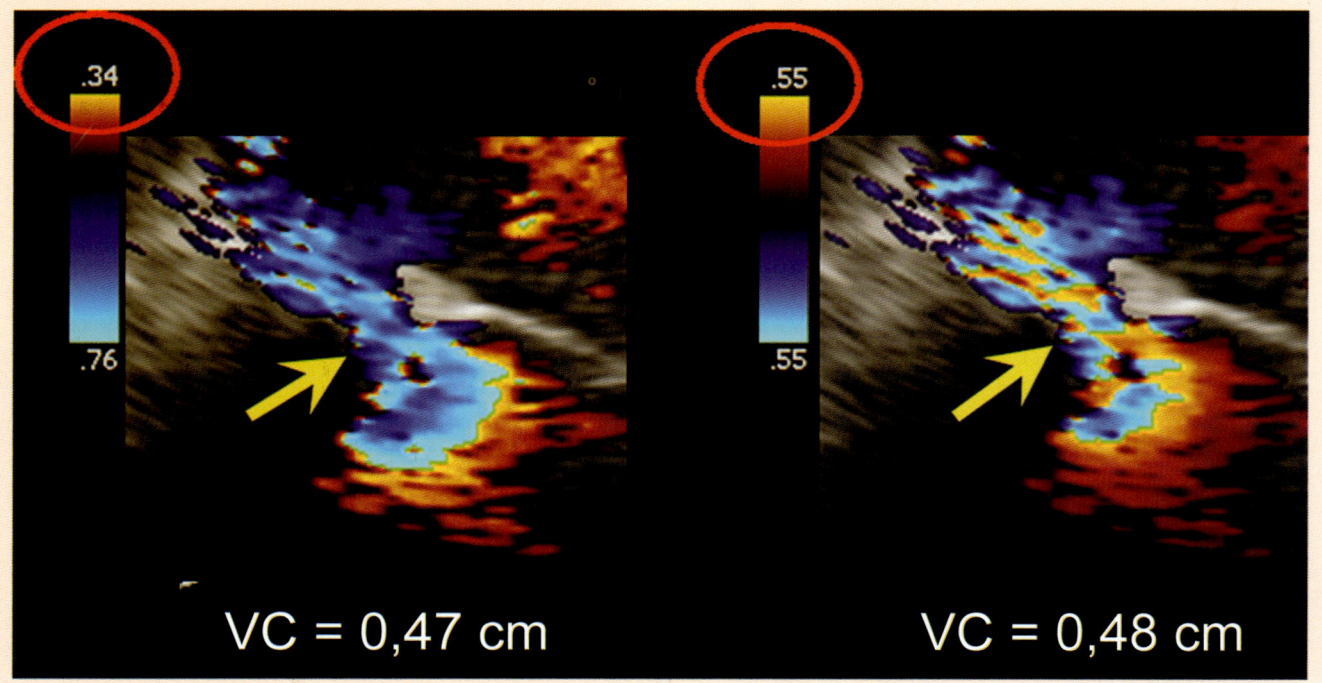

Fig. 7-22

A resposta (C) está incorreta, pois em regurgitação aórtica severa, a *vena contracta* é > 0,3 cm.

A resposta (D) está incorreta, pois em regurgitação aórtica severa, o volume regurgitante é > 60 mL por batimento.

A resposta (E) está incorreta, pois o diâmetro da *vena contracta* obtida por ecocardiografia 2D não deve ser utilizado para calcular o volume regurgitante. Em vez disso, o diâmetro 2D da *vena contracta* deverá ser usado para avaliação semiquantitativa do grau de regurgitação aórtica.

8. RESPOSTA: C. A razão E/e' é diretamente proporcional a PAE. A velocidade de pico da onda e' ao Doppler tecidual do anel mitral é diretamente proporcional à taxa de relaxamento VE durante a diástole inicial. Quanto mais lento o relaxamento VE, maior a pressão diastólica ventricular esquerda (PDVE). Uma vez que a PDVE aumenta, existe aumento concomitante da PAE e da POAP para permitir melhor enchimento de um VE rígido. Quanto maior a PAE, mais alta a onda E mitral se torna. Em resumo, com a piora da disfunção diastólica VE, a velocidade de pico anular da onda e' se torna menor, a onda E mitral se torna maior, a relação E/e' se torna progressivamente maior, refletindo a elevação da PAE e da POAP.

A razão E/e' pode ser utilizada para estimar PAE de duas formas. Uma delas é utilizá-la de forma semiquantitativa, como mostrado na tabela.

TABELA 7-20

	Pressão Atrial Esquerda		
	Normal	Indeterminada	Elevada
E/e' utilizando e' medial	< 8	8-15	> 15
E/e' utilizando e' lateral	< 8	8-12	> 12

Assim, pela razão E/e' de 16 sozinha, nosso paciente apresenta PAE elevada. A outra forma é estimar a PAE numericamente utilizando a seguinte equação:

$$PAE = 1,9 + 1,24 \times \frac{E}{e'} \quad (Eq. 1)$$

Em nosso paciente:

$$PAE = 1,9 + 1,24 \times 16 = 22$$

Uma PAE de 22 mmHg é significativamente elevada; PAE normal é < 12 mmHg.

Uma forma simplificada da Eq. 1 é:

$$PAE = 4 + \frac{E}{e'} \quad (Eq. 2)$$

Uma comparação entre PAE estimada utilizando a Eq. 1 e a Eq. 2 é dada na Figura 7-23A.

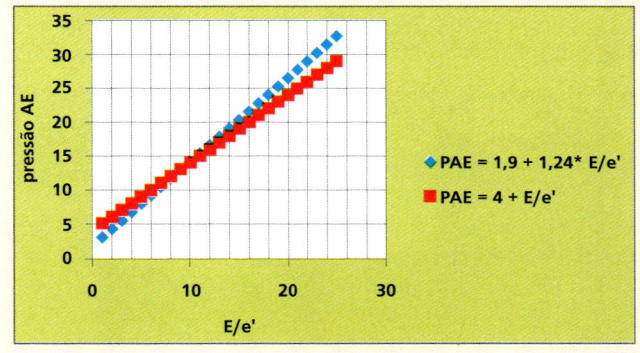

Fig. 7-23A

Em nosso paciente, a PAE pode ser estimada pela Eq. 2 como 4 + 16, ou 20 mmHg.

Portanto, a resposta (C) está correta.

A resposta (A) está incorreta, porque o gradiente pico a pico da estenose aórtica neste paciente é 44 mmHg. Para calcular o gradiente pico a pico da estenose aórtica, primeiro precisamos calcular a pressão sistólica de pico do ventrículo esquerdo (PSVE) utilizando a seguinte fórmula:

$$PSVE = \Delta P_{RM} + PAE \quad (Eq. 3)$$

onde ΔP_{RM} é o gradiente sistólico de pico do jato regurgitante mitral e PAE é a pressão atrial esquerda. Após se expressar ΔP_{RM} em termos de velocidade de pico (V) do jato regurgitante mitral, a Eq. 1 se torna:

$$PSVE = 4 \times V^2 + PA \quad (Eq. 4)$$

Em nosso paciente:

$$PSVE = 4 \times (6,0 \text{ m/s})^2 + 20$$
$$= 164 \text{ mmHg}$$

Uma vez que PSVE seja conhecida, o gradiente aórtico pico a pico (P2P) pode ser calculado como:

$$P2P = PSVE - PSS \quad (Eq. 5)$$

onde PSS é a pressão sanguínea sistólica.
Em nosso paciente:

$$P2P = 164 - 120 = 44 \text{ mmHg}$$

É importante enfatizar que este gradiente de pressão, que é normalmente medido no cateterismo cardíaco, não é o fisiológico, pois este representa a diferença de pressão em pontos separados no tempo, como demonstrado na

Figura 7-23B. P2P é menor que o gradiente de pico instantâneo (PPI) obtido pelo Doppler de onda contínua através da válvula aórtica.

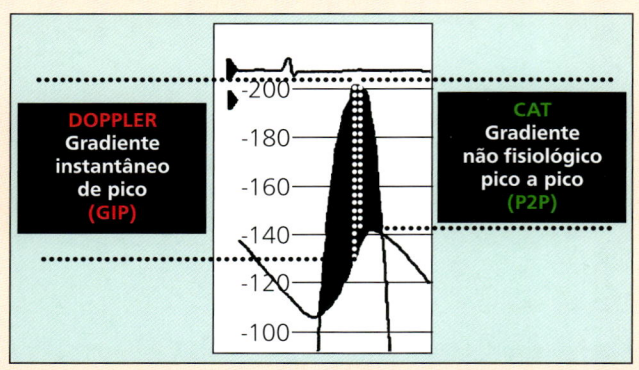

Fig. 7-23B

A resposta (B) está incorreta, porque o dP/dt ventriular esquerdo está normal. Pacientes com choque cardiogênico possuem valores dP/dt baixos. dP/dt normal = 1,661 +/– 323 mmHg. Neste caso, dP/dt é 1.900 mmHg/s.

A resposta (D) está incorreta, porque na regurgitação mitral severa a *vena contracta* é > 0,7 cm.

A resposta (E) está incorreta, porque tanto a Eq. 1 como a Eq. 2 são aplicáveis independentemente do ritmo atrial (ritmo sinusal normal, fibrilação atrial etc.).

9. RESPOSTA: D. A Figura 7-24 mostra o traçado de Doppler espectral de onda contínua de nosso paciente.

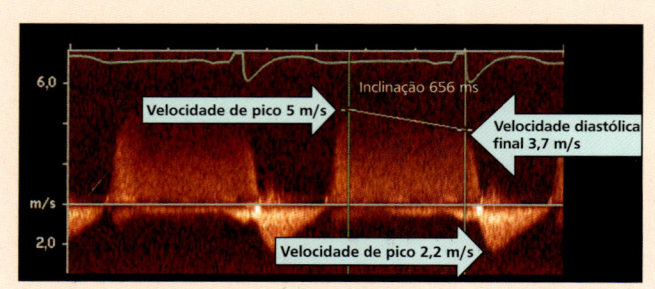

Fig. 7-24

Utilizando a velocidade diastólica final (*V*) do jato regurgitante aórtico, pode-se calcular o gradiente de pressão (Δ*P*) entre a pressão sanguínea diastólica (PSD) e a pressão diastólica final do ventrículo esquerdo (PDFVE).

$$\Delta P = PSD - PDFVE = 4 \times V^2 \quad \text{(Eq. 1)}$$

Reorganizando a Eq. 1, PDFVE pode ser calculada da seguinte maneira se a PSD for conhecida

$$PDFVE = PSA - 4 \times V^2 \quad \text{(Eq. 2)}$$

Em nosso paciente:

$$PDFVE = 65 \text{ mmHg} - 4 \times (3,7 \text{ m/s})^2 = 10 \text{ mmHg}$$

Portanto, a resposta (D) está correta.

A resposta (A) está incorreta, pois na regurgitação aórtica severa PHT é < 300 ms.

A resposta (B) está incorreta, pois a área valvar aórtica não pode ser calculada dividindo-se 220 pelo PHT; *i.e.*, a fórmula para cálculo de AVM.

A resposta (C) está incorreta, pois o pico de PSVE é sempre mais alto que a pressão sanguínea sistólica em pacientes com estenose aórtica. PSVE se torna progressivamente mais alta que PSS, assim como a estenose aórtica torna-se mais severa. O gradiente de pressão PSVE – PSS é referido como gradiente aórtico pico a pico, como discutido na resposta à questão 8.

A resposta (E) está incorreta, pois a equação de continuidade pode ser utilizada para calcular a área valvar aórtica em pacientes com e sem regurgitação aórtica. O princípio de continuidade declara que o VS ao longo do TSVE é o mesmo que o VS ao longo da válvula aórtica (VA):

$$TSVE\ VS = VS\ VA \quad \text{(Eq. 3)}$$

Desde que o VS possa ser expresso como produto da área transversal (AT) e a integral da velocidade de fluxo (IVF), a Eq. 3 se torna:

$$AT_{TSVE} \times IVF_{TSVE} = AT_{VA} \times IVF_{VA} \quad \text{(Eq. 4)}$$

Em pacientes com regurgitação aórtica, existe um aumento no fluxo anterógrado do ventrículo esquerdo dentro da aorta decorrente do aumento do VS ventricular esquerdo verdadeiro pelo volume regurgitante aórtico. Entretanto, este aumento afeta igualmente o fluxo ao longo do trato de saída do ventrículo esquerdo e a válvula aórtica na sístole. Na Eq. 5, isso se refletirá no aumento proporcional na IVT$_{TSVE}$ e IVT$_{VA}$

Pela equação de continuidade, a área VA (AT$_{VA}$) pode ser calculada como se segue:

$$AT_{AV} = AT_{TSVE} \times \frac{IVT_{TSVE}}{IVT_{VA}} \quad \text{(Eq. 5)}$$

Na regurgitação aórtica, existe um aumento da IVT$_{TSVE}$ e IVT$_{VA}$. Entretanto, a razão das duas IVTs permanece a mesma; portanto, o valor calculado na AT$_{VA}$ não é afetado pela presença da regurgitação aórtica.

10. RESPOSTA: C. O paciente possui um defeito septal atrial (DSA) com um *shunt* esquerda-direita. Um DSA é um *shunt* intracardíaco ao nível atrial. O fluxo sanguíneo sistêmico (*Q*s) alcança o átrio direito por meio das veias sistêmicas. Ao nível do átrio direito, ele se une ao fluxo do *shunt*, o qual entra no átrio direito por meio do DSA. A soma do *Q*s e o fluxo do *shunt*, então, passa pelo TSVD para dentro da circulação pulmonar. Portanto, a soma do *Q*s e do fluxo de *shunt* representa o fluxo sanguíneo pulmonar (*Q*p). Este *Q*p alcança o átrio esquerdo por meio das veias pulmonares. Ao nível do átrio esquerdo, *Q*p se divide em fluxo de *shunt* (o qual atravessa DSA para alcançar o átrio direito) e

Qs, o qual entra no ventrículo esquerdo. Qs então passa através do TSVE para dentro da aorta e, finalmente, alcança o átrio direito por intermédio das veias sistêmicas.

Em resumo, o fluxo através do TSVE representa Qs, enquanto que o fluxo que atravessa o TSVD representa o Qp em pacientes com DSA.

Os cálculos do *shunt* para este paciente estão resumidos na seguinte tabela:

Uma vez que a PMAP seja conhecida, podemos utilizar a Eq. 2 para calcular RVP:

$$RVP = \frac{40 - 10}{11,9} = \frac{30}{11,9} = 3,4 \text{ unidades Wood.}$$

TABELA 7-21

	TSVD	TSVE	Comentários
Diâmetro (cm)	2,6	2,0	
Área (cm²)	5,3	3,1	Calculado utilizando a fórmula Área = (0,5 × diâmetro)² × π
IVT (cm)	30	20	
VS (mL)	159	63	Calculado utilizando a fórmula VS = Área × IVT
Frequência cardíaca (batimentos por minuto)	75	75	Calculado utilizando a fórmula Fluxo = VS × frequência cardíaca
Fluxo (L/min)	11,9	4,7	Fluxo do *shunt* é a diferença entre Qp e Qs, ou 7,2 L/min
	Fluxo pulmonar (Qp)	Fluxo sistêmico (Qs)	
Qp: Qs	2,5:1		

Como Qp:Qs = 2,5:1, a resposta (C) está correta.

A resposta (A) está incorreta em decorrente da presença de hipertensão pulmonar, que por si só não impossibilita o fechamento do DSA. É o grau de resistência vascular pulmonar (RVP) que determina se o paciente é candidato a fechamento do DSA ou não, como discutido abaixo.

A resposta (B) está incorreta, porque o RVP do paciente se encontra essencialmente normal. Utilizando a lei de Ohm, RVP pode ser calculada como:

$$RVP = \frac{\Delta P}{Qp} \quad \text{(Eq. 1)}$$

onde Qp é o fluxo sanguíneo pulmonar (em L/minuto), e ΔP é o gradiente de pressão ao longo da circulação pulmonar. ΔP é a diferença entre a pressão média na artéria pulmonar (PMAP) e a PAE média. A Equação 1, então, torna-se:

$$RVP = \frac{PMAP - PAE}{Qp} \quad \text{(Eq. 2)}$$

PMAP pode ser calculada pela PSAP e a PDAP utilizando a seguinte equação:

$$PMAP = PDAP + \frac{1}{2} \times (PSAP - PDAP) \quad \text{(Eq. 3)}$$

Neste paciente:

$$PMAP = 25 + \frac{1}{2} \times (55 - 25) = 40 \text{ mmHg}$$

Como PMAP é conhecida, podemos usar a Eq. 2 para calcular RPV:

$$RVP = \frac{40 - 10}{11,9} = \frac{30}{11,9} = 3,4 \text{ unidades Wood}$$

O RVP normal é 1-2 unidades Wood (80-160 dinas × s × cm^{-5}). Neste paciente, RVP está somente modestamente elevada. A princípio, o fechamento do DSA não deve ser realizado se RVP for 2/3 ou mais que a resistência vascular sistêmica (RVS). Uma vez que o RVS normal seja aproximadamente 13 unidades Wood (variando entre 11-16 unidades Wood, ou 900-1.300 dinas × s × cm^{-5}), RVP > 9 unidades Wood normalmente impede o fechamento do DSA.

A resposta (D) está incorreta, pois o fluxo do *shunt* neste paciente é 7,2 L/min. Fluxo de *shunt* é a diferença entre Qp e Qs. Neste paciente:

$$FS = Qp - Qs = 11,9 - 4,7 = 7,2 \text{ L/min}$$

A resposta (E) está incorreta, porque o Qp é muito maior que Qs, o fluxo de *shunt* está na direção esquerda-direita, e assim não se espera que o paciente esteja cianótico.

11. RESPOSTA: B. A presença de defeito septal ventricular (DSV) permite o cálculo da PSVD e, por extensão, da PSAP se a PSS for conhecida.

A PSAP em um paciente com DSV e sem obstrução da saída do ventrículo esquerdo pode ser calculada como:

$$DSVD = PSS - \text{gradiente sistólico de pico do DSV} \quad \text{(Eq. 1)}$$

Utilizando a velocidade sistólica de pico (V) por meio do DSV, o gradiente sistólico de pico do DSV pode ser calculado como:

$$\text{Gradiente sistólico de pico do DSV} = 4 \times V^2 \quad (Eq.\ 2)$$

Combinando as Eqs. 1 e 2, a PSVD é, então, calculada como:

$$PSVD = PSS - 4 \times V^2 \quad (Eq.\ 3)$$

Portanto, neste paciente, PSVD = 120 − 4 × (3,0 m/s)² = 84 mmHg.

Quando não existe EP, PSAP = PSVD. Entretanto, este paciente possui EP com gradiente sistólico de pico de 55 mmHg através da válvula pulmonar. Na presença de EP, a relação entre PSVD e PSAP é como a seguir:

$$PSAP = PSVD - \text{Gradiente de pico EP} \quad (Eq.\ 4)$$

Em nosso paciente, PSAP = 84 − 55 = 29 mmHg. Portanto, a resposta (B) está correta.

A resposta (A) está incorreta, pois a PSVD neste paciente é 84 mmHg como calculado acima.

A resposta (C) está incorreta, pois a PAD não é necessária para estimativa da PSVA utilizando o método de DSV.

A resposta (D) está incorreta, pois a PSAP é menor que PSVD decorrente da presença de EP. PSVD excede PSAP em 55 mmHg, o qual é o gradiente de pico através da válvula pulmonar estenosada.

A resposta (E) está incorreta, pois a pressão diastólica final do ventrículo direito (PDFVD) neste paciente não é 28 mmHg, mas 8 mmHg, como mostrado abaixo.

Se a PDFVE for conhecida, a PDFVD pode ser calculada como:

$$PDFVD = PDFVE - \text{gradiente diastólico final do DSV} \quad (Eq.\ 5)$$

Utilizando a velocidade diastólica final (V) através do DSV, o gradiente diastólico final DSV pode ser calculado como:

$$\text{Gradiente diastólico final DSV} = 4 \times V^2 \quad (Eq.\ 6)$$

Combinando as Eqs. 5 e 6, PDFVD é, então, calculada como:

$$PDFVD = PDFVE - 4 \times V^2 \quad (Eq.\ 7)$$

onde V é a velocidade diastólica final através do DSV. Em nosso paciente:

$$PDFVD = 12 - 4 \times (1\ m/s)^2 = 12 - 4 = 8\ mmHg$$

12. RESPOSTA: B. O fluxo pulmonar (Qp) em pacientes com defeito septal atrial (DSA) é a soma do fluxo de *shunt* (FS) através do DSA e do fluxo sistêmico (Qs). FS pode ser calculado diretamente ou como a diferença entre Qp e Qs.

Um método para cálculo direto do FS é a fórmula ecocardiográfica padrão para determinação do fluxo através do orifício:

$$\text{Fluxo} = AT \times IVT \times FC$$

onde AT é a área transversal do orifício, IVT é a integral de velocidade-tempo ao nível do orifício e FC é a frequência cardíaca.

No primeiro passo, podemos calcular a AT do defeito septal atrial com um diâmetro de 1,2 cm. Uma vez que o DSA seja de forma circular, a área do DSA pode ser calculada como:

$$AT_{DSA} = (1/2 \times \text{diâmetro DSA})^2 \times \pi$$

Em nosso paciente:

$$AT_{DSA} = (1/2 \times 1,2\ cm)^2 \times 3,14$$
$$= 0,36 \times 3,14 = 1,13\ cm^2$$

Depois, podemos calcular o VS através do DSA como:

$$\textit{Shunt}\ DSA/VS = AT_{DSA} \times IVT_{DSA}$$

Em nosso paciente:

$$\textit{Shunt}\ VS\ no\ DSA = 1,13\ cm^2 \times 80\ cm$$
$$= 90\ mL\ \text{por batimento}$$

No passo final, multiplicando o *shunt* VS no DSA pela frequência cardíaca, pode-se calcular o fluxo de *shunt* através do DSA. Em nosso paciente:

$$\text{Fluxo de}\ \textit{shunt}\ \text{do DSA} = 90\ mL \times 100\ bpm = 9,0\ L/min.$$

Portanto, a resposta (B) está correta.

A resposta (A) está incorreta, porque o Qp:Qs neste paciente é 2,5:1. Neste paciente, Qs é calculado ao nível do TSVE utilizando a fórmula:

$$Qs = AT_{TSVE} \times IVT_{TSVE} \times FC$$

onde AT_{TSVE} é a area transversal do TSVE, IVT_{TSVE} é a integral velocidade-tempo ao nível do TSVE, e FC é a frequência cardíaca. Em nosso paciente:

$$Qs = (1/2 \times 2,0\ cm)^2 \times \pi \times 19\ cm \times 100\ bpm$$
$$= 60\ mL \times 100\ bpm = 6,0\ L/minuto$$

No próximo passo, podemos calcular Qp como:

$$Qp = Qs + \text{fluxo de}\ \textit{shunt}\ DSA$$

Em nosso paciente:

$$Qp = 6,0\ L/minuto + 9,0\ L/minuto = 15,0\ L/minuto$$

Uma vez conhecidos Qp e Qs, podemos calcular a razão Qp:Qs:

Qp:Qs = 15,0 L/minuto: 6,0 L/minuto = 25:1

A resposta (C) está incorreta, porque a diferença entre VS sistêmico e pulmonar neste paciente é 90 mL/batimento. Este valor representa o VS do *shunt* do DSA calculado acima.

A resposta (D) está incorreta, porque o VS sistêmico nesse paciente é 60 mL/batimento, como calculado acima.

A resposta (E) está incorreta, porque o Qp nesse paciente é 15,0 L/minuto, como calculado acima. Os cálculos relacionados a esta questão estão resumidos nesta tabela.

TABELA 7-22

	TSVE	DSA	TSVD	Comentários
Diâmetro (cm)	2,0	1,2		
Área (cm^2)	3,10	1,13		
IVT (cm)	19	80		
VS (mL)	60	90	150	VS TSVD é a soma do TSVE com VS DSA
Frequência cardíaca (batimentos por minuto)	100	100		
Fluxo (L/min)	6,0	9,0	15,0	Qp é a soma de Qp com fluxo do *shunt* DSA
	Fluxo sistêmico (Qs)	Fluxo do *shunt*	Fluxo pulmonar (Qp)	Qp:Qs = 2,5

13. RESPOSTA: D. O traçado de Doppler espectral contínuo do jato regurgitante mitral pode ser utilizado para estimar a taxa de aumento de pressão (*dP*) no ventrículo esquerdo ao longo do tempo (*dt*), uma medida da função sistólica do ventrículo esquerdo utilizando a seguinte fórmula:

$$dP/dt = \Delta P/IRT \qquad \text{(Eq. 1)}$$

onde IRT é o interval relativo de tempo, medido em segundos, entre as velocidades do jato mitral regurgitante a 1 m/s (*V1*) e 3 m/s (*V2*). ΔP representa a diferença de pressão entre os gradientes de pressão do ventrículo esquerdo e átrio esquerdo em *V2* e *V1* (Figura 7-25A).

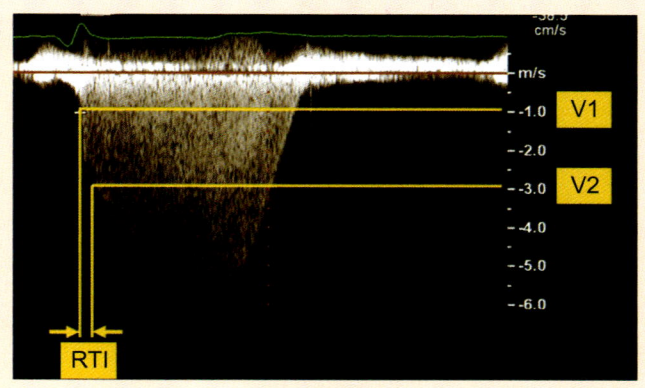

Fig. 7-25A

Esta diferença de pressão pode ser calculada como:

$$\Delta P = 4 \times (V_2)^2 - 4 \times (V_1)^2$$
$$\Delta P = 4 \times 3 \text{ (m/s)}^2 - 4 \times (1 \text{ m/s})^2$$
$$= 4 \times 9 - 4 \times 1 = 36 - 4$$
$$\Delta P = 32 \text{ mmHg}$$

Agora, a Eq. 1 pode ser expressa como

$$dP/dt = \frac{32}{ITR} \qquad \text{(Eq. 2)}$$

No próximo passo, calcularemos o IRT em nosso paciente:

IRT = tempo em *V2* – tempo em *V1*
= 25 ms – 5 ms = 20 ms

Uma vez que na Eq. 2 o IRT é expresso em segundos, temos que converter o IRT do nosso paciente de milissegundos para segundos:

IRT = 20 ms = 0,02 segundos

Uma vez que ITR seja conhecido, podemos calcular *dP/dt* em nosso paciente:

dP/dt = 32/0,02 = 1.600 mmHg/s

Portanto, a resposta (D) está correta.

A resposta (A) está incorreta, pois se espera que a velocidade de pico da onda E mitral em regurgitação mitral severa esteja alta. A velocidade de pico através de um orifício está diretamente relacionada ao fluxo através deste orifício. Uma vez que o fluxo é o produto do VS e da frequência cardíaca, a velocidade de pico é, então, função direta (*f*) do VS:

$$dP/dt = 32/RVI \qquad \text{(Eq. 3)}$$

Na regurgitação mitral, VS que atravessa a válvula mitral na diástole é a soma do volume sistólico sistêmico (VS_{TSVE}) e o Vreg. Portanto, a Eq. 3 pode ser expressa como:

$$\text{Velocidade da onda E} = f(VS_{TSVE} + Vreg) \quad \text{(Eq. 4)}$$

Quanto mais severa for a regurgitação mitral, maior o Vreg, portanto, maior a velocidade de pico da onda E do influxo mitral. Quando a regurgitação mitral nativa for severa (como neste paciente foi definida pela *vena contracta* > 0,7 cm), se espera que a velocidade de pico E seja > 1,5 m/s. Em regurgitação mitral proteica, a velocidade de pico E é usualmente > 2,0 m/s.

A resposta (B) está incorreta, pois a PAE neste paciente está elevada. O paciente se apresenta com regurgitação mitral severa (*vena contracta* > 0,7 cm) e edema pulmonar decorrente da pressão atrial esquerda (PAE) elevada.

Utilizando o pico de velocidade (Vmáx) do jato regurgitante mitral, pode-se calcular o gradiente de pressão (ΔP) entre a pressão sistólica de pico do ventrículo esquerdo (PSPVE) e a PAE:

$$\Delta P = 4 \times Vmax^2 \quad \text{(Eq. 5)}$$

Em nosso paciente:

$$\Delta P = 4 \times (4,0 \text{ m/s})^2 = 4 \times 16 = 64 \text{ mmHg}$$

A soma deste gradiente de pressão e a PAE durante a sístole representa a PSPVE:

$$PSPVE = \Delta P + PAE \quad \text{(Eq. 6)}$$

Rearrumando a Eq. 6, podemos resolver para PAE:

$$PAE = PSPVE - \Delta P \quad \text{(Eq. 7)}$$

A PAE calculada por este método representa um valor na porção da onda ou do traçado de pressão atrial esquerdo.

A PSPVE não foi fornecida nesta questão. Neste paciente, que não possui estenose aórtica ou obstrução, a saída ventricular esquerda, PSPVE é igual à pressão sanguínea sistólica (PSS). Portanto, podemos representar a Eq. 7 como:

$$PAE = PSS - \Delta P \quad \text{(Eq. 8)}$$

Em nosso paciente, cujo PSS era de 95 mmHg e cujo ΔP foi calculado acima de 64 mmHg, a PAE é, então, calculada como:

$$PAE = 95 \text{ mmHg} - 64 \text{ mmHg} = 31 \text{ mmHg}$$

Esta PAE de 31 mmHg está muito elevada (PAE normal é < 12 mmHg).

A resposta (C) está incorreta, pois na regurgitação mitral severa pode existir fluxo reverso nos traçados de velocidade do fluxo venoso pulmonar na onda sistólica (S), mas não na diastólica (D). Um exemplo de onda S reversa devido a regurgitação mitral severa é mostrado na Figura 7-25B.

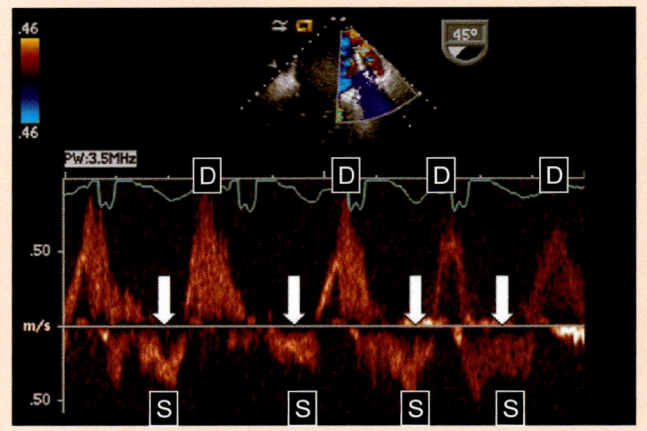

Onda sistólica reversa *(setas)* na veia pulmonar superior esquerda em razão da regurgitação mitral severa é vista nos registros do Doppler espectral em um ecocardiograma transesofágico. S, onda sistólica; D, onda diastólica

Fig. 7-25B

A resposta (E) está incorreta, pois o *dP/dt* neste paciente está estimado em 1.600 mmHg/s, o qual é normal (*dP/dt* nprmal = 1.661 +/– 323 mmHg/s). Este valor de 800 mmHg/s indica uma função sistólica do VE visivelmente diminuída, como visto no choque cardiogênico.

14. RESPOSTA: E. Na estenose mitral, existe um gradiente de pressão entre o átrio esquerdo e o ventrículo esquerdo durante a diástole. Neste paciente, o gradiente pressórico médio na diástole está muito elevado (21 mmHg). O gradiente pressórico médio na diástole > 10 mmHg é compatível com estenose mitral severa, como mostrado nesta tabela.

TABELA 7-23

	EM Leve	EM Moderada	EM Severa
AVM (cm²)	> 1,5	1,0-1,5	< 1,0
Gradiente diastólico médio (mmHg)	< 5	5-10	> 10

Neste paciente jovem, as pressões diastólicas são normais. A PAE média pode ser calculada como:

$$PAE = \text{gradiente mitral médio na diástole} + \text{pressão diastólica VE inicial}$$

Em nosso paciente:

$$PAE = 21 \text{ mmHg} + 7 \text{ mmHg} = 28 \text{ mmHg}$$

Portanto, a resposta (E) está correta.

A resposta (A) está incorreta, pois na estenose mitral existe um fluxo anterógrado guiado por um gradiente de pressão entre o átrio esquerdo e o ventrículo esquerdo na diástole. Portanto, a pressão atrial esquerda média é maior do que a pressão diastólica ventricular esquerda média.

A resposta (B) está incorreta, pois na estenose mitral se espera que a velocidade de pico da onda E mitral esteja elevada. A velocidade (V) através de um orifício é inversamente relacionada à AT do orifício.

$$V \approx \frac{1}{AT} \qquad \text{(Eq. 1)}$$

Para estenose mitral, AT é igual a AVM e a Eq. 1 se torna:

$$V \approx \frac{1}{AVM} \qquad \text{(Eq. 2)}$$

Portanto, quanto menor a AVM (i. e., quanto mais severa for a estenose mitral), maior será a velocidade de pico da onda E mitral.

A resposta (C) está incorreta, pois o PHT pode ser incerto imediatamente após, mas não antes da valvuloplastia mitral. O método de PHT presume que a pressão ventricular esquerda e a complacência são normais e, portanto, que a inclinação da desaceleração da onda E mitral nos traçados do Doppler espectral na diástole é função da AVM sozinha.

Imediatamente após valvuloplastia, existe um aumento da área do orifício mitral, levando a um aumento do VS emitido ao ventrículo esquerdo na diástole inicial. Uma vez que a complacência do ventrículo esquerdo não pode mudar de forma aguda, a pressão diastólica ventricular esquerda aumenta. Com o aumento da pressão diastólica do ventrículo esquerdo, o gradiente diastólico entre o átrio esquerdo e o ventrículo esquerdo diminui e o PHT mitral se encurta acima e além do que seria esperado por um aumento da AVM sozinha após a valvuloplastia. Portanto, o método de PHT pode levar ao cálculo de uma AVM erroneamente grande.

A resposta (D) está incorreta, pois a AVM pelo método PHT neste paciente é 0,8 cm²:

$$AVM = \frac{220}{PHT} = \frac{220}{270} = 0,8$$

15. RESPOSTA: C. Quando a integral tempo-velocidade não está disponível, a área valvar aórtica (AVA) pode ser calculada utilizando a seguinte equação de continuidade modificada:

$$AVA = AT_{TSVE} \times \frac{V_{TSVE}}{V_{VA}} \qquad \text{(Eq. 1)}$$

Onde AT_{TSVE} é a AT do TSVE, V_{TSVE} é o pico de velocidade sistólica do TSVE, e V_{VA} é o pico de velocidade sistólica VA.

A razão V_{TSVE}/V_{VA} das duas velocidades é citada como um índice sem dimensões (ISD). Assim, a Eq. a 1 pode ser expressa como:

$$AVA = AT_{TSVE} \times ISD \qquad \text{(Eq. 2)}$$

Após expressar a área do TSVE em termos de diâmetro do TSVE (D), a Eq. 2 se torna:

$$AVA = \pi \times \left(\frac{1}{2} \times D\right)^2 \times ISD \qquad \text{(Eq. 3)}$$

Em nosso paciente:

AVA = 3,14 × (1/2 × 1,9 cm)² × (1 m/s)/(5 m/s)
AVA = 2,84 cm² × 0,2
AVA = 0,6 cm²

Portanto, a resposta (C) está correta.

Como regra, quando o índice sem dimensões (ISD) é < 0,25, a AVA é < 1,0 cm² entre a taxa de diâmetros comumente encontrados em adultos, como demonstrado nesta tabela:

TABELA 7-24

Diâmetro TSVE (cm)	Área TSVE (cm²)	AVA (cm²) se IA = 0,25
1,8	2,54	0,64
1,9	2,84	0,71
2,0	3,14	0,79
2,1	3,46	0,87
2,2	3,80	0,95

A resposta (A) está incorreta, pois a equação de continuidade modificada utilizando o índice sem dimensão, como explicado acima, pode ser usada para calcular a AVA quando as integrais tempo-velocidade estão indisponíveis.

A resposta (B) está incorreta, pois a velocidade subvalvar (TSVE) está normal (1,0 m/s).

A resposta (D) está incorreta, pois o VS ventricular esquerdo neste paciente é 57 mL por batimento. O VS ventricular esquerdo pode ser calculado como se segue:

VS = π × (1/2 × diâmetro TSVE)² × IVT$_{TSVE}$
VS = 3,14 × (1/2 × 1,9 cm)² × 20 cm
VS = 57 mL por batimento

A resposta (E) está incorreta, pois na estenose aórtica, a pressão sistólica ventricular esquerda de pico excede a pressão sanguínea sistólica. A magnitude desta diferença de pressão (gradiente pico a pico) é proporcional à severidade da estenose aórtica.

16. RESPOSTA: C. A PSVD de pico em um paciente com ou sem EP pode ser calculada como:

$$PSVD = \text{gradiente sistólico de pico VD} - AD + PAD \quad (Eq. 1)$$

Desde que o gradiente sistólico VD – AD possa ser estimado pela velocidade sistólica de pico da regurgitação tricúspide (V), a Eq. 1 pode ser expressa como:

$$PSVD = 4 \times V^2 + PAD \quad (Eq. 2)$$

Na ausência de EP, PSVD é igual a PSAP. Em EP, entretanto, PSVD de pico excede PSAP. A diferença entre as duas pressões representa o gradiente de pico da EP. Portanto, em pacientes com EP, a PSAP é estimada como:

$$PSAP = PSVD - \text{Gradiente EP} \quad (Eq. 3)$$

Em nosso paciente:

$$PSVD = 4 \times (4{,}0 \text{ m/s})^2 + 10 = 74 \text{ mmHg}$$
$$PSAP = 74 - 24 = 50 \text{ mmHg}$$

Portanto, a resposta (C) está correta

Todos os cálculos estão graficamente reduzidos na Figura 7-26; PVD, Pressão Ventricular Direita, PAD, Pressão Atrial Direita, Pap, Pressão em Artéria Pulmonar.

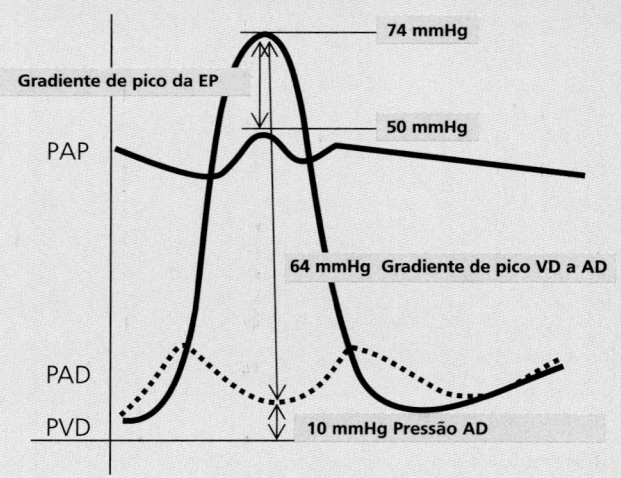

Fig. 7-26

A resposta (A) está incorreta, pois, na presença de estenose valvar pulmonar, PSVD excede PSAP, como mostrado na figura acima.

A resposta (B) está incorreta, pois a PSVD excede PSAP em 24 mmHg, o valor do gradiente sistólico de pico através da válvula pulmonar.

A resposta (D) está incorreta, pois a PSVD é 24 mmHg maior que PSAP.

A resposta (E) está incorreta, pois a PSVD é 74 mmHg, como calculado acima.

17. RESPOSTA: C. O gradiente de pico (ΔP máx) da estenose aórtica pode ser calculado pela velocidade sistólica de pico (V) através da válvula aórtica obtida pela onda de Doppler contínuo utilizando a equação de Bernoulli modificada:

$$\Delta P \text{ máx} = 4 \times V^2 \quad (Eq. 1)$$

O gradiente valvar aórtico médio (ΔP médio) é aproximadamente 60% do gradiente de pico (ΔP máx):

$$\Delta P \text{ médio} = 0{,}6 \times \Delta P \text{máx} \quad (Eq. 2)$$

Em nosso paciente:

$$\Delta P \text{ máx} = 4 \times (50 \text{ m/s})^2 = 100 \text{ mmHg}$$
$$\Delta P \text{ médio} = 0{,}6 \times 100 \text{ mmHg} = 60 \text{ mmHg}$$

Portanto, a resposta (C) está correta.

A resposta (A) está incorreta, pois o DC aumentado (como durante a gravidez, por exemplo) leva a um aumento proporcional nas velocidades tanto do TSVE quanto aórtica. Neste paciente, existe uma acentuada diferença entre a velocidade sistólica de pico do TSVE (0,9 m/s) e a velocidade sistólica de pico aórtica (5,0 m/s) indicativa de estenose aórtica.

A resposta (B) está incorreta, pois na regurgitação aórtica existe um aumento proporcional das velocidades tanto do TSVE quanto aórtica na sístole decorrente do aumento do VS ventricular esquerdo pela recirculação do volume regurgitante. Uma grande discrepância nas velocidades de pico do TSVE e aórtica na sístole não são esperadas na regurgitação aórtica severa.

A resposta (D) está incorreta, pois a área valvar aórtica neste paciente é menor que 10 cm². A AVA neste paciente pode ser estimada utilizando-se a equação de continuidade modificada:

$$AVA = AT_{TSVE} \times \frac{V_{TSVE}}{V_{VA}} \quad (Eq. 3)$$

Após representar a área do TSVE em termos de diâmetro do TSVE (D), a Eq. 3 se torna:

$$AVA = \pi \times \left(\frac{1}{2} \times D\right)^2 \times \frac{V_{TSVE}}{V_{VA}} \quad (Eq. 4)$$

onde AT_{TSVE} é a área transversal do TSVE, V_{TSVE} é a velocidade sistólica de pico do TSVE, e V_{VA} é a velocidade aórtica de pico na sístole.

Neste paciente:

$$AVA = 3{,}14 \times \left(\frac{1}{2} \times 2{,}0\right)^2 \times \frac{0{,}9}{5{,}0} = 0{,}6 \text{ cm}^2$$

A resposta (E) está incorreta, pois a velocidade subvalvar (TSVE) de 0,9 m/s é normal.

18. RESPOSTA: D. O paciente tem regurgitação valvar pulmonar severa, uma complicação a longo prazo comum da tetralogia de Fallot.

Devido ao grande orifício regurgitante, o gradiente de pressão entre a artéria pulmonar e o ventrículo direito se equalizam rapidamente. A equalização é atingida na mesodiástole e não existe gradiente diastólico final na regurgitação mensurável, como demonstrado na Figura 7-27.

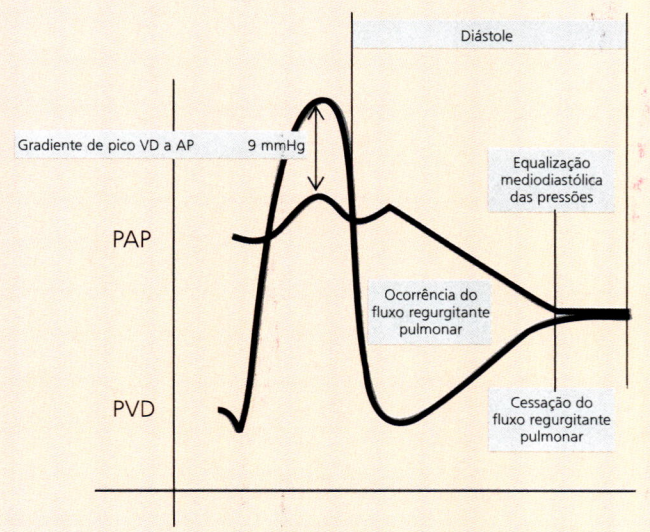

Fig. 7-27

A desaceleração rápida e a cessação prematura do jato regurgitante pulmonar são achados característicos da regurgitação pulmonar severa. Portanto, a resposta D está correta.

A resposta (A) está incorreta, pois o gradiente diastólico final na regurgitação pulmonar severa é aproximadamente zero.

A resposta (B) está incorreta, pois a velocidade anterógrada de pico através da válvula pulmonar na sístole é elevada somente a mais ou menos 1,5 m/s (gradiente sistólico de pico = 4 × 1,52 = 9 mmHg). Isto é compatível com regurgitação pulmonar isolada. Durante a sístole, o VS á aumentada pela recirculação do volume regurgitante. Este aumento de fluxo leva a velocidades sistólicas maiores através da válvula pulmonar com base na equação fundamental da dinâmica de fluidos:

$$V = \frac{Q}{AVP} = \frac{VS \times FC}{AVP}$$

onde V é a velocidade anterógrada através da valva pulmonar, Q é o fluxo volumétrico através da valva pulmonar na sístole, VS é o volume sistólico, FC é a frequência cardíaca e AVP é a área da válvula pulmonar. Portanto, quando a AVP permanece constante, qualquer aumento no VS leva à elevação da velocidade tansvalvar.

A resposta (C) está incorreta, pois é a pressão sistólica ventricular direita que excede a pressão arterial pulmonar em somente 9 mmHg.

A resposta (E) está incorreta, pois em um DAP o fluxo anterógrado ocorre tanto durante a sístole quanto na diástole. No traçado do paciente, existe um fluxo anterógrado na sístole e fluxo retrógrado na diástole.

19. RESPOSTA: C. Os traçados foram obtidos de uma mulher idosa que apresentava insuficiência cardíaca descompensada.

A pressão atrial esquerda média pode ser semiquantitativamente estimada pela razão da velocidade de fluxo de pico da onda E mitral e a velocidade de pico da onda e' ao Doppler tecidual do anel mitral, de acordo com esta tabela:

TABELA 7-25

	Pressão Atrial Esquerda		
	Normal	Indeterminada	Elevada
E/e' utilizando e' medial	< 8	8-15	> 15
E/e' utilizando e' lateral	< 8	8-12	> 12

Na nossa paciente, E/e' lateral é 144/8, ou 18. Esta razão é compatível com pressão atrial esquerda elevada. Portanto, a resposta (C) está correta.

A resposta (A) está incorreta, pois a paciente parece apresentar baixa tolerância ao exercício, com dispneia aos esforços dada a elevação da pressão atrial esquerda mesmo em repouso. Com esforço, espera-se que a pressão atrial esquerda suba ainda mais.

A resposta (B) está incorreta, pois o padrão de influxo mitral da paciente é uma combinação de relaxamento ventricular esquerdo anormal e pressão atrial esquerda elevada. A razão E/A mitral, que é maior que 2 em conjunto com TD rápido da onda E (< 160 ms), indica um padrão de fluxo restritivo. As características dos diferentes padrões de enchimento nos indivíduos maiores de 60 anos estão resumidos nesta tabela.

TABELA 7-26

Padrão de Enchimento	Disfunção Diastólica	E/A do Influxo Mitral	Tempo de Desaceleração (ms)	S/D Veia Pulmonar	E' Anular Mitral (cm/s)
Normal	Nenhuma	0,6-1,3	≤ 258	> 1	> 8
Relaxamento anormal	Leve	< 0,8	> 258	> 1	< 8
Pseudonormal	Moderada	0,8-2	160-258	< 1	< 8
Enchimento restritivo	Severa	> 2	< 160	< 1	< 8

A resposta (D) está incorreta, pois a paciente possui um padrão de enchimento restritivo. Este é um achado anormal e compatível com disfunção diastólica ventricular esquerda severa.

A resposta (E) está incorreta, pois com a manobra de Valsalva espera-se que a velocidade de pico da onda E mitral se reduza. A manobra de Valsalva diminui a pré-carga e leva a um baixo gradiente de pressão diastólica inicial entre o átrio esquerdo e o ventrículo esquerdo. Este leva a baixa velocidade de pico da onda E mitral e baixa razão E/A mitral.

20. RESPOSTA: B. Em ritmo sinusal, o átrio esquerdo se contrai seguindo a onda P no ECG, e o sangue é impulsionado tanto para dentro do ventrículo esquerdo através da válvula mitral, assim como para trás e para dentro das veias pulmonares, que não tem válvulas. O perfil de velocidade de fluxo anterógrado é responsável pela onda A do influxo mitral, enquanto o fluxo retrógrado para dentro das veias pulmonares é responsável pela onda atrial reversa (AR).

Quando a pressão diastólica do ventrículo esquerdo está elevada no momento da contração atrial, tanto a velocidade de pico quanto a duração da onda AR estão elevadas. A velocidade AR de pico > 35 cm/s é indicativa de pressão diastólica final do VE elevada.

Elevação da pressão diastólica final do VE pode também ser inferida quando a duração da onda de RA for > 30 ms maior que a duração da onda A de influxo mitral. Em nosso paciente, a velocidade de pico da RA foi 50 cm/s, e a onda A mitral sobrevivente da RA de 40 ms (210-170 ms); ambos são indicativos de uma pressão diastólica VE elevada. Portanto, a resposta (B) está correta.

Para explicações futuras, o leitor é orientado a ver a Figura 13 no Consenso Canadense para recomendações para medida e comunicação da disfunção diastólica a ecocardiografia (J Am Soc Echocardiogr, 1996;9:736-760).

A reposta (A) está incorreta, pois o padrão de enchimento restritivo é caracterizado pela razão E/A do influxo mitral > 2. Neste paciente a velocidade de pico da onda E é apenas um pouco superior que a velocidade de pico da onda A.

A resposta (C) está incorreta, pois quanto maior a velocidade de pico da onda atrial reversa no traçado espectral da veia pulmonar, maior a pressão diastólica ventricular esquerda.

A resposta (D) está incorreta, pois com disfunção ventricular esquerda existe um aumento na pressão diastólica ventricular esquerda levando a hipertensão pulmonar secundária. Em decorrência da elevação da pressão diastólica do VE, a onda atrial reversa da veia pulmonar parece estar mais proeminente (como explicado acima) em vez de ausente. A onda atrial reversa está ausente nas arritmias atriais, como na fibrilação atrial.

A resposta (E) está incorreta, pois quando a pressão atrial esquerda está elevada em pacientes mais velhos, a velocidade de pico da onda sistólica (onda S) nos traçados das veias pulmonares está geralmente menor do que a velocidade de pico da onda diastólica (onda D). Quanto maior a pressão atrial esquerda, mais baixa a razão S/D.

21. RESPOSTA: B. Na pericardite constritiva, o enchimento ventricular é limitado pelo saco pericárdico inelástico, que envolve todo o coração, exceto a porção cranial do átrio esquerdo e as veias pulmonares. Isto resulta em (1) interdependência ventricular e (2) impacto diferencial da pressão intratorácica negativa que se desenvolve durante a inspiração nas veias pulmonares e no coração.

Interdependência ventricular se refere a enchimento diastólico de um ventrículo às custas do outro, dependendo da fase respiratória. Na inspiração, a pressão nas veias sistêmicas intratorácicas se reduz. Isto leva a um maior gradiente de pressão entre as veias sistêmicas extra e intratorácicas, o que resulta em melhor enchimento VD. Ao mesmo tempo, a queda na pressão intratorácica com a inspiração reduz a pressão venosa pulmonar. Em razão do pericárdio rigidamente espessado, a queda na pressão intratorácica não pode ser transmitida ao coração; isto resulta em uma redução do gradiente de pressão entre as veias pulmonares e o átrio esquerdo e enchimento VE reduzido na diástole.

O efeito final da inspiração é tal que o ventrículo direito se enche às custas do ventrículo esquerdo, e o septo interventricular se move em direção ao ventrículo esquerdo. O oposto ocorre na expiração. Isto está ilustrado nos registros do modo M do nosso paciente. Os registros também demonstram ausência de efusão pericárdica.

Com a inspiração, a queda da pressão intratorácica aumenta o fluxo anterógrado nas veias hepáticas em indivíduos normais; na pericardite constritiva, existe exagero neste aumento inspiratório do fluxo anterógrado. Durante a expiração, o deslocamento para a direita impede o enchimento VD; o aumento na pressão diastólica VD leva, então, a um aumento expiratório no fluxo venoso reverso do fígado. Portanto, a resposta (B) está correta.

A resposta (A) está incorreta, pois a presença de mudanças recíprocas acentuadas no enchimento ventricular direito e esquerdo que são fásicas com a respiração são indicativas de interdependência ventricular.

A resposta (C) está incorreta, pois a movimentação septal anormal decorrente da sobrecarga ventricular direita (como no defeito septal atrial ou na regurgitação tricúspide severa) é caracterizada pelo achatamento do septo interventricular em cada diástole em vez de ser fásico com a respiração.

A resposta (D) está incorreta, pois o aumento inspiratório nas velocidades anterógradas é um achado normal. Durante a inspiração, a queda das pressões intratorácicas aumenta o retorno venoso sistêmico. Este fluxo aumentado para dentro do coração direito eleva as velocidades anterógradas nas veias hepáticas.

A resposta (E) está incorreta, pois o modo M revela falta de eco posterior ao ventrículo esquerdo que poderia ser diagnóstica de uma grande efusão pericárdica. Em vez disso, isto mostra espessamento pericárdico. É importante enfatizar, entretanto, que uma mobilização fásica do septo interventricular anormal com a respiração é encontrada tanto no tamponamento quanto na pericardite constritiva.

22. RESPOSTA: B. Em uma aorta descendente normal, o fluxo anterógrado ocorre somente na sístole e existe um pequeno fluxo reverso no início da diástole, como representado no traçado de Doppler de onda pulsada na Figura 7-28A.

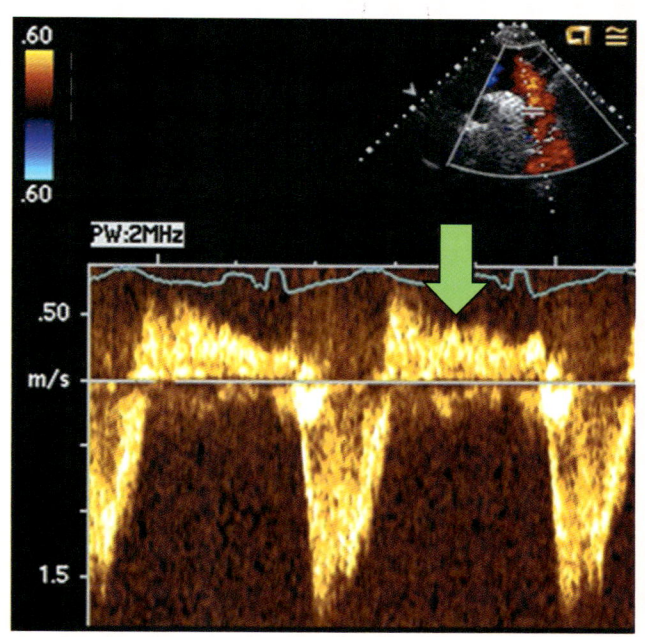

Fig. 7-28B

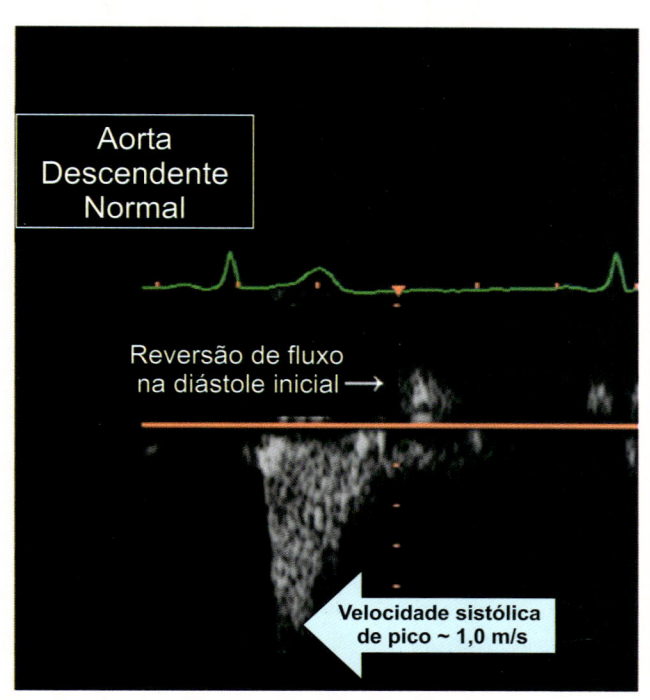

Fig. 7-28A

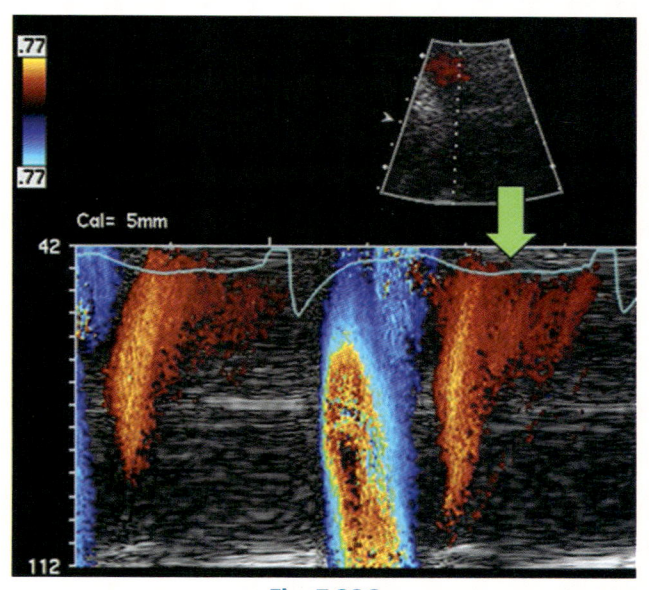

Fig. 7-28C

O traçado de Doppler de onda pulsada na Figura 7-7 é anormal por demonstrar que o fluxo anterógrado é através do ciclo cardíaco. Além disso, existe um grande gradiente sistólico de pico através da coarctação de quase 60 mmHg. A presença de fluxo anterógrado holodiastólico em conjunção com um grande gradiente sistólico é indicativa de coarctação aórtica severa. Portanto, a resposta (B) está correta.

A resposta (A) está incorreta, pois na regurgitação aórtica severa existe um fluxo retrógrado durante toda a diástole (fluxo reverso holodiastólico), como demonstrado nas Figuras 7-28B e C.

A resposta (C) está incorreta, pois é a válvula aórtica bicúspide e não a quadricúspide que está tipicamente associada à coarctação aórtica. É estimado que entre 25 a 46% de todos os pacientes com coarctação apresentem válvula aórtica bicúspide.

A resposta (D) está incorreta por duas razões. Primeiro, se este fosse um registro de uma aorta ascendente, velocidades para frente deveriam ter sido registradas acima da linha de base e não abaixo desta. Segundo, a estenose aórtica não é caracterizada por um gradiente diastólico anterógrado através da válvula aórtica.

A resposta (E) está incorreta, pois a coarctação usualmente ocorre distal à origem das artérias do pescoço, e a pressão sanguínea nos braços é maior do que nas pernas.

23. RESPOSTA: C. Sístole normal consiste em um tempo de contração isovolumétrica e período de ejeção. O fluxo através da válvula aórtica, quer a válvula seja normal ou estenótica, ocorre somente durante o período de ejeção na sístole. Em contraste, o jato regurgitante tricúspide se estende por toda a sístole. Assim, no traçado de Doppler espectral, o jato da estenose aórtica possui uma duração curta e um início tardio se comparado ao jato regurgitante tricúspide, como demonstrado nestas figuras. Portanto, a resposta (C) está correta.

A resposta (A) está incorreta, pois a Figura 7-8B representa o padrão de velocidade de fluxo da válvula aórtica. Note o curto intervalo de tempo (tempo de contração isovolumétrica) entre o QRS e o início do fluxo na Figura 7-8B. Em contraste, o início do jato regurgitante tricúspide na Figura 7-8A coincide com o QRS no ECG.

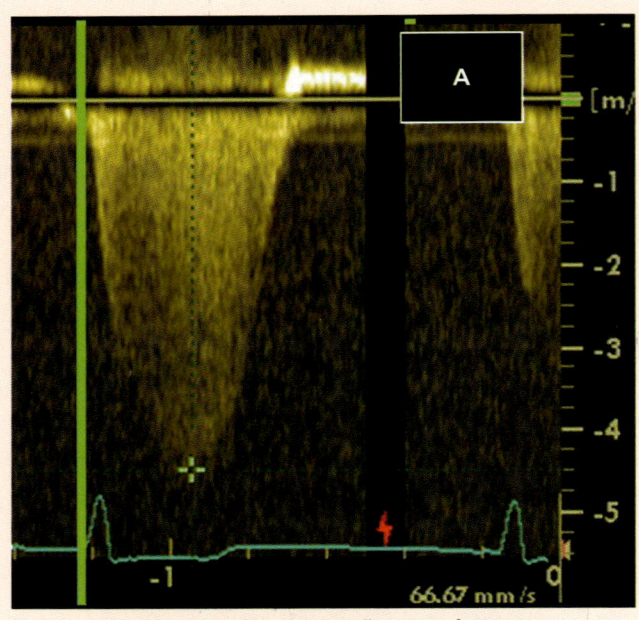

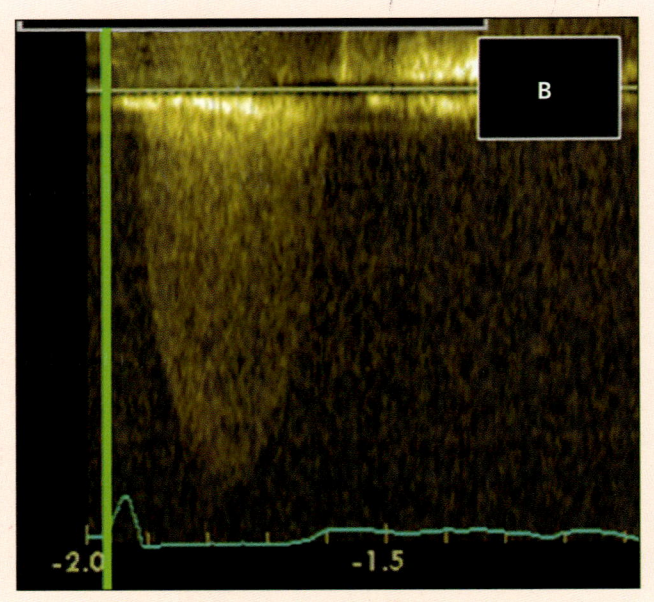

JATO ESTENOSE AÓRTICA
O pico de velocidade = 5,0 m/s
Jato de duração = 345 ms

A resposta (D) está incorreta, pois a velocidade de pico de 5 m/s não excedeu um jato regurgitante tricúspide; que a velocidade do jato tricúspide possa ser registrado em um paciente com hipertensão pulmonar muito severa (pressão sistólica pulmonar > 100 mmHg).

A resposta (E) está incorreta, pois a função sistólica de ambos os ventrículos parece normal decorrente de seu rápido aumento de velocidade a partir da linha de base para seus valores de pico. Esta aceleração rápida do fluxo é compatível com um *dP/dt* normal, uma medida da função sistólica.

24. RESPOSTA: B. Tanto no tramponemento quanto na pericardite constritiva, existe um impedimento no enchimento ventricular durante a diástole. No tamponamento, o impedimento é causado pelo fluido pericárdico ao redor do coração; enquanto na pericardite constritiva o impedimento é causado por um pericárdio espessado, rígido e algumas vezes calcificado.

No tamponamento, o enchimento ventricular esquerdo está dificultado desde o início da diástole. Nos traçados de Doppler espectral do influxo mitral, isto se manifesta pelo padrão de relaxamento anormal (a velocidade de pico da onda E mitral é mais baixa do que a da onda A, e o TD da onda E é prolongado).

JATO DE REGURGITAÇÃO TRICÚSPIDE
O pico de velocidade = 4,5 m/s
Jato de duração = 515 ms

A resposta (B) está incorreta, pois o jato aórtico se inicia após o período de contração isovolumétrica.

Em contrapartida, na pericardite constritiva, o enchimento diastólico inicial é rápido, mas abruptamente se reduz na diástole final quando o miocárdio espandido alcança o pericárdio rígido. Isto pode ser demonstrado tanto pelo cateterismo cardíaco como pela ecocardiografia com Doppler. No cateterismo cardíaco existe uma origem y rápida nos traçados da PAD, e um padrão de queda-platô nos traçados de pressão ventricular direita. Nos registros de Doppler espectral do influxo mitral, existe um padrão de enchimento restritivo (a razão entre pico de velocidade da onda E e o pico de velocidade da onda A > 2; TD da onda E < 160 ms).

Tanto no tamponamento quanto na pericardite constritiva, existe interdependência ventricular, que foi discutida na resposta da questão 21. Em virtude da interdependência ventricular, existe uma importante redução no enchimento ventricular esquerdo durante a inspiração. A magnitude da queda inspiratória no enchimento diastólico inicial (como medido pela velocidade de pico da onda E mitral) é diretamente proporcional à severidade tanto do tamponamento quanto da pericardite constritiva. Em indivíduos normais, a queda inspiratória da velocidade de pico da onda E com a inspiração é pequena; no tamponamento e na pericardite constritiva, a queda inspiratória é > 25%. Pode-se utilizar a seguinte fórmula para calcular o percentual de variação respiratória na velocidade de pico da onda E mitral (ΔE).

$$\Delta E = \frac{E_{expiração} - E_{inspiração}}{E_{expiração}}$$

Ter em mente que as variações respiratórias acentuadas não são exclusivas do tamponamento e da pericardite constritiva; eles também ocorrem com respiração difícil, asma, doença pulmonar obstrutiva crônica, embolia pulmonar e obesidade.

Em nosso paciente:

$$\Delta E = \frac{170 - 110}{170} = \frac{60}{170} = 35\%$$

Em resumo, a combinação de influxo mitral com padrão de relaxamento anormal e variações respiratórias acentuadas na velocidade de pico da onda E do influxo mitral são compatíveis com o diagnóstico de tamponamento cardíaco. Portanto, a resposta (E) está correta.

A resposta (A) está incorreta, pois tanto no tamponamento quanto na pericardite constritiva, as variações respiratórias são medidas no pico de velocidade da onda E, não da onda A.

A resposta (C) está incorreta por duas razões. Primeiro, o padrão de enchimento do influxo mitral neste paciente demonstra relaxamento anormal (E/A < 1) em vez de enchimento restritivo (E/A > 2 e TD da onda E < 160 ms). Segundo, não existem variações respiratórias significativas no influxo mitral em pacientes com cardiomiopatia restritiva. Uma distinção adicional entre cardiomiopatia restritiva e pericardite constritiva é a velocidade de pico da onda e' diastólica inicial ao Doppler tecidual do anel mitral. A velocidade e' é normal ou aumentada na pericardite constritiva e diminuída na cardiomiopatia restritiva.

A resposta (D) está incorreta, pois uma E/A < 1 favorece tamponamento na pericardite constritiva como discutido acima.

A resposta (E) está incorreta, pois os diuréticos não devem ser administrados a pacientes com fisiologia de tamponamento, uma vez que a redução na pré-carga causada pelos diuréticos poderá posteriormente dificultar o enchimento ventricular.

25. **RESPOSTA: A.** Os registros espectrais foram obtidos de um paciente com regurgitação tricúspide muito severa. Quando o orifício regurgitante é grande, existe uma ventricularização da PAD, o que resulta em um equilíbio de pressão bem rápido entre a pressão ventricular direita (PVD) e a PAD, como demonstrado nos traçados de pressão na Figura 7-29A.

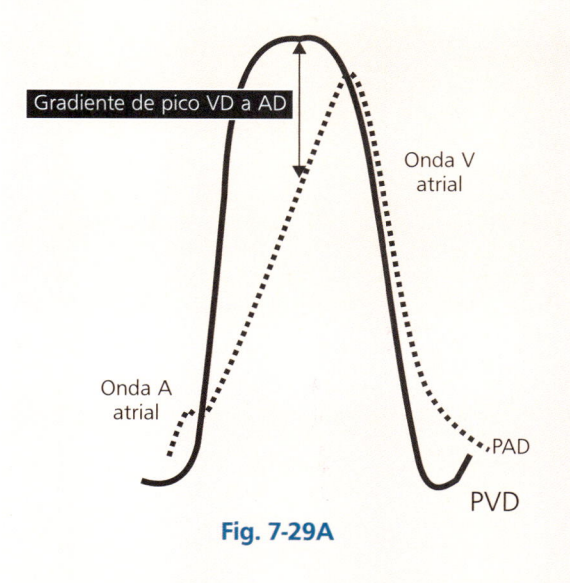

Fig. 7-29A

O rápido aumento da PAD resulta em curva de desaceleraçãop rápida do jato regurgitante tricúspide (seta no traçado de Doppler contínuo do jato regurgitante tricúspide. Figura 7-29B). Portanto, a resposta (A) está correta.

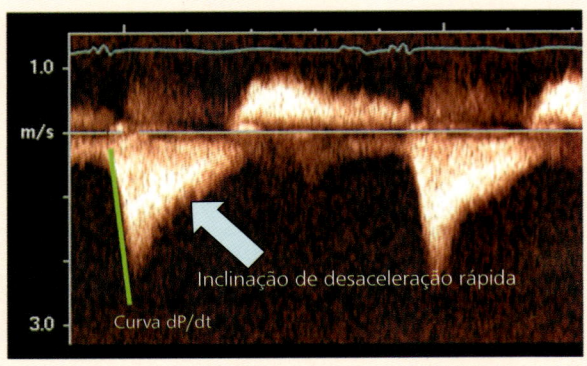

Doppler espectral contínuo do jato regurgitante tricúspide
Fig. 7-29B

Clinicamente, um paciente com este tipo de regurgitação tricúspide normalmente possui um fígado pulsátil. Um achado ecocardiográfico correlato ao fígado pulsátil é a onda sistólica reversa no traçado de Doppler espectral da veia hepática (Fig. 7-29C).

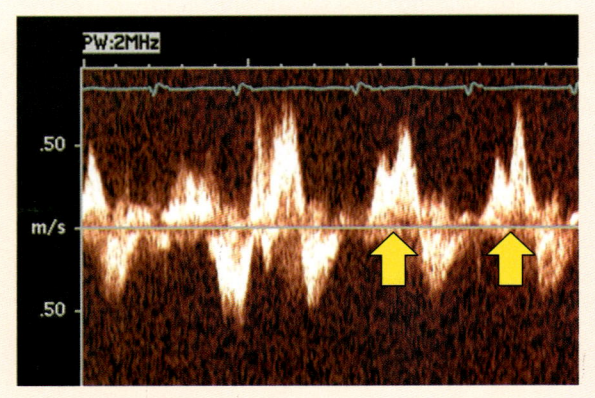

Onda sistólica de reversão no traçado de Doppler espectral na veia hepática indicativo de regurgitação tricúspide severa.
Fig. 7-29C

A resposta (B) está incorreta, pois a taxa de aceleração na velocidade do jato regurgitante tricúspide desde a linha de base até a velocidade de pico é rápida e indicativa de dP/dt normal e de função sistólica VD normal.

A resposta (C) está incorreta decorrente do equilíbrio rápido de pressão entre o VD e o AD pela rápida elevação da pressão no AD; a velocidade de pico do jato regurgitante tricúspide é muitas vezes baixa, mesmo na presença de hipertensão pulmonar significativa.

A resposta (D) está incorreta, pois o perfil da velocidade de fluxo do jato regurgitante tricúspide deste paciente é típico de regurgitação tricúspide severa (baixa velocidade de pico, rápida curva de desaceleração devido ao rápido equilíbrio de pressão entre VD e AD).

A resposta (E) está incorreta, pois o traçado de Doppler espectral do gradiente médio cavitário do ventrículo direito tem seu pico no final da sístole. Neste paciente, o pico do jato é no início da sístole.

26. RESPOSTA: C. O paciente inicialmente se apresentava com insuficiência cardíaca agudamente descompensada em razão da síndrome coronariana aguda (infarto do miocárdio sem supra de ST) no território da artéria coronária descendente anterior esquerda.

Os cinco padrões de influxo mitral apresentados na questão 26 são os seguintes:

TABELA 7-27

A	Padrão de relaxamento anormal (disfunção diastólica grau I)
B	Padrão pseudonormal (disfunção diastólica grau II)
C	Padrão de enchimento restritivo (disfunção diastólica grau III)
D	Influxo mitral em um paciente com válvula mitral mecânica (note a linha vertical de artefato devido à abertura e ao fechamento dos folhetos protéticos)
E	Influxo mitral em um paciente com fibrilação atrial

Desde que o paciente possua válvula mitral nativa normal e esteja em ritmo sinusal no momento do estudo, os padrões D e E não pertencem a este paciente.

Utilizando o conceito da razão E/e' (discutido na resposta da questão 8), podemos estimar a pressão média de oclusão da artéria pulmonar (PAPe) para os três padrões restantes:

TABELA 7-28

Padrão	Velocidade E de Pico (cm/s)	Velocidade e' de Pico (cm/s)	PAPe = 1,9 + 1,24 × (E/e') (mmHg)	PAPe = 4 + E/e' (mmHg)
A	45	5	13	13
B	60	5	17	16
C	150	5	39	34

Dos três padrões restantes, somente o enchimento restritivo (padão C) prediz uma POAP que é em geral concordante com 38 mmHg, valor obtido de forma invasiva pelo catéter de Swan-Ganz. Portanto, a resposta (C) está correta.

PONTOS-CHAVE

- Em ritmo sinusal normal, o padrão de influxo mitral é caracterizado por duas ondas anterógradas: onda E na diástole inicial e onda A na diástole final, seguindo a contração atrial. Em fibrilação atrial, a onda A está abolida.
- Nos pacientes idosos, a razão entre as velocidades de pico E e A é usualmente < 1 e o TD da onda E mitral é prolongado.
- Elevação da pressão atrial esquerda em indivíduos idosos leva ao aumento progressivo da relação E/A e um encurtamento progressivo do TD da onda E mitral. Com o aumento progressivo da pressão atrial esquerda, o padrão de relaxamento anormal gradualmente se torna pseudonormal. Com o posterior aumento da pressão atrial esquerda, o padrão de enchimento mitral se torna restritivo.

27. RESPOSTA: E. A severidade da regurgitação mitral pode ser avaliada utilizando-se o método PISA para calcular a área efetiva do orifício regurgitante (AEOR):

$$AEOR = 2 \times \pi \times r^2 \times \frac{Valias}{Vmáx}$$

Em nosso paciente, o raio era 0,9 cm, Valias era 69 cm/s, e Vmáx era 420 cm/s:

$$AEOR = 2 \times 3,14 \times (0,9)^2 \times (69/420) = 0,8 \text{ cm}^2$$

Este AEOR é muito grande (Tabela 7-29) e indicativo de regurgitação mitral severa.

Portanto, a resposta (E) está correta.

PONTOS-CHAVE

- O método de área da superfície de isovelocidade proximal (PISA) pode ser utilizada para calcular o orifício regurgitante efetivo (ORE) da regurgitação mitral.
- Para calcular o ORE são requeridos os três parâmetros a seguir: o raio PISA, a velocidade de *aliasing* em que o raio PISA foi medido e a velocidade de pico do fluxo regurgitante mitral.
- Na regurgitação mitral severa, o ORE é usualmente $\geq 0,4 \text{ cm}^2$ ($\geq 40 \text{ mm}^2$).

28. RESPOSTA: A. O paciente se apresentava com regurgitação mitral aguda severa 8 dias após um infarto do miocárdio no território da artéria descendente anterior esquerda que resultou na ruptura do músculo papilar anterolateral. A evolução dos eventos é compatível com o prazo em que a ruptura de músculo papilar, uma complicação mecânica do infarto do miocárdio, tipicamente ocorre.

As imagens aicionais de ETE na Figura 7-30 ilistram ainda mais o caso.

TABELA 7-29

	Leve (1+)	Moderada (2+)	Moderadamente Severa (3+)	Severa (4+)
AEOR (cm²)	< 0,2	0,20-0,29	0,30-0,39	≥ 0,4
Fração regurgitante	< 30%	30-39%	40-49%	≥ 50%
Volume regurgitante (mL)	30	30-44	45-59	≥ 60
Vena contracta (cm)	< 0,3			≥ 0,7

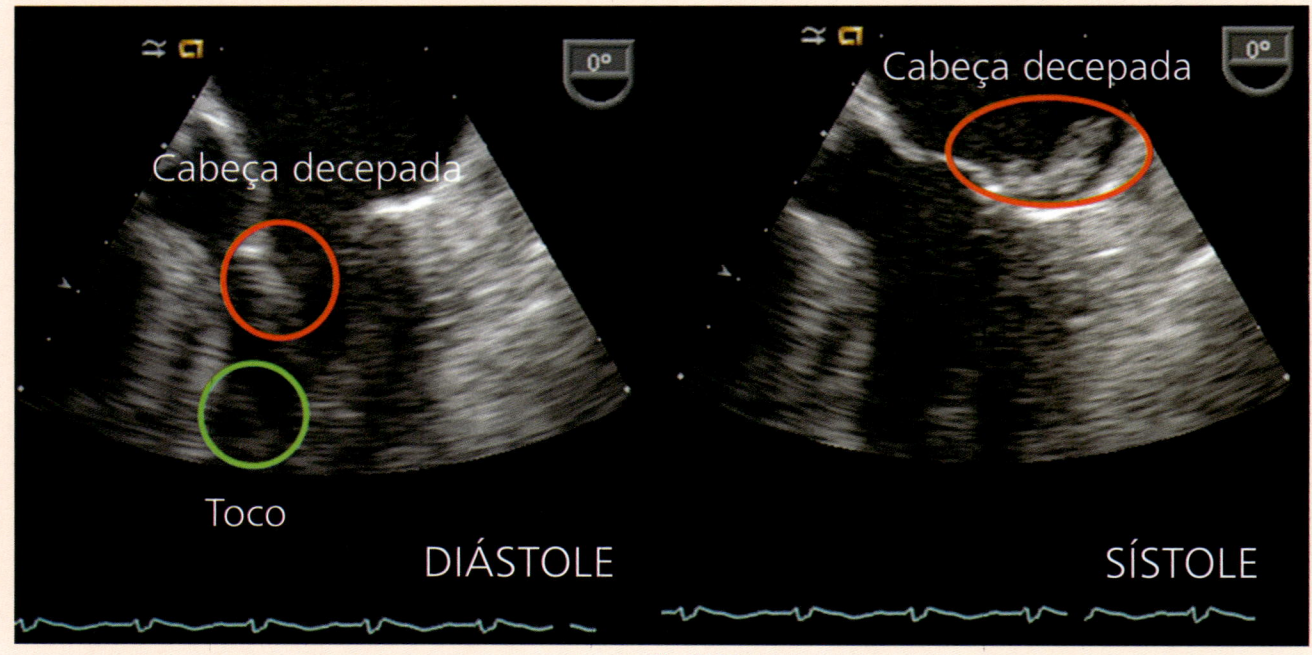

Fig. 7-30

(Veja também o Vídeo 7-3, músculo papilar anterolateral roto; Imagem de ETE ao nível 0.)

A ruptura do músculo papilar anterolateral é menos comum do que o posteromedial. O músculo papilar anterolateral normalmente possui um suprimento sanguíneo duplo das artérias descendente anterior esquerda e circunflexa esquerda. Em contraste, o músculo papilar posteromedial possui um suprimento sanguíneo solitário tanto da artéria coronária direita quanto da artéria circunflexa esquerda. Nosso paciente apresentava oclusão proximal total da artéria descendente anterior esquerda e doença difusa da artéria circunflexa esquerda.

A resposta (B) está incorreta, pois os achados clínicos são incompatíveis com bacteremia; o paciente está afebril e possui uma contagem de células brancas normal. Além disso, a vegetação poderá aparecer como uma ecodensidade independentemente móvel, desgrenhada, tipicamente aderida ao lado atrial da válvula mitral. A massa vista neste paciente está aderida à corda mitral e representa a cabeça decapitada do músculo papilar anterolateral.

A resposta (C) está incorreta, pois a dilatação do anel mitral comumente leva a regurgitação mitral com um jato central. Neste paciente, o jato é altamente excêntrico, o que é compatível com ruptura do músculo papilar.

A resposta (D) está incorreta, pois a doença valvar mitral reumática é uma desordem crônica que tipicamente se inicia na infância e progride por muitos anos. Em nosso paciente, a válvula mitral era normal na admissão e se tornou severamente regurgitante somente alguns dias depois. Além disso, as imagens do ETE da válvula mitral neste paciente não tem os achados típicos de doença valvar reumática, como espessamento e calcificação do folheto, fusão e encurtamento das cordas etc.

A resposta (E) está incorreta, pois o prolapso da válvula mitral decorrente da regeneração mixomatosa é uma valvulopatia crônica que deverá ser reconhecida no ecocardiograma inicial no momento da primeira hospitalização. O prolapso da válvula mitral é caracterizado por folhetos mitrais frouxos que se protraem para dentro do átrio esquerdo acima do plano do anel mitral na sístole em razão da alongamento do folheto e da corda. A ruptura do músculo papilar não é uma complicação típica do prolapso da válvula mitral.

PONTOS-CHAVE

- Causas comuns de regurgitação mitral aguda severa incluem ruptura do músculo papilar, degeneração mixomatosa da válvula mitral (a qual pode levar a folhetos mitrais prolapsados e instáveis) e endocardite valvar mitral.
- A ruptura do músculo papilar é uma complicação subaguda do infarto do miocárdio que ocorre normalmente 2-7 dias após o infarto do miocárdio.
- A ruptura do músculo papilar posterior é mais comum do que a do músculo papilar anterior em sobreviventes de infarto do miocárdio.

29. RESPOSTA: C. Este paciente possui DAP com *shunt* esquerda-direita da aorta torácica descendente até a artéria pulmonar esquerda durante todo o ciclo cardíaco.

Utilizando um traçado de Doppler espectral do fluxo do DAP, pode-se calcular o gradiente de pico sistólico (GPS) e o gradiente diastólico final (GDF) por meio do DAP.

$$GPS = 4 \times VSP^2$$
$$GDD = 4 \times VDF^2$$

Onde VSP é a velocidade sistólica de pico e VDF é a velocidade diastólica final por meio do DAP.

Em nosso paciente:

GSP = 4 × (6,0 m/s)² = 4 × 36 = 144 mmHg
GDF = 4 × (3,8 m/s)² = 4 × 14,4 = 58 mmHg

Subtraindo-se o GSP do GDF das pressões sanguíneas sistólica e diastólica, respectivamente, pode-se estimar a pressão sanguínea sistólica da artéria pulmonar (PSS) e a pressão sanguínea diastólica da artéria pulmonar (PSD).

PSAP = PSS − GSP
PDAD = PSD − GDF

Em nosso paciente:

PSAP = 170 − 144 = 26 mmHg
PDAP = 70 − 58 = 12 mmHg

Portanto, a resposta (B) está correta. Os cálculos deste paciente estão resumidos na Tabela 7-30.

TABELA 7-30

	Velocidade (m/s)	Gradiente do DAP (mmHg)	Pressão Sanguínea (mmHg)	Pressão Arterial Pulmonar Estimada (mmHg)
Sístole	6,0	144	170	26
Diástole	3,8	58	70	12

A resposta (A) está incorreta, pois a PAD não é necessária para o cálculo de PDAP em um paciente com DAP quando PSD e GDF são conhecidos.

A resposta (B) está incorreta, pois a técnica de Doppler por onda pulsada não deve ser capaz de gravar velocidades tão altas (incluindo a velocidade de pico de 6 m/s) sem *aliasing* em um adulto.

A resposta (D) está incorreta, pois a PSAP neste paciente é 30 mmHg, como calculado acima.

A resposta (E) está incorreta, pois o fluxo através de um DAP não complicado ocorre através de todo o ciclo cardíaco, independente do tamanho do DAP. Isto ocorre porque em um DAP não complicado as pressões na aorta descendente são maiores do que as pressões na artéria pulmonar durante todo o ciclo cardíaco.

PONTOS-CHAVE

- Em um DAP não complicado, existe um fluxo contínuo da aorta torácica descendente para dentro da artéria pulmonar.
- A velocidade máxima de fluxo do DAP ocorre no pico da sístole, enquanto a velocidade mínima ocorre no final da diástole.
- Se a pressão sanguínea do paciente com DAP for medida no momento dos registros da velocidade de fluxo do DAP, poder-se-á calcular as pressões sistólica e diastólica da artéria pulmonar utilizando as velocidades sistólica de pico e diastólica final do fluxo do DAP.

30. RESPOSTA: B. O método PISA pode ser utilizado para estimar a área do orifício efetivo (AOE) do DAP na sua extremidade aórtica:

$$AOS = 2 \times \pi \times r^2 \times \frac{Valias}{Vmáx}$$

onde r é o raio PISA, $Valias$ é a velocidade de *aliasing* do PISA e $Vmáx$ é a velocidade sistólica de pico através do DAP.

Em nosso paciente:

AOE = 2 × 3,14 × (0,5 cm)² × 41/500 = 0,13 cm²

Note que a barra colorida da linha de base foi deslocada para cima. Dos dois limites de Nyquist (41 cm/s para o fluxo anterógrado e 69 cm/s para o fluxo retrógrado), deve-se utilizar o primeiro na direção do fluxo do DAP, que é 41 cm/s.

Considerando uma forma circular, o orifício de DAP neste paciente deverá então ter um diâmetro aproximado de 4 mm. A área (A) do círculo é calculada como:

$$A = \left(\frac{d}{2}\right)^2 \times \pi$$

onde d é o diâmetro do DAP. Em nosso paciente:

$$0,13 = \left(\frac{d}{2}\right)^2 \times 3,14 = \frac{0,13}{3,14} = \left(\frac{d}{2}\right)^2$$

Resolvendo para diâmetro (d):

$$d = 2 \times \sqrt{\frac{0,13}{3,14}} = 0,4 \text{ cm} = 4 \text{ mm}$$

O diâmetro do DAP normalmente varia entre 0,9 e 11,2 mm (média de 2,6 mm).

PONTOS-CHAVE

- O método PISA pode ser utilizado para calcular o tamanho do orifício aórtico do DAP.
- Os três parâmetros a seguir são necessários para calcular a área do orifício do DAP: raio PISA, velocidade de *aliasing* em que PISA é medido, e a velocidade de pico do fluxo do DAP.
- O diâmetro do DAP normalmente varia entre 0,9 e 11,2 mm (média de 2,6 mm).

31. RESPOSTA: C. Este paciente possui cardiomiopatia hipertrófica obstrutiva (CMPHO) com hipertrofia septal assimétrica. O movimento sistólico anterior dos folhetos da válvula mitral na CMPHO leva a (1) obstrução dinâmica do TSVE e (2) regurgitação mitral. Tanto o gradiente através do TSVE quanto o gradiente através da válvula mitral apresentam pico no final da sístole.

Pode-se calcular o gradiente sistólico de pico do TSVE pelos três parâmetros a seguir: gradiente de pico do jato regurgitante mitral, pressão atrial esquerda e pressão sanguínea sistólica.

1º passo: Calcular o gradiente sistólico de pico entre VE e AE.

Utilizando a velocidade de pico do jato regurgitante mitral, pode-se calcular o gradiente pressórico sistólico de pico (ΔP_{RM}) entre o ventrículo esquerdo (VE) e o átrio esquerdo (AE):

$$\Delta P_{RM} = 4 \times V^2$$

onde *V* é a velocidade de pico do jato regurgitante mitral.
Em nosso paciente:

$$\Delta P_{RM} = 4 \times (8 \text{ m/s})^2 = 4 \times 64 = 256 \text{ mmHg}$$

2º passo: Calcular a PSVE de pico. Por definição, ΔP_{RM} é a diferença entre PSVE de pico e a pressão AE (PAE):

$$\Delta P_{RM} = PSVE - PAE$$

Resolvendo para PSVE:

$$PSVE = \Delta P_{RM} + PAE$$

Em nosso paciente:

$$PSVE = 256 \text{ mmHg} + 10 \text{ mmHg} = 266 \text{ mmHg}$$

3º passo: Calcular o gradiente instantâneo máximo de saída ventricular esquerda (ΔP_{TSVE}).

ΔP_{TSVE} é a diferença de pressão entre a PSVE e a pressão sanguínea sistólica (PSS):

$$\Delta P_{TSVE} = PSVE - PSS$$

Em nosso paciente:

$$\Delta P_{TSVE} = 266 \text{ mmHg} - 144 \text{ mmHg} = 122 \text{ mmHg}$$

Portanto, a resposta (C) está correta. Todos esses cálculos estão resumidos na Figura 7-31A.

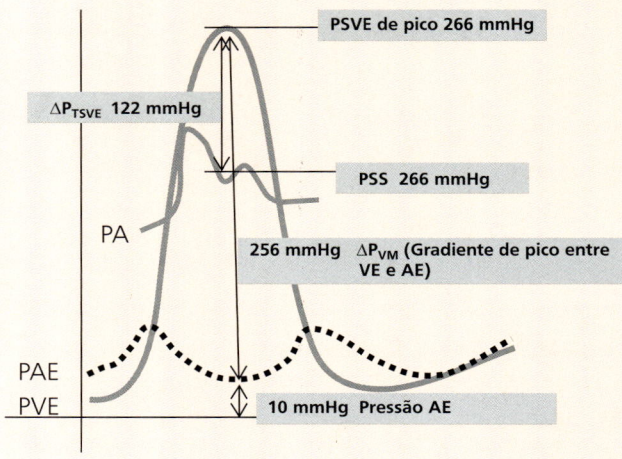

Fig. 7-31A

A resposta (A) está incorreta, pois, na CMPHO, a regurgitação mitral aumenta progressivamente pela mesossístole para a sístole final. A RM na CMPHO é o resultado do movimento sistólico anterior (MSA), o folheto anterior se move progresivamente para dentro do septo interventricular e fora da linha de coaptação com o folheto posterior. Isto resulta de um perfil de velocidade da regurgitação mitral com pico no final da sístole. Portanto, em nosso paciente, a porção inicial do jato regurgitante mitral não é perdida pelo traçado de Doppler; o perfil de velocidade ao Doppler é típico para RM relacionada a CMPHO.

A resposta (B) está incorreta, pois a PSVE é muito alta. Ela foi calculada acima de 266 mmHg. A PSVE normal é igual à PSS normal, que fica em torno de 120 mmHg.

A resposta (D) está incorreta, pois não existe RM diastólica neste paciente. Tipicamente, a RM é um fenômeno sistólico. Em raras ocasiões, ela pode-se iniciar no final da diástole (RM diastólica) e continuar pela sístole. RM diastólica pode ocorrer na disfunção sistólica VE severa ou com bloqueio cardíaco completo.

Diferentes perfis de velocidade estão resumidos na Figura 7-31B.

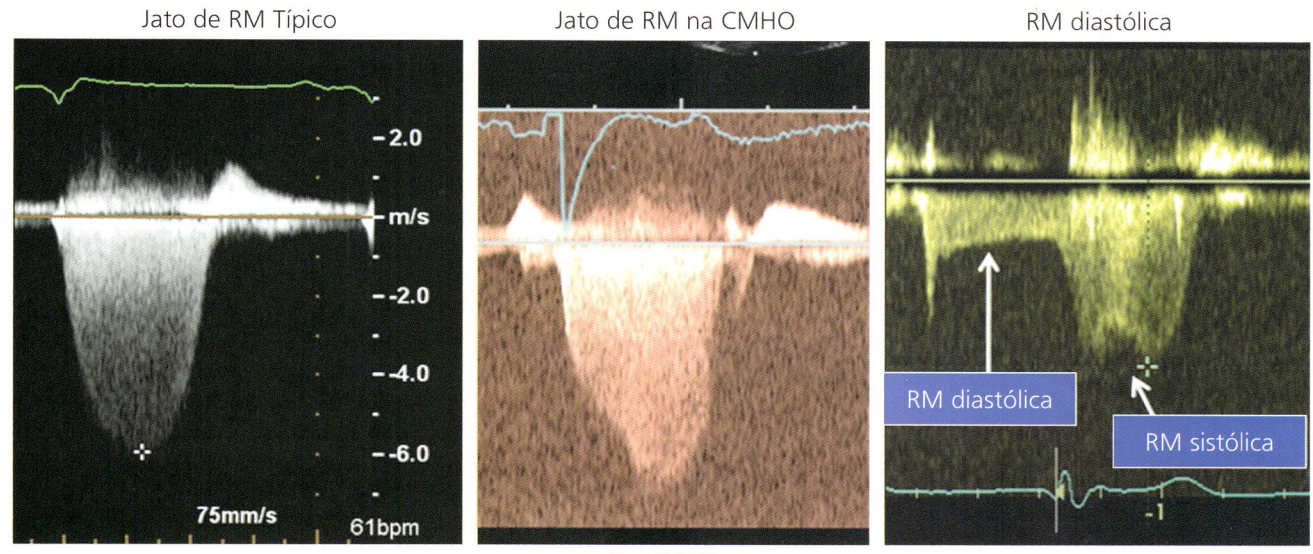

Jato de RM Típico | Jato de RM na CMHO | RM diastólica

Fig. 7-31B

A resposta (E) está incorreta, pois a pressão sistólica VE de pico neste paciente é 266 mmHg, como calculado acima.

PONTOS-CHAVE

- Em um paciente com cardiomiopatia hipertrófica e gradiente de saída ventricular esquerdo, o padrão de velocidade de fluxo do jato regurgitante mitral tipicamente apresenta o pico no final da sístole.
- Utilizando a velocidade de pico do fluxo regurgitante mitral e a pressão sanguínea sistólica, pode-se indiretamente calcular o gradiente instantâneo de pico do gradiente de saída ventricular esquerdo.
- Regurgitação mitral diastólica não está tipicamente associada a cardiomiopatia hipertrófica obstrutiva.

32. RESPOSTA: C. Neste paciente com CMPHO, o jato #1 representa o padrão de velocidade do fluxo sistólico através do TSVE, e o jato #2 representa o padrão de velocidade de fluxo do jato de regurgitação mitral (RM).

O jato #1 apresenta aparência de dente de serra devido ao gradiente caracteristicamente atingir o pico no final da sístole. O movimento sistólico anterior da válvula mitral na CMPHO progressivamente estreita o TSVE em direção ao final da sístole. Este, por sua vez, resulta em velocidades sanguíneas sistólicas cada vez maiores pelo TSVE e pelo perfil de velocidade com pico tardio típico da CMPHO.

Utilizando a fórmula $DP = 4V^2$, podemos calcular o gradiente instantâneo sistólico de pico (DPTSVE) através do TSVE, onde V representa a velocidade de pico do jato #1.

$$\Delta P_{TSVE} = 4 \times (3,8 \text{ m/s})^2 = 4 \times 14,4$$
$$= 58 \text{ mmHg}$$

Uma vez que o ΔP_{TSVE} pré-tratamento foi de 120 mmHg, houve uma queda de aproximadamente 50% no gradiente no ecocardiograma de controle:

$$\text{Percentual de queda no } \Delta PTS_{VE} = (122 - 58)/122$$
$$= 64/122 \approx 50\%$$

Portanto, a resposta (C) está correta.

A resposta (A) está incorreta, pois no prolapso valvar mitral com clique e sopro sistólico, a regurgitação mitral caracteristicamente não ocorre no início da sístole. O prolapso normalmente não cria um orifício regurgitante antes da mesossístole. Uma vez que o orifício regurgitante seja criado, a regurgitação mitral continua até o final da sístole. A diferença do formato do jato espectral da regurgitação mitral estre o prolapso da válvula mitral e CMPHO é retratada na Figura 7-32A.

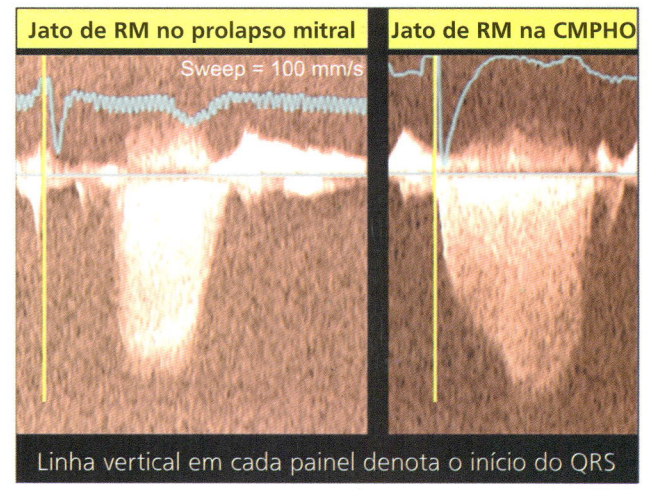

Jato de RM no prolapso mitral | Jato de RM na CMPHO

Linha vertical em cada painel denota o início do QRS

Fig. 7-32A

A resposta (B) está incorreta, pois o jato #2 inicia imediatamente após o complexo QRS no ECG. Portanto, o jato engloba o tempo de contração isovolumétrica. O fluxo de estenose aórtica não ocorre na porção inicial da sístole. Para mais discussão sobre este tópico, por favor veja a resposta à questão 23.

A resposta (D) está incorreta, pois o gradiente ventricular esquerdo intracavitário se afunila e atinge o pico mais tarde na sístole do que o gradiente do TSVE, como mostrado na Figura 7-32B.

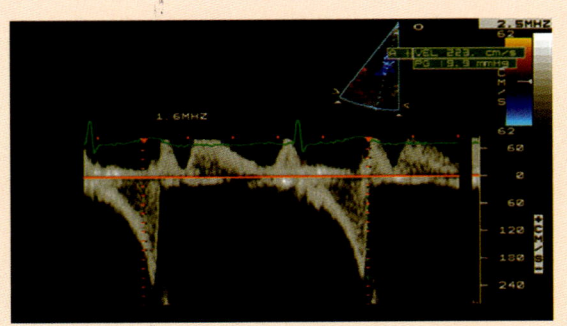

Traçado de Doppler espectral por onda pulsada de um gradiente intracavitário ventricular esquerdo.

Fig. 7-32B

A resposta (E) está incorreta, pois o PSVE de pico é calculado como:

$$PSVE = DPRM + PAE \quad \text{(Eq. 1)}$$

onde DPRM é o gradiente sistólico de pico do jato regurgitante mitral, e PAE é a pressão atrial esquerda. Após se expressar DPRM em termos de velocidade sistólica de pico (V) do jato regurgitante mitral, a Eq. 1 se torna

$$PSVE = 4 \times V^2 + PAR \quad \text{(Eq. 2)}$$

Em nosso paciente:

$$PSVE = 4 \times (6,3 \text{ m/s})^2 + 10$$
$$PSVE = 159 + 10 = 169 \text{ mmHg}$$

PONTOS-CHAVE

- Em um paciente com CMPHO, o gradiente de saída ventricular esquerdo caracteristicamente atinge o pico no final da sístole.
- Utilizando a velocidade de pico (V) do padrão de velocidade de fluxo através do gradiente ventricular esquerdo, pode-se calcular o gradiente pressório instantâneo de pico (ΔP) como $\Delta P = 4 \times V^2$.
- O gradiente intracavitário ventricular esquerdo atinge o pico mais tarde na sístole se comparado ao gradiente de saída ventricular esquerdo.

33. RESPOSTA: D. O volume atrial esquerdo (VAE) pode ser calculado utilizando-se o método área-comprimento. A fórmula matemática requer 3 parâmetros: área atrial esquerda na projeção apical 4 câmaras (A_1), área atrial esquerda na projeção apical 2 câmaras (A_2), e o menor dos dois comprimentos atriais (L) que pode ser na projeção apical 4 ou 2 câmaras.

$$VAE = \frac{8 \times A1 \times A2}{3 \times \pi \times L}$$

A fórmula pode ser simplificada se definirmos a razão $8/3\pi$ como 0,85:

$$VAE = 0,85 \times \frac{A1 \times A2}{L}$$

Em nosso paciente:

$$VAE = 0,85 \times \frac{27 \times 26}{5,6} = 107 \text{ mL}$$

O índice de VAE (IVAE) é calculado dividindo-se VAE pela área de superfície corporal (ASC):

$$IVAE = \frac{VAE}{ASC}$$

Em nosso paciente:

$$IVAE = 107 \text{ mL}/2,1 \text{ m}^2 \approx 50 \text{ mL/m}^2$$

Portanto, a resposta (D) está correta. Este é um IVAE muito elevado (Veja abaixo a tabela de referência).

TABELA 7-31

	Índice de Volume AE (mL/m²)
Normal	≤ 28
Dilatação leve	29-33
Dilatação moderada	34-39
Dilatação severa	≥ 40

PONTOS-CHAVE

- O método de área-comprimento é o método recomendado para o cálculo do VAE. Uma vez calculado, o volume deve ser indexado para a área da superfície corporal do paciente.
- O VAE deve ser calculado como uma média dos volumes atriais obtidos nas projeções apicais 4 e 2 câmaras.
- A elevação crônica da PAE leva a um aumento progressivo no IVAE.

34. RESPOSTA: B. O ecocardiograma inicial, obtido no momento da insuficiência cardíaca agudamente descompensada, demonstra o padrão de enchimento restritivo. Decorrente das pressões atriais esquerdas elevadas, o gradiente diastólico precoce através da válvula mitral é alto. Isto resulta em uma onda E mitral alta e na razão entre a onda de pico mitral E e a onda de pico mitral A, que usualmente é > 2. Além disso, a onda mitral E apresenta desaceleração rápida (TD < 160 m/s). Nos traçados de Doppler espectral venoso pulmonar, o pico da onda sistólica (S) é menor do que o pico da onda diastólica (D). A altura da onda S é inversamente proporcional à pressão atrial esquerda. Todos esses achados nos traçados de Doppler com onda pulsada nas veias mitral e pulmonar são compatíveis com padrão de enchimento restritivo.

Com o tratamento médico apropriado, incluindo diuréticos, a pressão atrial esquerda se reduz e o influxo mitral reverte para o padrão de relaxamento anormal comum na faixa etária desse paciente. O padrão é caracterizado por um padrão E < A no influxo mitral e um TD prolongado da onda E mitral. Nas veias pulmonares, a velocidade de pico da onda S agora excede a velocidade de pico da onda D (S > D), o que reflete pressões atriais esquerdas baixas.

Portanto, a resposta (B) está correta.

Padrão de enchimento mitral e de veia pulmonar diferentes, assim como sua relação com a pressão atrial esquerda média, estão resumidos na Figura 7-33.

A resposta (A) está incorreta, pois a pré-carga se reduziu desde o estudo inicial até o subsequente, como demonstrado pela redução da pressão atrial esquerda média.

A resposta (C) está incorreta, pois o padrão de enchimento inicial não era normal, era restritivo. Um padrão normal não pode ser distinguido de um padrão pseudonormal pelos padrões de fluxo mitral e pulmonar sozinhos. Dados auxiliares, como a velocidade de pico da onda e' do Doppler tecidual do anel mitral, são necessários para distinguir um padrão normal (e' > 8 cm/s) de um pseudonormal (e' < 8 cm/s).

A resposta (D) está incorreta, pois a presença de uma onda A proeminente e normalmente cronometrada e a onda S na veia pulmonar falam contra arritmias atriais como *flutter* atrial ou fibrilação atrial. Nestas arritmias atriais, as velocidades de pico da onda A mitral e da onda S da veia pulmonar são muito reduzidas.

A reposta (E) está incorreta, pois é a persistência do padrão restritivo, apesar da terapia médica apropriada, que anuncia um grave prognóstico com a mortalidade de 2 anos estimada em 50% em pacientes com fração de ejeção ventricular esquerda < 40%. Neste paciente, a mudança de enchimento restritivo para o padrão de relaxamento anormal prenuncia um prognóstico melhor.

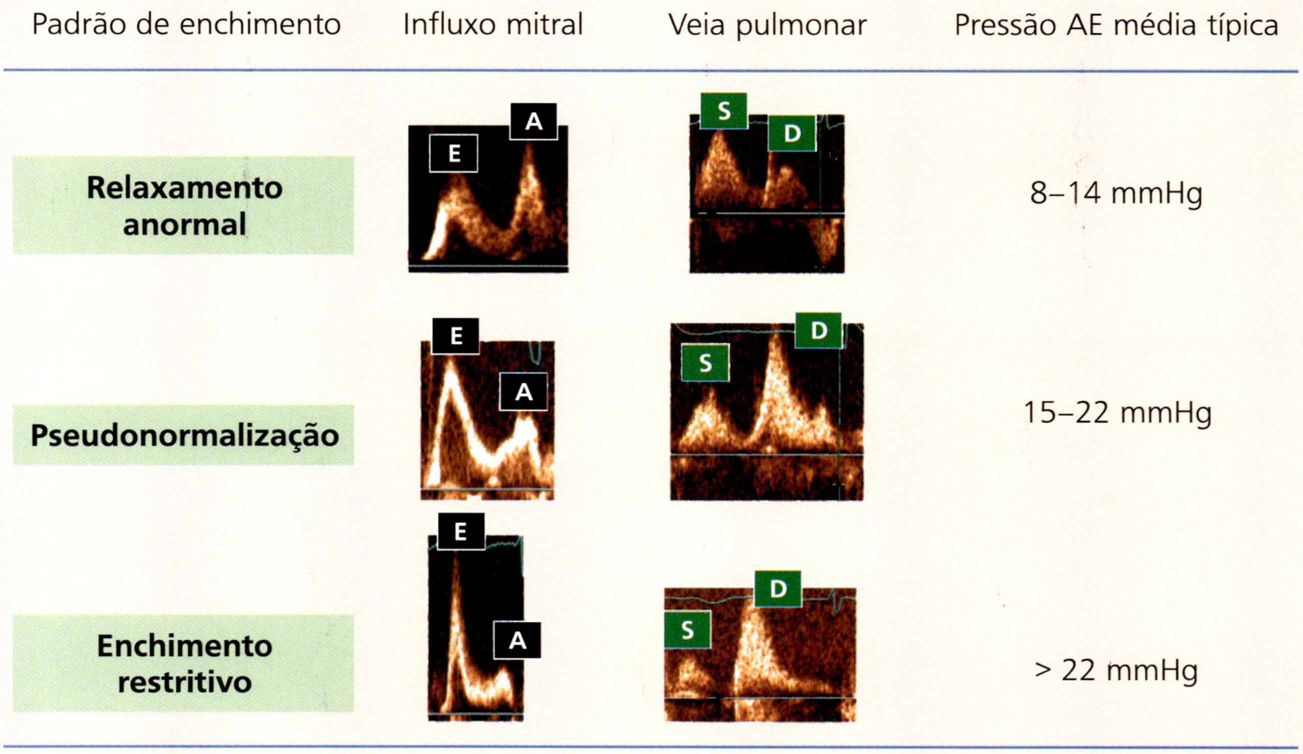

Padrão de enchimento	Influxo mitral	Veia pulmonar	Pressão AE média típica
Relaxamento anormal			8–14 mmHg
Pseudonormalização			15–22 mmHg
Enchimento restritivo			> 22 mmHg

Fig. 7-33

PONTOS-CHAVE

- Em pacientes idosos saudáveis, a onda E do influxo mitral possui uma velocidade de pico menor do que a onda A (E < A) e existe um TD da onda E prolongado. Nos registros de velocidade de fluxo venoso pulmonar, a velocidade de pico da onda sistólica (S) é tipicamente maior do que a velocidade de pico da onda diastólica (D) (S > D) neste grupo etário.
- Com elevação da pressão atrial esquerda, existe um aumento progressivo na velocidade da onda E mitral, redução de seu TD e um aumento na razão E/A. Além disso, existe uma relação inversa entre a pressão atrial esquerda e a velocidade de pico da onda S da veia pulmonar; quanto maior a pressão atrial esquerda, menor a velocidade de pico da onda S e menor a relação S/D.
- Terapia com diuréticos em paciente com pressão atrial esquerda elevada normalmente leva a redução da velocidade de pico da onda E mitral e aumento na velocidade de pico da onda S na veia pulmonar.

35. RESPOSTA: D. Os três registros deste paciente são compatíveis com o diagnóstico de pericardite constritiva.

INFLUXO MITRAL – os traçados de Doppler espectral do influxo mitral demonstram variação respiratória evidente nas velocidades da onda E mitral. Tal constatação pode ser compatível tanto com pericardite constritiva ou tamponamento, assim como obesidade, respiração forçada, asma, doença pulmonar obstrutiva crônica etc. Entretanto, em cada ciclo cardíaco, a velocidade de pico da onda E mitral é maior do que o da onda A mitral (E > A). Isto indica que não há impedimento ao enchimento mitral inicial, que pode ser compatível com pericardite constritiva. Em contraste, o tamponamento é caracterizado pelo impedimento ao enchimento diastólico inicial e um E < A.

MODO M COLORIDO – A velocidade da propagação de fluxo (Vp) do fluxo mitral diastólico inicial é normal (66 cm/s). Valores Vp normais são dependentes da idade, como mostrado nesta tabela.

TABELA 7-32

	Vp Normal (cm/s)
Jovem	> 55
Idoso	> 45

Vp mede a taxa de relaxamento miocárdico ventricular esquerdo. Quanto mais rápida a taxa de relaxamento miocárdico, maior o Vp. Comumente não existe envolvimento miocárdico significativo na pericardite constritiva, Vp é normal. Isto está em contraste com a cardiomiopatia restritiva, que é uma desordem miocárdica caracterizada por relaxamento e complacência comprometidos. Na cardiomiopatia restritiva, Vp é baixa.

VCI – Na pericardite constritiva, existe pletora da VCI, como demonstrado pelos registros de modo M neste paciente. A VCI está dilatada (2,43 cm na expiração), e colapsa menos que 50% com inspiração (diâmetro inspiratório de VCI = 1,97 cm). O achado é indicativo de PAD elevada (10-20 mmHg), como discutido na resposta à questão 1. Tal constatação é compatível com o diagnóstico de pericardite constritiva. Contudo, pletora da VCI também é encontrada em outras condições de PAD elevada, como estenose tricúspide, regurgitação tricúspide severa, infarto ventricular direito etc.

Portanto, a resposta (D) está correta.

A resposta (A) está incorreta, pois na cardiomiopatia restritiva não existem variações respiratórias pronunciadas nas velocidades de onda E mitral. Além disso, o Vp é baixo na cardiomiopatia restritiva.

A resposta (B) está incorreta, pois a pletora da VCI é indicativo de PAD elevada.

A resposta (C) está incorreta, pois a Vp neste paciente está normal (> 55 cm/s).

A resposta (E) está incorreta, pois existe uma variação respiratória evidente (> 30%) na velocidade de pico de onda E mitral.

PONTOS-CHAVE

- Na pericardite constritiva, existe variação respiratória da velocidade de pico da onda E mitral decorrente da interdependência ventricular.
- A velocidade de propagação de fluxo (Vp) da onda E mitral é tipicamente normal na pericardite constritiva.
- VCI é frequentemente pletórica em pacientes com pericardite constritiva. Esta pletora não é específica para pericardite constritiva, uma vez que ocorre em outras condições que levam a significativa elevação da PAD (como estenose valvar tricúspide ou disfunção sistólica ventricular direita).

36. RESPOSTA: D. O paciente apresenta pericardite constritiva. Em cada inspiração, o enchimento do ventrículo direito aumenta e o enchimento do ventrículo esquerdo se reduz, como explicado na resposta da questão 21.

O movimento característico do septo interventricular, que é fásico com respiração, ocorre tanto no tamponamento quanto na pericardite constritiva. A ausência de efusão pericárdica na projeção apical 4 câmaras fala contra o diagnóstico de tamponamento.

A mobilidade septal anormal afirmou nas quatro respostas restantes não ser fásica com a respiração. Suas características estão resumidas nesta tabela.

TABELA 7-33

Sobrecarga de pressão ventricular direita	O septo interventricular achata-se na sístole e na diástole. No eixo curto, o contorno ventricular esquerdo torna-se em forma de D em vez de circular tanto na sístole quanto na diástole.
Sobrecarga de volume ventricular direito	O septo interventricular achata-se na diástole. No eixo curto, o contorno ventricular esquerdo torna-se em forma de D em vez de circular durante a diástole.
Bloqueio de ramo esquerdo	O septo interventricular move-se posteriormente no período de pré-ejeção, e depois move-se anteriormente (para longe da parede posterior do ventrículo esquerdo) durante a fase de ejeção da sístole.
Cirurgia cardíaca	Movimento do septo interventricular em direção ao ventrículo direito e máximo ventrículo esquerdo na sístole, com espessamento normal.

PONTOS-CHAVE

- Movimentação paradoxal do septo interventricular pode ocorrer em cada batimento cardíaco ou pode ser fásico com a respiração.
- Exemplos de movimentação paradoxal do septo a cada batimento incluem sobrecarga de volume ou pressão ventricular direita, bloqueio de ramo esquerdo e estado pós-pericardiotomia.
- Movimento septal paradoxal que é fásico com a respiração é encontrado em pericardite constritiva, tamponamento, respiração forçada, obesidade, embolia pulmonar etc.

LEITURAS SUGERIDAS

Abbasi AS, Eber LM, MacAlpin RN et al. Paradoxical motion of interventricular septum in left bundle branch block. *Circulation.* 1974;49:423-427.

Abdalla I, Murray RD, Lee JC et al. Duration of pulmonary venous atrial reversal flow velocity and mitral inflow A wave: new measure of severity of cardiac amyloidosis. *J Am Soc Echocardiogr.* 1998;11:1125-1133.

Bargiggia GS, Bertucci C, Recusani E et al. A new method for estimating left ventricular dP/dt by continuous wave Doppler-echocardiography. Validation studies at cardiac catheterization. *Circulation.* 1990;82:316-317.

Bonow RO, Carabello BA, Chatterjee K et al. ACC/AHA 2006 Guidelines for the Management of Patients with Valvular Heart Disease: a report of the American College of Cardiology/American Heart Association Task Force on Practice Guidelines (Writing Committee to Develop Guidelines for the Management of Patients with Valvular Heart Disease). *Circulation.* 2006;114:e84-e231.

Garcia MJ, Ares MA, Asher C et al. An index of early left ventricular filling that combined with pulsed Doppler peak E velocity may estimate capillary wedge pressure. *J Am Coll Cardiol.* 1997;29:448-454.

Hatle L, Angelsen B, Tromsdal A. Noninvasive assessment of atrioventricular pressure half-time by Doppler ultrasound. *Circulation.* 1979;60:1096-1104.

Hatle LK. Appleton CR Popp RL. Differentiation of constrictive pericarditis and restrictive cardiomyopathy by Doppler echocardiography. *Circulation.* 1989;79:357-370.

Kircher BJ, Himelman RB, Schiller NB. Noninvasive estimation of right atrial pressure from the inspiratory collapse of the inferior vena cava. *Am J Cardiol.* 1990;66:493d96.

Lang RM, Bierig M, Devereux RB et al. Chamber Quantification Writing Group; American Society of Echocardiography's Guidelines and Standards Committee; European Association of Echocardiography. Recommendations for chamber quantification: a report from the American Society of Echocardiography's Guidelines and Standards Committee and the Chamber Quantification Writing Group, developed in conjunction with the European Association of Echocardiography, a branch of the European Society of Cardiology. *J Am Soc Echocardiogr.* 2005;18:1440-1463.

Libanoff AJ, Rodbard S. Atrioventricular pressure half-time. Measure of mitral valve orifice area. *Circulation.* 1968;38:144-150.

Nagueh SF, Appleton CR Gillebert TC et al. Recommendations for the evaluation of left ventricular diastolic function by echocardiography. *J Am Soc Echocardiogr.* 2009;22:107-133.

Nagueh SF, Middleton KJ, Kopelen HA et al. Doppler tissue imaging: a noninvasive technique for evaluation of left ventricular relaxation and estimation of filling pressures. *J Am Coll Cardiol.* 1997;30:1527-1533.

Nakatani S, Masuyama T, Kodama K, et al. Value and limitations of Doppler echocardiography in the quantification of stenotic mitral valve area: comparison of the pressure half-time and the continuity equation methods. *Circulation.* 1988;77:78-85.

Pass RH, Hijazi Z, Hsu DT et al. Multicenter USA Amplatzer patent ductus arteriosus occlusion device trial. *J Am Coll Cardiol.* 2004;44:513-519.

Rakowski H, Appleton C, Chan KL et al. Canadian consensus recommendations for the measurement and reporting of diastolic dysfunction by echocardiography: from the Investigators of Consensus on Diastolic Dysfunction by Echocardiography. *J Am Soc Echocardiogr.* 1996;9:736-760.

Reynolds HR, Tunick PA, Grossi EA et al. Paradoxical septal motion after cardiac surgery: a review of 3,292 cases. *Clin Cardiol.* 2007;30:621-623.

Rossvoll O, Hatle LK. Pulmonary venous flow velocities recorded by transthoracic Doppler ultrasound: relation to left ventricular diastolic pressures. *J Am Coll Cardiol.* 1993;21:1687-1696.

von Bibra H, Schober K, Jenni R et al. Diagnosis of constrictive pericarditis by pulsed Doppler echocardiography of the hepatic vein. *Am J Cardiol.* 1989;63:483d88.

Xie GY, Berk MR, Smith MD et al. Prognostic value of Doppler transmitral flow patterns in patients with congestive heart failure. *J Am Coll Cardiol.* 1994;24:132-139.

CAPÍTULO 8

Doppler Tecidual e Tensão

Steve L. Liao • Mario J. Garcia

1. Comparado ao Doppler padrão, os ajustes do Doppler tecidual se utilizam de:
   A. A menor reflectividade do tecido.
   B. A maior movimentação do tecido.
   C. Filtros para excluir tecidos muito refletivos.
   D. Filtros para excluir altas velocidades.

2. A taxa de tensão ao Doppler tecidual é definida como:
   A. Velocidade tecidual medida *versus* tempo.
   B. Diferença absoluta nas velocidades.
   C. A mudança na velocidade entre dois pontos dividida pela distância final.
   D. A mudança na distância entre dois pontos dividida pela distância inicial.

3. Qual opção está correta com relação a tensão Doppler?
   A. A tensão derivada do Doppler pode ser obtida em qualquer direção de uma projeção única.
   B. Tensão derivada do Doppler é mais dependente no movimento de translação do que na imagem de velocidade tecidual.
   C. A taxa de tensão sistólica derivada do Doppler se correlaciona com índices de contratilidade.
   D. A tensão derivada do Doppler possui resolução espacial e temporal menores do que a tensão da imagem de ressonância magnética.

4. Qual é a melhor janela acústica para se obter a tensão radial derivada do Doppler da parede anterior?
   A. Eixo longo paraesternal.
   B. Eixo curto paraesternal.
   C. Apical 4 câmaras.
   D. Apical 2 câmaras.
   E. Subcostal.

5. Quais dos seguintes parâmetros hemodinâmicos melhor se correlacionam com a combinação velocidade da onda E mitral e velocidade diastólica longitudinal precoce do miocárdio (e')?
   A. Pressão da veia cava superior.
   B. Pressão atrial direita.
   C. Pressão ventricular direita sistólica.
   D. Pressão atrial esquerda média.

6. Comparada à tensão derivada do Doppler, a tensão por rastreamento pontual:
   A. Não fornece nenhuma vantagem visível.
   B. Pode ser realizada independentemente da distribuição da escala de cinza.
   C. É baseada no deslocamento do Doppler das ondas sonoras refletidas.
   D. Não depende de um ângulo particular de imagem com respeito à motilidade do tecido.

7. Qual das seguintes taxas de tensão radial obtida na parede mediainferior durante a sístole de um paciente com cardiomiopatia isquêmica é compatível com discinesia?
   A. 0.
   B. 1.
   C. –1.
   D. 10.

8. Na torção ventricular esquerda (VE):
   A. Durante a sístole, os segmentos basais do miocárdio do VE sofrem rotação anti-horária.
   B. Durante a sístole, os segmentos apicais sofrem rotação anti-horária.
   C. Durante a diástole, os segmentos basais do miocárdio do VE sofrem rotação anti-horária.
   D. Torção basal é o principal componente da torção sistólica do VE.

9. Qual da seguintes é uma afirmativa verdadeira sobre imagem de Doppler tecidual (IDT)?
   A. É mais pré-carga dependente do que a imagem de Doppler tradicional.
   B. Uma velocidade normal e padrão de velocidade anular mitral não indicam sempre função diastólica normal.
   C. Não é possível diferenciar motilidade passiva de motilidade ativa.
   D. IDT colorido de modo M possui resolução espacial menor do que IDT pulsado.

10. Qual das seguintes alterações de ajustes do instrumento não irá resultar em melhora da resolução temporal para imagem de tensão?
   A. Alternar a profundidade do setor de interrogação.
   B. Selecionar um ponto de interesse em uma profundidade mais perto da imagem.
   C. Selecionar um ponto de interesse que normalmente sofre por abandono de ecos.
   D. Alterar os ajustes de harmônica.

11. Em cardiomiopatia hipertrófica septal assimétrica, o Doppler tecidual é:
   A. Anormal na parede lateral.
   B. Normal no septo.
   C. Possui uma relação inversa com a espessura septal.
   D. Possui uma relação direta com a espessura septal.

12. Nos pacientes diabéticos, qual das seguintes frases está correta?
   A. HgbA1C se correlaciona com E/e'.
   B. Pacientes diabéticos possuem uma E' maior ao Doppler.
   C. Pacientes diabéticos assintomáticos não demonstram um E/e' anormal.
   D. O mecanismo para qualquer disfunção diastólica é considerado como relacionado à disfunção renal concomitante.

13. Em qual das seguintes condições foi demonstrado que o e' melhorou após o tratamento:
   A. Amiloidose cardíaca.
   B. Cardiomiopatia hipertrófica.
   C. Discinesia na doença cardíaca isquêmica.
   D. Estenose aórtica.

14. Qual dos seguintes índices de Doppler tecidual mostrou carregar o maior valor prognóstico após infarto do miocárdio (IM)?
   A. E.
   B. e'.
   C. E/e'.
   D. S.

15. Qual dos seguintes parâmetros não está diretamente relacionado ao relaxamento VE ativo?
   A. Tempo de relaxamento isovolumétrico.
   B. Velocidade e'.
   C. Velocidade A.
   D. Torção VE.

16. Medidas de tensão obtidas do Doppler tecidual colorido:
   A. Não são afetadas pelo ângulo de interrogação.
   B. Podem variar de um batimento cardíaco para o outro.
   C. Atingem alta resolução temporal, quando se utiliza um ângulo setorial largo colorido.
   D. Atingem alta resolução temporal quando se estende a profundidade da região de amostragem.
   E. Não podem ser obtidas em pacientes com fibrilação atrial.

17. Qual das seguintres condições cardíacas está associada a e' normal ou alta?
   A. Taxa de Friedreich.
   B. Doença de Fabry.
   C. Cardiomiopatia hipertrófica.
   D. Amiloidose cardíaca.
   E. Hipertrofia miocárdica no coração do atleta.

18. Em pacientes com infarto laterobasal localizado com evidência de acinesia à imagem de Doppler bidimensional, as velocidades de Doppler tecidual longitudinal (m/s) e taxa de tensão (1/s) deverão ser:
   A. Velocidade de Doppler tecidual = 0,2, taxa de tensão = 0.
   B. Velocidade de Doppler tecidual = 0, taxa de tensão = 0,2.
   C. Velocidade de Doppler tecidual = 0,2, taxa de tensão = –0,5.
   D. Velocidade de Doppler tecidual = 0, taxa de tensão = 0.

19. O mapa de tensão radial na Figura 8-1 obtido de um paciente com dor torácica demonstra:

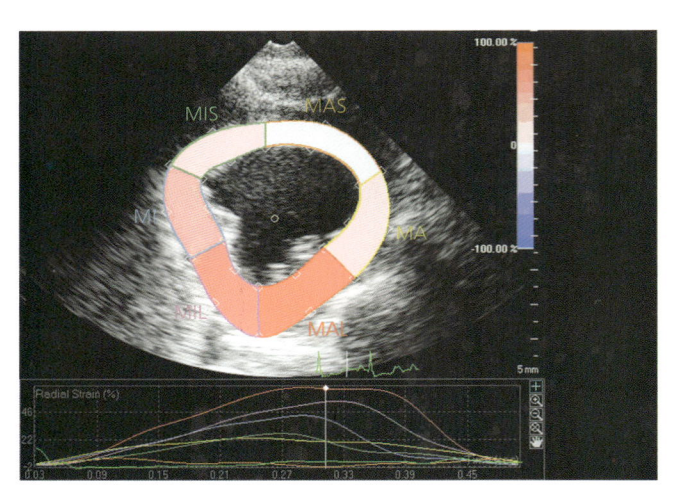

(MAL = médio anterolateral, MA = médio anterior, MAS = médio anterosseptal, MIS = médio inferosseptal, MI = médio inferior, MIL = médio inferolateral)

Fig. 8-1

A. Função VE normal.
B. Discinesia segmentar.
C. Hipocinesia anterolateral.
D. Acinesia anterosseptal.

20. O padrão de taxa de tensão na Figura 8-2 é compatível com:

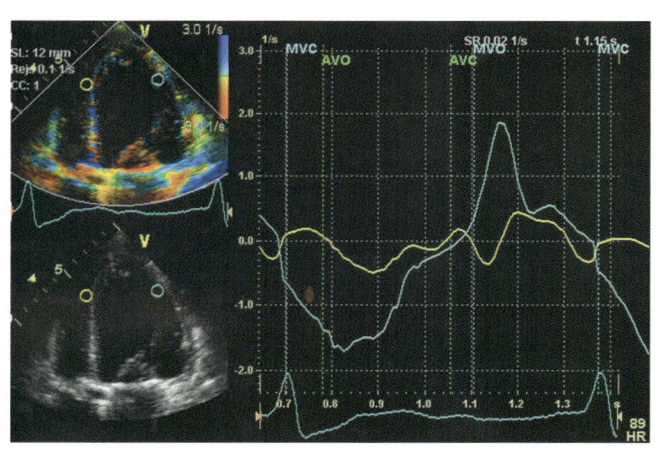

Fig. 8-2

A. Infarto anterosseptal.
B. Infarto anterolateral.
C. Infarto apical extenso.
D. Função VE normal.

21. Uma mulher de 70 anos com doença cardíaca isquêmica e doença pulmonar obstrutiva crônica (DPOC) se apresenta para avaliação de dispneia. O que você recomenda com base nos achados do ecoDoppler na Figura 8-3?

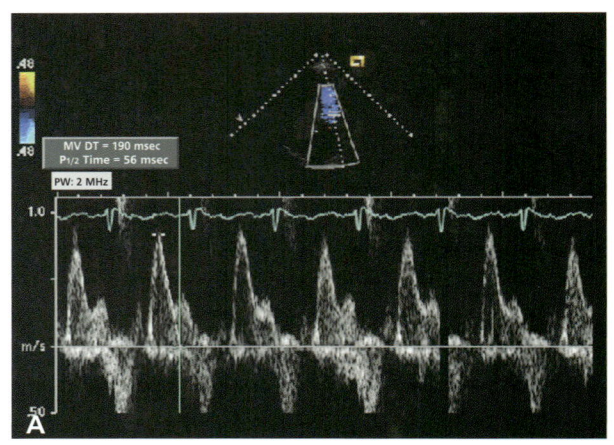

Fig. 8-3A

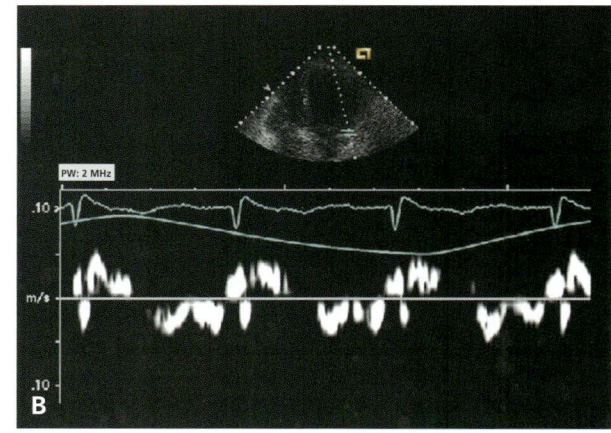

Fig. 8-3B

A. Avaliação para embolia pulmonar.
B. Diurético intravenoso e avaliação para isquemia.
C. Início de terapia para exacerbação de DPOC.
D. Cateterismo cardíaco direito.

22. Dois dias após tratamento médico com sucesso do caso anterior, os sintomas de dispneia se resolveram. Um ecocardiograma é repetido, e as imagens de Doppler são mostradas na Figura 8-4.

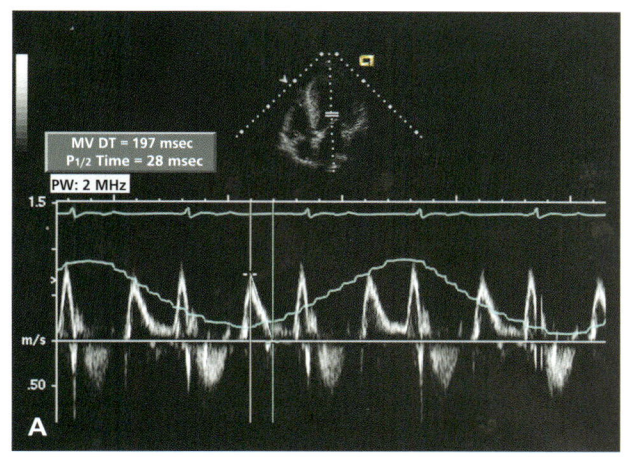

Fig. 8-4A

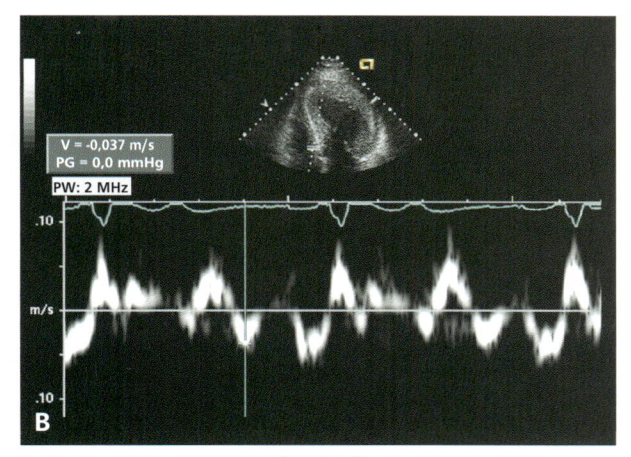

Fig. 8-4B

O que você pode concluir?
A. A paciente necessita de diurese mais agressiva.
B. A paciente possui função diastólica anormal.
C. A paciente possui um padrão de enchimento restritivo.
D. A paciente necessita de interrogação por Doppler de onda pulsada de suas veias pulmonares para avaliação da função diastólica.

23. Uma mulher de 46 anos com história prévia de câncer de mama tratado com mastectomia, quimioterapia e radioterapia se apresenta para avaliação de sintomas de fadiga. Ao exame ela apresenta uma frequência cardíaca (FC) de 100 bpm, PS de 85/60 mmHg, pressão venosa jugular (PVJ) elevada, murmúrio vesicular diminuído nas bases dos pulmões, ascite e edemas 3+. Imagens de ecodoppler transesofágico e transtorácico são mostradas na Figura 8-5. O diagnóstico mais provável é:
A. Cardiomiopatia hipertrófica.
B. Pericardite constritiva.
C. Amiloidose cardíaca.
D. Cardiomiopatia restritiva pós-radiação.

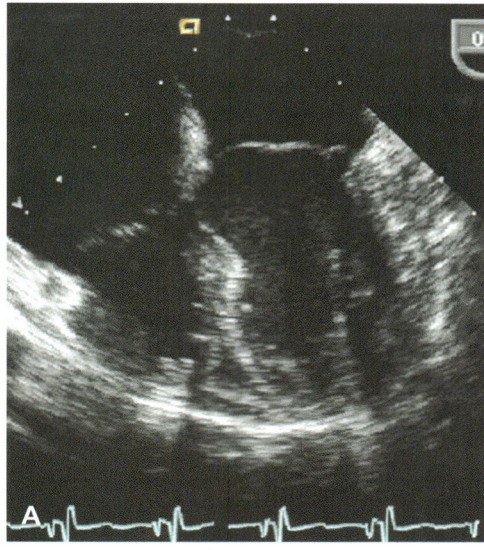

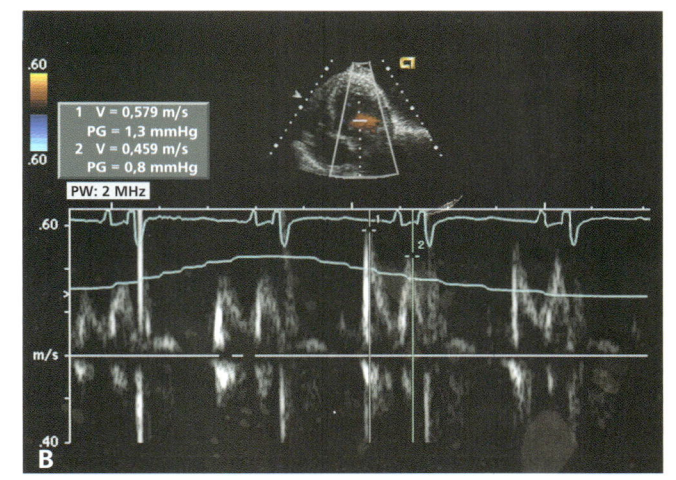

Fig. 8-5A

Fig. 8-5B

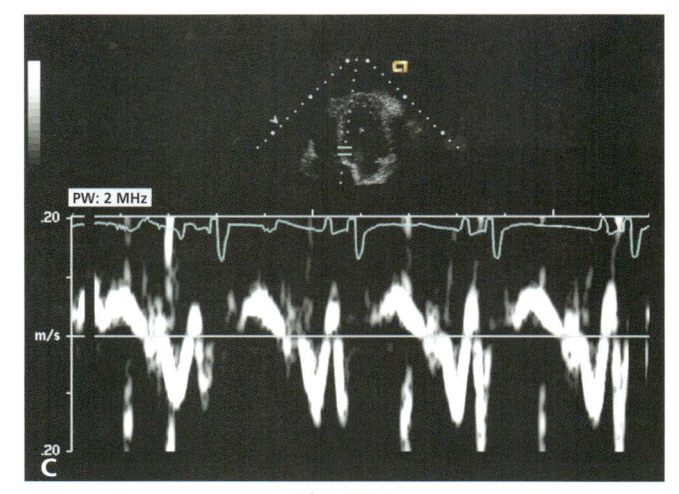

Fig. 8-5C

24. Uma mulher de 68 anos se apresenta para avaliação de dispneia aos esforços. Imagens de dopler tecidual são mostradas na Figura 8-6.

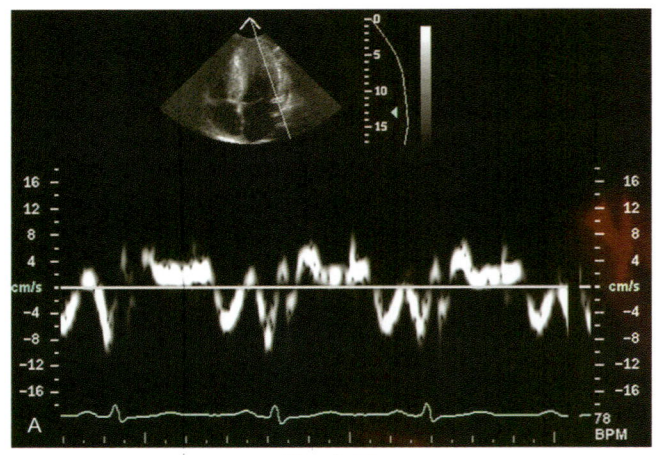

Fig. 8-6A

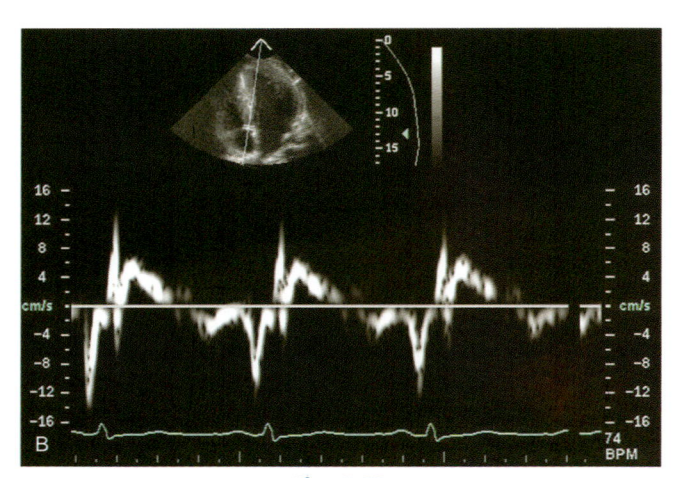

Fig. 8-6B

O diagnóstico mais provável é:
A. Cardiomiopatia hipertrófica septal assimétrica.
B. Infarto anterolateral.
C. Amiloidose cardíaca.
D. Pericardite constritiva.

25. A imagem na Figura 8-7 foi obtida de um paciente de 70 anos que se apresentou com dor torácica. O padrão de tensão longitudinal sugere:
A. Discinesia anterior.
B. Discenesia apical.
C. Discinesia inferior.
D. Discinesia posterior.

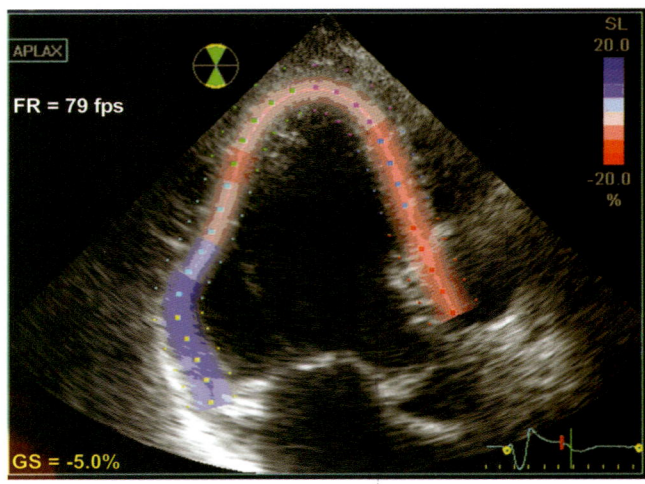

Fig. 8-7

26. Uma mulher diabética de 64 anos é encaminhada para avaliação de sintomas de insuficiência cardíaca. Os dados de imagem bidimensional (Fig. 8-8A), de Doppler tecidual colorido (Fig. 8-8B) e de tensão (Fig. 8-8C) obtidos da projeção apical 4 câmaras são compatíveis com:

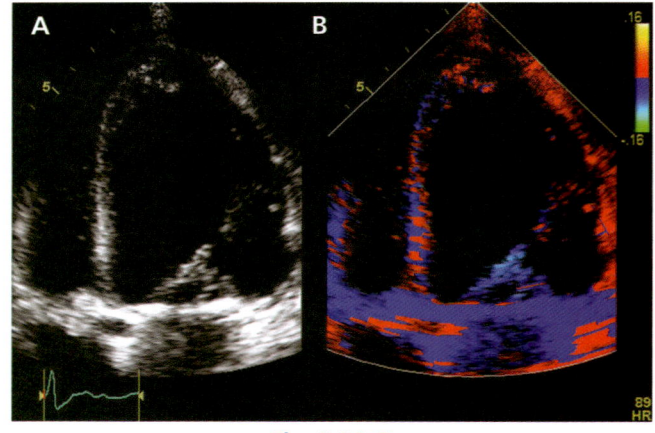

Fig. 8-8A-B

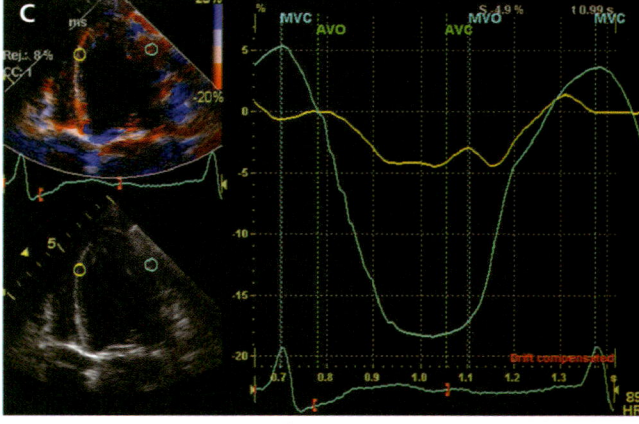

Fig. 8-8C

A. Cardiomiopatia dilatada.
B. Doença cardíaca isquêmica.
C. Cardiomiopatia restritiva.
D. Cardiomiopatia hipertrófica.

27. Um homem de 35 anos é avaliado por palpitações. Sua PS é 120/70 mmHg e sua FC é 60 bpm. O seu exame físico foi normal. Um eletrocardiograma mostra aumento de voltagem e inversão difusa de onda T. Um ecocardiograma transtorácico foi realizado. As imagens bidimensionais (Fig. 8-9A) de Doppler colorido (Fig. 8-9B) e as medidas da taxa de tensão (Fig. 8-9B) são obtidas da projeção apical 2 câmaras.

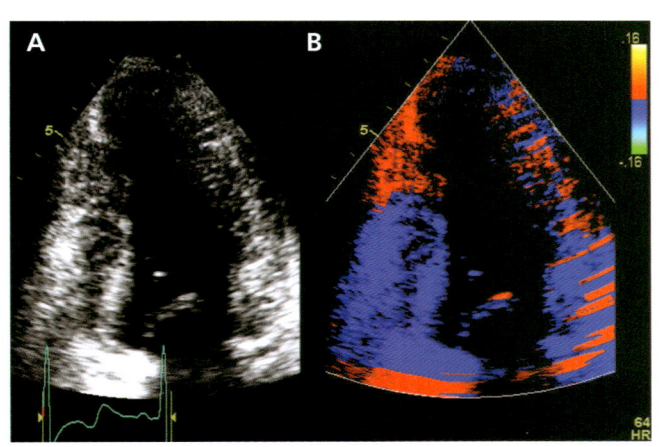

Fig. 8-9A-B

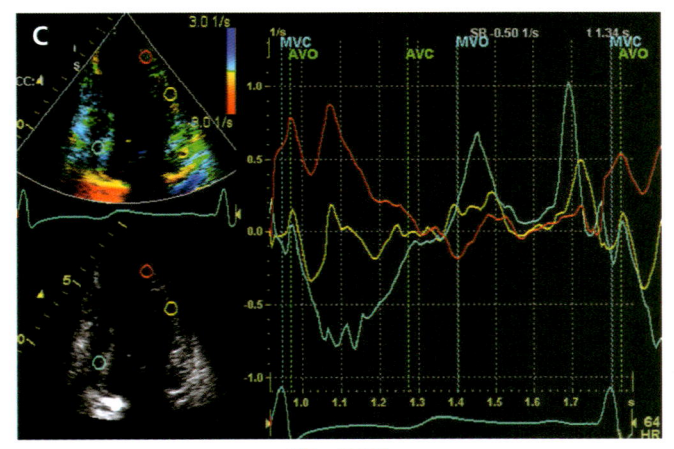

Fig. 8-9C

O diagnóstico mais provável é:
A. Cardiomiopatia hipertrófica assimétrica.
B. Cardiomiopatia hipertrófica apical.
C. Dessincronismo VE.
D. Coração estruturalmente normal.

28. Um homem de 72 anos é admitido no hospital com insuficiência cardíaca descompensada. Sua PS é 100/70 mmHg e a FC é 86 bpm. Ao exame, ele apresenta distensão venosa jugular, estertores inspiratórios difusos e edema de 3+. Ele está tomando carvedilol 25 mg duas vezes ao dia, lisinopril 20 mg ao dia, furosemida 80 mg ao dia e espironolactona 12,5 mg ao dia. Com base nas imagens paraesternais do Doppler bidimensional (Fig. 8-10A) e do Doppler tecidual do modo-M colorido (Fig. 8-10B), a mais provável causa de insuficiência cardíaca é:

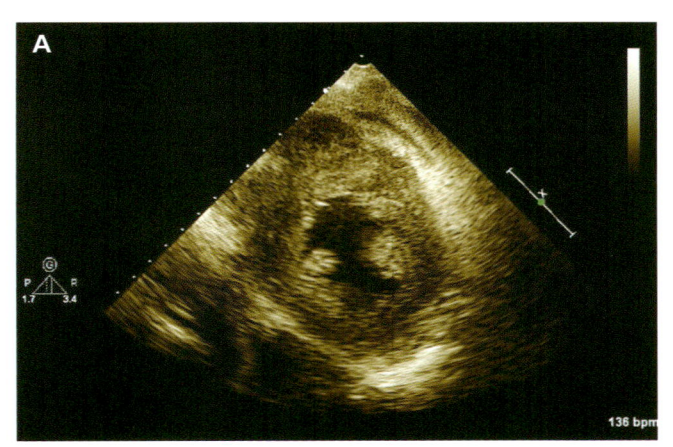

Fig. 8-10A

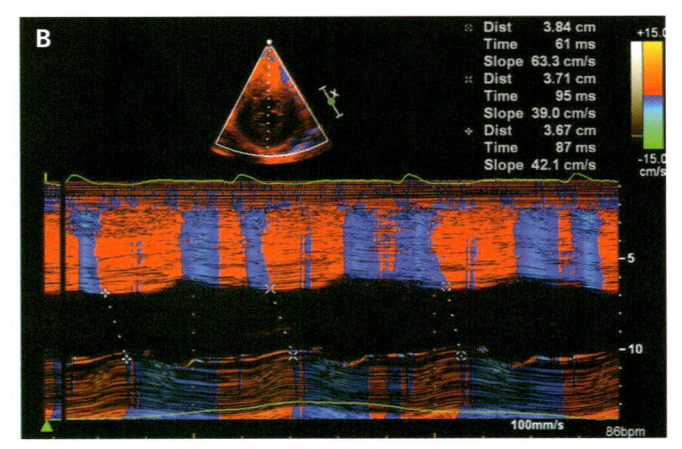

Fig. 8-10B

A. Flutter atrial.
B. IM inferolateral.
C. Cardiomiopatia restritiva.
D. Dissoncronismo VE.

29. Um homem de 62 anos com história de doença cardíaca reumática e reparo valvar mitral prévio é submetido a exame ecocardiográfico para avaliação de um sopro cardíaco. As imagens paraesternais do Doppler bidimensional (Fig. 8-11A) e do Doppler tecidual colorido de modo-M (Fig. 8-11B) são compatíveis com:

A. IM anterosseptal.
B. IM inferolateral.
C. Dessincronismo VE.
D. Achados pós-operatórios normais.

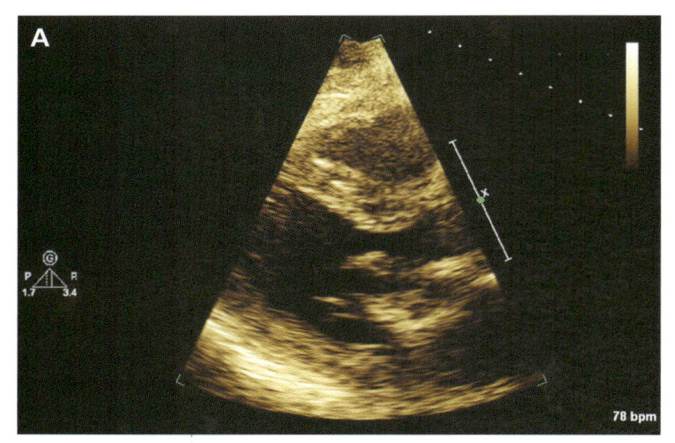

Fig. 8-11A

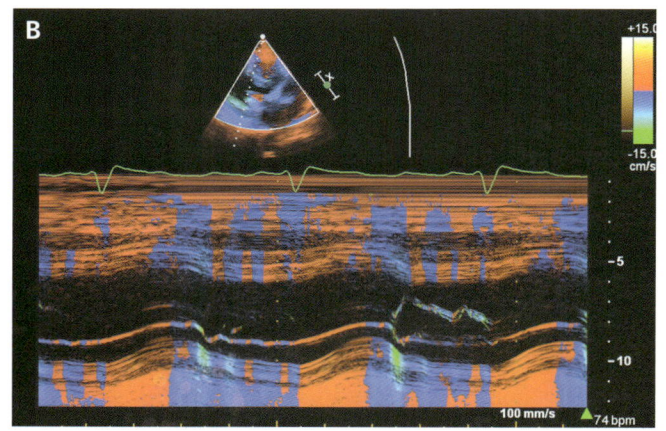

Fig. 8-11B

30. Uma mulher de 78 anos com relato de diabetes, insuficiência renal crônica, nodo sinusal doente, insuficiência cardíaca congestiva e DPOC se apresenta ao departamento de emergência com piora nos sintomas de dispneia. Ao seu exame físico, PS é 160/90 mmHg, FC é 60 bpm e frequência respiratória (FR) é 28. À ausculta, um sopro sistólico de ejeção (SSE) II/VI é detectado na borda esternal esquerda alta (BEEA). Os ruídos respiratórios são abafados com estertores bibasais e sibilos expiratórios. A saturação de oxigênio é 90%. Os primeiros exames laboratoriais demonstram contagem de hemoglobina = 10 mg/dL, ureia = 50 mg/dL e nível sérico de creatinina = 2,0 mg/dL. Um ecocardiograma é realizado imediatamente à beira do leito enquanto o paciente apresenta respiração forçada. São mostradas as imagens na diástole final (Fig. 8-12A) e na sístole final (Fig. 8-12B), assim como do enchimento VE ao Doppler pulsado, (Fig. 8-12C) e do Doppler tecidual basal septal (Fig. 8-12D).

Além do oxigênio, voce deverá inicialmente recomendar:

A. Furosemida intravenosa.
B. Betabloqueador intravenoso.
C. Broncodilatadores inalatórios.
D. Transfusão sanguínea.

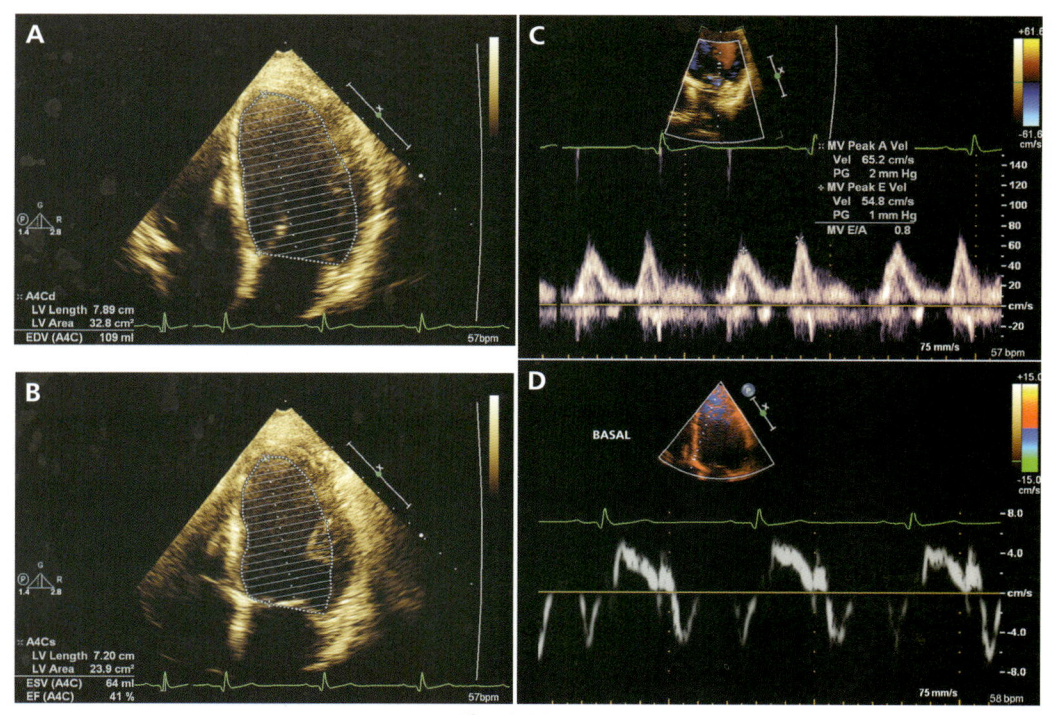

Fig. 8-12A-D

RESPOSTAS

1. RESPOSTA: D. O Doppler padrão mede a velocidade de fluxo sanguíneo na base do efeito Doppler. A mudança na frequência entre o som transmitido e o som refletido é denominada "mudança Doppler" e é utilizada para calcular a velocidade do sangue em movimento. O sangue é um refletor relativamente fraco de ondas sonoras e se move a uma velocidade relativamente alta; portanto, em Doppler padrão, são usados filtros para excluir objetos altamente refletivos e de baixa velocidade, como o miocárdio, de modo que a variação de velocidades a ser medida seja maximizada. Reciprocamente, uma vez que o tecido se move a uma baixa velocidade, mas tem uma alta refletividade, a IDT emprega filtros, que excluem refletores de baixa intensidade e altas velocidades.

2. RESPOSTA: C. Com base nas informações obtidas pela IDT sobre as velocidades miocárdicas, outras variáveis relacionadas à motilidade miocárdica podem ser determinadas. Por exemplo, a distância percorrida por um ponto medido no miocárdio pode ser determinada (velocidade *versus* tempo); e se dois pontos são medidos simultaneamente, os gradientes de velocidade entre esses dois pontos podem ser determinados. A mudança na distância de dois pontos no miocárdio dividida pelo comprimento inicial ou comprimento diastólico final (comprimento diastólico final – comprimento sistólico final/comprimento diastólico final) é também conhecida como *tensão* miocárdica. A *taxa de tensão* (TI) é a primeira derivada de tensão e é definida como a mudança na velocidade entre dois pontos dividida pela distância entre os dois pontos no final da sístole (L). TT = $(V_1 - V_2)/L$.

3. RESPOSTA: C. A equação Doppler padrão é expressa como $\Delta f = (2 f_o \times v \times \cos \theta)/C$ onde Δf é a mudança de frequência, f_o é frequência transmitida, C é a velocidade do som no sangue, e θ o ângulo do feixe com relação à direção do fluxo de sangue. Se $\theta = 0$ (paralelo à direção do movimento, então o cosseno de 0 é 1. Com o aumento do ângulo ou θ, o cosseno se torna progressivamente menor do que 1, resultando em uma subestimativa da mudança do Doppler e, portanto, da velocidade de pico. O Doppler tecidual é também dependente de θ quando as velocidades são medidas e é limitado aos segmentos de interrogação alinhados em paralelo com o ângulo de incidência do Doppler. A imagem de velocidade tecidual é incapaz de descriminar a movimentação passiva de deformação ativa; contudo, a tensão é uma medida de motilidade tecidual ativa. Devido a esta habilidade de medir a movimentação tecidual ativa, existe uma forte correlação entre taxa de tensão e índices de contratilidade VE.

4. RESPOSTA: B. A arquitetura espiral das fibras miocárdicas determina a deformação da tensão em múltiplas direções. Também, é importante relembrar que o ângulo de incidência do feixe de Doppler na área de interesse contribui para uma estimativa acurada da velocidade pela equação de Doppler:

$$\Delta f = (2 f_o \times v \times \cos \theta)/c$$

Tomando tanto a arquitetura espiral como o ângulo de incidência em consideração, mudanças na geometria VE durante a sístole se relacionam primeiramente à tensão radial (eixo curto), longitudinal (eixo longo) e meridional (torção VE). Portanto, a tensão radial (εr) da parede anterior é mais bem medida pela projeção paraesternal de eixo curto (Fig. 8-13).

ε_r : Deformação radial
ε_c : Deformação circunferencial
ε_l : Deformação longitudinal
ε_t : Deformação torcional

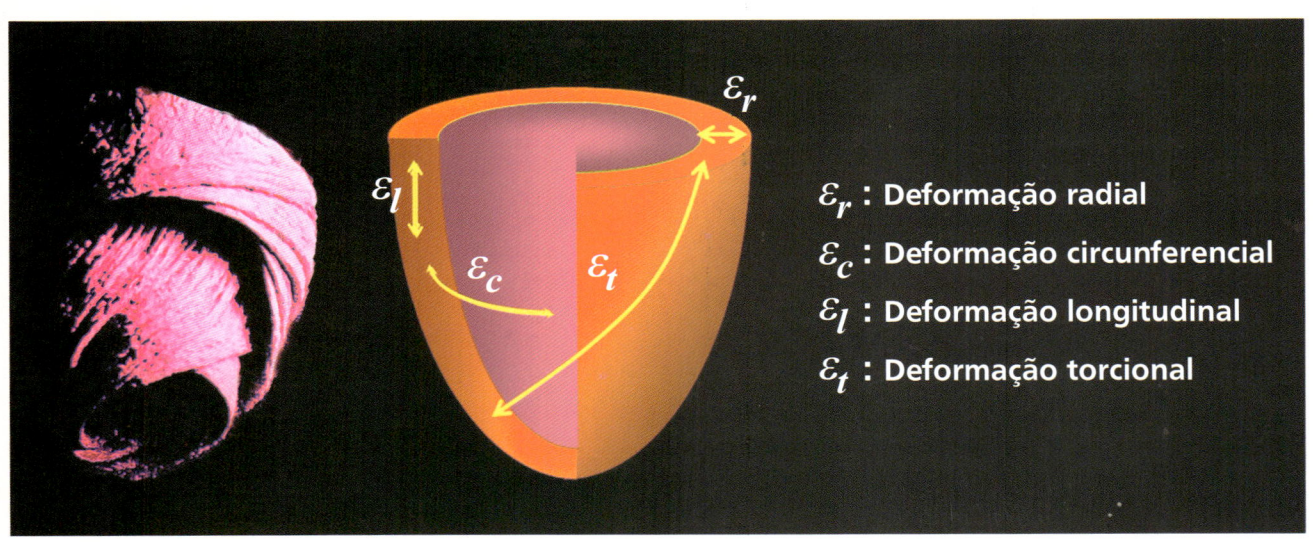

Fig. 8-13

5. RESPOSTA: D. A velocidade diastólica inicial da movimentação longitudinal do miocárdio (e') reflete a taxa de relaxamento miocárdico. E' reduzida é um dos sinais iniciais de disfunção diastólica e está presente em todos os estágios de disfunção diastólica. Como a velocidade e' está reduzida e a velocidade E mitral aumenta com altas pressões de enchimento, a razão entre E e e' se correlaciona bem com pressões de enchimento VE. Esta combinação de velocidade E mitral inicial e velocidade longitudinal diastólica inicial do miocárdio tem uma relação linear com a pressão capilar pulmonar encunhada ou pressão atrial esquerda média. Esta relação persiste mesmo em pacientes com taquicardia e também em fibrilação atrial. Existe debate se esta relação se mantém no paciente agudamente descompensado com insuficiência cardíaca congestiva.

6. RESPOSTA: D. Uma das características especiais da imagem ultrassonográfica de varredura B estática é uma aparência de padrão salpicado dentro do tecido, o que é resultado de interferências construtivas e destrutivas do ultrassom dispersado de estruturas menores do que o comprimento de onda do ultrassom. Este padrão salpicado é único para cada região miocárdica e é relativamente estável durante o ciclo cardíaco. A movimentação miocárdica pode ser analisada por meio do rastreamento do movimento destes pontos filtrando pontos aleatórios e, então, realizando uma autocorrelação para estimar a motilidade de estruturas estáveis. A tecnologia de rastreio de pontos tem a vantagem de medir velocidades teciduais e deformação de uma forma independente do ângulo. Ela se baseia em um padrão de escala cinza consistente e distinto. Esta informação é alimentada através de um padrão de algorítimo de reconhecimento para tratar o desposicionamento dos pontos em ambas as dimensões da imagem bidimensional. Como esta análise não está baseada na mudança Doppler das ondas sonoras repetidas, não é dependente do ângulo e pode ser realizada nas imagens bidimensionais regulares.

7. RESPOSTA: C. A imagem da taxa de deformação (ε) mede simultaneamente às velocidades em dois pontos adjacentes assim como a distância relativa entre esses dois pontos. É expressa como $\varepsilon = (V_1 - V_2)/L$. Taxa de deformação radial positiva representa contração ativa. Valores negativos para deformação radial representam ou relaxamento (se medido durante a diástole) ou discinesia (se medido durante a sístole).

8. RESPOSTA: A. O miocárdio VE possui arquitetura espiral com fibras miocárdicas que variam na orientação dependendo de sua localização no miocárdio. A direção da fibra é predominantemente longitudinal na região endocárdica, mudando para uma direção circunferencial na parede média e se tornando novamente longitudinal sobre a superfície epicárdica. Além de deformação longitudinal e radial, existe uma deformação por torção do VE durante o ciclo cardíaco devido à orientação helicoidal das fibras miocárdicas. Durante a sístole, os segmentos basais do miocárdio VE giram ou se torcem em direção anti-horária, enquanto os segmentos apicais giram em direção horária. Durante a diástole, a rotação ocorre na direção oposta. A torção sistólica representa o efeito final da torção basal e apical. A torção apical é o principal componente da torção global sistólica do VE, e na próxima diástole, a distorção apical também exerce o papel dominante, enquanto a rotação basal tem menor importância.

9. RESPOSTA: C. As medidas das velocidades de influxo mitral ao Doppler padrão podem ser utilizadas para avaliação da função diastólica pela medida da onda de enchimento rápido inicial (E) e a onda de enchimento final decorrente da contração atrial (A). As velocidades e razões E/A são utilizadas para se determinar a função diastólica, mas como são reflexos do gradiente de pressão entre o átrio esquerdo e o ventrículo esquerdo, elas são diretamente relacionadas à pré-carga e inversamente relacionados ao relaxamento ventricular. As velocidades miocárdicas diastólicas ao Doppler tecidual são menos dependentes de carga. Nos adultos, uma velocidade longitudinal (e') diastólica inicial > 0,10 m/s está associada a função diastólica VE normal. O IDT mede apenas a movimentação vetorial que é paralela ao feixe de ultrassom e não é capaz de diferenciar entre movimentação ativa (como a contração miocárdica) e movimentação passiva (como compartilhamento). IDT colorida de modo M é adquirida por imagens codificadas por cores de movimentação tecidual durante a aquisição de imagens ao modo M. Cores diferentes especificam direção do movimento e permitem que as imagens tenham tanto alta resolução tanto temporal quanto espacial.

10. RESPOSTA: C. Cálculos de deformação e taxa de deformação pelos dados do Doppler tecidual apresentam várias áreas de possíveis erros. Áreas de evasão de ecos serão codificadas mais lentamente do que as velocidades reais. O desvio do ângulo de interrogação desejado altera o tipo de deformação a ser medida. Áreas de interesse próximas à origem do pulso irão apresentar maior fidelidade das medidas, por existir menor ocorrência de evasão de ecos.

11. RESPOSTA: C. O Doppler tecidual pode também identificar regiões de deformação anormal, predominantemente em áreas de hipertrofia localizada. De fato, parece que quanto maior a extensão do espessamento segmentar da parede, maior a redução da deformação miocárdica. Essas anormalidades podem também ser encontradas em portadores assintomáticos de cardiomiopatia hipertrófica geneticamente modificada, mesmo na ausência de expressão fenotípica. Enchimento VE ao Doppler pulsado normalmente mostra padrões de relaxamento comprometido ou pseudonormais e raramente os padrões restritivos devido ao marcado aumento da espessura da parede e relaxamento prejudicado.

12. RESPOSTA: A. Controle glicêmico nos pacientes diabéticos tem sido associado a complicações microvasculares. A doença microvascular pode levar a isquemia e subsequente comprometimento do relaxamento VE e aumento da rigidez miocárdica. O aumento dos produtos finais da glicação tem sido associado a complicações microvasculares do diabetes melito tipo 1 e pode ser um mecanismo fisiopatológico para disfunção diastólica nestes pacientes. Pacientes diabéticos tipo I possuem pior função diastólica com baixo e' ao Doppler tecidual. Além disso, HgbA1C foi correlacionada com E/e'. Esses resultados demonstram que a disfunção diastólica assintomática é comum em pacientes com diabetes melito tipo I e que sua severidade se relaciona ao controle glicêmico. Além disso, os dados sugerem que pacientes diabéticos assintomáticos apresentam pressões de enchimento VE elevadas, como medido pelo E/e' e por um tamanho atrial esquerdo aumentado.

13. RESPOSTA: D. Na estenose aórtica, disfunção global do VE é comum, secundária ao aumento da pós-carga. Esta disfunção VE pode não ser perceptível com base na ecocardiografia bidimensional padrão sozinha. Decorrente da sensibilidade da imagem de Doppler tecidual ser superior, tem sido detectada disfunção VE subclínica por imagem de Doppler tecidual em pacientes com estenose aórtica, apesar de boa fração de ejeção. Em pacientes com estenose aórtica, o grau de anormalidade na deformação regional se correlaciona com a área valvar aórtica. Uma vez que a válvula aórtica seja substituída, e' pode-se normalizar.

14. RESPOSTA: C. Após IM, tem-se demonstrado que E/e' está associada ao risco aumentado de morte ou necessidade de transplante cardíaco. Pacientes com uma razão E/e' > 17 têm uma taxa de mortalidade de aproximadamente 40% em 36 meses, comparado a 5% naqueles com uma razão E/e' < 17. Em um estudo que incluiu 250 pacientes não selecionados que tinham um ecocardiograma 1,6 dias após IM com acompanhamento por uma média de 13 meses, o preditor mais importante de sobrevida foi uma razão E/e' > 15. E/e' foi um preditor mais forte do que outros índices de Doppler ecocardiográfico, incluindo o tempo de desaceleração ao Doppler pulsado do enchimento VE. E/e' também foi correlacionado com volume diastólico final do VE aumentado pós IM e tem sido atribuído a uma relação com remodelamento VE e dilatação progressiva do VE.

15. RESPOSTA: C. Vários estudos têm demonstrado uma relação inversa entre e' e relaxamento VE nos pacientes com pré-carga tanto normal quanto elevada. Estudos clínicos sugerem que e' é um melhor discriminador entre disfunção diastólica e pacientes normais, se comparado com qualquer outro índice único ou combinado de fluxos de enchimento transmitral e venoso pulmonar ao Doppler. Torção e distorção VE também se correlacionam bem com a constante de tempo de relaxamento. O tempo de relaxamento isovolumétrico representa a fase mais inicial da diástole. Ele é definido como o tempo entre o fechamento valvar aórtico até a abertura valvar mitral.

16. RESPOSTA: B. O IDT difere do Doppler padrão por eliminar o filtro de alta passagem e utilizar amplificação de baixo ganho para mostrar as velocidades do miocárdio. A deformação derivada do Doppler tecidual é limitado a interrogar segmentos alinhados em paralelo com o ângulo de incidência do Doppler. Os dados devem ser registrados na maior taxa de quadros possível para melhorar a resolução temporal. Isto é acompanhado pela redução do tamanho e profundidade do setor. Idealmente três batimentos cardíacos consecutivos devem ser registrados em cada projeção, para contar a variabilidade batimento a batimento. Medidas de deformação podem ser obtidas em pacientes com fibrilação atrial.

17. RESPOSTA: E. Velocidades de Doppler tecidual podem ajudar a diferenciar hipertrofia miocárdica vista em atletas de cardiomiopatia hipertrófica, em que essas velocidades são anormalmente reduzidas. Achados similares têm sido relatados na doença de Fabry, uma cardiomiopatia secundária a deficiência de α-galactosidase A. Pacientes com Fabry mutação positivos têm significativa redução de e' e aumento de E/e' comparado a indivíduos normais de controle, mesmo antes do desenvovlimento de hipertrofia VE. O Doppler tecidual tem sido utilizado para estudar a *performance* miocárdica em pacientes com ataxia de Friedreich. Pacientes assintomáticos que são homozigóticos para a expansão GAA do gene da ataxia de Friedreich apresentam gradientes de velocidades miocárdicas reduzidos durante a sístole e a diástole inicial. Pacientes com cardiomiopatia restritiva a partir de um processo patológico infiltrativo, como a amiloidose cardíaca, irão apresentar relaxamento comprometido e, portanto, velocidades e' reduzidas.

18. RESPOSTA: A. Ao contrário do Doppler tecidual, que registra motilidade miocárdica e não necessariamente contração, a taxa de deformação mede as velocidades instantâneas entre dois pontos no miocárdio. Uma taxa de deformação zero indica acinesia. Uma taxa de deformação > 0 indica expansão, e uma taxa de deformação < 0 indica compressão. Velocidades podem ser resgistradas em segmentos acinéticos, que estão amarrados por segmentos móveis adjacentes, neste exemplo, pelas paredes apical e mediolateral.

19. RESPOSTA: D. Com a contração ventricular, as fibras musculares se encurtam nas direções longitudinal e circunferencial e se engrossam e alongam na direção radial. Deformação representa a mudança do comprimento do segmento durante o ciclo cardíaco. A taxa de deformação ou a velocidade de deformação é a taxa local de deformação miocárdica e pode ser derivada das velocidades de IDT. A taxa de deformação derivada de IDT é um índice forte da contratilidade VE. Na Figura 8-1, é mostrada a imagem paraesternal de eixo curto do ventrículo esquerdo médio. O miocárdio foi codificado por cores por segmento e pelo seu valor percentual de deformação com a escala de 100% (vermelho) e – 100% (azul). A trama de tempo no fundo da imagem demonstra o percentual de deformação radial de cada segmento codificado por cores. A cor da trama corresponde à cor descrita do segmento selecionado. A Figura 8-1 mostra que a melhor movimentação é vista na parede anterolateral média, a qual tem a coloração vermelha mais escura e está também traçada nos gráficos como a linha vermelha com um percentual de deformação marcadamente positivo durante a sístole. A parede anterosseptal média, colorida em branco e delineada em laranja, mostra acinesia com base no código de cor branca e na trama plana da curva laranja. A deformação radial pode fornecer dados quantitativos para auxiliar na interpretação da motilidade segmentar da parede e pode ser de uso particular na interpretação dos ecocardiogramas de estresse.

20. RESPOSTA: A. A Figura 8-2 mostra imagem da taxa de deformação com as regiões de interesse selecionadas no septo (círculo amarelo e trama correspondente) e parede lateral (círculo azul e trama correspondente) nas projeções apical 4 câmaras. FMV = fechamento da válvula mitral, AVA = abertura da válvula aórtica, FVA = fechamento da válvula aórtica, AVM = abertura da válvula mitral. Uma taxa de deformação zero indica acinesia. Uma taxa de deformação > 0 indica expansão, e uma taxa de deformação < 0 indica compressão. A taxa de deformação da área selecionada do septo (amarelo) mostra que ele mantém a taxa de deformação de aproximadamente zero durante a sístole e a diástole. Este achado é compatível com acinesia e formação de cicatriz. A taxa de deformação da área selecionada na parede lateral (azul), entretanto, demonstra uma taxa de deformação negativa na sístole (do FVM ao FVA), significando compressão miocárdica apropriada e uma taxa de deformação positiva na diástole (do FVA ao FVM) significando expansão miocárdica associada.

21. RESPOSTA: B. A apresentação clínica comum de dispneia em um paciente idoso com história de doença cardíaca com doença pulmonar concomitante é um dilema diagnóstico que pode ser facilitado muito com o uso de eco-Doppler tecidual. Especificamente, Doppler e IDT podem fornecer informações relacionadas a pré-carga VE e relaxamento. Esta informação, em conjunção com informação padrão sobre função e tamanho biventricular, assim como avaliação da pressão sistólica ventricular direita, pode fornecer informações com riqueza de recursos. A Figura 8-3A mostra uma onda E elevada na interrogação padrão do fluxo mitral ao Doppler. A Figura 8-3B mostra velocidades do Doppler tecidual reduzidas obtidas do anel mitral lateral. A razão E/e' neste exemplo é 18. Razões E/e' > 15 têm sido correlacionadas com pressões capilares pulmonares maiores que 18-20 mmHg. Uma relação E/e' elevada também tem sido correlacionada com prognóstico ruim tanto na disfunção VE isquêmica quanto na não isquêmica.

22. RESPOSTA: B. Comparada a imagens anteriores, a onda E do influxo mitral mostra uma redução importante da velocidade na diástole inicial após o paciente ser tratado com sucesso com diuréticos intravenosos. Este achado em combinação com melhora sintomática indica que sua pressão diastólica final ou pré-carga foi reduzida. Isto é confirmado pela relação E/e'. Apesar de condições de pré-carga normais após diurese, as ondas de enchimento diastólico inicial e final ao Doppler padrão, assim como os achados ao Doppler tecidual sugerem que o paciente apresenta disfunção diastólica subjacente. Como o tempo de desaceleração é > 160 milissegundos, este padrão não é compatível com padrão de enchimento restritivo. Embora os padrões de enchimento venoso pulmonar possam fornecer informações adicionais sobre os padrões de enchimento VE, a informação atual sobre velocidade de influxo mitral e Doppler tecidual permitem o diagnóstico de função diastólica.

23. RESPOSTA: B. A disfunção diastólica na pericardite constritiva resulta de uma constrição pericárdica aumentada sobre o VE que é relacionada à espessura e rigidez do pericárdio. Os pacientes se apresentam com sinais e sintomas de insuficiência cardíaca do lado direito, que são similares àqueles encontrados na cardiomiopatia restritiva. A ecocardiografia bidimensional pode não demonstrar o aumento de espessura pericárdica e o típico ressalto do septo interventricular. Os padrões de enchimento ventricular direito e esquerdo ao Doppler podem demonstrar variabilidade respiratória. Entretanto, estes achados não estão sempre presentes e não são específicos. Doenças respiratórias agudas podem aumentar as oscilações intratorácicas de pressão, e a variabilidade do fluxo respiratório também aumenta. A pré-carga excessiva pode atenuar o efeito do balanço de pressão intratorácica e reduzir a variabilidade respiratória, enquanto a pré-carga pode reduzir o efeito de restrição do pericárdio também mascarando os sinais característicos de constrição ao Doppler. As velocidades do Doppler tecidual miocárdico são úteis na diferenciação entre cardiomiopatia restritiva e pericardite constritiva. Nos pacientes com cardiomiopatia restritiva, tanto o relaxamento quanto a rigidez são anormais. Por outro lado, o relaxamento está preservado na pericardite constritiva pura, na ausência de outra doença miocárdica. Pacientes com pericardite constritiva e função sistólica normal apresentam velocidade e' normal ou elevada (> 8 cm/s), refletindo seu relaxamento ventricular preservado. Neste exemplo, o influxo mitral demonstra alguma variação respiratória e sua morfologia é sugestiva de padrão de enchimento restritivo; entretanto, o Doppler tecidual do anel mitral demonstra preservação do relaxamento, tornando improvável cardiomiopatias como amiloidose cardíaca e cardiomiopatia hipertrófica. A relação E/e' é aproximadamente 4, o que não corresponde a uma pressão diastólica final do ventrículo esquerdo elevada.

24. RESPOSTA: A. A Figura 8-6 mostra o Doppler tecidual nas paredes lateral e septal. A diferença significativa entre A e B pode ser vista na velocidade diastólica inicial. A forma mais comum de cardiomiopatia hipertrófica é caracterizada por um aumento acentuado na espessura global ou segmentar da parede do VE e histologicamente pelo desarranjo das fibras miocárdicas. A função diastólica é caracterizada pelo aumento da rigidez cameral do VE e redução do relaxamento de severidade variável decorrente da desativação assincrônica das fibras musculares. A desativação assincrônica é manifestada pelo Doppler tecidual como uma velocidade reduzida vista nos segmentos hipertróficos (o septo, neste exemplo) na diástole inicial quando comparado aos segmentos que não demonstram hipertrofia (parede lateral neste exemplo).

25. RESPOSTA: D. Esta projeção apical 3 câmaras do ventrículo esquerdo é analisada utilizando-se um algoritmo de varredura pontual bidimensional. Como revisado na questão número 8, a tecnologia de varredura de pontos tem a vantagem de medir as velocidades teciduais e deformação em uma forma independente do ângulo, o que lhe permite controlar o movimento dos pontos em ambas as dimensões da imagem bidimensional. A Figura 8-7 claramente mostra que a parede posterior do ventrículo esquerdo foi colorida de azul, denotando uma taxa de deformação longitudinal positiva na sístole, o que indica uma expansão inapropriada durante esta fase do ciclo cardíaco. O resto do ventrículo é colorido em tons de vermelho, denotando uma taxa de deformação negativa na sístole, o que indica uma compressão longitudinal apropriada.

26. RESPOSTA: B. A imagem bidimensional na Figura 8-8 demonstra uma cavidade VE dilatada, compatível com cardiomiopatia ou dilatada ou isquêmica. A imagem de Doppler tecidual mostra um padrão de cores de velocidade diferente no septo e na parede lateral, e a imagem de tensão mostra uma deformação reduzida no septo apical (curva amarela) comparada à parede apical lateral (curva vermelha); esses achados são compatíveis com IM septal.

27. RESPOSTA: B. As imagens de taxa de deformação na Figura 8-3 demonstram discinesia anteroapical (curva vermelha), um padrão compatível com IM apical, uma desordem infiltrativa localizada, ou cardiomiopatia hipertrófica apical.

28. RESPOSTA: C. As imagens de eixo curto bidimensional na Figura 8-10 demonstram aumento da espessura da parede VE com cavidade VE de tamanho normal. O Doppler tecidual colorido de modo M indica um padrão de ritmo sinusal com as velocidades septal e inferolateral reduzidas, achados compatíveis com uma cardiomiopatia restritiva. Dessincronismo AV é uma causa reconhecida de insuficiência cardíaca apenas no contexto de dilatação VE e fração de ejeção VE reduzida.

29. RESPOSTA: D. O Doppler tecidual colorido do modo M na Figura 8-11 indica movimentação sistólica anterior paradoxal do septo interventricular, um achado comum após pericardiotomia.

30. RESPOSTA: C. Neste paciente, a razão E/e' é 8, a razão E/A é 0,9, e o tempo de desaceleração E é normal. Todos esses achados são compatíveis com pressões de enchimento VE normais. Portanto, a causa mais provável dos sintomas deste paciente é DPOC descompensada.

LEITURAS SUGERIDAS

Firstenberg MS, Greenberg NL, Main ML et al. Determinants of diastolic myocardial tissue Doppler velocities: influences of relaxation and preload. *J Appl Physiol*. 2001;90:299-307.

Garcia MJ, Rodriguez L, Ares MA et al. Differentiation of constrictive pericarditis from restrictive cardiomyopathy: assessment of left ventricular diastolic velocities in the longitudinal axis by tissue Doppler imaging. *J Am Coll Cardiol*. 1996;27:108-114.

Gilman G, Khandheria BK, Hagen ME et al. Strain rate and strain: a step-by-step approach to image and data acquisition. *J Am Soc Echocardiogr*. 2004;17:1011-1020.

Greenberg NL, Firstenberg MS, Castro PL et al. Doppler-derived myocardial systolic strain rate is a strong index of left ventricular contractility. *Circulation*. 2002;105:99-105.

Helle-Valle T, Crosby J, Edvardsen T et al. New noninvasive method for assessment of left ventricular rotation: speckle cracking echocardiography. *Circulation*. 2005;112:3149-3156.

Ho CY, Sweitzer NK, McDonough B et al. Assessment of diastolic function with Doppler tissue imaging to predict genotype in preclinical hypertrophic cardiomyopathy. *Circulation*. 2002;105:2992-2997.

Naguch SF, Middleton KJ, Kopelen HA et al. Quinones MA. Doppler tissue imaging: a noninvasive technique for evaluation of left ventricular relaxation and estimation of filling pressures. *J Am Coll Cardiol*. 1997;30:1527-1533.

Ogawa K, Hozumi T, Sugioka K et al. Usefulness of automated quantization of regional left ventricular wall motion by a novel method of two-dimensional echocardiographic tracking. *Am J Cardiol*. 2006;98:1531-1537.

Oh JK, Hazle LK, Seward JB et al. Diagnostic role of Doppler echocardiography in constrictive pericarditis. *J Am Coll Cardiol* 1994;23:154.

Pieroni M, Chimenti C, Ricci R et al. Early detection of Fabry cardiomyopathy by tissue Doppler imaging. *Circulation*. 2003;107:1978-1984.

Rajogopalan N, Garcia MJ, Rodriguez L et al. Comparison of new Doppler echocardiographic methods to differentiate constrictive pericardial heart disease and restrictive cardiomyopathy. *Am J Cardiol*. 2001;87:86-94.

Yang H, Sun JP, Lever HM et al. Use of strain imaging in detecting segmental dysfunction in patients with hypertrophic cardiomyopathy. *J Am Soc Echocardiogr*. 2003;16:233-223.

Yu CM, Sanderson JE, Marwick TH et al. Tissue Doppler imaging a new prognosticator for cardiovascular diseases. *J Am Coll Cardiol*. 2007;49:1903-1914.

CAPÍTULO 9
Imagem Ultrassonográfica com Realce por Contraste

Roxy Senior ▪ *Steven B. Feinstein*

1. O primeiro trabalho publicado no campo da ultrassonografia contrastada ocorreu em 1968, escrito pelos autores Gramiah e Shah. Qual foi o uso inicial do ultrassom com agentes de contrastes na Cardiologia Clínica?
   A. Perfusão miocárdica.
   B. Realce de Doppler.
   C. Definição de câmara cardíaca.

2. Hoje, quando as câmaras cardíacas não são visualizadas adequadamente, tanto na medicina ambulatorial quanto na hospitalar, os cardiologistas devem estabelecer políticas e procedimentos para para o uso apropriadao de agentes de contraste para ultrassom aprovado pela FDA. Nos Estados Unidos, estes agentes incluem os seguintes:
   A. Dextrose sonicada e sorbitol sonicado.
   B. Solução salina agitada e endocianina verde.
   C. PESDA e varredura Berlex
   D. Optison e Definity.

3. A primeira geração de agentes de contraste ultrassonográfico exibiam persistência limitada *in vivo* devido primariamentre à seguinte questão de instrumentação:
   A. Implementação de altos índices mecânicos (> 1,0 IM).
   B. Preferência de *software* de imagem harmônica *versus software* fundamental.
   C. Presença de gases de alto peso molecular relativamente não difusíveis (perflutreno).
   D. Aplicação da força Doppler para imagem de perfusão.

4. Hoje, qual a aplicação geral aprovada pela FDA para a utilização de agentes de contraste ultrassonográfico?
   A. Realce de sinal do Doppler.
   B. Opacificação ventricular esquerda (OVE).
   C. Aplicações terapêuticas.
   D. Perfusão miocárdica.

5. A Sociedade Americana de Ecocardiografia (SAE) emitiu um relatório em 2008 sobre as aplicações atuais e futuras dos agentes de contraste ultrassonográfico. As diretrizes focaram em várias aplicações dos agentes de contraste ultrassonográfico, as quais incluíram o seguinte:
   A. Imagem de ultrassom com realce por contraste (IVCRC) é indicada para utilização em pacientes com dificuldade de imagem na OVE resultando em estimativa confiável da fração e ejeção e anormalidades da motilidade regional da parede.
   B. A IVCRC é indicada para utilização com *software* harmônico resultando em quantificação da perfusão miocárdica.
   C. A IVCRC é indicada e deve ser utilizada para triar pacientes com base na qualidade da imagem para ecocardiografia de estresse ou teste nuclear.
   D. A IVCRC é indicada como avaliação de primeira linha quando se realizam imagens não invasivas das artérias carótidas.

6. Em 2009, a Associação Europeia de Ecocardiografia (AEE) publicou recomendações baseadas em evidência para agentes de contraste ultrassonográfico. O documento da AEE recomenda:
   A. Expandir a utilização clínica e incluir indicações vasculares e aplicação de liberação de drogas.
   B. Limitar a utilização clínica dos agentes de contraste ultrassonográfico decorrente de questões de segurança.
   C. Negar a relevância e o uso clínico do ultrassom com base na falta de eficiência clínica.
   D. Confirmar e sustentar os relatórios da SAE de 2008.

7. Quais são as indicações/critérios atuais para o uso dos agentes de contraste ultrassonográfico na prática clínica?
   A. O sinal Doppler é inadequado para a quantificação das pressões (tricúspide, aórtica).
   B. Detecção de pseudoaneurismas do ventrículo esquerdo (VE).
   C. Falha na visualização de mais de duas regiões endocárdicas VE.
   D. Detecção do fenômeno de *no-reflow* nos pacientes pós-infarto do miocárdio.

8. Com base nas opiniões de especialistas, aproximadamente qual percentual de ecocardiogramas transtorácicos são considerados tecnicamente inadequados com base nos critérios da SAE?
   A. < 5%.
   B. 10-30%.
   C. 30-50%.
   D. > 75%.

9. Em outubro de 2007, a FDA emitiu novas mudanças nos rótulos de agentes de contraste ultrassonográfico contendo perflutreno. Em maio de 2008, a FDA reverteu esta decisão e transformou as novas contraindicações para a seção de cuidados. Portanto, como em maio de 2008, a nova linguagem das bulas dos produtos inclui qual dos seguintes?
   A. Agentes de ultrassom com bases em perflutreno são contraindicados em todos os pacientes cardíacos.
   B. Os agentes de contraste ultrassonográfico necessitam de relatório de consentimento para cada uso.
   C. O uso de agentes de contraste ultrassonográfico deve ser considerado experimental.
   D. Pacientes com hipertensão pulmonar ou condições cardiopulmonares instáveis necessitam de monitoração por 30 minutos após a injeção.

10. Em resposta à decisão da FDA de instituir mudanças nos rótulos e subsequentemente reversão das modificações implementadas, uma organização popular juntamente com respectivas organizações profissionais (SAE e AEE) emitiram relatórios apoiando o uso apropriado e seguro dos agentes de contraste ultrassonográfico. Subsequentemente, vários editoriais e publicações duplamente revisadas descreveram o seguinte:
   A. Agentes de contraste ultrassonográfico não devem ser utilizados em medicina clínica.
   B. O uso seguro de agentes de contraste ultrassonográfico tem sido mostrado superior aos agentes e procedimentos de imagem não invasiva.
   C. Há falta de publicações duplamente revisadas para se entender as questões de segurança.
   D. O uso dos agentes de contraste ultrassonográfico excede o risco da realização de testes de imagem similares não invasivas (ecocardiograma transesofágico-ETE, imagem nuclear e tomografia computadorizada-TC).

11. As questões de segurança relacionadas ao uso clínico de agentes de contraste ultrassonográfico devem ser resumidas como se segue:
   A. Ao longo dos últimos 2 anos, a FDA identificou um sinal de "segurança" e, portanto, subsequentemente restringiu o uso de agentes de contraste ultrassonográfico para todas as indicações clínicas aguardando resultados de futuros estudos clínicos. Portanto, todos os agentes de contraste ultrassonográfico permanecem sob revisão do FDA e não devem ser clinicamente utilizados.
   B. Com base em recentes publicações duplamente revisadas em que mais que 228.611 pacientes receberam agentes de contraste ultrassonográfico, o risco observado dos pacientes é notadamente menor do que outros agentes de imagens comparáveis e/ou testes não invasivos. Portanto, agentes de contraste ultrassonográfico devem ser utilizados para indicações apropriadas.
   C. A necessidade clínica de identificar as superfícies endocárdicas VE tem sido eliminada com o uso de sistemas de imagens tridimensionais e harmônicas.
   D. ETE, TC realçada por contraste, raios X e modalidades de imagem nuclear fornecem informações clínicas semelhantes, enquanto impõem menor risco ao paciente do que o uso apropriado de exame ultrassonográfico realçado por contraste.

12. Em 2009, a AEE publicou recomendações baseadas em evidência com relação ao uso clínico de ecocardiografia contrastada. O documento de consenso postula o seguinte:
    A. A ultrassonografia contrastada pode ser utilizada para aplicações clínicas adicionais, incluindo imagens de perfusão miocárdica, viabilidade e detecção de fluxo coronariano em pacientes cardiopatas.
    B. Agentes de contraste ultrassonográfico não devem ser amplamente utilizados decorrente das questões de segurança.
    C. Agentes de contraste ultrassonográfico, quando utilizados para imagens de perfusão miocárdica, foram inferiores aos resultados obtidos com estudos de imagens nucleares.
    D. O documento de consenso da AEE não propõe usos adicionais com base em publicações duplamente revisadas e sugere a utilização de outros sistemas de imagem não invasiva.

13. A ultrassonografia contrastada tem sido utilizada em aplicações carotídeas (vasculares). Esses agentes são particularmente úteis em razão do seguinte:
    A. Nos Estados Unidos, as indicações vasculares receberam um código CPT, e consequentemente o CMS oferece reembolso para aplicações vasculares realçadas por contraste "sem aprovação".
    B. Agentes de contraste ultrassonográfico não têm sido considerados úteis, porque os agentes atrapalham a medida da espessura da intima média (EIM) das paredes proximal e distal e, consequentemente, não realçam adequadamente o lúmen da artéria carotídea.
    C. Quando se realiza o realce da medida EIM corotídea (EIMc), na morfologia luminal de identificação (úlceras/placas), e a detecção da angiogênese intraplaca é possível.
    D. A experiência europeia documentada com imagens vasculares realçadas por contraste falharam ao fornecer evidências de benefícios clínicos.

14. Os usos terapêuticos da ultrassonografia contrastada permanecem como uma nova aplicação de agentes de contraste ultrassonográfico e como tal representam uma partida das aplicações diagnósticas. Em qual das seguintes aplicações clínicas existiram estudos clínicos utilizando a terapia ultrassom mediada?
    A. Trombose (terapia de trombose venosa profunda).
    B. Transdução cardíaca de células-tronco.
    C. Eletrólise para terapia VRGF.
    D. Transdução genética, não viral, para doença de Parkinson.

15. A utilização de agentes de contraste em ecocardiografia de estresse:
    A. É contraindicada.
    B. Requer monitoração prolongada.
    C. Resulta em uma interação dos agentes de contraste e agentes de estresse farmacológico.
    D. Não necessita de precauções extras além da monitoração de rotina para eco de estresse.

16. Esta visão basal apical 4 câmaras do ventrículo esquerdo foi obtida do exame de um paciente (Fig. 9-1).

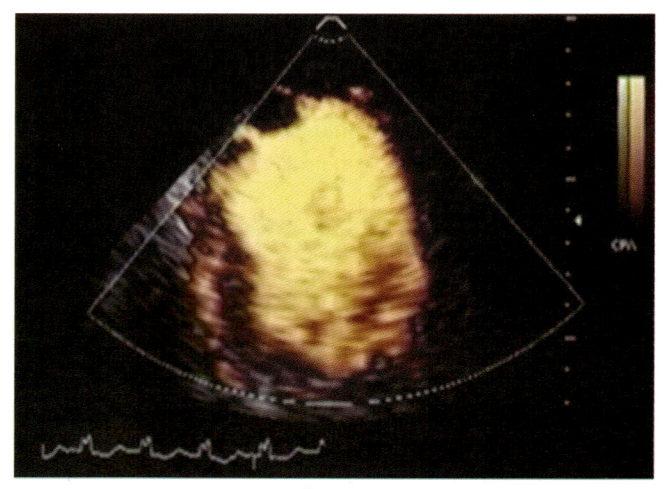

Fig. 9-1

O paciente foi encaminhado para um eco de estresse com dobutamina (EED) e esta imagem foi obtida após injeção de um agente de contraste ultrassonográfico para realce das superfícies endocárdicas do VE. Note, essas massas não foram observadas antes do uso do contraste ultrassonográfico. O que deve ser feito após?
    A. Continuar o EED e alertar o médico-assistente do resultado final.
    B. Chamar o médico-assistente e sugerir um cateterismo cardíaco se o resultado do EED for positivo para isquemia induzida.
    C. Parar o exame de EED, chamar o médico-assistente e iniciar anticoagulação plena, se não existirem contraindicações.
    D. Prosseguir uma investigação de malignidade após completado o EED.

17. A Figura 9-2 foi obtida durante um exame ecocardiográfico em um paciente ambulatorial.

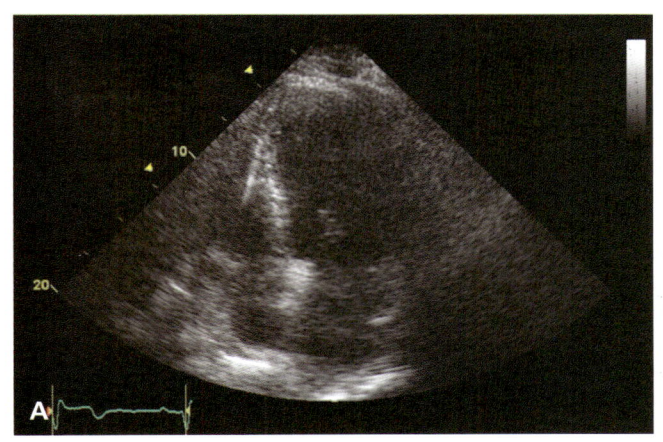

Fig. 9-2A

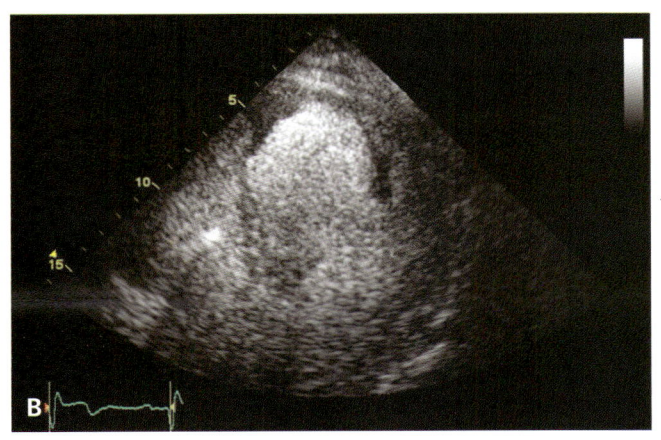

Fig. 9-2B

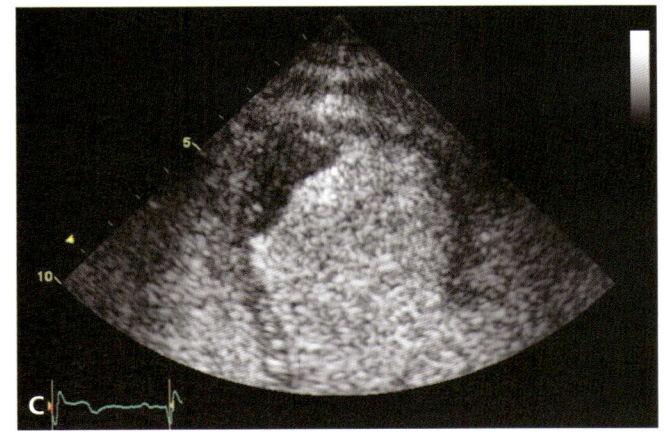

Fig. 9-2C

No momento do estudo, o histórico disponível do paciente era escasso. Decorrente da dificuldade na obtenção de imagens de qualidade do ventrículo, o paciente recebeu um agente de contraste ultrassonográfico. A Figura 9-2A revelou um estudo tecnicamente limitado.

As Figuras 9-2B e C foram obtidas seguindo a injeção intravenosa do agente de contraste. Qual se considera o próximo passo?

A. Chamar o médico-assistente e sugerir uma imagem de ressonância magnética (IRM) com realce por contraste ou exame de TC para confirmar as imagens.
B. Realizar um ETE para confirmar as imagens.
C. Prosseguir com o estudo e sugerir um acompanhamento seriado em 3 meses.
D. Chamar o médico-assistente, sugerir anticoagulação plena e agendar ecocardiogramas bidimensionais (2D) seriados para avaliar a eficácia terapêutica.

18. Este paciente foi encaminhado para um ecocardiograma, porque sentia falta de ar (Fig. 9-3).

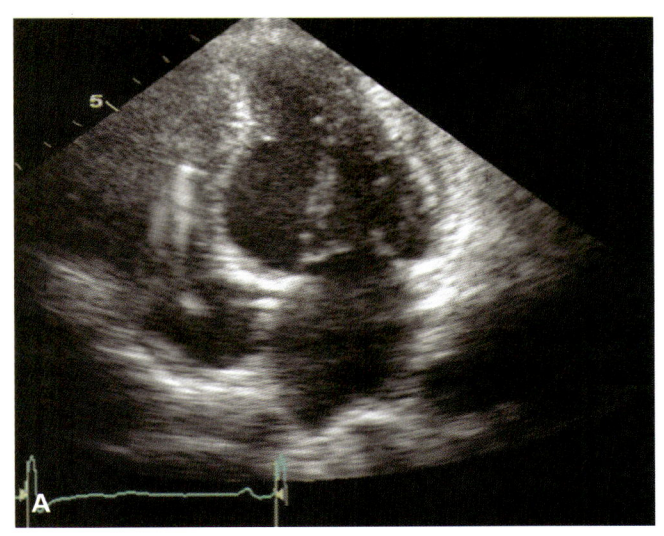

Fig. 9-3A

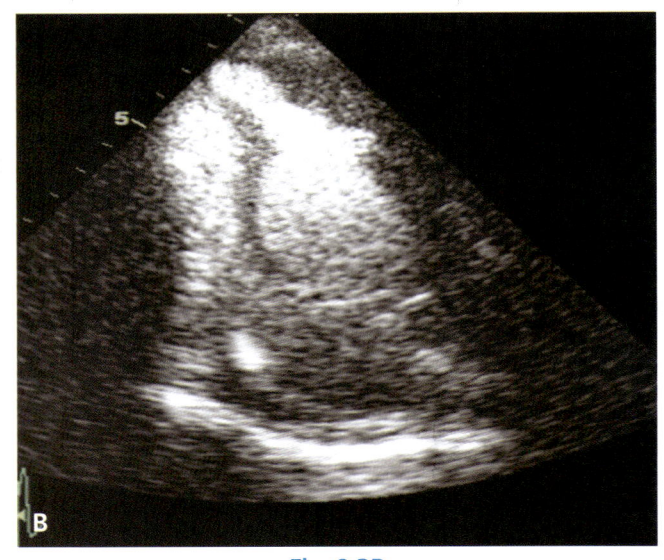

Fig. 9-3B

A imagem inicial revelou um ápice atípico. Em razão da dificuldade de identificar as superfícies endocárdicas verdadeiras, um agente de contraste ultrassonográfico foi indicado. Qual das seguintes afirmações está correta?
A. As imagens iniciais foram adequadas para fazer o diagnóstico.
B. As imagens ultrassonográficas com realce por contraste foram diagnósticas.
C. Um ETE é necessário para confirmar as imagens.
D. IRM realçada por contraste ou TC estão indicados.

19. Este exame de paciente ambulatorial revelou uma massa tipo fita na região apical. Em tempo real, o objeto linear pareceu ser algo móvel. Para melhor definir o ápice, foi utilizado contraste ultrassonográfico (Fig. 9-4).

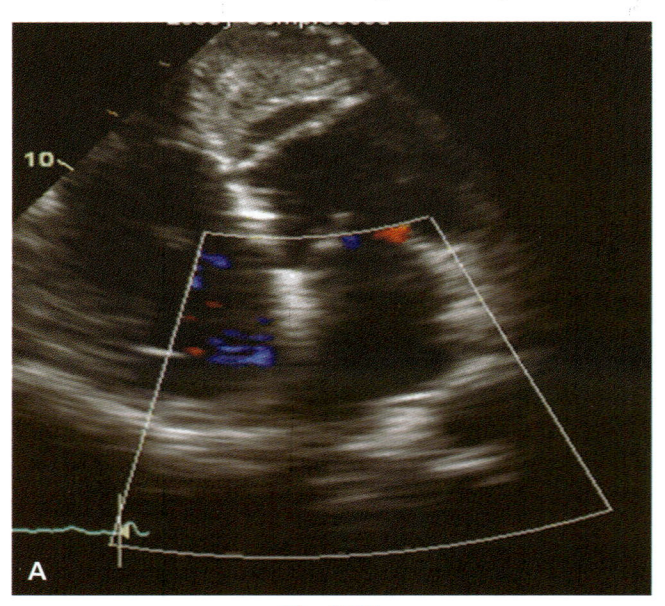

Fig. 9-4A

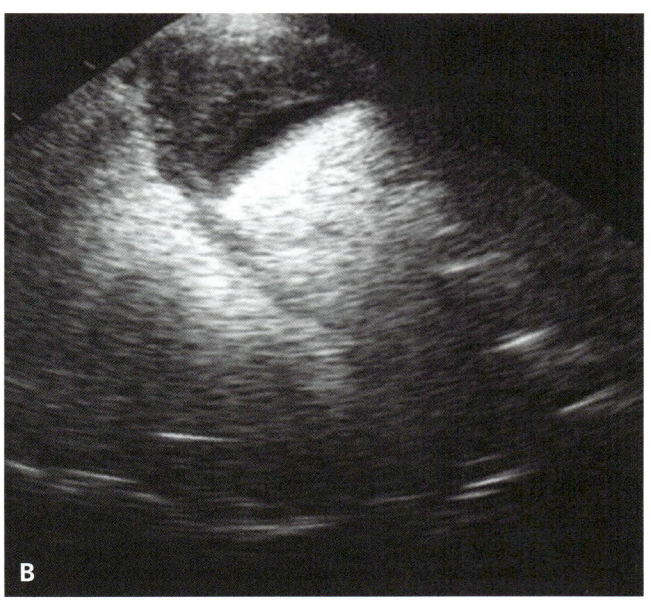

Fig. 9-4B

O diagnóstico provável e/ou procedimentos recomendados incluem o seguinte:
A. Existe um falso tendão no ápice.
B. Um ETE ou IRM com realce por contraste ou TC estão indicados para visualização do ápice.
C. Um trombo novo e macio está na superfície de um trombo apical estabelecido.
D. As imagens representam um artefato de imagem devido à dificuldade técnica em realizar o exame.

20. A série de imagens na Figura 9-5 foi obtida de um paciente que apresentava história prévia de doença arterial coronariana e infarto do miocárdio.

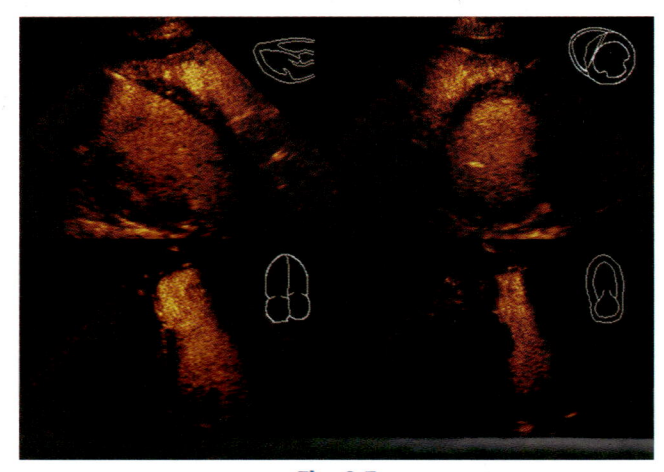

Fig. 9-5

As imagens com realce por contraste revelaram uma anormalidade.

Qual é o diagnóstico/recomendação?
A. Aneurisma apical.
B. Trombo apical.
C. Exame normal.
D. Devem ser realizados um ETE, IRNH ou TC com realce por contraste.

21. A Figura 9-6 foi obtida por injeção intravenosa de um agente de contraste ultrassonográfico para realce luminal da artéria carótida do paciente.

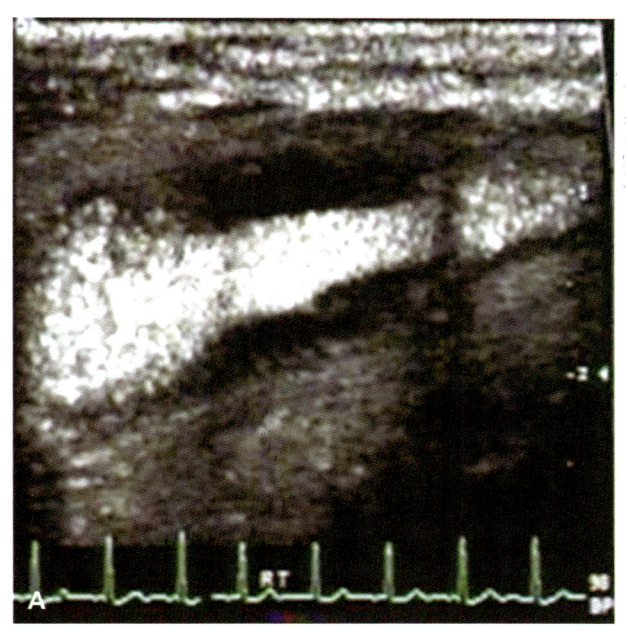

Fig. 9-6A

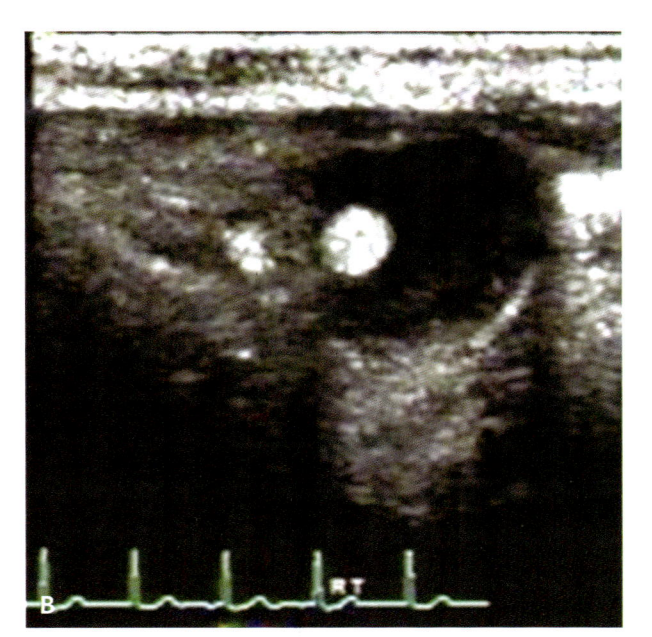

Fig. 9-6B

O uso do contraste revelou a seguinte observação:
A. O agente de contraste produziu sombreamento da parede distante e nenhuma informação diagnóstica foi obtida.
B. Imagens ultrassonográficas sem realce fornecem informações similares, e o valor adicional do contraste é marginal.
C. A artéria carótida revelou uma placa excêntrica e significativa na artéria carótida comum.

22. O uso de agentes de contraste ultrassonográfico tem-se mostrado valioso na identificação das superfícies luminais da artéria carótida, incluindo placas, úlceras, realce EIMc, adventícia e *vasa vasorum* da placa.

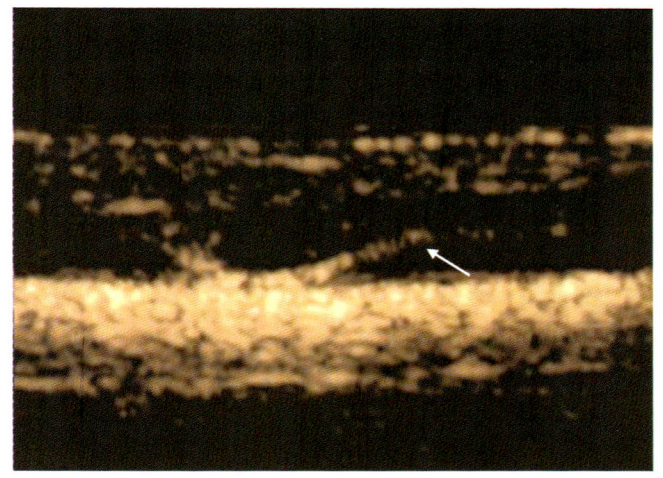

Fig. 9-7

A Figura 9-7 ilustra a presença do seguinte (a estrutura indicada pela seta):
A. *Vasa vasorum* dentro da parede arterial.
B. Placas carotídeas.
C. EIM espessada.
D. Artefatos de imagem.

23. Neste paciente que se manifestou com insuficiência cardíaca, o contraste foi injetado intravenoso (a projeção 4 câmaras é mostrada na Figura 9-8).

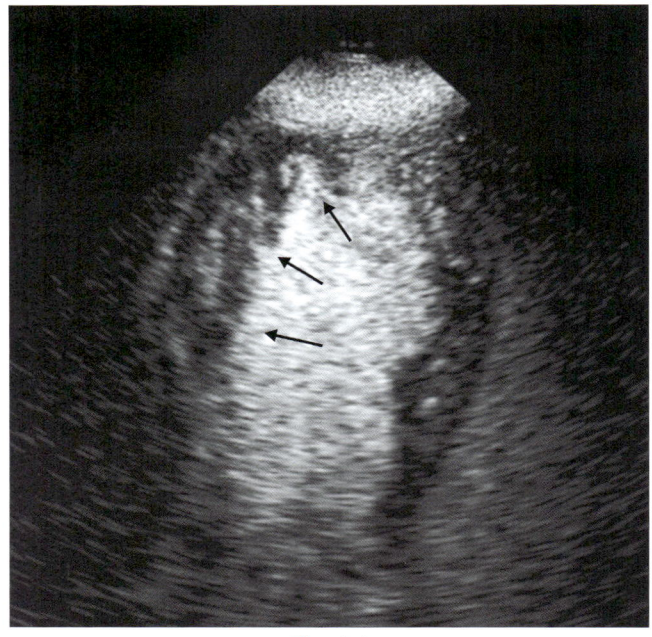

Fig. 9-8

Qual é o diagnóstico?
A. Cardiomiopatia isquêmica.
B. Cardiomiopatia hipertrófica apical.
C. Cardiomiopatia dilatada.
D. Cardiomiopatia por não compactação.

24. Agentes de contraste ultrassonográfico são usados nas imagens vasculares para detecção de doença cardiopulmonar prematura. O que a região destacada pela seta na Figura 9-9 mostra?

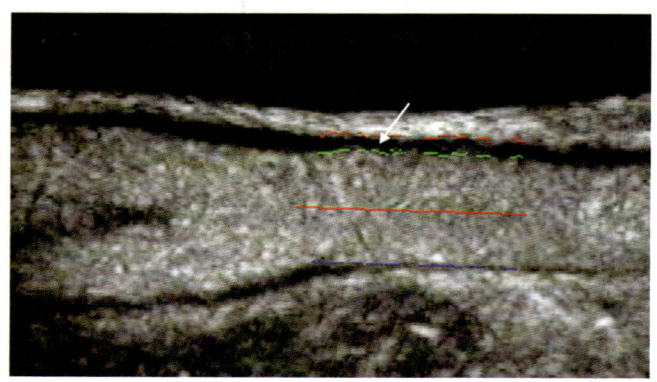

Fig. 9-9

A. Artefato de contraste ultrassonográfico (recomende IRM com realce por contraste ou TC da artéria carótida).
B. Ulceração carotídea por contraste ultrassonográfico.
C. Tumor carotídeo com imagem de perfusão associada.
D. Medidas de EIMc realçado por contraste, auxiliado por computador.

25. A ultrassonografia contrastada pode ser utilizada para destacar as superfícies luminais da artéria carótida (Fig. 9-10). Após o uso de contraste ultrassonográfico intravenoso, é possível identificar o seguinte, como visto nesta imagem:

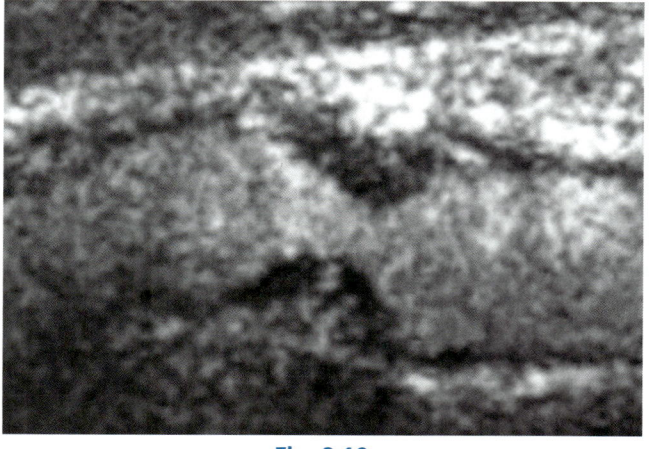

Fig. 9-10

A. Artefato de imagem.
B. Tumor neurogênico de corpo carotídeo.
C. Dissecção da artéria carótida.
D. Estenose de artéria carotídea.

CASO 1

Uma mulher de 60 anos se encontra na Unidade de Tratamento Intensivo Cirúrgico (UTIC). O serviço de cardiologia foi solicitado para avaliar a paciente para o tratamento do estado de deterioração hemodinâmica. Quando vista inicialmente na UTIC, os sinais vitais da paciente revelaram uma frequência cardíaca taquicárdica e hipotensão sistêmica necessitando de tratamento médico agressivo, que incluia terapia simpaticomimética. O débito cardíaco da paciente se reduziu e o débito urinário também diminuiu, todos compatíveis com pressão de perfusão diminuída.

Como parte da consulta cardiológica, um ecocardiograma 2D à beira do leito foi realizado para avaliar o estado de enchimento VE e o desempenho global. As imagens iniciais foram difíceis de interpretar e a função sistólica global do VE foi estimada em 10% - 15% (veja Vídeo 9-1).

26. O que deve ser feito após o ecocardiograma não contrastado?
A. ETE para avaliar a função VE.
B. IRM com realce por contraste para avaliar a função VE.
C. Varredura de aquisição *multigated* para avaliar a fração de ejeção.
D. Injeção de contraste ultrassonográfico para visualizar as superfícies endocárdicas e avaliar a fração de ejeção.

27. Após a injeção de agente de contraste ultrassonográfico, foi realizada a seguinte avaliação.
A. Função hiperdinâmica > 75% FEVE.
B. < 15% FEVE.
C. Obter IRM com realce por contraste ou TC.
D. Obter ETE.

CASO 2

Uma mulher idosa foi avaliada na sala de emergência por dor torácica inespecífica. Seu ECG de 12 derivações na admissão revelou alterações inespecíficas do segmento ST e sem evidências de alterações agudas compatíveis com o diagnóstico de infarto agudo do miocárdio (IAM). A apresentação clínica inespecífica e a falta de evidências ECG para IAM complicaram as decisões terapêuticas subsequentes dos médicos.

A consulta cardiológica se iniciou, e seguindo a história inicial e o exame físico, um ecocardiograma 2D foi solicitado para identificar anormalidades regionais de motilidade da parede. Este estudo inicial revelou um ventrículo esquerdo relativamente normal sem uma clara evidência de anormalidades de motilidade regional da parede (veja Vídeo 9-2)

28. Seguindo a injeção intravenosa de contraste ultrassonográfico e com base na identificação de supefícies endocárdicas do ventrículo esquerdo, a abordagem terapêutica a seguir foi adotada:
    A. Transferir para o laboratório de cateterismo cardíaco para intervenção percutânea (IPC).
    B. Observação na SE e monitor.
    C. O paciente foi liberado após monitoração na SE.
    D. Terapia conservadora que incluiu oxigênio, repouso e monitoração.

CASO 3

Um paciente foi agendado para um exame de eco de estresse farmacológico. Antes de iniciar a dobutamina, foi obtida uma imagem basal do coração com e sem agente de contraste ultrassonográfico. Como notado pelo exame, a região apical do ventrículo esquerdo estava discinética, compatível com infarto do miocárdio prévio (veja Vídeo 9-3).

29. Com base nas imagens de base, não contrastadas, do ventrículo esquerdo, qual abordagem clínica deve ser adotada?
    A. Prosseguir com o exame apesar da falta de definição endocárdica do ápice.
    B. Interromper o teste e prosseguir com um teste de imagem nuclear (Single photon emisson computed tomography [SPECT – tomografia computadorizada por emissão de fóton único]).
    C. Prosseguir, mas considerar o teste como tecnicamente difícil e irá provavelmente requerer um teste de imagem adicional (IRM com realce por contraste ou TC).
    D. Injetar um agente de contraste ultrassonográfico para permitir visualização das superfícies endocárdicas do VE.

30. Após a injeção do agente de contraste ultrassonográfico, as seguintes decisões clínicas foram tomadas:
    A. Interromper o teste, considerar início de anticoagulação plena.
    B. Prosseguir com a infusão de dobutamina em baixa dose.
    C. Considerar a realização de IRNM com realce por contraste ou TC.
    D. Converter o estudo com dobutamina para um estudo com SPECT.

CASO 4

Um paciente de 56 anos se apresenta com dor torácica atípica. Ele é hipertenso e dislipidêmico em uso de medicação. O paciente foi submetido a eco de repouso e de estresse com dipiridamol. A mobilidade da parede foi normal tanto no repouso quanto no estresse (veja Vídeo 9-4).

31. Quais anormalidades foram visualizadas?
    A. Defeito de perfusão no repouso.
    B. Defeito de perfusão transmural no estresse.
    C. Perfusão subendocárdica no estresse.
    D. Dilatação da cavidade VE no estresse.

32. As anormalidades sugerem:
    A. Doença de DAE.
    B. Doença da artéria coronariana direita.
    C. CXE
    D. Doença multivascular.

CASO 5

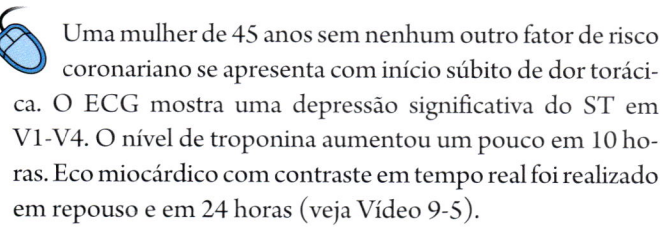

Uma mulher de 45 anos sem nenhum outro fator de risco coronariano se apresenta com início súbito de dor torácica. O ECG mostra uma depressão significativa do ST em V1-V4. O nível de troponina aumentou um pouco em 10 horas. Eco miocárdico com contraste em tempo real foi realizado em repouso e em 24 horas (veja Vídeo 9-5).

33. Qual é o diagnóstico provável?
    A. Infarto agudo do miocárdio anterosseptal.
    B. Dor torácica não cardíaca.
    C. Miocardite aguda.
    D. Cardiomiopatia de Takotsubo.

34. Qual é o prognóstico?
    A. Excelente.
    B. Ruim.
    C. Ruim com melhora em 3 meses.
    D. Difícil de determinar.

CASO 6

Um homem de 62 anos com fatores de risco coronariano se apresenta com IM agudo anterosseptal. O paciente foi submetido a ICP primário. Foi realizado ecocardiograma de contraste miocárdico (ECM) 48 horas após ICP. A projeção apical 4 câmaras é mostrada no Vídeo 9-6.

35. Quais são as anormalidades vistas?
    A. Perfusão normal.
    B. Defeito de perfusão septoapical média.
    C. Defeito de perfusão septoapical severo.
    D. Defeito de perfusão lateral severo.

36. Qual é a probabilidade dos segmentos anterosseptais discinéticos de recuperar a função?
A. Alta.
B. Baixa.
C. Intermediária.
D. Boa inicialmente com desfecho ruim a longo prazo.

RESPOSTAS

1. RESPOSTA: C. As origens da imagem ultrassonográfica com realce por contraste (IURC) datam das observações iniciais de Claude Joyner e publicações de Gramiak e Shah em 1968. Esses autores utilizaram soluções agitadas salina e endocianina verde para identificar as estruturas anatômicas do arco aórtico com o ultrassom de modo M. Interesses subsequentes no desenvolvimento de agentes de contraste ultrassonográfico e aplicações clínicas permanecem até hoje, mais de 40 anos depois.

Na fase inicial de desenvolvimento da IURC, quase todas as modalidades diagnósticas por imagem utilizavam *pool* de sangue, agentes de realce para definição das estruturas anatômicas ou fisiológicas, incluindo perfusão tecidual. Hoje, devido principalmente aos parâmetros físicos únicos das microbolhas, estas são tomadas como verdadeiros indicadores intravasculares, capazes de fornecer um acesso sem precedentes à heterogeneidade espacial e temporal da perfusão tecidual. É importante notar que as microbolhas têm um papel duplo, elas são promovidas como um agente de facilitação de diagnóstico, mas também servem como agentes terapêuticos de entrega, que quando completamente realizado tem o potencial de alterar drasticamente o tratamento de numerosas doenças.

2. RESPOSTA: D. Os dois agentes de contraste ultrassonográfico atualmente aprovados disponíveis nos Estados Unidos são Optison e Definity. Levovist, SonoVue e Sonazoid são aprovados para uso clínico na Europa, Japão e vários outros continentes/países.

3. RESPOSTA: A. Embora desconhecido para os clínicos neste momento, o uso de altos índices mecânicos (> 1,0 IM) é útil para proporcionar uma melhor relação sinal-ruído para imagem fundamental e realçar as imagens 2D, de fato promove destruição do agente de contraste ultrassonográfico, daí a redução observada da permanência dos agentes de primeira geração *in vivo*. Hoje, a implementação de sistemas sofisticados de imagens em harmônica e o uso de baixos índices mecânicos prolongam a persistência, levando ao aprimoramento da relação sinal-ruído, e fornecem informações clínicas úteis. A implementação de gases relativamente persistentes e o desenvolvimento de sistemas de imagens harmônicas prolongam significativamente a eficácia dos agentes de segunda geração.

O desenvolvimento de agentes de "segunda" geração acoplado ao sistema de imagem harmônica satisfizeram os requisitos de eficiência para realização clínica generalizada. Esses agentes geralmente utilizam gases de grande peso molecular e baixa solubilidade, o que promove persistência *in vivo*. Os agentes ultrassonográficos de segunda geração acoplados a sistemas de imagem harmônica parecem preencher as expectativas clínicas requeridas para imagens seguras, eficientes, econômicas e não invasivas das câmaras cardíacas esquerdas (*i. e*, o OVE e a perfusão miocárdica).

Os agentes de contraste de "terceira" geração devem ser considerados agentes de contraste "desenhistas". Este

TABELA 9-1 Agentes de contraste ultrassonográfico (agentes do presente e do passado)

Fornecedor	Nome	Tipo	Estágio de Desenvolvimento
Acusphere		Polímero/perfluorocarbono	Desenvolvimento clínico
Alliance/Schering	Imavist	Perfluorocarbono encapsulado	Desenvolvimento clínico
Andaris	Quantison	Albumina/gás de baixa solubilidade	Desenvolvimento clínico
Bracco	SonoVue	Lipídio/hexafloreto sulfúrico	Aprovado para uso clínico
Byk-Gulden	BY963	Lipídio/ar (BY963)	Desenvolvimento clínico
Cavcon	Filmix	Lipídio/ar	Desenvolvimento pré-clínico
Lantheus Medical Imaging	Definity	Pentano/octafluoropropano	Aprovado para uso clínico
GE healthcare	Optison	Albumina sonicada/octafluoropropano	Aprovado para uso clínico
GE healthcare	Sonazoid	Lipídio/perfluorocarbono	Aprovado para uso clínico
Point Biomedical	Bisphere	Perfluorocarbono/polímero *bilayer*	Desenvolvimento clínico
Porter MD/University of Nebraska	PESDA	Albumina sonicada/perfluoropropano	Não disponível comercialmente
Schering	Echovist		Aprovado para uso clínico
Schering	Levovist	Lipídio/ar	Aprovado para uso clínico
Schering	Sonavist	Polímero/ar	Desenvolvimento clínico
Sonus	Echogen	Surfactante/perfluorocarbono	Retirado do desenvolvimento

último grupo geralmente envolve a aplicação de marcações químicas específicas para realizar localização fisiológica quantitativa de inflamação e estados patológicos relacionados.

Finalmente, o que pode ser considerado como agente de contraste de "quarta geração" (terapêuticos) compreende sistemas que servem como aplicações terapêuticas (droga de sítio específico/sistemas de fornecimento genético).

4. RESPOSTA: B. Hoje nos Estados Unidos existem dois agentes de contraste ultrassonográfico aprovados pela FDA: Optison (GE Medical Diagnostics, Princeton, NJ) e Definity (Lantheus Medical Imaging, Billerica, MA). Vários agentes adicionais aprovados para uso clínico no mundo incluem Sonazoid, SonoVue e Levovist (veja Tabela 9-1). Agentes de contraste ultrassonográfico são indicados para uso em pacientes com ecocardiogramas subótimos e para melhorar o delineamento das bordas endocárdicas do VE. A ASE em 2000 e 2008 e a EAE 2009 publicaram documentos que focaram nas indicações dos agentes de contraste ultrassonográfico nas clínicas.

Detecção da borda endocárdica ventricular esquerda

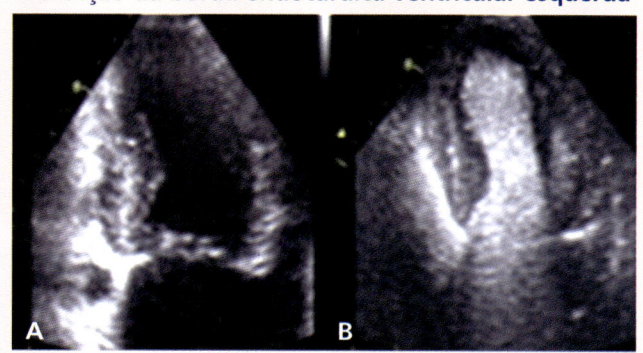

Fig. 9-11A **Fig. 9-11B**

As imagens de quadros contínuos na Figura 9-11 representam a projeção apical 4 câmaras obtida de um ecocardiograma 2D. A Figura 9-14A é a imagem sem realce. As superfícies endocárdicas das regiões das paredes apical e lateral são difíceis de ser visualizadas. Após a injeção intravenosa de agentes de contraste ultrassonográfico, as superfícies endocárdicas do VE são completamente visualizadas, como mostrado na Figura 9-11B.

5. RESPOSTA: A. Com base na afirmação do Consenso da ASE para aplicações clínicas dos agentes de contraste ultrassonográfico em ecocardiografia (extraído do documento da ASE), os seguintes critérios são listados para uso:
- Pacientes com dificuldade técnica para o exame para ecocardiograma de repouso com imagens de qualidade reduzida:
  - Permitir melhora da visualização endocárdica e avaliação da estrutura ventricular esquerda (VE) e função quando dois ou mais segmentos contínuos não são vistos em imagens sem contraste.
  - Reduzir a variabilidade e aumentar a acurácia nas medidas do volume VE e fração de ejeção VE (FEVE) para ecocardiografia bidimensional (2D).
  - Aumentar a confiança da interpretação do médico nas avaliações da função, estrutura e volume VE.
- Todos os pacientes que se apresentam para avaliação da função sistólica em ecocardiografia de repouso (não somente pacientes com dificuldade técnica para a imagem):
  - Reduzir a variabilidade das medidas do volume VE através da ecocardiografia 2D.
  - Aumentar a confiança da interpretação do médico nas medidas do volume VE.
- Pacientes com dificuldade de imagem se apresentando para ecocardiografia de estresse com imagem de qualidade reduzida:
  - Obter avaliação diagnóstica da motilidade segmentar da parede e do espessamento no repouso e no estresse.
  - Aumentar a proporção de estudos diagnósticos.
  - Aumentar a confiança do leitor na interpretação.
- Confirmar ou excluir o diagnóstico ecocardiográfico das seguintes anormalidades estruturais do VE, quando as imagens não realçadas são subótimas para o diagnóstico definitivo:
  - Variante apical da cardiomiopatia hipertrófica.
  - Não compactação ventricular.
  - Trombo apical.
  - Complicações do infarto do miocárdio, como aneurisma VE, pseudoaneurisma e ruptura miocárdica.
- Auxiliar na detecção e correta classificação das massas intracardíacas, incluindo tumores e trombos.
- Para imagem ecocardiográfica na UTI quando a imagem padrão não fornece adequada definição da estrutura cardíaca:
  - Para avaliação precisa dos volumes VE e FE.
  - Para exclusão de complicações do infarto do miocárdio; i. e., aneurisma VE, pseudoaneurisma e ruptura miocárdica.
- Realçar os sinais de Doppler quando não se define claramente um padrão espectral visível e é necessária uma avaliação de função diastólica e/ou valvar.

6. RESPOSTA: D. Ecocardiografia com contraste: recomendações baseadas em evidências publicadas pela EAE (extraídas da EAE 2009): Indicações para eco com contraste para opacificação ventricular esquerda em repouso em pacientes com imagens subótimas:

(1) Proporcionam melhor visualização endocárdica e avaliação da estrutura e função VE quando dois ou mais segmentos contínuos NÃO são vistos em imagens sem contraste.

(2) Permitem medidas acuradas e repetidas dos volumes VE e fração de ejeção pelo eco 2D.

(3) Aumentam a confiança do médico revisor nas avaliações da função, estrutura e volume VE.

(4) Confirmam ou excluem o diagnóstico ecocardiográfico das seguintes anormalidades estruturais VE, quando as imagens não realçadas são subótimas para o diagnóstico definitivo:
  - Cardiomiopatia hipertrófica apical.
  - Não compactação ventricular.

- Trombo apical.
- Pseudoaneurisma ventricular.

Indicações para uso de contraste em ecocardiografia de estresse. Quando duas ou mais bordas endocárdicas de segmentos contíguos do VE não são visualizados a fim de:
- Obter avaliação diagnóstica da motilidade segmentar da parede e do espessamento no repouso e no esforço.
- Aumentar a proporção de estudos diagnósticos.
- Aumentar a confiança do leitor na interpretação.

7. RESPOSTA: C. Com base em diretrizes já estabelecidas, os agentes de contraste ultrassonográfico são indicados para uso quando duas ou mais superfícies endocárdicas VE não podem ser visualizadas em nenhum plano de imagem (veja Figura 9-14).

8. RESPOSTA: B. Hoje, com o avanço dos sistemas de imagem ultrassonográfica, incluindo modificações do *software* de harmônica, especialistas concordam que aproximadamente 10 a 30% de todas as imagens de eco transtorácicas são consideradas tecnicamente difíceis ou ininterruptas. Com base nas diretrizes publicadas do ASE, o estudo por eco é classificado como tecnicamente difícil se duas ou mais regiões endocárdicas não são visualizadas.

É importante que, em 2009, Nurt *et al.* realizaram um grande estudo prospectivo da coorte, o qual foi desenhado para avaliar a eficácia do uso de rotina do contraste ultrassonográfico para realce das câmaras VE. Os autores concluíram que o uso de agentes de contraste ultrassonográfico impactam significativa e positivamente a precisão diagnóstica e a utilização dos recursos, beneficiando o manuseio do paciente. No seu estudo, os agentes de contraste ultrassonográfico foram indicados em 14,5% do coorte (população total = 4.360; 632 pacientes receberam contraste ultrassonográfico). O impacto do uso de contraste resultou em uma mudança na terapia, nos procedimentos adicionais, ou ambos em 35,6%. Claramente, o maior benefício do uso de agentes de contraste ultrassonográfico foi nos pacientes hospitalizados em UTI. Nesta população criticamente enferma, os autores notaram uma mudança na terapêutica ou nos procedimentos em 62,7% dos indivíduos. Além disso, os autores notaram uma redução em testes subsequentes, os quais incluem exposição a radiação ionizante e exames invasivos.

9. RESPOSTA: D. Os dois agentes de contraste ultrassonográfico em uso atualmente, aprovados pela FDA dos Estados Unidos incluem (1) Optison, aprovado em 1997, e (2) Definity em 2001. Segundo uma série de relatos de efeitos adversos ocorridos nos últimos anos, os especialistas da FDA responderam em outubro de 2007 publicando uma *Black box* advertindo sobre os agentes de contraste ultrassonográfico utilizando perflutreno. Estas advertências incluía uma expressão descrevendo o risco, "reações cardiopulmonares sérias" dentro de 30 minutos da administração destes agentes. Várias novas contraindicações foram adicionadas ao rótulo da embalagem, incluindo o seguinte:

(1) piora da insuficiência cardíaca ou instabilidade clínica; (2) IAM ou síndrome coronariana aguda; (3) arritmia ventricular grave ou alto risco de arritmias por prolongamento do QT; (4) insuficiência respiratória; e (5) enfisema grave, embolia pulmonar ou outras condições que causem hipertensão pulmonar. Em vez dessas novas contraindicações, um período de monitoração de 30 minutos é obrigatório para todos os pacientes que receberam esses agentes.

Em decorrência das advertências revisadas da FDA, uma organização internacional de médicos, sonografistas, enfermeiras e partes interessadas apelaram ao órgão para reconsiderar as novas restrições aplicadas aos agentes de contraste ultrassonográficos. Subsequentemente, organizações profissionais reconhecidas (EAE e ASE) manifestaram forte preocupação sobre as novas limitações rotuladas aos agentes de contraste ultrassonográfico.

Em maio de 2008, os especialistas da FDA revisaram as "contraindicações" e subsequentemente mudaram a designação para uma advertência. O período de monitoração de 30 minutos após a administração do contraste deverá continuar a ser aplicado aos pacientes com hipertensão pulmonar ou àqueles que estão criticamente enfermos.

10. RESPOSTA: B. Em resposta direta às mudanças implementadas pela FDA sobre agentes de contraste ultrassonográficos, os clínicos replicaram com publicações revisadas, que revelaram a segurança relativa da utilização de agentes de contraste ultrassonográfico. Como em maio de 2009, uma experiência com mais de 228.611 pacientes foi resumida na literatura.

Além do mais, a comunidade clínica, organizações populares e sociedades profissionais continuam a ter liderança na produção de dados clínicos/científicos destacando a importante utilidade clínica e segurança dos agentes de contraste ultrassonográfico.

Um resumo das publicações sobre segurança clínica está listado a seguir:
- Erb JM, Shanewise JS. Intraoperative contrast echocardiography with intravenous Optison does not cause hemodynamic changes during cardiac surgery. *J Am Soc Echocardiogr.* 2001;14:595-600.
- Herzog CA. Incidence of adverse event associated with use of perflutren containing contrast agents for echocardiography. *JAMA.* 2008;299:2023-2025. Hennepin County MC Registry.
- Kusnetzky LL, Khalid A, Khumri TM, Moe TG, Jones PG, Main ML. Acute mortality in hospitalized patients undergoing echocardiography with and without an ultrasound contrast agent: results in 18,671 consecutive studies. *J Am Coll Cardiol.* 2008;51:1704-1706.
- Main ML, Ryan AC, Davis TE, Albano MP, Kusnetzky LL, Hibberd M. Acute mortality in hospitalized patients undergoing echocardiography with and without an ultrasound contrast agent (multi-center registry results in 4,300,966 consecutive patients). *Am J Cardiol.* 2008;102:1742-1746.
- Wei K, Mulvagh SL, Carson L, *et al.* The safety of Definity and Optison for ultrasound image enhancement: a retrospective analysis of 78,383 administered contrast doses. *J Am Soc Echocardiogr.* 2008;21:1202-1206.
- Dolan MS, Gala SS, Dodla S, *et al.* Safety and efficacy of commercially available ultrasound contrast agents for rest and

stress echocardiography a multicenter experience. *J Am Coll Cardiol*. 2009;53:32-38.
- Gabriel RS, Smyth YM, Menon V, et al. Safety of ultrasound contrast agents in stress echocardiography. *Am J Cardiol*. 2008;102:1269-1272.
- Main ML, Exuzides A, Colby C, et al. Abstract presented March 2009, American College of Cardiology Safety Studies OptisonTM does not increase mortality in critically ill patients: a retrospective matched case-control. *J Am Coll Cardiol*. 2009.
- Anantharam B, Chahal N, Chelliah R, Ramzy I, Gani F, Senior R. Safety of contrast in stress echocardiography in stable patients and in patients with suspected acute coronary syndrome but negative 12 hours troponin. *Am J Cardiol*. 2009;104:14-18.

11. RESPOSTA: B. *Status* de segurança dos agentes de contraste ultrassonográfico (2009):
- As mudanças de rótulos dos produtos pela FDA em outubro de 2007 foram substancialmente revisadas em maio de 2008.
- Múltiplos estudos de segurança clínica publicados em 2008-2009 revelaram sistematicamente o fato de não existir um "sinal de segurança" identificável em mais de 228.611 pacientes.
- A reversão suplementar das mudanças de rótulo dos produtos de outubro de 2007 aguarda a realização dos planos de manuseio do risco mandatório da FDA.

12. RESPOSTA: A. Em 2009, a EAE publicou uma posição sobre o uso clínico do contraste ecocardiográfico para a avaliação da perfusão miocárdica. A publicação postula que, com base na presença de evidências, a Ecocardiografia Miocárdica com Contraste (EMC) pode agora ser utilizada clinicamente tanto em repouso quanto durante estresse para detecção de doença arterial coronariana, síndrome coronariana aguda e viabilidade miocárdica. A reserva de fluxo coronariano pode também ser realizada utilizando EMC quantitativa.

13. RESPOSTA: C. As aplicações vasculares dos agentes de contraste ultrassonográfico são inúmeras. Semelhantes às indicações clínicas atuais para a aplicação do ecocardiograma, os agentes de contraste ultrassonográfico propiciam imagens realçadas dos grandes vasos, especificamente da aorta, artérias carótidas e sistemas venosos periféricos. Relatos recentes documentaram o valor adicional dos agentes de contraste ultrassonográfico em fornecer alternativas valiosas às tecnologias de imagem invasiva. As aplicações clínicas para uso vascular ainda não foram aprovadas nos Estados Unidos; entretanto, essas aplicações são aprovadas na Europa.

Subsequentemente, os investigadores identificaram a presença de angiogênese no interior da placa carotídea humana. A literatura atual reflete a apreciação internacional do uso de agentes de contraste ultrassonográfico para detecção e quantificação dos vasos da *vasa vasorum* (angiogênese) associados a aterosclerose. Agora se reconhece que inflamação inicial da parede do vaso identificada em diversos estados patológicos como diabetes, aterosclerose, câncer e estados inflamatórios possuem um requisito em comum, um suprimento de sangue.

14. RESPOSTA: A. Um estudo clínico foi iniciado utilizando agentes de contraste ultrassonográfico para dissolução de trombos venosos. O resultado está para ser publicado. A aplicação terapêutica dos agentes de contraste ultrassonográfico permite uma demarcação distinta entre imagem diagnóstica e terapêutica médica. A chave para essa aplicação terapêutica se baseia no fato de que a integridade das microbolhas pode ser alterada externamente pela aplicação de pressão acústica que faz realçar o rompimento do trombo e bastante intrigante, proporciona um mecanismo para produzir drogas de local específico e sistemas de distribuição genética, fornecendo acesso para um sistema de distribuição não viral. Cientistas de renome demonstraram, com sucesso, transdução não viral através de sonoporação em vários cenários pré-clínicos. Obviamente, os desenvolvimentos científicos excitantes estão além do escopo desta pequena menção, mas chama a atenção para aplicações futuras dos agentes de contraste ultrassonográfico.

15. RESPOSTA: D. Vários grandes estudos estabelecem claramente a segurança dos agentes de contraste na ecocardiografia de estresse. De fato, agentes de contraste são mais utilizados em eco de estresse em pacientes de alto risco. Em um estudo recente, foi demonstrado que, apesar do uso de agentes de contraste em pacientes de alto risco comparado aos estudos para eco de estresse sem contraste, não existe diferença no perfil dos efeitos colaterais.

16. RESPOSTA: C. Seguindo a injeção intravenosa do agente de contraste ultrassonográfico, esta imagem de projeção apical 4 câmaras revelou várias massas na região apical em um paciente que sofreu infarto do miocárdio prévio. Quando visto em tempo real, os segmentos apicais descinéticos parecem servir como causa de fluxo sanguíneo reduzido, o que pode levar à formação de trombo mural. Quando se confrontar com esses achados é razoável interromper EED, ligar para o médico-assistente e iniciar anticoagulação plena. Se o médico optar por continuar com EED, haverá um grande risco de deslocamento do trombo móvel.

17. RESPOSTA: D. Note a presença de uma grande massa na região apical do ventrículo esquerdo. Com base neste achado, o paciente pode necessitar de anticoagulação plena e subsequente acompanhamento com ecocardiogramas 2D realçados por contraste. Geralmente, quando são identificadas massas VE, é prudente se assegurar da história clínica. A presença de anormalidade significativa da mobilidade da parede associada a história de infarto do miocárdio prévio é condizente com achado de trombo apical. Embora testes adicionais possam ser realizados, o ecocardiograma 2D realçado por contraste propicia um método seguro e custo-efetivo para o diagnóstico dessa massa.

18. RESPOSTA: B. O uso apropriado e sensato do contraste ultrassonográfico neste caso confirma o diagnóstico de uma hipertofia apical ("coração de espada"). Embora modalidades adicionais de imagem possam ser usadas para corroborar os achados, o uso de um exame ultrassonográfico realçado por contraste permite um procedimento rápido, econômico e de baixo risco. Um ETE e/ou TC realçada por contraste são alternativas; entretanto, o ecocardiograma transtorácico contrastado permite informação diagnóstica sem incorrer em risco adicional de exposição do paciente à radiação ionizante.

19. RESPOSTA: C. As imagens revelam um trombo móvel aderido à superfície de um trombo apical prévio. Quando essas imagens basais foram vistas sem o uso de agente de contraste ultrassonográfico, pareceu que a estrutura visualizada era um falso tendão. Entretanto, seguindo o uso do agente de contraste ultrassonográfico, tornou-se óbvio que a banda era uma "ponta" de um trombo apical recentemente desenvolvido.

20. RESPOSTA: A. A presença de um aneurisma apical foi claramente demonstrada seguindo o uso clinicamente indicado de agentes de contraste ultrassonográficos. Quando visualizado em múltiplos planos e em tempo real, a região de interesse (ápice) revelou um segmento discinético com movimentação para fora e expansão sistólica. Esses achados são compatíveis com o diagnóstico de aneurisma apical.

21. RESPOSTA: C. A artéria carótida contrastada revelou uma significante placa aterosclerótica excêntrica. O agente de contraste ultrassonográfico (branco) parece opacificar totalmente o lúmen da artéria carótida, e as regiões não contrastadas (pretas) representam a parede do vaso e a placa aderida.

22. RESPOSTA: A. A imagem vascular contrastada revelou angiogênese da parede do vaso *(vasa vasorum)*. O lúmen é contrastado (branco) seguindo a injeção intravenosa de um agente de contraste ultrassonográfico. As estruturas extraluminais representam a *vasa vasorum*. Essas imagens representam uma resposta fisiológica à inflamação da parede do vaso através da indução da angiogênese *(vasa vasorum)*. A hipóxia da parede do vaso (isquemia) parece desencadear subsequente sinalização das proteínas VEGF e o crescimento da *vasa vasorum*.

23. RESPOSTA: D. A imagem contrastada mostra microbolhas de contraste atravessando a estrutura miocárdica e delineando a trabeculação do terço interno do miocárdio. Isto é característico de miocárdio não compactado. Não compactação é uma desordem genética da persistência da estrutura espongiforme que enfraquece o miocárdio, resultando em disfunção.

24. RESPOSTA: D. A imagem carotídea contrastada associada às linhas verdes computadorizadas delineiam a parede proximal c-IMT. Hoje, existem vários algoritmos para detecção do c-IMT comercialmente disponíveis. Embora a parede proximal c-IMT possa ser difícil de visualizar, o uso de agentes de contraste ultrassonográficos permite uma oportunidade de analisar completamente todo o sistema vascular carotídeo.

25. RESPOSTA: D. O uso de agentes de contraste ultrassonográfico revelou estenose carotídea severa decorrente da presença de aterosclerose. O uso de contraste ultrassonográfico também permite uma clara definição das características luminais da artéria carótida e placas ateroscleróticas relacionadas. Digno de nota a angiogênese intraplaca *(vasa vasorum)* foi identificada seguindo o uso ultravenoso de agentes de contraste ultrassonográfico.

26. RESPOSTA: D. O uso de contraste ultrassonográfico foi clinicamente indicado para a detecção das superfícies endocárdicas VE para auxiliar a avaliação da fração de ejeção.

27. RESPOSTA: A. A fração de ejeção após o uso de contraste intravenoso foi estimada em > 75%. Alguns minutos depois, após o uso intravenoso de contraste ultrassonográfico, foi claramente reconhecido que o tamanho da câmara VE era pequena, e a função sistólica global era hiperdinâmica. Portanto, o uso de diuréticos e terapia simpaticomimérica não foi indicado para tratamento clínico. Segundo o exame ultrassonográfico contrastado, a terapia para o paciente foi alterada para incluir o uso de fluidos intravenosos e terapia com betabloqueador.

PONTO-CHAVE

- Para avaliação precisa da FEVE e dos volumes VE, o contraste deve ser administrado.

28. RESPOSTA: A. Após a utilização clínica do contraste ultrassonográfico, a região apical anterior do ventrículo esquerdo se mostrou acinética, sugestiva de uma oclusão coronariana aguda e infarto do miocárdio. Subsequentemente, o paciente foi levado ao laboratório de cateterismo cardíaco para uma intervenção coronariana percutânea de urgência.

PONTO-CHAVE

- Utilize contraste para realçar a estrutura apical e a avaliação de função.

29. RESPOSTA: D. Injeção de agente de contraste ultrassonográfico foi indicada decorrente da falta de definição endocárdica clara.

30. RESPOSTA: A. Após a injeção intravenosa do contraste ultrassonográfico, a região apical revelou grandes massas móveis, compatíveis com a presença de trombo intracavitário.

PONTO-CHAVE

- Este caso demonstrou o uso de contraste ultrassonográfico para detecção de massas intracavitárias (*i. e.*, trombos).

31. RESPOSTA: C. Este é um típico defeito de perfusão subendocárdico. Anormalidades da motilidade da parede são menos comuns após estresse vasodilatador, pois a demanda de oxigênio está moderadamente aumentada. Entretanto, o desrecrutamento capilar ocorre precocemente na cascata isquêmica.

32. RESPOSTA: C. O defeito está somente na parede lateral e sugere doença da artéria coronária circunflexa esquerda.

PONTO-CHAVE

- O defeito de perfusão ultrapassa as anormalidades de motilidade da parede durante estresse vasodilatador.

33. RESPOSTA: D. O ventrículo esquerdo demonstrou ápice acinético e septo com perfusão normal. A ausência de um defeito de perfusão sugere necrose mínima. A combinação de características de apresentação, isto é, sexo feminino, sem fator de risco significativo e grande alteração de motilidade da parede com moderado aumento nas enzimas cardíacas e perfusão normal sugere cardiomiopatia de Takotsubo.

34. RESPOSTA: A. esses pacientes provavelmente apresentam coronárias normais. A perfusão normal sugere necrose mínima e por isso a recuperação da função VE é completa.

PONTO-CHAVE

- É importante avaliar tanto a perfusão quanto a função após um evento coronariano agudo.

35. RESPOSTA: C. Perfusão muito desigual é notada no septo e no ápice. Para avaliação da perfusão após IAM, é administrado contraste intravenoso. Após se alcançar um estado de equilíbrio no miocárdio, são realizadas imagem da destruição e redistribuição do contraste. A imagem é continuada por 15 segundos após a fase de destruição para avaliar circulação colateral. Importante defeito de perfusão aos 15 segundos indica fluxo colateral muito pobre e anterógrado, o que sugere necrose miocárdica.

36. RESPOSTA: A. Defeito de perfusão transmural sugere infarto transmural. Por isso, espera-se que a recuperação da função seja limitada.

PONTO-CHAVE

- Após IAM, avaliação da função e perfusão em repouso pode predizer prognóstico com exatidão.

LEITURAS SUGERIDAS

Anamharam B, Chahal N, Chelliah R et al. Safety of contrast in stress echocardiography in stable patients and in patients with suspected acute coronary syndrome but negative 12-hour troponin. Am Cardiol. 2009;104:14-18.

Bommer WJ, Shah PM, Allen H et al. The safety of contrast echocardiography: report of the Committee on Contrast Echocardiography for the American Society of Echocardiography. J Am Coll Cardiol. 1984;3:6-13.

Coll S. Magnoni M, Sangiorgi G et al. Contrast-enhanced ultrasound imaging of intraplaque neovascularization in carotid arteries: correlation with histology and plaque echogenicity. J Am Coll Cardiol. 2008;52:223-230.

Feinstein SB. Contrast ultrasound imaging of the carotid artery vasa vasorum and atherosclerotic plaque neovascularization. J Am Coll Cardiol. 2006;48:236-243.

Feinstein SB. The powerful microbubble: from bench to bedside, from intravascular indicator to therapeutic delivery system, and beyond. Am J Physiol Heart Circ Physiol. 2004;287:H450-H457.

Feinstein SB, Ten Cate FJ, Zwehl W et al. Two-dimensional contrast echocardiography. 1. In vitro development and quantitative analysis of echo contrast agents. J Am Coll Cardiol. 1984;3:14-20.

Gramiak R, Shah PM. Echocardiography of the aortic root. Invest Radiol. 1968;3:356-366.

Kaul S, Pandian NG, Okada RD et al. Contrast echocardiography in acute myocardial ischemia: 1. In vivo determination of total left ventricular "area at risk". J Am Coll Cardiol. 1984;4:1272-1282.

Kremkau FW, Gramiak R. Carstensen EL et al. Ultrasonic detection of cavitation at catheter tips. Am J Roentgenol Radium Ther Nucl Med. 1970;110:177-183.

Kurt M, Shaikh KA, Peterson L et al. Impact of contrast echocardiography on evaluation of ventricular function and clinical management in a large prospective cohort. J Am Coll Cardiol. 2009;53:802-810.

Kusnetzky LL, Khalid A, Khumri TM et al. Acute mortality in hospitalized patients undergoing echocardiography with and without an ultrasound contrast agent: results in 18,671 consecutive studies. J Am Coll Cardiol. 2008;51:1704-1706.

Main ML, Exuzides A, Colby C et al. Safety Studies OptisonTM does not increase mortality in critically ill patients: a retrospective matched case-control. J Am Coll Cardiol. 2009.

Main ML, Ryan AC, Davis TE et al. Acute mortality in hospitalized patients undergoing echocardiography with and without an ultrasound contrast agent (multicenter registry results in 4,300,966 consecutive patients). Am J Cardiol. 2008;102:1742-1746.

Mulvagh SL, DeMaria AN, Feinstein SB et al. Contrast echocardiography: current and future applications. J Am Soc Echocardiogr. 2000;13:331-342.

Mulvagh SI., Rakowski H, Vannan MA et al. American Society of Echocardiography Consensus Statement on the Clinical Applications of Ultrasonic Contrast Agents in Echocardiography. J Am Soc Echocardiogr. 2008;21:1179-1201; quiz 1281.

Powsner SM, Keller MW, Saniie J et al. Quantitation of echo-contrast effects. Am J Physiol Imaging. 1986;1:124-128.

Senior R, Becher H, Monaghan M et al. Contrast echocardiography: evidence-based recommendations by European Association of Echocardiography. Eur J Echocardiogr. 2009;10:194-212.

Senior R, Monaghan M, Main ML et al. RAMP-1 and RAMP-2 Investigators. Detection of coronary artery disease with perfusion stress echocardiography using a novel ultrasound imaging agent: two phase 3 international trials in comparison with radionuclide perfusion imaging. Eur J Echocardiogr. 2009;10:26-35.

Shohet RV, Chen S, Zhou Y1 et al. Echocardiographic destruction of albumin microbubbles directs gene delivery to the myocardium. Circulation. 2000;101:2554-2556.

Unger EC, Hersh E, Vannan M et al. Local drug and gene delivery through microbubbles. Prog Cardiovasc Dis. 2001;44:45-54.

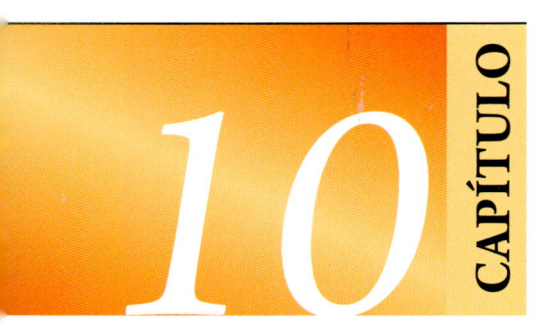

CAPÍTULO 10
Avaliação da Função Sistólica

Thomas H. Marwick

1. A mudança na função ventricular esquerda (VE) atribuível à terapia celular é procurada em um paciente pós-infarto. Qual das seguintes medidas ecocardiográficas é a mais viável e mais próxima da elasticidade sistólica como marcador de contratilidade miocárdica?
   A. Fração de ejeção (FE).
   B. Taxa de deformação sistólica.
   C. Índice de *performance* miocárdica (Tei).
   D. Deformação sistólica.
   E. dP/dt medido do jato regurgitante mitral.

2. Suspeita-se por razões clínicas, que um paciente após infarto inferior, também tenha infarto de ventrículo direito (VD). Quais parâmetros fornecem uma avaliação confiável da função VD?
   A. FECD 2D.
   B. Índice de *performance* miocárdico (Tei).
   C. Deslocamento do plano anular tricúspide (DPAT).
   D. S'VD.
   E. Nenhum dos itens acima é confiável.

3. O desenvolvimento de obstrução cavitária sistólica final durante ecocardiograma de estresse reduz o desenvolvimento de isquemia provavelmente decorrente do reduzido estresse da parede. Estresse de parede é:
   A. Proporcional à pressão transmural e ao tamanho da câmara.
   B. Inversamente proporcional à pressão transmural e ao tamanho da câmara.
   C. Proporcional à espessura da parede.
   D. O mesmo que deformação sistólica.
   E. Facilmente medida em uma base regional.

4. A avaliação visual da FE é algumas vezes necessária (p. ex., em uma emergência). Quais são as limitações potenciais da FE visual?
   A. Inabilidade de interrogar múltiplos planos de imagem simultaneamente.
   B. Qualidade da imagem.
   C. Extremos da frequência cardíaca.
   D. Experiência do avaliador.
   E. Todas as hipóteses acima.

5. Um paciente com dor torácica é submetido a um ecocardiograma durante a dor. A presença de anormalidade segmentar da motilidade da parede é:
   A. Um marcador de miocárdio anormal.
   B. Indicativo de alta possibilidade de isquemia miocárdica.
   C. Identificado com espessamento < 50% ou excursão < 5 mm.
   D. Não interpretável no cenário de bloqueio de ramo esquerdo (BRE).
   E. Útil em um sentido diagnóstico, mas não para prognóstico.

6. Após implante de um dispositivo de marca-passo biventricular, um paciente de 55 anos com cardiomiopatia dilatada continua a se queixar de sintomas de classe funcional III e não houve redução dos volumes VE. Quais fatores são importantes para se considerar otimização do dispositivo?
   A. Não existe evidência para apoiar seu uso.
   B. O papel da dissincronia mecânica está em questão desde a publicação dos resultados do PROSPECT.

C. A técnica iterativa para otimização valvar aórtica (VA) se baseia na observação da curva de enchimento VE em vários ajustes de estimulação.
D. Local de infarto prévio.
E. Local de eletrodo VE.

7. Após infarto agudo do miocárdio anterior (IAM), um homem de 70 anos tem uma FE de 40% com um volume sistólico final (VSF) de 95 mL (50 mL/m²). Em que faixa está sua mortalidade em 5 anos?
A. 10%.
B. 15%.
C. 20%.
D. 30%.
E. 50%.

8. Durante uma auditoria da atividade de seu laboratório de ecocardiografia, você constatou que 18% dos estudos tiveram um ecocardiograma prévio. Ao investigar o assunto, você encontrou que a maioria foi para pacientes internados com piora da insuficiência cardíaca (IC). Qual das seguintes opções é verdadeira com relação a ecocardiogramas repetidos?
A. Repetir ecos é uma indicação classe I pelas diretrizes ACC/AHA.
B. 95% dos intervalos de confiança para FE são ± 11%.
C. 95% dos intervalos de confiança para massa VE (MVE) são ± 60 g.
D. Todas as opções acima.
E. Nenhuma das opções acima.

9. Deformação VE tem sido proposta como uma ferramenta quantitativa simples para avaliação da função VE. Qual das opções a seguir está associada a deformação reduzida independente de *status* miocárdico?
A. Pós-carga reduzida.
B. Pré-carga reduzida.
C. Frequência cardíaca reduzida.
D. Todas as opções acima.
E. Nenhuma das opções acima.

10. A medida do encurtamento da parede média fornece informações que são incompatíveis com encurtamento endocárdico em:
A. Corações normais.
B. Cardiomiopatia dilatada.
C. Remodelamento concêntrico.
D. Hipertrofia VE ecêntrica (HVE).
E. HVE concêntrica.

11. Medidas precisas dos volumes VE são necessárias no curso do acompanhamento de pacientes com regurgitação mitral (RM) assintomática. Qual é a opção mais exata?
A. Ecocardiograma 2D.
B. Ecocardiograma 2D com contraste.
C. Ecocardiograma 3D.
D. Ecocardiograma 3D com contraste.
E. Ecocardiograma transesofágico.

12. Em razão de sua alta carga de trabalho e da distância de fonte de nutriente, o subendocárdio é um importante local de patologia. Quais técnicas podem ser utilizadas para avaliar a função subendocárdica?
A. Deformação longitudinal, cincunferencial e transversa.
B. Retrodifusão integrada.
C. Ecocardiografia miocárdica com contraste com alto IM.
D. Nenhuma das técnicas acima.
E. Todas as técnicas acima.

13. Qual das afirmativas a respeito da aplicação de novas tecnologias é verdadeira?
A. Velocidade sistólica é um marcador útil de função sistólica regional.
B. Medidas 3D serão úteis para avaliação da função diastólica.
C. A análise da deformação é útil para avaliação da visibilidade miocárdica.
D. Nenhuma das afirmativas acima.
E. Todas as afirmativas acima.

14. Qual das seguintes frases é verdadeira com relação à aplicação de novas tecnologias a diferentes estágios do IC?
A. A deformação miocárdica é de valor na detecção da IC estágio B.
B. Medidas 3D são de maior valor nos estágios C e D.
C. A velocidade tecidual é de uso em todos os estágios.
D. Nenhuma das frases acima.
E. Todas as frases acima.

15. Um paciente com hipertensão possui espessuras septal e de parede posterior de 12 e 13 mm respectivamente, com uma dimensão diastólica final de 52 mm. Como você caracterizaria estas dimensões VE?

A. Geometria VE normal.
B. Remodelamento concêntrico.
C. Hipertrofia concêntrica.
D. Hipertrofia excêntrica.
E. Nenhuma das opções acima.

16. Uma mulher de 48 anos chega ao hospital com dor torácica iniciada após um acidente automobilístico. Ela apresenta elevação do segmento ST na parede anterior e um ecocardiograma é realizado decorrente da congestão pulmonar. O Doppler colorido da via de saída VE mostra *aliasing*. As imagens ecocardiográficas das projeções apical de 4 e 2 câmaras são fornecidas na Figura 10-1 e Vídeos 10-1A, B e C. O diagnóstico provável é:

A. Cardiomiopatia hipertrófica (CMH).
B. Grande IAM anterosseptal.
C. Cardiomiopatia de estresse (Takotsubo).
D. Isquemia multivascular.
E. Contusão cardíaca.

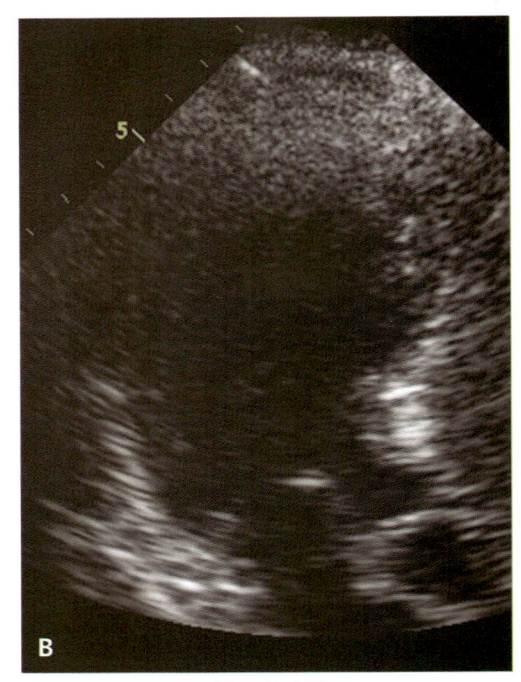

Fig. 10-1B

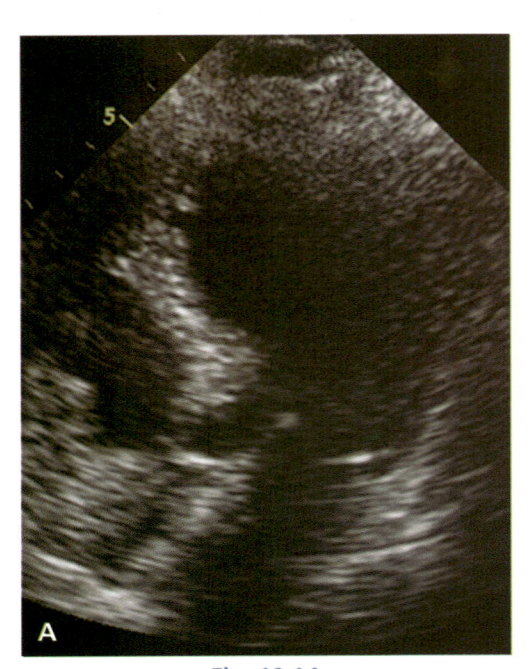

Fig. 10-1A

17. Um sopro sistólico é auscultado em um homem de 67 anos, 3 dias após IAM. O ecocardiograma na Figura 10-2 e nos Vídeos 10-2A e B mostram:

A. Ruptura de músculo papilar.
B. Defeito septal ventricular pós-infarto (DSV).
C. DSV congênito (perimembranoso).
D. DSV congênito (muscular).
E. RM isquêmica.

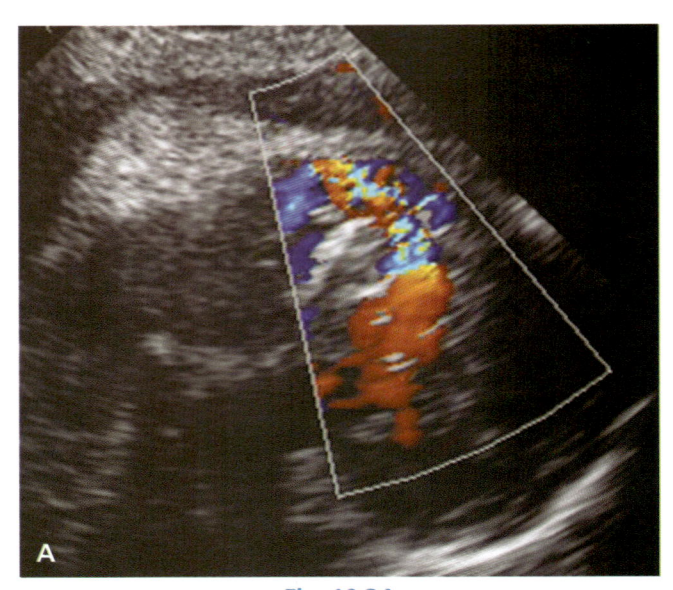

Fig. 10-2A

AVALIAÇÃO DA FUNÇÃO SISTÓLICA / 151

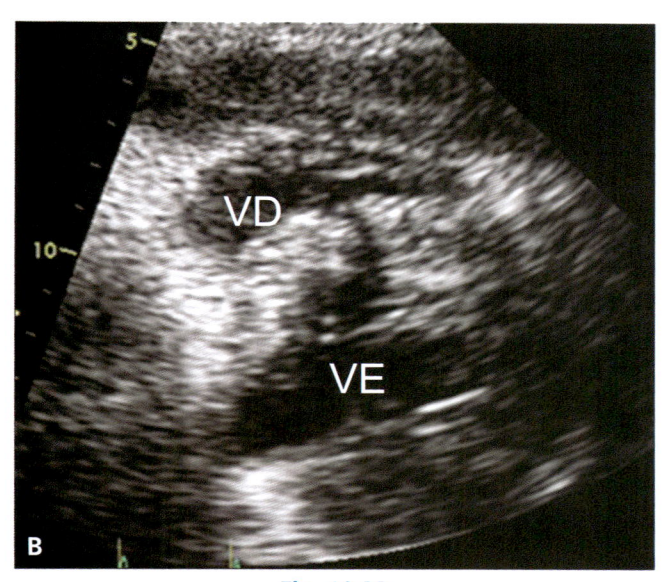

Fig. 10-2B

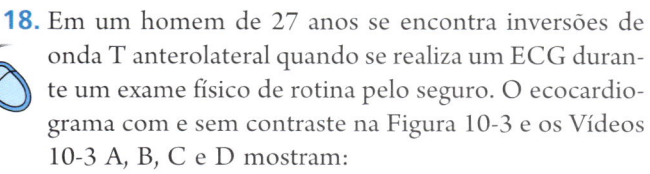

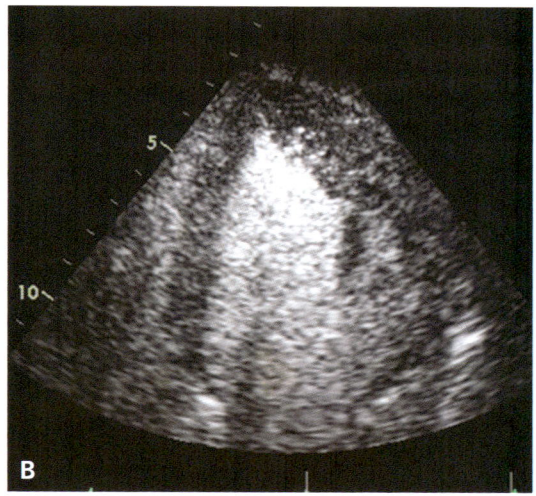

Fig. 10-3B

18. Em um homem de 27 anos se encontra inversões de onda T anterolateral quando se realiza um ECG durante um exame físico de rotina pelo seguro. O ecocardiograma com e sem contraste na Figura 10-3 e os Vídeos 10-3 A, B, C e D mostram:
   A. Tumor apical (fibroma).
   B. Banda muscular apicall.
   C. CMH apical (variante de Yamaguchi).
   D. Encurtamento apical.
   E. Cardiomiopatia por não compactação.

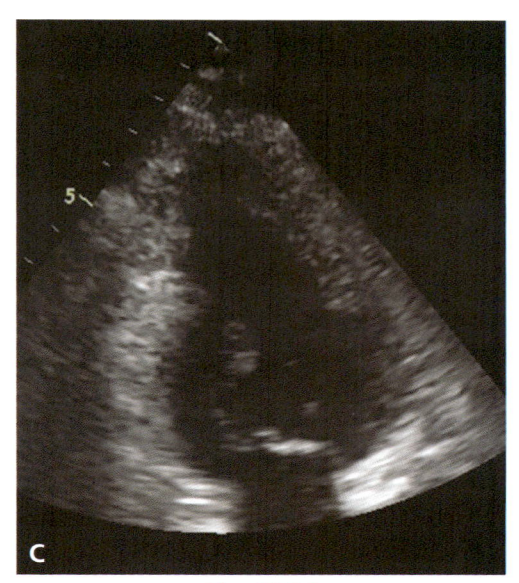

Fig. 10-3C

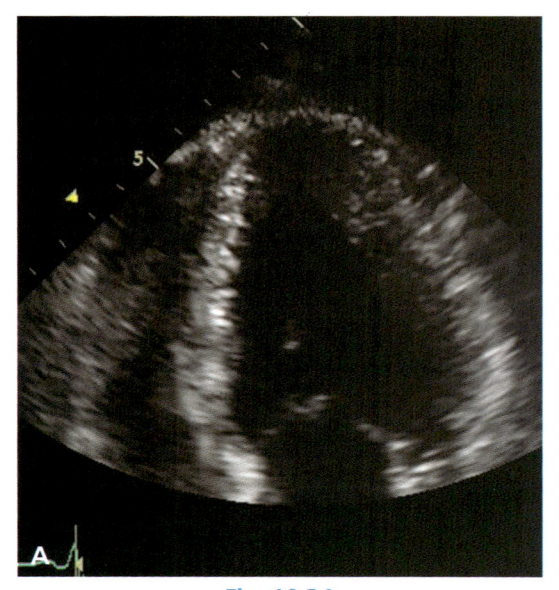

Fig. 10-3A

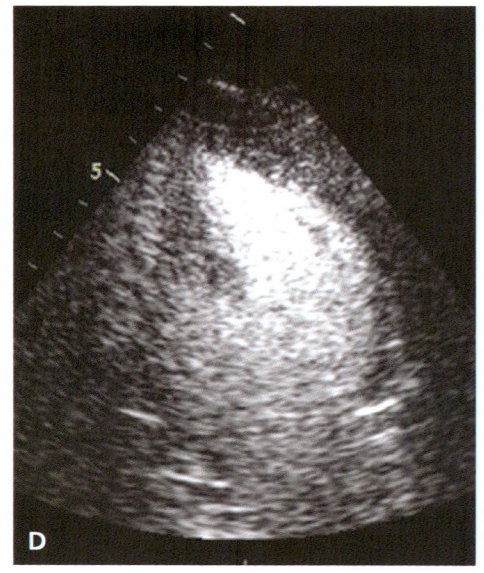

Fig. 10-3D

19. Uma mulher de 68 anos se apresenta com IC. Não tem história familiar, tem estado bem e não usa medicação. O ECG mostra baixa voltagem, mas de resto é pouco expressivo. O ecocardiograma nos Vídeos 10-4A e B mostram velocidade tecidual baixa (E' 4 cm/s) com aumento atrial esquerdo e um padrão de enchimento pseudonormal.

O diagnóstico provável é:
A. Doença de Fabry.
B. Doença cardíaca hipertensiva.
C. CMH.
D. Amiloidose.
E. Sarcoidose.

20. Um homem de 48 anos com disfunção renal se apresentou tardiamente após um IAM. Não existem ondas Q e preservação das ondas R ao ECG, mas uma alteração da motilidade da parede apical. Foi contraindicada angiografia coronariana em decorrência de preocupações com relação a possível nefrotoxidade, então foi realizado um estudo de perfusão miocárdica com contraste com protocolo de enchimento-destruição (Fig. 10-4 e Vídeos 10-5A e B).

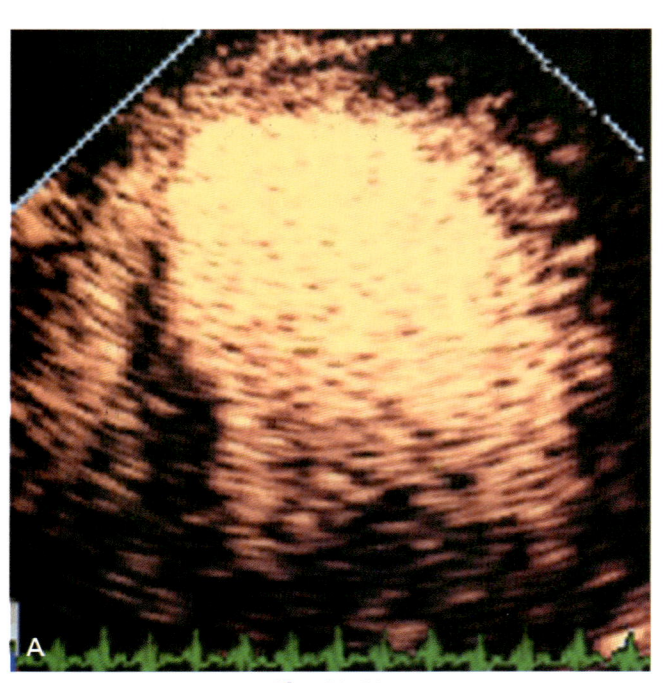

Fig. 10-4A

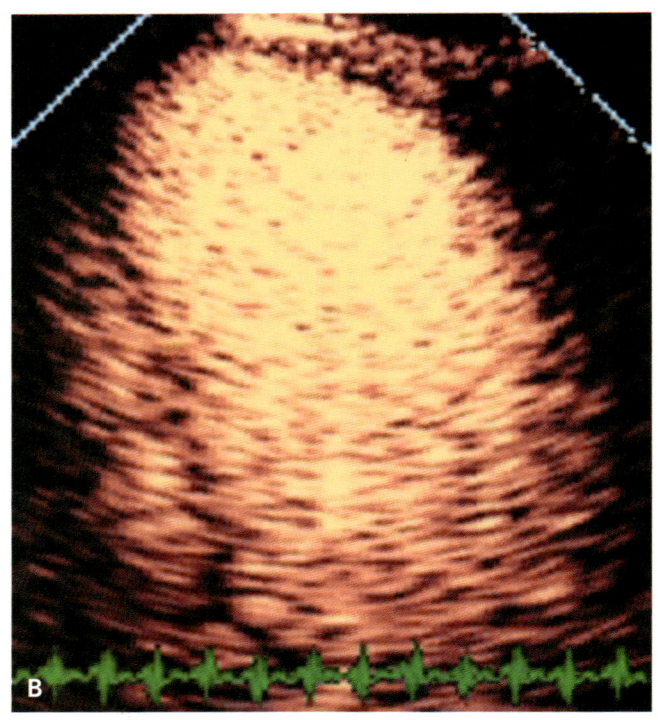

Fig. 10-4B

Os achados sugrem:
A. Cicatriz de ACXE.
B. O tratamento médico é apropriado.
C. Cicatriz de ACD.
D. Miocárdio atordoado no território da DAE.
E. Cicatriz de DAE.

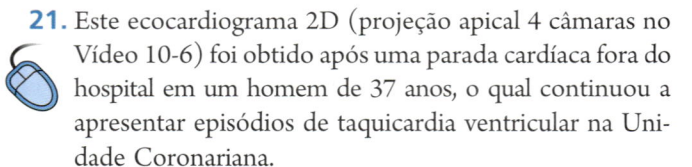

21. Este ecocardiograma 2D (projeção apical 4 câmaras no Vídeo 10-6) foi obtido após uma parada cardíaca fora do hospital em um homem de 37 anos, o qual continuou a apresentar episódios de taquicardia ventricular na Unidade Coronariana.

Os achados sugerem:
A. Infarto VD.
B. Embolia pulmonar (sinal de McCornell)
C. Displasia arritmogênica VD.
D. Hipertensão pulmonar e *cor pulmonale*.
E. Rotação cardíaca com imagem fora do eixo.

22. Um paciente de 72 anos torna-se hipotenso após se apresentar com infarto do miocárdio. Os achados desta imagem subcostal no Vídeo 10-7 sugerem:
A. Infarto VD.
B. Embolia pulmonar (sinal de McCornell).
C. Displasia arritmogênica do VD.
D. Hipertensão pulmonar e c*or pulmonale*.
E. Rotação cardíaca com imagem fora do eixo.

23. Um ecocardiograma em repouso é realizado 5 dias após uma angioplastia primária da artéria coronária descendente anterior esquerda (Fig. 10-5 e Vídeos 10-8 A-E).
Os achados sugerem:

A. Ruptura subaguda.
B. Banda muscular apical.
C. Cicatriz apical.
D. Trombo apical.
E. Doença arterial coronariana multivascular.

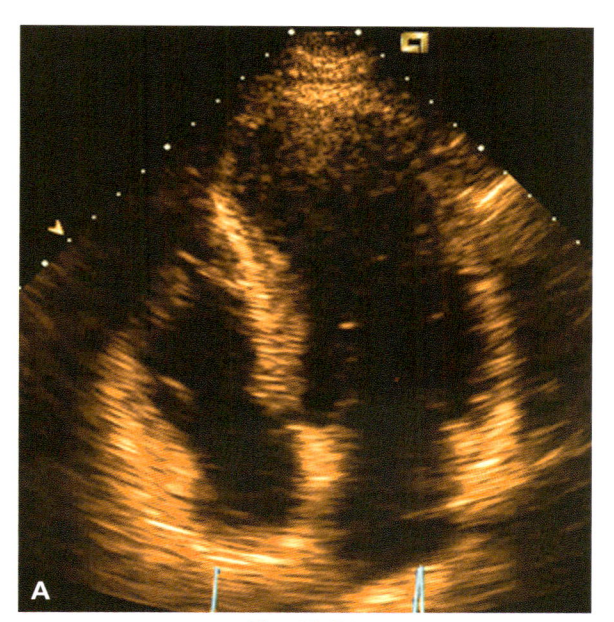

Fig. 10-5A

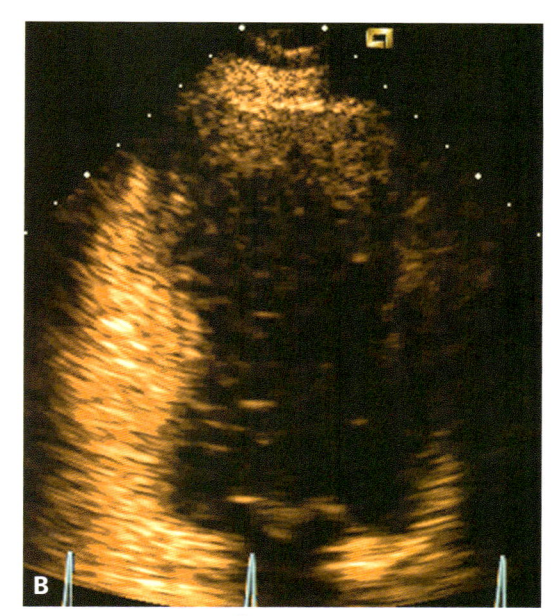

Fig. 10-5B

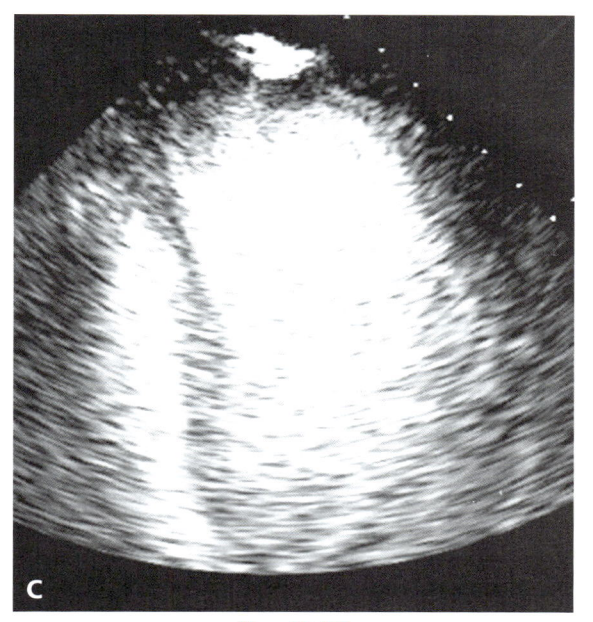

Fig. 10-5C

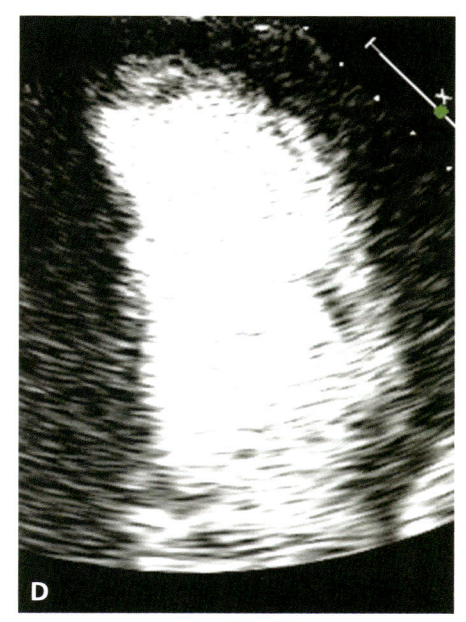

Fig. 10-5D

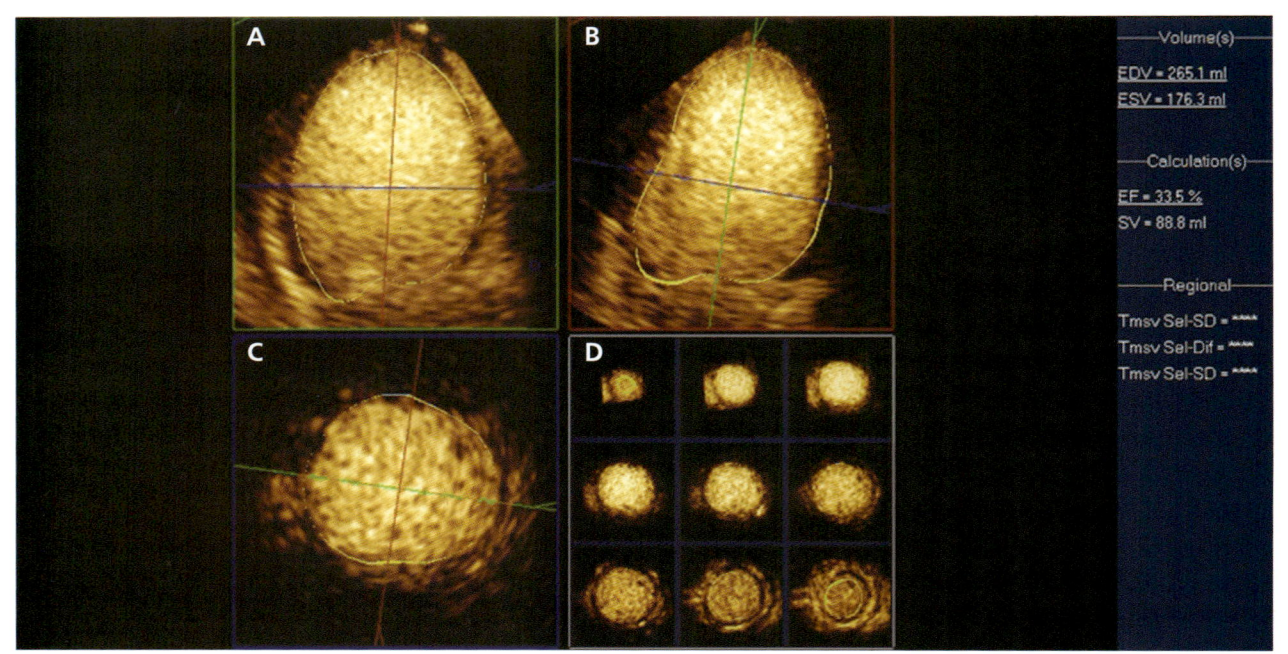

Fig. 10-6A-D

24. Um ecocardiograma 3D em repouso foi realizado em um paciente de 62 anos com diabetes tipo 2 que se apresentou com dispneia (Fig. 10-6 e Vídeo 10-9).

Os achados sugerem:
A. Função VE normal.
B. Disfunção VE difusa.
C. Cicatriz de descendente anterior esquerda.
D. Cicatriz de coronária direita.
E. Cicatriz de circunflexa esquerda.

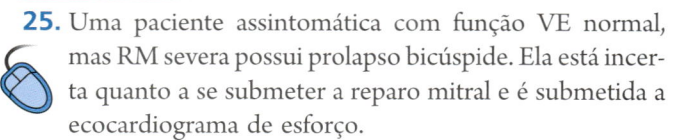

25. Uma paciente assintomática com função VE normal, mas RM severa possui prolapso bicúspide. Ela está incerta quanto a se submeter a reparo mitral e é submetida a ecocardiograma de esforço.

Os achados nas projeções apical 4 e 2 câmaras na Figura 10-7 e no Vídeo 10-10, antes e após o exercício, sugerem:
A. Resposta normal do VE ao estresse.
B. Cicatriz DAE.
C. Perda da reserva contrátil (RC).
D. Cicatriz de coronária direita.
E. Cicatriz de cincunflexa esquerda.

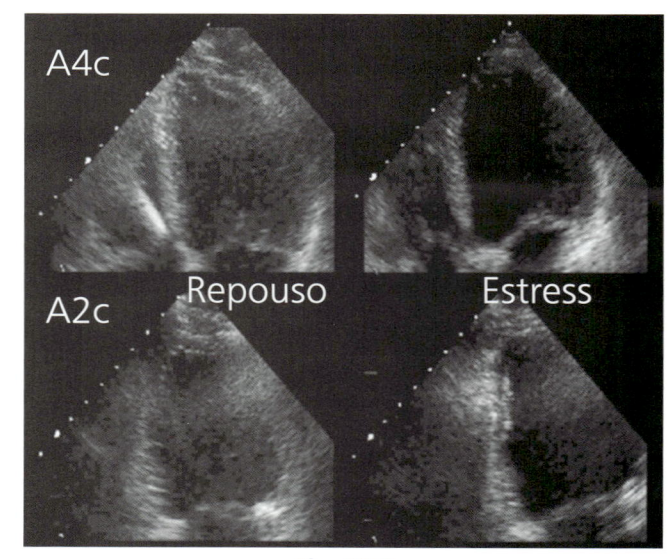

Fig. 10-7

CASO 1

Uma mulher de 72 anos é submetida a um ecocardiograma em razão de sintomas de IC (Fig. 10-8 e Vídeo 10-11).

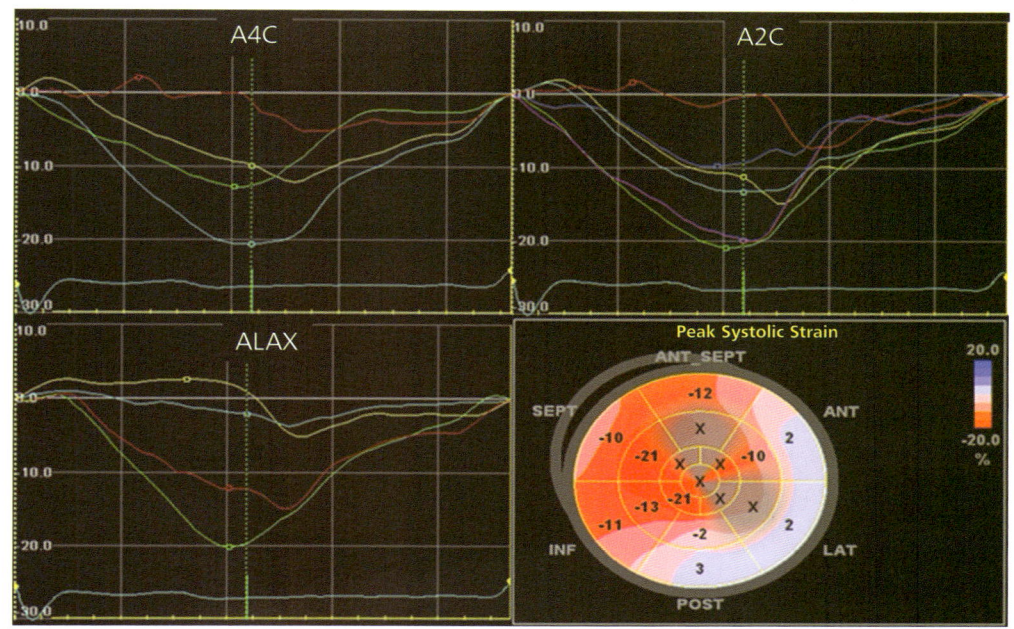

Fig. 10-8

26. As anormalidades de motilidade da parede em repouso sugerem infartos em:
  A. Nenhum território discreto (cardiomiopatia não isquêmica).
  B. Descendente anterior esquerda.
  C. Coronária direita.
  D. Circunflexa esquerda.
  E. Múltiplos vasos.

27. O padrão de deformação na parede posterior na Figura 10-9 sugere:
  A. Nenhuma anormalidade discreta.
  B. Perda da função longitudinal na base, mas não no ápice.
  C. Perda da função longitudinal no ápice, mas não na base.
  D. Perda da função longetudinal tanto no ápice quanto na base.
  E. Perda do espessamento em toda a parede posterior.

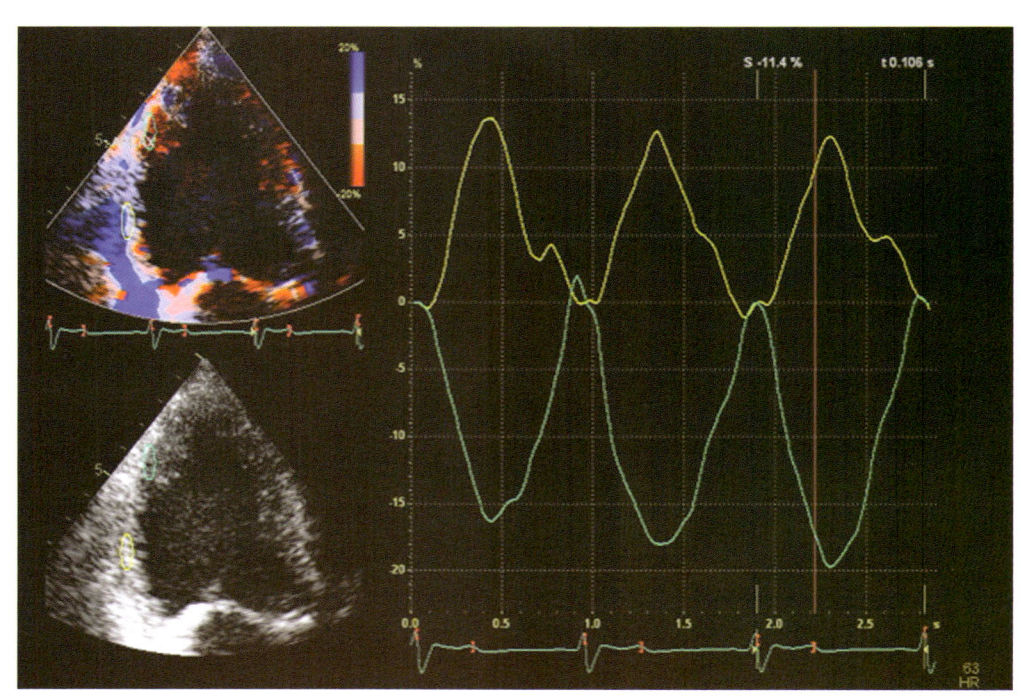

Fig. 10-9

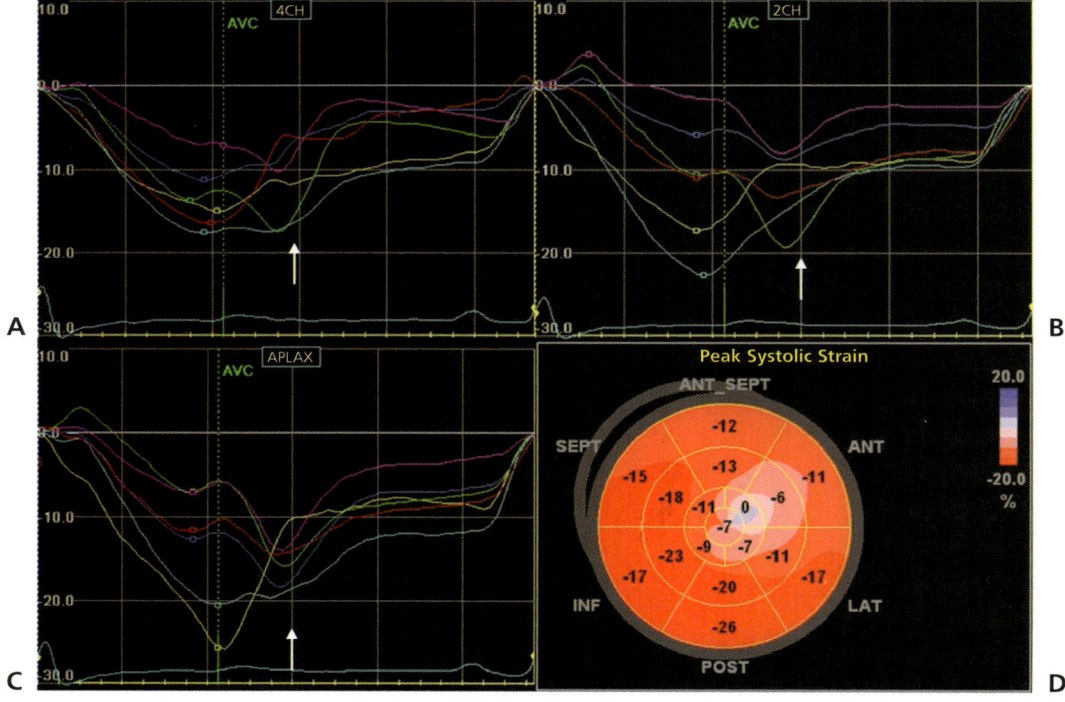

Fig. 10-10A-D

CASO 2

Um homem de 63 anos é submetido a um ecocardiograma antes de um ecocardiograma de estresse (Fig. 10-10 e Vídeo 10-12). A FE biplana de Simpson foi 37% (volume diastólico final [VDF] 172, VSF 108).

28. Na presença de deformação global média de – 14% e formatos segmentares de onda como mostrado:
   A. Os achados são compatíveis em demonstrar função VE moderadamente reduzida.
   B. Mostram a discrepância entre funções radial e longitudinal.
   C. Subestimam a severidade da disfunção VE.
   D. Mostram contração extensivamente tardia (a qual pode identificar viabilidade).
   E. O problema não parece ser isquêmico.

29. As anormalidades da motilidade da parede em repouso no Vídeo 10-13 sugere infartos em:
   A. Nenhum território discreto (cardiomiopatia não isquêmica).
   B. Descendente anterior esquerda.
   C. Coronária direita.
   D. Circunflexa esquerda.
   E. Vasos múltiplos.

CASO 3

Após um IAM inferior, esta mulher de 68 anos desenvolveu IC e um novo sopro sistólico foi percebido.

30. O ecocardiograma basal na Figura 10-11 e Vídeos 10-14 A-C demonstra RM severa, direcionada posteriormente decorrente de:

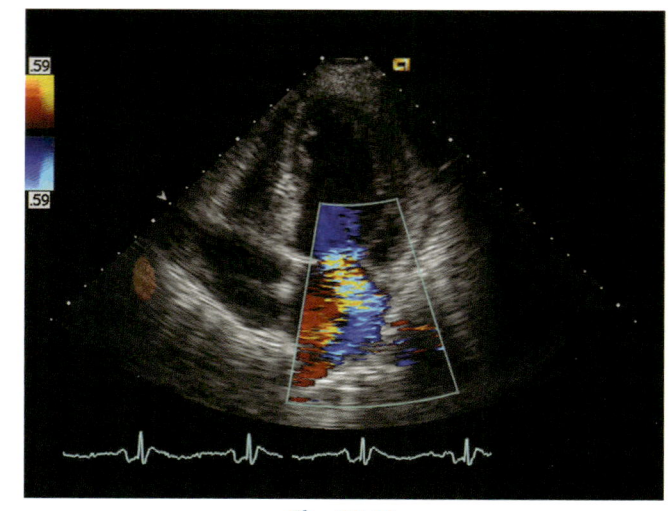

Fig. 10-11

   A. Ruptura de músculo papilar.
   B. Prolapso anterior.
   C. Disfunção VE severa.
   D. Alargamento anular.
   E. Restrição do folheto posterior.

31. Após 6 meses, um ecocardiograma de acompanhamento é realizado. Que processo os achados nas Figuras 10-12A e B sugere?

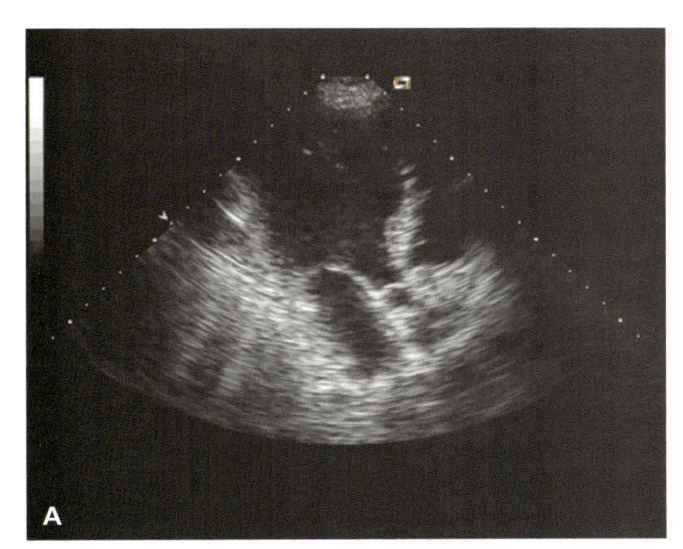

Fig. 10-12A

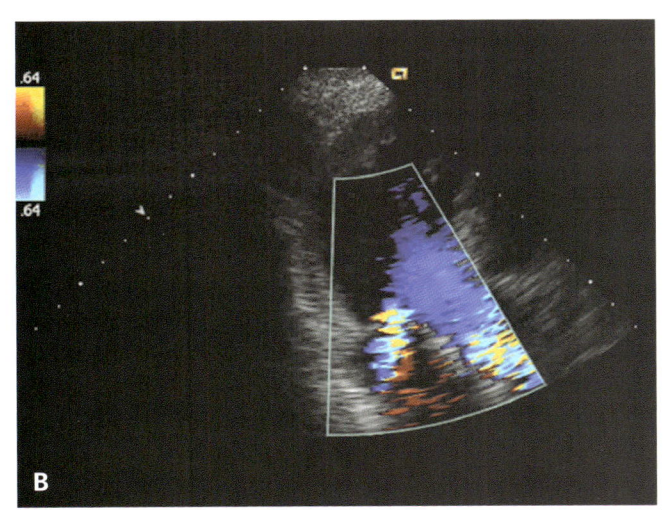

Fig. 10-12B

A. Cicatrização da parede posterior.
B. Resposta a diuréticos e vasodilatadores.
C. Reparo valvar mitral.
D. Intervenção percutânea e miocárdio viável.
E. Nenhuma das opções acima.

CASO 4

Uma mulher de 61 anos se apresenta com fadiga e edema. A borda cardíaca direita está proeminente no RX de tórax, mas a Pressão AP e a resistência vascular pulmonar são normais. O ecocardiograma é mostrado na Figura 10-13 e nos Vídeos 10-15A-C.

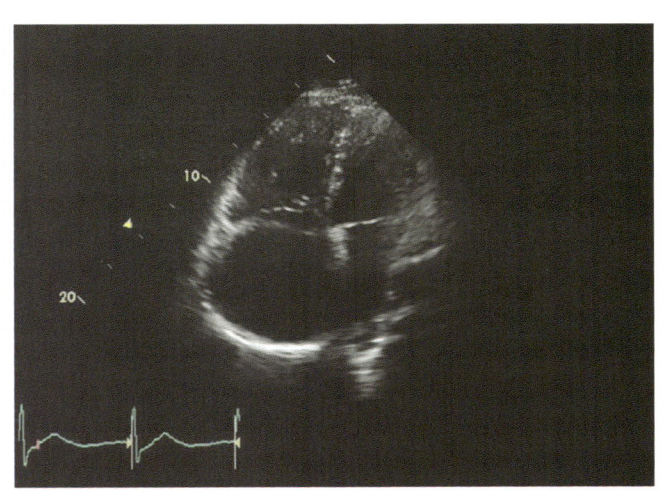

Fig. 10-13

32. Os achados VD são compatíveis com:
A. Infarto VD.
B. Embolia pulmonar (sinal de McConnell).
C. Displasia arritmogênica do VD.
D. Hipertensão pulmonar e *cor pulmonale*.
E. Anomalia de Ebstein.

33. As imagens na Figura 10-14 e no Vídeo 10-16 demonstram um exame de acompanhamento.

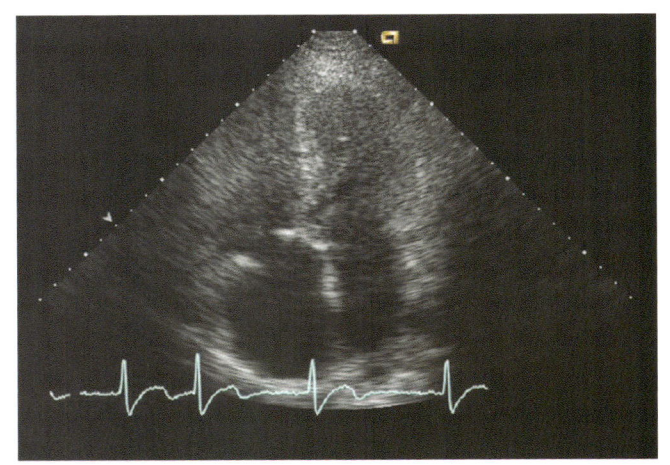

Fig. 10-14

Qual procedimento foi realizado?
A. Troca valvar tricúspide.
B. Transplante cardíaco.
C. Reparo valvar tricúspide.
D. Transplante coração-pulmão.
E. Nenhum dos procedimentos acima.

CASO 5

Um homem de 39 anos se apresenta com IC.

34. Os achados ecocardiográficos do VE nas Figuras 10-15A e B e Vídeos 10-17A-D são compatíveis com:

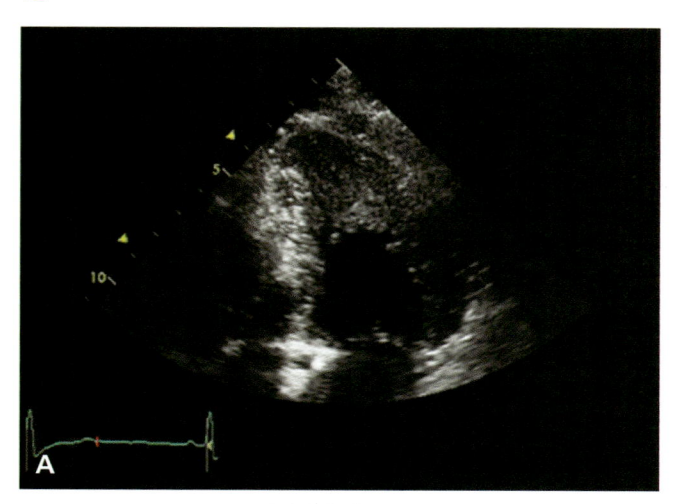

A. CMH apical.
B. Trombo apical laminado.
C. Não compactação VE.
D. Hemangioma do VE.
E. Nenhum dos itens acima.

35. O padrão de enchimento VE na Figura 10-16 identifica:

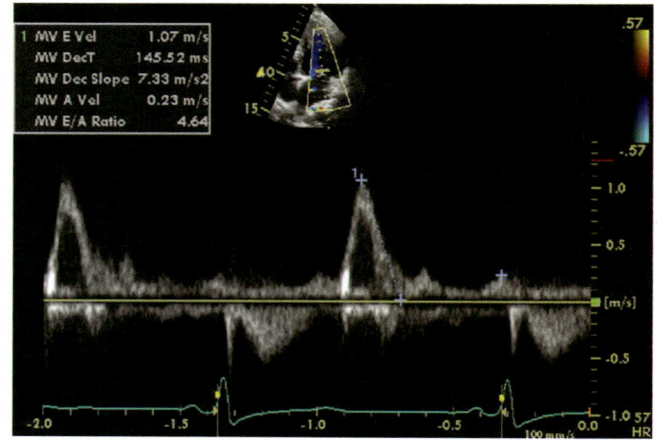

Apical 4 câmaras
Fig. 10-15A

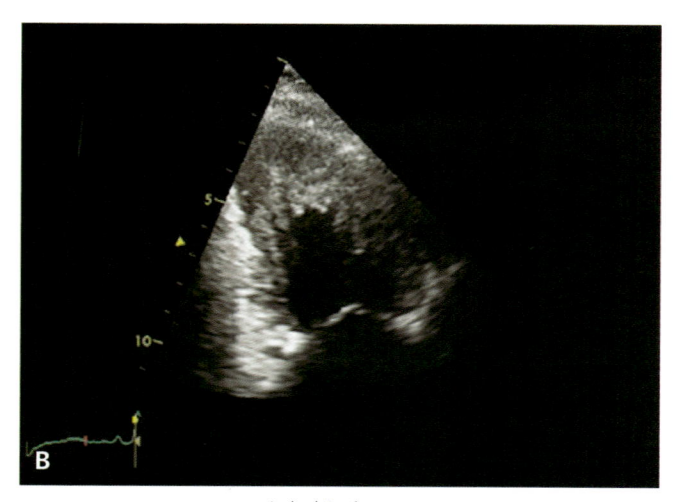

Fig. 10-16

A. Enchimento restritivo.
B. Transplante cardíaco.
C. Reparo valvar tricúspide.
D. Transplante coração-pulmão.
E. Nenhum dos itens acima.

Apical 2 câmaras
Fig. 10-15B

RESPOSTAS

1. RESPOSTA: B. Contratilidade é um termo muitas vezes mal utilizado para descrever função sistólica. De fato, ele é um parâmetro que reflete a função sistólica independentemente da carga. Mudanças na função cardíaca podem ser atribuídas a alterações na contratilidade, se frequência cardíaca, velocidade de condução, pré-carga e pós-carga são mantidas constantes. Em um estudo com cachorros com peito fechado durante cinco diferentes estados inotrópicos, pressões e volumes VE simultâneos (obtidos por um catéter de condutância/pressão combinados) e medidas da velocidade tecidual septal mostraram taxa de deformação que corresponde a um marcador de contratilidade, dP/dt. É importante reconhecer que a taxa de deformação para este propósito se relaciona à deformação baseada na velocidade tecidual, que é obtida em uma alta taxa de quadros (usualmente > 100/s) e não taxa de deformação baseada em pontos, a qual é derivada do gradiente máximo da curva de deformação, mas é limitada por uma baixa taxa de aquisição (usualmente 70/s). Embora a velocidade tecidual de imagem da taxa de deformação apresente problemas (relacionados ao ruído do sinal e ao componente direcional do Doppler) que são evitados por deformação 2D, a habilidade de obter taxa de deformação precisa é uma importante limitação da deformação pontual e necessita ser mantido em mente com relação à aplicação potencial desses métodos.

Em contraste, FE, deformação e índice Tei são variáveis dependentes de carga. Embora dP/dt VE possa ser medida do jato de RM, este é restrito a situações em que o sinal da RM esteja disponível e pode estar comprometido em RM severa, pois o cálculo assume a pressão atrial esquerda como zero.

2. RESPOSTA: E. O diagnóstico de infarto do VD deve ser suspeitado com mudanças hemodinâmicas em um paciente após IAM inferior, e a ecocardiografia é confirmatória em um sentido qualitativo. O problema se relaciona a quantificação – o ventrículo direito é uma câmara não geométrica e volumes 2D são frequentemente subestimados, pois as imagens são frequentemente fora do eixo. Dependendo de VSF e VDE serem subestimados em um mesmo grau (eles podem não ser), FE 2D poderá variar de acordo com a projeção. DPAT e S´VD refletem o deslocamento longitudinal e oferecem um meio de superar as limitações geométricas do cálculo da FE. Ambos podem ser influenciados pelo sítio do IAM. O índice Tei é também uma escolha razoável, é independente da geometria VD e não é simplesmente uma medida da função sistólica.

A função sistólica VD é notoriamente difícil de quantificar. Existem evidências de que o uso da ecocardiografia 3D pode superar a complexidade que deriva de sua forma irregular e crescente, e muito provavelmente a avaliação VD irá se tornar uma importante indicação para a ecocardiografia 3D.

3. RESPOSTA: A. A medida do estresse de parede é um dos objetivos primordiais da avaliação hemodinâmica e deve ser combinada com a deformação sistólica – embora haja suficientes taxas de erro com a medida de ambos, no que se refere a fazer esta correlação difícil com as tecnologias atuais.

O estresse da parede é proporcional à pressão transmural e ao tamanho da cavidade e inversamente relacionada ao espessamento da parede. De um ponto de vista não invasivo, embora o volume e o espessamento da parede possam ser medidos, a pressão cavitária é mais difícil, podendo as pressões periférica e central serem significativamente diferentes. O uso de tonometria (com uma função de transferência) pode ultrapassar o último, embora este método não esteja em uso rotineiro na maioria dos laboratórios de ecocardiografia.

Embora sejam descritas equações globais para estresse, o estresse regional varia de acordo com a curvatura regional. Esses cálculos podem ser difíceis, porque a avaliação da curvatura é problemática – possivelmente outra questão que possa ser abordada pelo uso da ecocardiografia 3D. Mesmo assim, o estresse de parede parece ser um determinante do remodelamento local, e o desenvolvimento de terapias celulares irá, por fim, impor uma abordagem para a medida desta entidade.

4. RESPOSTA: E. Como em outras avaliações quantitativas em ecocardiografia, a experiência do avaliador é um importante determinante da precisão – um olhar experiente tem sido mostrado como análogo ao *trackball* para medições de FE. Como todas as avaliações 2D, ela é dependente da qualidade da imagem. Extremos da frequência cardíaca podem tornar a avaliação um desafio, e a abordagem tomográfica do ventrículo pós-infarto é importante. Entretanto, a FE visual não deve ser considerada "o padrão do cuidado". Diretrizes atuais propõem o método biplano de Simpson como metodologia de escolha para medidas de volume e FE. Uma literatura crescente fornece suporte ao uso da ecocardiografia 3D para medidas do volume e da FEVE. Em particular, quando as medidas ecocardiográficas da FE puderem ser necessárias para decisões maiores, como adequação para o uso de desfibrilação implantáveis ou ressincronização cardíaca, a eficácia e a reprodutibilidade das imagens 3D parecem ser atrativas.

Embora a quantificação seja aceita como método de escolha, problemas em potencial no que diz respeito às resoluções espacial e temporal necessitam ser considerados. Preocupações sobre resolução espacial podem ser abordados pelo *zoom* e pela profundidade adequados. A opacificação do VE deverá ser considerada se dois ou mais segmentos miocárdicos forem inadequadamente visualizados. A resolução temporal é um problema na medida que o curso de tempo da contração seja negligenciado pela avaliação de somente imagens diastólicas finais, e deformação global ou parâmetros similares podem auxiliar nesta abordagem.

5. RESPOSTA: C. Anormalidades da motilidade da parede são usualmente identificadas com espessamento < 50% ou excursão < 5 mm. Eles não são necessariamente um marcador de miocárdio anormal (paredes inferior e posterior normais podem, em particular, ser hipocinéticas) e não necessariamente indicam isquemia (podem ser preexistentes). O espessamento da parede (em vez de motilidade e cronotropismo) é interpretável com um BRE. A extensão e a severidade da anormalidade da motilidade da parede possuem valor prognóstico semelhante à FE.

6. RESPOSTA: C. Existe boa evidência que suporte o benefício da otimização pelo dispositivo – tanto com base em sua *performance* no ponto de referência dos estudos para TAC quanto com base em publicações recentes. A mais viável (e provavelmente mais efetiva) é a técnica interativa para otimização AV. Isto envolve estimativa do fluxo mitral por Doppler pulsado, com encurtamento e alentecimento do atraso AV e observação da morfologia da onda de enchimento transmitral. Se o atraso AV for muito curto, a ativação ventricular irá ocorrer antes da conclusão da onda A mitral. Se o atraso AV for muito longo, a sístole ventricular irá invadir o tempo de enchimento diastólico. Na configuração ideal do atraso AV estimulado, a integral de velocidade-tempo do fluxo transmitral será otimizado, sem truncamento da onda A mitral (Fig. 10-17).

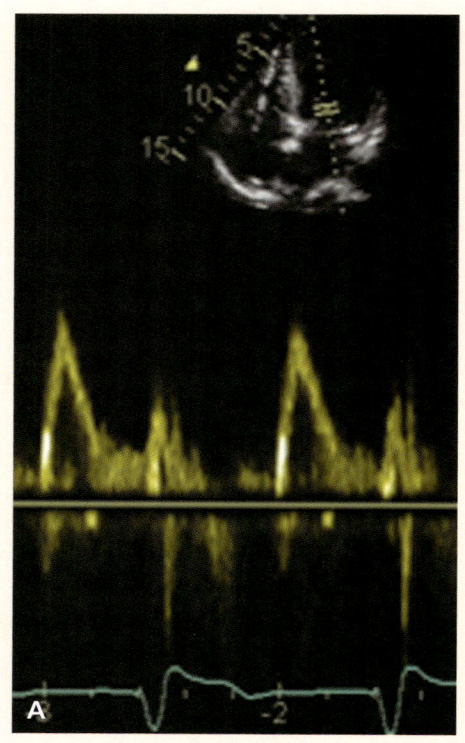

Atraso AV de 100 ms
Fig. 10-17A

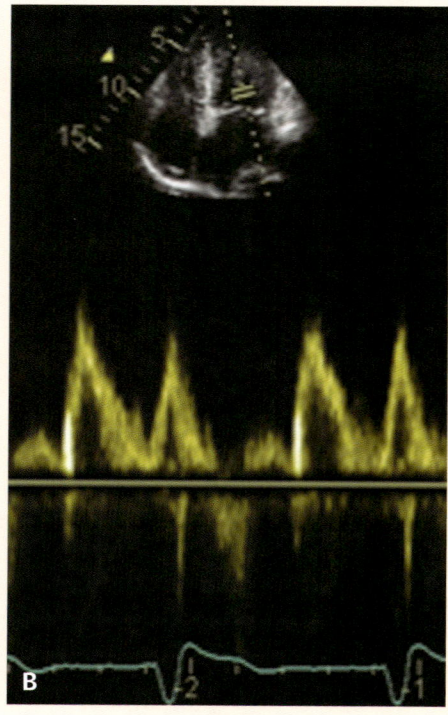

Atraso AV de 140 ms

O método iterativo para otimização do atraso AV, utilizando Doppler pulsado do influxo mitral. O ajuste inicial do atraso AV de 100 milissegundos mostra truncação da onda A mitral. Otimização a 140 milissegundos evita truncação da onda A mitral e mantém uma ótima integral velocidade-tempo. Alongamento adicional do atraso AV seria devido ao atraso da sístole que invade o enchimento passivo

Fig. 10-17B

A seleção de pacientes para TRC é baseada em critérios clínicos, ECG e FE. O entusiasmo para a utilização de medidas de sincronismo mecânico arrefeceu-se desde a publicação do estudo PROSPECT. Entretanto, embora este estudo tenha mostrado que os marcadores ecocardiográficos mais comuns são não somente pobres preditores de desfechos como também de reprodutibilidade limitada, ele tem sido amplamente criticado do ponto de vista metodológico. Os parâmetros ecocardiográficos podem ainda voltar como um meio de reduzir o número de não respondedores sintomáticos ou fisiológicos à TRC, os quais atualmente excedem 30%.

O local de infarto prévio e a posição do eletrodo VE são pertinentes à resposta, mas menos à otimização. Os efeitos adversos de cicatrizes extensas e mau posicionamento dos eletrodos na resposta à TRC devem ser considerados em pacientes selecionados para TRC – após o implante de dispositivo, eles podem ser impossíveis de superar.

7. RESPOSTA: D. A avaliação dos volumes VE carrega informações prognósticas adicionais com relação à FE isolada. Dados angiográficos mostraram que em pacientes com disfunção VE livre, VSF < 95 mL está associado a uma mortalidade de 10% em 5 anos, mas ventrículos mais dilatados são associados a desfechos muito piores (30%), e achados similares têm sido descritos com ecocardiografia. No contexto destes achados, é extraordinário que diretrizes clínicas (p. ex,. critérios para momento de realização de cirurgia em doença valvar regurgitante) ainda se baseiam nas dimensões VRE. A evidência de informações adicionais baseada nos volumes VE é um argumento para cálculos de volume VE mais precisos (p. ex., com ecocardiografia 3D).

É importante que esses estudos tenham avaliado o volume sistólico em vez do volume diastólico, o qual pode estar aumentado no contexto de RM, que é amplamente reconhecido como um determinante de desfecho.

8. RESPOSTA: D. Ecocardiografia 2D repetidas, embora frequentemente realizada para reavaliação da função VE, não é uma ferramenta sensível e confiável para este propósito. O intervalo de 95% de confiança para FE é ± 11%, e para MVE é ± 60 g. Ambos são grandes variações nos termos biológicos, significando que pequenas mudanças (como pode ocorrer de ano a ano na progressão da IC – talvez 5%, ou em resposta a terapia anti-hipertensiva durante 1 ou 2 anos – talvez 20 g) estão bem abaixo dos limites de variabilidade da medida. As alterações resultantes são mais significativas em populações do que em indivíduos, e o apoio de alto nível para adequação está, talvez, mais com base em crença do que em evidências.

Fontes de variabilidade incluem variações não somente intra quanto interobservador, questões de aquisição (equipamentos e sonógrafos), regressão ao meio e variação biológica. Como algumas destas variações se originam de diferenças nos eixos das imagens entre os estudos, é mais potencialmente redutível utilizando técnicas de imagem 3D, e existe alguma evidência que o suporte.

9. RESPOSTA: B. A deformação pode ser considerada um análogo da FE regional, pois ela reflete o encurtamento desde o início até o final da sístole. Pré-carga reduzida – a qual está associada ao tamanho cavitário reduzido – irá reduzir a deformação, refletindo a baixa posição do ventrículo na curva de Frank-Starling assim como a baixa deformação de uma cavidade VE já vazia. Reciprocamente, redução da pós-carga está associada a deformação aumentada, refletindo a baixa impedância à ejeção VE. Frequência cardíaca elevada está associada a redução do enchimento VE e deformação reduzida. Essas observações são importantes para se entender a deformação e a resposta da taxa de deformação ao estresse com dobutamina. A taxa de deformação (que é dependente do tempo) mostra um aumento linear com dobutamina, enquanto a deformação se eleva inicialmente, mas sofre um decréscimo até a dose de pico, assim como o volume sistólico cai em altas frequências cardíacas.

10. RESPOSTA: E. O encurtamento endocárdico excede aquele da parede média e é influenciado pela geometria VE. As medidas da parede média são consideradas o melhor marcador de contratilidade, talvez porque o vetor de estresse circunferencial e a direção do encurtamento da fibra sejam paralelos (as fibras da parede média são circunferenciais). Isto parece ser importante na HVE concêntrica por exemplo, aproximadamente 1/3 dos pacientes com estenose aórtica e encurtamento endocárdico normal apresentam encurtamento reduzido da parede média (Fig. 10-18).

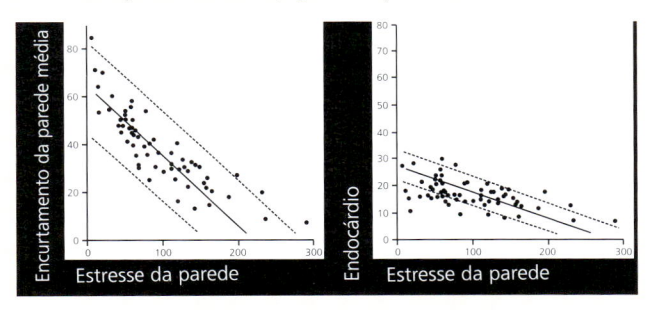

Aurigemma GP, Gaasch WH. Quantitative Evaluation of Left Ventricular Structure, Wall Stress, and Systolic Function. In: Otto CM, editor. The Practice of Clinical Echocardiography, Third Edition. Philadelphia: W. B. Saunders, 2007;187-211.

Fig. 10-18

11. RESPOSTA: D. As diretrizes atuais utilizam as dimensões VE do modo M como marcador do tamanho do VE em uma avaliação seriada do VE em lesões valvares regurgitantes. Isto apresenta o benefício de uma base de evidência estabelecida, mas a desvantagem de dados potencialmente enganadores de imagens fora do eixo. A tendência de subestimar os volumes VE utilizando imagens 2D é reduzida pelo uso de opacificação VE, provavelmente porque o sonografista se torna mais hábil para identificar o ápice verdadeiro e evita o encurtamento. Provavelmente por razões similares, a ecocardiografia 3D também evita a subestimativa dos volumes VE. A combinação de imagens 3D e opacificação VE oferece volumes VE que são próximos àqueles fornecidos por imagem de ressonância magnética cardíaca (RNM) (Fig. 10-19).

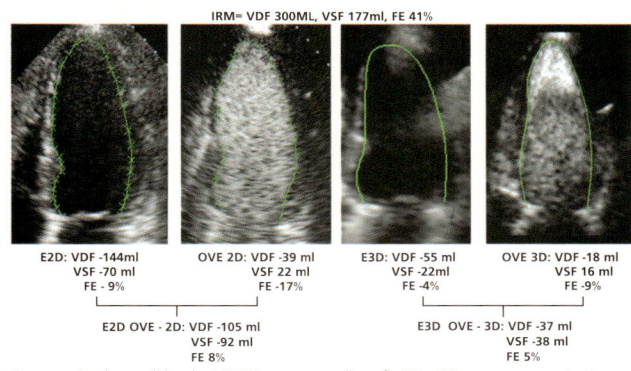

Comparação das medidas dos VDFVE com ecocardiografia 2D e 3D com e sem contraste com medidas de VDF em IRM de 300ml. A subestimativa pela ecocardiografia 2D é substancialmente revertida pelo uso da ecocardiografia 3D ou contraste, e minimizada pela combinação de ambos.

Fig. 10-19

12. RESPOSTA: A.

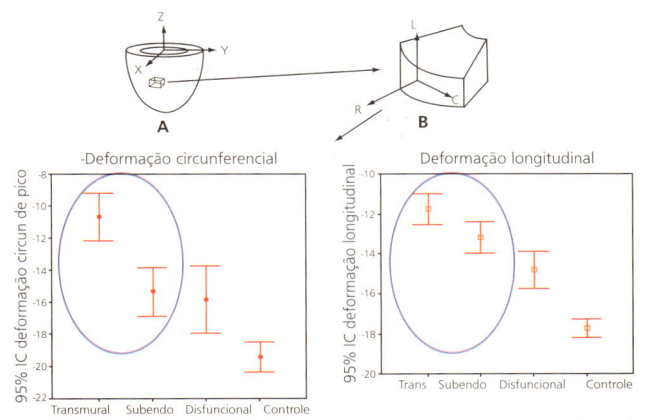

Derivação das deformações longitudinal, circunferencial e transversa e a associação destas à extensão da cicatriz, definida pela IRM realçada por contraste.

Fig. 10-20

A habilidade de derivar deformação de imagens 2D (em vez de Doppler tecidual, que é direcional) permitiu a avaliação da deformação não somente no plano longitudinal, mas também nos planos radial e circunferencial. A disfunção subendocárdica causa uma redução da função longitudinal (uma vez que as fibras subendocárdicas possuem uma orientação longitudinal). Infartos de extensão relativamente limitada podem causar uma redução da deformação longitudinal, e a susceptibilidade disso para piorar a deformação na proporção da extensão do infarto não está completamente clara. Entretanto, documentos da área concordam que o grau de redução da deformação circunferencial e transversa está relacionado à extensão transmural da disfunção subendocárdica. (Fig. 10-20).

Imagens de perfusão em tempo real têm sido utilizadas para delinear a extensão da cicatriz subendocárdica, pois tanto o fluxo quanto a função podem ser apreciados na mesma sequência (imagens desencadeadas fornecem dados de perfusão isolados). Um estudo recente utilizou contraste para delinear a cavidade VE durante a aquisição das imagens com ultrassom de baixa energia, o qual enfatizou a densidade aumentada da cicatriz subendocárdica.

A retrodifusão calibrada integrada oferece um meio de definir a refletividade do miocárdio relativo a um quadro externo de referência (p. ex., pericárdio). Embora esta técnica tenha sido utilizada para definir cicatriz e tecidos viáveis, anisotropina torna essa interpretação difícil em outras projeções que não a paraesternal de eixo longo.

13. RESPOSTA: C. Houve uma expansão tão prolífica de novas tecnologias que fica difícil acompanhar qual modalidade pode auxiliar em cada questão clínica. Geralmente, a velocidade tecidual tem sido útil para definir o tempo (p. ex., sincronismo) e a medida do fenômeno global (p. ex., velocidade E' como um substituto de tau, a constante do tempo de relaxamento), mas está sujeita à amarração por segmentos adjacentes, portanto este não e um bom marcador de função segmentar.

Medidas volumétricas precisas são possíveis com 3D, mas com uma resolução temporal baixa – embora não existam dados para confirmar isto, parece improvável que esta modalidade se torne útil para avaliação da função diastólica, em que o tempo para mudanças de volume seja crítico. A análise da deformação com tensão pontual pode fornecer informações sobre a distribuição transmural da cicatriz, e a resposta a baixa dose de dobutamina tem sido quantificada tanto com velocidade tecidual quanto com tensão pontual.

TABELA 10-1 Contribuições de novas tecnologias para questões diagnósticas particulares

	Doppler Tecidual	Taxa de Deformação (IVT e 2D)	Volumes 3D
Disfunção sistólica	+	++	++
Viabilidade	–	++	–
Isquemia	–	++	–
Disfunção diastólica	++	–	–
Sincronismo VE	++	–	+
Caracterização miocárdica	++	++	–

14. RESPOSTA: E. O curso de desfechos adversos associados a IC tem estimulado um interesse crescente no reconhecimento de estágios iniciais de IC e nas tentativas de prevenir a progressão. A contribuição principal da velocidade tecidual tem sido a avaliação de E' tecidual, que é um marcador sensível de insuficiência miocárdica que pode ser reduzida mesmo na presença de fatores de risco e na estimativa da pressão de enchimento VE, que pode suportar o diagnóstico de IC em fase final. A deformação miocárdica pode ser um sinal de disfunção pré-clínica em uma fase inicial da doença, embora sua habilidade em quantificar a cicatriz possa torná-la útil na doença avançada. As principais contribuições do cálculo do volume VE são de maior valor na doença em estágio avançado, onde a cavidade VE está dilatada e a FE está reduzida.

TABELA 10-2 Estágios da insuficiência cardíaca

	História de IC	Sinais de IC	Estrutura/Função Anormal	Fatores de Risco para IC
Normal	Não	Não	Não	Não
Estágio A	Não	Não	Não	Sim
Estágio B	Não	Não	Sim	Sim
Estágio C1	Não	Sim	Sim	Sim
Estágio C2	Sim	Não	Sim	Sim
Estágio D	Sim	Sim	Sim	Sim

15. RESPOSTA: C.

Espessura relativa da parede (ERP) = 2 × PWd/VEd
= 2 × 13/52 = 0,5

MVE = 1,04 ([VEd + IVS + PW]^3 – Ved^3) – 13,6
= 1,04 (7,7^3 – 5,2^3) – 13,6
= 342 g (ou 190 g/m^2 para ASC 1,8)

MVE e geometria VE são ambos importantes determinantes de desfechos. Neste paciente, tanto MVE quanto a espessura relativa da parede estão aumentados, indicando HVE concêntrica. Remodelamento concêntrico (espessamento de parede sem massa aumentada) está também associado a desfecho adverso (Fig. 10-21).

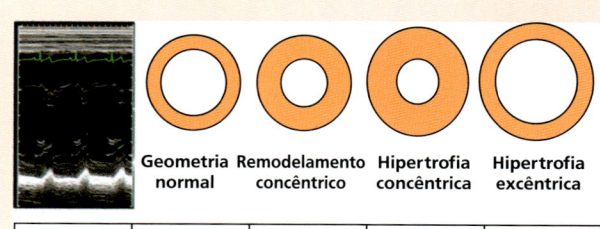

	Geometria normal	Remodelamento concêntrico	Hipertrofia concêntrica	Hipertrofia excêntrica
ERP	< 0,45	≥ 0,45	≥ 0,45	< 0,45
IMVE (g/m^2)	≤ 131 (homens) ou ≤ 100 (mulheres)	≤ 131 (homens) ou ≤ 100 (mulheres)	> 131 (homens) ou > 100 (mulheres)	> 131 (homens) ou > 100 (mulheres)

Espessura relativa da parede (ERP) = 2 × PWd/dDVE
Índice de massa do VE (IMVE) = 1,04 ((dDVE + dSVI+PWd)^3 dDVE^3)-13,6

Fig. 10-21

16. RESPOSTA: C. A história de dor torácica desencadeada após estresse emocional é a apresentação clássica de cardiomiopatia de estresse (síndrome de Takotsubo, STT). STT imita infarto agudo do miocárdio com supradesnível do segmento ST com artérias coronárias epicárdicas normais e com resolução espontânea com um prognóstico favorável. O fator desencadeante mais comum é o estresse emocional severo, e as mulheres são mais frequentemente afetadas do que os homens. A distribuição é atípica para territórios coronarianos – embora as anormalidades de motilidade de parede envolvam o ápice, eles envolvem todo o VE medioapical (o qual inclui territórios das coronárias direita e circunflexa), mas não a base. A presença de aceleração de fluxo no trato de saída do VE reflete uma distorção da anatomia VE em vez de CMH.

17. RESPOSTA: B. O desenvolvimento de sopro sistólico pós-infarto pode ser decorrente da RM ou da DSV. Em contraste com o DSV congênito, os DSVs pós-infarto são identificados em áreas com anormalidade da motilidade da parede e são frequentemente de formato irregular. A IRNH cardíaca é uma abordagem diagnóstica alternativa, mas os defeitos são normalmente bem visualizados por ecocardiografia transtorácica. O uso de ecocardiografia 3D pode minimizar a possibilidade de se perderem múltiplos defeitos, o que pode ser importante no planejamento de fechamento por dispositivo.

18. RESPOSTA: C. O padrão de espessamneto apical é típico de CMH apical. Como outras anormalidades localizadas (p. ex., estrutura de músculo papilar), este deverá ser mais facilmente reconhecido com contraste (ou IRM).

Esta condição é mais comumente descoberta em homens de meia-idade como um achado incidental de ondas T negativas gigantes (1-4 mV) nas derivações precordiais esquerdas ao eletrocardiograma. Embora mudanças na morfologia da onda T possam ser abruptas, os achados normalmente se desenvolvem ao longo de vários anos. O prognóstico de CMH apical é geralmente benigno, embora IC possa ocorrer devido a fibrilação atrial e aneurisma VE.

Espera-se que as respostas alternativas (fibroma apical ou banda muscular) sejam mais localizadas. Encurtamento apical é uma consideração potencial, mas o comprimento ventricular parece normal. A cardiomiopatia por não compactação está associada a espessamento apical, mas não invade a cavidade e é caracterizada por profundas trabeculações apicais.

19. RESPOSTA: D. Os achados sugerem uma cardiomiopatia infiltrativa. A falta de alterações ECG apesar de severo espessamento da parede é incompatível com doença cardíaca hipertensiva e CMH. Das condições infiltrativas, sarcoidose é usualmente desigual e a apresentação da doença de Fabry deve ser esperada em uma idade mais jovem.

O diagnóstico é mais provavelmente de amiloidose. As manifestações cardiovasculares incluem IC congestiva, anormalidades vasculares e de condução e disfunção antonômica. Em estágios iniciais, a doença é caracterizada por espessamento VE na ausência de história de hipertensão ou evidência ECG de HVE. O padrão típico de enchimento restritivo é visto em estágios finais da doença, e no início a doença pode mostrar somente um padrão pseudonormal. A consistência de "vidro fosco" do miocárdio pode ser difícil de reconhecer com imagem harmônica, e sua suspeição deve levar ao uso de imagens fundamentais. IRNH cardíaca e cintilografia são abordagens diagnósticas alternativas.

20. RESPOSTA: D. Apesar da anormalidade da motilidade da parede apical, as bolhas retornam a esta área após o *flash* (setas, Figura 10-22), indicando uma microcirculação intacta. Ecocardiografia de contraste miocárdico tem sido utilizada para definir a extensão transmural do infarto e para diferenciar miocárdio atordoado de miocárdio necrosado. Sua precisão na predição de recuperação funcional é comparável à ecocardiografia de estresse com dobutamina, cintililografia de perfusão e IRNH cardíaca.

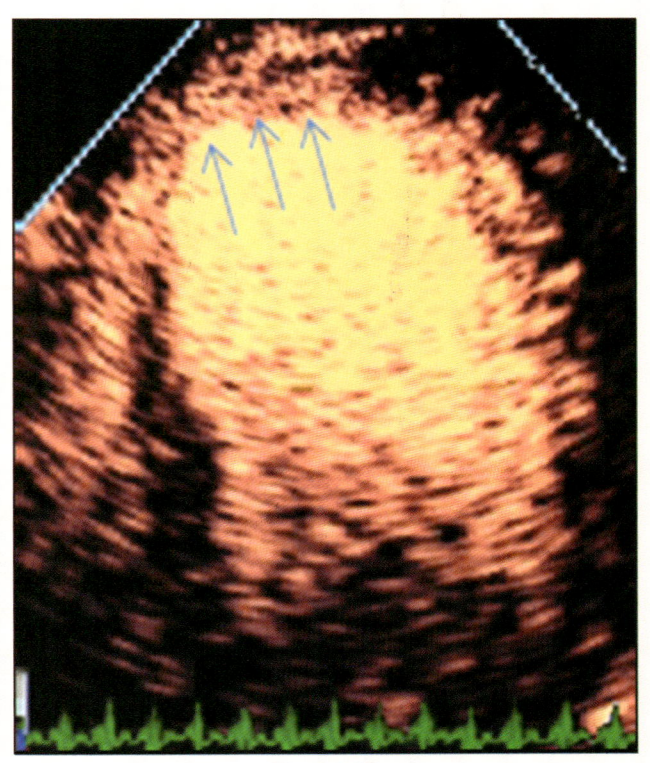

Fig. 10-22

Na ausência de teste de estresse, não está claro quando isto é isquêmico, e o tratamento pode não ser a melhor opção. Embora haja atenuação do contraste em segmentos da ACD e ACXE, estes permanecem ainda se espessando.

21. RESPOSTA: C. O Vídeo 10-6 demonstra preservação do VD basal com dilatação e disfunção da parede média e do ápice. O sinal de McConnel envolve função apical preservada em embolia pulmonar aguda, e infarto do VD ou *cor pulmonale* usualmente envolvem a espessura total da parede livre do ventrículo direito.

Displasia arritmogênica do VD é uma cardiomiopatia herdada caracterizada por arritmias ventriculares e anormalidades estruturais do ventrículo direito, em razão da substituição progressiva do miocárdio do VD com gordura e tecido fibroso. É caracterizada por dilatação VD com afinamento da parede e trabeculação, e pode ser identificada por IRM cardíaca ou ecocardiografia. Os critérios ecocardiográficos são função VD diminuída, dimensões VD aumentadas (especialmente o trato de saída ventricular direito [TSVD]; uma dimensão diastólica do TSVD no eixo longo > 30 mm presente em 89%), e anormalidades morfológicas VD (desarranjo trabecular em 54%, banda moderadora hiper-refletiva em 34% e saculações em 17%).

22. RESPOSTA: A. As imagens no Vídeo 10-7 demonstram alargamento VD com função reduzida e movimentação septal compatível com interação ventricular. Neste contexto, a explicação mais provável é infarto VD.

O infarto VD é associado ao aumento da mortalidade intra-hospitalar, portanto esta é uma importante condição a ser identificada. Quando o comprometimento hemodinâmico ocorre no contexto de infarto inferior, dimensões do VD, forma e função global e regional devem ser examinadas com cuidado.

Congestão de veia cava inferior frequentemente ocorre no contexto de complacência VD reduzida.

23. RESPOSTA: D. A projeção mostra uma anormalidade da movimentação da parede restrita ao ápice e sem adelgaçamento. As imagens de opacificação VE mostram um defeito de enchimento apical persistente, provavelmente representando um trombo recente. Esses achados podem ser altamente lábeis no período inicial após o infarto – estudos transversais precoces após infarto anterior identificaram trombos em 2% dos infartos, especialmente com o tempo de reperfusão > que 3 horas. Ecocardiografia de contraste é o método ecocardiográfico mais preciso na detecção de trombo mural VE, independente da experiência do médico. Em uma auditoria de 409 pacientes submetidos a ecocardiografia para detecção de trombos VE, 46% foram não diagnósticos. Um estudo realçado por contraste fornece informação definitiva sobre a presença ou ausência de um trombo VE em 90% desses pacientes (Fig. 10-23).

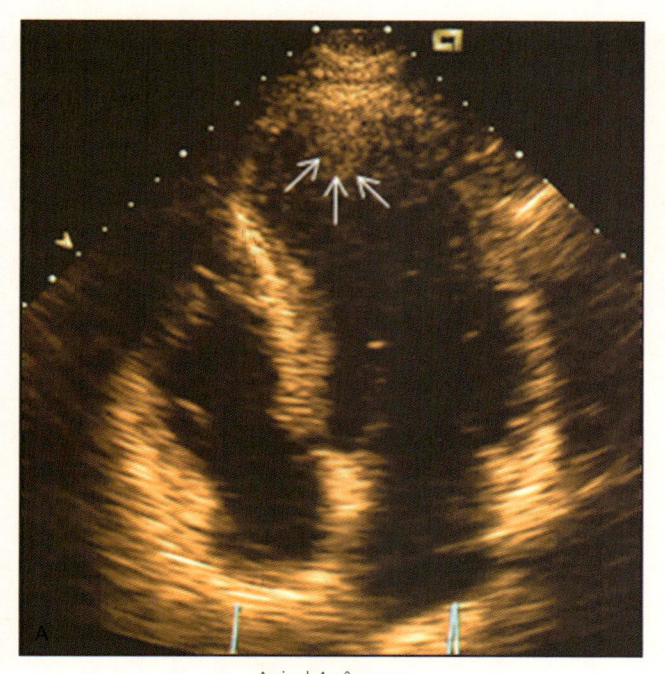

Apical 4 câmaras
Fig. 10-23A

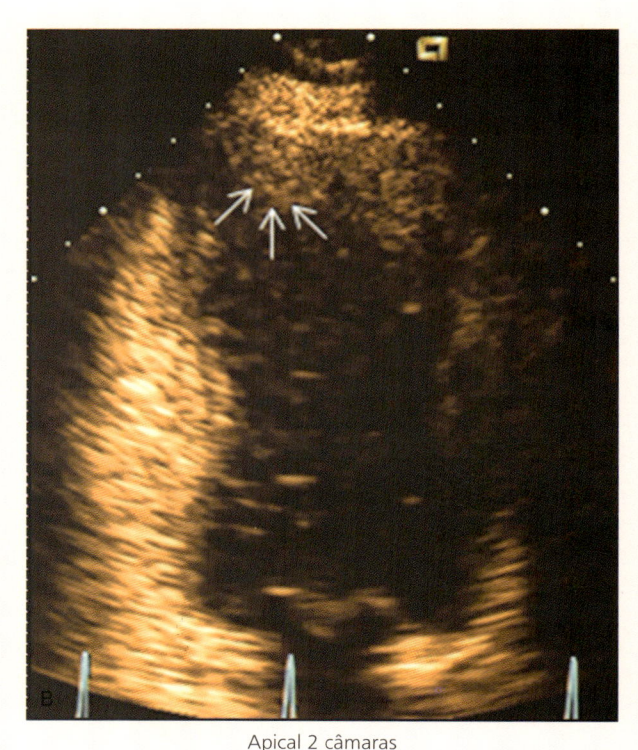

Apical 2 câmaras
Fig. 10-23B

24. RESPOSTA: C. O monitor mostra imagens reconstruídas equivalentes às projeções apical 4 e 2 câmaras, com uma projeção de eixo curto na junção dos segmentos basal e médio. A Figura 10-24D mostra uma sequência de nove imagens de eixo curto do ápide à base. O ventrículo esquerdo está aumentado, mas a anormalidade da motilidade da parede é restrita ao território da DAE (setas).

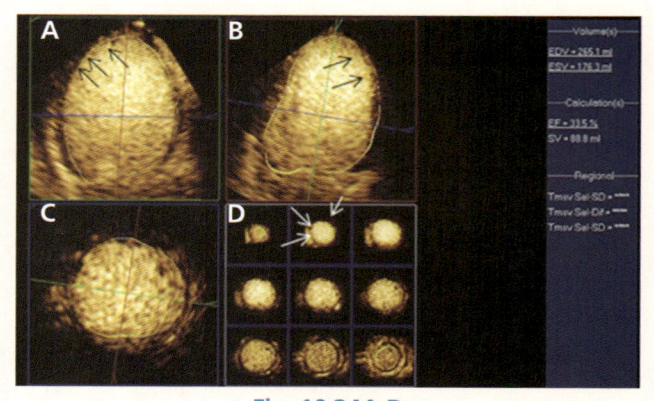

Fig. 10-24A-D

25. RESPOSTA: C. Traços das dimensões em repouso foram sobrepostos à imagem pós-esforço para mostrar a dilatação VE e a disfunção VE pós-esforço (Fig.10-25). Disfunção VE subclínica pode ser identificada com base na resposta reduzida da FE ou dilatação VE no esforço.

O movimento para cirurgia mitral precoce pode ser problemático em pacientes com prolapso anterior ou bicúspide, decorrente do grande risco de falhar o reparo. Nesta situação, a avaliação da RC pode permitir a detecção de anormalidades subclínicas contráteis dos miócitos

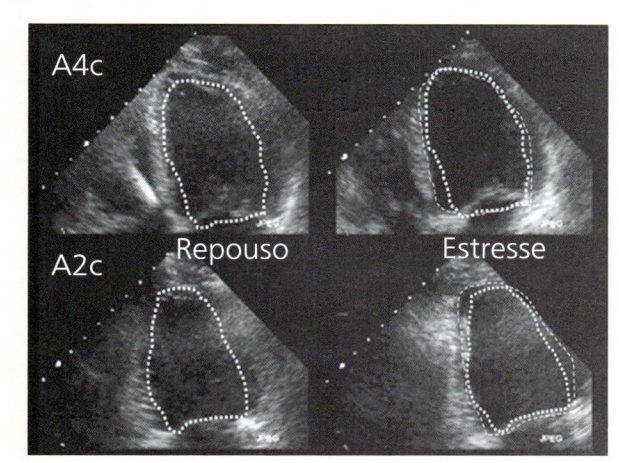

Fig. 10-25

que são aparentes experimentalmente como baixo desenvolvimento de força e uma relação força-frequência negativa, refletindo decréscimos transitórios no pico de cálcio. Trabalhos iniciais com RC em RM crônica documentaram que RC preservada (um incremento da FE > 4%) foi preditor de função VE preservada após cirurgia mitral. Trabalhos subsequentes demonstraram que a RC em RM severa assintomática foi preditora de desfechos clínicos e função VE durante 3 anos. Em particular, em um acompanhamento a FE foi preservada em pacientes tratados clinicamente com RC intacta, mas progressivamente se deteriorou em pacientes sem RC. Uma abordagem mais simples pode ser a realização de imagens miocárdicas para identificar disfunção subclínica neste contexto.

26. RESPOSTA: E. Existe adelgaçamento da parede posterior, acinesia das paredes inferior e do septo basal e hipocinesia lateral. A função apical parece diminuída nas projeções apical 4 e 3 câmaras. Esta combinação é mais comumente encontrada na doença multivascular.

A deformação na Figura 10-8 exibe baixas deformações nessas regiões, e a distribuição da função reduzida está resumida no mapa polar do visor. Informações de deformação têm sido utilizadas para acrescentar valor prognóstico adicional, tanto para HVE quanto para avaliação de motilidade da parede.

27. RESPOSTA: B. A amostragem amarela está localizada ao longo da parede posterior mediobasal e a turquesa, ao longo da parede apical (Fig. 10-12). A deformação longitudinal na parede mediobasal (amarela) mostra alongamento (a curva está acima da linha de base). No ápice, a curva de deformação (turquesa) varia entre 16 e 20% negativos, indicando encurtamento normal. Note que esta avaliação da função endocárdica (longitudinal) pode não corresponder à avaliação visual da função regional (principalmente radial).

PONTOS-CHAVE: sobre medidas de

- Adelgaçamento – O adelgaçamento da parede VE é uma importante pista que não deve ser negligenciada na análise da motilidade da parede.
- Deformação – A quantificação da deformação deve ser corretamente aplicada a imagens de repouso, utilizando ou a velocidade tecidual ou a deformação baseada em pontos. Embora a velocidade tecidual seja mais atraente para avaliação da resposta ao estresse decorrente da alta resolução temporal desta técnica, da monitoração pontual é tecnicamente fácil de ser realizada e pode ser obtida nas direções longitudinal, radial e circunferencial.
- Informação adicional – A deformação possui o atrativo adicional de fornecer informação prognóstica

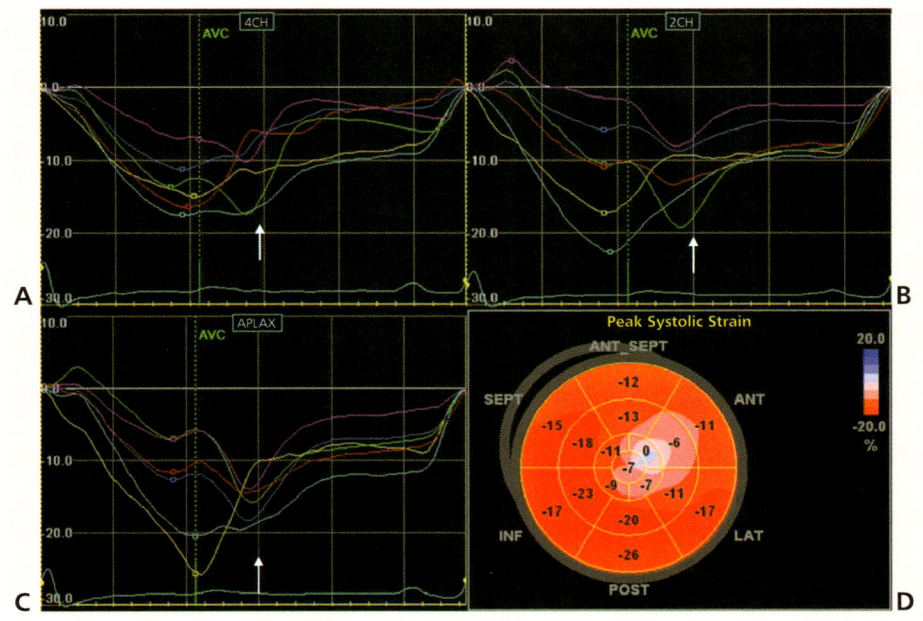

Fig. 10-26

complementar na análise da motilidade da parede. Para informação global, este é particularmente o caso em disfunção VE leve, ou onde a FE pode não ser suficientemente sensível para identificar distúrbios. A informação adicional fornecida comparada à análise da motilidade da parede pode refletir a habilidade de se aferir a contração longitudinal com a deformação, enquanto a análise da motilidade da parede seja é focada na *performance* radial.

28. RESPOSTA: D. As curvas de deformação em cada projeção incluem um marcador para fechamento valvar aórtico (FVA) (Fig. 10-26). Curvas relativas ao território da DAE mostram contração pós-sistólica (*i. e.*, setas apontam para deformação de pico segundo a FVA). Este fenômeno de contração pós-sistólica pode ser visto em um miocárdio normal, mas neste caso é leve. Isto pode, na ocasião, ser um fenômeno passivo (p. ex., no contexto de discinesia), mas neste caso é devido ao desenvolvimento atrasado do encurtamento, o qual reflete redução da geração de força miocárdica. A distribuição da deformação sistólica reduzida está resumida no mapa polar (Fig. 10-26D); achados de FE de 37% e deformação global de 14%, atestam, ambos, a disfunção moderada VE.

29. RESPOSTA: B. O A forma do ápice VE é alterado, e o espessamento está reduzido (veja também o mapa de deformação). A função em outros territórios parece preservada.

PONTOS-CHAVE: sobre análise da motilidade da parede em repouso

- Segmentação – A alocação dos segmentos nos territórios das artérias coronárias carrega um risco de alocação errada a uma artéria coronária, simplesmente decorrente da variações na anatomia coronariana. Apesar do risco, o reconhecimento de padrões correspondentes à distribuição arterial coronariana padrão é um guia muito útil para análise da mobilidade da parede. Falência da motilidade que coincide com a distribuição coronariana padrão implica a possibilidade de interpretação falso-positiva, ou a presença de causa não coronariana para disfunção regional.
- Forma – Desvios do formato padrão de "projétil" do ventrículo esquerdo podem ser causados por hipertrofia tanto do septo como dos músculos papilares, portanto eles não são necessariamente específicos para doença coronariana. Mesmo assim, o formato do VE é uma importante pista para o entendimento da função regional.
- Tempo – O tempo da contração é um componente, o qual é frequentemente negligenciado na análise da motilidade regional da parede. Seria altamente incomum um segmento isquêmico demonstrar contração sincronizada. A identificação de hipocinesia sem atraso deve levar a reconsideração sobre se a hipocinesia estava realmente presente. Mudanças súbitas não podem ser percebidas visualmente e requerem congelamento das imagens 2D para que se possa percorrê-las, ou quantificação da curva de deformação com comparação da morfologia das curvas em diferentes segmentos.

30. RESPOSTA: E. Os achados são compatíveis com RM isquêmica decorrente da restrição do folheto posterior causado por infarto inferoposterior. A sobreposição resultante do folheto anterior leva a uma RM direcionada posteriormente. RM isquêmica é uma doença causada por alterações na estrutura e na função VE, e contrasta com a RM aguda, que é uma complicação de infarto relacionada à ruptura ou estiramento da musculatura papilar. A RM isquêmica é identificada em 50% dos pacientes pós-infarto, nos quais 12% são moderada ou severa. A RM moderada ou severa está associada ao aumento de três vezes no risco de IC e risco 1,6 vezes maior de morte em 5 anos.

Existem dois mecanismos principais – desposicionamento do músculo papilar posterior (causando sobreposição do folheto anterior e RM direcionada posteriormente) e alargamento VE, amarrando ambos os folhetos e causando um jato mais central.

31. RESPOSTA: D. Não existe evidência de reparo valvar. A parede posterior melhorou e não tem cicatriz. A resposta à terapia médica seria possível, mas em desacordo com a melhora da parede posterior.

PONTOS-CHAVE: sobre RM isquêmica

- Padrões – RM isquêmica é um achado comum após IAM, e as pistas para seu reconhecimento são baseadas na morfologia da válvula mitral, na presença de restrição do folheto e no padrão de direção do jato.
- Processo VE – Embora este problema se manifeste como RM, ele é mesmo assim um processo VE, e deve ser consideração dada à isquemia e viabilidade miocárdicas, particularmente na parede posterior.
- Quantificação – A quantificação da RM isquêmica pode ser difícil, pois o processo é dirigido pela geometria VE, a qual muda durante a sístole. É típico que a quantidade da regurgitação seja maior durante a sístole inicial do que a média, enquanto o ventrículo se esvazia e a válvula é empurrada de volta ao anel. Essas características devem ser consideradas quando se avalia a severidade da regurgitação.

32. RESPOSTA: E. A anomalia de Ebstein envolve "atrialização" de parte do VD, em decorrência do típico posicionamento da válvula tricúspide (mostrado com a linha branca na Figura 10-27). Esta anormalidade tricúspide distingue esta entidade de um diagnóstico alternativo.

A. Índice de volume atrial esquerdo de 28 mL/m².
B. Velocidade diastólica inicial do Doppler tecidual do anel mitral de 12 cm/s.
C. Velocidade diastólica inicial derivada do Doppler tecidual do anel mitral de 6 cm/s.
D. Diferença na duração da RA do fluxo venoso pulmonar e influxo mitral de 15 ms.
E. Velocidade de propagação do fluxo transmitral avaliado pelo modo M colorido de 60 cm/s.

19. Um paciente com disfunção VE severa decorrente de hipertensão de longo tempo não tratada é encaminhado para iniciar terapia medicamentosa. Com base nos achados do Doppler na Figura 11-4, deve-se ter muita cautela quando se iniciar qual terapia medicamentosa?

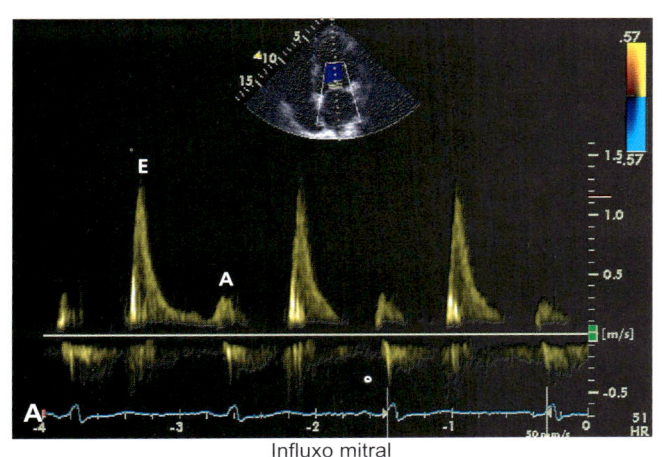

Influxo mitral
Fig. 11-4A

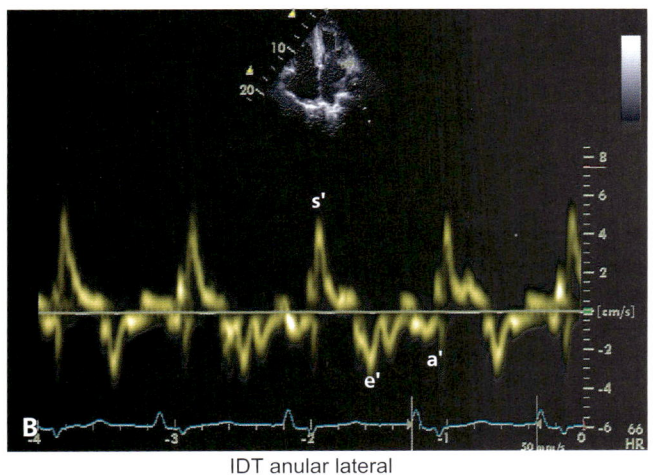

IDT anular lateral
Fig. 11-4B

A. Diuréticos.
B. Nitratos.
C. Inibidor de enzima de conversão da angiotensina (ECA).
D. Agentes betabloqueadores.
E. Hidralazina.

20. A Figura 11-5 representa a velocidade de propagação do fluxo transmitral (Vp) avaliado pelo modo M colorido (linha vermelha) em um paciente com um infarto agudo do miocárdio devido a oclusão trombótica da artéria descendente anterior esquerda média (DAE) 3 meses atrás. Se fosse possível medir a pressão intracavitária VE com um cabo de pressão de alta fidelidade e comparar as medidas com valores obtidos anteriormente ao infarto, qual observação deveria ser a mais provável?

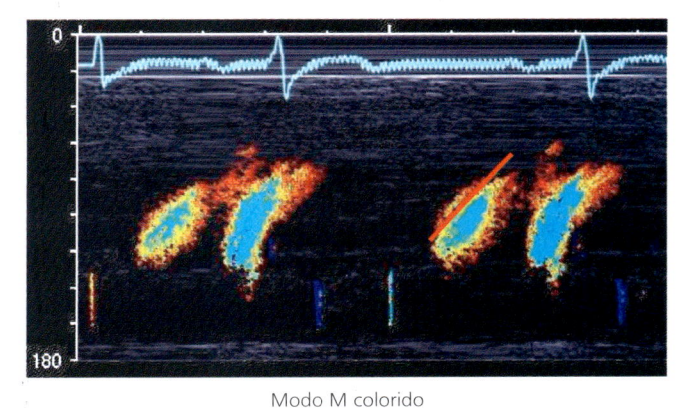

Modo M colorido
Fig. 11-5

A. Um gradiente de pressão diastólica inicial reduzido entre a ponta da válvula mitral e o ápice.
B. Um elevado valor absoluto para dP/dt.
C. Uma pressão diastólica final VE baixa.
D. Uma pressão diastólica inicial medida no ápice VE.
E. Uma pressão diastólica final baixa medida no ápice VE.

21. Uma mulher de 61 anos com cardiomiopatia isquêmica é encaminhada para terapia de ressincronização cardíaca. Um pouco antes do implante de seu dispositivo biventricular, ela foi submetida a ecocardiograma transtorácica. Seis meses depois, um novo ecocardiograma é obtido. Com base no padrão de enchimento VE ao Doppler mostrado na Tabela 11-3 e Figura 11-6, qual afirmativa está correta?

TABELA 11-3

Basal	Acompanhamento de 6 meses
E = 78 cm/s	E = 111 cm/s
A = 72 cm/s	A = 28 cm/s
E/A = 1,1	E/A = 3,6
DT = 180 ms	DT = 126 ms
Vp = 28 cm/s	Vp = 25 cm/s

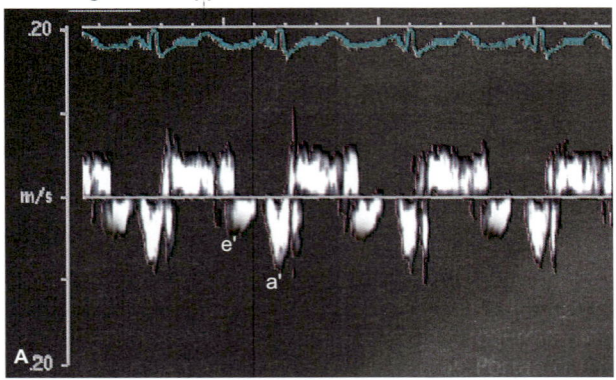

Imagem de Doppler tecidual de base anular medial

e' = 5 cm/s
Fig. 11-6A

Acompanhamento de 6 meses

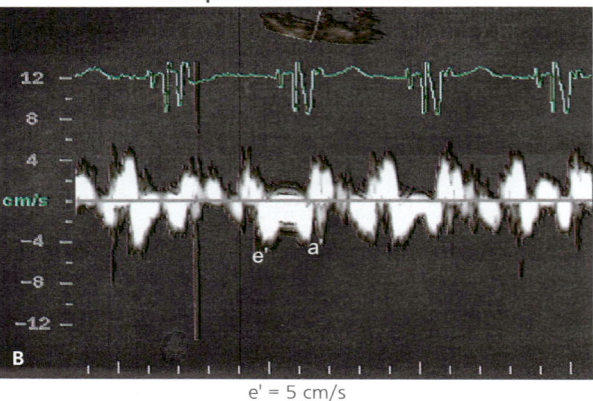

e' = 5 cm/s
Fig. 11-6B

A. O relaxamento VE melhorou.
B. As pressões de enchimento VE estão reduzidas.
C. A contratilidade atrial esquerda aumentou.
D. Rigidez VE aumentada.
E. Existe menos dessincronismo.

---

22. Os achados do Doppler na Figura 11-7 são mais facilmente encontrados em qual cenário clínico?

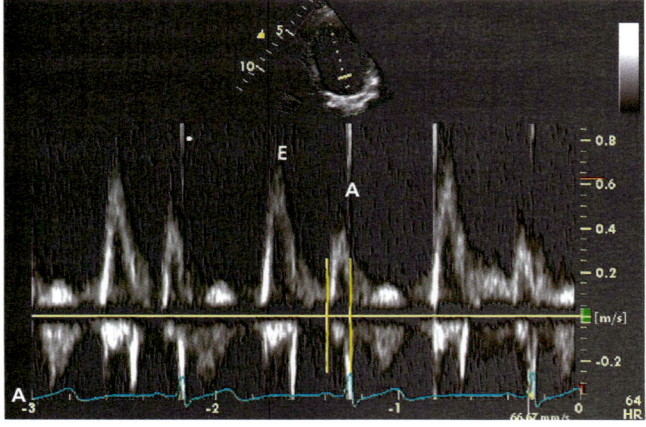

Duração de A = 100ms
Influxo mitral
Fig. 11-7A

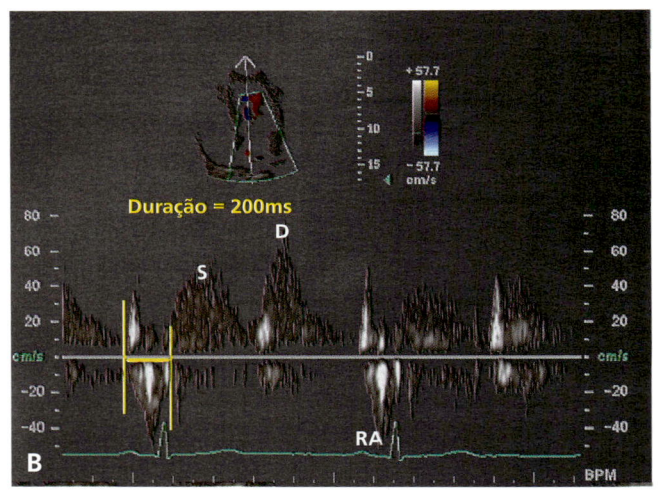

Duração = 200ms
Duração RA = 180 ms
Fluxo venoso pulmonar
Fig. 11-7B

A. Um atleta masculino de 35 anos.
B. Uma mulher de 50 anos com RM 2+.
C. Um homem de 60 anos com cardiopatia hipertensiva avançada.
D. Um homem de 50 anos com cardiomiopatia hipertrófica recentemente diagnosticada.
E. Uma mulher de 50 anos com pericardite constritiva.

---

23. O padrão de influxo mitral mostrado na Figura 11-8 é por si só sugestivo de elevadas pressões de enchimento se:

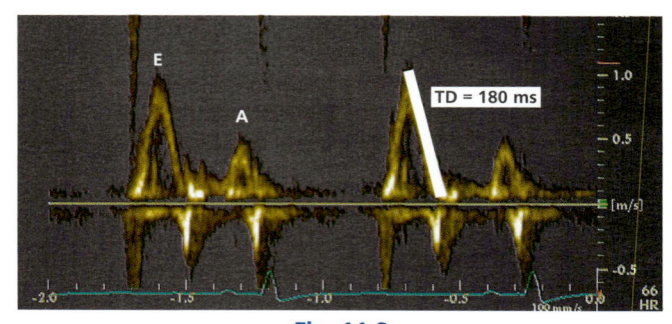

TD = 180 ms
Fig. 11-8

A. O paciente tiver uma fração de ejeção de 25%.
B. O paciente tiver uma fração de ejeção de 60%.
C. O paciente tiver um átrio esquerdo dilatado e história de fibrilação atrial.
D. O paciente tiver prolapso valvar mitral e RM moderadamente severa.
E. A velocidade máxima do jato regurgitante tricúspide for 3,5 m/s.

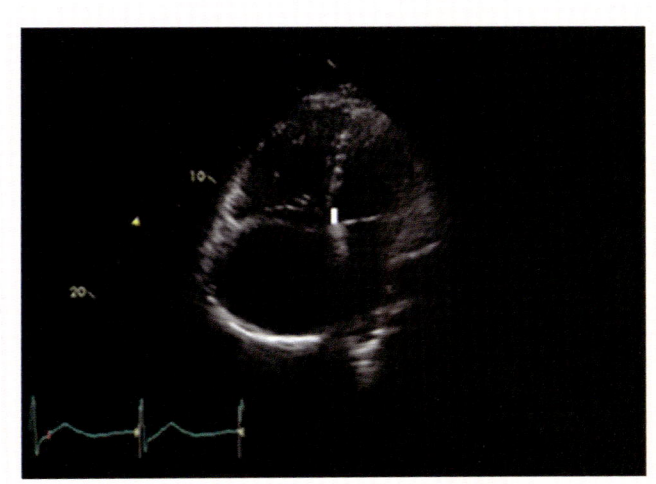

Fig. 10-27

33. RESPOSTA: C. Cirurgia de válvula tricúspide envolve a liberação da tricúspide septal, a qual está aderente ao septo e frequentemente uma anuloplastia (marcada com setas na Figura 10-28).

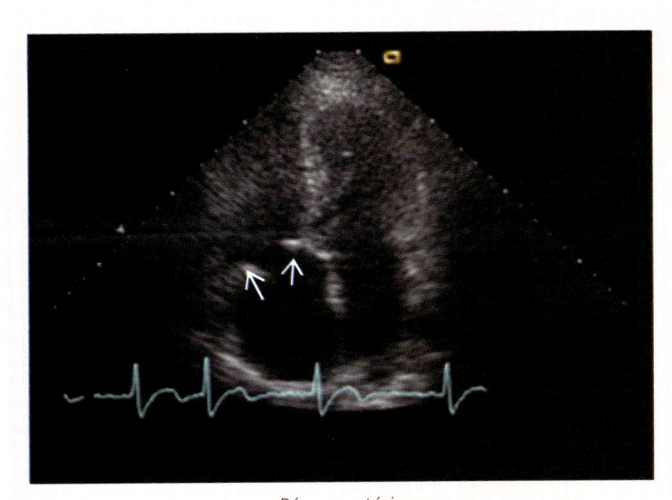

Pós-operatório
Fig. 10-28

PONTOS-CHAVE: sobre avaliação VD

- Forma – A natureza não geométrica do ventrículo direito é difícil de avaliar utilizando modalidades clássicas de imagens. O tamanho VD pode ser superestimado se as projeções apicais forem obtidas em um plano mais medial que o normal, e a solução para este problema a respeito da avaliação do tamanho VD é examinar a estrutura por múltiplos planos. Neste caso, a compensação entre as válvulas mitral e tricúspide é típico da anomalia de Ebstein.
- Quantificação – Assim como no caso de estimativa de tamanho, a estimativa da função sistólica do VD pode ser um desafio em razão do formato não geométrico do VD. Abordagens tridimensionais parecem aumentar o uso da quantificação da função VD.

34. RESPOSTA: C. A não compactação VE é uma anormalidade de desenvolvimento que mostra um largo espectro fenotípico – pacientes com os distúrbios mais extensos podem desenvolver IC, tromboembolismo sistêmico e arritmias. Embora o espessamento do tecido macio apical seja visto em todas as acima, o perfil característico de fluxo colorido mostrando fluxo dentro dos sinusoides é típico de não compactação (Fig. 10-29).

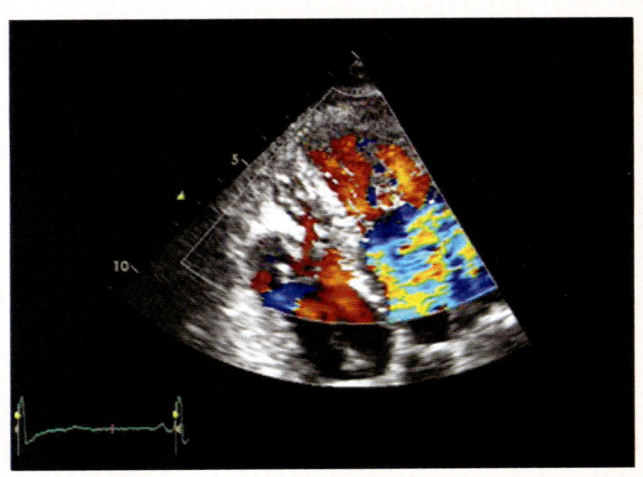

Fig. 10-29

35. RESPOSTA: A. A não compactação se comporta como um processo cardiomiopático. Neste caso, as alterações anatômicas e a função sistólica comprometida são associados a um padrão de fluxo restritivo.

PONTOS-CHAVE: sobre etiologia da IC e avaliação diastólica

- Forma – A forma do VE era avaliada anteriormente como uma importante pista para função regional anormal e também necessita ser considerado com relação à função global. Esfericidade VE está associada a resultado, e a morfologia VE mostrada neste caso deveria levar à identificação de não compactação.
- Importância de se considerar a etiologia da IC – O reconhecimento de que IC é uma síndrome em vez de uma doença deve ser aplicado à avaliação ecocardiográfica da disfunção VE. Em algumas situações, outras técnicas são necesárias para se fazer um diagnóstico etiológico; entretanto, a identificação de não compactação VE é obtida por um ecocardiografista alerta.
- Diastologia em IC – A avaliação da função diastólica é um componente importante do exame ecocardiográfico na IC. A presença de um padrão de enchimento restritivo, particularmente se falha em responder tanto a Valsalva como a diurético, está associado a um desfecho adverso.

LEITURAS SUGERIDAS

Aikawa Y, Rohde L, Plehn J et al. Regional wall stress predicts ventricular remodeling after anteroseptal myocardial infarction in the Healing and Early Afterload Reducing Trial (HEART): an echocardiography-based structural analysis. Am Heart J. 2001;141:234-242.

Armstrong WF, Pellikka PA, Ryan T et al. Stress echocardiography: recommendations for performance and interpretation of stress echocardiography. Stress Echocardiography Task Force of the Nomenclature and Standards Committee of the American Society of Echocardiography. J Am Soc Echocardiogr. 1998;11:97-104.

Becker M, Hoffmann R, Kuhl HP et al. Analysis of myocardial deformation based on ultrasonic pixel tracking to determine transmurality in chronic myocardial infarction. Eur Heart J. 2006;27: 2560-2566.

Bonow RO, Carabello BA, Chatterjee K et al. 2008 focused update incorporated into the ACC/AHA 2006 guidelines for the management of patients with valvular heart disease: a report of the American College of Cardiology/American Heart Association Task Force on practice guidelines (Committee on management of patients with valvular heart disease). J Am Coll Cardiol. 2008;52:el-e142.

Greenberg NL, Firstenberg MS, Castro PL et al. Doppler-derived myocardial systolic strain rate is a strong index of left ventricular contractility. Circulation. 2002;105:99-105.

Hayat SA, Senior R. Contrast echocardiography for the assessment of myocardial viability 4. Curr Opin Cardiol. 2006;21:473-478.

Horton KD, Meece RW, Hill JC. Assessment of the right ventricle by echocardiography: a primer for cardiac sonographers. J Am Soc Echocardiogr. 2009;22:776-792.

Hunt SA, Abraham WT, Chin MH et al. ACC/AHA 2005 Guideline Update for the Diagnosis and Management of Chronic Heart Failure in the Adult: a report of the American College of Cardiology/American Heart Association Task Force on Practice Guidelines (Writing Committee to Update the 2001 Guidelines for the Evaluation and Management of Heart Failure): developed in collaboration with the American College of Chest Physicians and the International Society for Heart and Lung Transplantation: endorsed by the Heart Rhythm Society 5. Circulation. 2005;112:e154-e235.

Kozakova M, Palombo C, Distante A. Right ventricular infarction: the role of echocardiography. Echocardiography 2001;18:701-707.

Lang RM, Bierig M, Devereux RB et al. Recommendations for chamber quantification: a report from the American Society of Echocardiography's Guidelines and Standards Committee and the Chamber Quantification Writing Group, developed in conjunction with the European Association of Echocardiography, a branch of the European Society of Cardiology. J Am Soc Echocardiogr. 2005;18:1440-1463.

Lee R, Hanekom L, Marwick TH et al. Prediction of subclinical left ventricular dysfunction with strain rate imaging in patients with asymptomatic severe mitral regurgitation. Am J Cardiol. 2004;94: 1333-1337.

Otterstad JE, Froeland G, St John SM et al. Accuracy and reproducibility of biplane two-dimensional echocardiographic measurements of left ventricular dimensions and function. Eur Heart J. 1997;18:507-513.

Prasad A, Lerman A, Rihal CS. Apical ballooning syndrome (Tako-Tsubo or stress cardiomyopathy): a mimic of acute myocardial infarction. Am Heart J. 2008;155:408-417.

Selvanayagam JB, Hawkins PN, Paul B et al. Evaluation and management of the cardiac amyloidosis. J Am Coll Cardiol. 2007;50:2101-2110.

Stanton T, Hawkins NM, Hogg KJ et al. How should we optimize cardiac resynchronization therapy? Eur Heart J. 2008;29:24582472.

Stanton T, Ingul CB, Hare JL et al. Association of myocardial deformation with mortality independent of myocardial ischemia and left ventricular hypertrophy. JACC Cardiovasc Imaging. 2009;2:793-801.

Thanigaraj S, Schechtman KB, Perez JE. Improved echocardiographic delineation of left ventricular thrombus with the use of intravenous second-generation contrast image enhancement. J Am Sec Echocardiogr. 1999;12:1022-1026.

Voigt JU, Exner B, Schmiedehausen K et al. Strain-rate imaging during dobutamine stress echocardiography provides objective evidence of inducible ischemia. Circulation. 2003;107:2120-2126.

White HD, Norris RM, Brown MA et al. Left ventricular end-systolic volume as the major determinant of survival after recovery from myocardial infarction 16. Circulation. 1987;76:44-51.

Yoerger DM, Marcus F, Sherrill D et al. Echocardiographic findings in patients meeting task force criteria for arrhythmogenic right ventricular dysplasia: new insights from the multidisciplinary study of right ventricular dysplasia. J Am Coll Cardiol. 2005;45:860-865.

Diastologia

Andrew O. Zurich III ▪ *David Verhaert* ▪ *Alan L. Klein*

CAPÍTULO 11

1. Os melhores achados ecocardiográficos bidimensionais (2D) e ao Doppler para diferenciar cardiomiopatia restritiva de pericardite constritiva devem ser a avaliação de:
   A. Padrão de influxo mitral.
   B. Padrão de fluxo venoso pulmonar.
   C. Tamanho atrial.
   D. Dilatação da veia cava inferior.
   E. Velocidade anular mitral diastólica elevada.

2. A ecocardiografia é realizada em um paciente masculino de 59 anos, 3 meses após apresentar um grande infarto de parede posterolateral decorrente de uma trombose aguda de *stent* em sua artéria coronária circunflexa proximal. Qual dos segmentos está associado a um melhor prognóstico?
   A. Presença de regurgitação mitral moderada a severa (RM)(ORE = 0,3 cm^2).
   B. Fração de ejeção venticular esquerda de 33%.
   C. E/e' = 21.
   D. Tempo de desaceleração de 123 ms.
   E. e' de parede lateral de 7 cm/s.

3. Como o padrão de fluxo do Doppler venoso pulmonar irá imediatamente mudar no caso de atordoamento atrial esquerdo (p. ex., após cardioversão para fibrilação atrial aparoxística)? *S1: primeira velocidade do fluxo venoso pulmonar sistólico; S2: segunda velocidade do fluxo venoso pulmonar sistólico; D: velocidade diastólica do fluxo venoso pulmonar; RA: reversão atrial do fluxo venoso pulmonar.*
   A. A fração de enchimento sistólico (S1) irá aumentar.
   B. A fração de enchimento sistólico (S2) irá aumentar.
   C. Será vista uma redução da fração de enchimento diastólico (D).
   D. Será vista uma redução da fração de enchimento sistólico, particularmente S1.
   E. Um aumento na velocidade da RA.

4. Qual das seguintes afirmativas é verdadeira sobre o padrão de fluxo venoso pulmonar?
   A. RA de pico > 35 m/s sugere pressões de enchimento ventricular esquerdo (VE) elevadas.
   B. A onda S pulmonar se relaciona ao relaxamento VE.
   C. A razão S/D propicia uma estimativa precisa das pressões de enchimento VE em pacientes com função sistólica preservada ou reduzida.
   D. A duração da RA venosa pulmonar < duração do influxo mitral A indica uma pressão diastólica final do VE elevada.
   E. RA do fluxo venoso pulmonar pode ser obtida em somente 50% dos paciente.

5. Em pacientes com fibrilação atrial, as pressões de enchimento VE podem ser melhor estimadas se utilizando qual das seguintes alternativas?
   A. E/e' ≥ 11 se correlaciona bem com elevada pressão capilar pulmonar encunhada (PCPe).
   B. O tempo de desaceleração em pacientes com fração de ejeção normal.
   C. Tamanho atrial esquerdo. Grandes tamanhos atriais esquerdos (> 34 mL/m^2) irão refletir pressões de enchimento cronicamente elevadas.
   D. Velocidade de pico do fluxo venoso pulmonar diastólico, o qual irá refletir a pressão atrial nestes pacientes.
   E. Impossível, não existe onda A, e a variabilidade do comprimento do ciclo impede qualquer estimativa precisa.

6. Um paciente masculino de 61 anos com história de hipertensão se queixa de intolerância ao esforço. Seus testes de função pulmonar são normais. Sua frequência cardíaca (FC) em repouso é 60 bpm. Ele tem uma fração de ejeção normal, leve hipertrofia VE e nenhuma patologia valvar. Os dados do ecocardiograma com Doppler estão incluídos na Tabela 11-1.

TABELA 11-1

Velocidade da onda E	48 cm/s
Velocidade da onda A	60 cm/s
Tempo de desaceleração	300 ms
Velocidade e'	8 cm/s
Velocidade do jato de regurgitação tricúspide (RT)	2,5 m/s
E/e'	6

Com base nesta informação:
A. A causa de seus sintomas dificilmente é de origem cardíaca. Encaminhe ele a um clínico geral.
B. Considere angiografia coronariana. Dispneia é, às vezes, um sintoma de doença arterial coronária subjacente.
C. Podemos concluir que o paciente tem pressões de enchimento elevadas e deve ser prescrito um diurético.
D. Considere um teste de estresse diastólico.
E. BNP é 500 pg/mL.

7. O paciente na questão acima foi submetido a um teste de estresse com um protocolo de bicicleta supina. O ecocardiograma com Doppler foi realizado 2 minutos após o pico do esforço (FC = 136 bpm, ~ 85% FC máxima prevista). Os achados foram incluídos na Tabela 11-2.

TABELA 11-2

Velocidade da onda E	130 cm/s
Velocidade da onda A	70 cm/s
Tempo de desaceleração	160 ms
Velocidade e'	8 cm/s
Velocidade do jato de RT	3,7 m/s
E/e'	16

Qual afirmativa é verdadeira?
A. Este paciente apresenta disfunção diastólica em estágio 1 com exercício.
B. Esses achados sugerem embolia pulmonar.
C. Mais informações são necessárias para se fazer qualquer afirmação definitiva sobre a função diastólica do paciente.
D. Valores normais para o sexo e a idade deste paciente mostram que ele foi submetido a teste de estresse e sua FC está elevada.
E. Este paciente apresenta elevadas pressões de enchimento VE com exercício.

8. Um paciente em diálise foi submetido a cateterismo cardíaco. Seu ventriculograma mostrou função sistólica normal. O traçado da pressão capilar encunhada mostra ondas V significativas. Entretanto, o ventriculograma e um ecocardiograma realizado com muito cuidado não mostram RM significativa. Qual a explicação mais provável?
A. A RM pode ser bastante dinâmica. Além disso, pode existir um jato bem excêntrico.
B. Disfunção diastólica em estágio 3 devido a hipertrofia VE e sobrecarga de volume.
C. Distúrbio de ritmo atrial.
D. Perda da função de reserva do átrio esquerdo.
E. Anomalia congênita.

9. Quando se realiza um Doppler com onda pulsada na projeção apical 4 câmaras para se adquirir as velocidades anulares mitrais, qual das opções seguintes é verdadeira?
A. O volume de amostragem deve ser posicionado nos próprios ou a 1 cm para dentro dos sítios de inserção septal e lateral dos folhetos mitrais.
B. O volume de amostragem deve ser pequeno o suficiente (normalmente 2-3 mm) para avaliar a excursão longitudinal do anel mitral tanto na sístole quanto na diástole.
C. Em geral, a escala de velocidade deve ser ajustada a ~ 30 cm/s acima e abaixo da velocidade zero da linha de base.
D. Angulação de até 40 graus entre o feixe de ultrassom e o plano de movimentação cardíaca é aceitável.
E. Registros espectrais são idealmente obtidos durante a inspiração, e as medidas devem refletir a média de três ciclos cardíacos consecutivos.

10. Retração elástica prejudicada é mais compatível com qual a seguir?
A. Redução no tempo de relaxamento isovolumétrico (TRIV).
B. Redução na pressão atrial esquerda.

C. Enchimento diastólico final comprometido.
D. Relaxamento ativo comprometido.
E. Redução do gradiente de pressão intraventricular diastólico inicial.

11. Qual afirmativa é falsa?
Bloqueio AV de primeiro grau:
A. Deve ter o mesmo efeito no padrão de influxo mitral que a taquicardia sinusal.
B. Pode levar a um padrão compatível com atraso do relaxamento, mesmo que não exista disfunção diastólica subjacente.
C. Pode levar a RM diastólica na presença de enchimento restritivo.
D. Pode dificultar a avaliação da função diastólica VE quando se realiza somente a interrogação por Doppler pulsado do influxo mitral.
E. Irá reduzir o período de enchimento diastólico VE. Portanto, ele deverá apresentar um efeito adverso sobre as pressões de enchimento e débito cardíaco em pacientes com disfunção sistólica severa.

12. O ecocardiograma com Doppler colorido em modo M (DCMM) fornece informação sobre propagação do fluxo (pf), o qual é único e relativamente independente de qual dos itens a seguir?
A. Débito cardíaco.
B. Complacência VE.
C. Tamanho atrial esquerdo.
D. Condições de carga.
E. FC.

13. Qual é o determinante mais forte do tempo de desaceleração mitral?
A. Função atrial esquerda mecânica.
B. Rigidez VE operacional.
C. Pressão diastólica final ventricular esquerda (PDFVE).
D. Fração de ejeção.
E. Função de reservatório atrial esquerda.

14. Em pacientes com cardiomiopatia dilatada, as variações do Doppler de onda pulsada da velocidade do influxo mitral e os padrões de enchimento se correlacionam com qual dos itens a seguir?
A. Pressão de enchimento cardíaco e classe funcional, mas não prognóstico.
B. Prognóstico, mas não pressões de enchimento ou classe funcional.
C. Pressões de enchimento cardíaco, classe funcional e prognóstico, mas menos do que a fração de ejeção.
D. Pressões de enchimento cardíaco, classe funcional e prognóstico melhor do que fração de ejeção.
E. Pressões de enchimento cardíaco, classe funcional e prognóstico, mas em um grau menor do que em pacientes com fração de ejeção VE > 50%.

15. Qual das afirmativas está mais correta no que diz respeito a aplicação da manobra de Valsalva na avaliação da função diastólica?
A. A falta de reversibilidade da razão E/A com Valsalva em pacientes com disfunção diastólica avançada indica fisiologia restritiva irreversível e implica um prognóstico muito ruim.
B. A manobra de Valsalva é uma forma sensível e específica de diferenciar função diastólica normal de disfunção diastólica em estágio 1.
C. A manobra de Valsalva deve ser utilizada em todos os pacientes quando se avalia a função diastólica.
D. Em pacientes cardiopatas, uma redução de ≥ 50% na relação E/A é altamente específica para elevadas pressões VE.

16. A Figura 11-1 representa três diferentes registros de Doppler de onda pulsada da velocidade de influxo mitral em um homem de 63 anos com diagnóstico de amiloidose cardíaca. Os registros de Doppler foram adquiridos em diferentes estágios na progressão de sua doença. A fibrilação atrial é uma complicação comum nestes pacientes. Em qual estágio de sua doença poderia um início súbito de fibrilação atrial mais provavelmente causar um aumento significativo dos sintomas neste paciente?

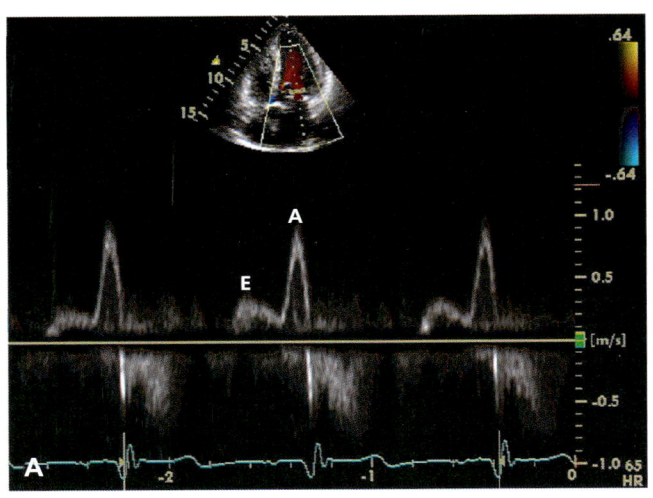

Fig. 11-1A

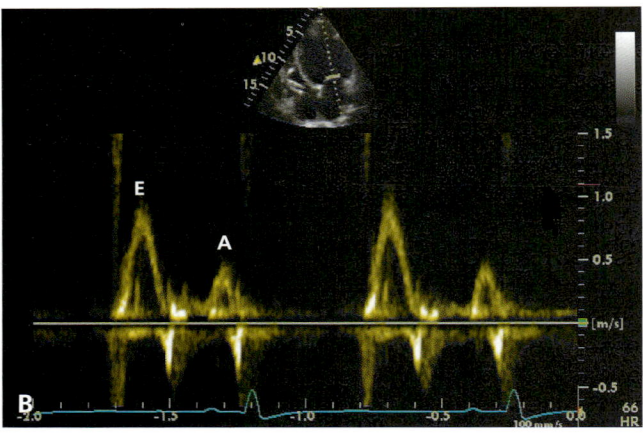

Fig. 11-1B

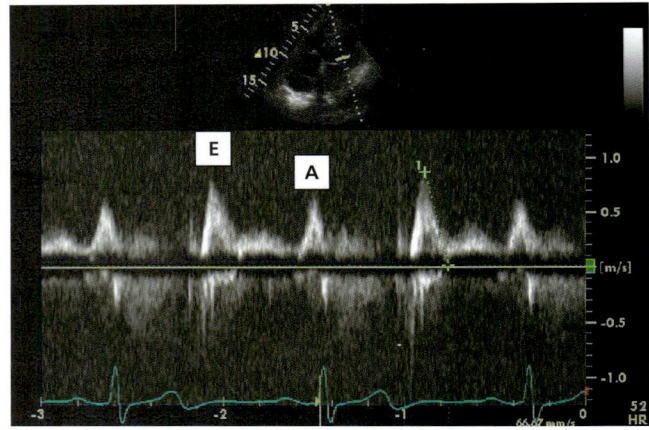

Fig. 11-2

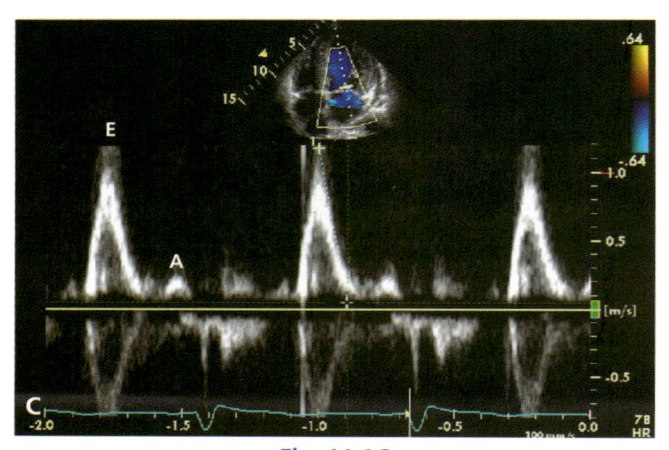

Fig. 11-1C

A. O gradiente transmitral subitamente aumenta na mesodiástole devido à redução na complacência VE.
B. Este tipo de padrão de influxo é algumas vezes visto em indivíduos jovens e pode ser explicado por relaxamento VE vigoroso.
C. Este achado representa um estágio bastante inicial de disfunção diastólica.
D. Este paciente apresenta relaxamento marcadamente atrasado. Redução da pré-carga irá revelar uma disfunção diastólica em estágio 1.
E. O traçado de Doppler é sugestivo de disfunção atrial mecânica, possivelmente em virtude de um episódio recente de taquiarritmia atrial.

A. Em torno do momento do registro de Doppler representado na Figura 11-1A.
B. Em torno do momento do registro de Doppler representado na Figura 11-1B.
C. Em torno do momento do registro de Doppler representado na Figura 11-1C.
D. Não importa quão avançada seja a disfunção diastólica, a fibrilação atrial é sempre altamente sintomática na amiloidose cardíaca.
E. É necessária mais informação para se responder essa questão.

17. Com base na Figura 11-2, o que você poderia dizer sobre a função diastólica subjacente neste paciente?

18. Um homem de 53 anos com hipertensão, mas sem outros eventos cardíacos no passado se queixa de intolerância aos esforços. Um ecocardiograma mostra uma função sistólica VE normal (fração de ejeção = 60%), leve hipertrofia VE concêntrica e nenhuma disfunção valvar. Com base nos registros de Doppler de seu padrão de influxo mitral na Figura 11-3, qual parâmetro ecocardiográfico adicional é mais útil para confirmar se seus sintomas podem ser atribuídos a elevadas pressões de enchimento?

TD = tempo de desaceleração

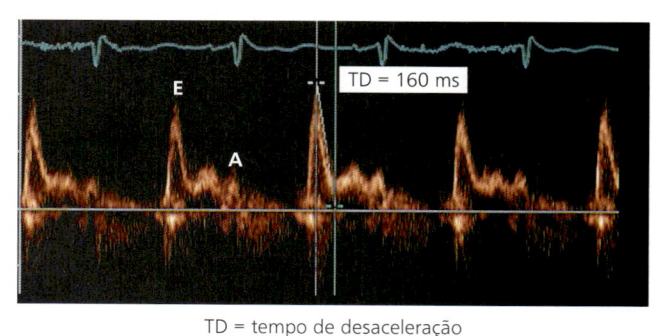

Fig. 11-3

24. Um paciente de 56 anos foi encaminhado para você em decorrência do aumento da falta de ar. O ecocardiograma com Doppler de onda pulsada das veias hepáticas revela o traçado na Figura 11-9.

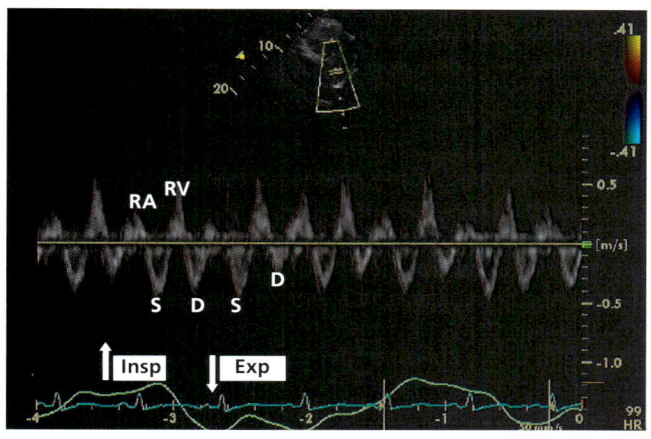

Fig. 11-9

Qual é a afirmativa mais apropriada?
A. Existe evidência de uma pressão diastólica final ventricular direita elevada (PDFVD).
B. Pode existir regurgitação tricúspide severa.
C. Este padrão pode ser visto em pacientes com pericardite constritiva.
D. Existe uma anormalidade do relaxamento ventricular direito.
E. Doença pulmonar obstrutiva crônica pode ser a causa deste achado.

25. O padrão de enchimento do influxo mitral mostrado na Figura 11-10 pode ser considerado anormal para qual dos seguintes pacientes?

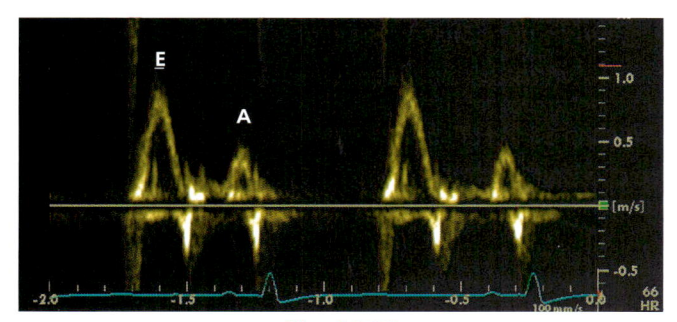

Fig. 11-10

A. Um homem de 41 anos com fração de ejeção normal e uma ICP eletiva da ACD há 2 anos.
B. Uma mulher de 46 anos com uma válvula aórtica bicúspide e insuficiência aórtica moderadamente severa.
C. Um atleta de 28 anos se queixando de dor torácica atípica.
D. Uma mulher obesa de 37 anos se queixando de falta de ar.
E. Um homem de 65 anos sem antecedentes patológicos.

CASO 1

Um homem de 48 anos previamente hígido, lobista político, recentemente começou a perceber falta de ar enquanto subia os degraus do Capitólio americano para fazer *lobby* para a reforma da saúde pelas últimas 4 semanas. Ele não tem conhecimento prévio de história de doença cardiovascular ou cirurgia cardíaca.

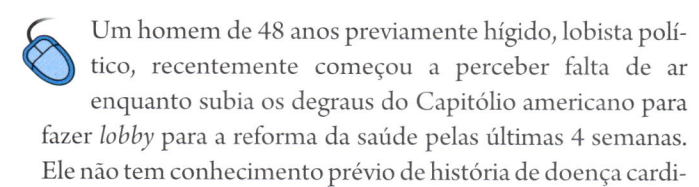

O eletrocardiograma (ECG) mostra taquicardia sinusal (108 bpm) sem evidência de ondas Q ou alteração do segmento ST.

O exame físico é notável para pressão arterial de 90/50 mmHg, FC 108 bpm, peso 87 kg. O exame cardiovascular demonstra um impulso apical desviado lateralmente com uma B3 audível à ausculta. O exame pulmonar é notável por crepitações discretas nas bases bilateralmente. Existe um discreto edema de membros inferiores. O BNP sérico está elevado a 1530 pg/mL (normal < 100 pg).

As imagens gravadas do ecocardiograma transtorácico (eixo longo paraesternal) são mostradas no Vídeo 11-1.

26. A avaliação da diastologia de base está demonstrada na Figura 11-11. Com base nas imagens, o que você pode concluir sobre a complacência VE?

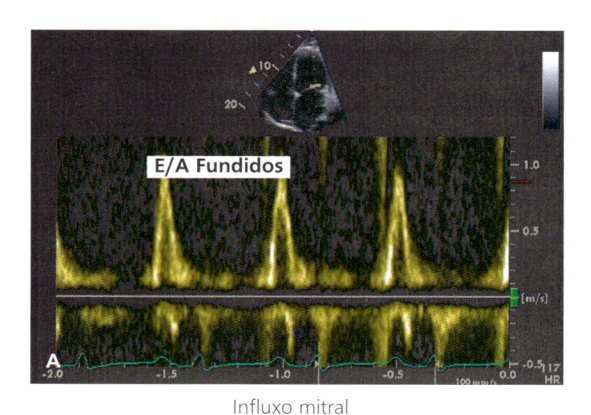

Influxo mitral
Fig. 11-11A

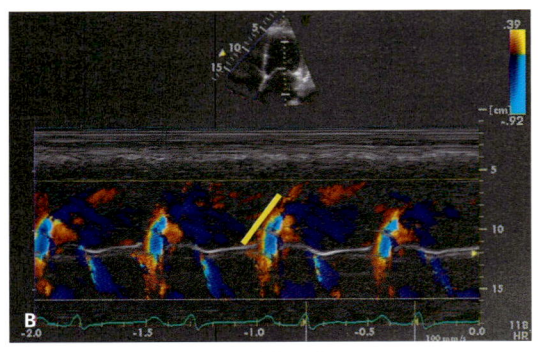

Vp = 20 cm/s
Modo M colorido
Fig. 11-11B

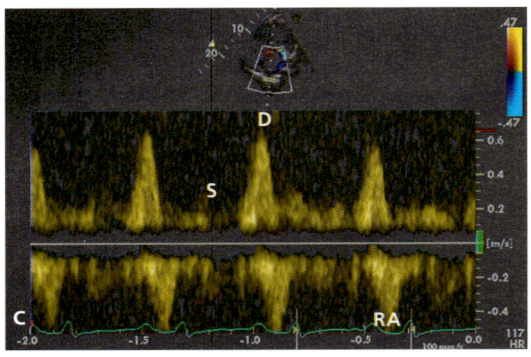

S = 20 cm/s, D = 60 cm/s, RA = 50 cm/s
Fluxo venoso pulmonar
Fig. 11-11C

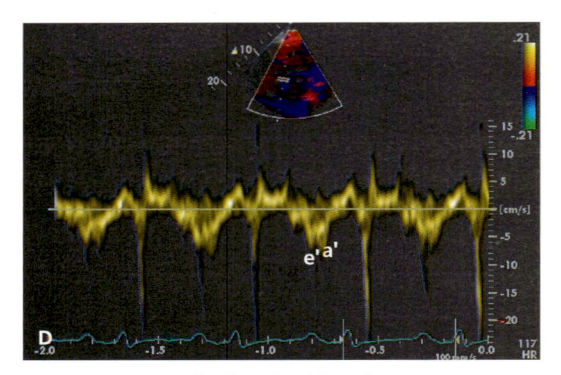

e' = 6 cm/s, a' 5 cm/s
IDT anular medial
Fig. 11-11D

A. Aumentada.
B. Diminuída.
C. Normal.
D. Não pode ser avaliada.

27. O cavalheiro é subsequentemente admitido no hospital para avaliação de sua cardiomiopatia dilatada recentemente documentada. Achados em um ecocardiograma repetido 1 semana após tratamento intensivo com diuréticos EV, dobutamina e nitroprussiato são mostrados na Figura 11-12. Qual das seguintes afirmativas é verdadeira?

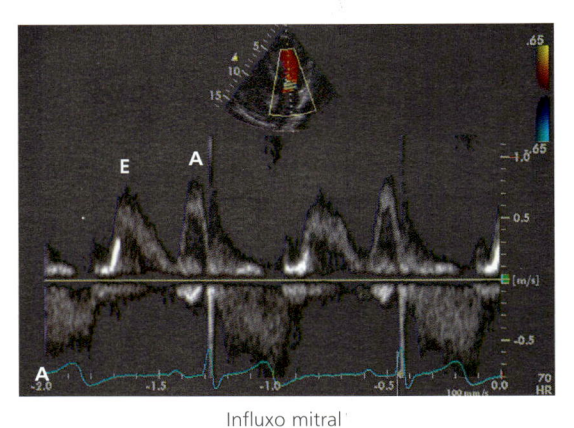

Influxo mitral
Fig. 11-12A

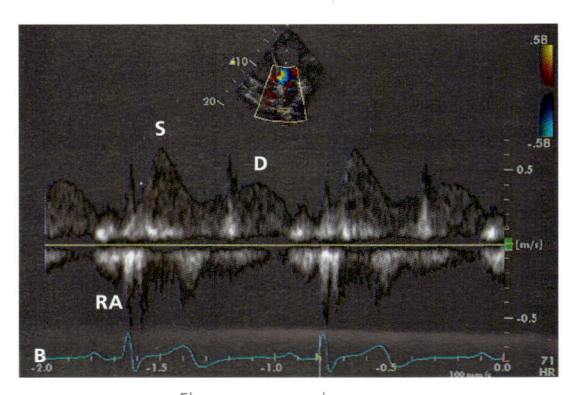

Fluxo venoso pulmonar
Fig. 11-12B

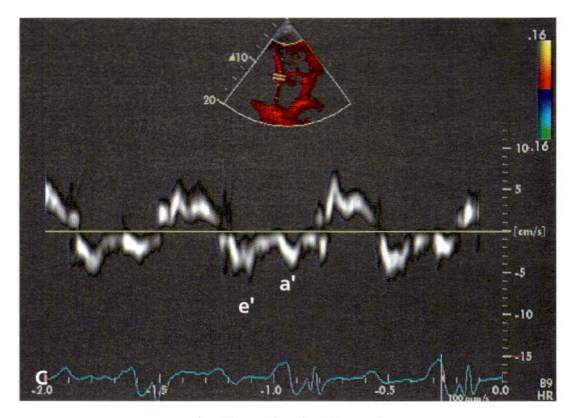

e' = 6 cm/s a' = 3 cm/s
IDT anular medial
Fig. 11-12C

A. O relaxamento miocárdico agora está normal.
B. A complacência miocárdica agora está normal.
C. As pressões de enchimento VE agora estão normais.
D. A função atrial esquerda melhorou.

CASO 2

Um homem de 48 anos incorporador imobiliário comercial se apresenta ao hospital com piora da falta de ar, distensão abdominal e edema de membros inferiores que vem desenvolvendo-se nos últimos 6 meses. Nos últimos 2 anos ele tem sido visto na clínica para avaliação de múltiplos episódios de síncope, e foi documentada fibrilação atrial na monitoração por Holter.

O ECG é notável por taquicardia sinusal e baixa voltagem. O exame físico é notável por pressão arterial = 100/74 mmHg, FC = 100 bpm, temperatura oral = 37,9°C. O exame cardiovascular é notável por veias do pescoço elevadas a 8 cm, B1 e B2 normais com uma B4 suave. Além disso, apresenta um ponto de impulso máximo não desviado. Os pulmões estão limpos à ausculta. O abdome não demonstra visceromegalias. Suas extremidades estão frias, com discreto edema pontual que se estende até o meio da tíbia bilateralmente.

Os achados ecocardiográficos são mostrados na Figura 11-13 e no Vídeo 11-2.

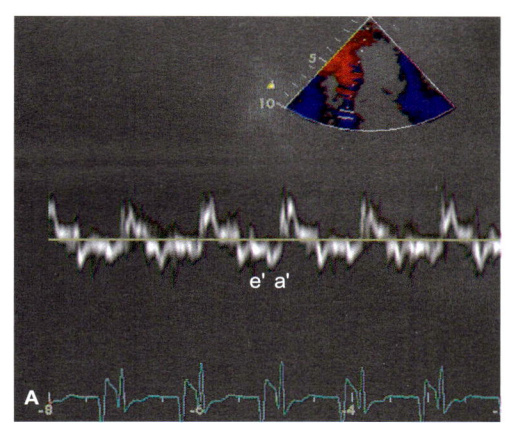

e' = 4 cm/s, a' = 4 cm/s
IDT anular medial
Fig. 11-13A

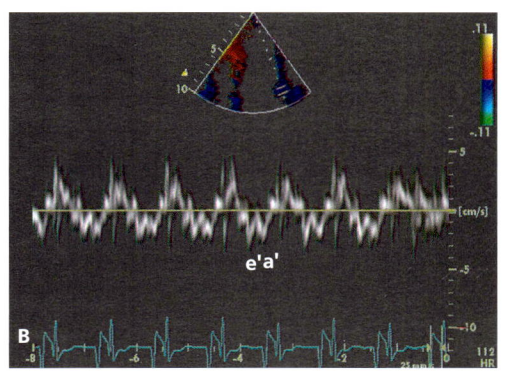

e' = 3,5 cm/s, a' = 3 cm/s
IDT anular lateral
Fig. 11-13B

28. Qual achado no Vídeo 11-2 pode explicar seus sintomas?
  A. Efusão pericárdica sugerindo tamponamento iminente.
  B. Função sistólica anormal.
  C. Abaulamento septal sugerindo pericardite constritiva.
  D. Cardiomiopatia restritiva.

29. Com base nas informações do Doppler na Figura 11-14 e na Tabela 11-4, qual das seguintes afirmativas é mais consistente?

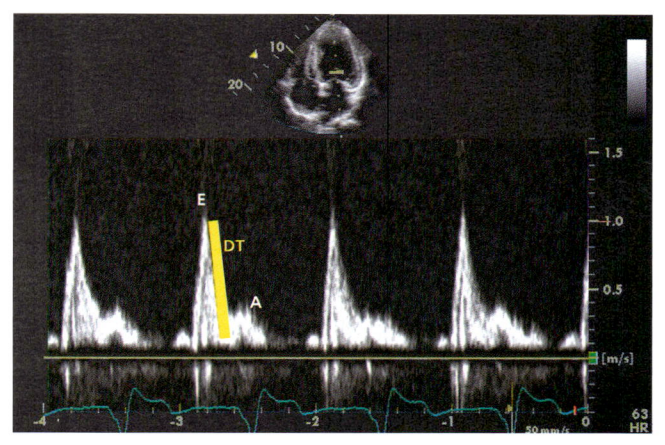

Influxo mitral
Fig. 11-14

TABELA 11-4

Velocidade da onda E	80 cm/s
Tempo de desaceleração	106 ms
Velocidade do anel medial TDI	4 cm/s

  A. A relação pressão-volume diastólico final neste paciente é deslocada para baixo e para a direita.
  B. Esses achados podem ser explicados por um processo de enrijecimento miocárdico progressivo.
  C. O cateterismo cardíaco irá provavelmente revelar uma diferença de 10 mmHg entre PCPe e PDFVD.
  D. É imperativo manter o ritmo sinusal neste paciente para melhorar seus sintomas.

CASO 3

Uma mulher de 77 anos com doença arterial coronariana conhecida e que foi submetida a cirurgia de *bypass* coronariano em 2003 foi agendada para cirurgia eletiva de manguito rotator direito. Entretanto, devido à capacidade funcional marginal, ela foi submetida a estudo de perfusão miocárdica de estresse no pré-operatório, o qual demonstrou uma grande área de isquemia septal. Ela foi admitida para cateterismo cardíaco esquerdo eletivo e angiografia coronariana no dia seguinte. Durante a noite, ela se queixou de dor torácica atípica à direita e lhe foi administrada nitroglicerina sublingual, após o que ela rapidamente se tornou irresponsiva.

A telemetria notou que ela agora está em bradicardia juncional (FC = 40 bpm) com hipotensão severa (PA = 75/43 mmHg).

Angiografia coronariana subsequente revelou enxertos coronarianos patentes com doença difusa de DAE distal após o sítio de anastomose da artéria mamária interna esquerda (AMIE), mas não considerado adequado para revascularização.

Seu ecocardiograma transtorácico feito 2 dias antes da admissão hospitalar está demonstrado na Figura 11-15.

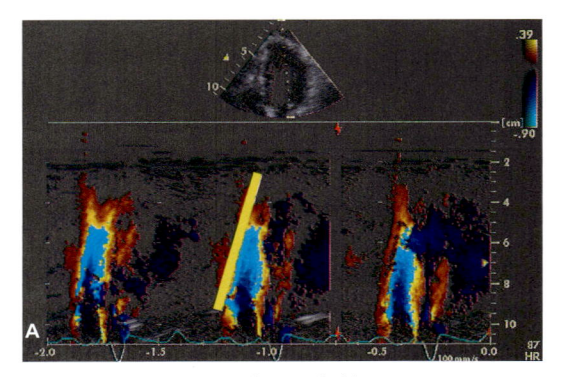

Modo M colorido
Fig. 11-15A

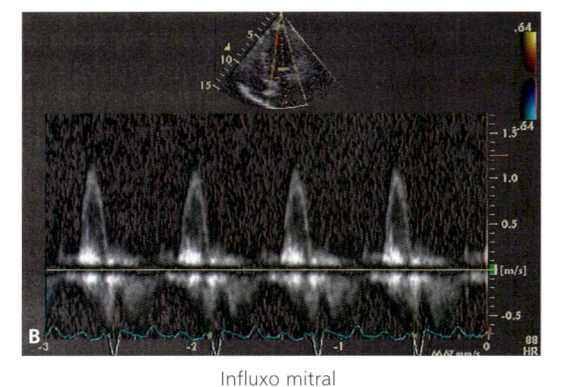

Influxo mitral
Fig. 11-15B

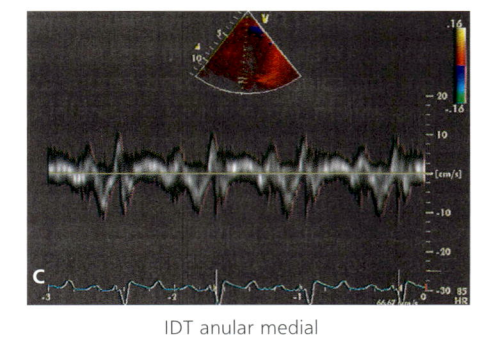

IDT anular medial
Fig. 11-15C

30. Em qual estágio de disfunção diastólica este paciente se encontra?
   A. Estágio 2 (pseudonormal).
   B. Estágio 4 (irreversível-restritivo).
   C. Estágio 1 extremo (relaxamento comprometido).
   D. Estágio 3 (reversível-restritivo).

31. Em pacientes com este estágio de disfunção diastólica, por que a terapia com nitratos parece causar anormalidades hemodinâmicas?
   A. Esses pacientes são extremamente pré-carga dependentes, portanto a venodilatação associada ao uso de nitrato pode resultar em um deslocamento para a esquerda ao longo da curva de Frank-Starling, resultando em um débito cardíaco reduzido.
   B. Redução da pós-carga resulta em PDFVE elevada.
   C. Vasodilatação coronariana seguinte a administração de nitrato leva a isquemia miocárdica difusa e subsequente redução do volume sistólico.
   D. Nitratos, em decorrência do fato de serem dilatadores de musculatura lisa endotélio-dependentes, levam a hipotensão arterial mais profunda em pacientes com doença vascular conhecida.

CASO 4

Um homem de 67 anos recentemente diagnosticado com mieloma múltiplo tem-se queixado de piora da dispneia com atividades físicas aproximadamente pelas últimas 6 semanas. Além disso, ele tem-se queixado, também, de episódios intermitentes de desconforto totácico que nem sempre se associa ao esforço. Sua história patológica pregressa é de outro modo somente notável por hiperlipidemia e tabagismo anterior, o qual ele abandonou há mais de 10 anos.

O exame físico mostra um sopro sistólico de ejeção de 2/6 na borda esternal esquerda baixa. Não apresenta B3 ou B4 audíveis. As veias do pescoço estão discretamente elevadas a 10 cm. Existe edema pontilhado leve de extremidades que se estende até o meio da tíbia.

O ECG é notável por baixa voltagem relativa. Ademais, existem ondas Q presentes nas derivações precordiais anterosseptais.

Uma biópsia do bloco de gordura abdominal confirma o diagnóstico de amiloidose (tipo AL) com birrefringência maçã-verde sob um microscópio de luz polarizada após coloração com vermelho-congo.

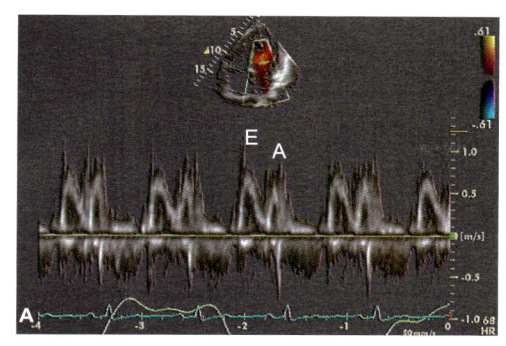

Velocidade da onda E = 0,8 m/s,
Velocidade da onda A = 0,7 m/s
Influxo mitral (supino)
Fig. 11-16A

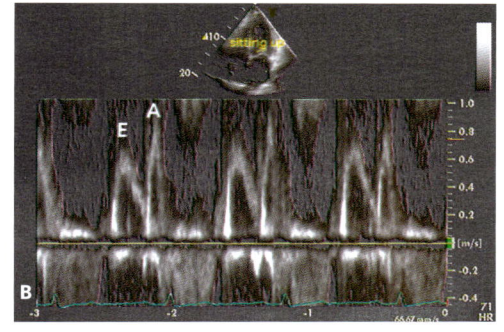

Velocidade da onda E = 0,6 m/s,
velocidade da onda A = 0,8 m/s
Influxo mitral (sentado)
Fig. 11-16B

32. Qual dos achados listados abaixo é considerado um achado clássico ao ecocardiograma transtorácico em pacientes com amiloidose?
    A. Espessuram normal da parede VE.
    B. Deformação miocárdica aumentada.
    C. Curto tempo de desaceleração associado a pior diagnóstico.
    D. Velocidades sistólica e diastólica inicial aumentadas do anel mitral na imagem de Doppler tecidual.
    E. "Abaulamento" septal interventricular.

33. Em pacientes com estágios mais avançados de amiloidose, uma anormalidade de relaxamento combinada com um leve aumento da pressão de enchimento atrial esquerdo irá resultar em qual dos itens seguintes?
    A. Disfunção diastólica grau 1 (relaxamento comprometido).
    B. Disfunção diastólica grau 2 (pseudonormalização).
    C. Velocidade da onda RA venosa pulmonar em queda.
    D. PDFVE reduzida.

CASO 5

Uma mulher caucasiana de 33 anos, uma ávida corredora, desenvolveu início subagudo de falta de ar durante um período de 2-3 meses. Ela foi inicialmente avaliada em seu hospital local e foi demonstrado no ecocardiograma transtorácico a presença de uma grande efusão pericárdica circunferencial. Quando se falhou a tentativa de diurese suave para resolver este problema ela subsequentemente foi submetida a colocação de uma janela pericárdica. Foi, então, transferida para um local de cuidados terciários, onde não se encontraram fatos notáveis na tentativa de diagnóstico da etiologia de seu derrame pericárdico.

Seu exame físico só chama atenção para um atrito pericárdico na ausculta sem evidência de sinal de Kussmaul.

Sua ressonância nuclear cardíaca inicial demonstrou realce difuso do miocárdio na imagem tardia seguindo a administração de gadolínio.

Recebeu, então, alta domiciliar com prescição de drogas anti-inflamatórias não esteroides (AINes) e colchicina.

Seu ecocardiograma de acompanhamento é mostrado na Figura 11-17.

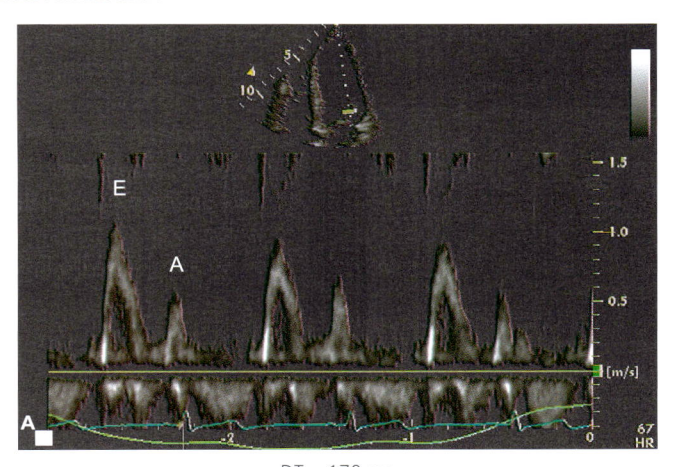

DT = 170 ms
Influxo mitral
Fig. 11-17A

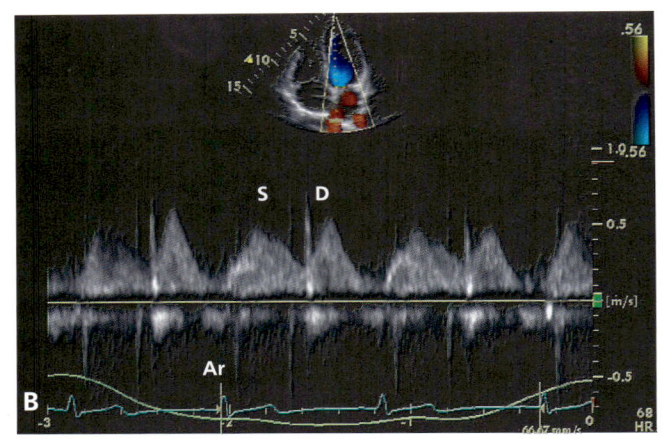

Fig. 11-17B

Fluxo venoso pulmonar

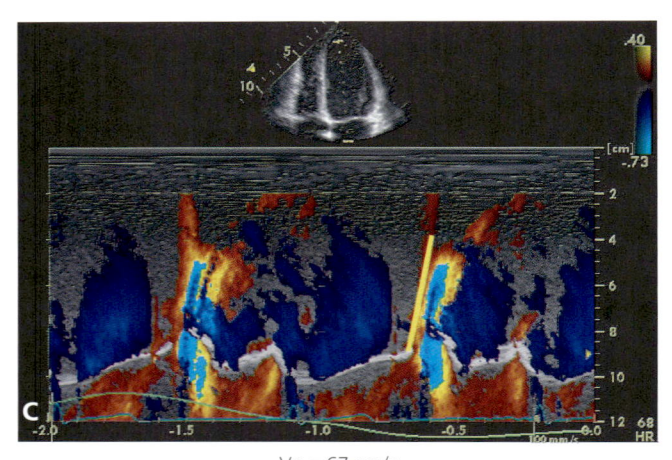

Fig. 11-17C

Vp = 67 cm/s
Modo M colorido

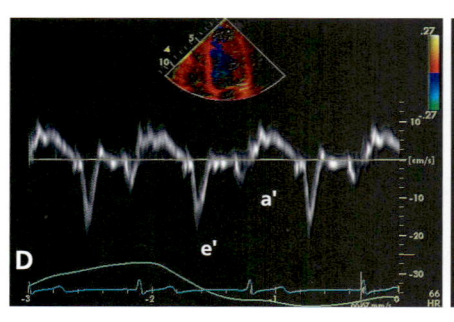

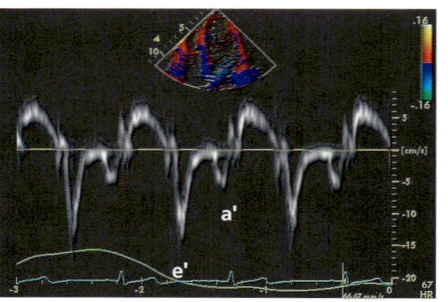

Fig. 11-17D

Lateral: e' = 19 cm/s, a' = 7 cm/s   Septal: e' = 15 cm/s, a' = 6 cm/s
IDT anular lateral

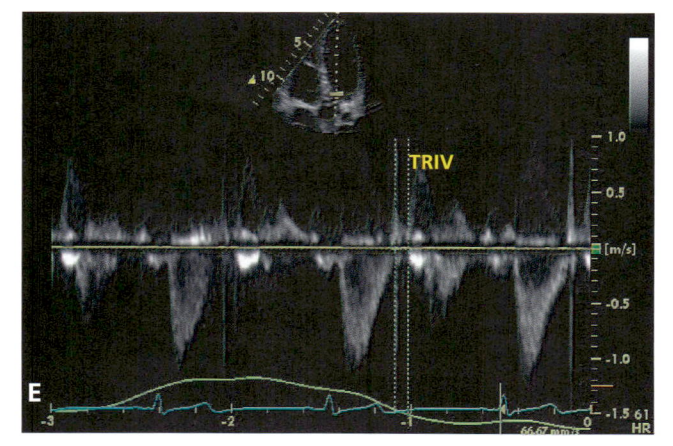

Fig. 11-17E

TRIV = 72 ms
Tempo de relaxamento isovolumétrico (TRIV)

34. Com base nos achados ecocardiográficos dessa mulher e após vários meses de terapia com AINes, o que podemos dizer sobre sua diastologia?
A. Ela parece apresentar função diastólica normal.
B. Ela apresenta disfunção diastólica em estágio 1.
C. Ela tem achados compatíveis com pericardite constritiva em evolução.
D. Devemos esperar encontrar uma importante redução no fluxo diastólico anterógrado na interrogação da veia hepática com elevada reversão diastólica.
E. Ela apresenta acentuada redução da complacência VE.

35. TRIV é o intervalo desde o fechamento da valva aórtica até a abertura da valva mitral. Este normalmente é paralelo ao tempo de desaceleração. Em nossa paciente após a terapia, o TRIV = 72 ms. O que acontecerá ao TRIV com o relaxamento rápido ou aumentadas pressões de enchimento ou ambos?
A. Ele diminuirá.
B. Permanecerá inalterado.
C. Irá alongar.

RESPOSTAS

1. RESPOSTA: E. Diferenciar restrição de pericardite constritiva por ecocardiografia pode ser um desafio. O influxo mitral, o fluxo venoso pulmonar ou o influxo tricúspide não irão sempre exibir mudanças respiratórias típicas descritas nos livros-texto. A veia cava inferior é tipicamente dilatada em pacientes com constrição, mas isto também pode ser verdadeiro em pacientes com cardiomiopatia restritiva avançada.

O tamanho atrial usualmente estará aumentado em pacientes com cardiomiopatia restritiva, mas a pericardite constritiva irá finalmente resultar em dilatação (particularmente do lado direito). Além das caraterísticas 2D que fornecem pistas para a diferenciação das doenças, a imagem de Doppler tecidual (IDT) pode fornecer importante informação específica. Em pacientes com cardiomiopatia restritiva, o relaxamento miocárdico (e') estará severamente comprometido, enquanto pacientes com constrição usualmente terão excursão anular vertical preservada. A expansão ventricular esquerda (VE) radial está reduzida em ambos os grupos: na cardiomiopatia restritiva por causa do processo infiltrativo da doença e na pericardite constritiva por causa da restrição pericárdica. A velocidade e' septal ≥7 cm/s tem sido demonstrada como altamente precisa na diferenciação de pacientes com pericardite constritiva daqueles com cardiomiopatia res-

Pericardite constritiva

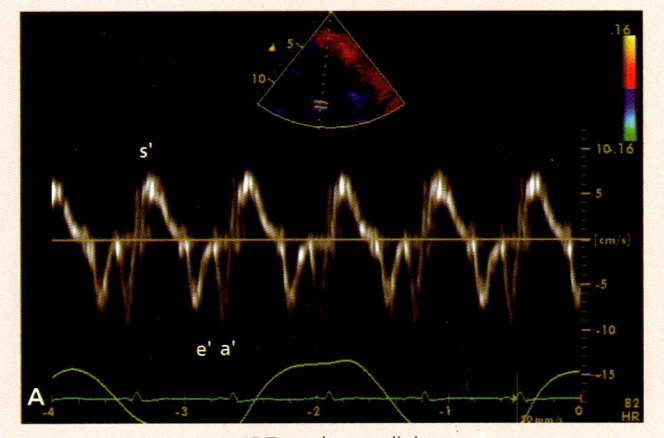

Fig. 11-18A
IDT anular medial

Cardiomiopatia restritiva

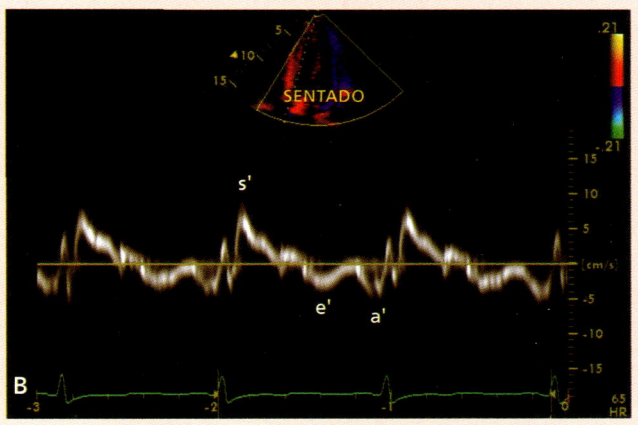

Fig. 11-18B

tritiva. Note-se que a velocidade anular lateral e' pode estar reduzida se o processo restritivo envolver o anel mitral lateral. A Figura 11-18 ilustra traçados típicos de Doppler tecidual de um paciente com pericardite constritiva em oposição ao paciente com cardiomiopatia restritiva.

2. RESPOSTA: E. A injúria isquêmica regional irá reduzir a excursão longitudinal sistólica e diastólica da parede afetada. Portanto, um baixo valor de e' na parede lateral deste paciente não é um achado totalmente inesperado (e' lateral deve ser normalmente ≥ 10 cm/s). É agora recomendado (e isso é de especial importância em pacientes com anormalidade regional da motilidade da parede) se obter e medir os sinais de Doppler tecidual pelo menos nos lados septal e lateral do anel mitral e calcular a média da aferição E/e'. As outras possíveis respostas demonstraram carregar informação prognóstica importante em pacientes com histórico (recente ou não) de infarto do miocárdio

3. RESPOSTA: D. Existem duas velocidades sistólicas (S1 e S2), mais perceptíveis quando existe um intervalo PR prolongado, uma vez que S1 está relacionada ao relaxamento atrial. S2 deve ser usada para calcular a razão entre a velocidade do pico sistólico e a do pico diastólico. A velocidade S1 é influenciada por alterações na pressão atrial esquerda e relaxamento ou contração atrial esquerda, enquanto S2 está relacionada ao volume sistólico e propagação da onda de pulso na árvore arterial pulmonar. A velocidade diastólica D é influenciada por alterações no enchimento VE e na complacência e alterações em paralelo com a velocidade mitral E. O fluxo venoso pulmonar atrial reverso (AR) e a duração são influenciados por pressões diastólicas tardias VE, pré-carga atrial e contratilidade atrial esquerda. A fibrilação atrial ou atordoamento atrial irão resultar em uma onda S embotada, principalmente decorrente da perda de S1 com uma fração sistólica reduzida e ausência de velocidade AR (Fig. 11-19).

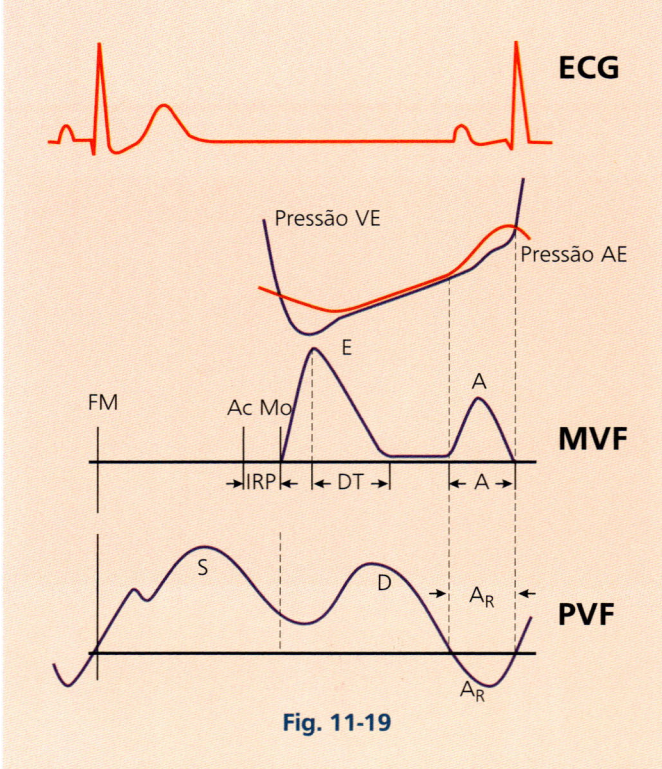

Fig. 11-19

4. RESPOSTA: A. AR pode aumentar com a idade, mas AR > 35 cm/s é usualmente compatível com elevadas pressões de enchimento VE no final da diástole. A onda D pulmonar é relacionada ao relaxamento VE. Indivíduos jovens e saudáveis podem assim exibir grandes ondas D indicando forte retração elástica do VE em vez de elevada pressão atrial esquerda. A onda S pulmonar está relacionada a contratilidade VE, função atrial, pressão atrial e regurgitação mitral. Os padrões de influxo venoso pulmonar e mitral não são muito confiáveis para avaliação das pressões de enchimento VE em pacientes com função sistólica global normal. ARdur – Adur > 30 ms é, portanto, um marcador mais robusto de elevada pressão diastólica final do VE (ODFVE) neste grupo de pacientes. A reversão atrial venosa pulmonar pode ser obtida em mais de 70% dos pacientes. Uma injeção de contraste comercialmente disponível pode auxiliar a realçar o traçado do Doppler.

5. RESPOSTA: A. Embora algumas vezes seja desafiadora, uma estimativa das pressões de enchimento VE pode ser obtida em pacientes com fibrilação atrial utilizando-se a relação E/e'. Diferentes estudos mostraram boas correlações nesta população entre as pressões de enchimento e a relação E/e' (uma relação ≥11 predizendo PDVFDE ≥15 mmHg), o tempo de desaceleração mitral (< 150 ms na presença de disfunção sistólica VE) ou o tempo de desaceleração (não a velocidade de pico) da velocidade venosa pulmonar diastólica (≥ 220 ms associado a altas pressões de enchimento).

6. RESPOSTA: C. Este paciente tem evidência de função sistólica estágio 1 com pressões de enchimento VE normais a baixas em repouso com BNP de 100 pg/mL; entretanto isso pode ser útil para avaliar a pressão de enchimento VE não somente em repouso, mas também no esforço. A relação E/e' permanecerá inalterada em indivíduos com relaxamento miocárdico normal, pois as velocidades E e e' aumentam proporcionalmente. No entanto, nos pacientes com relaxamento miocárdico comprometido, o aumento da onda e' com o exercício é muito menor do que a velocidade E mitral, tal que a relação E/e' aumenta.

Além das pressões de enchimento, a ecocardiografia de estresse também permite a avaliação da função sistólica em pacientes com doença arterial coronariana, da severidade da RM em pacientes com doença valvar mitral e das pressões arteriais pulmonares.

7. RESPOSTA: E. O teste de estresse mostrou evidências que a anormalidade subjacente do relaxamento pode explicar os sintomas de dispneia aos esforços do paciente. Com o exercício, existe um aumento nas pressões de enchimento VE (E/E' = 16). Muitos pacientes com disfunção diastólica apresentam intolerância aos esforços decorrente do aumento das pressões de enchimento necessárias para manter adequados o enchimento e o volume sistólico. Embora as implicações clínicas deste achado não tenham sido completamente elucidadas, pode-se considerar o início da terapia com betabloqueador, assim prevenindo a taquicardia induzida pelo exercício e maximizando o período de enchimento diastólico nesses pacientes.

8. RESPOSTA: D. A presença de ondas v na ausência de RM significativa neste tipo de paciente sugere redução severa da complacência atrial esquerda. Classicamente, ao átrio esquerdo têm sido atribuídas três diferentes funções ao longo do ciclo cardíaco: (1) função de reservatório durante a sístole ventricular e o relaxamento isovolumétrico (refletido pela onda S venosa pulmonar); (2) fase de conduto do momento da abertura da válvula mitral até o início da contração atrial (refletido pela onda D venosa pulmonar); e (3) fase contrátil durante a sístole atrial (refletido pela onda AR venosa pulmonar e a onda A mitral).

9. RESPOSTA: A. O volume de amostragem deve ser posicionado nos sítios de inserção septal e lateral dos folhetos mitrais ou 1 cm para dentro e ajustado conforme necessário (usualmente 5-10 mm) para cobrir a excursão longitudinal do anel mitral tanto na sístole quanto na diástole. A atenção deve ser direcionada para os ajustes do ganho espectral do Doppler pelo fato de as velocidades anulares apresentarem uma grande amplitude de sinal. Os sistemas mais atuais de ultrassom apresentam pré-ajustes do Doppler tecidual para a escala adequada de velocidade e ajustes do Doppler para filtro de parede para demonstrar as velocidades anulares. Em geral, a escala de velocidade pode ser ajustada em ~ 20 cm/s acima ou abaixo da linha de base da velocidade zero, embora ajustes menores possam ser necessários quando existe severa disfunção VE e as velociades anulares são marcadamente reduzidas (escala ajustada para 10-15 cm/s). A angulação mínima (< 20º) deve estar presente entre o feixe de ultrassom e o plano de movimentação cardíaca.

10. RESPOSTA: E. A retração elástica não deve afetar diretamente o relaxamento ativo, como sugerido pela resposta D, mas em combinação com o relaxamento ativo, esta é a força condutora do enchimento diastólico inicial (e não tardio). Ela age por rápida redução da pressão intraventricular (assim criando um gradiente de pressão negativo, o que resulta em "sucção" diastólica do sangue para fora do átrio esquerdo). Uma redução nas forças de retração irá aumentar o tempo necessário para reduzir a pressão ventricular abaixo do nível da pressão atrial esquerda, resultando em um aumento (não um decréscimo) do tempo de relaxamento isovolumétrico (TRIV). A retração elástica permite o enchimento ventricular em baixas pressões do átrio esquerdo. Se a retração elástica está perturbada, o enchimento ventricular somente poderá ser adquirido pelo aumento da pressão atrial esquerda.

11. RESPOSTA: B. Bloqueio AV de primeiro grau pode levar à fusão das ondas E e A e, portanto, tem um efeito similar no influxo mitral como a taquicardia sinusal. Um padrão de influxo mitral fusionado pode tornar impossível uma interpretação precisa da função diastólica se nenhuma outra informação estiver disponível. Na presença de pressões de enchimento VE severamente elevadas, o bloqueio AV de primeiro grau pode levar a RM diastólica, uma vez que a contração atrial não é imediatamente seguida por uma contração ventricular, a qual é mandatória para completo fechamento da válvula mitral. Sob essas condições, o gradiente de pressão atrioventricular pode reverter temporariamente o relaxamento atrial, levando a RM diastólica. Fusão das ondas E e A (levando a um reduzido período de enchimento diastólico VE) e RM diastólica podem, por sua vez, apresentar um efeito adverso no débito cardíaco e pressões de enchimento em pacientes com disfunção sistólica severa. A terapia de ressincronização cardíaca com restauração do sincronismo mecânico atrioventricular ótimo pode melhorar o enchimento VE nestes pacientes. Veja Figuras 11-20A e B para uma ilustração do impacto do prolongamento do PR no padrão de influxo mitral.

Bloqueio AV de primeiro grau
Intervalo PR

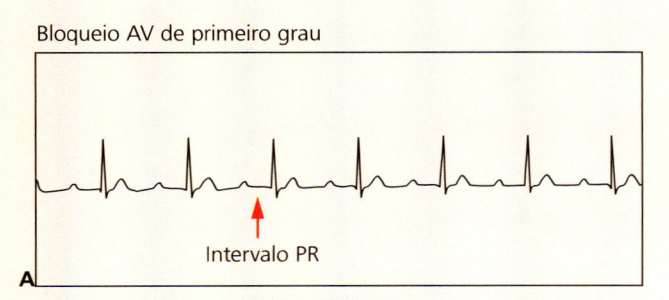

Fig. 11-20A

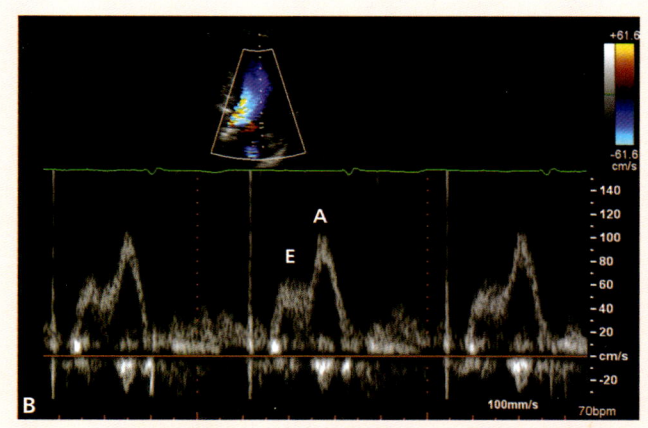

Fusão E-A
Influxo mitral
Fig. 11-20B

12. RESPOSTA: D. O ecocardiograma com DCMM fornece um mapa espaço-temporal da distribuição do sangue (v [s,t]) dentro do coração com uma resolução temporal típica de 5 ms, uma resolução espacial de 300 mícrons e uma velocidade de resolução de 3 cm/s. A avaliação da propagação do fluxo diastólico ofereceu novas informações sobre a dinâmica do enchimento VE. Vp é o único que parece ser relativamente independente de condições de carga e, portanto, pode superar uma das principais limitações das técnicas baseadas em Doppler. As primeiras velocidades DCMM às vezes ocorrem durante o relaxamento isovolumétrico. Após a abertura da valva mitral, existe um componente inicial rápido (fase 1), frequentemente seguido por um componente mais lento (fase 2). Finalmente, o componente final na diástole tardia está associado à contração atrial. Por favor, veja as Figuras 11-21A e B para exemplo de DCM e determinação da inclinação Vp (linha branca).

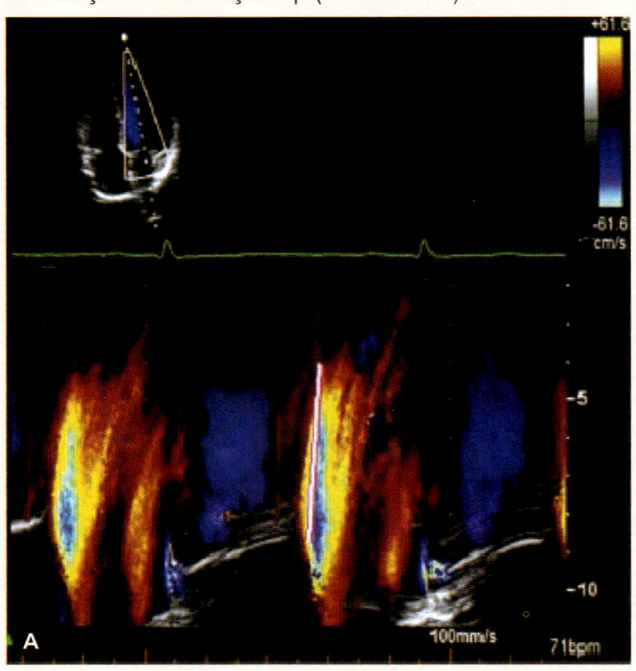

Modo M colorido
Fig. 11-21A

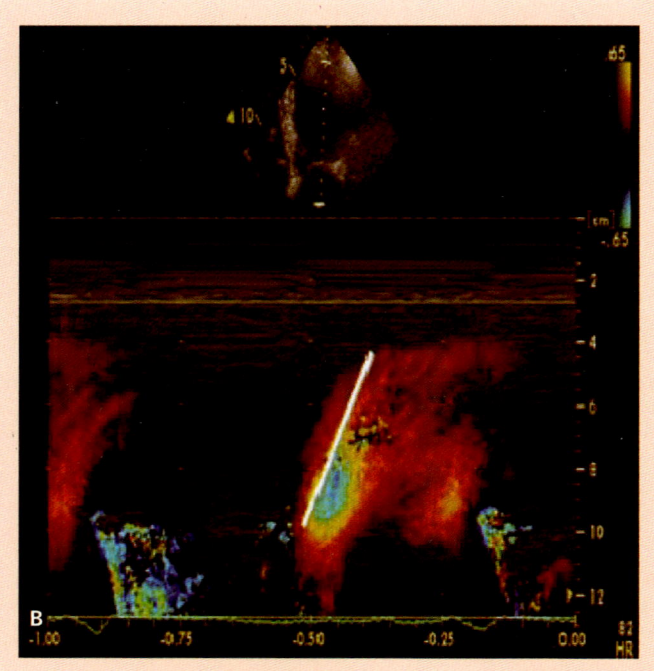

Modo M colorido
Fig. 11-21B

13. RESPOSTA: B. O tempo de desaceleração da onda E é mais influenciado pela rigidez operacional do VE. Alterações na complacência VE (*i. e*, a relação entre pressão e volume VE) e também alterações no relaxamento ventricular ou pressões iniciais (em vez de tardia) ventriculares diastólicas irão afetar o tempo de desaceleração. A função atrial esquerda mecânica e a fração de ejeção não se correlacionam ou se relacionam fraca e indiretamente com o tempo de desaceleração (Fig. 11-22).

14. RESPOSTA: D. Em pacientes com cardiomiopatia dilatada, as variáveis da velocidade do fluxo mitral ao Doppler com onda pulsada e os padrões de enchimento se correlacionam melhor as pressões de enchimento cardíaco, a classe funcional e o prognóstico, do que com a fração de ejeção VE. Pacientes com relaxamento VE comprometido são os menos sintomáticos, enquanto um curto TRIV, um tempo de desaceleração curto e relação de velocidade das curvas E/A aumentada caracterizam disfunção diastólica avançada, pressão atrial esquerda aumentada e uma classe funcional pior. Um padrão de enchimento res-

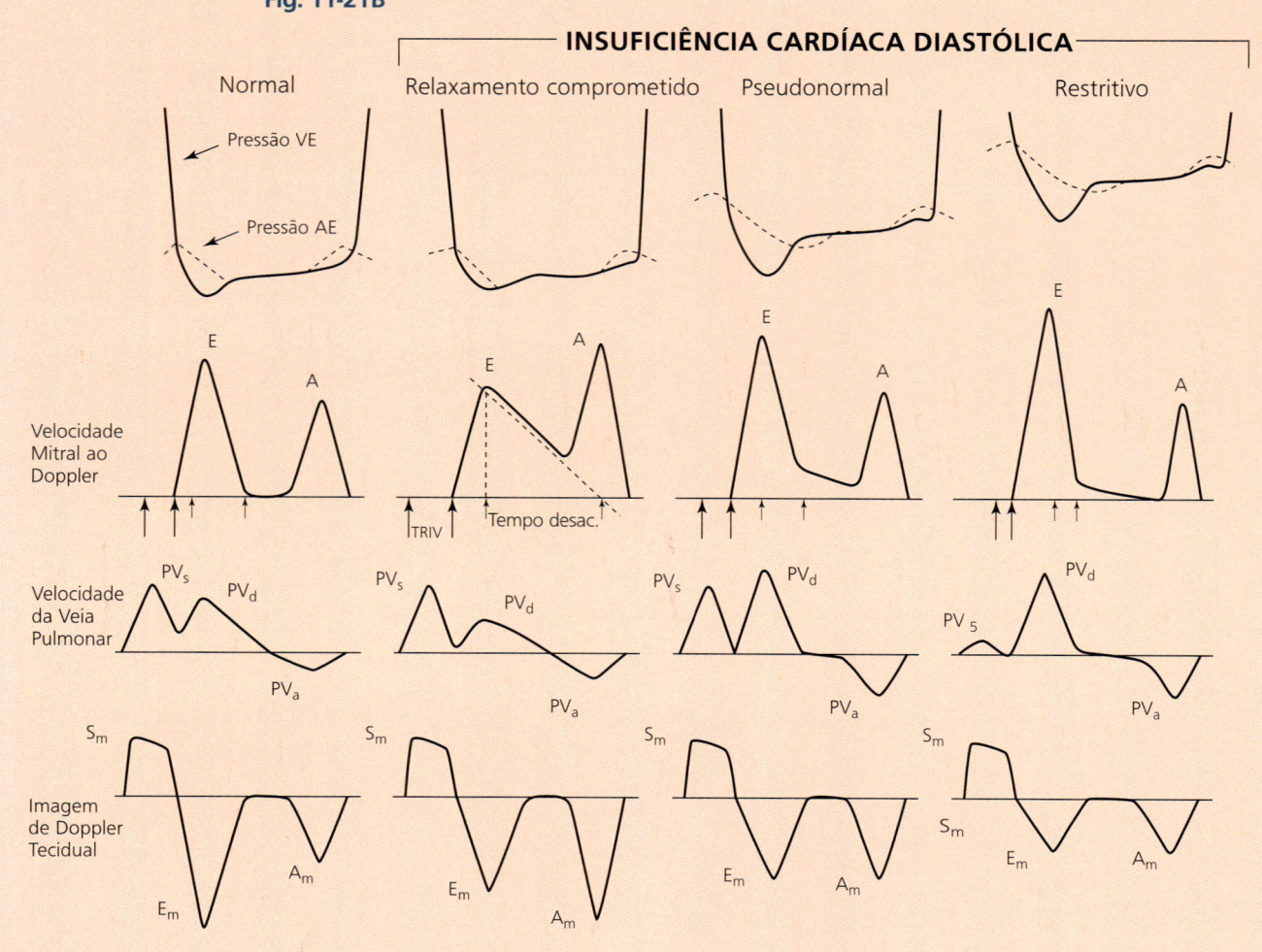

(From Zile MR, Brutsaert DL. New concepts in diastolic dysfunction and diastolic heart failure: part I. *Circulation*. 2002;105:1387-1393, com permissão.)

Fig. 11-22

Fig. 11-23

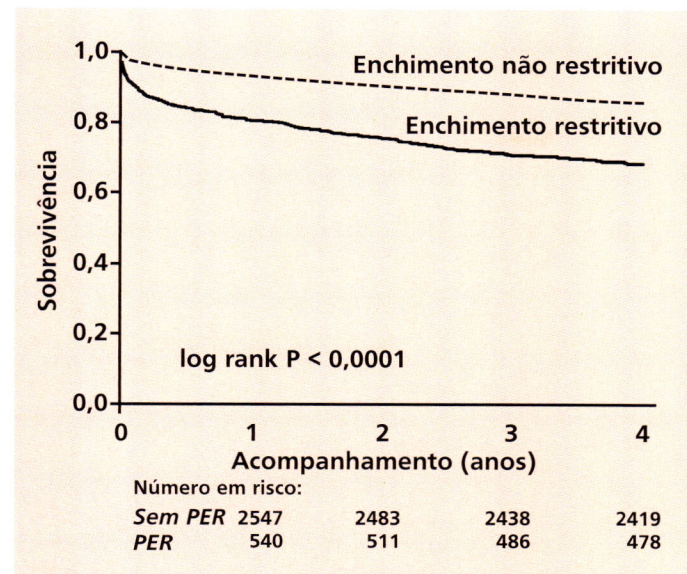

Sobrevida sem eventos em pacientes com padrão de enchimento restritivo e não restritivo. (De Meta-Analysis Research Group in Echocardiography (MeRGE) AMI Collaborators. Independent prognostic importance of a restrictive left ventricular filling pattern after myocardial infarction: an individual patient meta-analysis: Meta-Analysis Research Group in Echocardiography Acute Myocardial Infarction. *Circulation.* 2008;117:2591-2598, com permissão.)

Padrão	Basal	Valsalva	Avaliação
Normal			Normal
Estágio 1A			Pressões de enchimento normal
Estágio 1B			↑Onda A VE, ↑PDF
Estágio 2			Pseudonormal
Estágio 3			Restritivo reversível
Estágio 4			Restritivo irreversível

Fig. 11-24

tritivo está associado a um prognóstico ruim, especialmente se isto persiste após redução da pré-carga. Também um padrão de enchimento pseudonormal ou restritivo associado a infarto agudo do miocárdio indica um risco aumentado de insuficiência cardíaca, desfavorável ao remodelamento VE e mortalidade CV aumentada, independente da fração de ejeção (Fig. 11-23).

15. RESPOSTA: D. Em pacientes cadiopatas, uma redução ≥ 50% na relação E/A com a aplicação da manobra de Valsalva é altamente específica para pressão de enchimento VE elevada. Entretanto, uma menor magnitude de alterações nem sempre indica função diastólica normal. Uma das principais limitações da manobra de Valsalva é que nem todo mundo é capaz de realizar esta manobra adequadamente e esta não está padronizada. A manobra de Valsalva é realizada com expiração forçada (aproximadamente 40 mmHg) contra nariz e boca fechados. Uma redução de 20 cm/s na velocidade E de pico mitral é usualmente considerada um esforço adequado em pacientes sem enchimento restritivo. Falta de reversibilidade com Valsalva é imperfeito como um indicador de que o padrão de enchimento diastólico seja irreversível. Em um laboratório clínico cheio, a manobra de Valsalva pode ser reservada para os pacientes nos quais a avaliação da função diastólica não seja clara após medidas do influxo mitral e velocidades anulares. A Valsalva é obviamente de pouco uso em pacientes com disfunção diastólica em estágio 1, mas é útil para diferenciar a função diastólica em estágio 2 do normal (Fig. 11-24).

16. RESPOSTA: A. De acordo com o estágio de progresso da doença, o espectro de anormalidades de enchimento pode ser encontrado em amiloidose cardíaca que varia de relaxamento atrasado (Fig. 11-1A) a enchimento pseudonormal (Fig. 11-1B) e restritivo (Fig. 11-1C). Os painéis B e C na Figura 11-1 representam esses estágios mais avançados nos quais a rigidez operacional do VE se torna progressivamente maior decorrente da perda gradual da complacência VE. Isto se reflete em um curto tempo de desaceleração (Fig. 11-1C). Apesar da alta pressão atrial esquerda (sugerida pela velocidade da onda E), a contração atrial por si só dificilmente contribui para o enchimento VE nos estágios mais avançados de disfunção diastólica, como sugerido por uma pequena onda A no enchimento restritivo. Em contraste, embora pacientes com relaxamento atrasado possam ser assintomáticos em repouso ou com esforço leve, seu VE se tornou mais dependente da contração atrial (baixa relação E/A). Como tal, esses pacientes são mais propensos a sentir uma mudança nos sintomas com o início súbito de fibrilação atrial devido à perda do *kick* atrial.

17. RESPOSTA: D. O traçado de Doppler na Figura 11-2 mostra fluxo transmitral durante a diástase, muitas vezes referido como "onda L" mitral. O resultado é um padrão de influxo mitral trifásico que pode ser visto em pacientes com doença estrutural cardíaca – principalmente se a FC estiver relativamente baixa. Isto representa um estágio avançado de disfunção diastólica que é caracterizado por pressões de enchimento elevadas e perda da complacência (note o alto pico do enchimento rápido inicial e o curto tempo de desaceleração inicial) em combinação com um relaxamento muito atrasado. O relaxamento marcadamente prolongado, embora não seja óbvio imediatamente, resulta em uma redução súbita na pressão diastólica VE durante a mesodiástole, permitindo um enchimento VE adicional durante a mesodiástole. Isto explica a onda L. A redução da pré-carga irá reduzir a pressão atrial esquerda, assim como a rigidez operacional do VE pode desmascarar a anormalidade de relaxamento subjacente.

18. RESPOSTA: C. Novas recomendações para a avaliação das pressões de enchimento VE em pacientes com FE preservada e FE reduzida têm sido publicadas pela Sociedade Americana de Ecocardiografia e pela Associação Europeia de Ecocardiografia (Fig. 11-25).

Pressões de enchimento VE elevadas em um paciente com uma FE normal podem ser confirmadas com uma velocidade diastólica inicial do anel mitral reduzida derivada da ecocardiografia com Doppler tecidual (e') < 8 cm/s, inclinação reduzida de modo M colorido < 40 cm/s, diferença na duração da RA venosa pulmonar e duração da onda A de influxo mitral > 30 ms, uma alteração da relação E/A de influxo mitral de 0,5 com a manobra de Valsalva, ou um índice de volume atrial esquerdo aumentado > 34 mL/m².

Estimativa das pressões de enchimento ventricular esquerdo em pacientes com FE reduzida

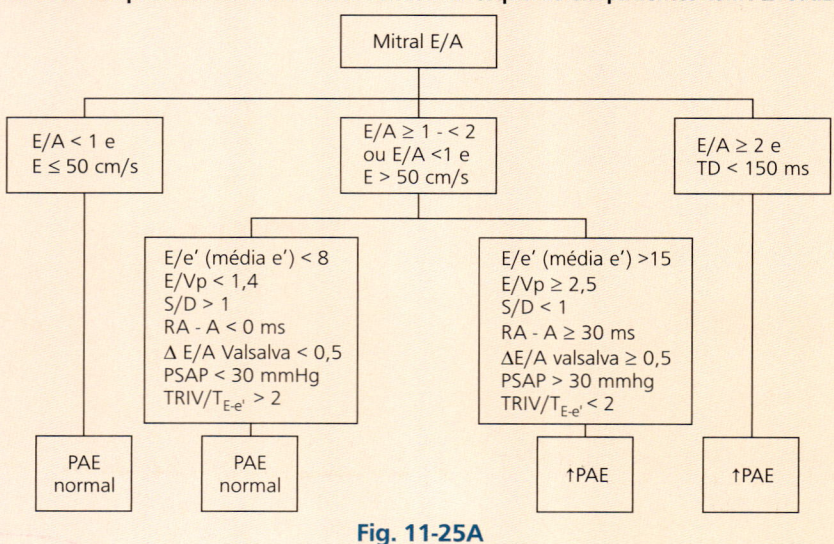

```
                        Mitral E/A
           ┌───────────────┼───────────────┐
      E/A < 1 e       E/A ≥ 1 - < 2       E/A ≥ 2 e
      E ≤ 50 cm/s     ou E/A < 1 e        TD < 150 ms
                      E > 50 cm/s
                   ┌───────┴───────┐
            E/e' (média e') < 8   E/e' (média e') > 15
            E/Vp < 1,4            E/Vp ≥ 2,5
            S/D > 1               S/D < 1
            RA - A < 0 ms         RA - A ≥ 30 ms
            ΔE/A Valsalva < 0,5   ΔE/A valsalva ≥ 0,5
            PSAP < 30 mmHg        PSAP > 30 mmHg
            TRIV/T_{E-e'} > 2     TRIV/T_{E-e'} < 2

      PAE          PAE            ↑PAE           ↑PAE
      normal       normal
```

Fig. 11-25A

Estimativa das pressões de enchimento ventricular esquerdo em pacientes com FE preservada

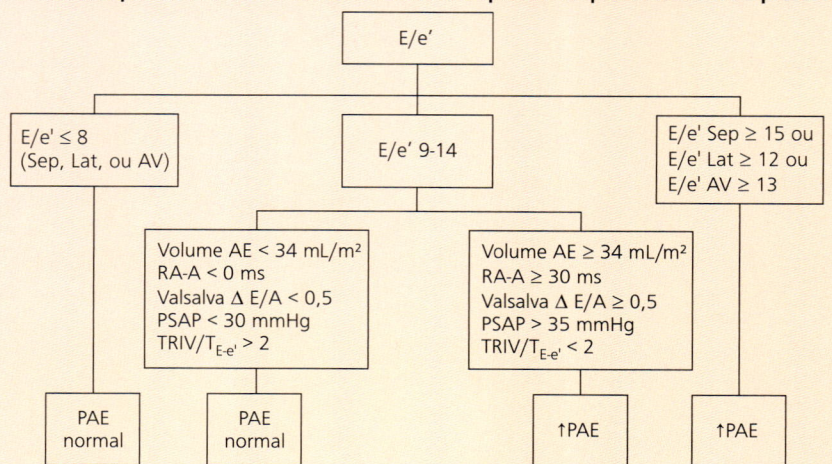

```
                          E/e'
           ┌───────────────┼───────────────┐
      E/e' ≤ 8         E/e' 9-14        E/e' Sep ≥ 15 ou
      (Sep, Lat,                        E/e' Lat ≥ 12 ou
       ou AV)                           E/e' AV ≥ 13
                    ┌───────┴───────┐
            Volume AE < 34 mL/m²   Volume AE ≥ 34 mL/m²
            RA-A < 0 ms            RA-A ≥ 30 ms
            Valsalva Δ E/A < 0,5   Valsalva Δ E/A ≥ 0,5
            PSAP < 30 mmHg         PSAP > 35 mmHg
            TRIV/T_{E-e'} > 2      TRIV/T_{E-e'} < 2

      PAE          PAE            ↑PAE           ↑PAE
      normal       normal
```

(E) = velocidade de fluxo mitral de pico da onda de enchimento inicial. (A) = velocidade do fluxo mitral de pico da onda de enchimento tardio devido a contração atrial. (Vp) = velocidade de propagação do influxo mitral, TRIV = tempo de relaxamento isovolumétrico, PAE = pressão atrial esquerda, PSAP = pressão sistólica da artéria pulmonar. e' = velocidade anular mitral diastólica inicial ao Doppler tecidual, (S) = velocidade de fluxo sistólico da veia pulmonar, (D) = velocidade de fluxo diastólico da veia pulmonar, (RA-A) = diferença de tempo entre a duração da reversão atrial venosa pulmonar e a velocidade de fluxo mitral de pico da duração do enchimento tardio, (TD) = tempo de desaceleração, AE = átrio esquerdo, (AV E/e') = relação da média entre E/e'

Reimpresso de Nagueh SF, Appleton CP, Gillebert TC, et al. Recommendations for the evaluation of the left ventricular diastolic function by echocardiography. *JASE*. 2009;22:108-128, com permissão da Elsevier.

Fig. 11-25B

Com o aumento da pressão atrial esquerda, a velocidade do fluxo venoso pulmonar irá mostrar fluxo sistólico embotado, e a presença ou ausência deste achado irá, portanto, também apontar para a direção de pressões de enchimento elevadas. Além disso, uma RA do fluxo venoso pulmonar proeminente (> 35 cm/s) irá também indicar uma PDFVE elevada.

O volume atrial esquerdo reflete o efeito cumulativo das pressões de enchimento ao longo do tempo. Um átrio esquerdo dilatado (> 34 mL/m^2), sem uma história clara de fibrilação atrial ou disfunção valvar, é sugestivo de pressões de enchimento cronicamente elevadas.

19. RESPOSTA: D. Embora não tenhamos informação da severidade exata de sua disfunção VE nem do seu presente estado hemodinâmico, os achados do Doppler mostram disfunção diastólica em estágio 3 ou 4. Embora esses pacientes possuam um melhor resultado a longo prazo se tratados com agentes betabloqueadores, os achados ecocardiográficos também indicam que a atual rigidez operacional do coração é provavelmente bastante elevada. O débito cardíaco neste paciente pode, portanto, ser muito dependente da FC, uma vez que é quase impossível aumentar o débito cardíaco por um aumento de seu volume sistólico, o que irá elevar ainda mais suas pressões de enchimento. Lembre que débito cardíaco = FC multiplicada pelo volume sistólico. A titulação cuidadosa da dose de terapia betabloqueadora nestes pacientes é, portanto, necessária.

20. RESPOSTA: A. Uma função VE apical normal é altamente importante na preservação da movimentação sistólica normal em torção e distorção diastólica do coração. A perda do movimento de distorção apical (neste caso devido a injúria isquêmica) irá certamente apresentar um impacto adverso nas forças de retração elástica que geram a sucção VE, pemitindo o enchimento VE durante a diástole inicial a uma baixa pressão atrial esquerda. Em condições normais, um gradiente negativo da base ao ápice (com a pressão mais baixa no ápice) pode ser observada na diástole inicial, levando a uma aceleração do sangue em direção ao ápice. Neste paciente, entretanto, a cicatriz apical VE pode atrapalhar esse mecanismo, levando a uma redução e não a um aumento no gradiente pressórico diastólico inicial (sucção diastólica).

21. RESPOSTA: D. Note que o Vp do modo M colorido e E' do Doppler tecidual são essencialmente inalterados. Uma elevada relação E/e' em 6 meses e relação E/Vp também aumentada indicam pressões de enchimento VE elevadas. Uma baixa velocidade da onda A indica contratilidade atrial esquerda reduzida. O curto tempo de desaceleração indica rigidez operacional aumentada. A associação entre e' do Doppler tecidual e relaxamento VE tem sido observada em estudos tanto em animais quanto em humanos.

22. RESPOSTA: C. Os achados ao Doppler demonstram uma grande diferença (> 30 ms) entre a duração da velocidade da onda A mitral e a duração do fluxo venoso pulmonar reverso diastólico (RA) tardio, sugerindo pressões de enchimento VE diastólico–finais elevados. Isto é usualmente observado em pacientes com função diastólica estágio 2 ou 3. Das quatro condições apresentadas anteriormente, a mais provável é do homem de 60 anos com doença cardíaca hipertensiva avançada. As outras condições, incluindo a pericardite constritiva, não irão causar função diastólica estágio 2.

23. RESPOSTA: A. O padrão de influxo mitral pode ser utilizado com relativa eficácia para avaliar as pressões de enchimento em pacientes com função sistólica VE deprimida. Nesta população, mudanças no padrão de influxo irão refletir alterações na pré-carga (p. ex., decorrente da sobrecarga de volume ou mudanças na terapia medicamentosa).Confusão entre enchimento normal e pseudonormal não deve existir, pois a função diastólica é intrinsecamente perturbada na presença de disfunção sistólica avançada.

Em contraste, informações adicionais são necessárias na presença de fração de ejeção preservada, uma vez que o padrão de Doppler possa igualmente representar o enchimento normal ou pseudonormal. Como mencionado anteriormente, o ecocardiografista deverá avaliar a e' derivada do Doppler tecidual, Vp obtida pelo Doppler em modo M colorido, medir o tamanho atrial esquerdo e, finalmente, avaliar o efeito de Valsalva para detectar uma anormalidade de relaxamento subjacente no caso de enchimento pseudonormal. A dilatação atrial esquerda pode, apenas, representar o remodelamento atrial independente das pressões de enchimento no contexto da fibrilação atrial. RM moderada e severa usualmente leva a uma elevação da velocidade E de pico, representando a taxa de fluxo aumentada durante a diástole com um tempo de desaceleração normal. Entretanto, particularmente com RM crônica, o átrio esquerdo irá dilatar, e a complacência atrial esquerda elevada pode ser suficiente para manter as pressões de enchimento em níveis normais.

Finalmente, um jato regurgitante tricúspide de alta velocidade pode ser sugestivo de (mas não é específico para) pressões de enchimento elevadas do lado esquerdo. Várias outras condições pode levar a hipertensão pulmonar na presença de função diastólica normal. (Consulte a resposta da questão 18, Nagueh *et al.*)

24. RESPOSTA: C Em pacientes normais, as velocidades ao Doppler das veias hepáticas refletem alterações na pressão, no volume e na complacência do átrio direito. Tipicamente, as velocidades ao Doppler da veia hepática consiste em quatro elementos: (1) fluxo sistólico anterógrado (S), (2) fluxo diastólico anterógrado (D), (3) reversão do fluxo sistólico (VR) e (4) reversão do fluxo atrial (RA). Em pacientes com hemodinâmica normal, S é tipicamente maior do que D e não existe reversão sistólica ou diastólica significantes. Tipicamente, com condições miopáticas, as reversões de fluxo são acentuadas com inspiração decorrente do retorno venoso sistêmico aumentado para o coração direito. Reversão do fluxo diastólico é vista mais comumente em pacientes com hipertensão pulmonar e pericardite constritiva, e é a variação respiratória que auxilia na diferenciação de uma e outra. Em pacientes com pericardite constritiva, existem pressões atrial direita e ventricular direita elevadas; e caracteristicamente esses pacientes demonstram aumento da reversão de fluxo diastólico com expiração. Pacientes com hipertensão pulmonar comumente não apresentam aumento das reversões de fluxo diastólico com a respiração. Adicionalmente, a pericardite constritiva pode ser diferenciada da cardiomiopatia restritiva com registros de Doppler venoso hepático. Em pacientes com cardiomiopatia restritiva, a reversão inspiratória do fluxo diastólico é maior do que a expiratória. Alternativamente, pacientes com regurgitação tricúspide severa, a qual por definição é a que ocorre durante a sístole, irão tipicamente demonstrar reversão de fluxo sistólico proeminente (Fig. 11-26).

25. RESPOSTA: E. Valores de corte para diferenciação de casos normais e anormais devem considerar a idade do grupo do qual a amostragem do estudo é selecionada. Neste caso, a relação E/A é quase 2, o que cai fora da faixa de valores normais para pacientes com mais de 60 anos.

26. RESPOSTA: B. Neste caso, existe claramente uma fração de ejeção reduzida sugerindo uma cardiomiopatia não isquêmica. Existe uma fusão das ondas E e A, mas o sincronismo sugere uma onda E aumentada com um tempo de desaceleração encurtado. O fluxo venoso pulmonar sistóli-

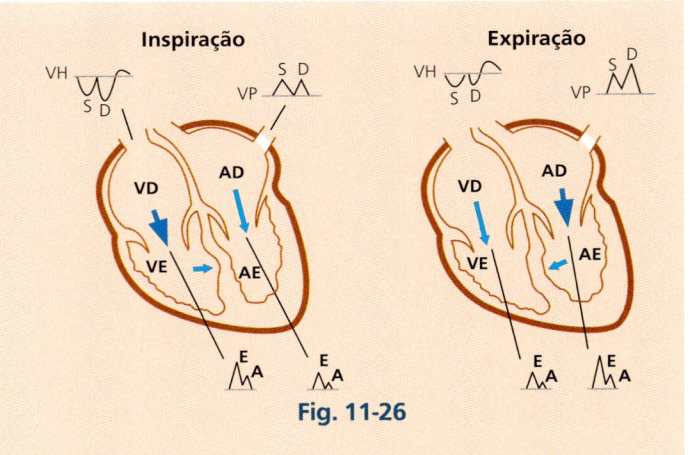

Fig. 11-26

TABELA 11-5 Estágios de disfunção diastólica

	Jovem Normal	Adulto Normal	Estágio 1, Relaxamento Atrasado, Comprometido, ou Anormal	Estágio 2, Enchimento Pseudonormal	Estágio 3, Enchimento Restritivo	Estágio 4, Restritivo Irreversível
Relação E/A	1-2	1-2	< 1,0	1-1,5 (reverte com a manobra de Valsalva)	> 1,5	1,5-2,0 (valores do Doppler similares ao Estágio 3 exceto nenhuma alteração com manobras de redução de pré-carga)
TD (ms)	< 240	150-240	≥ 240	150-200	> 150	< 150
TRIV (ms)	70–90	70–90	> 90	< 90	< 70	< 70
Relação VP S/D	< 1	≥ 1	≥ 1	< 1	< 1	< 1
Duração MVa/PVa	≥ 1	≥ 1	≥ 1 ou < 1	< 1	< 1	< 1
Relação PVs2/PVd	≥ 1 ou < 1	≥ 1	≫ 1	< 1	≪ 1	≪ 1
RA (cm/s)	< 35	< 35	< 35	≥ 35	≥ 35	≥ 35
MMC (cm/s)	> 55	> 55	> 45	< 45	< 45	< 45
IDT (cm/s)	> 10	> 8	< 8	< 8	< 8	< 8
Anormalidades anatômicas	Nenhuma	Nenhuma	AE normal ou discretamente aumentado	AE leve ou moderadamente aumentado. HVE, FE normal ou anormal	AE severamente aumentado, disfunção sistólica VE, regurgitação VM ou VT	AE severamente aumentado, disfunção sistólica VE, regurgitação VM ou VT com possível regurgitação sistólica VM

RA = reversão atrial; MMC = Doppler em modo M colorido; TD = tempo de desaceleração; FE = fração de ejeção; TRIV = tempo de relaxamento isovolumétrico; AE = átrio esquerdo; VE = ventrículo esquerdo.
(De Bursi F, Weston AS, Redfiefd MM. Systolic and diastolic heart failure in the community. *JAMA*. 2006;296:2209-2216; Yamada H *et al*. Prevalence of left ventricular diabolic dysfunction by Doppler achocardiography: Clinical application of the Canadian consensus guidelines. Adapted from *J Am Soc Echocardiogr*. 2002;15:1238-1244; Garcia MJ *et al*. New Doppler echocardiographic applications for the study of diastolic function. *J Am Coll Cardiol*. 1998;32:865-875.)

co-diastólico embotado com uma grande RA confirma que esta é certamente uma onda E com fisiologia restritiva e reduzida complacência VE e elevada pressão de enchimento VE. A velocidade anular reduzida e Vp atrasado confirmam o comprometimento do relaxamento. E/e' elevado de 17, e E/Vp de 5 também confirmam pressão de enchimento VE elevada. Veja Figura 11-27.

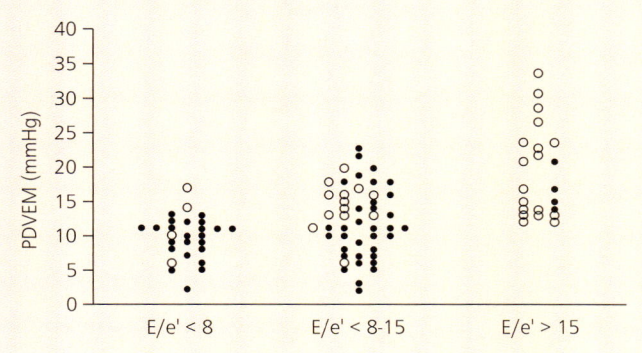

Pressão diastólica ventricular esquerda média (PDVEM) *versus* grupos definidos por valores de E/e' septal. O indica pacientes com FE < 50%. (De Ommen SR, *et al*. Clinical utility of Doppler echocardiography and tissue Doppler imaging in the estimation of left ventricular filling pressures. *Circulation*. 2000;102:1788-1794 com permissão.)

Fig. 11-27

27. **RESPOSTA: C.** E/e' é agora < 10, sugerindo que as pressões de enchimento VE foram reduzidas.
Isto foi subsequentemente confirmado pela cateterização do coração direito (Veja Tabela 11-6).

TABELA 11-6	
PSAP	17 mmHg
PDAP	8 mmHg
PCPE	8 mmHg
PVC (média)	0 mmHg
DC (Fick)	4,7 L/min
IC (Fick)	2,1 L/min/m²

PSAP = pressão sistólica em artéria pulmonar; PDAP = pressão diastólica em artéria pulmonar; PCPE = pressão capilar pulmonar encunhada; PVC = pressão venosa central; DC = débito cardíaco; IC = índice cardíaco.

O paciente foi subsequentemente liberado sob um regime terapêutico com diurético, inibidores da ECA, espironolactona e baixa dose de betabloqueador. Ele continuou a melhorar, e em um acompanhamento de 6 meses, o ecocardiograma mostrou discreta melhora da função sistólica com FEVE = 45%.

PONTOS-CHAVE

- Em pacientes com FE reduzida, podem ser utilizados influxo mitral e fluxo venoso pulmonar para avaliar as pressões de enchimento (veja as recomendações das diretrizes da SAE supracitadas).
- Se uma onda está presente no influxo mitral, frequentemente o fluxo venoso pulmonar irá revelar qual onda é decorrente da relação positiva da onda E mitral com a onda D venosa pulmonar (*i. e.*, quanto maior a onda E, maior a onda D).
- As variáveis confirmatórias serão E/e' aumentado > 15 e E/U_p também aumentado > 2.

28. **RESPOSTA: D.** Os sintomas dele podem ser explicados pela constelação de função sistólica preservada, tamanho ventricular normal e marcada dilatação de ambos os átrios. Esses achados e a história de fibrilação atrial paroxística intermitente em uma idade jovem incomum sugerem uma forma de cardiomiopatia restritiva.

29. **RESPOSTA: B.** O cateterismo cardíaco neste paciente revelou artérias coronárias normais, mas pressões de enchimento elevadas com uma pressão atrial direita média de 20, pressão de artéria pulmonar de 57/25 mmHg, pressão ventricular direita de 56/22 mmHg, PCPe 26 mmHg e um débito cardíaco de 4 L/min. Uma biópsia endomiocárdica mostrou fibrose intersticial focal inespecífica sem evidência de amiloidose, hemocromatose ou sarcoidose. O paciente finalmente morreu 3 meses depois por insuficiência cardíaca progressiva e arritmias venticulares.

PONTOS-CHAVE

- Uma avaliação integrada pelo Doppler da função diastólica deve ser realizada em todo paciente com falta de ar inexplicada. Disfunção diastólica avançada e dilatação atrial apesar de tamanho e função VE normais são as características de cardiomiopatia restritiva.
- Na cardiomiopatia restritiva idiopática, o VE mostra espessamento normal da parede com uma FE preservada e aumento biatrial.
- A fisiologia restritiva é notada pelo tempo de desaceleração da onda E mitral encurtado e a relação E/A marcadamente aumentada (tipicamente > 2,0).
- A cardiomiopatia restritiva é notável pelo enchimento diastólico restritivo (estágios 3 e 4) com função sistólica relativamente normal.
- O enchimento ventricular é notável por complacência reduzida.
- Com o aumento da pressão atrial esquerda com a progressão da doença, a valva mitral se abre a uma pressão maior, o que resulta em um TRIV reduzido. Além disso, existe um gradiente aumentado de pressão transmitral, velocidade E aumentada no Doppler de onda pulsada e reduzida velocidade de fluxo venoso pulmonar sistólica.

30. **RESPOSTA: C.** Este paciente demonstra um quadro diastólico compatível com disfunção diastólica extrema do estágio 1 com uma grande onda A. A velocidade mitral E está severamente reduzida, e a velocidade mitral A está proeminentemente aumentada, produzindo uma relação E/A < 1. A velocidade de propagação de fluxo mitral está

reduzida (*i. e*, < 50 cm/s). E' também está reduzida (usualmente < 7 cm/s no anel septal). Entretanto, não parece que as pressões de enchimento estejam aumentadas, pois a relação E/e' é ≤ 8. Se suas pressões de enchimento estiverem aumentadas, mais provavelmente esperaríamos ver uma relação E/e' > 15 e uma relação E/A < 1 (disfunção diastólica em estágio 1a)

31. RESPOSTA: A. Em nosso paciente com disfunção diastólica em estágio 1 extremo, no qual a grande maioria do enchimento diastólico resulta de uma contração atrial, uma redução na pré-carga pela terapia com nitratos parece resultar em um retorno venoso reduzido. Isto irá reduzir o volume diastólico final, assim movendo nosso paciente para uma posição à esquerda da curva de Frank-Starling (do pondo A ao ponto B) e subsequentemente resultando em redução de volume sistólico/débito cardíaco (Fig. 11-28). Redução na pós-carga não resulta diretamente em alteração na PDFVE. Finalmente, os nitratos são vasodilatadores INDEPENDENTES do endotélio.

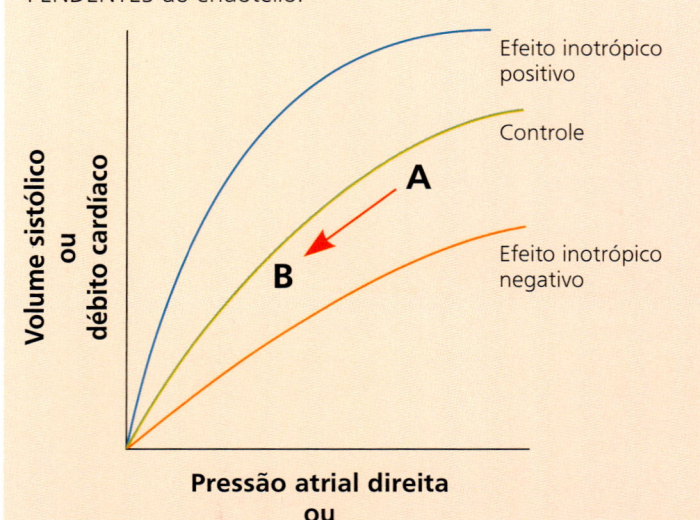

Fig. 11-28

(Adaptada de: http://totw.anaesthesiologists.org/2009/03/16/introduction-to-cardiovascular-physiology-125.)

PONTOS-CHAVE

- Pré-carga reduzida resulta em volume diastólico final reduzido; e em um paciente que, ao contrário, tem uma contratilidade constante, isto irá resultar em um volume sistólico/débito cardíaco reduzidos.
- A utilização de nitrato deve ser cuidadosamente considerada em pacientes com disfunção diastólica extrema em estágio 1 conhecida.
- A disfunção diastólica estágio 1 é caracterizada por relaxamento miocárdico comprometido.
- Normalmente, a velocidade mitral E está reduzida com um tempo de desaceleração > 200 ms, a velocidade A mitral é aumentada, a relação E/A é < 1, e o TRIV está aumentado.
- e' é usualmente < 7 cm/s e a velocidade de propagação do fluxo mitral V_p ao modo M colorido é tipicamente < 50 cm/s.

32. RESPOSTA: C. Mostrou-se que o tempo de desaceleração ≤ 150 ms em pacientes com biópsia comprovando amiloidose correlaciona-se com um prognóstico significativamente pior e um risco de morte cardíaca por um período de 18 meses com um risco relativo para morte cardíaca aproximadamente cinco vezes maior do que nos pacientes com tempo de desaceleração > 150 ms. Semelhante a isso, a sobrevivência cardíaca em 1 ano de pacientes com relação E/A aumentada (< 2,1) foi menor que aquele dos pacientes com relação E/A normal ou reduzida (< 2,1) (Fig. 11-29).

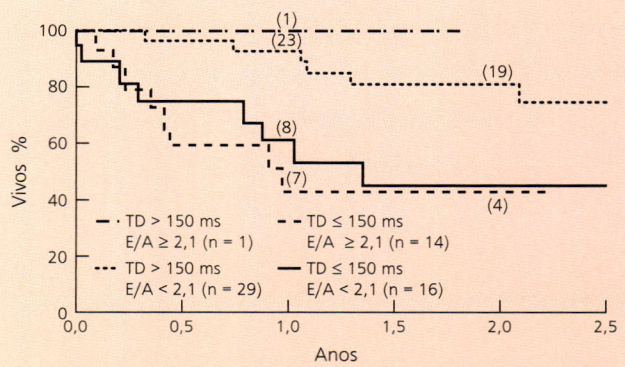

(De Klein AL, Hatle LK, Taliercio CP, et al. Prognostic significance of Doppler measures of diastolic function in cardiac amyloidosis: a Doppler echocardiography study. *Circulation*. 1991; 83:808-816, com permissão.)

Fig. 11-29

33. RESPOSTA: B. Na maioria das doenças cardíacas, senão em todas, assim como na amiloidose cardíaca, o estágio inicial de disfunção diastólica é o relaxamento comprometido. Com a progressão da doença, o relaxamento continuamente comprometido finalmente resulta em uma elevação leve a moderada da pressão atrial, a qual pode tornar o padrão de velocidade de influxo mitral similar ao padrão de enchimento normal ("pseudonormal"). A relação E/A é tipicamente 1 a 1,5. O tempo de desaceleração da onda E é normal entre 160 e 220 ms. A melhor forma de identificar um padrão de enchimento pseudonormal é pela demonstração de relaxamento miocárdico comprometido por uma e' < 7 cm/s e elevada pressão de enchimento por uma E/e' > 15. Em pacientes com disfunção sistólica conhecida ou espessamento da parede anormalmente aumentado, uma relação E/A normal sugere que a pressão atrial esquerda aumentada esteja mascarando um relaxamento anormal. Reduzindo-se a pré-carga (*i. e.*, pela manobra de Valsalva), pode-se desmascarar o relaxamento VE comprometido fazendo-se a relação E/A reduzir em 0,5 ou mais e a reversão da relação E/A. Além disso, o modo M colorido do influxo mitral pode determinar a taxa de propagação de fluxo no VE, e com a piora da função diastólica, o relaxamento miocárdico é sempre comprometido, e a propagação de fluxo é lenta mesmo quando a pressão atrial esquerda e a velocidade E mitral estão aumentadas.

PONTOS-CHAVE

- O tempo de desaceleração é um importante fator prognóstico em pacientes com amiloidose cardíaca.
- Disfunção diastólica grau 2 (padrão "pseudonormal") representa um estágio moderado de disfunção diastólica, combinando pressão atrial esquerda leve a moderadamente elevada e anormalidade de relaxamento VE.

34. RESPOSTA: A. A diástole normal consiste em quatro fases (veja Figura 11-30): (1) relaxamento isovolumétrico (TRIV), (2) enchimento rápido inicial (correspondendo à onda E do influxo mitral e tricúspide), (3) diástase (que é muito afetada pela complacência ventricular) e (4) enchimento tardio da contração atrial.

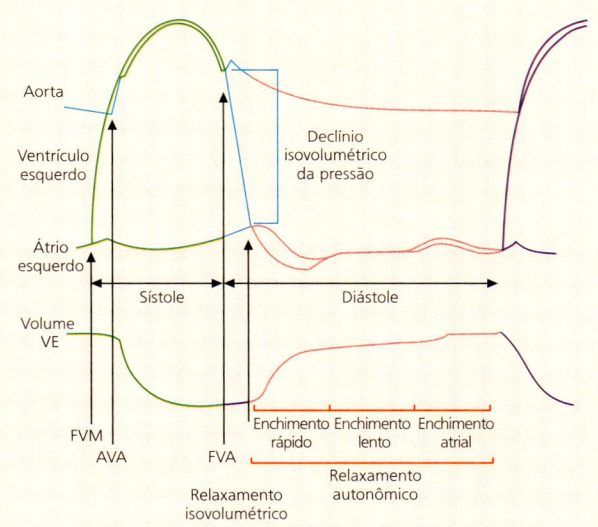

Fig. 11-30

O relaxamento miocárdico é um processo ativo dependente de energia que requer a remoção do cálcio da troponina C no retículo sarcoplasmático. A falência em recapturar o cálcio pode, em última análise, resultar em relaxamento incompleto decorrente da tensão diastólica ou rigidez. Além disso, a complacência miocárdica é uma propriedade passiva que influencia todas as três fases de enchimento da diástole e é capaz de ser afetada por fatores tanto intrínsecos quanto extrínsecos. As veias pulmonares, o átrio esquerdo e a válvula mitral são todos integrantes da diástole, assim como a FC.

O paciente relacionado na questão possui uma relação E/A normal > 1. O tempo de desaceleração da onda E (170 ms) está dentro da faixa normal (160 – 200 ms). As velocidades de fluxo venoso pulmonar são normais (onda S normal = 0,6 m/s, onda D normal = 0,4 m/s). A velocidade de propagação do fluxo transmitral no modo M colorido está no limite normal (a velocidade de propagação do fluxo normal é 50 cm/s ou mais). As velociades anulares mitrais septal e lateral também são normais. TRIV está no limite inferior do normal (variação normal 83 ± 16 ms).

35. RESPOSTA: A. O TRIV é um importante índice não invasivo da função diastólica VE. TRIV é o intervalo do fechamento da válvula aórtica até a abertura da válvula mitral e constitui a primeira fase da diástole. Como demonstrado na questão, o TRIV tende a ser paralelo ao tempo de desaceleração mitral. Como tal, o TRIV diminui com relaxamento rápido ou elevadas pressões de enchimento ou ambos, enquanto aumenta com o relaxamento anormal. As medidas do TRIV são como demonstrado a seguir: normal 70-90 ms, relaxamento comprometido > 90 ms, pseudonormal < 90 ms, restritivo < 70 ms (Fig. 11-31).

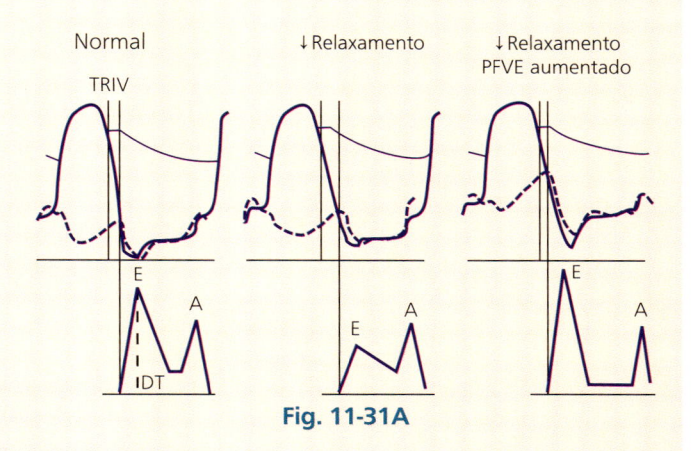

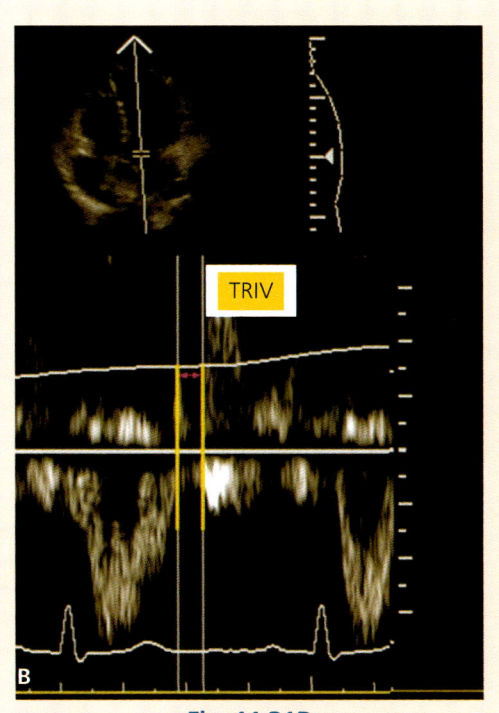

Fig. 11-31A

Fig. 11-31B

PONTOS-CHAVE

- TRIV é o intervalo entre o fechamento da válvula aórtica até a abertura da válvula mitral.
- O TRIV se reduz com relaxamento rápido, pressões de enchimento elevadas ou ambos.
- O TRIV se alarga com relaxamento anormal.
- A diástole consiste em quatro fases: (1) relaxamento isovolumétrico (TRIV); (2) enchimento inicial rápido; (3) diástole e (4) enchimento final da contração atrial.
- Velocidades de fluxo do Doppler variadas fornecem avaliação da função diastólica.

LEITURAS SUGERIDAS

Abhayaratna WP, Seward JB, Appleton CR et al. left atrial size: physiologic determinants and clinical applications. *J Am Coll Cardiol.* 2006;47:2357-2363.

Appleton CP, Hatle LK, Popp RL. Relation of transmitral flow velocity patterns to left ventricular diastolic function: new insights from a combined hemodynamic and Doppler echocardiographic study. *J Am Coll Cardiol.* 1988;12:426-440.

Appleton CR, Jensen JL, Hatle LK et al. Doppler evaluation of left and right ventricular diastolic function: a technical guide for obtaining optimal flow velocity recordings. *J Am Soc Echocardiogr.* 1997;10:271-292.

Greenberg NL, Vandervoort PM, Firstenberg MS et al. Estimation of diastolic intraventricular pressure gradients by Doppler M-mode echocardiography. *Am J Physiol Heart Circ Physiol* 2001;280:H2507-H2515.

Ha JW, Oh JK, Redfield MM et al. Triphasic mitral inflow velocity with middiastolic filling: clinical implications and associated echocardiographic findings. *J Am Soc Echocardiogr* 2004;17:428-431.

Hansen A, Haass M, Zugck C et al. Prognostic value of Doppler echocardiographic mitral inflow patterns: implications for risk stratification in patients with chronic congestive heart failure. *J Am Coll Cardiol.* 2001;37:1049-1055.

Klein AL, Burstow DJ, Tajik AJ et al. Effects of age on left ventricular dimensions and filling dynamics in 117 normal persons. *Mayo Clin Proc.* 1994;69:212-224.

Klein AL, Garcia MJ, editors. *Diastology: clinical approach to diastolic heart failure.* Philadelphia. Saunders Elsevier, 2008.

Nagueh SE, Appleton CP, Gillebert TC et al. Recommendations for the evaluation of left ventricular diastolic function by echocardiography. *J Am Soc Echocardiogr.* 2009;22:107-133.

Nagueh SF, Lakkis NM, Middleton KJ et al. Doppler estimation of left ventricular filling pressures in patients with hypertrophic cardiomyopathy. *Circulation.* 1999;99:254-261.

Nishimura RA, Appleton CR, Redfield MM et al. Noninvasive Doppler echocardiographic evaluation of left ventricular filling pressures in patients with cardiomyopathies: a simultaneous Doppler echocardiographic and cardiac catheterization study. *J Am Coll Cardiol.* 1996;28:1226-1233.

Ommen SR, Nishimura RA, Appleton CP et al. Clinical utility of Doppler echocardiography and tissue Doppler imaging in the estimation of left ventricular filling pressures: a comparative simultaneous Doppler-catheterization study. *Circulation.* 2000;102:1788-1794.

Rossvoll O, Hatle LK. Pulmonary venous flow velocities recorded by transthoracic Doppler ultrasound: relation to left ventricular diastolic pressures. *J Am Coll Cardiol.* 1993;21:1687-1696.

Ecocardiografia de Estresse

Omar Wever-Pinzon ▪ *Farooq A. Chaudhry*

1. A afirmativa que melhor descreve a cascata isquêmica é:
   A. Anormalidades da motilidade da parede são precedidas por alterações eletrocardiográficas.
   B. Angina ocorre antes do desenvolvimento das anormalidades da motilidade da parede.
   C. Alterações hemodinâmicas ocorrem após alterações eletrocardiográficas.
   D. Anormalidades de perfusão precedem o início das anormalidades da motilidade da parede.
   E. Anormalidades da motilidade da parede precedem a disfunção diastólica.

2. A afirmativa que melhor descreve a eficácia da ecocardiografia de estresse é:
   A. A sensibilidade e a especificidade da ecocardiografia de estresse físico para detectar estenose arterial coronariana limitante de fluxo é significativamente menor se comparada à imagem por cintilografia.
   B. A especificidade da ecocardiografia de estresse utilizando vasodilatadores é menor do que a ecocardiografia de estresse com esforço físico e dobutamina.
   C. Durante a ecocardiografia de estresse com dobutamina, a adição de atropina aumenta sua especificidade.
   D. A precisão da ecocardiografia de estresse pode ser afetada pela presença de regurgitação aórtica significativa.
   E. A precisão da ecocardiografia de estresse para detectar doença univascular é maior do que a precisão para detectar doença multivascular.

3. A ecocardiografia de estresse e a imagem de perfusão miocárdica de estresse são modalidades de teste de estresse baseadas em diferentes conceitos fisiopatológicos e técnicos. A afirmativa que melhor descreve a relação entre ambas as modalidades é:
   A. A sensibilidade da ecocardiografia de estresse para detectar doença arterial coronariana univascular é menor se comparada às imagens de perfusão miocárdica de estresse.
   B. A especificidade da ecocardiografia de estresse para detectar estenose fluxo-limitante é menor do que a imagem de perfusão miocárdica de estresse.
   C. A interpretação da ecocardiografia de estresse é menos subjetiva do que a imagem de perfusão miocárdica de estresse.
   D. O custo de ambas as modalidades é comparável.

4. Qual dos itens listados a seguir pode reduzir a especificidade da ecocardiografia de estresse?
   A. O uso concomitante de betabloqueador no momento do teste.
   B. Hipertrofia ventricular esquerda concêntrica.
   C. Atraso na aquisição da imagem.
   D. Exercício inadequado com frequência cardíaca de pico subótima.
   E. Resposta hipertensiva.

5. A mais apropriada indicação para interromper um ecocardiograma de estresse com dobutamina(eco) é:
   A. Dor no peito.
   B. Inversão de onda T.
   C. Bigeminismo.
   D. Nova anormalidade de motilidade da parede.
   E. Depressão ascendente do segmento ST.

6. A afirmativa que melhor descreve a isquemia induzida no eco de estresse com dobutamina é:
   A. Motilidade normal da parede em repouso que se torna hipercinética ao estresse.
   B. Segmento acinético que se torna discinético ao estresse.
   C. Resposta bifásica.
   D. Segmento hipocinético que se torna hipercinético no estresse.
   E. Resposta monofásica.

7. A sensibilidade e a especificidade da ecocardiografia de estresse para detectar isquemia é maior em qual distribuição arterial coronariana?
   A. A artéria descendente anterior esquerda.
   B. Artéria circunflexa esquerda.
   C. Ramo marginal obtuso.
   D. Artéria coronária direita.
   E. Perfurantes septais.

8. Qual das seguintes afirmativas sobre o valor prognóstico da ecocardiografia de estresse está correta?
   A. A fração de ejeção ventricular esquerda não é importante se o índice do escore do pico da motilidade da parede estiver aumentado.
   B. O desenvolvimento de anormalidades da motilidade da parede em baixas frequências cardíacas não tem implicação prognóstica.
   C. A avaliação da viabilidade miocárdica não tem valor prognóstico.
   D. A taxa de eventos de um paciente com probabilidade pré-teste intermediária de doença arterial coronária e um eco de estresse negativo é < 1%/ano.
   E. A sobrevivência sem eventos para diabéticos e não diabéticos com um eco de estresse normal é semelhante.

9. O papel da ecocardiografia de estresse na estratificação de risco de pacientes submetidos a cirurgia não cardíaca inclui:
   A. Eco de estresse tem um alto valor preditivo positivo.
   B. O território da isquemia pela ecocardiografia de estresse prevê a área de infarto pós-operatório.
   C. O valor preditivo negativo do eco de estresse é alto.
   D. A taxa de eventos pós-operatórios em pacientes submetidos a ecocardiografia de estresse físico é usualmente maior do que naqueles submetidos a ecocardiografia de estresse com dobutamina.
   E. O valor preditivo positivo da ecocardiografia de estresse é melhor do que a imagem de perfusão miocárdica com estresse.

10. O uso de agentes de contraste em ecocardiografia de estresse é mais bem descrito pela afirmação:
   A. O contraste aumenta a variabilidade intra e interobservador da interpretação da motilidade da parede.
   B. O uso de contraste em ecocardiografia de estresse é atualmente aprovada pelo Food and Drug Administration (FDA).
   C. Dobutamina é o método de estresse de escolha para imagem de perfusão miocárdica com contraste.
   D. A presença de *shunt* intracardíaco significativo é uma contraindicação absoluta para o uso de eco com contraste.
   E. O contraste deve ser utilizado em todos os pacientes submetidos a ecocardiografia de estresse.

11. Qual das seguintes afirmativas é correta sobre os conceitos básicos da avaliação da viabilidade miocárdica?
   A. Miocárdio hibernante é um estado de desequilíbrio contração-perfusão que pode ser observado após terapia de reperfusão com sucesso.
   B. Um infarto não transmural de 20% da espessura miocárdica pode comprometer o espessamento da parede.
   C. Ondas Q no ECG indicam ausência de viabilidade miocárdica no território correspondente.
   D. Na presença de um vaso epicárdico aberto nenhum refluxo indica viabilidade miocárdica consistente.
   E. Ecocardiografia de estresse com dobutamina pode diferenciar viabiliadde do miocárdio *versus* epicárdio.

12. A seguinte afirmativa sobre avaliação de viabillidade por ecocardiografia de estresse está correta:
   A. A eficácia da ecocardiografia de estresse físico e pela dobutamina é semelhante na predição da melhora da função ventricular esquerda, após revascularização na cardiomiopatia isquêmica.
   B. A detecção de reserva contrátil inotrópica se baseia no metabolismo intacto dentro dos miócitos para avaliar viabilidade.
   C. Na cardiomiopatia isquêmica, a resposta bifásica durante a ecocardiografia de estresse com dobutamina é um melhor preditor da melhora da função ventricular esquerda do que a resposta monofásica.
   D. A sensibilidade da ecocardiografia de estresse com dobutamina para detectar viabilidade é superior àquela dos estudos de redistribuição com Tálio.
   E. A ecocardiografia de estresse com dobutamina pode diferenciar uma cicatriz no pericárdio *versus* endocárdio de forma semelhante à imagem de ressonância nuclear magnética.

13. O seguinte prenuncia um prognóstico benigno durante a ecocardiografia de estresse:
- A. Dilatação transitória da cavidade ventricular esquerda.
- B. Presença de anormalidade da motilidade da parede em frequências cardíacas menores do que 100 bpm.
- C. Presença de anormalidades da motilidade da parede em ambos os ventrículos direito e esquerdo.
- D. Queda na pressão sanguínea sistólica de 40 mmHg durante a ecocardiografia de estresse com dobutamina sem anormalidades da motilidade da parede.
- E. Índice de escore de motilidade da parede de pico > 1,7.

14. Ecocardiografia miocárdica com contraste é uma técnica rápida e de fácil execução para a avaliação da perfusão miocárdica. A afirmativa que melhor descreve o uso da ecocardiografia de perfusão miocárdica no teste de estresse é:
- A. A imagem de alta energia permite imagem contínua e análise da motilidade da parede.
- B. A eficácia da cintilografia nuclear e ecocardiografia de estresse com dobutamina para detectar estenose arterial coronariana fluxo limitante é superior à ecocardiografia de perfusão miocárdica no estresse.
- C. Artefatos de atenuação não afetam a ecocardiografia de perfusão miocárdica no estresse.
- D. A incidência de arritmias ventriculares e não ventriculares durante a ecocardiografia com contraste miocárdico de estresse com dobutamina é menor do que na ecocardiografia de estresse com dobutamina.
- E. Perfusão miocárdica durante imagem de estresse com dobutamina pode detectar isquemia subendocárdica mesmo quando o espessamento transmural da parede está normal.

15. Tradicionalmente, a avaliação da isquemia induzida pela ecocardiografia de estresse tem sido baseada na avaliação da função sistólica pós-estresse, tanto por análise visual subjetiva quanto por técnicas quantitativas, como o Doppler tecidual e a deformação. Recentemente, existe um interesse crescente na avaliação de parâmetros diastólicos ecocardiográficos durante a eocardiografia de estresse. A afirmativa que melhor descreve a aplicação da diastologia na ecocardiografia de estresse é:
- A. A natureza passiva da diástole torna seu uso na ecocardiografia de estresse uma técnica menos sensível do que a avaliação da função sistólica.
- B. Anormalidades de relaxamento causadas pela isquemia induzida se resolvem mais cedo do que anormalidades sistólicas.
- C. Ao contrário da função sistólica, a eficácia da função diastólica durante a ecocardiografia de estresse não é afetada pela presença de cardiomiopatia ou doença cardíaca hipertensiva.
- D. Anormalidades diastólicas regionais não podem ser vistas na presença de uma relação entre onda de influxo da válvula mitral inicial (E)/onda de Doppler tecidual do anel mitral inicial (E') normal.
- E. A piora dos parâmetros de enchimento ventricular esquerdo durante a ecocardiografia de estresse se correlaciona com baixa tolerância ao exercício.

16. Uma mulher de 52 anos com história de dislipidemia e ex-tabagista é encaminhada para eco de estresse decorrente de dispneia aos esforços e um episódio recente de síncope. Ela se exercitou por 6 minutos e teve que parar em virtude da falta de ar. Ela alcançou 86% de sua frequência cardíaca máxima prevista. Qual deve ser a causa para os sintomas da paciente? (Veja Figura 12-1 e Vídeo 12-1A-C).

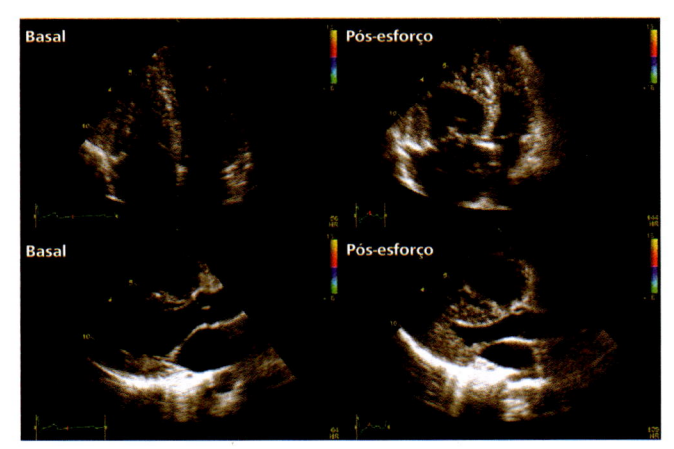

Fig. 12-1

- A. Estenose de artéria coronária direita proximal severa.
- B. Estenose de artéria circunflexa esquerda proximal severa.
- C. Doença multiarterial severa.
- D. Hipertensão pulmonar dinâmica.

17. Uma mulher de 50 anos com história de dislipidemia foi encaminhada para teste de estresse em decorrência da dispneia aos esforços. O ecocardiograma de repouso mostrou hipertrofia ventricular esquerda. Ela se exercitou por 4 minutos. Sua frequência cardíaca e pressão arterial mudaram de 69 bpm e 120/70 mmHg para 111 bpm e 120/60 mmHg, respectivamente, no pico do esforço. Um Doppler de onda contínua foi realizado através da válvula aórtica após o estresse. Com base na Figura 12-2, qual deve ser o melhor passo a ser dado no manuseio deste paciente?

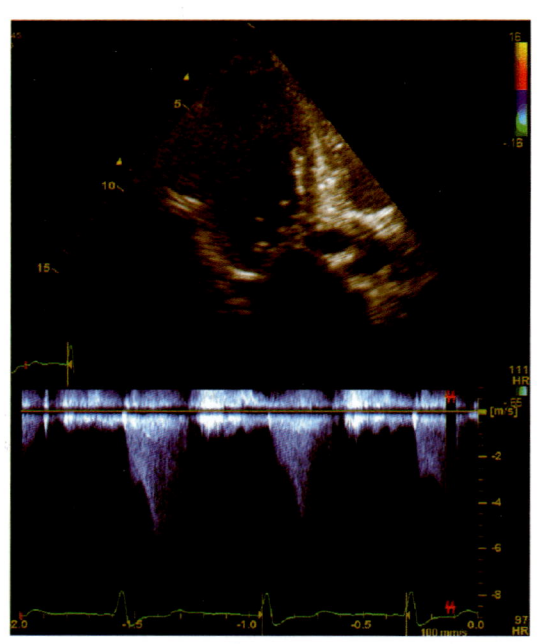

Fig. 12-2

A. Angiografia coronariana com revascularização.
B. Realizar ecocardiografia de estresse com dobutamina.
C. Realizar imagem nuclear com estresse farmacológico.
D. Tratamento medicamentoso com betabloqueadores.
E. Troca valvar.

18. Um homem de 70 anos com história de hipertensão foi admitido com dor torácica e discreto aumento das enzimas cardíacas, mas sem alterações eletrocardiográficas. Um eco de estresse com dobutamina foi realizado. Com base na Figura 12-3, qual das afirmativas é mais precisa? Veja também Vídeo 12-2A-F.

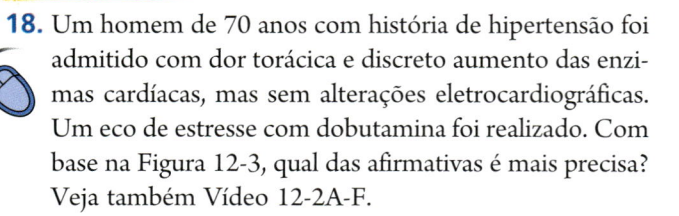

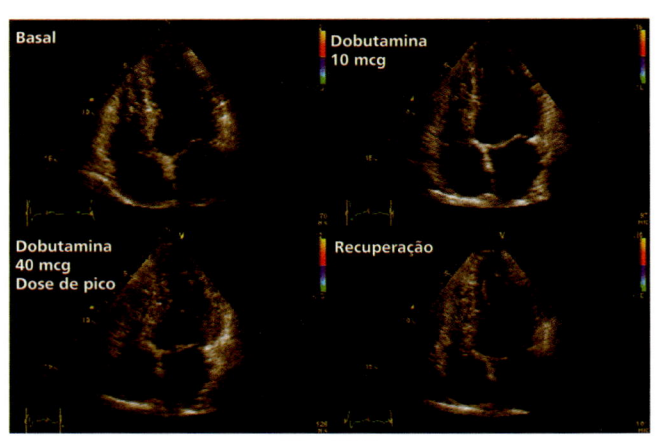

Fig. 12-3

A. Doença triarterial severa será vista na angiografia coronariana.
B. O índice de escore da motilidade da parede de pico indica um prognóstico ruim.
C. A ecocardiografia de estresse com dobutamina é compatível com resposta isquêmica.
D. A ecocardiografia de estresse com dobutamina mostra resposta bifásica.
E. Melhora na motilidade da parede é provável.

19. Um homem de 58 anos com uma história de hipertensão e tabagismo se apresentou com dor retroesternal recorrente nas últimas 3 semanas. O eletrocardiograma e as enzimas cardíacas foram normais. Um eco de estresse físico foi realizado. Qual das seguintes afirmativas melhor descreve os achados na angiografia coronariana? (Vídeo 12-3A-C e Figura 12-4).

A. Estenose de 70% da artéria descendente anterior esquerda sem circulação distal.
B. Estenose de 70% da artéria descendente anterior esquerda com circulação colateral distal.
C. Estenose de 70% da artéria coronária direita sem circulação colateral distal.
D. Estenose de 70% da artéria circunflexa esquerda sem circulação colateral distal.
E. Estenose de 70% da artéria circunflexa esquerda com circulação colateral distal.

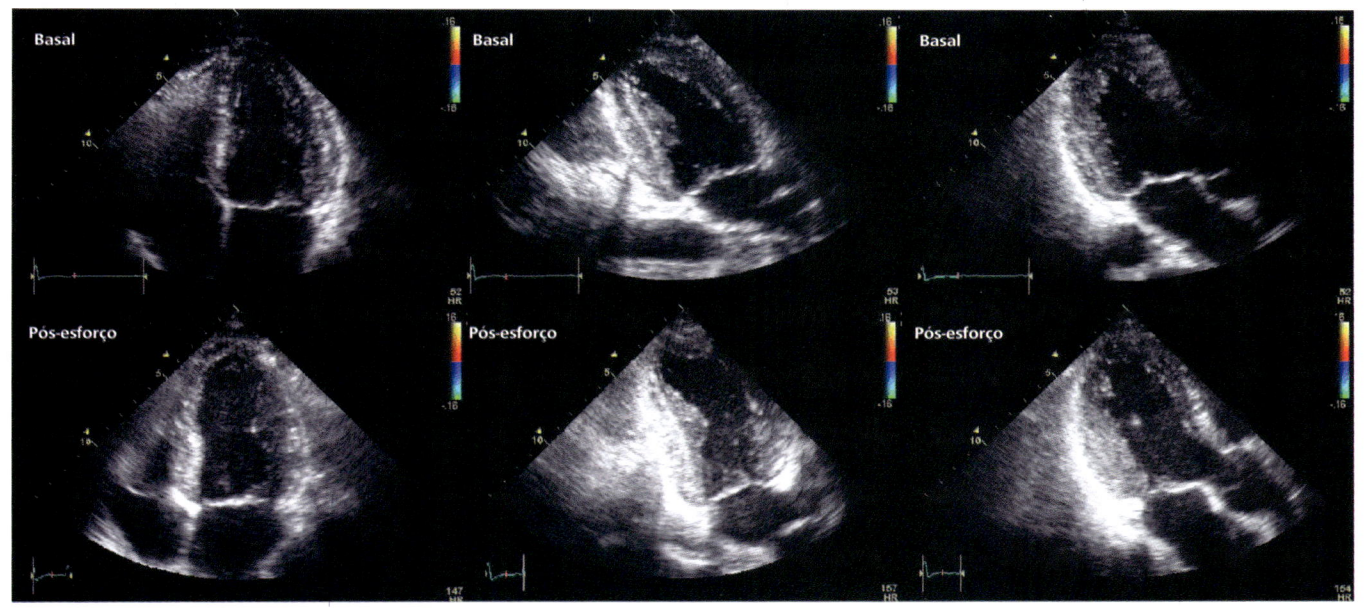

Fig. 12-4

20. Uma mulher de 71 anos com história de diabetes e hipertensão se apresenta com dispneia aos esforços. Um eco de estresse com dobutamina foi realizado. Qual das seguintes afirmativas irá melhor descrever os achados na angiografia coronariana? (Vídeo 12-4A-D e Figura 12-5).

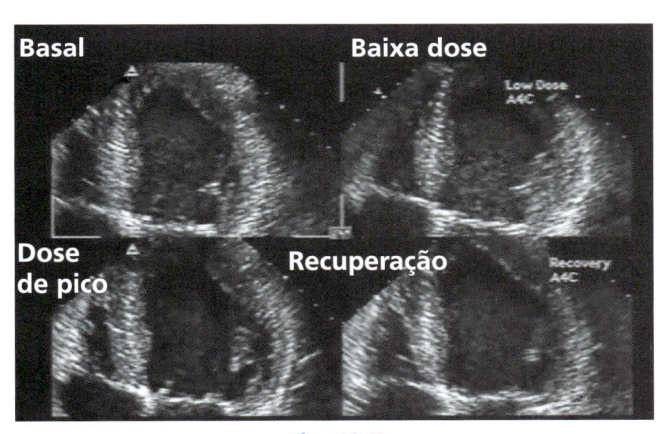

Fig. 12-5

A. Estenose fluxo-limitante da artéria descendente anterior esquerda.
B. Estenose fluxo-limitante da artéria circunflexa esquerda.
C. Estenose fluxo-limitante da artéria coronária direita.
D. Estenose coronariana multiarterial.
E. Estenose fluxo-limitante do ramo diagonal.

21. Um homem de 56 anos, assintomático, com história de dislipidemia e uso de tabaco foi encaminhado para eco de estresse prévio a uma colecistectomia eletiva. O paciente foi submetido a eco de estresse com dobutamina sem dor no peito ou alterações eletrocardiográficas. Com base nos achados, qual das seguintes afirmativas é a mais apropriada? (Vídeo 12-5A-D e Figura 12-6).

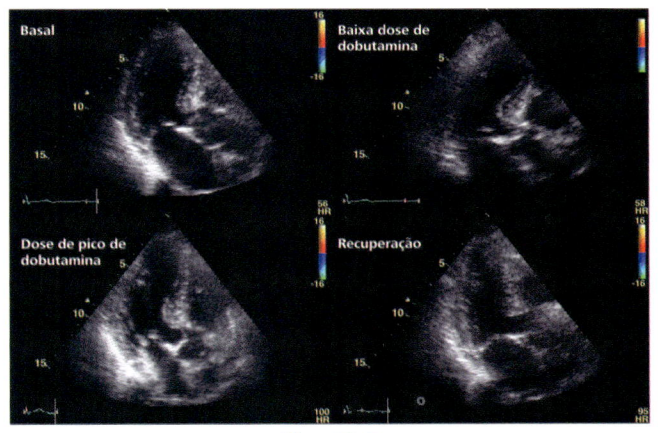

Fig. 12-6

A. Este paciente é de alto risco para eventos cardíacos peroperatórios.
B. Este paciente é de baixo risco para eventos cardíacos peroperatórios.
C. Angiograma coronariano e revascularização devem ser considerados.
D. Imagem de perfusão miocárdica deve ser considerada.
E. Tomografia computadorizada para escore de cálcio deve ser considerada.

22. Uma mulher de 55 anos com história prévia de hipertensão e abuso de álcool se apresenta com dispneia, edema de extermidades inferiores, ortopnteia e dispneia paroxística noturna. Ela foi internada e foi iniciada terapia medicamentosa adequada. Foi descartada síndrome coronariana aguda. Um eco de estresse com dobutamina foi realizado. Com base nos achados do eco de estresse com dobutamina, qual das seguintes afirmativas está correta? (Fig. 12-7 e Vídeo 12-6A e B).

A. Umas resposta bifásica é encontrada neste paciente.
B. A PROBABILIDADE de recuperação funcional do ventrículo esquerdo sem revascularização é alta.
C. A probabilidade de recuperação funcional do ventrículo esquerdo com revascularização é alta.
D. A probabilidade de recuperação funcional do ventrículo esquerdo é baixa.
E. O índice de escore da motilidade da parede de pico neste paciente prenuncia uma alta taxa de eventos.

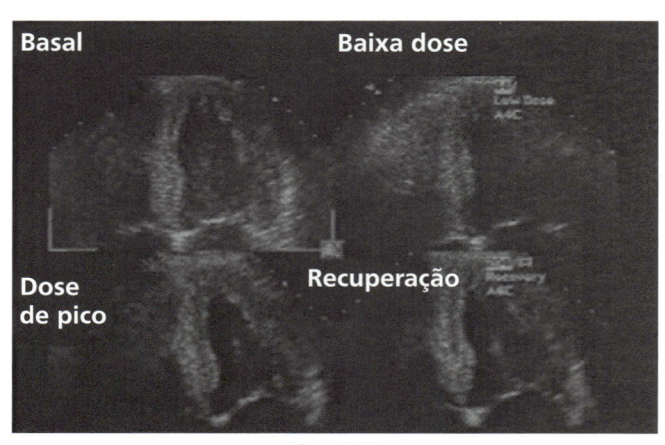

Fig. 12-7

23. Um homem de 56 anos com queixa de dispneia aos esforços e somente capaz de caminhar por dois quarteirões foi encaminhado para eco de estresse físico. Com base nos achados do eco de estresse na Figura 12-8, qual deve ser o próximo passo no manuseio deste paciente? (Vídeo 12-7A [repouso] e 12-7B [estresse]).

A. Reparo da válvula mitral.
B. Troca da válvula mitral.
C. Monitorar com ecocardiogramas seriados.
D. Investigar embolia pulmonar.
E. Reparo valvar mitral após melhora da função ventricular esquerda.

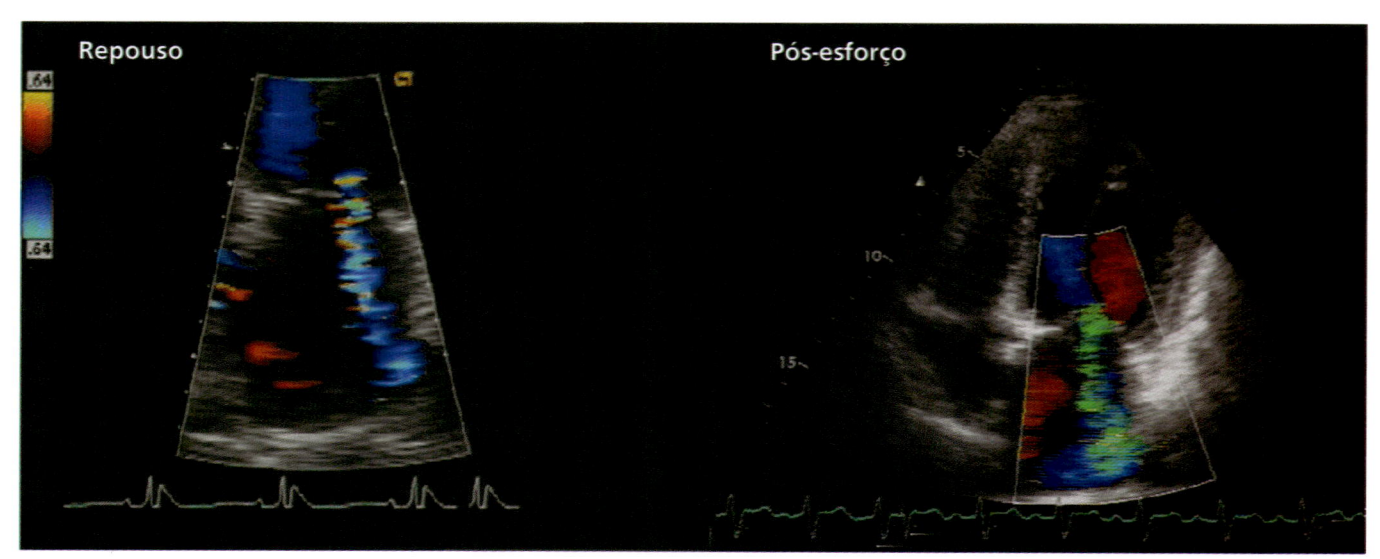

Fig. 12-8

24. Uma mulher de 79 anos foi encaminhada para eco de estresse decorrente de dor torácica. Ela foi submetida a eco de estresse com dobutamina sem apresentar dor torácica ou alterações eletrocardiográficas. Qual afirmativa melhor descreve os achados na Figura 12-9? (Vídeo 12-8A-D).

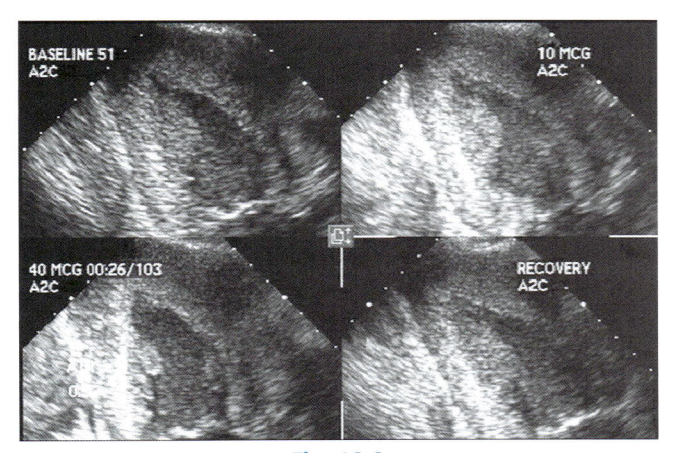

A. Sem isquemia.
B. Isquemia de parede anterior.
C. Isquemia de parede lateral.
D. Isquemia apical.
E. Isquemia de paredes inferior e posterior.

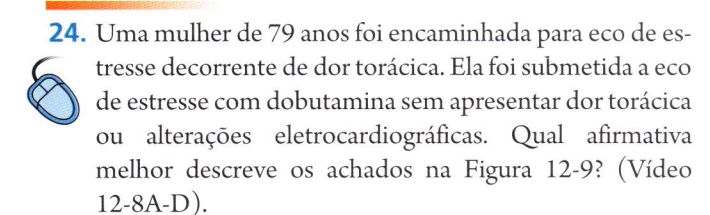

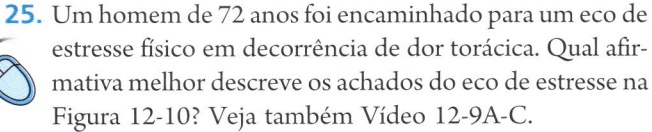

Fig. 12-9

25. Um homem de 72 anos foi encaminhado para um eco de estresse físico em decorrência de dor torácica. Qual afirmativa melhor descreve os achados do eco de estresse na Figura 12-10? Veja também Vídeo 12-9A-C.

A. Sem isquemia.
B. Isquemia de parede anterior.
C. Isquemia de parede lateral.
D. Isquemia anterosseptal.
E. Isquemia de paredes inferior e posterior.

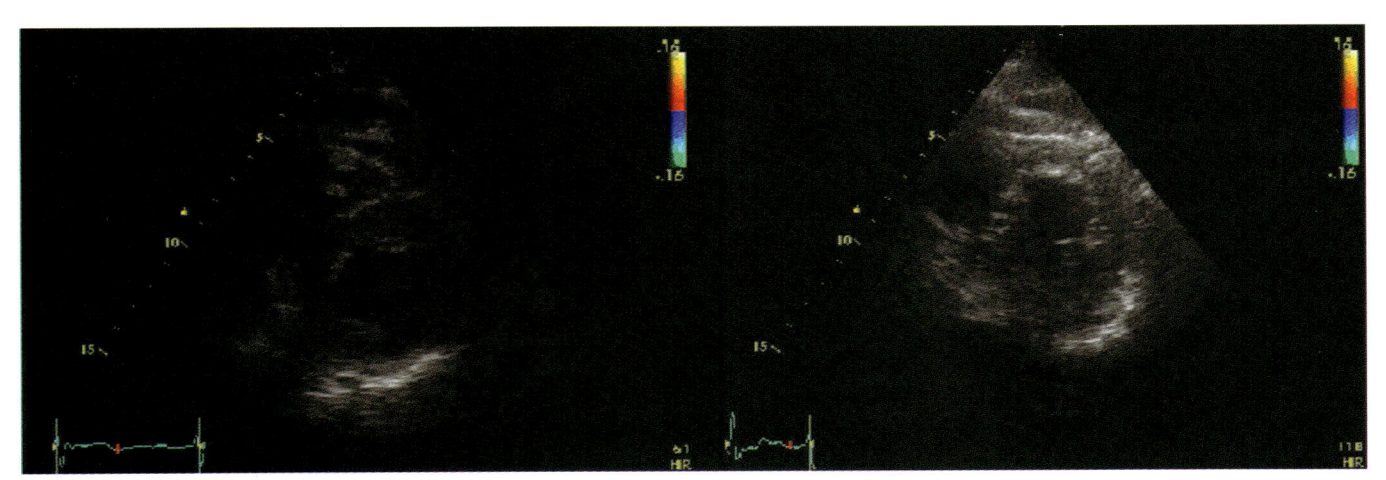

Fig. 12-10

CASO 1

Um homem de 55 anos com história de hipertensão se apresenta ao Serviço de Emergência com desconforto torácico à esquerda que já dura 15 minutos. Ele iniciou uso de diurético e bloqueador de canal de cálcio há 2 anos. Sua PA era 155/90 mmHg e o ECG revelou hipertrofia ventricular esquerda sem alteração de repolarização. Ele foi internado e foi afastado o diagnóstico de infarto do miocárdio. Um ecocardiograma de estresse foi solicitado. Ele se exercitou na esteira por 6 minutos atingindo um frequência cardíaca máxima de 150 bpm e carga de trabalho de 7 mets. O teste foi finalizado por causa da falta de ar. Seu ECG na frequência cardíaca de pico revelou depressão descendente do segmento ST de 3 mm nas derivações II, III, AV F, V5 e V6. Ele não apresentou dor no peito durante o teste (Fig. 12-11 e Vídeo 12-10A-C).

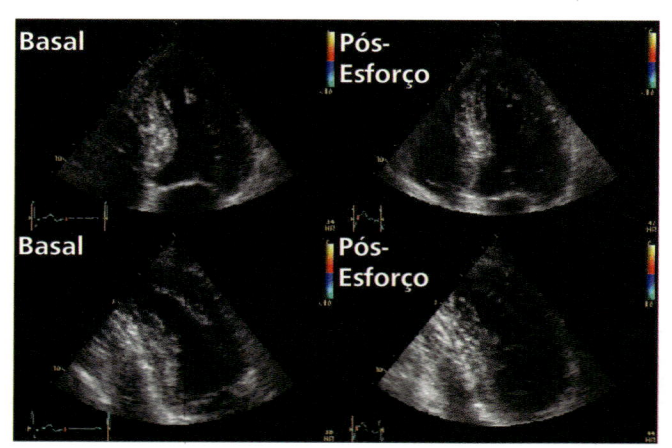

Fig. 12-11

26. Qual das seguintes afirmativas sobre eco de estresse neste paciente está correta?
    A. O ECG e os achados ecocardiográficos são compatíveis com isquemia.
    B. O ECG de estresse é mais específico para isquemia.
    C. As alterações ECG de estresse tornam duvidosos os resultados do teste.
    D. As alterações ECG representam um resultado falso-positivo.
    E. A taxa de eventos neste paciente se aproxima de 5% por ano.

27. Com base nos achados ecocardiográficos de estresse, qual deve ser o próximo passo no manuseio deste paciente?
    A. Alta domiciliar.
    B. Encaminhar o paciente para angiografia coronariana.
    C. Solicitar um teste nuclear de estresse com dipiridamol.
    D. Solicitar uma TC de coronária.
    E. Repetir o eco de estresse após o controle ideal da pressão arterial.

CASO 2

Um homem de 50 anos com história prévia de infarto do miocárdio, diabetes e dislipidemia, com implante de marca-passo definitivo, chega à emergência queixando-se de falta de ar e é encontrado em edema agudo de pulmão. Ele é transferido para a Unidade Coronariana. Um ecocardiograma transtorácico revela regurgitação mitral moderada, ventrículo esquerdo dilatado e severamente hipocinético com uma fração de ejeção de 10%. Uma angiografia coronariana revela doença triarterial severa. Um eco de estresse com dobutamina é solicitado (Fig. 12-12 e Vídeo 12-11A-F).

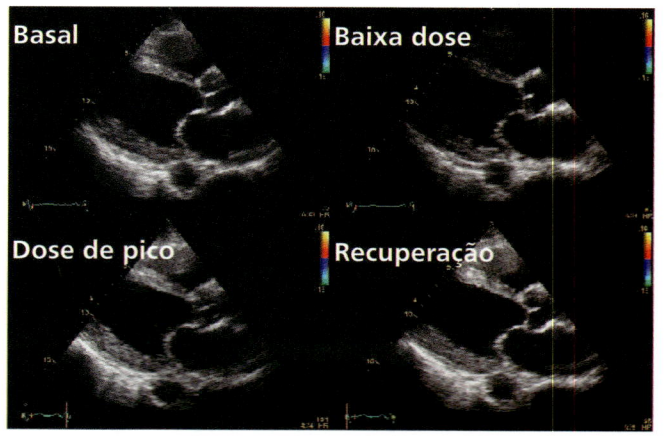

Fig. 12-12

28. Qual das seguintes afirmativas melhor descreve o eco de estresse?
    A. Isquemia ventricular esquerda.
    B. Isquemia de parede septal.
    C. Pronunciada viabilidade na parede inferior.
    D. Isquemia leve no ápice.
    E. Discreta viabilidade na parede posterior.

29. Qual das seguintes afirmativas está correta?
    A. Este paciente irá responder melhor a terapia com betabloqueador.
    B. A probabilidade de recuperação funcional do ventrículo esquerdo neste paciente é > 80%.
    C. Como o número de segmentos demonstrando reserva contrátil inotrópica neste paciente é pequeno, a probabilidade de melhora da função ventricular esquerda é mínima.
    D. Não existe informação suficiente para prever a probabilidade de eventos cardíacos neste paciente.
    E. Este paciente irá responder melhor a terapia de ressincronização cardíaca.

30. Com base no ecocardiograma de estresse apresentado, qual deve ser a intervenção mais adequada?
    A. Cirurgia de revascularização miocárdica.
    B. Angioplastia estadiada.
    C. Cirurgia de revascularização miocárdica além de reparo de válvula mitral.
    D. Encaminhamento para transplante cardíaco.
    E. Cirurgia de revascularização miocárdica com ventriculoplastia esquerda redutora.

CASO 3

Uma mulher de 69 anos com história de diabetes, hipertensão, doença renal terminal e IAM prévio, deu entrada no serviço de emergência com um episódio de precordialgia esquerda com duração de 20 minutos. Ela foi internada e foi excluída a ocorrência de infarto agudo do miocárdio. Um eco de estresse foi solicitado. Sua PA em repouso era 220/100 mmHg. Um eco de estresse com dipiridamol foi realizado em decorrência da pressão arterial elevada. O ECG não mostrou alterações isquêmicas, mas a paciente referiu pressão torácica (Fig. 12-13 e Vídeo 12-12A-F).

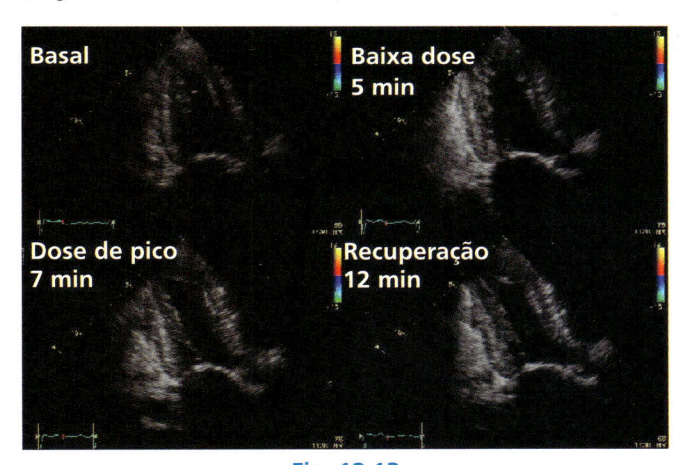

Fig. 12-13

31. Qual das seguintes afirmativas melhor descreve o eco de estresse?
    A. Leve isquemia de parede lateral.
    B. Moderada isquemia de parede anterosseptal média.
    C. Leve isquemia de parede inferior.
    D. Leve isquemia ventricular direita.
    E. Não existe evidência de isquemia.

32. Qual das seguintes afirmativas está correta?
    A. Os achados neste teste são duvidosos em razão da baixa especificidade da ecocardiografia de estresse com dipiridamol.
    B. A sensibilidade da ecocardiografia de estresse com dipiridamol para detectar isquemia é menor do que a ecocardiografia de estresse com dobutamina.
    C. O índice do escore de pico de motilidade da parede neste paciente prenuncia um baixo risco para eventos cardíacos.
    D. A dor torácica neste paciente é mais provavelmente um efeito colateral do dipiridamol.
    E. Nas mulheres, a ecocardiografia de estresse com dipiridamol é preferida à ecocardiografia de estresse com dobutamina, pois esta é menos provável de produzir gradiente no trato de saída do ventrículo esquerdo.

33. Qual deve ser o achado mais provável na angiografia coronariana?
    A. Estenose severa fluxo-limitante da artéria descendente anterior esquerda média.
    B. Estenose severa fluxo-limitante da artéria cincunflexa esquerda média.
    C. Estenose severa fluxo-limitante da artéria coronária direita média.
    D. Estenose severa fluxo-limitante da artéria *ramus intermedius*.
    E. Sem doença arterial coronariana fluxo-limitante.

CASO 4

Uma mulher de 63 anos com história de HIV, diabetes, dislipidemia e doença renal em estágio terminal apresenta-se ao serviço de emergência com pressão torácica retroesternal. Seu ECG não revelavam alterações isquêmicas, mas suas enzimas cardíacas estavam levemente aumentadas. Ela foi admitida por infarto do miocárdio sem supradesnível do segmento ST. Um eco de estresse com dobutamina foi realizado utilizando um contraste de eco com base em perflutreno (Fig. 12-14 e Vídeo 12-13A-E).

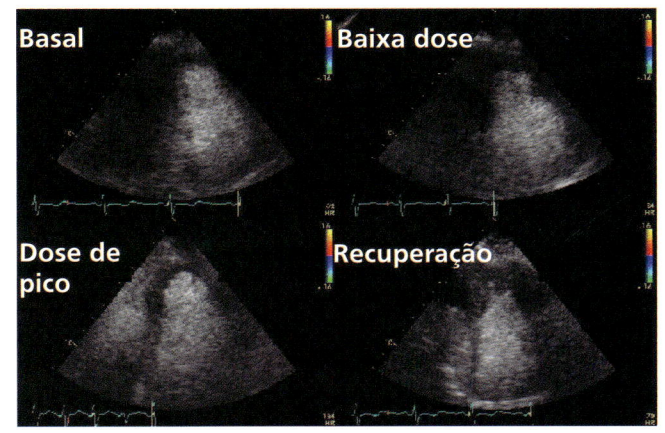

Fig. 12-14

34. Qual das seguintes afirmativas melhor descreve o eco de estresse?
    A. Leve isquemia apical.
    B. Leve isquemia de parede anterior.
    C. Leve isquemia de parede lateral.
    D. Dilatação transitória da cavidade ventricular esquerda.
    E. Isquemia severa do septo basal.

35. Qual das seguintes afirmativas está correta?
   A. Alto índice mecânico durante um estudo contrastado pode causar dilatação isquêmica transitória.
   B. Os achados no eco de estresse predizem uma taxa de eventos cardíacos menor que 1%/ano.
   C. A severidade da anormalidade de motilidade da parede não é importante se existir uma isquemia extensa.
   D. O pico do índice de escore da motilidade da parede neste paciente é < 1,7.
   E. Um estudo de imagem de perfusão miocárdica sob estresse neste paciente deve ser normal.

36. Quais achados você esperaria em uma angiografia coronariana?
   A. Estenose severa fluxo-limitante da artéria *ramus intermedius*.
   B. Estenose severa fluxo-limitante da artéria descendente anterior esquerda.
   C. Doença severa triarterial.
   D. Estenose severa fluxo-limitante da artéria coronária direita + artéria circunflexa esquerda.
   E. Boa circulação colateral distal para o vaso estenótico.

CASO 5

Um homem de 54 anos com história de diabetes, dislipidemia e hipertensão foi encaminhado por seu médico de atenção primária em razão da pressão torácica após caminhar dois quarteirões, a qual aliviou com repouso. Um eco de estresse com dobutamina foi realizado decorrente da baixa tolerância ao esforço. O ECG não foi diagnóstico. O paciente apresentou dor torácica durante o teste (Fig. 12-15 e Vídeo 12-14A-E).

37. Qual das seguintes afirmativas melhor descreve o eco de estresse?
   A. Hipocinesia ventricular direita.
   B. Leve hipocinesia da parede anterior.
   C. Leve hipocinesia da parede posterior.
   D. Leve hipocinesia do septo apical.
   E. Sem evidência de nova anormalidade de motilidade da parede.

38. Qual das seguintes afirmativas está correta?
   A. A tolerância ao exercício deste paciente não confere um alto risco para eventos cardiovasculares futuros.
   B. A ocorrência de dor torácica, à luz dos achados ao eco de estresse com dobutamina, não sugere isquemia.
   C. O índice do escore de motilidade da parede neste paciente prenuncia um prognóstico favorável.
   D. O índice do escore de motilidade da parede neste paciente prenuncia um prognóstico ruim.
   E. Anormalidades da motilidade da parede ventricular direita não conferem informações prognósticas adicionais se o ventrículo esquerdo foi hipercinético.

39. Qual é o achado mais provável na angiografia coronariana?
   A. Estenose fluxo-limitante da artéria coronária direita.
   B. Estenose fluxo-limitante da artéria descendente anterior esquerda.
   C. Estenose fluxo-limitante da artéria circunflexa esquerda.
   D. Doença arterial coronariana dos três vasos.
   E. Sem estenose fluxo-limitante das artérias coronarianas.

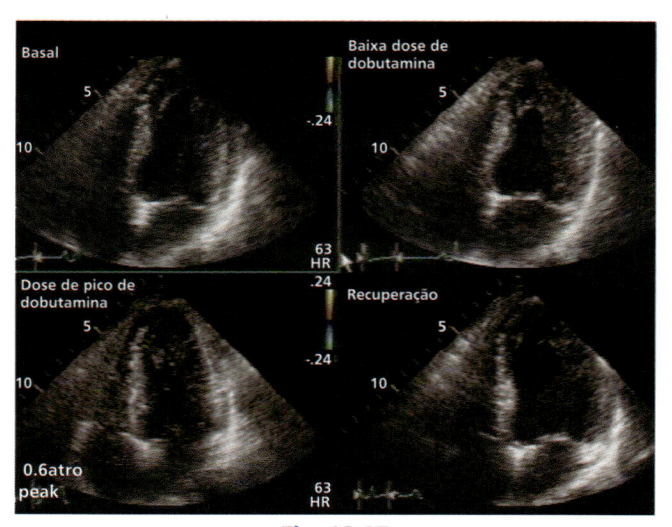

Fig. 12-15

RESPOSTAS

1. RESPOSTA: D. A utilização da ecocardiografia de estresse para diagnosticar doença arterial coronariana fluxo-limitante baseia-se em uma sequência de eventos conhecida como cascata isquêmica, mostrada na Figura 12-16. A redução no fluxo sanguíneo inicialmente produz uma anormalidade de perfusão, disfunção diastólica e sistólica, nesta ordem, e depois ocorrem anormalidades hemodinâmicas. Alterações eletrocardiográficas e sintomas ocorrem tardiamente na cascata isquêmica, daí a baixa sensibilidade desses parâmetros para identificar isquemias.

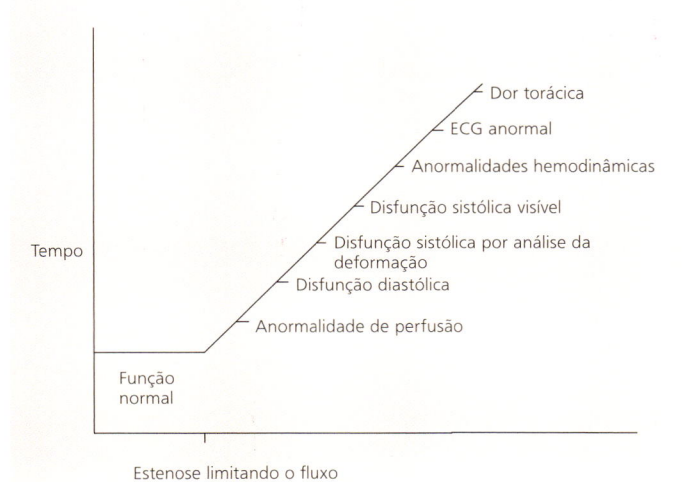

Fig. 12-16

2. RESPOSTA: D. As sensibilidade e especificidade globais da ecocardiografia de estresse são comparáveis à imagem de cintilografia; a sensibilidade e a especificidade da ecocardiografia de estresse dependem de múltiplos fatores, incluindo doença arterial coronariana significativa, probabilidade pré-teste de doença arterial coronariana, modalidade de estresse utilizada, número de vasos envolvidos e medicamentos utilizados no momento do teste. A sensibilidade da ecocardiografia de estresse físico varia de 80 a 88%, com a especificidade variando de 82 a 90%. Para ecocardiografia de estresse com dobutamina, a sensibilidade varia de 68 a 95% com uma especificidade de 77 a 100%. A sensibilidade da ecocardiografia de estresse com base em vasodilatador varia de 40 a 91%, mas com uma boa especificidade. Embora a sensibilidade da ecocardiografia de estresse com vasodilatador seja menor do que a ecocardiografia de estresse com dobutamina ou esforço físico, sua especificidade é boa e comparável a ambas as modalidades. Atropina é frequentemente utilizada durante ecocardiografia de estresse com dobutamina quando o pico da frequência cardíaca é subótimo, para melhorar a sensibilidade.

A sensibilidade da ecocardiografia de estresse é proporcionalmente relacionada ao número de vasos envolvidos, sendo a maior para doença triarterial. Regurgitação aórtica significativa pode produzir anormalidades regionais da motilidade da parede, assim reduzindo a especificidade da ecocardiografia de estresse.

3. RESPOSTA: A. A sensibilidade da imagem de perfusão miocárdica de estresse para doença de um vaso é melhor do que a ecocardiografia de estresse, enquanto a ecocardiografia de estresse tem uma melhor especificidade do que a imagem de perfusão miocárdica de estresse. Tecnicamente, a ecocardiografia de estresse é um teste mais desafiante se comparado à imagem de perfusão miocárdica, mas tem a vantagem de ter menor custo e menor consumo de tempo para o paciente, sem a preocupação da exposição a radiação. A interpretação da motilidade da parede pela ecocardiografia de estresse é subjetiva e requer alguma experiência.

4. RESPOSTA: E. É importante reconhecer que nem todas as anormalidades de motilidade da parede no estresse são decorrentes de isquemia. Causas não coronarianas de estudo falso-positivo incluem a presença de marca-passo, bloqueio de ramo esquerdo, ou cirurgia cardíaca prévia que pode produzir movimento paradoxal do septo. Resposta hipertensiva, cardiomiopatia, sobrecarga de pressão do ventriculo direito hiperdinâmico e regurgitação aórtica podem causar anormalidades da motilidade da parede, não isquêmica, no estresse. Carga de trabalho inadequada com frequência cardíaca de pico subótima, uso de betabloqueadores, atraso na aquisição das imagens e hipertensão ventricular esquerda concêntrica reduzem a sensibilidade do eco de estresse, mas não sua especificidade;

5. RESPOSTA: D. Sintomas não associados a evidência objetiva de isquemia (anormalidades da motilidade da parede) não são indicações para interromper o teste. Portanto, dor torácica ou alterações do segmento ST (inclinação para cima) e inversão da onda T não obrigam o término do teste. Arritmias supraventriculares ou ventriculares, como fibrilação atrial ou taquicardia ventricular não sustentada são indicações para interromper a infusão de dobutamina, mas não bigeminismo.

6. RESPOSTA: C. A resposta normal da motilidade da parede ao esforço é um estado hipercinético com aumento da espessura miocárdica e excursão endocárdica (maior do que 5 mm). Um segmento normal ou um hipocinético que piora no estresse é considerado anormal e compatível com isquemia induzida. Um segmento hipocinético que permanece inalterado representa tecido cicatricial. Um segmento hipocinético que melhora no estresse representa miocárdio viável (resposta monofásica). Um segmento hipocinético que melhora com baixa dose de dobutamina e deteriora na dose de pico representa miocárdio viável e isquemia neste segmento (resposta bifásica). Discinesia é o grau extremo de anormalidade da motilidade da parede caraterizado por adelgaçamento miocárdico e movimento para fora durante a sístole.

7. RESPOSTA: A. A sensibilidade da ecocardiografia de estresse para detectar lesões fluxo-limitantes depende não somente no grau de estenose coronariana, mas também do número de vasos envolvidos ou miocárdio comprometido. A sensibilidade é superior para doença multiarterial do que unilateral. Igualmente, a sensibilidade para detectar estenose nos territórios da artéria descendente anterior esquerda e da artéria coronária direita é superior à sensibilidade para cincunflexa esquerda. A maior sensibilidade é para estenose da artéria descendente anterior esquerda.

8. RESPOSTA: D. A ecocardiografia é uma parte complementar do teste de estresse e, como tal, deve ser considerada em conjunto com variáveis clínicas e eletrocardiográficas para estratificação de risco dos pacientes. A ecocardiografia de estresse fornece valor adicional a parâmetros eletrocardiográficos, clínicos e ecocardiográficos de repouso. A classificação da ecocardiografia de estresse como normal e anormal pode efetivamente estratificar o risco dos pacientes, mas achados ecocardiográficos de isquemia, como pico do índice de escore da motilidade da parede, são mais importantes na determinação do risco. A taxa de eventos de um eco de estresse negativo varia com a população estudada, mas no geral, em uma população de risco intermediário, é < 1%/ano. A taxa de eventos e a mortalidade são significativamente aumentados (duas vezes), em diabéticos *versus* não diabéticos com um eco de estresse negativo (2,2 *versus* 1%/ano). A fração de ejeção ventricular esquerda é um índice prognóstico forte e independente. Uma anormalidade da motilidade da parede em baixas frequências cardíacas é compatível com doença multiarterial e um prognóstico pior. A viabilidade tem valor prognóstico adicional sobre variáveis clínicas e ecocardiográficas de repouso.

9. RESPOSTA: C. O valor preditivo negativo de um eco de estresse normal é muito bom (93-100%). Este alto valor preditivo negativo permite a identificação de pacientes com uma probabilidade muito baixa de apresentar eventos peroperatórios e, assim, podem ser submetidos a cirurgia não cardíaca sem outro teste. O valor preditivo positivo da ecocardiografia de estresse (7-33%) e a imagem de perfusão miorcárdica são baixos. Pacientes que podem-se exercitar geralmente têm um melhor prognóstico do que aqueles submetidos a eco de estresse com dobutamina. A área de isquemia identificada pela ecocardiografia de estresse ou a imagem de perfusão miocárdica não prediz a região de infarto peroperatório.

10. RESPOSTA: D. A utilização do eco com contraste é atualmente aprovada pelo Food and Drug Administrations (FDA) somente para opacificação ventricular esquerda e delimitante das bordas endocárdicas. O eco com contraste reduz a variabilidade da interpretação intra e interobservador, na motilidade da parede, portanto, aumenta a precisão da ecocardiografia de estresse. Imagem de perfusão miocárdica é outra aplicação do eco com contraste no teste de estresse. Agentes vasodilatadores são o método de escolha do teste de perfusão sob estresse com eco com contraste. A utilização de agentes de contraste ecocardiográfico tem-se mostrado uma prática segura em vários estudos. Em outubro de 2007, a Food and Drug Administration publicou novas advertências e contraindicações para o uso de agentes de contraste ultrassonográfico, com base no relato de quatro mortes ocorridas durante 30 minutos da injeção do contraste. Embora essa mortes tenham sido temporalmente relacionadas, existe pouca evidência de causa; e foi sugerido que elas devem ter ocorrido decorrente da progressão da doença subjacente. Em julho de 2008, essas advertências foram relaxadas pela Food and Drug Administration. O uso de contraste é contraindicado na presença de *shunts* cardíacos conhecidos da direita para esquerda, bidirecionais, ou da direita para a esquerda transitórios (outros além de forame oval patente). Isto se baseia no fato de que, na presença de *shunt* cardíaco significativo, as microbolhas podem ultrapassar os mecanismos de filtro de partículas dos pulmões e entrar diretamente na circulação arterial causando oclusão microvascular e isquemia. Também, seu uso é contraindicado em pacientes com hipersensibilidade ao perflutreno e hipersensiblidade aos produtos do sangue (somente Optison). Monitoração adicional dos sinais vitais, saturação de oxigênio e eletrocardiografia são recomendados por 30 minutos após administração do contraste, em pacientes com condições cardiopulmonares instáveis. Embora o Food and Drug Administration não tenha aprovado o uso de agentes de contraste ecocardiográfico para ecocardiografia de estresse, ele é utilizado em muitos laboratórios e recomendado pela Sociedade Americana de Ecocardiografia.

11. RESPOSTA: B. Miocárdio atordoado é um estado de desequilíbrio contração-perfusão que pode ser visto no contexto de infarto agudo do miocárdio após reperfusão com sucesso (Fig. 12-17). Se ocorrer isquemia crônica, o miocárdio disfuncionante, mas viável, é chamado de miocárdio hibernante. O miocárdio hibernante resulta de atordoamento recorrente do miocárdio. Um infarto não transmural de somente 20% da espessura da parede pode comprometer o espessamento da parede. Mais de 40% das regiões mostrando ondas Q no eletrocardiograma são viáveis. Nenhum refluxo é compatível com destruição capilar, portanto, compatívell com ausência de viabilidade. A ecocardiografia de estresse com dobutamina não pode diferenciar viabilidade no endocárdio *versus* epicárdio.

Fig. 12-17

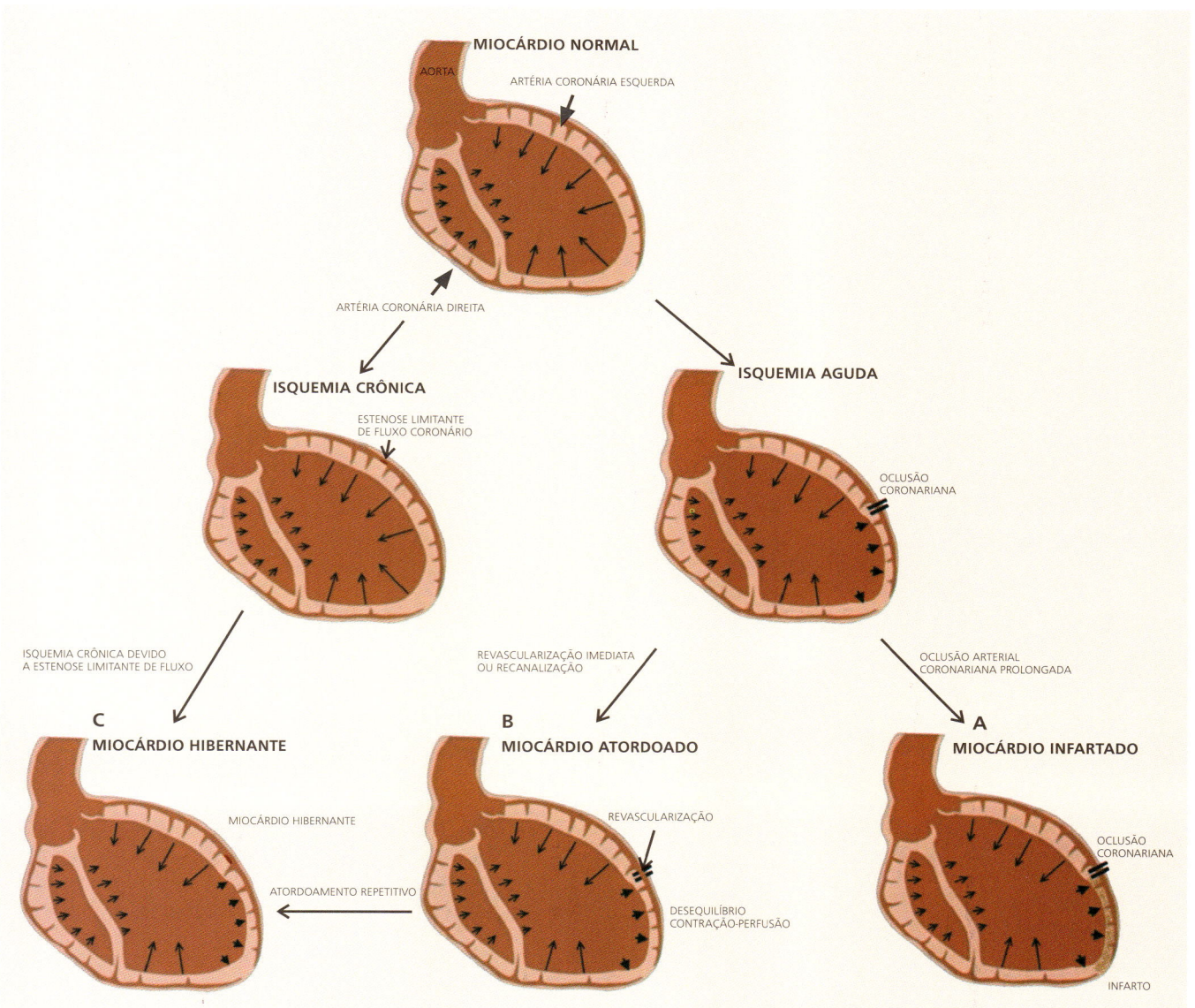

Um miocárdio normalmente perfundido e funcionante é retratado por artérias coronarianas normais e volumes sistólicos finais e diastólicos finais normais. No final, uma oclusão arterial coronariana esquerda completa ocorreu no contexto de ruptura de placa com trombose aguda. Se a falta de perfusão é prolongada o suficiente, um infarto do miocárdio se segue, com perda da função, representado aqui por aumento regional do volume sistólico final (A). Se ocorrer reperfusão, tanto por recanalização quanto por revascularização, a contratilidade inicialmente anormal devido a isquemia pode permanecer comprometida nos estágios agudo e subagudo, com subsequente melhora. Este fenômeno é chamado atordoamento (B). Atordoamento repetitivo leva a um estágio de disfunção miocárdica crônica chamado hibernação (C). No alto, uma oclusão arterial coronariana crônica com limitação do fluxo leva a uma redução da motilidade regional da parede, levando a um miocárdio hibernante (C).

12. RESPOSTA: C. O valor preditivo da ecocardiografia de estresse com baixa carga de exercício para melhora da função venticular esquerda é menor do que a ecocardiografia de estresse com dobutamina. O uso da dobutamina é fundamentado no conceito de reserva contrátil inotrópica em que um miocárdio viável irá melhorar sua contratilidade, enquanto miocárdio inviável irá permanecer inalterado. Resposta bifásica apresenta o maior valor preditivo de recuperação funcional. Melhora sustentada ou resposta sem alteração pode prever recuperação funcional, mas com um valor preditivo positivo menor do que a resposta bifásica. A ecoardiografia de estresse com dobutamina, diferente da ressonância magnética, não pode diferenciar cicatriz no endocárdio *versus* epicárdio.

13. RESPOSTA: D. Dilatação cavitária isquêmica transitória do ventrículo esquerdo é definida como um aumento transitório das dimensões sistólicas finais do repouso ao pico de estresse. Isto é um marcador de doença arterial severa e extensa e está associado a um alto risco de eventos cardíacos (19,7%/ano d taxa de eventos). Dilatação cavitária isquêmica transitória ocorre em pacientes com circulação colateral ausente ou limitada. Anormalidades da motilidade da parede ventricular direita e esquerda no pico, baixo limiar isquêmico e índice de pico do escore da motilidade da parede > 1,7 são péssimos prognosticadores associados a um aumento na taxa de eventos cardíacos. O índice do escore da motilidade da parede é derivado da soma cumulativa do escore de todos os segmentos da parede ventricular esquerda dividido pelo número de segmentos visualizados. Hipotensão ocorrendo durante o teste de esforço tem sido associada a uma prevalência aumentada de doença arterial coronariana multiarterial e um prognóstico ruim. Hipotensão leve (uma queda na pressão sanguínea sistólica < 50 mmHg) ocorre em 14-38% dos eco de estresse com dobutamina. Diferente da hipotensão que ocorre com a ecocardiografia de estresse físico, hipotensão leve durante a infusão de dobutamina carrega um bom prognóstico na ausência de novas anormalidades da motilidade da parede.

14. RESPOSTA: E. A utilização clínica potencial da ecocardiografia com contraste miocárdico em conjunção com teste de estresse para diagnosticar doença arterial coronariana hemodinamicamente significante tem sido demonstrada em numerosos estudos. Os agentes de estresse mais comumente utilizados para perfusão miocárdica são adenosina, dipiridamol e dobutamina. A eficácia da ecocardiografia de perfusão miocárdica de estresse para detectar estenose arterial coronariana fluxo-limitante é comparável à cintilografia nuclear e ecocardiografia de estresse com dobutamina, com uma sensibilidade de aproximadamente 85% e uma especificidade de 74%. Ecocardiografia de perfusão miocárdica sob estresse também fornece informações prognósticas em pacientes com doença arterial coronariana estável. Pacientes com perfusão normal apresentam um melhor prognóstico do que pacientes com motilidade normal da parede. Xie et al. mostram como, em pacientes com doença significativa de artéria descendente anterior esquerda, a perfusão miocárdica durante a ecocardiografia de estresse com dobutamina, foi capaz de detectar isquemia subendocárdica mesmo quando o espessamento transmural da parede parecia normal. Tsutsui et al. avaliaram a segurança da perfusão miocárdica durante a ecocardiografia de estresse com dobutamina em 1.486 pacientes e não encontraram diferenças em eventos edversos, incluindo arrtmias cardíacas, quando comparado a ecocardiografia de estresse com dobutamina convencional. A interpretação das imagens durante a ecocardiografia de perfusão miocárdica sob estresse é afetada pela resolução lateral do feixe de ultrassom, o que afeta principalmente a parede lateral; e também por atenuação, afetando os segmentos basais. A perfusão miocárdica pode ser acompanhada por modalidades de alta energia (alto índice mecânico) ou baixa energia (índice mecânico < 0,2). Uma vez que alta energia destrói as microbolhas, altas taxas de quadro e imagens contínuas não podem ser realizadas sem a destruição de muitas microbolhas, tornando impossível a análise simultânea da motilidade da parede. Por outro lado, imagens de baixa energia causam mínima destruição das microbolhas, permitindo imagens contínuas e análise da motilidade da parede.

15. RESPOSTA: E. Diástole é um processo ativo. Contração miocárdica é iniciada pelo cálcio citosólico ligado a troponina C, causando desinibição da troponina e formação de pontes entre actina e miosina. Durante o relaxamento, a interação do trifosfato de adenosina com a miosina causando dissociação da actina-miosina e a remoção do cálcio citoplasmático pela adenosina-cálcio trifosfatase do retículo sarcoplasmático são processos dependentes de energia. Como ilustrado previamente na cascata isquêmica, anormalidades de relaxamento ocorrem antes das anormalidades sistólicas, tornando a avaliação das anormalidades diastólicas estresse-induzidas uma técnica mais sensível do que as anormalidades sistólicas. Além disso, as anormalidades diastólicas duram mais tempo do que as anormalidades sistólicas durante a isquemia. Um estudo recente por Ishii et al. mostrou que em 10 minutos pós-exercício nenhuma anormalidade sistólica foi identificada, enquanto relaxamento atrasado foi encontrado em 85% dos territórios supridos por artérias coronárias estenóticas. A eficácia da avaliação da função diastólica durante a ecocardiografia de estresse pode ser afetada por condições que causam dissincronia, incluindo cardiomiopatia e doença cardíaca hipertensiva. Anormalidades diastólicas regionais podem ser vistas mesmo se as funções globais diastólica e sistólica sejam normais. Os pacientes nos quais os parâmetros de enchimento ventricular esquerdo pioraram no estresse têm uma menor tolerância ao esforço do que aqueles sem anormalidades diastólicas.

16. RESPOSTA: D. Este caso ilustra a resposta hemodinâmica pulmonar ao exercício em um paciente com hipertensão pulmonar primária que tenha somente leve hipertensão pulmonar em repouso, com uma pressão sistólica de artéria pumonar de 39 mmHg que aumentou para 90 mmHg durante o exercício. Pós-estresse, existe aumento ventricucar direito e hipocinesia decorrente da elevação dinâmica das pressões do lado direito.

17. RESPOSTA: D. Um eco de estresse com exercício é uma ferramenta útil para elucidar o gradiente no trato de saída ventricular esquerdo em pacientes com cardiomiopatia hipertrófica latente. Pacientes sem obstrução no repouso ou com manobras de provocação podem desenvolver obstrução durante o exercício, como evidenciado neste paciente, causando sintomas. O sinal de Doppler de onda contínua através do trato de saída ventricular esquerdo é um envelope com formato de punhal, com pico tardio característico de obstrução dinâmica como oposto a estenose aórtica, em que o gradiente usualmente atinge o pico na sístole inicial a média.

18. RESPOSTA: E. A ecocardiografia de estresse com dobutamina exerce um papel importante na estratificação de risco de pacientes após infarto do miocárdio e para avaliação da viabilidade miocárdica. Nas imagens basais, existe hipocinesia das paredes inferior, posterior e lateral com marcada reserva contrátil inotrópica na ecocardiografia de estresse com baixa dose de dobutamina, sem evidência de isquemia (resposta monofásica). O miocárdio hipocinético representa miocárdio atordoado sem evidência de isquemia (resposta monofásica indicando a ausência de estenose fluxo-limitante que pode necessitar de revascularização). Este fenômeno pode ser causado por recanalização coronária espontânea. A presença de marcada viabilidade carrega um bom prognóstico com uma baixa taxa de eventos cardíacos e prevê melhora na motilidade da parede após restauração do fluxo sanguíneo coronário. A ausência de isquemia confere um prognóstico mais favorável.

19. RESPOSTA: A. As imagens ecocardiográficas na Figura 12-4 mostra anormalidades da motilidade da parede na frequência cardíaca de pico, no meio da parede apical anterior e septal, assim como no ápice. Existem também evidência de dilatação cavitária isquêmica transitória. Isto é típico de estenose fluxo-limitante da artéria descendente anterior esquerda. Dilatação cavitária isquêmica transitória prediz doença arterial coronariana severa e extensa e é mais comumente vista na ausência de circulação colateral distal.

20. RESPOSTA: D. As imagens ecocardiográficas na Figura 12-5 mostram novas anormalidades da motilidade da parede nas paredes anterior, lateral, septal, inferior e posterior, assim como evidência de dilatação cavitária isquêmica transitória, compatível com isquemia extensa e severa. Esta distribuição é compatível com doença multiarterial.

21. RESPOSTA: B. As imagens ecocardiográficas na Figura 12-6 revela isquemia apical leve. Note na projeção do eixo longo apical a diferença no tamanho cavitário entre os estágios de baixa dose e dose de pico de dobutamina, ao nível do ápice. Durante o estágio de baixa dose, existe uma resposta hipercontrátil normal com completa obliteração da cavidade, enquanto durante a dose de pico existe uma hipocinesia apical sem completa obliteração da cavidade que indica isquemia da região. A ausência de sintomas e leve grau de isquemia (< quatro segmentos) são fatores que prenunciam um baixo risco para eventos cardiovasculares peroperatórios, e posterior propedêutica e atraso no procedimento cirúrgico não é garantido.

22. RESPOSTA: B. O eco de estresse com dubotamina neste paciente com disfunção ventricular esquerda severa foi realizado por propósitos diagnósticos e prognósticos. Ele ilustra o caso de cardiomiopatia não isquêmica com marcada reserva contrátil inotrópica. Redução gradual do tamanho da cavidade ventricular esquerda pode ser apreciado da linha de base em baixa dose e na dose de pico, compatível com resposta hipercontrátil. Todos os segmentos ventriculares esquerdos melhoram nas doses baixa e de pico, com normalização da fração de ejeção ventricular esquerda na dose de pico. Não é vista deterioração na contratilidade da motilidade da parede na dose de pico, indicando a ausência de isquemia (resposta bifásica). A reserva contrátil inotrópica, como determinado pela alteração no índice de movimentação da parede da dose basal ao pico de dose de dobutamina bem como o número de segmentos recrutados. Isto prenuncia um prognóstico favorável neste paciente, com uma alta probabilidade de recuperação da função ventricular, boa resposta a betabloqueadores, terapia de ressincronização cardíaca e uma baixa taxa de eventos cardíacos.

23. RESPOSTA: A. Este paciente apresenta-se com sintomas não explicados pelo grau de regurgitação mitral vista no eco de repouso. O eco de estresse físico mostra um aumento na severidade da regurgitação mitral e posterior aumento da pressão sistólica da artéria pulmonar, ambos compatíveis com regurgitação mitral hemodinamicamente significativa. Reparo da válvula mitral é o tratamento de escolha decorrente do baixo risco de trombose e endocardite comparado a válvula protética.

24. RESPOSTA: E. As imagens ecocardiográficas na Figura 12-9 revelam nova anormalidade da motilidade da parede, compatível com isquemia nas paredes inferior e posterior.

25. RESPOSTA: D. As imagens ecocardiográficas na Figura 12-10 revelam nova anormalidade da motilidade da parede compatível com isquemia leve no septo anterior.

26. RESPOSTA: D; 27. RESPOSTA: A; A. O caso ilustra um eco de estresse normal em um paciente com hipertrofia ventricular esquerda discordante com os resultados do eco de estresse. A especificidade do ECG de estresse pode ser afetada por vários fatores, incluindo a hipertrofia ventricular esquerda, que pode causar depressão do segmento ST não isquêmica, reduzindo, portanto, sua especificidade.

A sensibilidade e especificidade da ecocardiografia de estresse são superiores às do ECG, e dados os resultados normais das imagens ecocardiográficas de estresse pode-se considerar que os resultados do ECG representam um falso-positivo.

O prognóstico de um ECG anormal em face de um eco de estresse normal é bom. Não é necessária nenhuma investigação adicional.

PONTOS-CHAVE

- Hipertrofia ventricular esquerda pode causar alterações ECG falso-positivas.
- A sensibilidade da ecocardiografia de estresse é superior à do ECG de estresse.
- O eco de estresse normal, mesmo na presença de alterações ECG, prenunciam um bom prognóstico.

28. RESPOSTA: E; 29. RESPOSTA: C; 30. RESPOSTA: D. Este caso ilustra um paciente com cardiomiopatia isquêmica e disfunção ventricular esquerda severa com mínima reserva contrátil inotrópica e sem evidência de isquemia induzida. A ausência de reserva contrátil inotrópica, compatível com miocárdio cicatrizado prenuncia um prognóstico ruim. Pacientes com viabilidade significante demonstram melhora da sobrevida e melhora da função ventricular esquerda após revascularização. Um subestudo do BEST (β-*Blocker Evaluation of Survival Trial*), onde não apresenta claro benefício de sobrevida em pacientes com insuficiência cardíaca classe funcional III e IV da New York Heart Association, tratados com bucindolol, examinou se a reserva miocárdica contrátil, como a determinada pela ecocardiografia de estresse com dobutamina, pode prever melhora da função ventricular esquerda após terapia com betabloqueador. Este estudo também mostrou uma relação direta entre reserva contrátil inotrópica e melhora da função ventricular esquerda após terapia betabloqueadora. A mudança do índice de escore da motilidade da parede foi o preditor mais significante da mudança da fração de ejeção ventricular esquerda.

Este paciente parece não se beneficiar da revascularização ou terapia betabloqueadora. Também, é improvável que este paciente com mínima reserva contrátil inotrópica responda a terapia de ressincronização cardíaca.

PONTOS-CHAVE

- Reserva contrátil inotrópica prediz recuperação funcional ventricular esquerda após revascularização.
- Reserva contrátil inotrópica prediz a resposta a terapia com betabloqueador.
- Ausência de reserva contrátil inotrópica prenuncia um prognóstico ruim.

31. RESPOSTA: B; 32. RESPOSTA: B; 33. RESPOSTA: A. Este caso ilustra um paciente com isquemia moderada nas paredes septal média e apical e anterior, assim como no septo anteromedial e na parede apical inferior. Angiografia coronariana confirmou um estenose severa da artéria descendente anterior esquerda média. A sensibilidade da ecocardiografia de estresse com dipiridamol para doença uniarterial pode ser tão baixa quanto 50%, mas sua especificidade é excelente (88/100%). O índice de pico do escore da motilidade da parede é aproximadamente 1,7, o qual confere um alto risco cardiovascular para este paciente (> 5%/ano). Embora a dor torácica possa representar um sintoma inespecífico e um efeito colateral do dipiridamol, a presença de novas anormalidades da motilidade da parede indicam isquemia.

PONTOS-CHAVE

- Estresse com dipiridamol possui boa especificidade.
- Índice de escore da motiliadade da parede ao estresse > 1,7 confere um diagnóstico ruim.
- Dor torácica em conjunção com novas anormalidades da motilidade da parede suportam a presença de isquemia.

34. RESPOSTA: D; 35. RESPOSTA: E; 36. RESPOSTA: C. Este caso ilustra um paciente que foi submetido a estudo de eco de estresse com dobutamina contrastado com o achado de isquemia envolvendo territórios múltiplos de artérias coronariana e dilatação cavitária isquêmica transitória, um marcador de doença arterial coronariana severa e a extensa. O índice de pico do escore de motilidade da parede, assim como a evidência de dilatação isquêmica transitória, colocam este paciente em um grupo de alto risco com uma taxa de eventos tão alta quanto 19%. A severidade e a extensão das anormalidades da motilidade da parede são preditores independentes e cumulativos de eventos cardíacos. Um angiograma coronariano neste paciente confirmou a presença de doença triarterial. A presença de circulação colateral distal a uma lesão fluxo-limitante pode afetar o aparecimento de dilatação cavitária isquêmica transitória em um eco de estresse. Um estudo de imagem de perfusão miocárdica deve ser normal neste paciente decorrente da isquemia balanceada. Enquanto o estudo de perfusão miocárdica possa não revelar defeitos segmentares, a dilatação isquêmica transitória pode não ser notada como um marcador de doença multiarterial. Dilatação isquêmica transitória (terminologia utilizada em cardiologia nuclear) e dilatação cavitária isquêmica transitória (terminologia usada em ecocardiografia) denotam doença arterial coronariana severa e extensa. Ambos apresentam uma base fisiopatológica comum que inclui um aumento transitório das dimensões sistólicas finais do repouso ao pico do estresse, em razão da disfunção sistólica isquêmica, e é prontamente avaliada pela ecocardiografia. Adicionalmente, ambos apresentam isquemia subendocárdica difusa produzindo o aparecimento de dilatação cavitária nas imagens de perfusão.

Alto índice mecânico quando utilizado com eco contrastado destrói as microbolhas, mas não causa dilatação cavitária isquêmica transitória.

PONTOS-CHAVE

- Dilatação cavitária isquêmica transitória é um marcador de doença arterial coronariana severa e extensa.
- Dilatação cavitária isquêmica transitória prenuncia um prognóstico ruim.
- O aparecimento da dilatação cavitária isquêmica transitória é afetado pela presença de circulação colateral.
- Doença arterial coronariana severa e extensa é uma causa de resultados falso-negativos nos estudos de imagem de perfusão miocárdica

37. RESPOSTA: A; 38. RESPOSTA: D; 39. RESPOSTA: D. O eco de estresse com dobutamina mostra novas anormalidades de motilidade da parede durante o estágio de recuperação. Note que o ventrículo esquerdo na frequência cardíaca de pico mostra uma resposta hipercinética normal, mas durante o estágio de recuperação o ventrículo esquerdo se torna difusa e severamente hipocinético, com evidência de dilatação cavitária isquêmica transitória.

O ventrículo direito torna-se difusamente hipocinético no estágio de recuperação. Variáveis clínicas, como capacidade de exercício, dor torácica aos esforços e comorbidades, colocam este paciente em uma categoria de alto risco para eventos cardíacos. A ocorrência de dor torácica no contexto de novas anormalidades de motilidade da parede sugerem isquemia.

O índice de escore da motilidade da parede neste paciente confere um prognóstico ruim. O aparecimento de anormalidades da motilidade da parede ventricular direita é um prognóstico independente para eventos cardíacos futuros. Este paciente deve ser submetido a revascularização.

PONTOS-CHAVE

- Anormalidades de motilidade da parede podem-se apresentar em qualquer estágio durante o eco de estresse. Seu aparecimento durante o estágio de recuperação também representa isquemia.
- Anormalidades de motilidade da parede resistentes na recuperação indicam estenose severa fluxo-limitante.
- O aparecimento de anormalidades de motilidade da parede ventricular direita é um preditor independente de eventos cardíacos futuros.
- Dilatação cavitária isquêmica transitória é um marcador de doença arterial coronariana severa e extensa.

LEITURAS SUGERIDAS

Afridi I, Kleiman NS, Raizner AE *et al*. Dobutamine echocardiography in myocardial hibernation: optimal dose and accuracy in predicting recovery of ventricular function after coronary angioplasty. *Circulation*. 1995;91:663-670.

Allman KC, Shaw LJ, Hachamovitch R *et al*. Myocardial viability testing and impact of revascularization on prognosis in patients with coronary artery disease and left ventricular dysfunction: a meta-analysis. *J Am Coll Cardiol*. 2002;39:1151-1158.

Armstrong WF, O'Donnell J, Ryan T *et al*. Effect of prior myocardial infarction and extent and location of coronary disease on accuracy of exercise echocardiography. *J Am Coll Cardiol*. 1987;10:531-538.

Bangalore S, Yao SS, Chaudhry FA. Prediction of myocardial infarction versus cardiac death by stress echocardiography. *J Am Soc Echocardiogr*. 2009;22:261-267.

Bangalore S, Yao SS, Chaudhry FA. Role of right ventricular wall motion abnormalities in risk stratification and prognosis of patients referred for stress echocardiography. *J Am Coll Cardiol*. 2007;50:1981-1989.

Hoffer EP, Dewé W, Celentano C *et al*. Low-level exercise echocardiography detects contractile reserve and predicts reversible dysfunction after acute myocardial infarction. *J Am Coll Cardiol*. 1999;34:989-999.

Mahenthiran J, Bangalore S, Yao SS *et al*. Comparison of prognostic value of stress echocardiography versus stress electrocardiography in patients with suspected coronary artery disease. *Am J Cardiol*. 2005;96:628-634.

Marwick TH, Nemec JJ, Pashkow FJ *et al*. Accuracy and limitations of exercise echocardiography in a routine clinical setting. *J Am Coll Cardiol*. 1992;19:74-81.

Mulvagh SL, Rakowski H, Vannan MA *et al*. American Society of Echocardiography Consensus Statement on the Clinical Applications of Ultrasonic Contrast Agents in Echocardiography. *J Am Soc Echocardiogr*. 2008;21:1179-1201.

O'Keefe JH, Barnhart CS, Bateman TM. Comparison of stress echocardiography and stress myocardial perfusion scintigraphy for diagnosing coronary artery disease and assessing its severity. *Am J Cardiol*. 1995;75:25D-34D.

Poldermans D, Arnese M, Fioretti PM *et al*. Improved cardiac risk stratification in major vascular surgery with dobutamine-atropine stress echocardiography. *J Am Coll Cardiol*. 1995;26:648-653.

Shah JS, Esteban MT, Thaman R *et al*. Prevalence of exercise-induced left ventricular outflow tract obstruction in symptomatic patients with non-obstructive hypertrophic cardiomyopathy. *Heart*. 2008;94:1288-1294.

Wahi S, Marwick TH. Aortic regurgitation reduces the accuracy of exercise echocardiography for diagnosis of coronary artery disease. *J Am Soc Echocardiogr*. 1999;12:967-973.

Yao SS, Shah A, Bangalore S *et al*. Transient ischemic left ventricular cavity dilation is a significant predictor of severe and extensive coronary artery disease and adverse outcome in patients undergoing stress echocardiography. *J Am Soc Echocardiogr*. 2007;20:352-358.

Yao SS, Qureshi E, Syed A *et al*. Novel stress echocardiographic model incorporating the extent and severity of wall motion abnormality for risk stratification and prognosis. *Am J Cardiol*. 2004;94:715-719.

CAPÍTULO 13

Ecocardiografia Intraoperatória

William J. Stewart

1. Embolização aérea para uma artéria coronária está associada a anormalidade de motilidade da parede em qual território coronariano?
   A. Artéria coronária direita.
   B. Descendente anterior esquerda.
   C. Circunflexa esquerda.
   D. Global.
   C. Nenhum território coronariano.

2. Em um paciente que previamente necessitou de dilatação de um estreitamento esofagiano, o que deveria ser feito com relação à ecocardiografia intraoperatória?
   A. Passagem do transduto do eco transesofágico (ETE) pode ser como de costume, pois o estreitamento já foi dilatado.
   B. Utilização de transdutor pediátrico é a única forma de realizar o ETE.
   C. O transdutor transesofágico não deve ser introduzido. Eco epicárdico é uma modalidade de imagem alternativa.
   D. Um transdutor ETE padrão pode ser utilizado, mas ele não deve ser passado além da junção gastroesofagiana.
   E. A ecocardiografia intraoperatória não é recomendada.

3. Em pacientes com estenose aórtica e mitral, um ETE pré-bomba é menos confiável do que os gradientes das valvas mitral e aórtica por Doppler de onda contínua pelo eco transtorácico pré-operatório, porque:
   A. As velocidades valvares mitral e aórtica não podem ser registradas de forma confiável pelo ETE.
   B. A velocidade valvar mitral não pode ser registrada de maneira confiável pelo ETE.
   C. A velocidade valvar aórtica não pode ser registrada de maneira confiável pelo ETE.
   D. Alterações nas condições de carga tornam os registros das velocidades valvulares na sala de cirurgia não confiáveis.
   E. O Doppler de onda contínua não pode ser confiavelmente registrado pela ETE durante eletrocauterização.

4. ETE intraoperatório durante a implantação de dispositivo de assistência ventricular esquerda (DAVE) é útil para:
   A. Exclusão de regurgitação mitral, o que torna o DAVE ineficiente.
   B. Decidir a localização da cânula de influxo dentro do ventrículo esquerdo.
   C. Exclusão de regurgitação aórtica que causa um *shunt* para retornar a cânula ventricular esquerda (VE).
   D. Quantificação da regurgitação tricúspide (RT), que afeta a quantidade de hipertensão atrial dirieta (AD).
   E. Diagnóstico de aumento VE, necessário para permitir um tamanho suficiente da cânula de escoamento.

5. A projeção de eixo longo médio esofagiano subentende quais paredes do ventrículo esquerdo?
   A. Anterior e posterior.
   B. Lateral e anterosseptal.
   C. Inferior e anterior.
   D. Septal e inferior.
   E. Posterior e anterosseptal.

6. A projeção intercomissural medioesofagiana corta através de quais porções da válvula mitral?
  A. Recorte curvado médio do folheto posterior e a porção medial do folheto anterior.
  B. Recorte curvado médio do folheto posterior e a porção lateral do folheto anterior.
  C. A porção lateral do folheto anterior e a porção média do folheto posterior.
  D. A comissura medial e a comissura lateral.
  E. A comissura lateral e a porção medial do folheto anterior.

7. Quando o ventrículo esquerdo é pouco preenchido, o que acontece com o volume sistólico final (VSF) e a fração de ejeção (FE)?
  A. VSF aumentado, FE aumentada.
  B. VSF diminuído, FE aumentada.
  C. VSF aumentado, FE diminuída.
  D. VSF diminuído, FE diminuída.
  E. Nenhuma alteração no VSF, FE aumentada.

8. Imediatamente após a implantação de uma bioprótese com *stent*, a anormalidade transitória mais comum é:
  A. Pequenas quantidades de regurgitação periprotética.
  B. Imobilidade dos folhetos da prótese valvar.
  C. Regurgitação protética central significante.
  D. Obstrução do trato de saída VE pelos *stents* protéticos.
  E. Deiscência da prótese.

9. Se uma resistência é sentida quando se tenta remover o transdutor do ETE, as seguintes medidas devem ser adotadas:
  A. Puxe firmemente com uma pressão maior na direção cranial.
  B. Obtenha assistência gastroscópica para a remoção.
  C. Empurre o transdutor um pouco mais antes de tentar removê-lo novamente.
  D. Retroflexione a ponta do transdutor e puxe de forma constante e firmemente.
  E. Reabra o peito para remover material de sutura.

10. Uma mulher de 47 anos na unidade de terapia intensiva, recentemente submetida a troca valvar aórtica (TVA) ou reparo mitral, desenvolve débito cardíaco reduzido, aumento de pressão encunhada de artéria pulmonar, baixa oxigenação e ectopia ventricular aumentada na presença de função VE hiperdinâmica. O que causou isto?
  A. Hipovolemia.
  B. Infarto do miocárdio maciço.
  C. Movimento sistólico anterior da valva mitral.
  D. Reação a protamina.
  E. Perda de sangue.

11. Um médico cuidando de uma paciente de 66 anos realizou imagem de ETE enquanto a paciente estava em *bypass* cardiopulmonar (BCP) e afirmou que, enquanto o clampe aórtico estava fora, sua avaliação da FEVE seria a mesma que no período pós-operatório. Qual afirmativa está correta?
  A. FE pós-operatória será maior do que a durante BCP.
  B. FE pós-operatória será menor do que a durante BCP.
  C. FE pós operatória poderá ser maior ou menor do que a durante BCP.

12. Um homem de 66 anos tem uma história de infarto pela oclusão distal da artéria coronária descendente anterior esquerda (DAE) com alguns segmentos apicais hipocinéticos. Qual é o plano de imagem do ETE mail útil para visualizar o ápice VE?
  A. Eixo longo medioesofagiano.
  B. Eixo curto transgástrico do ventrículo esquerdo.
  C. Quatro câmaras medioesofagiano.
  D. Eixo longo transgástrico do ventrículo esquerdo.

13. Um homem de 70 anos se apresenta com dor torácica e em dorso e a imagem por tomografia computadorizada (TC) descobriu uma dissecção localizada da aorta ascendente. Na chegada para ETE intraoperatório, você encontrou uma dilatação aórtica, mas não dissecção. Qual é a causa do "ponto cego" para a imagem de ETE?
  A. O esôfago é entre a aorta e o brônquio fonte direito.
  B. O esôfago é entre a aorta e a traqueia.
  C. A traqueia é entre a aorta e o esôfago.
  D. O brônquio fonte direito é entre a aorta e o esôfago.

14. Qual plano de imagem é mais útil para determinar quando o prolapso do folheto envolve o recorte medial, médio ou lateral?
A. O eixo longo medioesofagiano.
B. Duas câmaras medioesofagiano.
C. Quatro câmaras medioesofagiano.
D. Eixo longo transgástrico.

15. Qual não é um critério para regurgitação mitral severa?
A. Uma *vena contracta* com diâmetro maior ou igual a 5 mm.
B. Uma área de orifício regurgitante (AOR) igual ou maior a 0,4 cm².
C. Reversão sistólica da velocidade de fluxo da veia pulmonar.
D. Uma densidade do registro de Doppler de onda contínua na sístole igual ao sinal anterógrado.

Um homem de 62 anos desenvolve nova insuficiência cardíaca 8 semanas após TVA por endocardite com vegetações em válvula aórtica (Fig. 13-1).

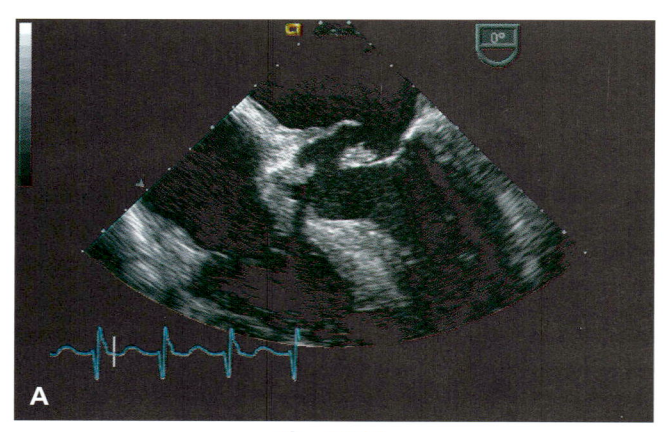

Fig. 13-1A

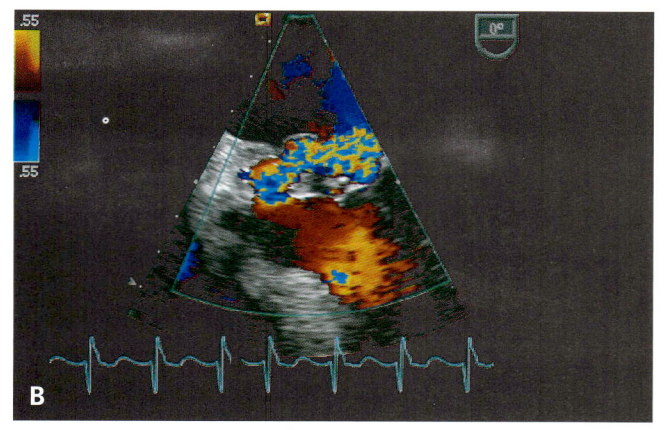

Fig. 13-1B

16. Qual é o problema hemodinâmico que causa insuficiência cardíaca recorrentes neste paciente?
A. Regurgitação mitral.
B. Regurgitação aórtica.
C. Deiscência de prótese aórtica.
D. Regurgitação aórtica e mitral.
E. Uma fístula coronariana para o trato de saída VE.

17. No mesmo paciente, qual é o mecanismo do processo valvar (Fig. 13-1)?
A. Folheto flagelado.
B. Perfuração do folheto.
C. Rompimento das suturas.
D. Dissecção aórtica.
E. Dilatação VE.

Uma mulher de 70 anos com trocas prévias de válvula aórtica e tricúspide se apresenta com edema de membros inferiores e ascite, com campos pulmonares limpos. Os quadros na Figura 13-2 foram registrados pela projeção transversa 4 câmaras médio esofagiana, ângulo multiplanar de 0 grau, rodado para a direita para visualizar o átrio direito e o ventrículo direito.

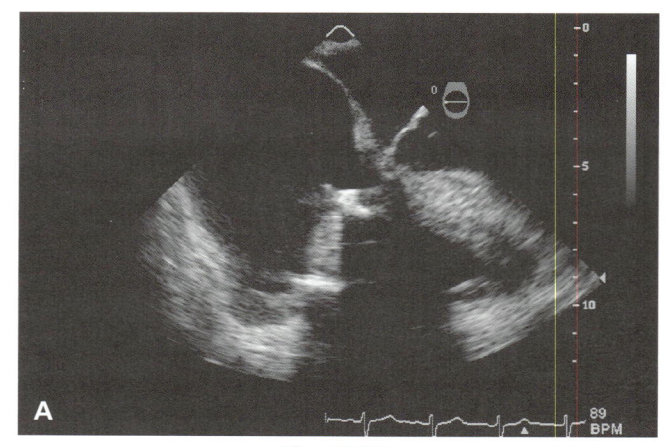

Fig. 13-2A

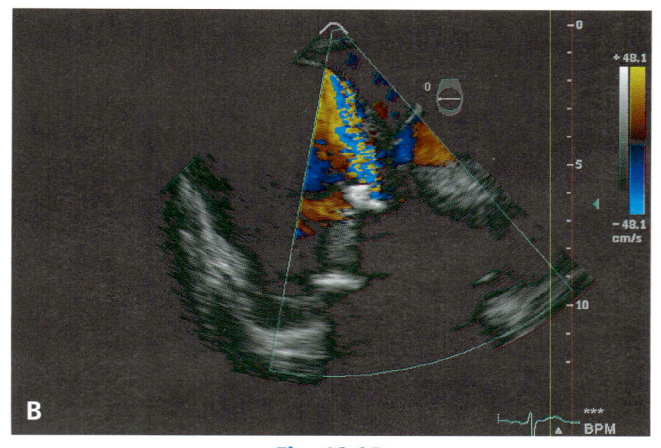

Fig. 13-2B

18. De onde o fluxo de alta velocidade se origina?
A. Ventrículo esquerdo.
B. Aorta.
C. Medial à prótese tricúspide.
D. Anterior à prótese tricúspide.
E. Átrio direito.

19. Quais são os achados que se espera encontrar no exame abdominal?
A. Fígado e baço normais.
B. Hepatomegalia com nodulações.
C. Hepatomegalia com pulsações.
D. Fígado pequeno com esplenomegalia.
E. Fígado normal com esplenomegalia.

20. Um paciente é submetido a cirurgia de válvula aórtica e tem a imagem diastólica colorida na Figura 13-3 registrada pela projeção de eixo longo, medioesofagiana a 102 graus, ampliada para mostrar o fluxo ao redor da válvula aórtica. Os dois calibradores marcados (+) medem um raio de *aliasing* de 0,63 cm.

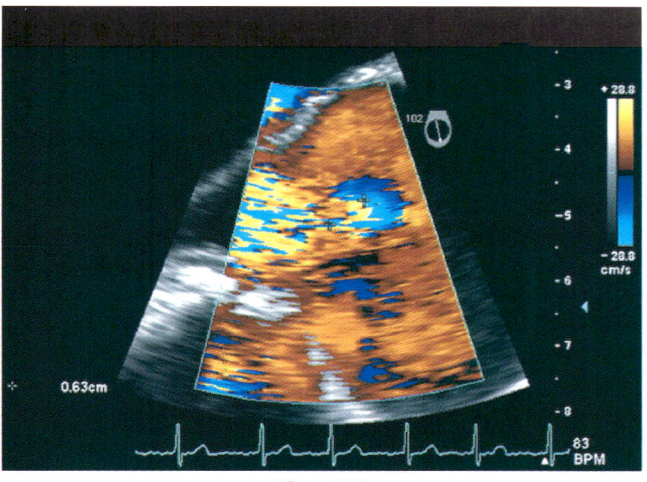

Fig. 13-3

Presumindo que o sinal de Doppler de onda contínua registado através da regurgitação aórtica tenha mostrado uma velocidade máxima de 4,0 m/s, qual é o AOR máximo instantâneo?
A. 0,18 cm².
B. 0,28 cm².
C. 17,9 mm.
D. 0,46 cm².

21. Uma mulher de 55 anos foi estudada com um ETE pré-bomba logo antes de uma cirurgia de válvulas tricúspide e mitral. A Figura 13-4 foi registrada a partir de uma projeção de eixo longo do septo atrial após injeção intravenosa de solução salina agitada.

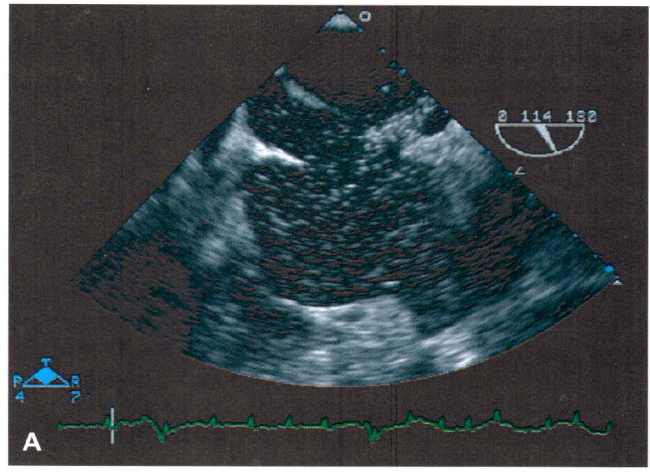

Fig. 13-4A

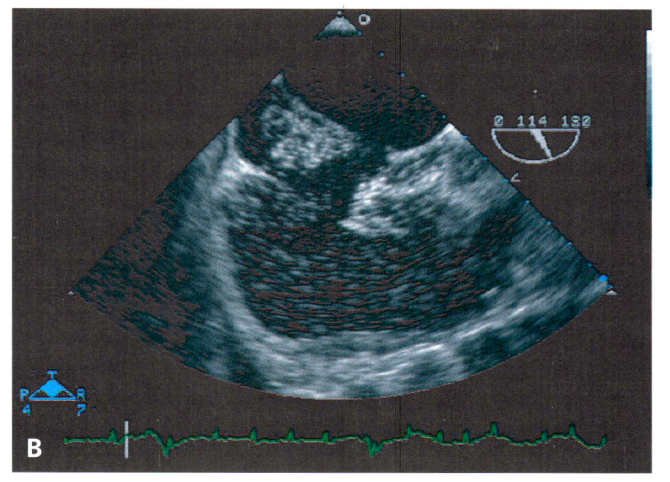

Fig. 13-4B

O que pode ser dito sobre a presença de *shunting*?
A. Existe um *shunt* direita para esquerda.
B. Existe um *shunt* esquerda para direita.
C. Não existe *shunt*.
D. Existe um *shunt* bidirecional.

22. Um homem de 60 anos com regurgitação mitral tem um registro de Doppler de onda contínua na Figura 13-5 obtido na sala de operação antes de sua cirurgia, utilizando uma janela de imagem transgástrica profunda.

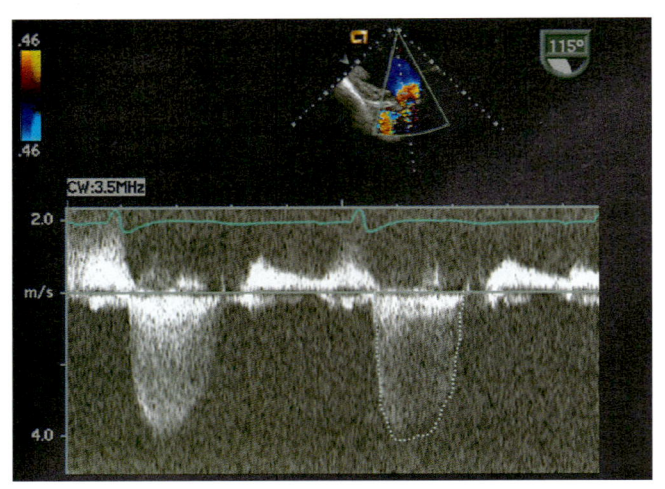

Fig. 13-5

O que a velocidade máxima do sinal sistólico nos informa sobre a hemodinâmica do paciente?
A. Uma diferença de 64 mmHg entre a pressão sistólica VE e a pressão atrial esquerda (AE).
B. Uma diferença de 64 mmHg entre a pressão sistólica VE e a pressão aórtica.
C. Uma diferença de 64 mmHg entre a pressão sistólica ventricular direita (VD) e a pressão AD.
D. Uma diferença de 64 mmHg entre a pressão sistólica VE e a pressão VD.

23. Este paciente de 32 anos é submetido a cirurgia valvar e tem o ETE da projeção de eixo longo médioesofagiano da válvula aórtica (Fig. 13-6).

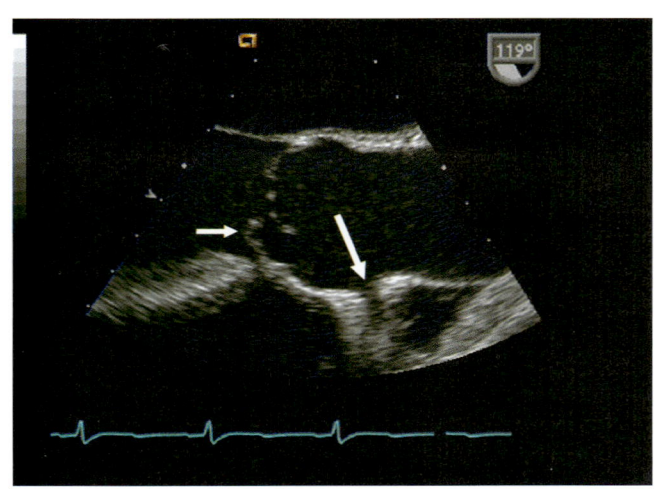

Fig. 13-6

Qual é a estrutura para a qual a pequena seta aponta na Figura 13-6?
A. Uma vegetação na válvula aórtica.
B. Uma cúspide não coronariana prolapsando.
C. Um fibroelastoma.
D. Uma porção da válvula aórtica bicúspide do paciente.

24. Qual é a estrutura para a qual a seta maior aponta na Figura 13-6?
A. Uma dissecção aórtica.
B. Um pseudoaneurisma aórtico.
C. Uma artéria coronária direita normal.
D. Uma artéria coronária esquerda normal.
E. Um artefato na parede anterior da aorta.

25. O cirurgião notou alguma descoloração da superfície externa da aorta ascendente, após o paciente ser submetido a *bypass* coronariano quádruplo (Fig. 13-7).

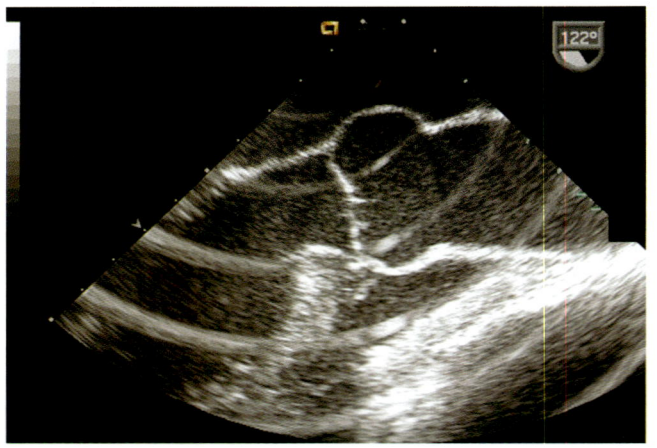

Fig. 13-7

Qual é a importância das densidades do eco linear na aorta ascendente?
A. Possível dissecção aórtica iatrogênica da aortotomia ou do pinçamento.
B. Placas ateromatosas.
C. Artefatos do eletrocautério.

CASO 1

Um homem de 71 anos se apresenta com fraqueza progressiva, associada a febre com 1 semana de duração. Ele também apresenta uma história de 2 meses com inchaço abdominal progressivo e edema de membros inferiores. Quatro anos atrás ele foi submetido a substituição de tecido valvar aórtico e reparo valvar mitral por estenose aórtica e prolapso mitral posterior.

O exame físico na admissão revelou PA 162/88 mmHg, febre de 39 graus, distensão venosa jugular severa com ondas "V" no contorno do pulso jugular, um fígado pulsátil, um sopro diastólico moderado, manchas de Roth e lesões de Janeway. Ele foi levado à sala de cirurgia vários dias depois e seu ETE foi registrado.

26. Vídeos 13-1A e B mostram duas projeções de um ETE pré-bomba intraoperatório na projeção 4 câmaras medioesofagiano Qual é a severidade da RT no momento de seu estudo?
    A. Sem RT.
    B. RT leve.
    C. RT moderada.
    D. RT moderadamente severa.
    E. RT severa.

27. Presumindo que ele teve RT significante anterior a cirurgia, evidenciada pelas ondas "V", em sua curva de pressão venosa jugular, e um fígado pulsátil, o que mudou com relação ao eco intraoperatório?
    A. Ele ficou com sobrecarga de volume e hipertenso.
    B. Ele ficou com sobrecarga de volume e hipotenso.
    C. Ele ficou com depleção de volume e hipertenso.
    D. Ele ficou com depleção de volume e hipotenso.
    E. Sua infecção provavelmente foi tratada com antibióticos.

28. Qual é o mecanismo da RT em seu ETE?
    A. RT funcional por encurtamento apical dos folhetos normais.
    B. Prolapso do folheto septal.
    C. Instabilidade do folheto posterior.
    D. Motilidade cuspidiana restrita do folheto anterior.
    E. Prolapso bicuspidiano.

29. Os Vídeos 13-1C e D mostram um problema com o septo atrial. Qual é o problema?
    A. Hipertrofia lipomatosa do septo atrial.
    B. Uma fístula do ventrículo esquerdo ao átrio direito – defeito septal ventricular (DSV) de Gerbode.
    C. Abcesso do septo atrial próximo a prótese aórtica.
    D. Um simples cistoadenoma, uma neoplasia cardíaca primária.
    E. Fístula coronariana arteriovenosa (A-V) congênita.

30. A imagem estrutural ecocardiográfica tridimensional no Vídeo 13-1E mostra que o espaço ecolucente é posterior à prótese aórtica. Onde está e o que é este espaço?
    A. Pseudoaneurisma periprotético dentro do anel mitral posterior.
    B. Abcesso periprotético dentro da fibrosa intervalvar.
    C. Abcesso periprotético dentro do anel mitral posterior.
    D. Abcesso periprotético dentro do seio coronário.
    E. Um aneurisma da artéria coronária.

31. A ecocardiografia tridimensional com imagem colorida no Vídeo 13-1F mostra que existe uma fístula perivalvular desde a aorta até o trato de saída VE.

    O Vídeo 13-1G mostra imagem bidimensional da estrutura, e o Vídeo 13-1H mostra imagens bidimensionais do fluxo, o qual inclui regurgitação periprotética severa ao longo do lado posterior do anel aórtico. Note como o abcesso se expande enquanto a contração ventricular causa fluxo para passar por ele (e para fora no interior da aorta), e ele parcialmente colapsa durante o intervalo diastólico da regurgitação através do mesmo canal. O que é a fibrosa intervalvular?
    A. O anel mitral e o anel aórtico.
    B. O anel mitral, mas não o anel aórtico.
    C. O anel aórtico, mas não o anel mitral.
    D. O anel tricúspide, mas não o anel aórtico.
    E. Nem o anel mitral e nem o anel aórtico.

32. O paciente foi submetido a TVA com um homoenxerto (uma válvula de cadáver humano criopreservada), reparo valvar tricúspide com anuloplastia e reparo valvar mitral (Vídeos 13-1I e J). O anel mitral anterior, consistindo no doador do tecido de homoenxerto, foi reforçado sendo suturado a ele uma nova banda de anuloplastia mitral. Além de fornecer tecido para a fibrosa intervalvular para os anexos valvares, quais outras vantagens, comparado à bioprótese com *stent*, a TVA por homoenxerto apresenta neste caso?
    A. Redução da infecção pós-operatória.
    B. Alto gradiente.
    C. Menos regurgitação.
    D. Implantação mais fácil.
    E. Maior disponibilidade.

CASO 2

Uma mulher de 85 anos, que mede 1,74 m e possui hipertensão controlada, começa a apresentar falta de ar jogando tênis com seus amigos de 55 anos de idade. A avaliação encontrou fibrilação atrial, hipertensão pulmonar, estreitamento coronariano trivial e regurgitação mitral.

33. Os Vídeos 13-2A e B mostram suas imagens ecocardiográficas transesofagianas intraoperatórias em uma projeção medioesofagiana transversal em um ângulo multiplanar de 0 grau, antes da CEC (pré-bomba). O Vídeo 13-2C mostra suas imagens de ETE pré-bomba intraoperatória médioesofagiana em um ângulo multiplanar de 122 graus. O Vídeo 13-2D mostra sua imagens intraoperatórias pré-bomba medioesofagianas em um ângulo multiplanar de 63 graus. Qual é o mecanismo primário da regurgitação mitral?
    A. Prolapso do recorte medial do folheto mitral posterior.
    B. Instabilidade do recorte médio do folheto posterior.
    C. Motilidade cuspidiana restrita do folheto anterior.
    D. Instabilidade da porção A2 do folheto anterior.
    E. Prolapso bicuspidiano.

34. O Vídeo 13-2B mostra uma imagem de Doppler colorido da regurgitação mitral registrado no plano de imagem medioesofagiana transversa, em que o raio de *aliasing* máximo medido foi 1,1 cm. A restrição da parede medida foi 90 graus, o que significa que exatamente metade da isolinha de velocidade hemisférica convergindo para o orifício regurgitante foi restringida pela parede ventricular adjacente. A velocidade sistólica máxima de regurgitação mitral (RM) registrada pelo Doppler de onda contínua (não mostrado) foi 5,5 m/s.
    Qual é a área do orifício regurgitante (AOR)?
    A. 0,38 cm^2.
    B. 0,76 cm^2.
    C. 0,31 cm^2.
    D. 415 cm^2.
    E. 75,5 cm^2.

35. Além do mecanismo da regurgitação mitral mostrado neste paciente, a mesma direção do jato pode ser causada por qual tipo de RM (Vídeo 13-2B)?
    A. Restrição do folheto posterior.
    B. Isquemia (RM funcional).
    C. Prolapso do folheto anterior.
    D. Instabilidade do folheto anterior.
    E. Perfuração do folheto posterior.

36. O Vídeo 13-2E mostra uma projeção de eixo curto transgástrico do ventrículo esquerdo. Qual é a FE aproximada?
    A. 80%.
    B. 60%.
    C. 40%.
    D. 30%.
    E. 20%.

37. Os Vídeos 13-2E-G mostram válvula aórtica. O que você pode concluir desses dados?
    A. A válvula aórtica é normal.
    B. Existe uma estenose aórtica severa e leve regurgitação aórtica.
    C. Existe uma estenose aórtica leve com regurgitação aórtica leve a moderada.
    D. Existe estenose aórtica severa, mas não regurgitação aórtica.
    E. Existe estenose aórtica leve e regurgitação aórtica severa.

38. Enquanto a missão primária da cirurgia é a válvula mitral, o que deve ser feito na válvula aórtica durante a cirurgia?
    A. Nada.
    B. Bioprótese aórtica.
    C. Homoenxerto aórtico.
    D. Troca do conduto da aorta com ressuspensão da válvula aórtica.
    E. Troca valvar aórtica mecânica.

39. O Vídeo 13-2H mostra o arco aórtico proximal. Qual é a anormalidade mostrada?
    A. Um grande ateroma aórtico.
    B. Uma grande aba de dissecção.
    C. Um hematoma intramural.
    D. Uma pequena aba de dissecção.
    E. Um pequeno ateroma aórtico.

40. O Vídeo 13-2C e a Figura 13-8 mostram a aorta ascendente no ETE intraoperatório pré-bomba. Como indicado, o diâmetro da aorta ascendente tubular é 4,0 cm. O que é o espaço livre de ecos posterior à aorta ascendente realçado pela seta na Figura 13-8?
    A. Um duplo lúmen compatível com uma pequena dissecção aórtica localizada.
    B. Um cisto pericárdico.
    C. Uma reflexão do pericárdio com uma pequena quantidade de líquido normal.
    D. Parte da veia pulmonar superior direita.
    E. A porção transversa da veia hemiázigos.

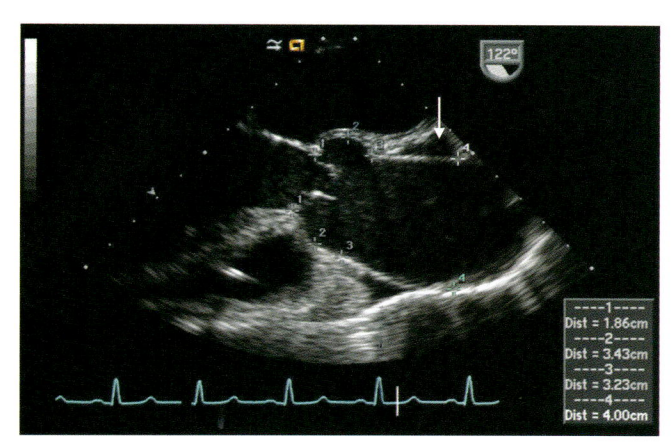

Fig. 13-8

41. O que deve ser feito cirurgicamente com a aorta e a área adjacente nesta mulher?
A. Nada, a aorta é normal.
B. Nada, a aorta está levemente dilatada.
C. Troca de aorta ascendente com um conduto.
D. Uma aortoplastia com *patch* para reduzir o estresse da parede e biópsia do cisto.
E. Exploração da área e excisão do cisto. Sua válvula mitral não deve ser reparada em virtude de sua instabilidade extensa e tecido friável do folheto, portanto uma bioprótese foi implantada. A válvula aórtica e a aorta não foram tocadas cirurgicamente.

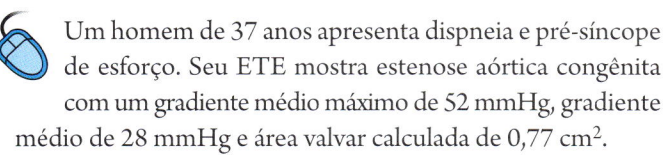

CASO 3

Um homem de 37 anos apresenta dispneia e pré-síncope de esforço. Seu ETE mostra estenose aórtica congênita com um gradiente médio máximo de 52 mmHg, gradiente médio de 28 mmHg e área valvar calculada de 0,77 cm².

A angioplastia mostrou coronárias normais, embora o gradiente valvar aórtico não tenha sido reavaliado no cateterismo. Como ele foi submetido a ETE na sala de cirurgia, após a incisão do tórax, mas antes da canulação para *bypass* CP (BCP), o gradiente valvar aórtico e a planimetria por eixo curto sugerem que a estenose não é tão ruim quanto se suspeitou nos estudos pré-operatórios. O Vídeo 13-3A mostra uma projeção de eixo longo medioesofagiano a 128 graus, da valva aórtica, mostrando o *doming* na sístole.

O Vídeo 13-3B mostra uma projeção similar a 158 graus com Doppler colorido, mostrando regurgitação aórtica não significante. A Figura 13-9A mostra um registro de Doppler de onda contínua através da válvula aórtica mostrando um gradiente médio de somente 14 mmHg e um gradiente máximo de 35 mmHg. A Figura 13-9B mostra uma projeção de eixo curto a 74 graus com planimetria da válvula, calculando a área valvar em 3,6 cm². O Vídeo 13-3C mostra a projeção de eixo curto da válvula aórtica a 49 graus com a válvula em movimento. A Figura 13-9C mostra a projeção de eixo curto a 74 graus com planimetria da válvula, calculado uma área de 2,95 cm².

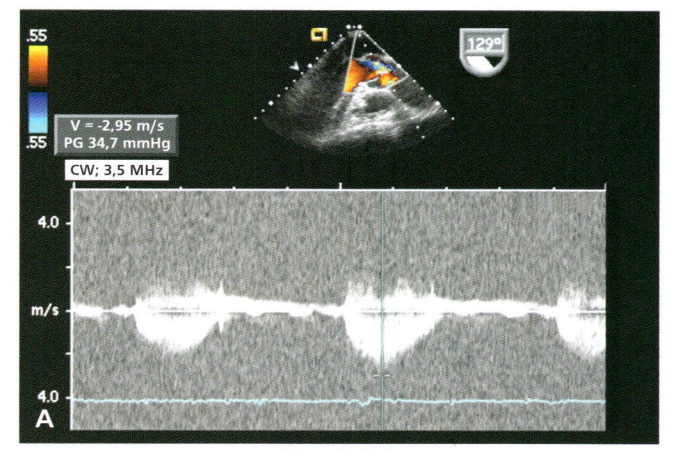

Fig. 13-9A

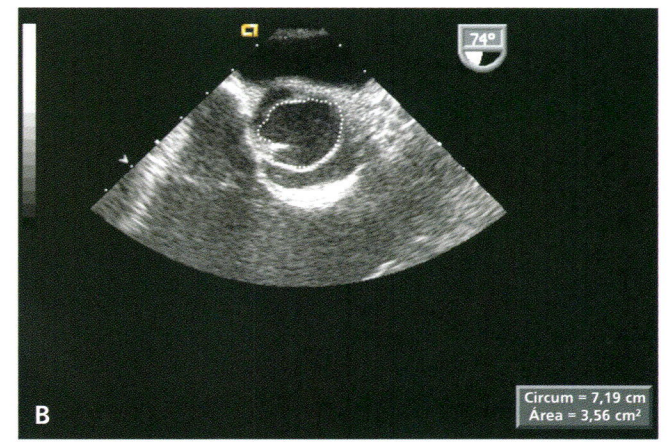

Fig. 13-9B

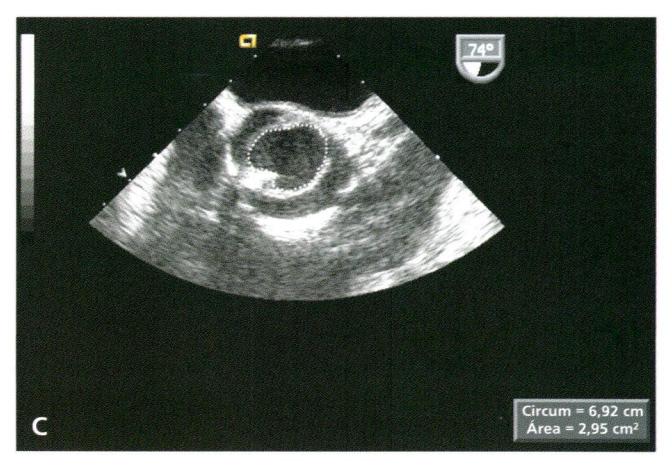

Fig. 13-9C

42. Quão severa é a estenose aórtica?
   A. Leve.
   B. Moderada.
   C. Moderadamente severa.
   D. Severa.

43. O que deve ser feito agora?
   A. Fechar o tórax e não realizar cirurgia.
   B. Trocar a válvula de qualquer forma.
   C. Realizar uma reparação poupadora.
   D. Chamar outro cirurgião cardíaco.

RESPOSTAS

1. RESPOSTA: A. A artéria coronária direita é localizada anteriormente dentro dos seios de Valsalva, que é a porção mais alta da aorta (mais distante do chão) com o paciente na posição supina para uma toracotomia medioesternal. Portanto, o ar que entra no coração durante a cirurgia a céu aberto é puxado por pressão para dentro dessa coronária, preferencialmente. Isto ocorre mais comumente no reparo mitral do que em outros tipos de cirurgia cardíaca, decorrente da insuflação do ventrículo esquerdo (preenchendo-o com fluido sob pressão) realizada para examinar a coaptação do folheto. Muitos casos de embolização aérea coronariana podem ser tratados conservadoramente. Algumas vezes, é necessário se recolocar o paciente de volta no *bypass* cardiopulmonar (BCP), ou tratar arritmias ventriculares com medicamentos.

2. RESPOSTA: C. Eco epicárdico é uma modalidade de imagem alternativa. A necessidade de eco intraoperatório ainda existe para aqueles que tenham contraindicação para passagem do eco transesofagiano (ETE) às cegas, e estes podem ser facilmente acompanhados por eco epicárdico. Um transdutor padrão de eco transtorácico é posicionado dentro de uma luva estéril com gel de ultrassom dentro da luva para eliminação do ar.

3. RESPOSTA: C. Registros por Doppler de onda contínua do fluxo mitral utilizando ETE podem ser feitos com precisão e utilizados para cálculo dos gradientes mitrais. Registrar os gradientes da válvula aórtica é menos confiável. Algumas vezes, eles podem ser registrados por projeção transgástricas profundas, mas os resultados são, às vezes, subestimados dos valores reais. Todos os gradientes são afetados por condições de carga, mas tais mudanças podem ser corrigidas para, se entendendo a hemodinâmica, especialmente débito cardíaco e pré-carga alterados. O eletrocautério interfere nos registros de ultrassom, mas a maioria das imagens transesofagianas podem ser obtidas entre estas interrupções.

4. RESPOSTA: C. ETE intraoperatória é uma importante ferramenta de monitoração nos pacientes submetidos a implante de dispositivo de assistência ventricular esquerda (DAVE). A presença de regurgitação aórtica torna o DAVE ineficiente por criar uma curva de fluxo ineficaz. A presença de aumento ventricular esquerdo (VE) e regurgitação mitral (RM) são irrelevantes para o posicionamento do dispositivo. O posicionamento da cânula de influxo do DAVE dentro do ventrículo esquerdo não necessita de orientação por ETE. A presença e a severidade da regurgitação tricúspide (RT) não são objetivos importantes da imagem por ETE.

5. RESPOSTA: E. Como a projeção transtorácica apical de mesmo nome, a projeção de eixo longo medioesofagiana usualmente corta através das paredes posterior e anterosseptal. Este plano de imagem é geralmente obtido por um ângulo multiplanar de aproximadamente 130 graus (média de 110-150 graus).

6. RESPOSTA: D. A comissura medial e a comissura lateral. Esta projeção é geralmente obtida em um ângulo multiplanar de aproximadamente 60 graus (média 35-75 graus).

7. RESPOSTA: B. O paciente hipovolêmico geralmente tem um tamanho VE sistólico final pequeno com fração de ejeção (FE) aumentada. A FE aumentada provavelmente resulta de uma estimulação simpática, uma tentativa de manter o volume sistólico apesar do volume diastólico final reduzido. O tamanho VE sistólico final pequeno é provavelmente o mais confiável guia visual para a presença de subenchimento.

8. RESPOSTA: A. É comum se ver um ou mais pequenos jatos coloridos de regurgitação periprotética precocemente após término do BCP. Quando pequeno, a maioria destes se resolve progressivamente após administração de protamina, dentro de poucas horas.

9. RESPOSTA: C. A sonda de ETE pode ocasionalmente se tornar curvada, com sua ponta gerada superiormente dentro do esôfago, virada para cima na direção da cabeça do paciente. Tração da sonda para puxar ela para fora pode causar rompimento da parede do esôfafo. Entretanto, se a sonda for avançada mais, o laço se desfaz depois que ele ganha mais espaço dentro do estômago, e toda a sonda pode ser extraída.

10. RESPOSTA: C. A hipovolemia, perda de sangue, e uma reação a protamina devem apresentar menor pressão encunhada. Infarto maciço do miocárdio não deve apresentar função VE hiperdinâmica. Movimento sistólico anterior (MSA) é uma complicação comum (um pequeno percentual) do reparo da válvula mitral, particularmente quando a cavidade VE é pequena e hiperdinâmica, medicamentos catecolaminérgicos têm sido administrados, e o folheto posterior é redundante. MSA mitral tem também sido descrito após troca valvar aórtica (TVA), provavelmente decorrente da hipertrofia VE e da redução no tamanho da cavidade VE para aliviar a pós-carga aumentada. O tratamento inicial deve consistir em reposição de volume intravascular, cessação das catecolaminas (beta$_1$-agonistas), diagnóstico apropriado por ETE e, algumas vezes, suporte da pressão arterial com fenilefrina.

11. RESPOSTA: C. Frequentemente o coração está sub-preenchido na bomba, com tamanho da cavidade na sístole e diástole menor do que no estado ambulatorial e, portanto, uma FE alta. Entretanto, na bomba, o paciente deve apresentar anormalidades metabólicas, ou pode ter isquemia transitória, tornando a FE menor do que será mais tarde quando o paciente for desmamado do BCP.

12. RESPOSTA: D. O eixo curto transgástrico do ventrículo esquerdo não corta através do ápice. A projeção 4 câmaras medioesofagiana frequentemente encurta o ventrículo esquerdo e passa anterior e superior ao ápice; o que é visto é um pseudoápice, o qual é realmente a parede anterior próxima, mas não no ápice. A projeção do eixo longo medioesofagiana não é tão provável que seja encurtada, mas é difícil se adquirir uma versão do verdadeiro ápice VE em muitos pacientes. Portanto, o eixo longo transgástrico do ventrículo esquerdo é a projeção de escolha.

13. RESPOSTA: C. A traqueia está entre a aorta e o esôfago. Como o ar propicia uma propagação relativamente pobre do ultrassom, a traqueia não transmite as imagens refletidas da sonda no esôfago através da traqueia ao meio da aorta ascendente.

14. RESPOSTA: B. Algumas vezes chamada "projeção intercomissural", este plano é paralelo a uma linha que conecta as comissuras medial e lateral da válvula mitral. As imagens estruturais ou a informação do fluxo colorido podem ser obtidas utilizando-se esta projeção para fazer a determinação de qual porção do folheto anterior ou posterior está anormal. Arrumado da forma normal com a parede inferior VE à esquerda da tela, o recorte (P3) é localizado à esquerda na porção superior da tela, o recorte médio (P2) na parte médio superior da tela e o recorte lateral (P1) para cima à direita (Fig. 13-10).

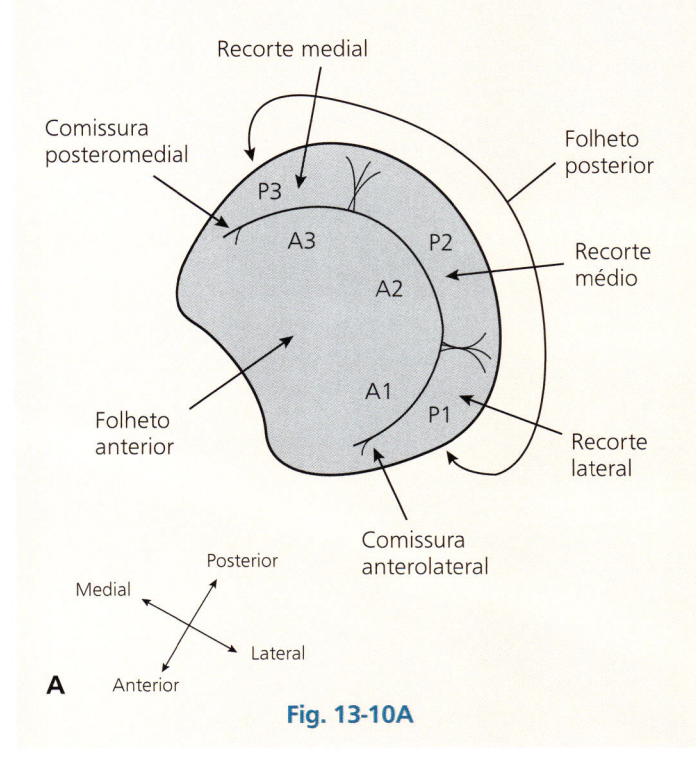

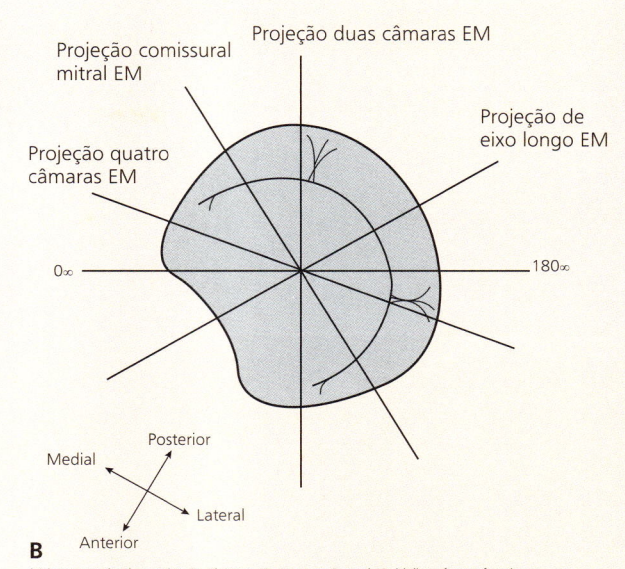

Fig. 13-10A

(Reimpresso de Shanewise JS, Cheung AT, Aronson S, et al. Guidelines for performing a comprehensive intraoperative multiplane transesophageal echocardiographic examination recommendations of the American Society of Echocardiography Council on Intraoperative Echocardiography. *J Am Soc Echocardiogr.* 1999;12:884-900, com permissão da Elsevier.)

Fig. 13-10B

15. RESPOSTA: A. O critério válido para RM severa é uma *vena contracta* maior ou igual a 7 mm de diâmetro. Os outros critérios testados são os corretos para o limiar de RM severa.

16. RESPOSTA: A; 17. RESPOSTA: B. As imagens medioesofagianas transversas na Figura 13-1 mostram que este paciente tem uma perfuração no folheto mitral anterior. Esta perfuração provavelmente foi causada pelo jato de regurgitação aórtica que estava presumivelmente presente antes da TVA. Esta "lesão de jato" causa abrasão endocárdica da superfície do VE da base do folheto mitral anterior e permite que a infecção se instale localmente, podendo causar perfuração e, consequentemente, RM, como se pode observar na imagem de fluxo colorido.

18. RESPOSTA: C; 19. RESPOSTA: C. O paciente tem uma deiscência parcial da prótese tricúspide, com um vazamento periprotético da RT, localizada medialmente à válvula. Por essa razão, seu exame deverá mostrar hepatomegalia pulsátil. A chave neste caso é entender o plano de imagem, que é exposto na questão fornecida. Note que o átrio direito é bem grande e que o septo interatrial arqueia em direção ao átrio esquerdo decorrente da hipertensão atrial direita. O folheto mitral anterior é mostrado na imagem, enquanto a prótese aórtica não é mostrada.

20. RESPOSTA: A. A correta resposta da questão é 0,18 cm^2. A fórmula é duas vezes π, vezes o raio ao quadrado, vezes a velocidade de *aliasing* (limite de Nyquist), dividido pela velocidade máxima. Neste caso, a área do orifício regurgitante (AOR) foi calculada em 0,18 cm².

$$AOR = 2\pi r^2 v/V_{máx}$$

Esta é uma regurgitação aórtica moderada, pois está entre 0,1 e 0,2 cm². Note que o tamanho da convergência de fluxo alinhada é mais larga, porque o Nyquist foi propositalmente reduzido a 28,8 cm/s (do nível nominal 50-60 cm/s utilizado para mapeamento espacial); isto foi feito para tornar a medida do raio de *aliasing* mais confiável e precisa.

21. RESPOSTA: D. Existe um *shunt* bidirecional. A Figura 13-4A mostra um efeito de contraste positivo com bolhas no átrio esquerdo que passaram do átrio direito. A Figura 13-4B mostra um efeito de contraste negativo com uma faixa de sangue sem bolhas que passaram dentro do átrio direito pelo átrio esquerdo.

22. RESPOSTA: B. Existe uma diferença de 64 mmHg entre a pressão sistólica VE e a pressão aórtica. Este é um paciente com estenose valvar aórtica além de RM. As projeções transgástricas profundas são as usuais e as melhores para se registrar as velocidades de escoamento VE utilizando ETE. A Figura 13-5 mostra que o cursor se estende através do ventrículo esquerdo ao trato de saída VE. Adicionalmente, o registro de onda contínua por si só mostra um fator chave que é um período em branco durante aproximadamente 80 milissegundos durante o relaxamento isovolumétrico. Este período branco no traçado se inicia imediatamente na cessação do sinal EA, ocorrendo no momento do fechamento da válvula aórtica. Este termina no início do sinal de fluxo anterógrado da valva mitral. A separação destes dois eventos no tempo, separados pelo relaxamento isovolumétrico, confirma o jato sistólico como sendo EA, nem RM e nem RT.

23. RESPOSTA: D; 24. RESPOSTA: C. Este é um paciente sem febre ou qualquer sinal de infecção. Ele possui uma válvula aórtica bicúspide congênita do tipo horizontal, com fusão do que deve ter sido as cúspides coronarianas direita e esquerda. Em pacientes como este, a cúspide fundida possui um maior cumprimento de sua borda livre, levando esta a prolapsar de volta ao trato de escoamento, causando regurgitação aórtica. Sua artéria coronária direita é normal, e bem visualizada na Figura 13-6.

25. RESPOSTA: C. A Figura 13-7 mostra artefatos de eletrocautério. Note que estes artefatos se estendem através dos planos teciduais, aparecendo como uma tira ao longo da aorta e do ventrículo esquerdo. A descoloração da superfície externa da aorta ascendente não está relacionada a esta imagem.

26. RESPOSTA: B. Existe RT leve. Isto se baseia no mapeamento espacial sozinho. Não foi mostrado aqui que o reparo mitral parece OK, somente com RM trivial. Nenhuma vegetação foi percebida.

27. RESPOSTA: D. Ele se tornou depletado de volume e hipotenso. Todas as lesões valvares são dependentes de carga, especialmente RT e RM, com RT sendo a mais dependente de carga de todos eles. Muitos pacientes ambulatoriais têm excesso de tônus simpático durante insuficiência cardíaca com ativação do sistema renina-angiotensina e do sistema nervoso simpático. O paciente estava hipertenso no momento da admissão. Nos dias seguintes, foi submetido a terapia diurética e com vários vasodilatadores. Na sala de cirurgia, ele deve ter tido seu volume depletado, pelo menos com relação ao seu *status* hemodinâmico quando ele foi inicialmente admitido. A anestesia lesa o tônus simpático, frequentemente resultando em diminuição das resistências arteriolar sistêmica e pulmonar, portanto, algumas lesões reduzem sua severidade. Isto explica a redução da severidade da RT. A severidade da disfunção valvar vista sob "condições de rua" é mais provável de ser utilizada nas decisões de planos a longo prazo como cirurgia valvar.

28. RESPOSTA: A. Existe RT funcional do encurtamento apical dos folhetos normais. Quando o aumento VD ocorre por qualquer causa, os folhetos tricúspides normais se tornam apicalmente encurtados, uma característica da "RT funcional", similar à RM funcional que ocorre na doença cardíaca isquêmica ou cardiomiopatia quando a válvula mitral é encurtada apicalmente pelo aumento VE.

29. RESPOSTA: C. Existe um abcesso no septo atrial próximo à prótese aórtica. É óbvia uma massa pulsátil com fluxo contínuo dentro de uma área cística. A história de infecção e uma válvula protética prévia auxiliam aqui. Pelo Vídeo 13-1C não podemos determinar exatamente qual tipo de fluxo está presente, de onde ele vem, de onde ele sai. O Vídeo 13-1D sugere que o fluxo no septo atrial vem do ventrículo esquerdo. Note que isto é sistólico, com expansão da massa durante a transmissão de fluxo pela pressão ventricular. Não existe fluxo no átrio direito, portanto isto não é uma fístula AV ou DSV de Gerbode.

30. RESPOSTA: B. Existe um abcesso periprotético dentro da fibrosa intervalvular. O eco tridimensional permite exploração pós-exame de diferentes planos de imagem do que foram encontrados durante o exame ativo, especialmente na sala de cirurgia. As imagens mostram que o abcesso se estende quase 180 graus ao redor das próteses, e se estende superiormente ao longo da área do seio de Valsalva posteriormente. É por isso que ele se estende para cima no septo interatrial, como mostrado previamnte nos Vídeos 13-1C e D. A fibrosa intervalvular está de fato envolvida no abcesso. Esta estrutura é parte do esqueleto fibroso do coração, ao qual a válvula aórtica é ligada anteriormente, e a válvula mitral está ligada posteriormente.

A cirurgia precisava se iniciar com completa retirada do tecido infectado. Neste paciente, a maioria da fibrosa intervalvular foi debridada. Secundariamente, o coração deve ser reconstruído de uma forma que irá permitir o funcionamento de bomba normal.

31. RESPOSTA: A. A fibrosa intervalvular contém a porção do esqueleto cardíaco entre as válvulas mitral e aórtica, e representa uma porção do anel de ambas as válvulas.

32. RESPOSTA: A. Na verdade, o homoenxerto está menos disponível e mais difícil de implantar do que uma prótese padrão, e o gradiente sistólico do homoenxerto é menor do que a válvula protética com *stent* do mesmo tamanho. Existe frequentemente regurgitação trivial tanto do homoenxerto quanto da bioprótese com *stent*. Existe a vantagem de baixas taxas de infecção persistente com o homoenxerto. Os Vídeos 13-1I e J mostram o resultado da cirurgia no ETE pós-bomba, sem RT ou RA, e somente RM. Note que o homoenxerto normal tem uma aparência única, a qual é diferente da prótese aórtica com *stent*. Note a dupla densidade nas paredes do tecido de homoenxerto. Isto resulta de sua implantação como um "cilindro de inclusão", o qual inclui as paredes dos seios aórticos do doador. A banda de tecido macio entre as duplas densidades deve ser relativamente uniforme em espessura e livre de qualquer fluxo no espaço demonstrado pelo Doppler colorido.

PONTOS-CHAVE

- Este caso mostra regurgitação perivalvular severa e um abcesso que se inicia ao redor da prótese aórtica, na fibrosa intervalvular, e se estende para cima e para dentro do septo atrial. Ele foi tratado com extenso debridamento do tecido infectado e colocação de um homoenxerto aórtico, com seu tecido posterior acessível para anexar à válvula mitral, que não estava infectada.
- Abcessos do coração mais comumente ocorrem na área de próteses infectadas.
- O paciente também apresentava RT funcional severa no momento da admissão; embora ela tenha reduzido para RT leve antes da cirurgia, decorrente de diurese e lise do tônus simpático pela anestesia, o risco de RT pós-operatório garante a anuloplastia tricúspide.

33. RESPOSTA: B. Existe uma instabilidade do recorte médio do folheto posterior. Ambas as projeções de eixo longo mostram uma porção não encurtada do folheto posterior refletindo ruptura de corda. O folheto anterior é normal. O Vídeo 13-2D é a projeção intercomissural. Embora o ventrículo esquerdo esteja encurtado, a imagem é alinhada paralelamente a uma linha conectando a comissura medial e a comissura lateral. A comissura medial está do lado esquerdo da imagem e a comissura lateral está à direita. A imagem mostra que o recorte médio do folheto posterior é a anormalidade primária. A magnitude (largura) da instabilidade é bastante grande, quase 2 cm no diâmetro mediolateral.

34. RESPOSTA: A. A resposta correta é 0,38 cm². A fórmula para AOR, antes da correção para restrição da parede, é:

$$AOR = 2 \pi r^2 v/V_{máx}$$

O termo *v* é a velocidade de *aliasing* derivada do ajuste da barra de escala colorida mostrada na imagem, que é 55 cm/s neste caso. O valor para π é 3,14, uma constante. $V_{máx}$ é 550 cm/s; mantendo todas as unidades em centímetros.

Portanto: a AOR não corrigida = 2 × 3,14 × 1,1 × 1,1 × 55/550, o que é igual a 0,76 cm². A forma de corrigir para restrição da parede é dividir o ângulo, neste caso 90 graus, por 180 graus, implicando que somente 50 por cento do hemisfério têm sua área de superfície envolvida com fluxo nesta velocidade. Portanto, a presença de um padrão de *aliasing* com restrição da parede nos leva a multiplicar a AOR não corrigida pelo ângulo observado dividido por 180 graus. Neste caso, o ângulo de constrição de 90 graus deriva uma razão de ½ (90/180). Portanto, a AOR é metade do que deveria ser se a convergência de fluxo com o mesmo raio não tivesse constrição da parede. Portanto, a AOR calculada é 0,38 cm². RM severa é definida como uma AOR > 0,40 cm².

35. RESPOSTA: E. A resposta correta é perfuração do folheto posterior. Restrição do folheto posterior, instabilidade do folheto anterior, e um prolapso do folheto anterior podem usualmente causar um jato com direção posterior. Na RM isquêmica (funcional), o jato é mais comumente central em direção e, algumas vezes, direcionado posteriormente.

36. RESPOSTA: B. A resposta correta é 60%. A FE neste paciente parece normal, que é frequentemente cotada em 55-65%.

37. RESPOSTA: C. Existe estenose aórtica leve com regurgitação aórtica leve a moderada. Note o folheto anterior abaulando a porção anterior da válvula no Vídeo 13-2G e a restrição da abertura da cúspide coronariana direita na projeção de eixo curto do Vídeo 13-2F. Não são expostos aqui os dados do registro pré-operatório do Doppler de onda contínua transtorácico, que mostrava uma velocidade sistólica máxima de 2,2 m/s.

38. RESPOSTA: A. Muitos especialistas não iriam substituir a válvula aórtica neste caso. Este limiar normalmente é regurgitação aórtica, que é pelo menos moderadamente severa (3+) ou estenose aórtica que é pelo menos moderada (área valvar menor do que aproximadamente 1,3 cm²). Relembrando que a idade deste paciente é 85 anos, o limiar para realização de cirurgia concomitante em sua válvula aórtica, "enquanto estivermos lá" para a missão primária da cirurgia mitral, deve ser maior do que no paciente mais jovem.

39. RESPOSTA: E. A resposta correta é "um pequeno ateroma aórtico". Este ateroma aórtico se projeta somente 1-2 mm da superfície intimal, o qual parece macio e normal em todas as outras áreas que não em uma localização. Ateromas que se projetam para dentro do lúmen 4 mm ou mais e que mostram mobilidade são considerados severos e estão associados a um significativo aumento na mortalidade peroperatória, principalmente por eventos ateroembólicos que levam placas de colesterol ao fígado, rins, cérebro e pele. O risco embólico do ateroma leve é baixo, embora o risco de ateroembolismo seja aumentado pela idade do paciente.

40. RESPOSTA: C; 41. RESPOSTA: B. As imagens mostram uma reflexão do pericárdio com uma pequena quantidade de fluido normal. Embora sua aorta seja anormal com leve aumento, muitos especialistas não iriam substituir a aorta ou mesmo relizar uma aortoplastia elíptica a menos que estivesse maior do que isso. O limiar para fazer isso pode ser menor como um procedimento concomitante "enquanto estamos lá", e deve ser menor, porque ela deve ter alguma obliteração da junção sinotubular. Com sua altura de aproximadamente 1,74 cm, a relação da área transversal de sua aorta com sua altura em metros não pode ser maior do que 10, a menos que seu diâmetro aórtico seja maior do que 4,7 cm. Utilizar esta relação para se obter um limiar corrigido pela altura para a cirurgia é um critério bastante agressivo, mas ele deve melhorar um diâmetro arbitrário de 5,0 cm que não se corrige para o tamanho do corpo.

PONTOS-CHAVE

- Tendo identificado o prolapso P2 com a RM quantificada como moderadamente severa, com uma AOR de 0,38 cm² e uma fração de ejeção ventricular esquerda nornal (FEVE), um reparo da válvula mitral foi antecipado. Entretanto, tecido valvar mitral friável nesta senhora idosa leva à implantação de uma prótese mitral.
- TVA não foi tida como necessária em uma mulher idosa com regurgitação aórtica não severa. A história natural de regurgitação aórtica degenerativa é se manter estável por vários anos, e o risco adicional de uma cirurgia bivalvar é significante.

42. RESPOSTA: D; 43. RESPOSTA: C. Neste caso, a incisão da pele foi fechada, e o paciente foi acordado com a novidade de que sua estenose aórtica não era tão ruim quanto se pensava originalmente. Contudo, ao longo dos meses seguintes, ele se tornou mais sintomático, com angina de esforço e dispneia. Eco transesofágico repetido novamente mostrou estenose aórtica com gradientes de pico/médio de 65/38 mmHg e área valvar aórtica = 0,8 cm². O paciente foi submetido a TVA com sucesso 8 meses após a cirurgia inicial que foi abreviada. Seus sintomas se resolveram após a troca valvar.

Neste caso, a estenose aórtica é mais bem caracterizada por ecocardiografia transtorácica. Pode-se chamá-la de severa, com base na área valvar de 0,77 cm², ou moderadamente severa, com base no gradiente médio derivado do ecotranstorácico de 28-38 mmHg. A equação de continuidade para cálculo da área valvar é bem validada e confiável, confiando no registro da velocidade máxima utilizando a mais alta de múltiplas janelas. O gradiente derivado do ETE registrado na sala de cirurgia foi subestimado da velocidade valvar real; veja figuras. Planimetria do eixo curto da área valvar também foi validada em válvulas senis calcificadas, porém é menos confiável decorrente da dependência de ganho. Particularmente problemático na estenose aórtica congênita calcificada, a planimetria de eixo curto da área valvar pode superestimar a área da válvula se o plano corta através da "base da cúpula", como foi feito aqui.

PONTOS-CHAVE

- Escute o paciente. Sintomas não resultam de estenose aórtica leve.
- Gradientes não são a história toda, e os registros de velocidade máxima podem subestimar o gradiente se eles estiverem angulados.
- Planimetria de eixo-curto pode superestimar a área valvar se o corte é realizado através "da base da cúpula".
- ETE frequentemente subestima gradientes valvares aórticos.
- Conversar com o clínico que conhece o paciente se qualquer mudança ocorrer no plano cirúrgico.

LEITURAS SUGERIDAS

Obarski TP, Loop FD, Cosgrove DM et al. Frequency of acute myocardial infarction in valve repairs vs. valve replacement for pure mitral regurgitation. Am J Cardiol. 1990;65:887-890.

Pu M, Vandervoort PM, Griffin BP et al. Quantification of mitral regurgitation by the proximal convergence method using transesophageal echocardiography clinical validation of a geometric correction for proximal flow constraint. Circulation. 1995;92:2169-2177.

Shanewise JS, Cheung AT, Aronson S et al. Guidelines for performing a comprehensive intraoperative multiplane transesophageal echocardiographic examination recommendations of the American Society of Echocardiography Council on Intraoperative Echocardiography. J Am Soc Echocardiogr. 1999;12: 884-900.

Stewart WJ, Currie PJ, Salcedo EE et al. Evaluation of mitral leaflet motion by echocardiography and jet direction by Doppler color flow mapping to determine the mechanism of mitral regurgitation. J Am Coll Cardiol. 1992;20:1353-1361.

Zoghbi WA, Enriquez-Sarano M, Foster E et al. Recommendations for evaluation of the severity of native valvular regurgitation with two-dimensional and Doppler echocardiography. J Am Soc Echocardiogr. 2003;16:777-802.

Avaliação de Dessincronismo/Otimização AV

CAPÍTULO 14

Victoria Delgado ▪ *Jeroen J. Bax*

1. Qual das seguintes afirmativas sobre a avaliação ecocardiográfica do dessincronismo cardíaco em pacientes com insuficiência cardíaca está correta?
   A. Dessincronismo atrioventricular (AV) pode ser identificado por um tempo de enchimento ventricular esquerdo (TEVE) longo (> 40%).
   B. Dessincronismo interventricular é definido por um atraso prolongado entre a ejeções ventricular direita (VD) e VE como avaliado pela ecocardiografia com Doppler de onda pulsada (≥ 40 milissegundos).
   C. Um entalhe diastólico precoce do septo interventricular nos registros de eixo longo paraesternal do VE em modo M é observado em pacientes com bloqueio de ramo esquerdo e indica dessincronismo VE.
   D. Dessincronismo intra VE é observado somente em pacientes com bloqueio de ramo esquerdo, enquanto o dessincronismo interventricular é observado somente em pacientes com bloqueio de ramo direito.

2. Dessincronismo AV é caracterizado por condução AV prolongada. Qual dos seguintes sinais ecocardiográficos pode ser observado?
   A. Enchimento diastólico VE reduzido, porque a contração atrial ocorre contra a válvula mitral fechada.
   B. O TEVE diastólico se alonga, como indicado por uma onda E precoce nos registros de Doppler transmitral.
   C. Uma onda A truncada é observada nos registros do Doppler transmitral.
   D. O TEFE diastólico se encurta com fusão das ondas E e A.

3. Qual é o método ecocardiográfico para medir o dessincronismo interventricular?
   A. Ecocardiografia em modo-M, medindo o atraso de tempo entre o espessamento sistólico de pico do septo interventricular e a parede livre do VD.
   B. Ecocardiografia com Doppler de onda pulsada, medindo o atraso de tempo entre o início da ejeção VE e a ejeção VD.
   C. Ecocardiografia com Doppler de onda contínua, medindo a diferença de tempo entre o fechamento da válvula tricúspide e da válvula mitral.
   D. Imagem de Doppler tecidual (IDT), medindo o atraso de tempo entre a velocidade de pico sistólica do septo interventricular e a parede lateral VE.

4. O dessincronismo VE pode ser medido com a ecocardiografia modo M obtendo-se o chamado índice de atraso de motilidade da parede septal-posterior (AMPSP). Qual das seguintes afirmativas sobre este método está correta?
   A. Este índice é derivado medindo-se o tempo de atraso entre o pico de movimento para dentro do septo interventricular e a parede posterior VE.
   B. Este índice é medido pela aplicação do modo M anatômico à projeção apical 4 câmaras VE.
   C. O valor de corte ≥ 65 milissegundos prediz uma resposta favorável à terapia de ressincronização (TRC).
   D. Este método é altamente confiável em paciente com insuficiência cardíaca isquêmica com infarto do miocárdio prévio da parede posterolateral.

5. As técnicas de IDT têm sido amplamente utilizadas para quantificar o dessincronismo VE. Qual das seguintes afirmativas sobre essas metodologias está correta?
   A. IDI com onda pulsada permite a interrogação simultânea de duas paredes VE opostas em tempo real.
   B. As técnicas de IDI permitem a avaliação ângulo-independente das velocidades miocárdicas VE.
   C. Os dados de IDT devem ser adquiridos em uma taxa de quadros < 90 quadros/segundo.
   D. O dessincronismo VE pode ser medido calculando-se o atraso de tempo entre as velocidades de pico sistólicas de duas ou quatro paredes opostas.

6. Qual das seguintes recomendações para a medida do dessincronismo VE com IDT codificado por cores está correta?
   A. A aquisição de dados por IDT codificado por cores deve ser realizado em uma baixa taxa de quadros (< 90 quadros/s).
   B. O dessincronismo da ejeção VE deve ser determinado do início ao final dos registros de Doppler por onda pulsada do fluxo transmitral.
   C. O dessincronismo VE é calculado como a diferença em tempo da velocidade de contração isovolumétrica de paredes opostas.
   D. Os componentes da curva de velocidade devem ser identificados e incluem a velocidade de contração isovolumétrica, a onda sistólica (S), a onda diastólica inicial (E) e a onda diastólica tardia (A).

7. Qual das seguintes sentenças sobre a medida de dessincronismo VE com base na IDT codificado em cores está correta?
   A. Um atraso na parede oposta ≥ 65 milissegundos prediz uma resposta favorável a TRC e resultado a longo prazo.
   B. O desvio-padrão do tempo das velocidades sistólicas de pico de 12 segmentos das projeções duas e 4 câmaras apical VE (segmentos basal, médio e apical) rende a medida mais precisa do dessincronismo VE.
   C. O desvio-padrão do tempo das velocidades de pico sistólico de 12 segmentos ≥ 65 milissegundos prediz melhora clínica após TRC.
   D. Um atraso das paredes septal a lateral de ≥ 31 milissegundos prediz remodelamento VE reverso após TRC.

8. Tem sido demonstrado que a imagem de taxa de deformação derivada da IDT identifica o dessincronismo VE. Qual das seguintes sentenças está correta?
   A. A imagem de taxa de deformação derivada da IDT avalia o desposicionamento miocárdico.
   B. A imagem de taxa de deformação derivada da IDT permite a medida de tempo do início do QRS ao pico da deformação em todos os segmentos VE (basal, médio e apical), uma vez que esta técnica não é influenciada pelo ângulo de insonação do feixe de ultrassom.
   C. Em pacientes com insuficiência cardíaca isquêmica, a imagem de taxa de deformação derivada da IDT permite a detecção de segmentos miocárdicos com contração ativa e segmentos que são passivamente encurtados (cicatriz miocárdica).
   D. Aplicado às imagens de eixo curto VE, um atraso de tempo ≥ 33 milissegundos entre as deformações sistólicas de pico da parede septal e da parede posterior prediz a melhora aguda do volume sistólico VE após TRC.

9. Qual das seguintes sentenças sobre avaliação do dessincronismo VE com ecocardiografia de varredura pontual bidimensional (2D) é verdadeira?
   A. A medida do tempo de deformação de pico com ecocardiografia de varredura pontual 2D é altamente dependente do ângulo de insonação do feixe de ultrassom.
   B. A ecocardiografia de varredura pontual bidimensional permite a avaliação do dessincronismo VE, nas direções radial, circunferencial e longitudinal.
   C. O atraso de tempo entre o pico de deformação radial e as regiões e (antero)septal e (postero)lateral de ≥ 31 milissegundos prediz um remodelamento reverso VE.
   D. A ecocardiografia de varredura pontual bidimensional não faz distinção entre segmentos miocárdicos com contração ativa e segmentos miocárdicos passivamente encurtados.

10. A ecocardiografia tridimensional (3D) permite a avaliação do dessincronismo VE. Qual das seguintes afirmativas está correta?
   A. Atualmente, a avaliação do dessincronismo VE com técnicas ecocardiográficas 3D baseia-se somente na avaliação qualitativa da motilidade da parede VE dos dados de volume completos 3D.
   B. Com imagem de sincronização tecidual triplanar (IST), o desvio-padrão de tempo para volume sistólico mínimo de 16 segmentos (também chamado de índice de dessincronismo sistólico [IDS]) é calculado para quantificar o dessincronismo VE.
   C. Com ecocardiografia 3D em tempo real, o tempo da velocidade sistólica de pico de 16 segmentos é mostrado em um mapa polar e o atraso de tempo entre duas ou quatro paredes opostas assim como o desvio-padrão de 16 segmentos podem ser calculados.
   D. A presença de dessincronismo VE substancial definido como um IDS ≥ 6,4% medido com ecocardiografia 3D em tempo real ou ≥ 33 milissegundos medido com IST prediz resposta a TRC.

11. Qual das seguintes afirmativas sobre otimização do atraso AV está correta?
   A. O atraso AV ideal é o menor intervalo AV sem truncação da onda A.
   B. Uma sincronia AV otimizada é adquirida pelo atraso AV mais curto com fusão das ondas E e A.
   C. No atraso AV ótimo, o final da contração atrial esquerda deve coincidir com o início do sinal espectral da regurgitação mitral diastólica.
   D. O atraso AV ideal é o atraso AV mais longo que permite um TEVE mais longo independentemente de o truncamento da onda A ocorrer.

12. Qual dos seguintes sinais ecocardiográficos pode ser observado quando um atraso curto é programado?
   A. Regurgitação mitral diastólica.
   B. A fusão das ondas E e A nos registros de Doppler por onda pulsada transmitral.
   C. TEVE reduzido.
   D. Onda A truncada nos registros de Doppler de onda pulsada transmitral.

13. Qual dos seguintes métodos ecocardiográficos pode ser utilizado para otimizar o atraso AV?
   A. IDT por onda pulsada, posicionando a amostragem de volume nos anéis mitrais septal e lateral.
   B. Registros em modo M do anel mitral.
   C. IDT codificado por cores, posicionando a amostragem de volume na parede lateral do átrio esquerdo e a parede lateral VE.
   D. Registros de Doppler de onda pulsada do fluxo sanguíneo transmitral.

14. Qual das seguintes afirmativas sobre otimização ecocardiográfica do atraso AV é verdadeira?
   A. O método de Ritter pode sempre ser realizado independentemente da duração do intervalo PR intrínseco.
   B. O método interativo envolve a programação de um atraso AV longo e posteriormente a redução deste atraso a cada 20 milissegundos antes que a onda A seja truncada.
   C. A taxa de pico de aumento da pressão VE durante a contração isovolumétrica, a chamada $dP/dt_{máx}$, é o método mais confiável para otimizar o atraso AV.
   D. A integral velocidade-tempo mais curta do fluxo através do trato de saída VE indica o atraso AV ideal.

15. Qual das seguintes sentenças sobre otimização do atraso interventricular (VV) é verdadeira?
   A. A medida da integral velocidade-tempo do trato de saída ventricular esquerdo pelos registros de Doppler de onda pulsada pode ser utilizada para otimizar o atraso VV.
   B. IDT codificado por cores é o método mais utilizado para otimizar VV, posicionando a amostragem de volume nos segmentos basais da parede livre ventricular direita e a parede lateral VE.
   C. A otimização do atraso VV pode ser realizado somente por métodos eletrocardiográficos.
   D. O registro do modo M da projeção de eixo longo paraesternal VE, medindo o tempo de atraso entre o pico de motilidade para dentro do septo e a parede posterior, é altamente confiável em pacientes com insuficiência cardíaca isquêmica.

16. Com base na Figura 14-1, qual das seguintes sentenças sobre dessincronismo AV é verdadeira?

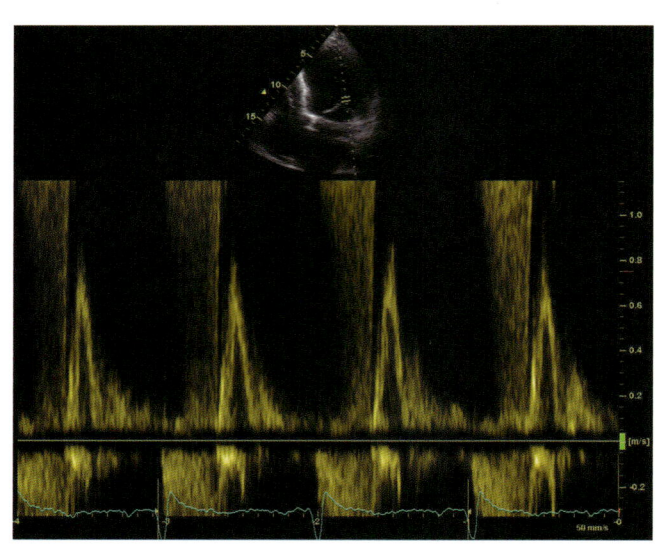

Fig. 14-1

A. O atraso AV é ideal e maximiza o TEVE diastólico por iniciar a contração VE no final da onda A.
B. O atraso AV é muito curto, e a onda A é truncada.
C. O atraso AV é muito longo e, consequentemente, as ondas E e A são fundidas reduzindo o TEVE diastólico.
D. O atraso AV não pode ser avaliado, pois o paciente está em fibrilação atrial.

17. A Figura 14-2 mostra um exemplo de dessincronismo VE avaliado por IDT com onda pulsada. Com base neste exemplo, qual das seguintes afirmativas está correta?

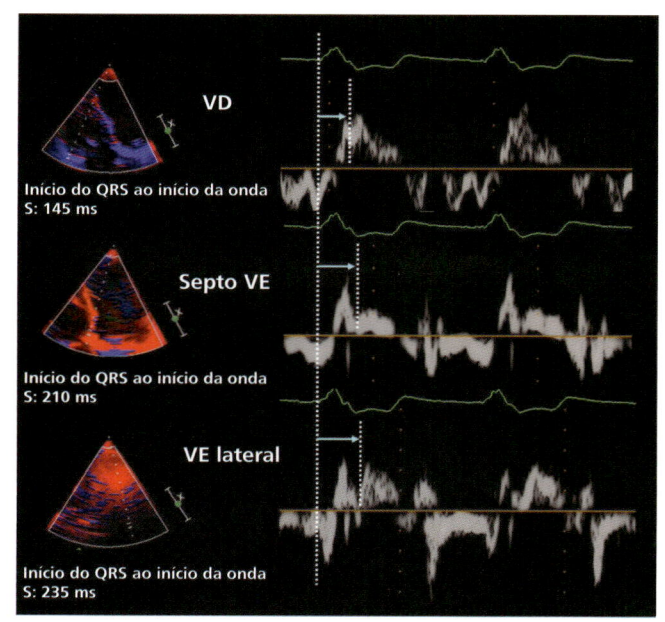

Fig. 14-2

A. O tempo de início da onda Q da primeira velocidade sistólica positiva (contração isovolumétrica) deve ser medido nos segmentos basais do ventrículo direito, septo e parede lateral VE.
B. Existe substancial dessincronismo VE indicado pela diferença nas velocidades sistólicas das paredes VE septal e lateral.
C. A medida do atraso eletromecânico na parede septal está incorreta, pois o feixe de ultrassom não está alinhado adequadamente.
D. Existe um dessincronismo interventricular substancial (atraso entre a parede livre VD e a parede lateral VE de 90 milissegundos), mas não dessincronismo VE com um atraso de tempo de 25 milissegundos entre as paredes septal e lateral VE.

18. Na Figura 14-3, o dessincronismo VE é avaliado com IDT codificado por cores. Que conclusão pode ser tirada deste exemplo?

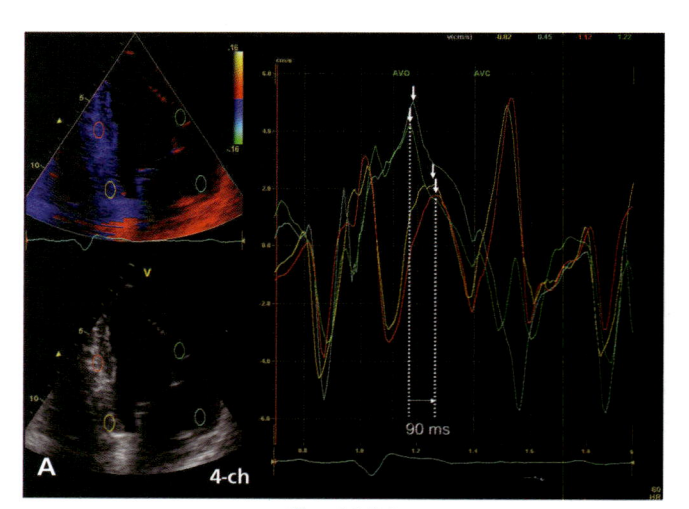

Fig. 14-3A

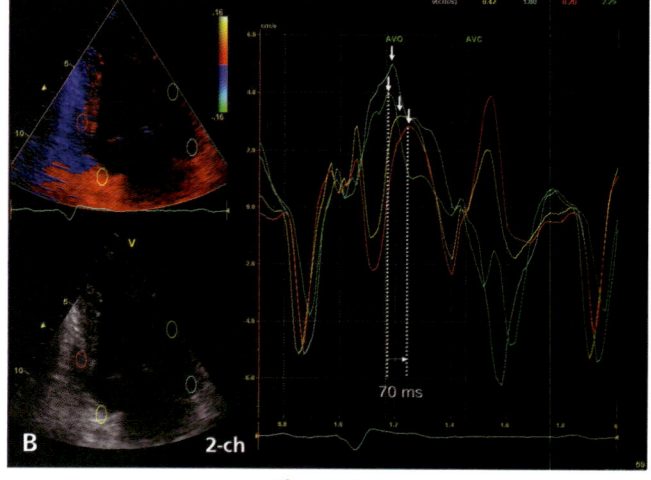

Fig. 14-3B

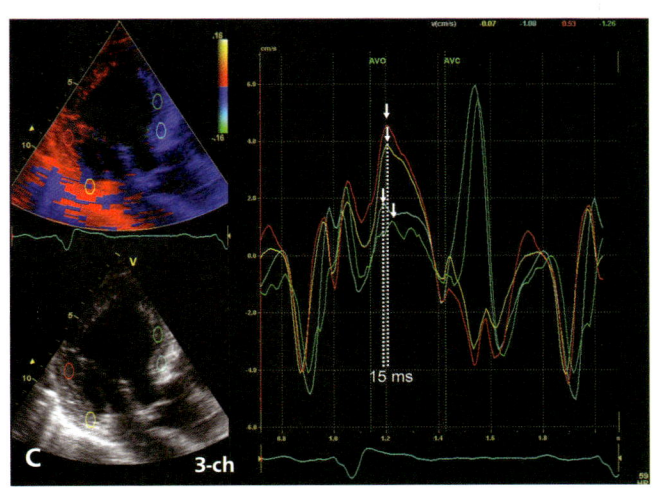

Fig. 14-3C

A. A probabilidade de resposta a TCR é baixa.
B. O sincronismo de ejeção VE não deve incluir o primeiro pico de velocidade positivo e, portanto, o dessincronismo VE não pode ser avaliado.
C. Existe um dessincronismo VE substancial com um atraso máximo de 90 milissegundos entre duas paredes opostas e, portanto, a probabilidade de resposta à TRC é alta.
D. Os segmentos VE em que as amostragens de volumes são posicionadas mostra velocidades sistólicas muito altas indicando contração ativa, portanto, a probabilidade de resposta TRC é alta.

19. As imagens de deformação derivadas do Doppler tem sido propostas para medir o dessincronismo VE.
O que é incorreto sobre a Figura 14-4?

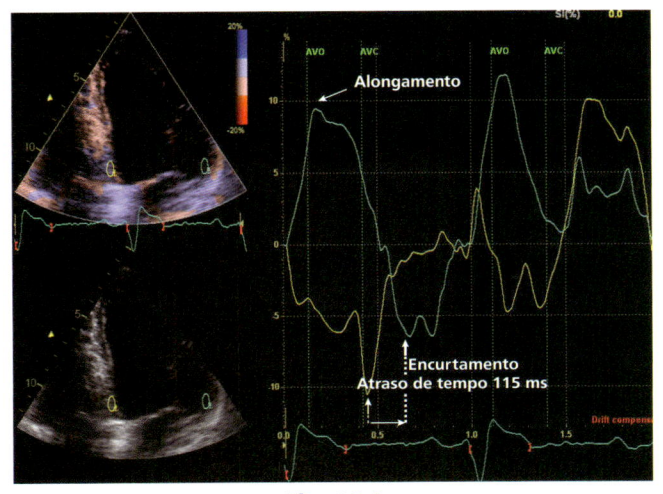

Fig. 14-4

A. Existe um dessincronismo VE substancial com alongameneto da parede lateral enquanto a parede septal encurta.
B. Neste exemplo, a imagem de deformação não é o melhor método para avaliar o dessincronismo VE, uma vez que a parede lateral parece ser encurtada pelos segmentos adjacentes.
C. Existe um dessincronismo VE substancial com um atraso de tempo de deformação sistólica de pico de 115 milissegundos entre as paredes septal e lateral.
D. A imagem de deformação (taxa) permite a avaliação de contração miocárdica ativa e reflete, portanto, viabilidade miocárdica.

20. Dessincronismo VE avaliado por deformação radial derivada por IDT tem sido mostrado como preditor de melhora do volume sistólico VE após TRC. Qual sentença sobre a Figura 14-5 é correta?

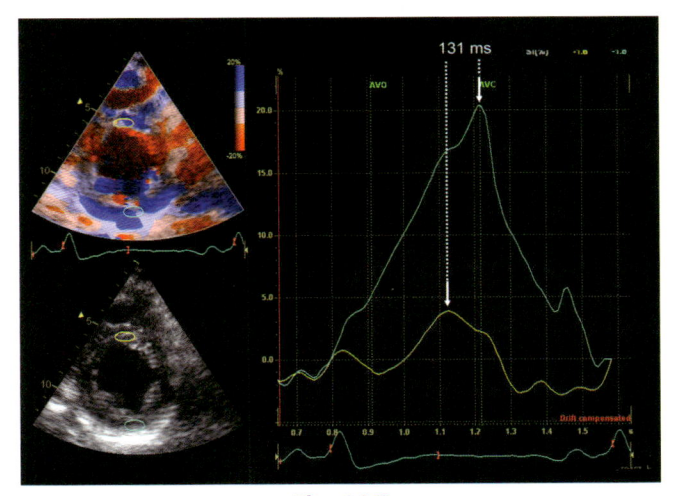

Fig. 14-5

A. O exemplo mostra curva tempo-deformação circunferencial e, portanto, dessincronismo VE não pode ser avaliado.
B. A deformação radial septal de pico é mais precoce do que a deformação radial posterior de pico indicando dessincronismo VE significante.
C. As amostragens de volume não estão corretas e devem ser posicionados nas paredes inferior e lateral.
D. A curva tempo-deformação radial neste exemplo tem muito ruído e, portanto, os resultados da avaliação do dessincronismo VE são imprecisos.

21. Com base na Figura 14-6, qual das seguintes sentenças sobre a varredura pontual 2D está correta?

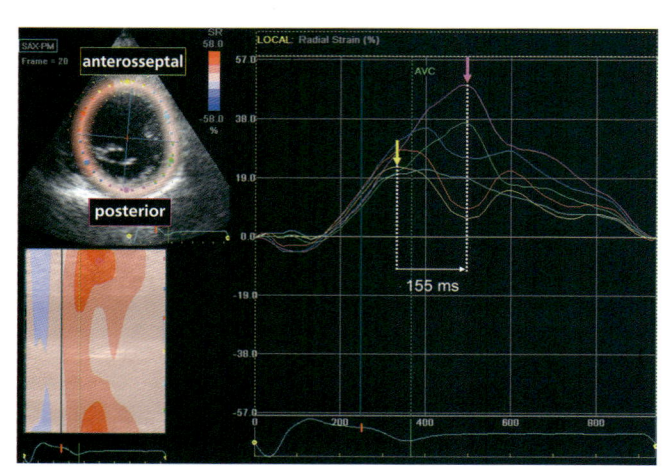

Fig. 14-6

A. Dessincronismo VE pode ser avaliado somente pela medida do atraso de tempo entre a deformação radial de pico do segmento anterosseptal e o segmento posterior desde que aqueles sejam segmentos alinhados ao longo do feixe de ultrassom.
B. Com este método, o último segmento ativado pode ser identificado e pode ser útil para indicar onde o eletrodo de estimulação VE deva ser posicionado.
C. Não existe dessincronismo VE significante, uma vez que o atraso de tempo entre a deformação radial de pico dos segmentos anterosseptal e posterior seja < 130 milissegundos.
D. Os baixos valores da deformação radial dos segmentos septal, anterosseptal e anterior indicam que esses segmentos são encurtados pelos segmentos adjacentes e eles não mostram contração ativa.

22. IST triplanar permite a caracterização da ativação mecânica VE. Com base na Figura 14-7, qual das seguintes afirmativas está correta?
A. Em pacientes com insuficiência cardíaca isquêmica, IST triplanar é a melhor ferramenta para dintinguir aqueles segmentos com contração ativa daqueles com encurtamento passivo.
B. Intervalos de tempo de ativação de 16 segmentos VE (seis segmentos basais, seis mediais e quatro apicais) são obtidos simultaneamente durante o mesmo batimento cardíaco.
C. O local de máximo atraso mecânico não pode ser identificado.
D. O algoritmo IST calcula o tempo das velocidades miocárdicas sistólica de pico em 12 segmentos VE e converte estes intervalos de tempo em códigos de cores.

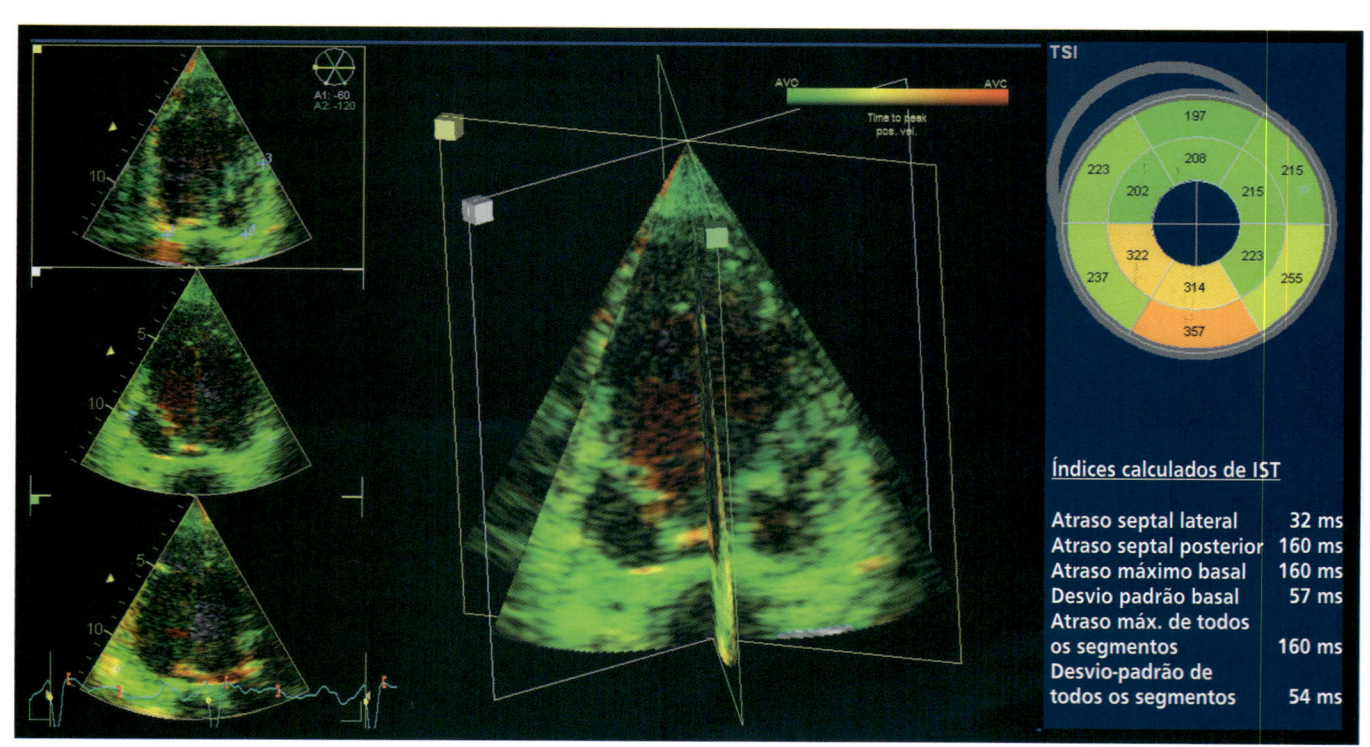

Fig. 14-7

23. A Figura 14-8 ilustra a análise do dessincronismo VE com ecocardiografia 3D em tempo real. Qual das seguintes sentenças sobre esta técnica está correta?

A. O dessincronismo VE é quantificado pelo cálculo do desvio-padrão do tempo para o volume sistólico mínimo de 16 subvolumes VE, o chamado IDS.
B. Os mapas polares mostram o tempo para o volume sistólico mínimo de 16-17 subvolumes VE, mas a última região ativada não pode ser identificada.
C. As curvas de tempo-volume indicam quais segmentos mostram contração ativa e quais segmentos são encurtados pelos segmentos adjacentes.
D. Após 6 meses de aompanhamento (Painel B), existe ainda substancial dessincronismo VE.

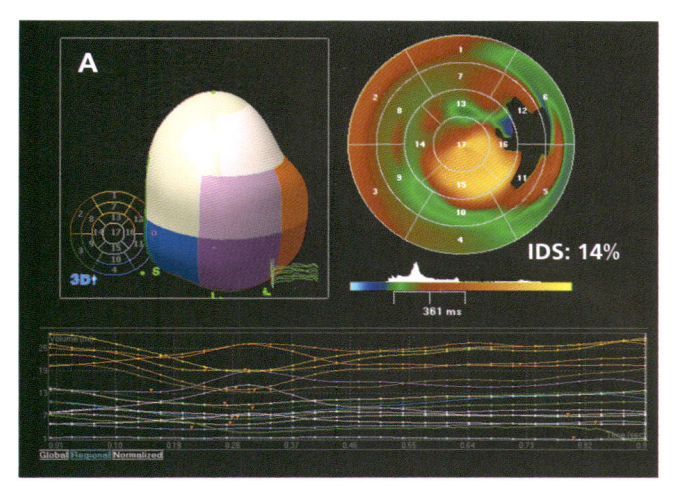

Fig. 14-8A

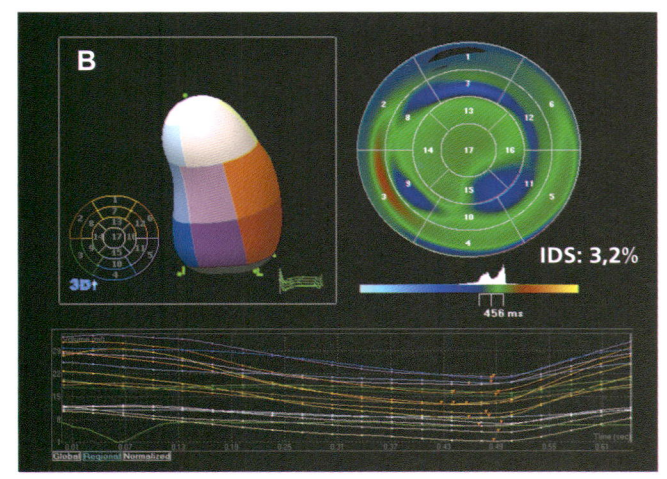

Fig. 14-8B

24. O método interativo para otimizar o atraso AV tem sido utilizado em vários estudos randomizados multicêntricos sobre TRC. Com base na sequência mostrada na Figura 14-9, qual das seguintes sentenças está correta?

A. A sequência está incorreta, uma vez que este método se inicia com o atraso AV mais curto e se alonga em degraus de 10 milissegundos, antes que as ondas E e A se fundam.
B. O atraso AV ideal é 120 milissegundos.
C. O atraso AV ideal é definido pelo atraso AV mais longo com truncação da onda A.
D. Este método não pode ser aplicado se não tiver sinal de regurgitação mitral.

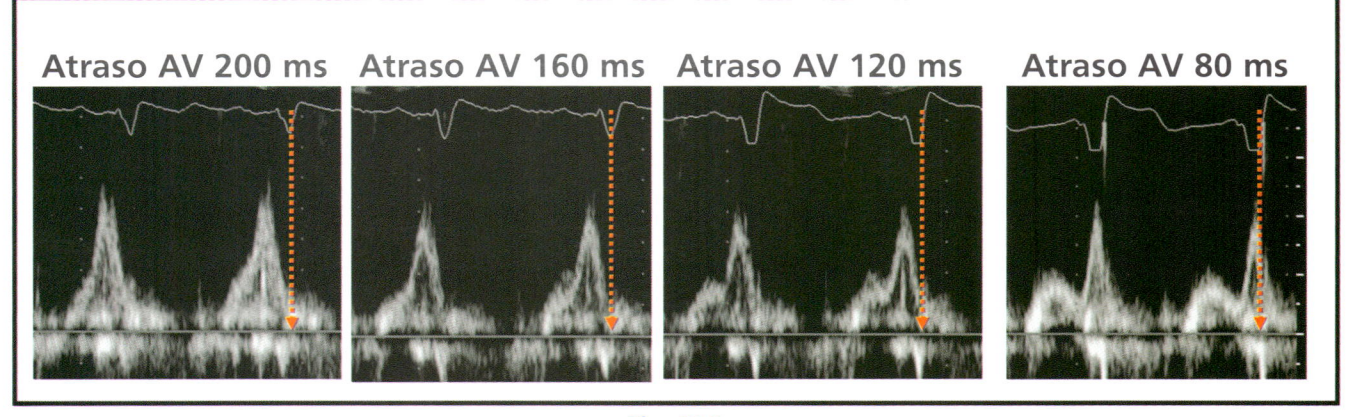

Fig. 14-9

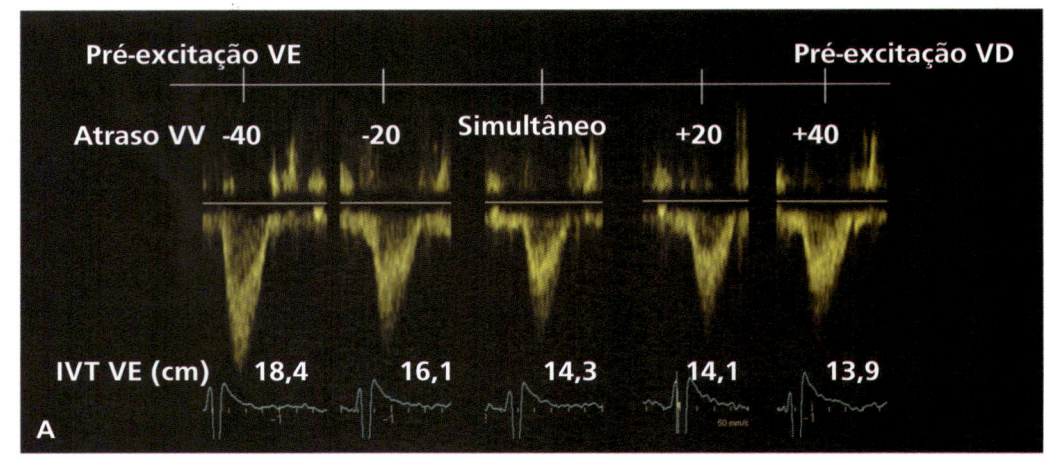

Fig. 14-10A

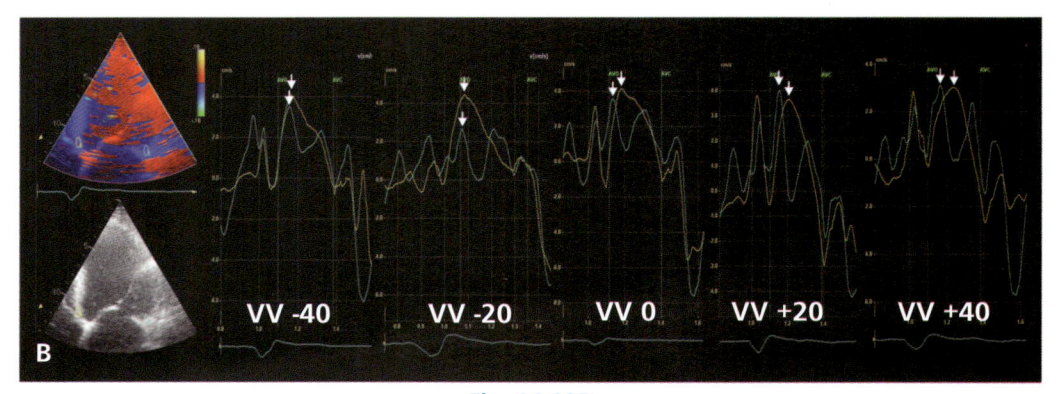

Fig. 14-10B

25. Otimização do atraso VV pode ser realizado com registros de Doppler de onda pulsada do trato de escoamento VE, pela medida do débito cardíaco e com IDT, por avaliação do dessincronismo VE. Com base na Figura 14, qual das seguintes afirmativas está correta?
   A. O atraso VV, que propicia o débito cardíaco mais alto, não propicia a menor quantidade de dessincronismo VE.
   B. Pré-estimulação do ventrículo direito usualmente propicia o débito cardíaco mais alto.
   C. Neste exemplo, o melhor atraso VV deve ser ajustado a -40 milissegundos (pré-estimulação do VE, uma vez que isto rende o débito cardíaco mais alto e a contração VE mais sincrônica.
   D. Uma vez que o atraso VV seja programado, ele permanece estável e nenhum ajuste posterior é necessário.

CASO 1

Um homem de 56 anos com classe funcional II da New York Heart Association foi encaminhado para o laboratório de ecocardiografia para avaliação das dimensões e função VE, regurgitação mitral e dessincronismo cardíaco.

AVALIAÇÃO DE DESSINCRONISMO/OTIMIZAÇÃO AV / 231

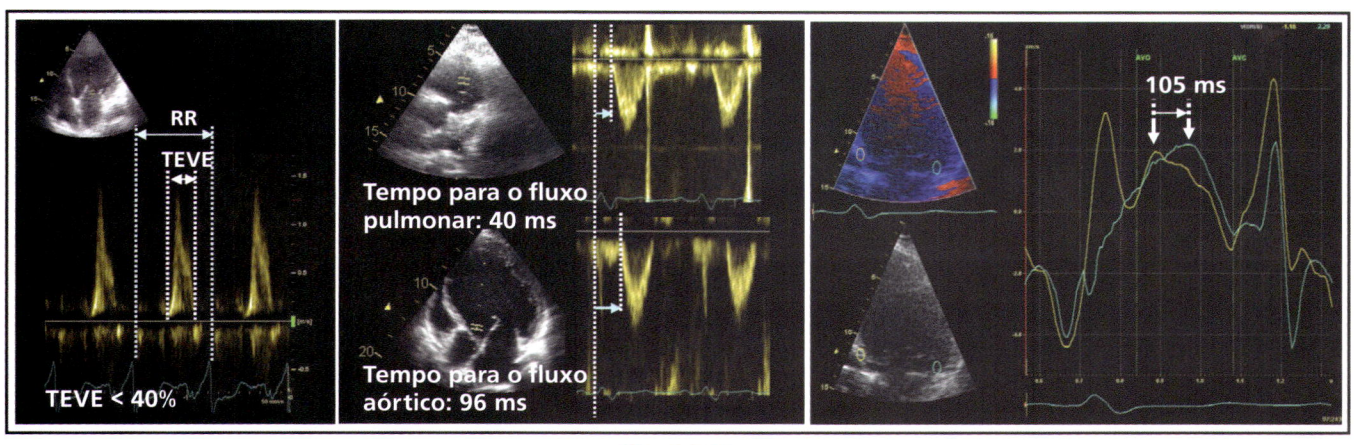

Fig. 14-11

26. Com base na Figura 14-11, quais conclusões sobre dessincronismo cardíaco podem ser tiradas?
    A. O paciente mostra padrão de enchimento diastólico VE normal e sicronismo AV ideal.
    B. Existe um perfeito sicronismo interventricular com o início da ejeção VD após o início da ejeção VE.
    C. Imagem de IDT codificado por cores não deve mostrar dessincronismo VE.
    D. O paciente mostra padrão de enchimento diastólico VE com TEVE diastólico encurtado (< 40%) e significante dessincronismo interventricular e VE.
27. Nas imagens de Doppler colorido, o paciente mostrou regurgitação mitral funcional severa (Fig. 14-12A e Vídeo 14-1A. A ecocardiografia por varredura pontual bidimensional foi utilizada para avaliar dessincronismo mecânico entre os segmentos VE subjacentes à musculatura papilar (Painel B) (Fig. 14-12B e Vídeo 14-1B).

Qual das seguintes afirmativas relacionadas à avaliação da regurgitação mitral neste paciente está correta?
A. A etiologia isquêmica pode ser excluída, porque a causa mais frequente de regurgitação mitral funcional em pacientes com insuficiência cardíaca é a dilatação isolada do anel mitral.
B. Uma redução significante na regurgitação mitral pode ser observada pela ressincronização dos segmentos VE subjacentes aos músculos papilares.
C. A ecocardiografia bidimensional de varredura pontual não pode distinguir entre segmentos com contração ativa e segmentos que são encurtados; portanto, a etiologia isquêmica não pode ser excluída.
D. A avaliação do dessincronismo VE deve ser realizado ao nível da válvula mitral (projeção de eixo curto basal).

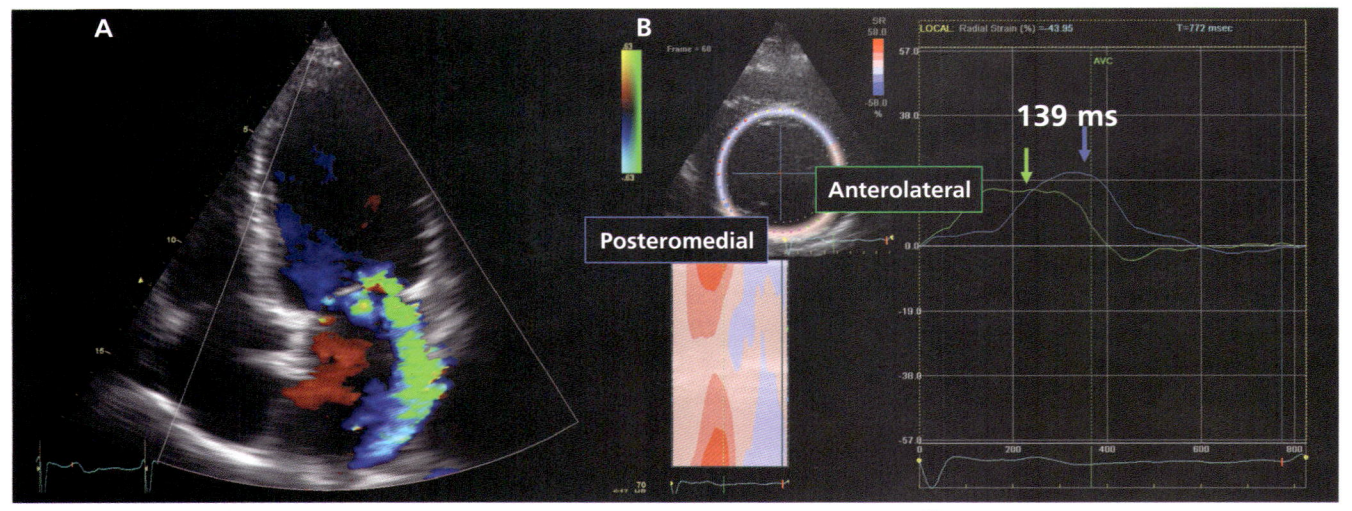

Fig. 14-12A

Fig. 14-12B

CASO 2

Um homem de 87 anos foi admitido no setor de emergência devido a sintomas de insuficiência cardíaca, 1 semana após implante de marca-passo bicameral. A Figura 14-13 mostra os registros de Doppler de onda pulsada do fluxo transmitral.

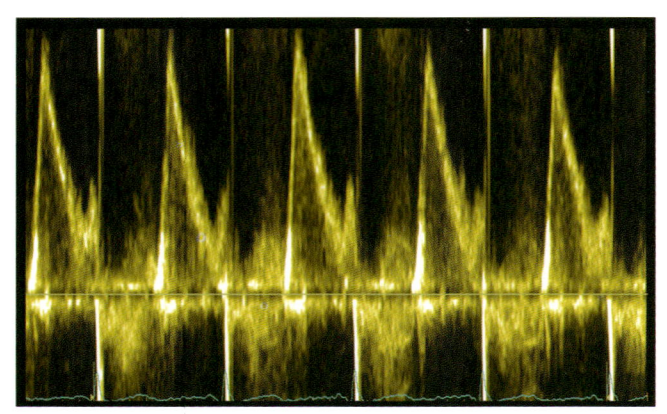

Fig. 14-13

28. Com base na Figura 14-13, qual das seguintes afirmativas sobre o padrão de fluxo transmitral é correta?
  A. O padrão de fluxo transmitral demonstra enchimento VE diastólico normal.
  B. O ritmo cardíaco é fibrilação atrial e, portanto, somente a onda E é observada.
  C. O atraso AV foi programado muito curto e, portanto, a onda A está truncada.
  D. O atraso AV foi programado muito longo e, consequentemente, as ondas E e A estão fundidas reduzindo o TEVE.

29. Qual deve ser a condução correta no caso deste paciente?
  A. Desligar o marca-passo, pois ele induz a insuficiência cardíaca.
  B. Uma cardioversão está indicada, pois o paciente está em fibrilação atrial.
  C. Programar um atraso AV mais longo para garantir um término do enchimento VE diastólico sem truncação da onda A.
  D. Programar um atraso AV mais curto para alongar o TEVE separando as ondas E e A.

CASO 3

Um homem de 67 anos de idade com infarto do miocárdio inferoposterior prévio foi admitido na unidade coronariana decorrente do edema agudo de pulmão. Após estabilização, um ecocardiograma transtorácico foi realizado para avaliar os volumes VE, fração de ejeção e dessincronismo VE. Quando o sonografista aplicou o modo M para quantificar AMPSP, foi observada a Figura 14-1.

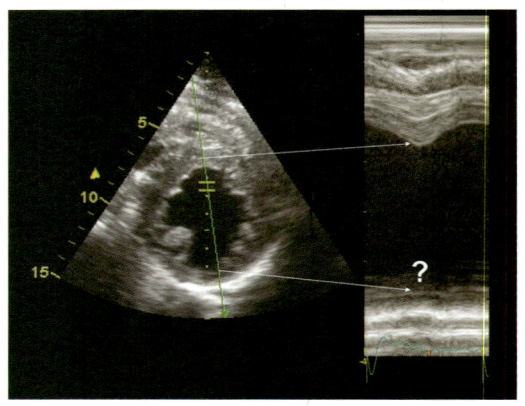

Fig. 14-14

30. Com base na Figura 14-14, qual das seguintes afirmativas sobre avaliação do dessincronismo VE com modo M está correta?
  A. Neste caso, a quantidade de dessincronismo VE é extremamente grande, pois a parede posterior não mostra motilidade para dentro do pico.
  B. O dessincronismo VE não pode ser avaliado com este método, pois a parede posterior não pode contrair ativamente e, portanto, a motilidade para dentro do pico não pode ser definida.
  C. As velocidades miocárdicas baseadas no IDT codificado por cores pode distinguir segmentos miocárdicos com contração ativa e segmentos passivamente encurtados e, portanto, pode constituir uma melhor ferramenta para avaliar dessincronismo VE.
  D. A ecocardiografia de varredura pontual bidimensional não pode avaliar o dessincronismo VE neste caso em razão da grande dependência de ângulo desta técnica.

31. Um segundo observador, mais experiente, realizou a análise de varredura pontal 2D nas imagens de eixo curto para avaliar o padrão de ativação VE mecânica e obteve a Figura 14-15.

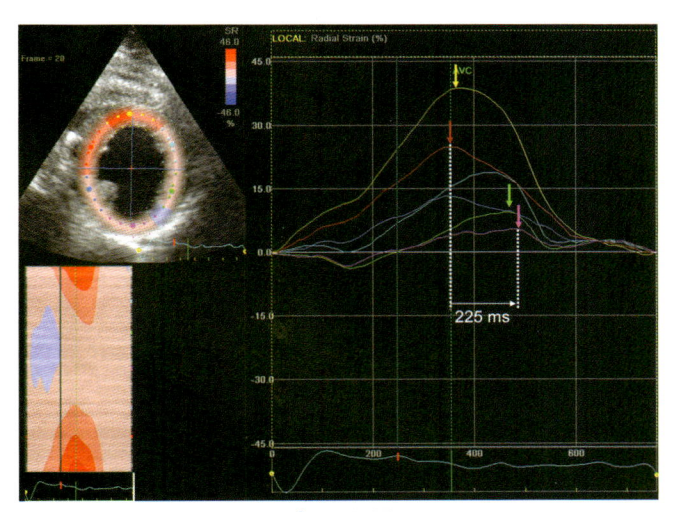

Fig. 14-15

Qual das seguintes sentenças sobre este caso está correta?
A. Existe substancial dessincronismo VE, como indicado pelas curvas tempo-deformação radial com os segmentos ativados antes nas paredes septal e anterosseptal e os últimos segmentos ativados nas paredes lateral e posterior.
B. A probabilidade de resposta favorável à TRC é independente da localização e da extensão da cicatriz miocárdica uma vez que existe substancial dessincronismo VE.
C. A análise não é propriamente realizada, porque a região de interesse não é estreita o suficiente para avaliar o endocárdio.
D. Após TRC, uma resposta deve demonstrar espessamento pós-sistólico nos segmentos anterosseptal e septal.

CASO 4

Um homem de 54 anos com insuficiência cardíaca isquêmica, fração de ejeção VE de 28% e bloqueio de ramo esquerdo recebeu TRC. No acompanhamento de 6 meses, o paciente não apresentou nenhuma melhora clínica ou ecocardiográfica.

32. De acordo com a Figura 14-16, qual das seguintes sentenças está correta?
A. O padrão de enchimento diastólico VE é normal, como indicado pelos registros de Doppler transmitral por onda pulsada, mas existe substancial dessincronismo VE indicado pelo grande atraso nas paredes septal e lateral nos dados da IDT.
B. O enchimento VE diastólico consiste em um longo atraso AV com fusão das ondas E e A.
C. O enchimento VE diastólico consiste em um curto atraso AV com truncação da onda A, e ainda tem substancial dessincronismo VE com grande atraso nas paredes septal a lateral nos registros de IDT.
D. O dessincronismo VE está incorretamente medido com alinhamento errado do feixe de ultrassom, volumes de amostragem muito pequenos e curvas velocidade-tempo com muito ruído.

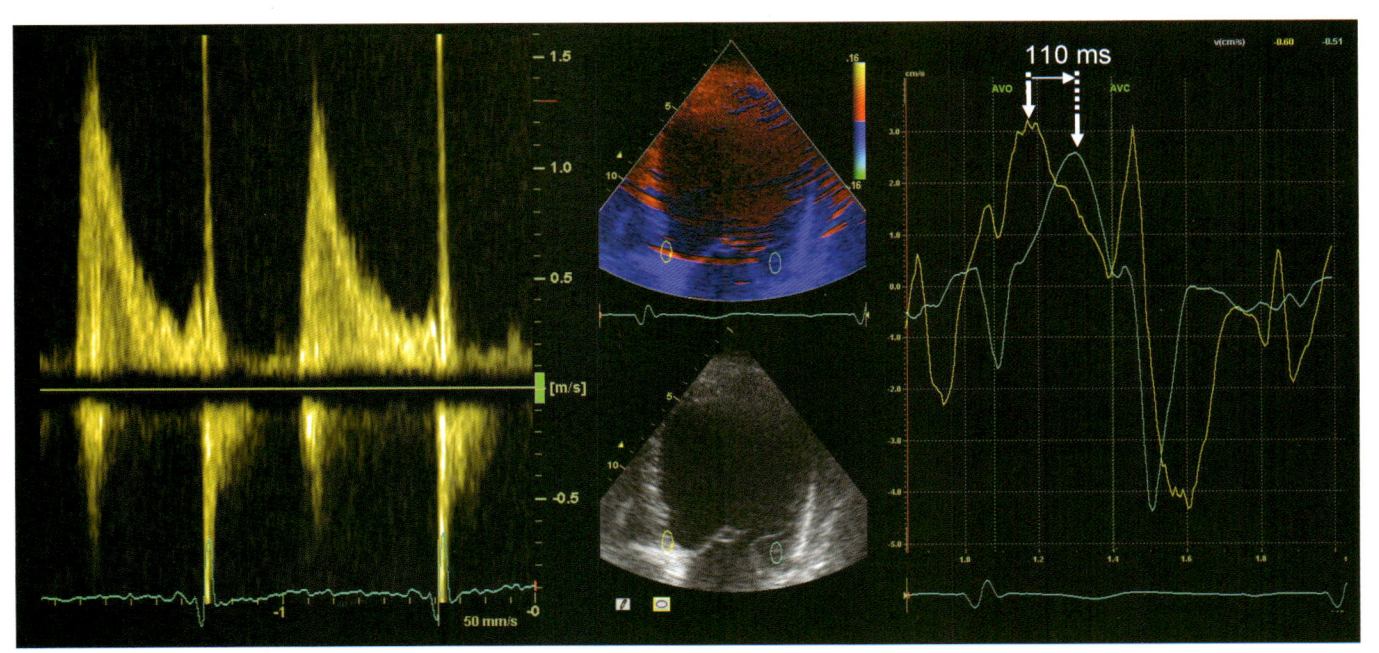

Fig. 14-16

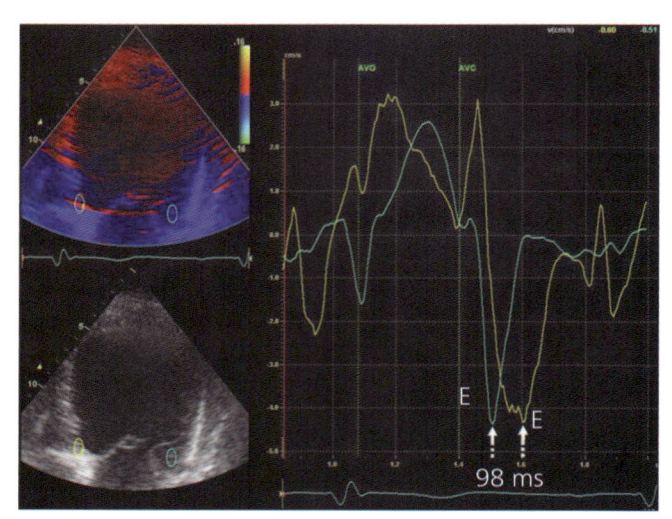

Fig. 14-17

33. Nos traçados de IDT codificados por cores, substancial dessincronismo VE diastólico também pode ser observado (Fig. 14-17). O atraso de tempo entre as velocidades de pico iniciais septal e lateral (E) foi 98 milissegundos. Qual das seguintes afirmativas sobre dessincronismo VE diastólico está correta?
  A. Dessincronismo VE diastólico é incomum em pacientes com insuficiência cardíaca.
  B. Dessincronismo VE diastólico é fortemente relacionado a duração do complexo QRS.
  C. Após TRC, dessincronismo VE diastólico persistente pode explicar a falta de melhora clínica, apesar da ressincronização sistólica VE.
  D. Otimização do atraso VE ou VV não deve afetar o dessincronismo VE.

34. Uma otimização do atraso AV foi realizada primeiro (Fig. 14-18).

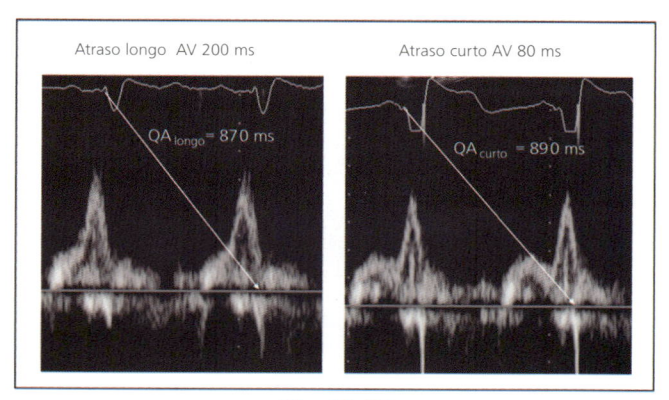

Fig. 14-18

Qual das seguintes sentenças sobre otimização do atraso AV está correta?
  A. Otimização do atraso AV pelo método de Ritter requer registros de Doppler por onda contínua do fluxo transmitral e a presença de regurgitação mitral para medir o $dP/dt_{máx}$.
  B. O método de Ritter é o método mais eficaz para otimizar o atraso AV, e é aplicável em todos os pacientes, independente da condução AV intrínseca.
  C. O método interativo começa com um longo atraso AV e se encurta a degraus de 20 milissegundos antes que as ondas E e A sejam fundidas.
  D. O método de Ritter calcula o atraso AV ideal com a fórmula: Av curto + ([Av longo + QA longo] – [Av curto + QA curto]). Neste caso, o atraso AV ideal era 100 milissegundos.

35. Após otimização do atraso AV, o atraso VV foi otimizado pela medida da integral velocidade-tempo do fluxo no trato de escoamento VE (Fig. 14-19). Qual das seguintes afirmativas sobre otimização do atraso VV está correta?

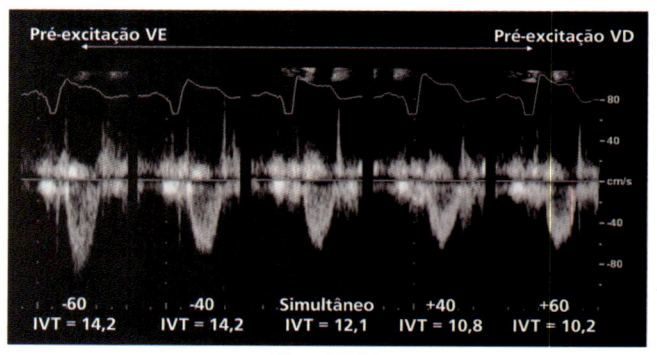

Fig. 14-19

  A. A otimização do atraso VV neste caso não é necessária, uma vez que alterações no atraso AV podem afetar favoravelmente o dessincronismo interventricular e VE.
  B. Pré-excitação do ventrículo esquerdo com um atraso VV de -60 milissegundos propicia um débito cardíaco mais alto.
  C. Pré-excitação do ventrículo direito, independentemente do atraso VV programado, usualmente rende um débito cardíaco maior.
  D. Mudanças no ângulo de incidência entre o jato de escoamento e o feixe de ultrassom não deve afetar a eficácia da medida da integral velocidade-tempo.

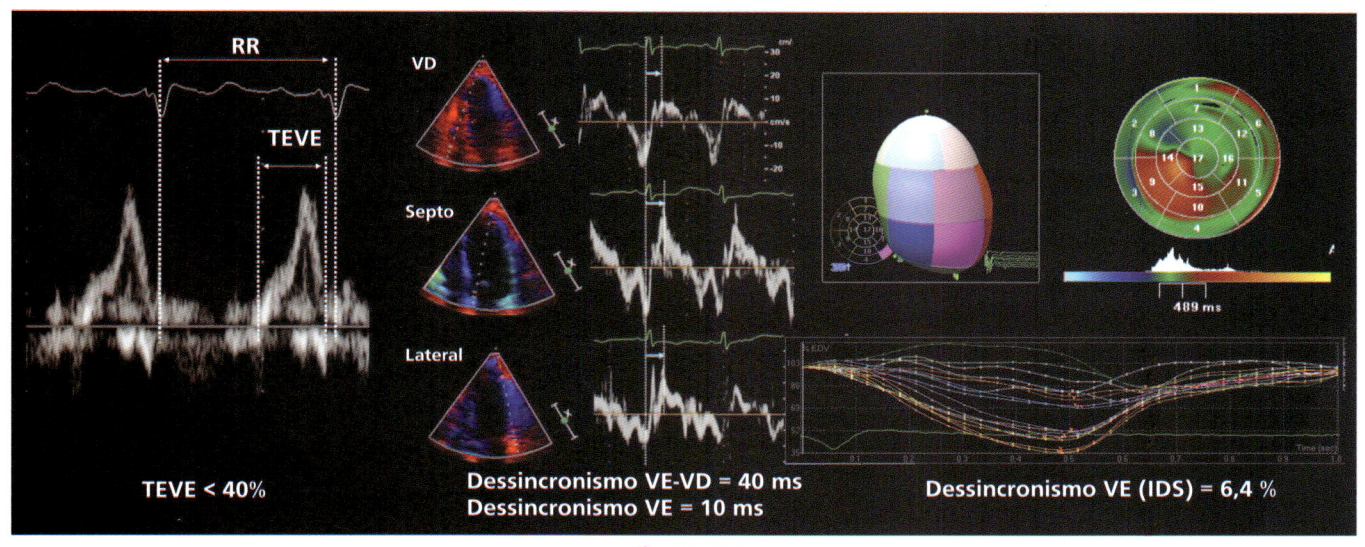

Fig. 14-20

CASO 5

Um dispositivo de TRC foi implantado em uma mulher de 67 anos com cardiomiopatia dilatada, classe funcional III de insuficiência cardíaca da New York Heart Association, com fração de ejeção de 30% (veja Vídeo 14-2) e duração do QRS no eletrocardiograma de superfície de 120 milissegundos. A Figura 14-20 mostra as questões-chave para avaliar o dessincronismo cardíaco.

36. Com base na Figura 14-20, qual das seguintes sentenças sobre dessincronismo cardíaco está correta?
   A. Não existe dessincronismo AV, interventricular de VE.
   B. Existe somente dessincronismo AV com um TEVE diastólico < 40%.
   C. Existe um substancial dessincronismo VE como avaliado pela ecocardiografia 3D em tempo real com os segmentos inferoposteriores como os segmentos mais tardiamente ativados.
   D. IDT por onda pulsada não indica a presença de dessincronismo VE, porque o feixe de ultrassom não estava adequadamente alinhado.

37. Em um acompanhamento de 6 meses, a paciente estava em classe funcional I da New York Heart Association e a fração de ejeção VE melhorou para 38%. A Figura 14-21 ilustra as alterações no dessincronismo cardíaco.

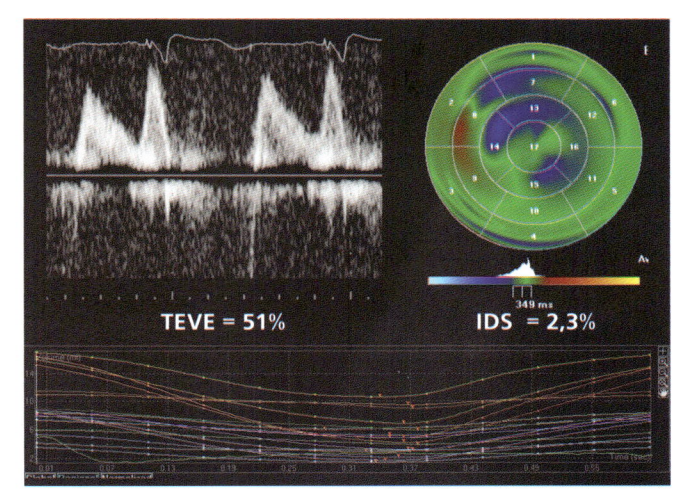

Fig. 14-21

Neste caso em particular, qual das seguintes afirmativas sobre a resposta a TRC está correta?
   A. O paciente mostrou melhora da sincronização VE com a redução do IDS, mas o padrão de enchimento diastólico VE está ainda comprometido com padrão de enchimento restritivo.
   B. Dessincronismo VE não melhorou.
   C. O atraso AV é muito curto e, portanto, a onda A está truncada.
   D. A melhora na fração de ejeção VE pode ser secundária à melhora do sincronismo AV e VE.

RESPOSTAS

1. RESPOSTA: B. O dessincronismo cardíaco pode ocorrer em três diferentes níveis: dessincronismos atrioventricular (AV), interventricular e ventricular esquerdo (VE). Condução AV prolongada (bloqueio AV de primeiro grau) é comumente observada em pacientes com insuficiência cardíaca. No ecocardiograma, os registros de Doppler com onda pulsada do fluxo transmitral permitem a avaliação dos dessincronismos AV e são definidos por um tempo de enchimento VE (TEVE) (indexado ao intervalo RR) ≤ 40% (Figura 14-22A). Condução ventricular prolongada, mais comumente bloqueio de ramo esquerdo, causa tanto dessincronismo interventricular quanto o VE. Dessincronismo interventricular é comumente avaliado pela medida do tempo de atraso entre o início das ejeções ventricular direita (VD) e VE, o chamado índice de dessincronismo interventricular mecânico (DIM) (Fig. 14-22B). Um índice interventricular mecânico ≤ 40 milissegundos indica substancial dessincronismo interventricular e tem sido proposto como um índice preditivo de resposta favorável à terapia de ressincronização cardíaca (TRC). Finalmente, o dessincronismo VE pode ser avaliado com múltiplas e sofisticadas técnicas ecocardiográficas, e este parâmetro é o mais associado com resposta a TRC. Na ecocardiografia de modo M, o dessincronismo VE é definido pelo atraso de tempo entre o movimento sistólico para dentro do septo e a parede posterior ≥ 130 milissegundos, o chamado índice de atraso da motilidade das paredes septal para posterior (AMPSP) (Fig. 14-22C).

2. RESPOSTA: D. Condução AV prolongada não é incomum em pacientes com insuficiência cardíaca, e nesta situação, a contração atrial ocorre muito cedo na diástole encurtando o TEVE efetivo. Nos registros de Doppler por onda pulsada do fluxo transmitral, uma fusão das ondas E e A é observada (Fig. 14-23). Adicionalmente, seguindo a contração atrial, a válvula mitral permanece aberta e, como consequência, pode ocorrer regurgitação mitral diastólica tardia.

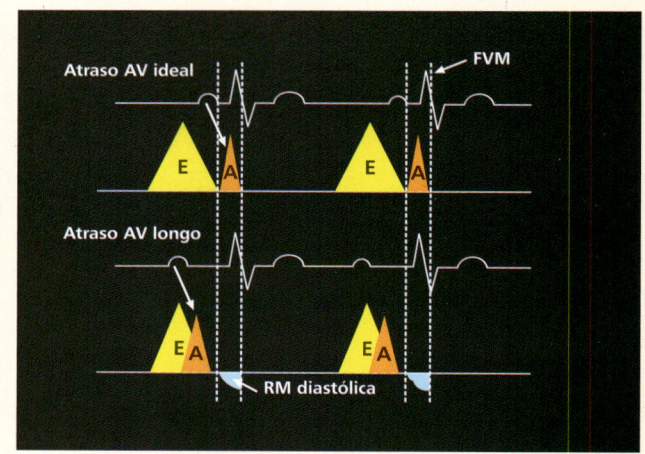

Um atraso AV ideal fornece a melhor contribuição atrial para o enchimento VE e o fechamento da válvula mitral (FVM) no final da onda A. Entretanto, um longo atraso AV resulta em uma contração atrial precoce com uma subsequente fusão das ondas E e A e encurtamento do enchimento diastólico VE. Além disso, após a contração atrial, a válvula mitral permanece aberta e a regurgitação mitral diastólica pode ocorrer.

Fig. 14-23

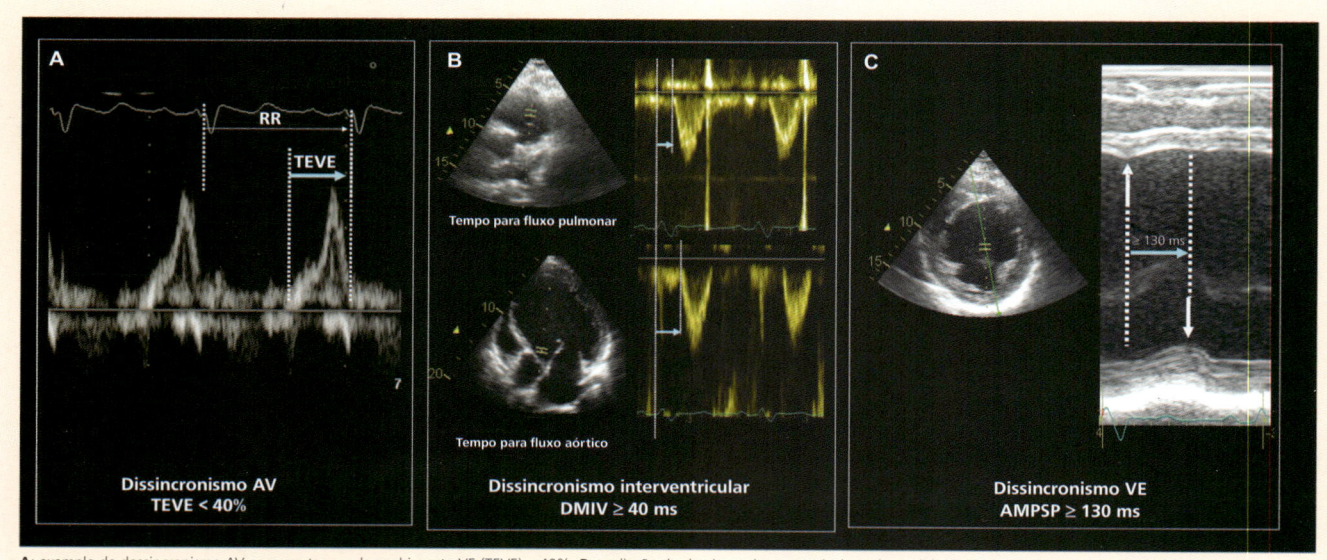

A: exemplo de dessincronismo AV com um tempo de enchimento VE (TEVE) < 40%. B: avaliação do dessincronismo ventricular pela medida do atraso de tempo entre o início das ejeções ventricular direita e esquerda nos registros de doppler por onda pulsada dos fluxos pulmonar e aórtico. C: Avaliação do dessincronismo VE por um dos métodos ecocardiográficos propostos, modo M. O movimento septal sistólico para dentro ocorre > 130 milissegundos antes do que o movimento posterior para dentro.

Fig. 14-22A-C

3. RESPOSTA: B. O dessincronismo interventricular é usualmente quantificado utilizando-se o índice de DMIV. O índice é derivado calculando-se o atraso de tempo entre o início das ejeções VD e VE nos registros de Doppler de onda pulsada dos fluxos aórtico e pulmonar, respectivamente (Fig. 14-22B). Um valor de corte ≥ 40 milissegundos indica dessincronismo interventricular substancial e tem sido relacionado a resposta favorável a TRC.

4. RESPOSTA: A. A ecocardiografia em modo M foi uma das primeiras técnicas para avaliar o dessincronismo VE e para predizer a resposta a TRC. Aplicado à projeção medioventricular de eixo curto do ventrículo esquerdo, os registros de modo M demonstraram a motilidade do septo e da parede posterior ao longo do ciclo cardíaco. O atraso de tempo entre o movimento para dentro do septo e da parede posterior mede o índice AMPSP. O valor de corte de ≥ 130 milissegundos indica a presença de dessincronismo VE e prediz a resposta a TRC. Entretanto, estudos posteriores demonstraram que a viabilidade do modo M para avaliar o dessincronismo VE é limitada na doença cardíaca isquêmica. Adicionalmente, as várias técnicas ecocardiográficas foram desenvolvidas para quantificar dessincronismo VE e predizer a resposta a TRC. A Tabela 14-1 resume as medidas ecocardiográficas mais frequentemente utilizadas para detectar dessincronismo VE e sua respectiva eficácia para predizer a resposta a TRC.

5. RESPOSTA: D. Dessincronismo VE tem sido extensamente estudado com IDT. Entre várias modalidades de IDT,

TABELA 14-1 Avaliação do dessincronismo VE com a ecocardiografia

Autor (Ref. nº)	Nº	Medidas	Técnica Ecocardiográfica	Valor de corte do Dessincronismo VE	Sensibilidade (%)	Especificidade (%)
Pitzalis et al.	20	Atraso de movimentação entre as paredes septal e posterior	Modo M	≥ 130 ms	100	63
Diaz-infante et al.	67	Atraso de movimentação entre as paredes septal e posterior	Modo M	≥ 130 ms	50	38
Penicka et al.	49	Soma dos dessincronismos VE e VV (velocidades sistólicas da onda pulsada)	IDT por onda pulsada	> 102	96	77
Bax et al.	85	Atraso nas velocidades sistólicas de pico (quatro segmentos: paredes septo basal, lateral, anterior e inferior)	IDT codificado por cores	≥ 65 ms	92	92
Yu et al.	56	Desvio-padrão do tempo das velocidades sistólicas de pico (12 segmentos do VE)	IDT codificado por cores	≥ 31,4 ms	87	81
Dohi et al.	38	Atraso na deformação radial de pico (paredes septal-posterior)	Deformação derivada do IDT	≥ 130 ms	95	88
Delgado et al.	161	Atraso na deformação radial de pico (paredes anterosseptal-posterior)	Rastreamento pontual da deformação radial 2D	≥ 130 ms	83	80
Marsan et al.	57	Índice de dessincronismo sistólico: desvio-padrão do tempo para o volume mínimo (16 segmentos do VE)	Ecocardiografia 3D em tempo real	≥ 6,4 %	88	85
Van de Veire et al.	60	Desvio-padrão do tempo das velocidades sistólicas de pico (12 segmentos do VE)	IST triplanar	> 33 ms	90	83

VE = ventrículo esquerdo; No = número de pacientes; IDT = imagem de Doppler tecidual; VV = interventricular.

a avaliação das velocidades longitudinais é o principal método utilizado na prática clínica. IDT por onda pulsada ou IDT codificado por cores são as principais abordagens para avaliar as velocidades longitudinais VE. IDT de onda pulsada permite a interrogação de somente uma região por vez e impede a comparação simultânea de duas regiões opostas. Esta questão técnica pode reduzir a eficácia da avaliação do dessincronismo VE. Em contraste, IDT codificado por cores permite a avaliação das velocidades longitudinais VE em múltiplas regiões simultaneamente. As velocidades miocárdicas são obtidas por pós-processamento dos dados de IDT codificado por cores e, subsequentemente, o dessincronismo VE é avaliado por médias de atraso de tempo da velocidade de pico sistólica entre duas a quatro regiões opostas ou calculando o desvio-padrão do tempo de velocidade sistólica de pico de 6-12 segmentos VE. Como todas as técnicas baseadas em Doppler, a análise dos dados de IDT é altamente dependente do ângulo de insonação do feixe de ultrassom e, portanto, a avaliação eficaz do dessincronismo VE requer alinhamento apropriado do feixe de ultrassom com a direção do movimento.

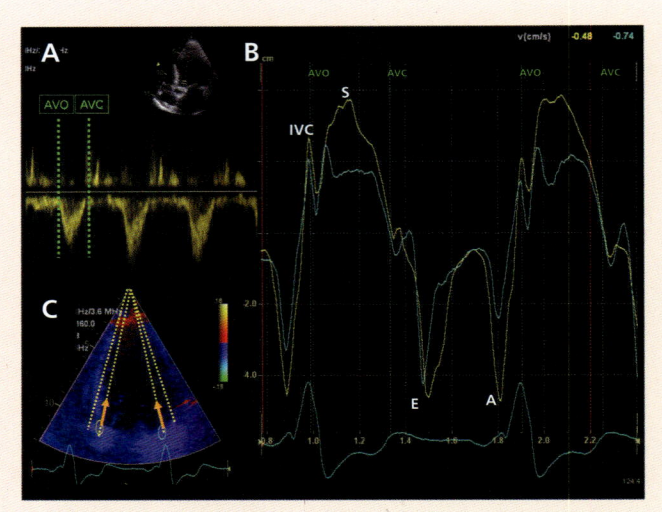

Avaliação do dessincronismo VE com IDT codificado por cores. Primeiro, o intervalo de ejeção VE deve ser definido (painel **A**). Aquisição de dados por IDT necessita do alinhamento apropriado do feixe de ultrassom ao longo da direção do movimento VE (painel **B**). Os dados pós-processados de IDT fornecem curvas de velocidade-tempo de duas paredes VE opostas. Os componentes das curvas velocidade-tempo devem ser identificados (painel **C**): a curva de contração isovolumétrica (CIV), velocidade sistólica (S) e velocidades diastólicas iniciais (E) e tardia (A). Finalmente, o atraso de tempo entre as velocidades sistólicas de pico (onda S) pode ser medido para avaliar o dessincronismo VE.

Fig. 14-24A-C

6. RESPOSTA: D. Para assegurar análise apropriada do dessincronismo VE com técnicas de IDT, a aquisição dos dados de Doppler tecidual e o pós-processamento requerem as seguintes ações:

- Adquirir o Doppler tecidual colorido com alta taxa de quadros (> 90 quadros/s).
- Otimizar o ganho e os ajustes de controle de ganho de tempo para clara definição miocárdica.
- Posicionar a cavidade VE no centro do setor e alinhar com o feixe de ultrassom do Doppler para ótima avaliação da motilidade longitudinal VE.
- Solicitar ao paciente que prenda a respiração por 5 segundos enquanto uma aquisição digital de 3 a 5 batimentos é realizada.
- Registrar as projeções-padrão apical 2, 4 e 3 câmaras.
- Determinar o intervalo de ejeção VE; a partir dos registros de Doppler de onda pulsada do trato de escoamento VE, os tempos de abertura e fechamento da válvula aórtica podem ser definidos.
- Posicionar as regiões de interesse (tamanho de 5 × 10 mm a 7 × 15 mm) nos segmentos basal e medioventricular das paredes opostas VE para obter os traçados tempo-velocidade.
- Checar a qualidade do sinal fisiológico identificando os componentes da curva de velocidade: a curva positiva de contração isovolumétrica (< 60 milissegundos desde a onda Q), a onda sistólica (S) e as ondas diastólicas inicial (E) e tardia (A) (Fig. 14-24).
- Ajuste as regiões de interesse para obter a velocidade sistólica de pico de maior reprodutibilidade. Tempo do início do QRS ao pico da onda S deve ser medido para os segmentos basal e medioventricular de três projeções apicais (12 segmentos). Alternativamente, a diferença em tempo do pico da onda S das paredes opostas pode definir o dessincronismo VE.

7. RESPOSTA: A. IDT codificado por cores é a técnica mais frequentemente utilizada para avaliar o dessincronismo VE e para predizer o prognóstico a médio e longo prazos após TRC. Vários parâmetros de dessincronismo VE têm sido desenvolvidos na última década. A medida do tempo de atraso na velocidade sistólica de pico entre os segmentos basal septal e basal lateral da projeção apical 4 câmaras é o parâmetro mais simples para identificar o dessincronismo VE. O valor de corte de ≥ 60 milissegundos prediz uma resposta ecocardiográfica favorável a TRC com sensibilidade e especificidade de 76 e 78%, respectivamente. Adicionalmente, o dessincronismo VE pode ser definido como atraso de tempo entre quatro paredes opostas (segmentos basais das paredes anterior, inferior, septal e lateral). Um valor de corte de ≥ 65 milissegundos prediz uma resposta clínica e ecocardiograficamente favorável a TRC no acompanhamento a médio prazo e melhora do prognóstico a longo prazo (Tabela 14-1). Finalmente, Yu et al. desenvolveram um índice de dessincronismo VE que integra informação de 3 projeções apicais (2, 4 câmaras e projeção de eixo longo). Este índice é derivado calculando-se o desvio-padrão do tempo de velocidade sistólica de pico de 12 segmentos (segmento basal e medioventricular). Um valor de corte de ≥ 31,4 milissegundos prediz resposta favorável a TRC com uma sensibilidade e especificidade de 96 e 78%, respectivamente (Tabela 14-1).

8. RESPOSTA: C. A deformação e a imagem de taxa de deformação avaliam a deformação miocárdica e permitem a distinção dos segmentos miocárdicos com contração ativa de segmentos que são passivamente encurtados (segmentos cicatrizados). A partir dos dados de IDT, podem ser obtidas deformação e curvas de tempo-taxa de deformação. Como todas as técnicas de Doppler, a deformação derivada do IDT e as medidas da taxa de deformação são altamente dependentes do ângulo de insonação do feixe de ultrassom. Nas projeções apicais do ventrículo esquerdo, somente a deformação longitudinal ou a taxa de deformação podem ser medidas, enquanto, a partir de projeções de eixo curto, a deformação radial e a taxa de deformação podem ser medidas nas paredes (antero)septal e posterior, e deformação circunferencial e taxa de deformação podem ser medidos nas paredes inferior e lateral. Vários estudos avaliaram as regras de deformação e imagem de taxa de deformação para definir dessincronismo VE e para predizer a resposta a TRC. Dessincronismo VE pode ser avaliado também com deformação radial ou longitudinal e taxa de deformação medindo-se o tempo de atraso entre o pico de deformação de duas paredes opostas. Um atraso de tempo ≥ 130 milissegundos entre as paredes (antero)septal e posterior medidos nas curvas de tempo-taxa de deformação tem sido preditivo de melhora aguda no volume sistólico após TRC, enquanto a deformação longitudinal falhou ao predizer remodelamento VE reverso após TRC.

9. RESPOSTA: B. A ecocardiografia bidimensional (2D) com varredura pontual permite a avaliação ângulo-independente da deformação miocárdica e taxa de deformação em três direções ortogonais (radial, circunferencial e longitudinal) e em todos os segmentos VE. A análise da deformação baseada nesta nova modalidade também permite a diferenciação dos segmentos miocárdicos com contração ativa dos segmentos que são passivamente encurtados pelos segmentos adjacentes. Nas curvas tempo-deformação radial, o atraso de tempo entre o pico de deformação das paredes anteroseptal e posterior de ≥ 130 milissegundos prediz uma remodelação reversa VE após TRC (Fig. 14-25). Adicionalmente, a análise da deformação baseada em ecocardiografia 2D com varredura pontual permite a detecção do último segmento ativado. Isto tem implicações clínicas importantes, uma vez que posicionar o eletrodo de estimulação VE no último sítio ativado propicia uma alta probabilidade de resposta favorável a TRC e melhores resultados clínicos.

10. RESPOSTA: D. A ecocardiografia tridimensional (3D) permite a avaliação do dessincronismo VE em todo o ventrículo esquerdo e no mesmo ciclo cardíaco. A análise ecocardiográfica 3D do dessincronismo VE pode ser realizada por análise volumétrica direta (ecocardiografia 3D em tempo real) ou por análise IST triplanar. Com a ecocardiografia 3D em tempo real, um volume completo VE é obtido e, subsequentemente, dividido em 17 subvolumes. O dessincronismo VE é calculado como desvio-padrão do tempo para o mínimo volume sistólico regional para 16 segmentos, o chamado índice de dessincronismo sistólico IDS). Um valor de corte de ≥ 6,4% prediz um remodelamento VE reverso após TRC. IST triplanar automaticamente calcula o tempo para a velocidade sistólica de pico nos segmentos basal e medioventricular das paredes septal, lateral, inferior, anterior, posterior e anteroseptal. Esse método seleciona um intervalo específico do ciclo cardíaco para calcular o atraso de tempo (somente no intervalo de ejeção VE) e exclui a contração isovolumétrica inicial e o encurtamento pós-sistólico tardio. Uma sobreposição de cores codificadas é adicionada sobre as imagens 2D para visualmente identificar o atraso mecânico regional. As áreas que são inicialmente ativadas são codificadas em tons de verde, enquanto as áreas ativadas por último são codificadas em tons de vermelho. O tempo para as velocidades sistólicas de pico é exibido em um mapa polar de 12 segmentos, e o dessincronismo VE é definido pelas paredes septal e lateral e pelo desvio-padrão de 12 segmentos. Um desvio-padrão de tempo da velocidade sistólica de pico de 12 segmentos de ≥ 33 milissegundos tem sido mostrado predizer resposta clínica e ecocardiográfica favoráveis a TRC no acompanhamento de médio prazo.

11. RESPOSTA: A. O atraso AV ideal é definido pelo intervalo AV mais curto adquirido sem comprometer a contribuição atrial esquerda ao enchimento VE. Nos registros de Doppler por onda pulsada do fluxo transmitral, o final da onda A deve coincidir com o início do aumento da pressão VE. Os ajustes do atraso AV ideal propiciam um completo enchimento diastólico final pela contração atrial e TEVE diastólico máximo resultando em máximo volume sistólico VE.

12. RESPOSTA: D. Quando o atraso AV programado é muito curto, a contração VE ocorre mais cedo e o FVM prematuro compromete a contribuição atrial esquerda ao enchimento VE. Nos registros de Doppler de onda pulsada do fluxo transmitral, uma onda A truncada é observada junto a uma onda E relativamente precoce. Como consequência, TEVE se alonga com ondas E e A muito separadas (Fig. 14-26).

13. RESPOSTA: D. Os métodos ecocardiográficos utilizados para otimização do atraso AV visam melhorar tanto o TEVE diastólico como os marcadores hemodinâmicos da função sistólica VE. TEVE diastólico é usualmente avaliado

Fig. 14-25

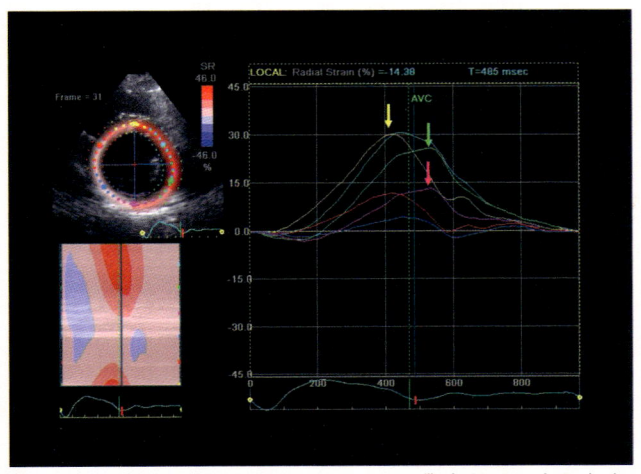

Dessincronismo VE avaliado por análise de rastreamento pontilhado 2D. Da projeção de eixo curto paraesternal VE medioventricular, traçados de deformação-tempo dos 6 segmentos VE foram obtidos. Um atraso de tempo ≥ 130 milissegundos entre a deformação radial de pico dos segmentos anteroseptal (seta amarela) e posterior (seta roxa) define presença substancial dessincronismo VE. Em adição, os últimos segmentos ativados podem ser identificados (setas roxa e verde) indicando onde o eletrodo VE deve ser preferencialmente colocado.

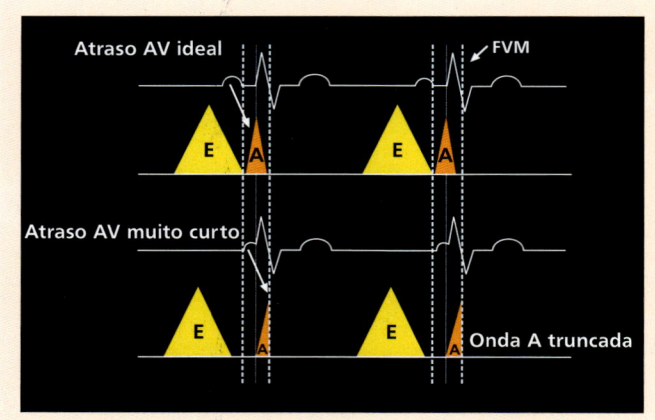

Um atraso AV muito curto compromete a contribuição ao enchimento VE. A contração atrial esquerda é interrompida por uma contração ventricular esquerda precoce. Nos registros de Doppler de onda pulsada transmitral, a onda A é truncada, e o tempo de enchimento VE se alonga com ondas E e A muito separadas

Fig. 14-26

utilizando-se registros de Doppler de onda pulsada do fluxo transmitral. A hemodinâmica é usualmente avaliada utilizando-se o seguinte: (1) registros de Doppler de onda contínua ou onda pulsada do trato de escoamento VE, medindo-se a integral de velocidade do fluxo e calculando-se o débito cardíaco ou (2) registros de Doppler de onda contínua da regurgitação mitral, medindo-se a taxa de pico de aumento da pressão VE durante contração isovolumétrica ($dP/dt_{máx}$).

14. RESPOSTA: B. As técnicas ecocardiográficas de otimização AV que auxiliam a melhora do enchimento diastólico VE incluem o método interativo, o método de Ritter, o método de integral tempo-velocidade de influxo mitral e o método simplificado de influxo mitral (Meluzin). Os métodos ecocardiográficos de otimização AV que auxiliam a melhora da hemodinâmica VE incluem a avaliação da válvula aórtica ou integral tempo-velocidade no trato de escoamento VE, $dP/dt_{máx}$ e índice de *performance* miocárdica. A Figura 14-27 resume e ilustra esses métodos.

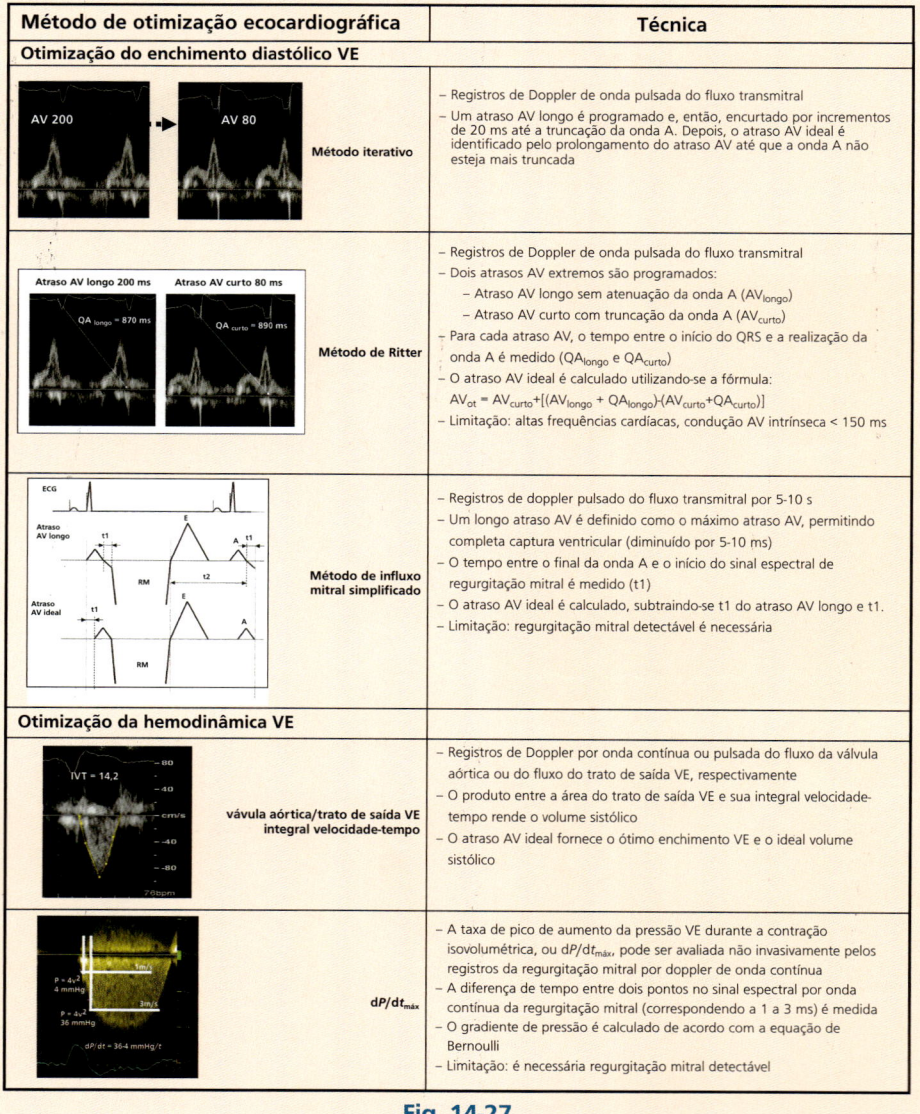

Método de otimização ecocardiográfica	Técnica
Otimização do enchimento diastólico VE	
Método iterativo	– Registros de Doppler de onda pulsada do fluxo transmitral – Um atraso AV longo é programado e, então, encurtado por incrementos de 20 ms até a truncação da onda A. Depois, o atraso AV ideal é identificado pelo prolongamento do atraso AV até que a onda A não esteja mais truncada

Método de Ritter	– Registros de Doppler de onda pulsada do fluxo transmitral
	– Dois atrasos AV extremos são programados:
	  – Atraso AV longo sem atenuação da onda A (AV_{longo})
	  – Atraso AV curto com truncação da onda A (AV_{curto})
	– Para cada atraso AV, o tempo entre o início do QRS e a realização da onda A é medido (QA_{longo} e QA_{curto})
	– O atraso AV ideal é calculado utilizando-se a fórmula:
	$AV_{ot} = AV_{curto} + [(AV_{longo} + QA_{longo}) - (AV_{curto} + QA_{curto})]$
	– Limitação: altas frequências cardíacas, condução AV intrínseca < 150 ms

Método de influxo mitral simplificado	– Registros de doppler pulsado do fluxo transmitral por 5-10 s – Um longo atraso AV é definido como o máximo atraso AV, permitindo completa captura ventricular (diminuído por 5-10 ms) – O tempo entre o final da onda A e o início do sinal espectral de regurgitação mitral é medido (t1) – O atraso AV ideal é calculado, subtraindo-se t1 do atraso AV longo e t1. – Limitação: regurgitação mitral detectável é necessária
Otimização da hemodinâmica VE	
vávula aórtica/trato de saída VE integral velocidade-tempo	– Registros de Doppler por onda contínua ou pulsada do fluxo da válvula aórtica ou do fluxo do trato de saída VE, respectivamente – O produto entre a área do trato de saída VE e sua integral velocidade-tempo rende o volume sistólico – O atraso AV ideal fornece o ótimo enchimento VE e o ideal volume sistólico
$dP/dt_{máx}$	– A taxa de pico de aumento da pressão VE durante a contração isovolumétrica, ou $dP/dt_{máx}$, pode ser avaliada não invasivamente pelos registros da regurgitação mitral por doppler de onda contínua – A diferença de tempo entre dois pontos no sinal espectral de onda contínua da regurgitação mitral (correspondendo a 1 a 3 ms) é medida – O gradiente de pressão é calculado de acordo com a equação de Bernoulli – Limitação: é necessária regurgitação mitral detectável

Fig. 14-27

15. RESPOSTA: A. Os métodos ecocardiográficos mais comuns para otimização do atraso VV incluem a medida da integral tempo-velocidade nos registros de Doppler de onda pulsada do trato de escoamento VE e a avaliação do dessincronismo VE nos dados de IDT codificado por cores pela medida do atraso de tempo da velocidade sistólica de pico septal a lateral.

16. RESPOSTA: A. A condução AV prolongada induz contração ventricular tardia. Contração atrial esquerda ocorre relativamente cedo na diástole e, nos registros de Doppler de onda pulsada do fluxo transmitral, as ondas E e A parecem fundidas (superimposição da contração atrial sobre a fase de enchimento diastólico inicial do VE). Subsequentemente, TEVE diastólico está reduzido. Além disso, após a contração atrial esquerda, a válvula mitral permanece aberta, e a regurgitação mitral diastólica pode ser observada.

17. RESPOSTA: D. Dessincronismo interventricular e VE podem ser avaliados com IDT com onda pulsada. O dessincronismo interventricular é medido como o atraso de tempo da velocidade sistólica de pico entre o segmento basal da parede livre do VD e o segmento basal VE mais atrasado. O dessincronismo VE é calculado como o atraso de tempo da velocidade sistólica de pico entre 2, 4 ou 6 segmentos basais do VE. A combinação de ambos, dessincronismo interventricular e VE predizem resposta favorável à TRC com altas sensibilidade e especificidade (Tabela 14-1). Neste caso, a soma de ambos os atrasos resulta em 115 milissegundos e, portanto, a probabilidade de resposta favorável à TRC é alta.

18. RESPOSTA: C. IDT codificada por cores é uma das mais utilizadas técnicas ecocardiográficas para avaliação do dessincronismo VE. O atraso de tempo entre 2 (septal a lateral) ou 4 paredes opostas (anterior, inferior, septal e lateral), assim como o desvio-padrão do tempo de velocidade sistólica de 12 segmentos define o dessincronismo VE e prediz resposta favorável a TRC (Tabela 14-1). Neste caso, um atraso nas paredes septal a lateral de 120 milissegundos (≥ 65 milissegundos) é altamente preditivo de remodelamento VE reverso.

19. RESPOSTA: B. Neste exemplo, existe substancial dessincronismo VE, como avaliado pela deformação longitudinal derivada de IDT. A parede lateral se estende enquanto a parede septal se encurta. O encurtamento de pico da parede lateral ocorre após o fechamneto da válvula aórtica. A imagem de deformação derivada da IDT é uma técnica valiosa para avaliação de pacientes com insuficiência cardíaca que são candidatos a TRC, uma vez que proporcionam informações não somente sobre dessincronismo VE, mas também sobre contração miocárdica ativa. A imagem de deformação derivada de IDT permite e diferenciação de segmentos miocárdicos com deformação ativa ou contração (segmentos viáveis) daqueles segmentos com substancial quantidade de tecido cicatricial que são usualmente encurtados pelos segmentos adjacentes. Estudos prévios demonstraram a importância da avaliação da extensão e localização do tecido cicatricial antes da implantação da TRC.

Assim, quando o eletrodo de estimulação VE é posicionado em uma região com cicatriz transmural ou quando a quantidade de tecido cicatricial no VE é excessiva, a probabilidade de resposta favorável à TRC reduz drasticamente. Neste exemplo, a parede lateral do VE mostra contração ativa, embora mais atrasada se comparada à parede septal.

20. RESPOSTA: B. Das imagens de eixo curto medioventricular do VE, as deformações radial ou circunferencial podem ser avaliadas. Embora a deformação derivada de IDT seja altamente dependente do ângulo de incidência do ultrassom, a deformação radial pode ser avaliada nas paredes (antero)septal e posterior. Com deformação radial, o espessamento miocárdico é avaliado e pontuado como valores positivos. A deformação circunferencial pode ser avaliada somente nas paredes lateral e inferior (septo) e avalia o encurtamento miocárdico ao longo da curvatura do ventrículo esquerdo. O encurtamento circunferencial é pontuado com valores negativos. Neste exemplo, o dessincronismo VE é avaliado com deformação radial derivada de IDT e demonstra a presença de substancial dessincronismo VE com deformação radial de pico-atraso de tempo entre o septo e a parede posterior ≥ 130 milissegundos.

21. RESPOSTA: B. A imagem de deformação baseada na ecocardiografia de varredura pontual emergiu como uma potente técnica para avaliação de pacientes com insuficiência cardíaca que são candidatos à TRC. Esta técnica de imagem permite a avaliação multidirecional, ângulo-independente da deformação VE e taxa de deformação. O dessincronismo VE pode ser avaliado com a análise da deformação radial por varredura pontual. Adicionalmente, o último segmento ativado pode ser identificado como tendo importantes implicações na resposta à TRC. Em pacientes com um eletrodo de estimulação VE posicionado nas áreas ativadas por último, uma alta taxa de resposta à TRC e resultados superiores a longo prazo têm sido demonstrados. Finalmente, como todas as técnicas de imagem de deformação, os segmentos VE viáveis, mostrando contração ativa, podem ser identificados e diferenciados daqueles segmentos cicatrizados passivamente encurtados.

22. RESPOSTA: D. A avaliação do dessincronismo VE pode ser realizada por IST triplanar. Primeiro, as projeções apicais 2, 4 e 3 câmaras do ventrículo esquerdo são simultaneamente adquiridas representando o volume VE 3D. IST codificado por cores é aplicado à projeção triplanar para avaliar as velocidades miocárdicas longitudinais. O tempo do início do complexo QRS à velocidade de pico sistólico em cada segmento do ventrículo esquerdo é calculado automaticamente, e o dessincronismo VE é expresso como atraso de tempo entre as paredes septal e lateral e o desvio-padrão de 12 segmentos. Adicionalmente, o algoritmo de cores IST codifica atraso de tempo variando de verde (ativação mais precoce) a amarelo-alaranjado a vermelho (ativados mais tarde) dentro do período sistólico. Os tempos de ativação eletromecânica são apresentados em um mapa polar permitindo a identificação dos primeiros e dos últimos segmentos ativados. A Figura 14-7 ilustra um exemplo de paciente com substancial dessincronismo VE, como indicado pelo desvio-padrão de 12 segmentos de 54 milissegundos, sendo o posterobasal o segmento mais tardiamente ativado. Entretanto, IST planar se baseia na imagem de Doppler da velocidade miocárdica e, portanto, a análise dos dados é altamente dependente do ângulo do feixe de ultrassom. Adicionalmente, os segmentos VE com contração ativa não são distinguidos dos segmentos que são encurtados pelos segmentos adjacentes.

23. RESPOSTA: A. A análise do dessincronismo VE com base na ecocardiografia 3D em tempo real é realizada pelo cálculo do IDS: desvio-padrão do tempo para o volume regional mínimo de 16 subvolumes em que o ventrículo esquerdo é dividido. Esta dispersão de tempo pode também ser demonstrada graficamente em um mapa polar codificado por cores ilustrando as áreas mais atrasadas. Após TRC, o sincronismo VE melhora e o IDS reduz. Consequentemente, o mapa polar mostra ativação mecânica homogênea. A ecocardiografia 3D em tempo real avalia a excursão ou desposicionamento de 16 subvolumes VE, mas não fornece informação sobre a contração segmentar ativa e, portanto, sua eficácia pode ser limitada em pacientes com insuficiência cardíaca isquêmica.

24. RESPOSTA: B. O método interativo é um dos mais comumente utilizados dos métodos ecocardiográficos para otimizar o atraso AV. Com os registros de Doppler por onda pulsada do fluxo transmitral, o TEVE é avaliado em diferentes atrasos AV. De um longo atraso AV, o atraso AV é encurtado a degraus de 20 milissegundos antes que a onda A seja truncada. Depois, o atraso AV é alongado em incrementos de 10 milissegundos até que a truncação da onda A não seja mais observada. Portanto, o atraso AV sem que a onda A seja truncada é ajustado como o atraso AV ideal que propicia um ideal enchimento VE.

25. RESPOSTA: C. A otimização ecocardiográfica do atraso VV é usualmente realizada pela mensuração da integral velocidade-tempo nos registros de Doppler de onda pulsada no trato de escoamento VE ou pelas técnicas de IDT avaliando a quantidade de dessincronismo VE. O atraso VV ideal objetiva reduzir o dessincronismo LV e, subsequentemente, melhorar a hemodinâmica VE. O papel da otimização do atraso VV permanece controversa. Dois estudos randomizados multicêntricos (DECREASE-HF e RHYTHM II ICD) não demonstraram qualquer benefício, enquanto o estudo recente INSYNC III e outros estudos multi e unicêntricos demonstraram leve, mas significantiva, melhora no estado clínico e volume sistólico após otimização VV. A variação de atraso VV ótimo é estreita, mas usualmente envolve pré-excitação VE por 20-40 milissegundos. Pré-excitação VD pode induzir comprometimento da função VE e deve ser reservada para pacientes com dessincronismo VE nas paredes septal e inferior. No acompanhamento, a otimização dos atrasos AV e VV podem ser necessárias secundariamente aos efeitos da TRC sobre o remodelamento VE reverso e a função sistólica.

26. RESPOSTA: D. A avaliação do dessincronismo cardíaco inclui a avaliação do seguinte:
- TEVE: Nos registros de Doppler por onda pulsada do fluxo transmitral.
- Dessincronismo interventricular: pelo cálculo do atraso de tempo entre o início das ejeções VD e VE nos registros do Doppler de onda pulsada do trato de escoamento VE e do fluxo pulmonar.
- Dessincronismo VE: Preferencialmente pelas técnicas de IDT, como atualmente recomendado pela American Society of Ecocardiography.

No presente caso, existe substancial dessincronismo cardíaco em todos os três níveis, indicado pelo TEVE reduzido (< 40%), início tardio da ejeção VE se comparado ao início da ejeção VD (> 40 milissegundos) e significante atraso de tempo entre as paredes septal e lateral (> 65 milissegundos).

27. RESPOSTA: B. Regurgitação mitral funcional é comumente observada em pacientes com insuficiência cardíaca avançada. Cardiomiopatia dilatada e doença cardíaca isquêmica mostram processos de remodelamento do ventrículo esquerdo que leva a dilatação da cavidade VE, desposicionamento dos músculos papilares, dilatação do anel mitral e, finalmente, má coaptação dos folhetos mitrais. Adicionalmente, os distúrbios de condução ventricular devem apresentar um efeito prejudicial sobre a regurgitação mitral. Ativação mecânica dessincrônica dos segmentos VE subjacentes aos músculos papilares pode aumentar a severidade da regurgitação mitral. Recentemente, foi demonstrado o valor da ecocardiografia 2D com varredura pontual para avaliar o efeito do dessincronismo VE sobre a regurgitação mitral. A avaliação da ativação mecânica com ecocardiografia 2D com varredura pontual ao nível medioventricular fornece informação inestimável sobre a fisiopatologia da regurgitação mitral. Pela ressincronização dos segmentos VE subjacentes aos músculos papilares, a regurgitação mitral pode ser significativamente reduzida e pode levar a uma melhor resposta a TRC.

As Figuras 14-12A, B e os Vídeos 14-1A, B ilustram o exemplo de um paciente com cardiomiopatia dilatada e regurgitação mitral funcional severa. A análise bidimensional de varredura pontual foi aplicada à imagem de eixo curto medioventricular do ventrículo esquerdo, onde os segmentos subjacentes aos músculos papilares estejam visíveis. Foi observado atraso de tempo substancial entre o pico da deformação radial do segmento subjacente aos músculos papilares anterolateral (precoce) e posteromedial (tardio). O Vídeo B mostra o padrão de ativação mecânica da projeção de eixo curto VE correspondente. A região de interesse inclui toda a parede miocárdica e rastreia o movimento das manchas (marcadores acústicos naturais) dentro do miocárdio ao longo do ciclo cardíaco. O espessamento miocárdico é codificado em vermelho, enquanto o afilamento miocárdico é codificado em azul. O segmento subjacente ao músculo papilar anterolateral alcança a defomação radial de pico antes que o segmento subjacente ao músculo papilar posteromedial.

PONTOS-CHAVE

A avaliação ecocardiográfica de pacientes com insuficiência cardíaca que são candidatos a TRC inclui o seguinte:
- Dimensões e função VE.
- Dessincronismo cardíaco:
  - Dessincronismo AV: TEVE < 40%.
  - Dessincronismo interventricular: atraso inerventricular mecânico > 40 milissegundos.
  - Dessincronismo (último segmento ativado): valores de corte diferentes de acordo com a metodologia ecocardiográfica utilizada.
- Severidade da regurgitação mitral (e presença de dessincronismo mecânico nos segmentos VE subjacentes aos músculos papilares).

28. RESPOSTA: C. A Figura 14-13 ilustra um padrão de enchimento VE restritivo com uma relação E/A > 2 e tempo de desaceleração < 160 milissegundos. Adicionalmente, a onda A está truncada, indicando que o atraso AV foi programado muito curto.

29. RESPOSTA: C. Neste caso, o atraso AV deve ser otimizado. O método interativo ou o método de Ritter podem ser métodos ecocardiográficos adequados para ajustar o atraso AV ideal. Particularmente, o método de Ritter foi derivado dos estudos de estimulação bicameral.

PONTOS-CHAVE

Marca-passos bicamerais podem induzir o dessincronismo AV, dessincronismo interventricular e dessincronismo VE. Em pacientes com marca-passo e seu primeiro episódio de insuficência cardíaca, o dessincronismo cardíaco deve ser avaliado:
- Dessincronismo AV: se presente, o atraso AV deve ser otimizado. Métodos ecocardiográficos para otimizar o atraso AV:
  - Método iterativo: um longo atraso AV é programado e depois o intervalo AV é encurtado em degraus de 20 milissegundos antes que a onda A seja truncada. Então, o intervalo AV se alonga com incrementos de 10 milissegundos até que o truncamento da onda A não seja mais observado.
  - Método de Ritter: um intervalo AV longo e outro curto são programados. O tempo do início do QRS até a realização da onda A (QA) é medido para cada atraso A. Aplicando-se a fórmula, AV curto + ([AV longo + QA longo] – [AV curto + QA curto]), o atraso AV ideal é obtido.
- Dessincronismo interventricular e VE: melhorar a estimulação biventricular pode ser uma opção.

30. RESPOSTA: B. Em pacientes com insuficiência cardíaca isquêmica que são candidatos a TRC, a eficácia da ecocardiografia em modo M para avaliar o dessincronismo VE é limitada, como demonstrado em vários estudos. Neste paciente, as técnicas ecocardiográficas baseadas na imagem de deformação para avaliar o dessincronismo VE podem ser interessantes, uma vez que permitem identificar aqueles segmentos com contração ativa. Particularmente, a ecocardiografia 2D com varredura pontual é uma potente técnica para avaliar um dessincronismo VE em múltiplos segmentos e nas 3 direções ortogonais da deformação VE.

31. RESPOSTA: A. A avaliação do dessincronismo VE com ecocardiografia 2D com varredura pontual da deformação radial é usualmente realizada na projeção de eixo curto medioventricular. A região de interesse é posicionada em um quadro no final da sístole e inclui toda a parede miocárdica. Após checar a qualidade adequada de rastreamento, as curvas deformação radial-tempo são demonstradas para seis segmentos VE (septal, anterosseptal, anterior, lateral, posterior e inferior), e os segmentos ativados primeiramente e os últimos podem ser identificados. Dessincronismo VE é um dos importantes determinantes da resposta à TRC. Além disso, a posição do eletrodo VE (no último segmento ativado) e a extensão e a localização da cicatriz miocárdica também são importantes determinantes da resposta à TRC. A ecocardiografia bidimensional com varredura pontual pode ser uma técnica adequada para guiar onde o eletrodo VE deve ser posicionado a para determinar a extensão da cicatriz miocárdica identificando-se os segmentos com contração ativa e os segmentos passivamente encurtados (mais provavelmente com cicatriz transmural).

PONTOS-CHAVE

- Em pacientes com insuficiência cardíaca, que são candidatos à TRC, o dessincronismo VE e os últimos segmentos ativados, assim como a localização e extensão da cicatriz miocárdica são importantes determinantes da resposta à TRC.
- A ecocardiografia bidimensional com varredura pontual pode fornecer uma avaliação detalhada de todos esses parâmetros.

32. RESPOSTA: C. Após a implantação de TRC, a falta de melhora do *status* clínico ou dos parâmetros ecocardiográficos (função sistólica VE e remodelamento reverso) podem indicar ajustes não otimizados do dispositivo, como atraso AV e VV. O atraso AV muito curto compromete a contribuição atrial ao enchimento VE. A contração VE ocorre prematuramente, e o átrio esquerdo contrai uma válvula mitral fechada. Nos registros de Doppler transmitral por onda pulsada, este fenômeno é identificado pelo truncamento da onda A. Adicionalmente, um substancial dessincronismo VE pode permanecer, e a otimização do atraso VV pode fornecer uma ativação mais sincronizada levando a um volume sistólico VE melhorado.

33. RESPOSTA: C. O dessincronismo VE diastólico é frequentemente observado em pacientes com insuficiência cardíaca. Estudos recentes demonstraram que a incidência de dessincronismo VE pode ser tão alta quanto no disssincronismo sistólico VE (58-69% *versus* 47-73%, respectivamente). Como o dessincronismo VE sistólico, o dessincronismo VE diastólico é fracamente relacionado à duração do complexo QRS no eletrocadiograma de superfície. O dessincronismo sistólico é um dos mecanismos fisiopatológicos propostos como dando conta do dessincronismo VE. Segmentos VE mostrando uma contração atrasada também mostram um relaxamento atrasado. Entretanto, a severidade da disfunção diastólica VE tem sido demonstrada como fortemente relacionado à presença de dessincronismo VE diastólico. Finalmente, o dessincronismo VE diastólico pode ser melhorado pela TRC, embora em uma menor extensão do que o dessincronismo VE sistólico. Um atraso AV e VV ótimo pode desempenhar um papel na melhora do dessincronismo VE diastólico melhorando o enchimento VE diastólico e o dessincronismo VE sistólico. Neste exemplo clínico, após 6 meses de TRC, o paciente mostrou pronunciado dessincronismo AV nos registros de Doppler de onda pulsada do fluxo transmitral e dessincronismo VE diastólico na IDT codificada por cores. Todos esses parâmetros podem explicar a falta de melhora clínica e ecocardiográfica após TRC.

34. RESPOSTA: D. O método de Ritter é um dos métodos mais comumente utilizados para otimizar o atraso AV. Dois atrasos AV extremos são programados, e o intervalo de tempo entre o início do QRS e a realização da onda A nos registros de Doppler por onda pulsada transmitral é calculado para cada atraso AV. O atraso AV ideal pode ser calculado prontamente com as fórmulas propostas.

35. RESPOSTA: B. Combinação da integral velocidade-tempo medida através dos registros de Doppler de onda pulsada do trato de escoamento VE e avaliação do dessincronismo VE com IDT codificado por cores pode constituir uma aproximação valiosa para otimizar o atraso VV. Pré-excitação do VE (-20 a -60 milissegundos) usualmente fornece o mais alto volume sistólico e reduz o dessincronismo VE.

PONTOS-CHAVE

- Em pacientes com insuficiência cardíaca tratados com TRC que não mostram melhora no *status* clínicos ou nos parâmetros ecocardiográficos, dessincronismo VE sistólico e diastólico e AV persistente deve ser avaliado. Se presente, o dispositivo de TRC deve ser checado, incluindo os atrasos AV e VV.
- Atraso AV muito curto pode ser identificado nos registros de Doppler de onda pulsada transmitral por truncamento da onda A.
- Atraso AV muito longo pode ser identificado por um TEVE curto com fusão das ondas E e A.
- A presença de dessincronismo VE pode ser reduzida pela otimização do atraso VV.

36. RESPOSTA: C. Pode existir dessincronismo cardíaco em pacientes com insuficiência cardíaca com QRS estreito. O enchimento VE pode ser encurtado por um longo atraso AV e estar presente dessincronismo VE mecânico pode, como previamente demonstrado. O exemplo ilustra a presença de dessincronismo AV e substancial dessincronismo VE, como avaliado por ecocardiografia 3D em tempo real. O painel esquerdo ilustra os registros de Doppler por onda pulsada do fluxo transmitral e indica a presença de dessincronismo AV comum TEVE reduzido (< 0%) do intervalo RR). O painel mediano mostra os traçados de IDT por onda pulsada dos segmentos basais da parede livre ventricular direita e dos segmentos septal e lateral do ventrículo esquerdo. O tempo desde o início do QRS até a velocidade de pico sistólico é calculado em cada região. O dessincronismo interventricular é medido como o atraso de tempo da velocidade sistólica de pico entre o segmento basal da parede livre ventricular direita e o segmento VE basal mais atrasado. O dessincronismo VE é calculado como a diferença de tempo entre a velocidade de pico sistólico do septo e da parede lateral. Neste exemplo, um dessincronismo interventricular limítrofe foi observado (40 milissegundos), enquanto nenhum dessincronismo VE foi notado com IDT por onda pulsada (atraso na parede septal a lateral de 10 milissegundos). Entretanto, uma das limitações da IDT por onda pulsada é que a interrogação das paredes VE opostas não podem ser realizadas simultaneamente. Em contraste, ecocardiografia 3D em tempo real permite a avaliação do dessincronismo VE em todo o ventrículo esquerdo e no mesmo ciclo cardíaco. O tempo para o volume sistólico mínimo é automaticamente calculado para 16 segmentos VE e o ISD é deduzido. Adicionalmente, o tempo para o volume sistólico mínimo é demonstrado em um mapa polar. Os últimos segmentos ativados podem ser identificados por este mapa polar. Neste caso, dessincronismo VE limítrofe pode ser reportado com IDS de 6,4%. Os últimos segmentos ativados foram os segmentos inferoposteriores médio e apical (codificados em vermelho).

37. RESPOSTA: D. Após TRC, o dessincronismo AV pode ser corrigido, e subsequentemente o enchimento diastólico VE é melhorado. Além disso, o dessincronismo VE pode ser também reduzido, como demonstrado neste exemplo, induzindo uma contração mais sincrônica do VE e hemodinâmica VE melhorada.

PONTOS-CHAVE

- Em pacientes com insuficiência cardíaca com QRS estreito (< 120 milissegundos), pode existir dessincronismo cardíaco substancial.
- Ecocardiografia pode constituir técnica de imagem adequada para avaliar o dessincronismo cardíaco nesses pacientes nos quais as atuais diretrizes não recomendam TRC.

LEITURAS SUGERIDAS

Bax JJ, Bleeker GB, Marwick TH et al. Left ventricular dyssynchrony predicts response and prognosis after cardiac resynchronization therapy. *J Am Coll Cardiol.* 2004;44:1834-1840.

Bax JJ, Molhoek SG, van Erven L et al. Usefulness of myocardial tissue Doppler echocardiography to evaluate left ventricular dyssynchrony before and after biventricular pacing in patients with idiopathic dilated cardiomyopathy. *Am J Cardiol.* 2003;91:94-97.

Bleeker GB, Schalij MJ, Molhoek SG et al. Frequency of left ventricular dyssynchrony in patients with heart failure and a narrow QRS complex. *Am J Cardiol.* 2005;95:140-142.

Cazeau S. Bordachar P Jauvert G et al. Echocardiographic modeling of cardiac dyssynchrony before and during multisite stimulation: a prospective study. *Pacing Clin Electrophysiol.* 2003;26(1 Pt 2): 137-143.

Delgado V, Ypenburg C, Van Bommel RJ et al. Assessment of left ventricular dyssynchrony by speckle tracking strain imaging comparison between longitudinal, circumferential, and radial strain in cardiac resynchronization therapy. *J Am Coll Cardiol.* 2008;51:1944-1952.

Díaz-Infante E, Sitges M, Vidal B et al. Usefulness of ventricular dyssynchrony measured using M-mode echocardiography to predict response to resynchronization therapy. *Am J Cardiol.* 2007;100: 84-89.

Dohi K, Suffoletto MS, Schwartzman D et al. Utility of echocardiographic radial strain imaging to quantify left ventricular dyssynchrony and predict acute response to cardiac resynchronization therapy. *Am J Cardiol* 2005;96:112-116.

Gorcsan J III, Abraham T, Agler DA et al. Echocardiography for cardiac resynchronization therapy: recommendations for performance and reporting–a report from the American Society of Echocardiography Dyssynchrony Writing Group endorsed by the Heart Rhythm Society. *J Am Soc Echocardiogr.* 2008;21:191-213.

Marsan NA, Bleeker GB, Ypenburg C et al. Real-time three-dimensional echocardiography as a novel approach to assess left ventricular and left atrium reverse remodeling and to predict response to cardiac resynchronization therapy. *Heart Rhythm.* 2008;5:1257-1264.

Penicka M, Bartunek J, De BB et al. Improvement of left ventricular function after cardiac resynchronization therapy is predicted by tissue Doppler imaging echocardiography. *Circulation.* 2004;109: 978-983.

Pitzalis MV, Iacoviello M, Romito R et al. Cardiac resynchronization therapy tailored by echocardiographic evaluation of ventricular asynchrony. *J Am Coll Cardiol.* 2002;40:1615-1622.

Schuster I, Habib G, Jego C et al. Diastolic asynchrony is more frequent than systolic asynchrony in dilated cardiomyopathy and is less improved by cardiac resynchronization therapy. *J Am Coll Cardiol.* 2005;46:2250-2257.

van de Veire N, Yu CM, Ajmone-Marsan N et al. Triplane tissue Doppler imaging: a novel three-dimensional imaging modality that predicts reverse left ventricular remodelling after cardiac resynchronization therapy. *Heart.* 2008;94:e9.

Wang J, Kurrelmeyer KM, Torre-Amione G et al. Systolic and diastolic dyssynchrony in patients with diastolic heart failure and the effect of medical therapy. *J Am Coll Cardiol.* 2007;49:88-96.

Ypenburg C, Lancellotti P, Tops LF, et al. Acute effects of initiation and withdrawal of cardiac resynchronization therapy on papillary muscle dyssynchrony and mitral regurgitation. *J Am Coll Cardiol.* 2007;50:2071-2077.

Ypenburg C, Van Bommel RJ, Delgado V et al. Optimal left ventricular lead position predicts reverse remodeling and survival after cardiac resynchronization therapy. *J Am Coll Cardiol.* 2008;52:1402-1409.

Ypenburg C, van de Veire N, Westenberg JJ et al. Noninvasive imaging in cardiac resynchronization therapy–Part 2: follow-up and optimization of settings. *Pacing Clin Electrophysiol.* 2008;31:1628-1639.

Ypenburg C, Westenberg JJ, Bleeker GB et al. Noninvasive imaging in cardiac resynchronization therapy–part 1: selection of patients. *Pacing Clin Electrophysiol.* 2008;31:1475-1499.

Yu CM, Fung WH, Lin H et al. Predictors of left ventricular reverse remodeling after cardiac resynchronization therapy for heart failure secondary to idiopathic dilated or ischemic cardiomyopathy. *Am J Cardiol.* 2003;91:684-688.

Yu CM, Lin H, Zhang Q et al. High prevalence of left ventricular systolic and diastolic asynchrony in patients with congestive heart failure and normal QRS duration. *Heart.* 2003;89:54-60.

CAPÍTULO 15

Doença Arterial Coronariana

Ronald Mastouri ▪ Stephen G. Sawada

1. Uma anormalidade de motilidade da parede induzida por estresse falso-positivo é mais comumente vista em qual dos seguintes segmentos miocárdicos?
   A. Basal inferior.
   B. Septo apical.
   C. Médio lateral.
   D. Médio septal.

2. Qual dos itens seguintes não é uma característica de alto risco no eco de estresse com dobutamina?
   A. Anormalidades da motilidade da parede induzidas por estresse em mais de um território coronariano.
   B. Dilatação da cavidade ventricular esquerda (VE) com estresse.
   C. Arritmias ventriculares induzidas por dobutamina.
   D. Redução na função sistólica VE com estresse.

3. Um homem de 40 anos é encaminhado para ecocardiografia bidimensional para avaliação de um bloqueio de ramo esquerdo (BRE) achado acidentalmente no ECG. A função global do VE é normal. Qual dos seguintes itens é verdadeiro com relação a anormalidades de motilidade da parede decorrente exclusivamente do BRE?
   A. Não existe espessamento miocárdico.
   B. As anormalidades da motilidade da parede são mais proeminentes no septo proximal e no septo médio anterior.
   C. Anormalidades da motilidade da parede frequentemente envolvem o ápice e a parede anterior.
   D. As imagens bidimensionais fornecem a informação mais precisa para reconhecimento do movimento da parede no BRE.

4. A taxa de falso-negativo para ecocardiografia de estresse com dobutamina é maior para os pacientes que apresentem:
   A. Doença coronariana multiarterial em razão da isquemia balanceada.
   B. Remodelamento VE concêntrico.
   C. Resposta da pressão arterial hipertensiva ao estresse.
   D. Hipertrofia VE excêntrica.

5. Um paciente de 65 anos se apresentou com uma elevação inferior do ST e infarto do miocárdio de ventrículo direito (VD). Angioplastia de uma artéria coronária direita (ACD) ocluída proximalmente não teve sucesso. O paciente recebeu fluidos intravenosos em quantidade generosa por hipotensão, a qual por fim se resolveu. Mais tarde, naquela mesma noite, o paciente desenvolveu progressiva falta de ar e piora da hipóxia que não respondeu a suplementação de oxigênio. O exame cardiovascular revelou um fraco sopro sistólico apical e marcada distensão venosa jugular. Um ecocardiograma de repouso foi solicitado. Qual dos tópicos a seguir precisa ser realizado?
   A. Interrogação por Doppler colorido da válvula mitral.
   B. Contraste salino agitado para excluir *shunt* direito para a esquerda.
   C. Interrogação por Doppler colorido do septo interventricular.
   D. Interrogação por Doppler colorido da válvula tricúspide.

6. Qual dos tópicos a seguir é verdadeiro sobre pseudoaneurisma?
   A. Ele é mais frequentemente localizado no ápice.
   B. É caracterizado por um pequeno pedículo comunicando com a cavidade VE.
   C. Ele tem um baixo risco de ruptura se comparado ao aneurisma verdadeiro.
   D. Ele tem uma fina parede de miocárdio.

7. Agentes de contraste ecocardiográfico comercialmente disponíveis passam através da circulação pulmonar para o átrio esquerdo e o ventrículo esquerdo fornecendo realce da imagem dessas estruturas. Uma afirmativa precisa sobre a utilização dos agentes de contraste para eco é:
   A. Eles são aprovados para avaliação da perfusão miocárdica no infarto agudo e são úteis na identificação do fenômeno de *no-reflow*.
   B. Os agentes de contraste podem ser utilizados em pacientes com *shunts* intracardíacos direita-para-esquerda.
   C. Os agentes de contraste persistem mais tempo na circulação se técnicas de imagem de baixa energia e baixo índice mecânico forem utilizados.
   D. Eles podem ser utilizados com segurança em qualquer paciente com insuficiência cardíaca congestiva descompensada.

8. A imagem de Doppler tecidual é uma nova tecnologia que permite a avaliação quantitativa da função sistólica longitudinal dos segmentos dos ventrículos direito e esquerdo. Uma afirmativa correta com relação à avaliação da velocidade miocárdica segmentar pela imagem de Doppler tecidual utilizando a projeção apical é:
   A. Em indivíduos normais, a velocidade da parede VE laterobasal tipicamente excede a velocidade da parede livre VD basal.
   B. Em indivíduos normais, a velocidade do segmento apical do VE excede a velocidade do segmento basal VE.
   C. A torção VE pode ser avaliada pela imagem de Doppler tecidual utilizando as projeções apicais.
   D. Em indivíduos normais, existe um gradiente de velocidade entre o ápice e a base, no qual as velocidades do segmento apical são significativamente menores do que as do segmento basal.

9. Tem sido mostrado que a terapia de ressincronização promove o remodelamento reverso e melhora os sintomas em pacientes com cardiomiopatia isquêmica que apresentam dessincronismo e função sistólica global VE severamente reduzida. Qual dos seguintes grupos de pacientes é mais provável de apresentar maior frequência de melhora com a terapia de ressincronização?
   A. Pacientes com miopatia isquêmica com duração do QRS > 130 milissegundos e eco com dobutamina com evidências de viabilidade nas paredes septal e lateral.
   B. Pacientes com miopatia isquêmica com duração do QRS < 130 milissegundos e DPTEDS (desvio-padrão do tempo da velocidade de ejeção de pico ao Doppler tecidual de 12 segmentos) > 32 milissegundos.
   C. Pacientes com miopatia isquêmica com duração do QRS > 130 milissegundos e parede inferolateral sem viabilidade pelo eco com dobutamina.
   D. Pacientes com duração do QRS > 130 milissegundos e atraso nas paredes septal e posterior ao modo M < 130 milissegundos.

10. Após uma interrupção aguda do fluxo sanguíneo coronariano, qual sinal de isquemia irá aparecer primeiro?
    A. Alterações do ECG.
    B. Anormalidade da motilidade da parede por avaliação visual.
    C. Angina.
    D. Disfunção diastólica.

11. Um paciente de 67 anos se apresenta com início recente de dor torácica. Um ecocardiograma bidimensional mostrou acinesia do septo, parede anterior e segmento apical inferior. Esta distribuição das anormalidades da motilidade da parede é mais provavelmente o resultado da obstrução da:
    A. ACD.
    B. Artéria descendente anterior esquerda (DAE) e ACD.
    C. Artéria circunflexa esquerda (ACX) e DAE.
    D. Artéria DAE.

12. Um homem de 45 anos se apresenta com piora da falta de ar. Um ecocardiograma bidimensional mostra função sistólica VE reduzida com uma fração de ejeção de 35%. Qual dos seguintes parâmetros ecocardiográficos melhor diferencia cardiomiopatia dilatada isquêmica de idiopatia?
    A. Presença de anormalidades regionais da motilidade da parede.
    B. Hipocinesia VE generalizada.
    C. Dilatação apical.
    D. Extensa cicatriz miocárdica transmural.

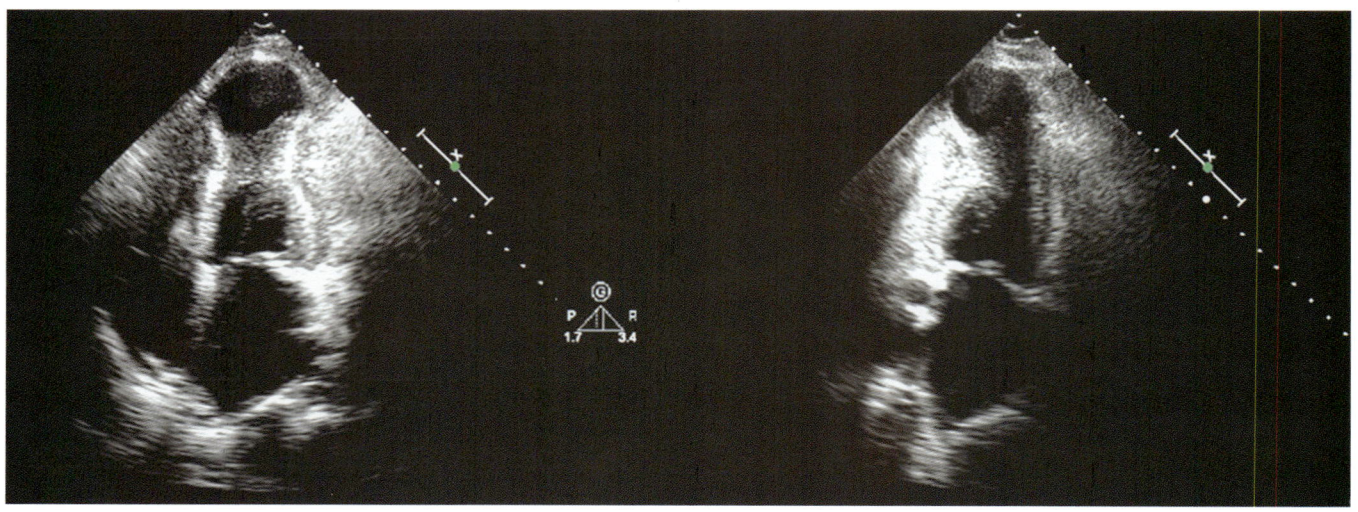

Fig. 15-1

13. O fracasso em reduzir o volume sistólico final do VE durante o estresse pode ser um achado normal em qual das seguintes modalidades de eco de estresse?
   A. Eco de estresse com dobutamina.
   B. Eco de estresse em esteira.
   C. Eco de estresse em bicicleta.
   D. Eco de estresse com vasodilatador.

14. Em pacientes que não possam realizar exercício, vários métodos de estresse têm sido utilizados em combinação com a ecocardiografia para a detecção de doença arterial coronariana. Dos métodos de estresse listados abaixo, qual é o menos efetivo quando aplicado na ecocardiografia de estresse?
   A. Dobutamina-atropina.
   B. Alta dose de dipiridamol.
   C. Adenosina.
   D. Estimulação atrial transesofagiana.

15. Qual dos itens a seguir é uma indicação apropriada para a realização de ecocardiografia de estresse?
   A. Paciente assintomático < 2 anos após revascularização percutânea.
   B. Paciente assintomático < 1 ano após estudo não invasivo normal solicitado para ser submetido a cirurgia não emergencial de alto risco.
   C. Paciente assintomático com doença arterial coronariana de risco baixo a moderado pelo Escore de Framingham.
   D. Início recente de fibrilação atrial em um paciente com risco moderado a alto de doença arterial coronariana.

16. Uma mulher de 60 anos sofreu um infarto do miocárdio com elevação do ST na parede anterior. Ela foi submetida a revascularização percutânea da artéria DAE. O paciente se apresenta para o acompanhamento 2 meses depois sem sintomas. Um quadro sistólico tardio de uma projeção apical 4 e 2 câmaras obtido no acompanhamento é mostrado na Figura 15-1. Um ECG de 12 derivações mostrou elevação de ST nas derivações anteriores. A razão mais provável para este achado é:
   A. Infarto recorrente decorrente de trombose aguda do *stent*.
   B. O achado é compatível com alterações evolutivas normais de um infarto anterior.
   C. O achado ECG é em razão de um aneurisma apical.
   D. O achado ECG é devido à síndrome de Dressler.

17. Um paciente de 75 anos com infarto do miocárdio anterior transmural e cardiopatia isquêmica é visto na clínica 3 semanas após este evento. Seu plano terapêutico regular inclui aspirina, metoprolol, sinvastatina e lisinopril. Um ecocardiograma bidimensional de rotina é realizado (Fig. 15-2). Qual é o próximo passo mais apropriado?

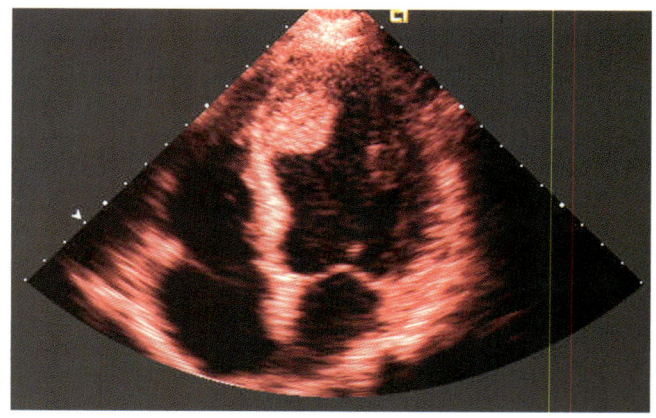

Fig. 15-2

A. Warfarina necessita ser adicionado ao regime médico com um RNI-alvo de 2-3 com uma repetição do ecocardiograma em 3 meses.
B. Clopidogrel necessita ser iniciado por no mínimo 1 ano.
C. Contraste comercial é necessário para melhor avaliação do ápice VE.
D. Manter o regime médico atual.

18. Um ecocardiograma é realizado em um homem de 60 anos em decorrência de dispneia. A imagem bidimensional é um quadro sistólico final. Os registros de Doppler tecidual pulsado das paredes basal inferior (Fig. 15-3 A) e basal anterior (Fig. 15-3B). Uma afirmativa correta sobre os registros de Doppler tecidual é:
A. Ambos os sinais das paredes inferior e anterior são normais.
B. Existe muito artefato para se permitir uma interpretação.
C. Existe evidência de encurtamento pós-sistólico da parede inferior.
D. Existe proeminente dessincronismo das paredes inferior e anterior.

19. Um homem de 65 anos sem história de doença cardíaca tem um ecocardiograma bidimensional realizado por palpitação. O achado de interesse nas imagens diastólicas finais de eixos longo e curto paraesternal na Figura 15-4 é:

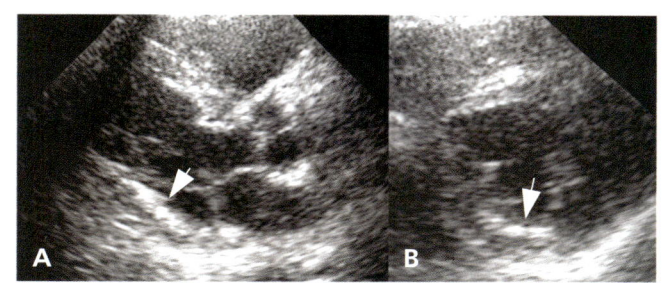

Fig. 15-4A-B

A. Calcificação anular mitral.
B. Doença valvar mitral reumática com calcificação subvalvar.
C. Cicatriz subendocárdica em razão da injúria miocárdica silenciosa prévia.
D. Calcificação pericárdica.

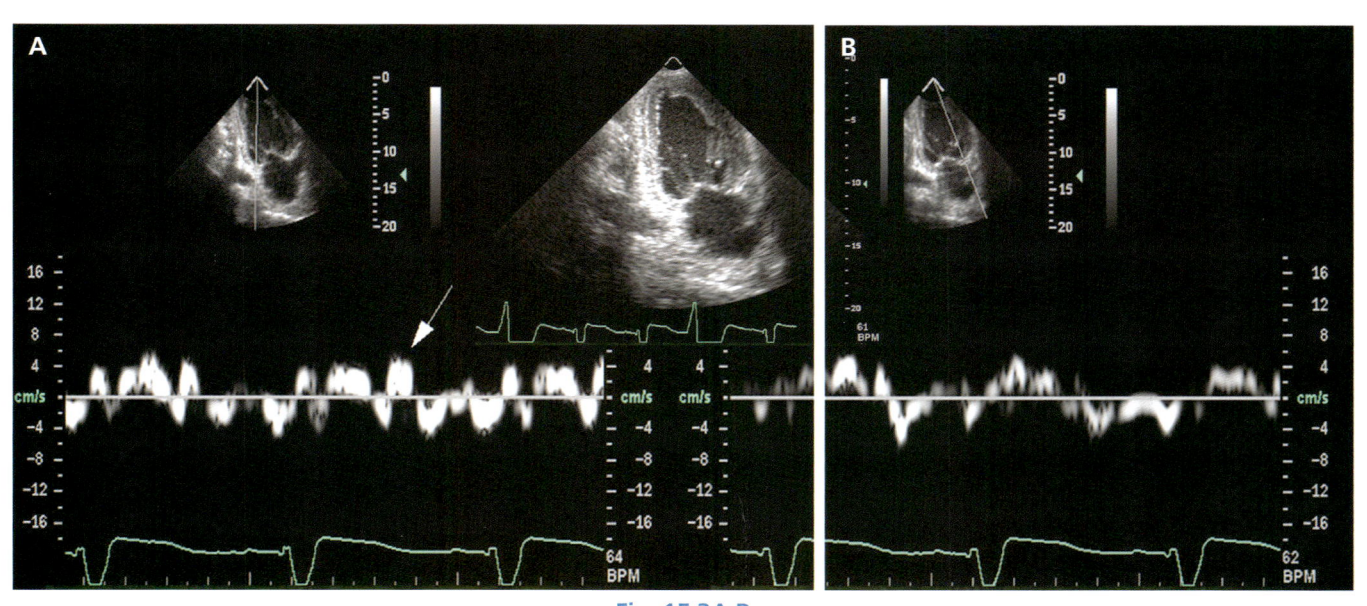

Fig. 15-3A-B

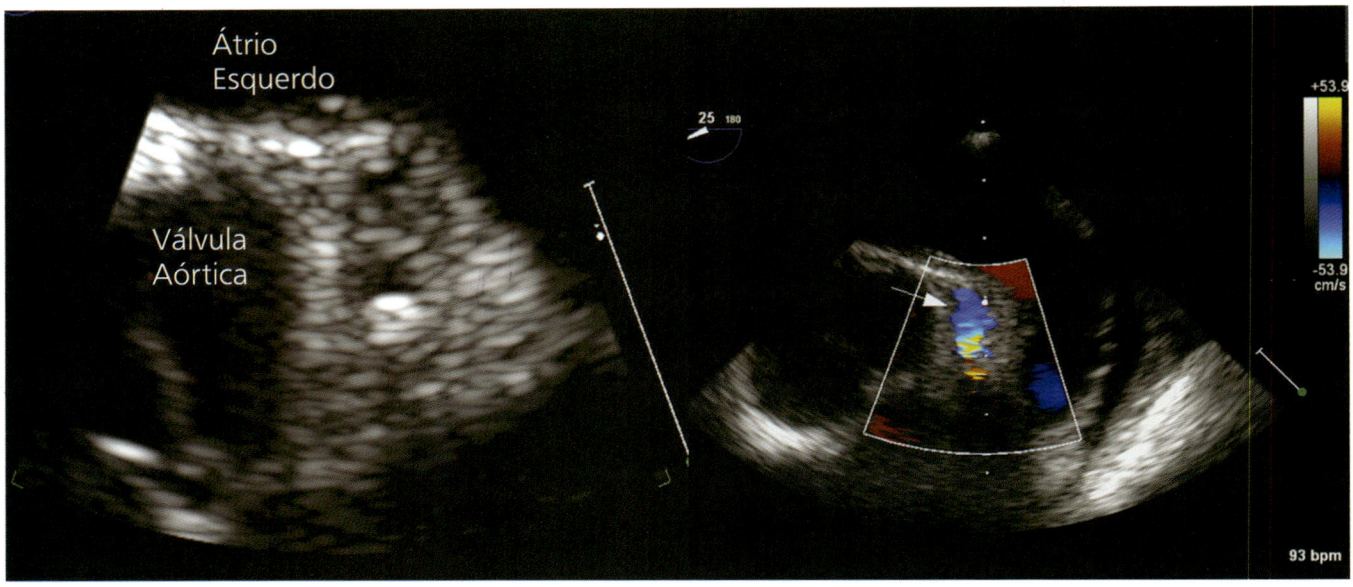

Fig. 15-5

20. Um ecocardiograma transesofagiano (ETE) é obtido para avaliar a função VE em um homem de 66 anos com obesidade, programado para uma resseção de cólon. Ele anda 3,2 km por dia e nega qualquer sintoma. As imagens de eixo longo mostram função sistólica VE normal e nenhuma anormalidade regional de motilidade da parede. Imagens de eixo curto adicionais ao nível medioesofagiano são mostradas na Figura 15-5. O cardologista deve informar à equipe cirúrgica que:
A. O paciente apresenta um risco mínimo, e nenhuma medida para reduzir o risco cardíaco pré-operatório deve ser considerada.
B. O paciente apresenta doença coronariana significativa e são necessárias medidas para reduzir o risco cardíaco.
C. Angiografia coronariana de urgência é necessária.
D. O paciente deve ser encaminhado para exploração coronariana por tomografia computadorizada (TC).

21. Um homem de 55 anos se apresenta ao seu médico de cuidado primário com uma história de dor torácica induzida aos esforços há 3 meses. Um ecocardiograma de estresse em esteira foi realizado. A imagem de referência de eixo longo no final da sístole (Fig. 15-6A) e três imagens imediatamente pós-estresse sistólicas finais (Fig. 15-6B-D) são mostradas. As dimensões cavitárias sistólicas finais estão aumentadas pós-estresse (Vídeo 15-1).

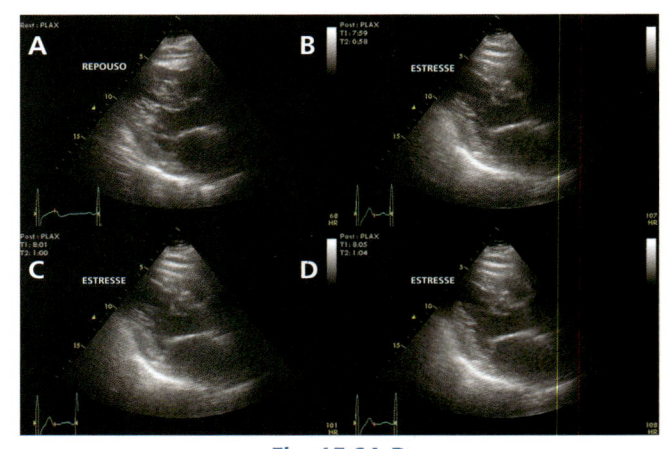

Fig. 15-6A-D

Qual dos tópicos a seguir é verdadeiro?
A. É improvável que o paciente tenha doença coronariana significativa.
B. O paciente apresenta significativa doença da artéria CXE.
C. O paciente apresenta significativa doença de tronco esquerdo.
D. O paciente apresenta significativa estenose da porção média da artéria DAE.

22. Um paciente masculino de 80 anos com doença pulmonar obstrutiva crônica se apresenta com infarto do miocárdio com elevação de ST inferior. Ele possui uma ACD ocluída proximal e uma tentativa sem sucesso de revascularização percutâna. O paciente desenvolve hipotensão progressiva. Um ECG repetido não mostra recorrência da elevação do ST. Um ecocardiograma de repouso foi realizado (Fig. 15-7 e Vídeo 15-2). Qual é o tratamento mais apropriado?

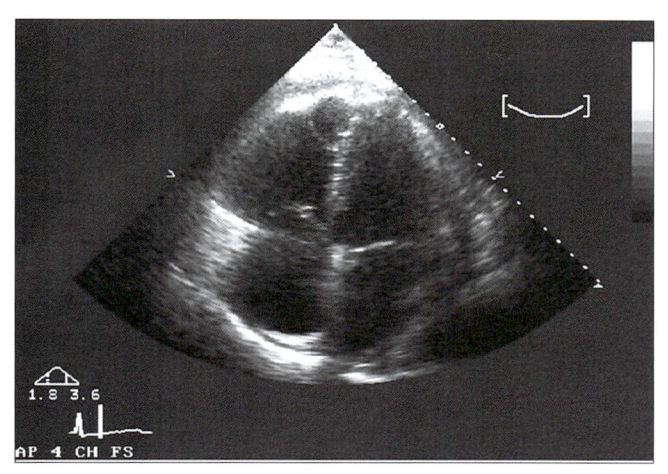

Fig. 15-7

A. Repetir a angiografia.
B. Exploração por TC de pelve para avaliar hemorragia retroperitoneal.
C. Administração agressiva de fluidos e um inotrópio intravenoso, se necessário.
D. Anticoagulação com heparina e exploração torácica por TC.
E. Contrapulsação por balão intra-aórtico.

23. Um homem de 58 anos com uma história de doença coronariana estável tem um ecocardiograma de estresse com dobutamina realizado para estratificação de risco prévio a cirurgia não cardíaca. Quadros sistólicos finais em cada estágio do estresse são mostrados na Figura 15-8 e Vídeo 15-3. Ele mais provavelmente tem:

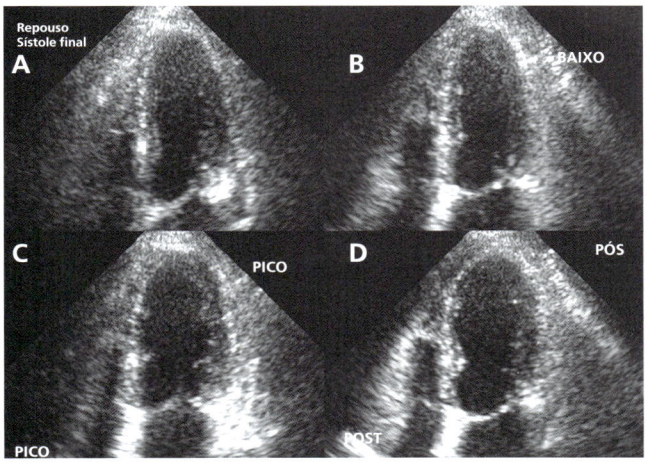

Fig. 15-8A-D

A. Doença coronariana multiarterial severa.
B. Significante estenose da porção média da artéria DAE.
C. Uma resposta hipertensiva à dobutamina e nenhuma obstrução coronariana.
D. Piora da regurgitação mitral isquêmica durante a infusão de dobutamina.

24. Um paciente de 78 anos com doença coronariana conhecida se apresenta com dor torácica há 3 horas e falta de ar. Na admissão, um ecocardiograma é obtido (Fig. 15-9 A). A colocação de um *stent* em uma estenose proximal da artéria DAE foi realizada. O pico da troponina foi 3,0 durante a admissão. Um ecocardiograma de acompanhamento é realizado 1 semana depois (Fig. 15-9B). Quadros sistólicos finais dos ecocardiogramas de admissão e de acompanhamento são mostrados com as bordas endocárdicas delineadas (Vídeos 15-4A e B). A explicação mais provável para os achados nos ecocardiogramas inicial e de acompanhamento é:

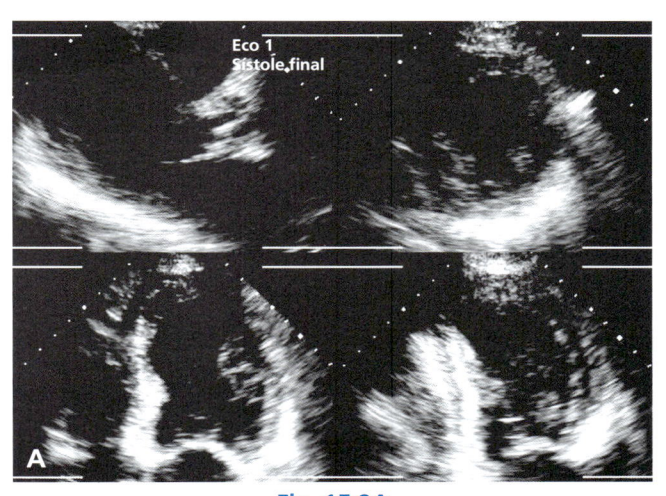

Fig. 15-9A

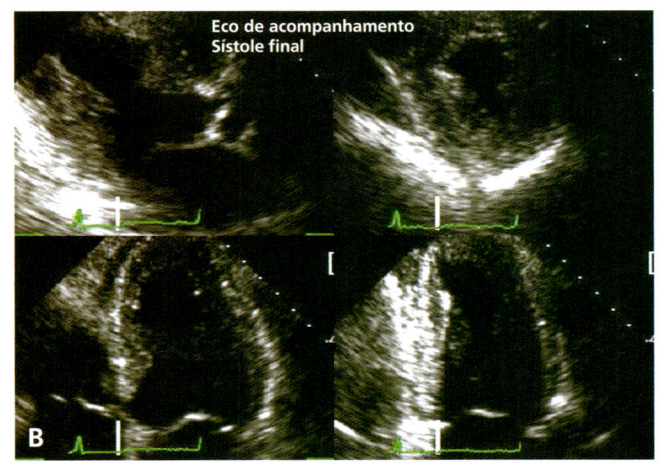

Fig. 15-9B

A. Sobrecarga de volume tratada com diuréticos.
B. Atordoamento miocárdico com recuperação.
C. Miocárdio hibernante com recuperação.
D. Pré-condicionamento.

25. Uma mulher de 55 anos com hiperlipidemia e hipertensão foi encaminhada para ecocardiografia de estresse em esteira após um episódio clínico de dor torácica 3 semanas antes. Ela se exercitou a 10 METs, mas parou por causa de fadiga e leve desconforto torácico (Vídeo 15-5 e Figura 15-10). A causa mais provável da dor no peito do paciente é:

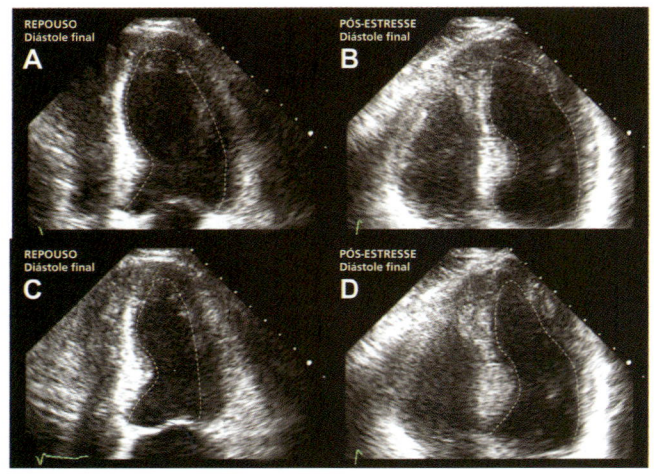

Fig. 15-10A-D

A. Doença difusa de pequenos vasos pela hipertensão.
B. Dor torácica não cardíaca.
C. Ponte miocárdica da artéria DAE.
D. Estenose significativa da artéria CXE.

CASO 1

Um homem de 75 anos com história prévia de infarto anterior e inferolateral se apresenta com agravamento progressivo da dispneia e um sopro.

26. Qual é a principal causa do seu sopro? (Veja Vídeo 15-6 e Figura 15-11).

A. Regurgitação mitral secundária a doença mixomatosa.
B. Regurgitação mitral secundária a ruptura de musculatura papilar.
C. Regurgitação mitral secundária a migração da musculatura papilar decorrente da dilatação VE e anormalidades da motilidade da parede
D. Regurgitação mitral secundária a endocardite.

27. O reparo da válvula mitral com anuloplastia em anel foi realizado. Um ETE intraoperatório obtido após o paciente ser retirado do *bypass* cardiopulmonar mostrou o seguinte (Fig. 15-12). Qual é a explicação mais provável para o fracasso do reparo?

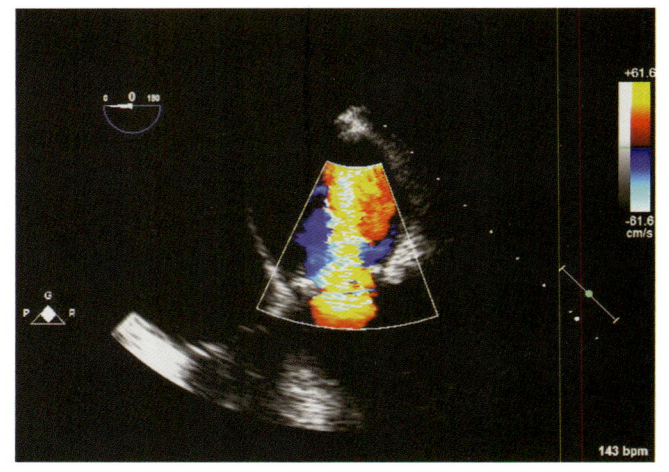

Fig. 15-12

A. Tamanho inadequado do anel de anuloplastia.
B. Injúria miocárdica isquêmica residual durante o *bypass* cardiopulmonar.

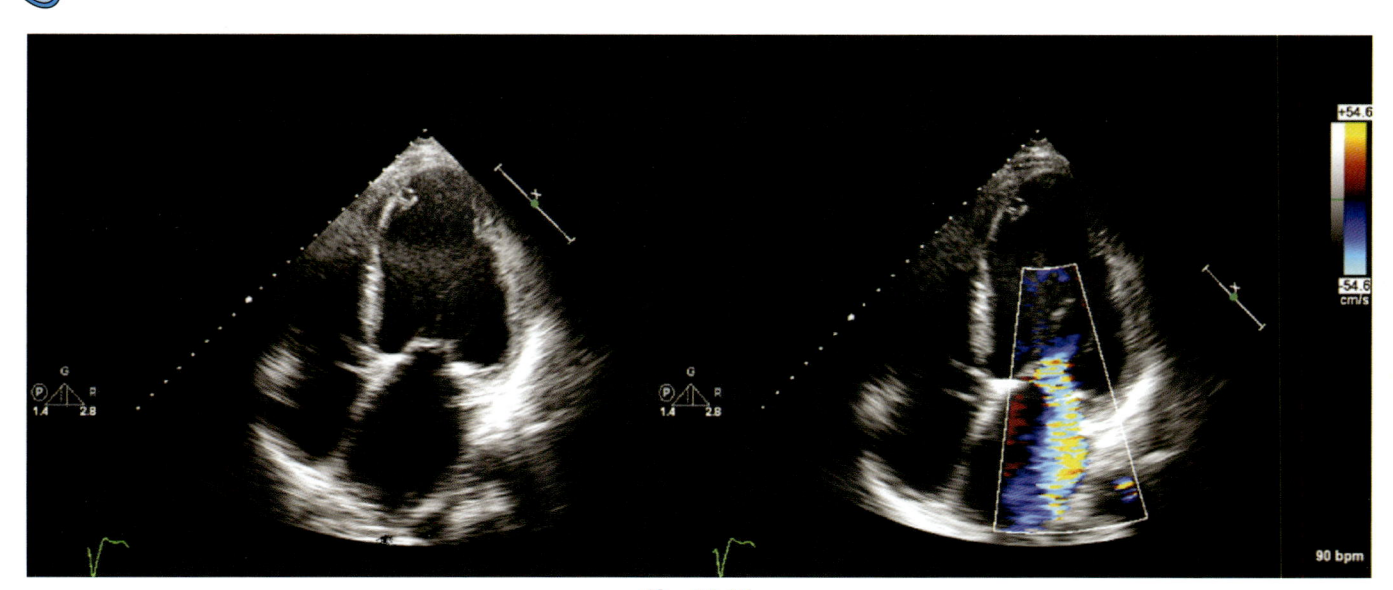

Fig. 15-11

C. Um anel de anuloplastia pode não ser suficiente para tratar regurgitação mitral em uma válvula muito apiculada e simetricamnete encurtada.
D. Cirurgião inexperiente.

CASO 2

Uma mulher de 68 anos se apresenta com edema de extremidades inferiores, distensão da veias do pescoço, pulsos fracos, dispneia severa e um sopro. O raio X de tórax mostra cardiomegalia e infiltrados pulmonares difusos. Sua pressão arterial sistólica é 90 mmHg. Um ETE foi realizado. A interrogação por Doppler de onda contínua do influxo e do escoamento VE é mostrada na Figura 15-13.

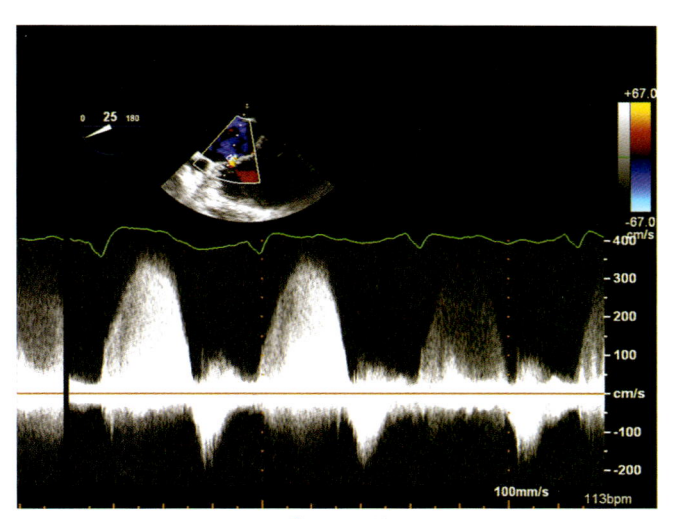

Fig. 15-13

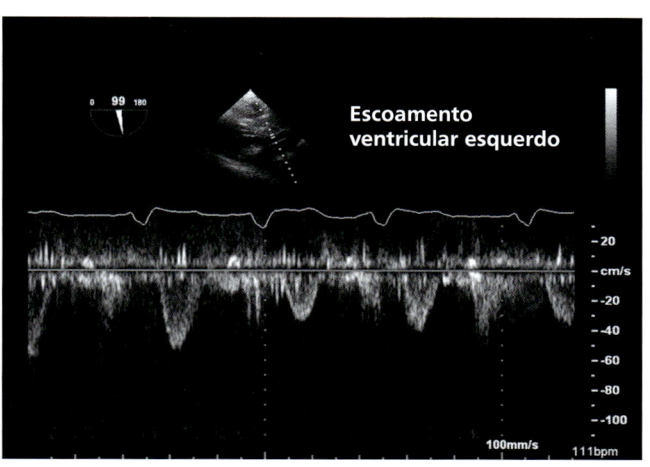

Fig. 15-14

28. Qual é a causa mais provável de sua dispneia?
    A. Pneumonia bilateral.
    B. Regurgitação mitral severa com pressão atrial esquerda elevada e edema pulmonar.
    C. Embolia pulmonar.
    D. Insuficiência cardíaca congestiva decorrente de estenose mitral severa.
29. Doppler de onda pulsada do trato de escoamento VE mostra as velocidades de ejeção na Figura 15-14. Com base nisto e nos registros prévios do Doppler espectral, a causa da hipotensão e dos pulsos fracos é mais provavelmente decorrente da:
    A. Regurgitação mitral severa com uma fração de ejeção de 60%.
    B. Regurgitação mitral severa com sepse.
    C. Regurgitação mitral severa e severa redução da função sistólica VE.
    D. Regurgitação mitral severa e desidratação.

CASO 3

Um homem de 70 anos se apresenta a um hospital rural com elevação inferior do segmento ST. Ele é tratado com trombolítico. Três dias depois, ele é transferido para uma UTI de um hospital universitário devido a edema pulmonar e hipotensão. Um ecocardiograma bidimensional à beira do leito é solicitado pela equipe médica (veja Vídeos 15-7A e B). O cardiologista assistente ausculta um sopro sistólico áspero.
30. A causa mais provável para seu sintoma é:
    A. Infarto inferoposterior extenso com ruptura do septo ventricular.
    B. Ruptura de músculo papilar com regurgitação mitral severa.
    C. Um novo infarto anterior.
    D. Ruptura de parede livre com tamponamento cardíaco.
31. O melhor tratamento a ser adotado após rever o estudo é:
    A. Iniciar baixa dose de dobutamina e observação.
    B. Iniciar nitroprussiato intravenoso e observação.
    C. Cateterismo cardíaco direito para avaliação hemodinâmica.
    D. Urgente inserção de um balão intra-aórtico ou dispositivo de assistência VE, angiografia coronariana e consultar um cirurgão cardiotorácico.

CASO 4

Um paciente masculino de 75 anos se apresenta a um hospital rural com uma elevação inferoposterior do segmento ST. Trombolíticos foram administrados, mas a elevação do ST persistiu. Dois dias depois, ele desenvolveu hipotensão aguda e falta de ar. Um ecocardiograma de repouso mostrou regurgitação mitral severa. (Veja Vídeos 15-8A-C.)

32. A causa mais provável de sua regurgitação mitral é:
   A. Prolapso valvar mitral por doença mixomatosa.
   B. Ruptura da cabeça do músculo papilar.
   C. Instabilidade de folheto posterior por ruptura de corda tendínea.
   D. Regurgitação funcional por dilatação anular mitral e dilatação VE.

33. A melhor opção de tratamento é:
   A. Angiografia coronariana de urgência para possível revascularização percutânea.
   B. Colocação de um balão de contrapulsação intra-aórtico e imediata avaliação cirúrgica.
   C. Fluidos intravenosos agressivos para manter a pressão sistólica > 90 mmHg.
   D. Nitroprussiato intravenoso em dose baixa e observação cuidadosa.

CASO 5

Um homem de 61 anos se apresenta para avaliação clínica de cardiomiopatia isquêmica severa e doença trivascular. Sua fração de ejeção é 18%. Ele relata dispneia aos esforços moderados com dor torácica ocasional que cede com nitroglicerina. Antes de considerar potencial revascularização, o cirurgião cardiotorácico pergunta sobre estudo de viabilidade com dobutamina. (Veja Vídeos 15-9A e B.)

34. Isto mostra:
   A. Nenhuma melhora na motilidade da parede.
   B. Melhora em baixa dose com melhora adicional, sustentada na dose de pico.
   C. Principalmente melhora da resposta bifásica em baixa dose, pior na dose de pico.
   D. Não interpretável.

35. Com base nos resultados do estudo com dobutamina, o paciente deve ser encaminhado para revascularização cirúrgica?
   A. Não, ele não terá muito benefício.
   B. Sim, ele provavelmente se beneficiará do ponto de vista de sobrevida, mas não terá qualquer recuperação funcional.
   C. Sim, ele deve recuperar a função mesmo sem a predominância da resposta bifásica.
   D. Não tenho certeza, faça mais testes.

RESPOSTAS

1. RESPOSTA: A. Os achados falso-positivos em um ecocardiograma de estresse são mais frequentemente encontrados nos segmentos basais da circulação miocárdica posterior. Encurtamento do segmento basal inferior do anel mitral pode contribuir com uma relativa redução na motilidade deste segmento se comparado a outros segmentos que não são ligados a estruturas fixas. O aumento do movimento da translação do coração com estresse em torno da parede inferior na sístole pode levar a aparência de redução da excursão da parede basal inferior.

2. RESPOSTA: C. Arritmias ventriculares induzidas por dobutamina não são rigorosamente correlacionadas com isquemia miocárdica induzida durante o teste. Além disso, a ocorrência de arritmia ventricular não é preditivo de eventos cardíacos tardios, incluindo mortalidade, infarto agudo do miocárdio não fatal e revascularização. Isquemia em múltiplos territórios coronarianos, dilatação da cavidade ventricular esquerda (VE) e redução da fração de ejeção de pico são indicadores de risco aumentado.

3. RESPOSTA: B. Anormalidades da motilidade da parede decorrentes exclusivamente de bloqueio de ramo esquerdo (BRE) são mais proeminentes no septo proximal e anterior médio e são menos frequentemente manifestadas na parede anterior ou no ápice. Eles tipicamente não resultam em alteração da geometria VE. O espessamento miocárdico é usualmente preservado. A ecocardiografia em modo M é frequentemente o melhor método para identificação da motilidade da parede no BRE em razão de sua alta resolução temporal (Fig. 15-15). Um clássico "freio" descendente é visto no início da despolarização ventricular, seguido por movimento anterior do septo, mas com espessamento miocárdico preservado.

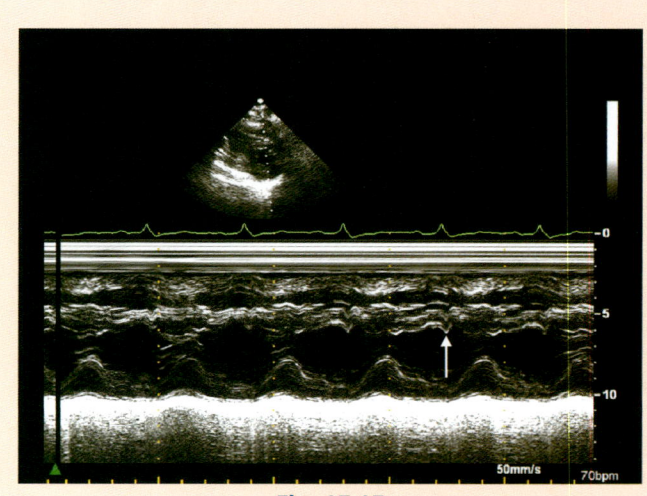

Fig. 15-15

4. RESPOSTA: B. Pacientes com remodelamento concêntrico (aumento relativo do espesssamento da parede e cavidade pequena) têm uma alta taxa de exames de estresse com dobutamina falso-negativos. O estresse da parede diminui com dimensões cavitárias pequenas e espessamento de parede aumentado. Consequentemente, pacientes com remodelamento concêntrico apresentam menor estresse de parede. Os efeitos vasodilatadores da dobutamina podem resultar em um declínio do estresse da parede e aumento mais limitado na demanda de oxigênio do que o esperado. O resultado final é uma baixa frequência de isquemia induzida por estresse. Adicionalmente, a detecção de motilidade anormal da parede em segmentos isquêmicos é mais difícil no contexto de contração hiperdinâmica dos segmentos não isquêmicos e uma cavidade VE normal.

5. RESPOSTA: B. Uma rara complicação do infarto ventricular direito (VD) é o desenvolvimento de um *shunt* agudo direita para esquerda através de um defeito septal atrial preexistente ou forame oval patente. O *shunt* ocorre devido a complacência VD anormal e pressão atrial direita marcadamente elevada. Isto deve ser suspeitado em pacientes que desenvolvem cianose aguda e hipoxemia que é irresponsiva à administração de altos fluxos de oxigênio. O diagnóstico pode ser confirmado por ecocardiografia com contraste utilizando a injeção periférica de solução salina agitada. Regurgitação da válvula mitral isquêmica aguda e ruptura septal ventricular se apresentam com sopros ásperos e congestão pulmonar. Regurgitação tricúspide, que pode ser decorrente da dilatação ventricular no contexto de infarto VD, não se manifesta com hipóxia.

6. RESPOSTA: B. Um pseudoaneurisma que se forma após uma ruptura da parede livre é contido pelo pericárdio. Isto mais frequentemente ocorre na parede posterior, seguida pelas paredes lateral e ápice. Ele é usualmente caracterizado por um pescoço que é menor em diâmetro do que o pseudoaneurisma. Uma razão < 0,5 do diâmetro de entrada e o diâmetro máximo do pseudoaneurisma tem sido demonstrado como tendo baixa eficácia na distinção entre pseudoaneurisma e aneurismas. Pseudoaneurisma pode abrigar significativas quantidades de trombo, alguns dos quais podem-se deslocar e causar embolia arterial. É geralmente aceito que os pseudoaneurismas têm um maior risco de ruptura se comparados aos aneurismas verdadeiros.

7. RESPOSTA: C. A ecocardiografia de contraste miocárdico utiliza microbolhas preenchidas por gás que são inertes, permanecem completamente dentro do espaço vascular e possuem uma reologia intravascular similar à das hemácias. Numerosos estudos mostraram que os agentes de contraste miocárdico podem ser utilizados para avaliar qualitativa e quantitativamente a perfusão miocárdica, inclusive no contexto de infarto agudo. Entretanto, não existe um agente já aprovado para avaliação de perfusão miocárdica nos Estados Unidos. As recomendações atuais para utilização de agentes de contraste afirmam que os produtos são contraindicados em pacientes que tenham *shunt*s cardíacos conhecidos direita-esquerda, bidirecionais e direita-esquerda transitórios. Os agentes devem ser cautelosamente utlizados em pacientes com condições cardiopulmonares instáveis, com a recomendação de que a monitoração dos sinais vitais e a saturação de oxigênio sejam realizadas durante e por, pelo menos, 30 minutos, seguindo a administração do agente de contraste com microbolhas.

8. RESPOSTA: D. O arranjo complexo das fibras miocárdicas nos ventrículos resulta em contração ativa em múltiplos planos. O movimento longitudinal resulta de fibras orientadas longitudinalmente, enquanto o movimento radial resulta de fibras circunferenciais e radiais. No plano longitudinal, o movimento no plano atrioventricular é em direção a um ápice fixo. O resultado final é um gradiente de velocidade da base (mais alto) ao ápice (mais baixo). Em razão da grande quantidade de fibras longitudinais, um ventrículo direito normal irá sempre apresentar maiores velocidades de pico longitudinal do que o ventrículo esquerdo. O imageamento de Doppler tecidual é uma técnica ultrassonográfica dependente de ângulo utilizada para a avaliação do movimento longitudinal das estruturas cardíacas. A medida da torção do ventrículo esquerdo não é viável pela interrogação por Doppler tecidual a partir da janela apical.

9. RESPOSTA: A. Atualmente, 1/3 dos pacientes tratados com terapia de ressincronização cardíaca (TRC) não respodem. Várias medidas ecocardiográficas do dessincronismo mecânico têm sido aplicadas com o objetivo de distinguir os que irão responder dos que não irão responder. Ts-SD (desvio-padrão do tempo de ejeção de pico da velocidade do Doppler tecidual de 12 segmentos) foi proposto como um potencial índice de dessincronismo VE. As velocidades miocárdicas ao Doppler são obtidas em 6 segmentos basais e médio VE. Utilizando o complexo QRS como ponto de referência, o tempo de contração miocárdica de pico pode ser medido, do qual o desvio padrão de 12 segmentos do VE é calculado. Os primeiros estudos clínicos utilizando Ts-SD > 32 milissegundos mostraram alguma correlação com resposta a TRC em pacientes com QRS largo.

O atraso entre as paredes septal e posterior ao modo M é outro parâmetro de dessincronismo. O máximo desposicionamento das paredes septal e posterior é primeiro medido a partir do início do QRS; o valor de deflexão QRS da parede septal é então subtraído do valor de deflexão do QRS da parede posterior. O valor > 130 milissegundos tem sido proposto como valor limítrofe para definir uma resposta positiva a TRC.

O estudo PROSPECT, o maior estudo multicêntrico até o momento, mostrou que tanto Ts-SD quanto o atraso entre as paredes septal a posterior ao modo M apresentam valor preditivo relativamente fraco (sensibilidade e especificidade do Ts-SF para predição de escore de resposta clínica composta foi 74 e 35%, respectivamente, sensibilidade e especificidade do atraso das paredes septal a posterior ao modo M para predição de escore de resposta clínica composta foram 55 e 50%, respectivamente) para predizer a resposta a TRC.

A presença de reserva contrátil no eco de estresse com dobutamina identifica pacientes com resposta clínica favorável e remodelamento reverso VE à TRC. Inviabilidade da parede inferolateral na região do eletrodo do seio coronário (VE) é frequentemente associada a uma resposta ruim à TRC.

10. RESPOSTA: D. Existe uma hierarquia bem definida das anormalidades funcionais que ocorrem como consequência da interrupção do fluxo sanguíneo coronariano. Isto é conhecido como cascata isquêmica (Fig. 15-16). A manifestação inicial é disfunção diastólica, seguido por motilidade anormal da parede, alterações ECG e, em seguida, angina.

Sequência de Eventos com Isquemia (Cascata Isquêmica)

- Angina
- Anormalidades do Segmento ST
- Anormalidade da Motilidade da Parede
- Disfunção Diastólica
- Perda de ATP
- Anormalidade de Perfusão

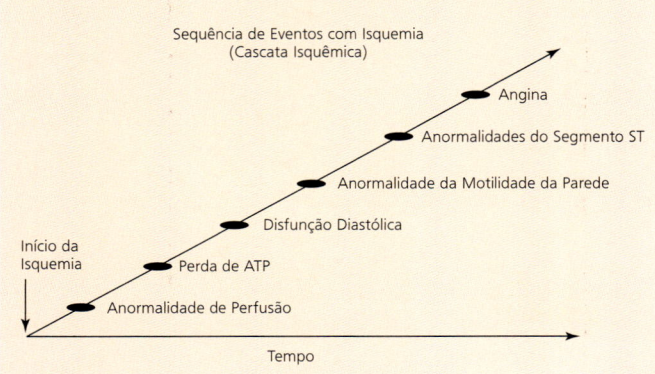

Início da Isquemia — Tempo

Fig. 15-16

11. RESPOSTA: D. A abordagem padrão para a representação do ventrículo esquerdo utiliza um modelo de 16 ou 17 segmentos. Segmentos miocárdicos são agrupados de acordo com seu suprimento coronariano (descendente anterior esquerda [DAE], coronária direita [ACD] e circunflexa esquerda [CXE] com o reconhecimento de que existe viabilidade no suplimento coronariano de vários segmentos, incluindo os segmentos apical lateral (território de DAE ou CXE) e apical inferior (território de DAE ou ACD), que são considerados segmentos "sobrepostos". Detecção de uma anormalidade apical inferior na presença de anormalidade na motilidade das paredes anterior e septal é usualmente decorrente da oclusão da DAE que envolve o ápice e nutre a porção apical da parede inferior. Por outro lado, quando anormalidades basal médio inferior estão presentes sem anormalidades anterior e apical, a motlidade anormal da parede apical inferior é, usualmente, decorrente de doença de ACD (Fig. 15-17).

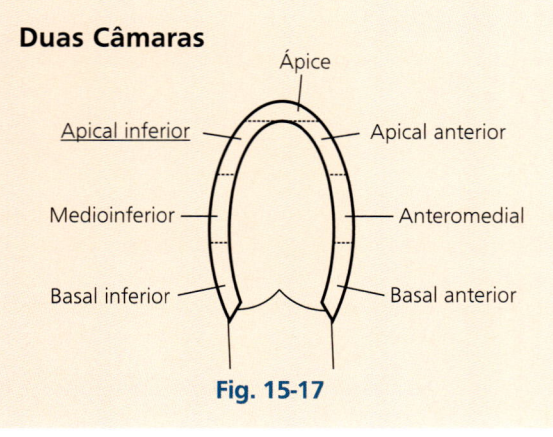

Duas Câmaras

- Ápice
- Apical inferior — Apical anterior
- Medioinferior — Anteromedial
- Basal inferior — Basal anterior

Fig. 15-17

12. RESPOSTA: D. A distinção entre cardiomiopatia dilatada isquêmica e idiopática pode ser um grande desafio naqueles com doença avançada com disfunção sistólica VE severa e dilatação VE. Entretanto, naqueles com doença menos avançada, grandes áreas de cicatriz envolvendo dois ou mais segmentos contíguos são altamente específicas para uma etiologia isquêmica. Cicatriz transmural irá se manifestar como uma região altamente ecorrefletiva, que é significativamente mais fina (< 70% do espessamento normal da parede).

Remodelamento VE gradual resulta em dilatação ventricular tanto na cardiomiopatia isquêmica quanto na cardiomiopatia idiopática. Dilatação é frequentemente mais severa no ápice em ambas as condições em razão do grande estresse de parede nesta região. A motilidade regional da parede em repouso pode ser anormal como em dois terços dos pacientes com cardiomiopatia não isquêmica, enquanto pacientes com cardiomiopatia isquêmica devem ter hipocinesia uniforme.

13. RESPOSTA: C. Para a maioria das modalidades de estresse, uma resposta normal inclui uma redução no volume sistólico final. Fracasso em reduzir o tamanho sistólico final é uma resposta anormal e pode refletir doença multivascular severa. Bicicleta supina é uma exceção a esta regra. Elevação das pernas durante o exercício irá aumentar o retorno venoso. Além disso, a pós-carga pode permanecer inalterada ou aumentar com o estresse de bicicleta. Como tal, ausência de redução do volume sistólico final no pico do estresse pode ser um achado normal.

14. RESPOSTA: C. Estresse farmacológico utilizando dobutamina com suplementação de atropina é a forma mais comum de estresse farmacológico utilizado com ecocardiografia neste país. Este método tem sensibilidade comparável à ecocardiografia com exercício na maioria dos contextos clínicos. A utilidade da ecocardiografia com altas doses de dipiridamol (utilizando um total de 0,84 mgHg de dipiramidol) tem sido validada em numerosos estudos. A ecocardiografia de estresse com estimulação atrial transesofágica tem alta sensibilidade para detecção de doença coronariana e é bem tolerada. A estimulaçao é realizada a frequências cardíacas equivalentes a 100% da máxima prevista para a idade do paciente. Adesonima é o método menos efetivo para indução de isquemia decorrente de sua curta duração de ação.

15. RESPOSTA: D. Realizar um ecocardiograma de estresse para a detecção da doença arterial coronariana/avaliação de risco em população de pacientes assintomáticos de risco moderado a alto para doença arterial coronariana com comorbidades definidas (início recente de fibrilação atrial) é uma indicação apropriada. As três outras afirmativas são consideradas indicações inapropriadas.

16. RESPOSTA: C. As projeções duas e 4 câmaras na Figura 15-1 mostram um aneurisma apical. Aneurismas são caracterizados por afilamento miocárdico e dilatação tanto na sístole quanto na diástole.

17. RESPOSTA: A. O fotograma de 4 câmaras na Figura 15-2 mostra um trombo apical profuso. Um trombo pode ter uma escala de cinza discretamente diferente do miocárdio subjacente com base em sua idade. Um trombo protruso carrega uma chance maior de embolização do que um trombo mural revestindo uma porção do ápice. As recomendações para anticoagulação variam, mas o tratamento com warfarina é indicado por 3-6 meses.

18. RESPOSTA: C. Os registros de dopler tecidual das paredes inferior e anterior na projeção 2 câmaras são mostrados na Figura 15-3. No perfil espectral de Doppler tecidual normal, existem quatro velocidades principais, duas velocidades sistólicas (S1 – contração isovolumétrica, S2 – ejeção) e duas velocidades diastólicas E e A. Neste exemplo, a seta aponta para uma onda extra no período de relaxamento isovolumétrico e no início da diástole, que representa o encurtamento pós-sistólico. O encurtamento pós-sistólico é um marcador de isquemia ou infarto que pode ser um fenômeno passivo. Ele é prontamente detectado pela imagem de Doppler tecidual e deformação bidimensional e pela imagem da taxa de deformação, métodos que têm resolução temporal bastante elevada.

19. RESPOSTA: C. Com oclusão coronariana, a necrose ocorre primeiro no subendocárdio e se torna transmural ao longo do tempo na ausência de reperfusão. Infarto subendocárdico pode ser identificado pela ecocardiografia se a cicatrização com fibrose densa ocorrer. Isto resulta em uma região altamente ecorrefletiva, análoga ao realce tardio por gadolínio visto na imagem de ressonância magnética cardíaca. A localização da região ecorrefletiva torna improvável que seja calcificação anular mitral, subvalvular ou pericárdica.

20. RESPOSTA: B. A projeção de eixo curto ao nível da base mostra uma estrutura ecorrefletiva na região proximal da artéria DAE. O Doppler colorido mostra *alisasing* do fluxo coronariano com um limite de Nyquist (ajustado a 53 cm/s), que está acima da velocidade de fluxo coronariano diastólico normal em repouso, indicando uma lesão aterosclerótica parcialmente obstrutiva. A visualização direta da artéria principal esquerda, porções proximais das artérias CXE e DAE pelo ecocardiograma transtorácico ou transesofagiano tem uma taxa de sucesso razoavelmente elevada. Ecos brilhantes, globulares, no lúmen ou na parede das artérias coronarianas são altamente específicos para aterosclerose.

21. RESPOSTA: D. Durante um ecocardiograma de estresse em esteira, as imagens são tipicamente obtidas em repouso e imediatamente após a cessação do exercício. É recomendado que mais de uma série de imagens seja obtida de cada projeção, uma vez que os artefatos respiratórios e o movimento de translação possam reduzir a qualidade de algumas séries. Neste exemplo, as imagens de repouso (Fig. 15-6A) da projeção de eixo longo paraesternal mostram função sistólica VE normal sem anormalidade de motilidade da parede. As imagens pós-estresse revelam hipocinesia do septo médio anterior. Esses achados são compatíveis com doença coronariana obstrutiva na distribuição da artéria DAE. A resposta normal do estresse basal anterior, que é um segmento suprido pelo primeiro ramo septal, indica que a lesão obstrutiva está além da DAE proximal. A motilidade da parede posterior é normal em repouso e se torna hiperdinâmica pós-estresse, sugerindo o não envolvimento da circulação posterior.

22. RESPOSTA: C. O ecocardiograma mostra um ventrículo direito dilatado, hipocinético, compatível com infarto de VD. O infarto de VD frequentemente se acompanha de infarto VE inferior, embora evidências clínicas de infarto de VD sejam relativamente frequentes na era atual de revascularização de urgência. Pacientes que sofrem um infarto de VD se apresentam com pressões de enchimento do lado direito aumentadas (pressão venosa central, pressão atrial direita e pressão diastólica final do VD). A porção apical do VD, uma área suprida pela artéria DAE, pode ser poupada enquanto a parede livre do VD basal e média é afetada. A utilização de agentes que reduzem a pré-carga, como a nitroglicerina, pode induzir hipotensão. A terapia inicial nestes casos deve ser expansão de volume. Um inotrópico intravenoso pode, frequentemente, ser necessário.

23. RESPOSTA: A. Uma resposta normal ao estresse é um aumento na espessura da parede e excursão para frente com uma redução das dimensões VE. As imagens em repouso de um teste de estresse com dobutamina (Fig. 15-8A) mostram função sistólica VE normal sem anormaldiade da motilidade da parede. Com doses aumentadas de dobutamina, existem anormalidades extensas da motilidade da parede induzidas por estresse dilatação VE e redução na função sistólica global – todos indicadores de doença coronariana severa e extensa. As anormalidades que persistem no período pós-estresse também indicam doença severa e extensa.

24. RESPOSTA: B. Atordoamento miocárdico se refere a um estado de anormalidade de motilidade regional da parede reversível e disfunção VE no contexto de isquemia aguda e miocárdio viável. O período de tempo para recuperação da função depende da extensão e da severidade do episódio isquêmico e da completa restauração da perfusão miocárdica. A recuperação funcional pode ser rápida (minutos a dias) quando a perfusão miocárdica é rápida e completamente restaurada. No miocárdio hibernante, a função e a perfusão miocárdica são cronicamente reduzidas. Degeneração do aparato contrátil pode ocorrer e, como consequência, a recuperação funcional pode ser tanto tardia quanto incompleta. O precondicionamento isquêmico se refere a redução dos efeitos da isquemia sobre o miocárdio que foi previamente exposto a pequenos períodos de isquemia

25. RESPOSTA: D. Neste exemplo, as imagens de repouso (Fig. 15-10A e C) de uma projeção 4 câmaras mostram função sistólica normal sem anormalidades de motilidade da parede. As imagens pós-estresse mostram uma anormalidade de motilidade da parede basal e mediolateral. Esses achados são compatíveis com doença coronariana obstrutiva na distribuição da CXE. A motilidade da parede septal é normal em repouso e se torna hiperdinâmica pós-estresse, sugerindo ausência de isquemia na circulação da DAE.

26. RESPOSTA: C. Regurgitação mitral (RM) decorrente de migração ou desposicionamento da musculatura papilar é denominada "RM funcional". Remodelamento VE progressivo e dilatação levam a desposicionamento da musculatura tanto papilar apical quanto medial/lateral de sua posição usual com relação ao ânulo mitral. Isto resulta em encurtamento (restrição) dos folhetos mitrais com a aparência característica de válvula em tenda. O ponto de coaptação é desposicionado para dentro do ventrículo. Frequentemente a restrição dos folhetos mitrais é assimétrica (como neste caso) com o folheto posterior mais encurtado. Isto representa em um jato de regurgitação mitral assimétrico direcionado à parede lateral do átrio esquerdo.

27. RESPOSTA: C. RM isquêmica é tradicionalmente uma lesão complexa de reparar e que tem sido usualmente tentada com anel de anuloplastia. A falha do tamanho real dos anéis de anuloplastia tem levado ao uso de anéis de tamanho menor, os quais, em alguns casos de regurgitação funcional, propiciam reparo adequado. Entretanto, em casos em que existe significante forma de tenda no folheto, o mecanismo primário da RM é migração do músculo papilar e não dilatação anular. Anuloplastia sozinha é insuficiente. A distância do anel mitral ao ponto de coaptação > 1 cm (neste caso 1,5 cm) está associada a RM persistente e sintomas após anuloplastia. Em alguns casos, como este com mais restrição da motilidade do folheto posterior *versus* anterior, o posicionamento do anel poderá posteriormente restringir a motilidade do folheto posterior. Recentemente, técnicas mais complexas envolvendo ressecção do miocárdio, reposicionamento dos músculos papilares, corte de corda etc. têm sido combinadas com anuloplastia para melhorar os resultados nas válvulas em tenda.

PONTOS-CHAVE

- Remodelamento VE com desposicionamento dos músculos papilares apical e medial/lateral pode levar a folheto marcadamente em tenda e RM.
- Anuloplastia redutora tem sido a abordagem terapêutica tradicional.
- Uma técnica cirúrgica mais sofisticada envolvendo ressecção do miocárdio, reposicionamento da musculatura papilar, corte da corda etc. pode ser necessária em casos de válvula mitral severamente em tenda ou com encurtamento assimétrico.

28. RESPOSTA: B. A densa exibição espectral de onda contínua mostrada neste exemplo e a elevada velocidade de influxo (1,5 m/s) indica RM severa. A velocidade de pico do jato regurgitante mitral é 3,5 m/s. A diferença de pressão entre o ventrículo esquerdo e o átrio esquerdo na sístole pela equação de Bernoulli modificada ($4V^2$) é $4 \times (3,5)^2$ = 50 mmHg. A pressão atrial esquerda estimada é 90 mmHg – 50 mmHg = 40 mmHg.

Embora a velocidade mitral E esteja elevada, o tempo de desaceleração é rápido, indicando nenhuma estenose mitral significativa.

29. RESPOSTA: C. A orientação da cuva do jato regurgitante mitral é mais gradual do que de costume. A pressão ventricular esquerda (dP/dt) pode ser avaliada pela curva do jato regurgitante mitral. A diferença de tempo entre a borda de orientação do jato entre 1 e 3 m/s é determinada. Esta diferença de tempo é dividida por 32 mmHg, que é a diferença de pressão entre 1 e 3 m/s. dP/dt normal é > 1.000 mmHg/s, correspondente a diferença de tempo < 0,03 segundos. Neste caso, a curva é tão gradual que a diferença de tempo é > 0,06 segundos, correspondendo a um dP/dt de aproximadamente 500 mmHg/s, que está marcadamente reduzido. A velocidade ao Doppler por onda pulsada do trato de escoamento VE está significativamente reduzida. O volume sistólico para frente neste caso era aproximadamente 25 mL.

PONTOS-CHAVE

- Utilizando a equação de Bernoulli modificada, a pressão atrial esquerda pode ser estimada utilizando-se a velocidade de pico da RM.
- A inclinação do jato regurgitante mitral pode ser utilizada para a avaliação da função sistólica VE.
- Volume sistólico para frente e débito cardíaco podem estar severamente reduzidos em alguns casos de RM severa, e isto pode ser reconhecido pela avaliação da velocidade no TSVE e pela integral tempo-velocidade.

30. RESPOSTA: A. As quatro projeções bidimensionais no cine *loop* confirmam a presença de anormalidade da motilidade extensa nas paredes inferior e posterior. A projeção de eixo curto sugere uma ruptura septal ventricular, que é confirmada por Doppler colorido. A ruptura septal ventricular ocorre como uma complicação de infarto em aproximadamente 0,2% dos casos de estudos fibrinolíticos. Ruptura septal é mais comum em mulheres idosas que se apresentam com seu primeiro infarto do miocárdio. O tamanho da ruptura dita a magnitude do *shunt* esquerda-direita e a subsequente consequência hemodinâmica. Infartos anteriores tendem a causar ruptura septal interventricular apical, enquanto infartos inferiores são associados a perfuração do septo basal. O exame físico caracteristicamente revela um novo sopro holossístico áspero, alto, que é melhor audível na borda estenal esquerda.

31. RESPOSTA: D. A circulação deve ser suportada primeiro com balão de contrapulsação intra-aórtica e dobutamina ou dopamina introvenosa. Nitroprussiato pode ser utilizado, se a hipotensão não for severa. O momento de reparo cirúrgico em pacientes com ruptura septal ventricular pós-infarto é controversa, e a abordagem ideal varia com a apresentação clínica. Em pacientes com choque cardiogênico, a morte é inevitável na ausência de intervenção cirúrgica de urgência. A estabilização é tentada, seguida por angiografia coronariana para definir a anatomia coronariana e depois o reparo cirúrgico. A mortalidade operatória é alta neste contexto, mas resultados tardios em sobreviventes são excelentes. Reparo cirúrgico eletivo tardio é possível em pacientes sem choque, mas o potencial para deterioração clínica rápida e imprevisível é sempre possível.

PONTOS-CHAVE

- Ruptura septal ventricular é uma rara complicação do infarto agudo do miocárdio.
- O diagnóstico pode ser confirmado pela ecocardiografia com Doppler colorido.
- O tratamento inclui suporte hemodinâmico em paralelo com consulta cirúrgica precoce.

32. RESPOSTA: B. Uma porção livremente móvel do músculo papilar posteromedial é visto ligado a corda mitral. Uma porção da válvula parece prolapsar. Isto se deve à falta de tração em uma porção da válvula mitral pelas ligaduras das cordas pela porção livre do músculo papilar e não à ruptura da corda ou doença mixomatosa. Ruptura da musculatura papilar é uma complicação que ameaça a vida no infarto agudo do miocárdio. Isto usualmente ocorre 2 a 7 dias após o infarto e pode seguir tanto infarto do miocárdio com elevação do ST quanto o sem elevação do ST. Ruptura da musculatura papilar posteromedial ocorre com frequência 6 a 12 vezes maior do que a ruptura do músculo papilar anterolateral. Isto está relacionado a diferença no suprimento sanguíneo. O músculo papilar posteromedial é suprido por sangue da artéria descendente posterior, enquanto o músculo papilar anterolateral tem um duplo suprimento sanguíneo das artérias DAE e CXE.

33. RESPOSTA: B. Diagnóstico imediato e início da terapia médica e cirurgia emergencial são todos necessários para um desfecho favorável. A terapia médica deve incluir o uso de nitratos, nitroprussiato de sódio, diuréticos, dobutamina e balão de contrapulsação intra-aórtica se necessário. Apesar da alta mortalidade operatória (20-25%), a intervenção cirúrgica emergencial permanece como o tratamento de escolha. Se possível, reparo da válvula mitral é preferida em relação a troca.

PONTOS-CHAVE

- Uma cabeça rompida do músculo papilar será vista como uma estrutura móvel ligada ao aparato cordal.
- Ruptura do músculo posteromedial ocorre 6-12 vezes mais frequentemente do que a ruptura do músculo papilar anterolateral decorrente do diferente suprimento sanguíneo.
- Intervenção cirúrgica emergencial permanece o tratamento de escolha.

34. RESPOSTA: B. Neste caso, existe uma progressiva melhora da função sistólica global e da motilidade regional da parede com doses aumentadas de dobutamina. A exceção é a função do septo apical, que exibe melhora inicial e depois deterioração da função na dose de pico (resposta bifásica). Teste para viabilidade é usualmente reservado para pacientes com significante disfunção VE isquêmica que são candidatos potenciais para revascularização, na esperança de que a função ventricular e o prognóstico possam melhorar com a revascularização do miocárdio viável. Ecocardiografia de estresse com baixa dose de dobutamina é uma das modalidades estabelecidas utilizadas para avaliação de viabilidade. O desacoplamento dos efeitos inotrópicos e cronotrópicos da dobutamina em baixas doses (≤ 10 μg/kg/min) permite a melhora da função contrátil no miocárdio atordoado ou hibernante sem maiores aumentos na frequência cardíaca e demanda de oxigênio miocárdico. Um miocárdio viável irá mostrar espessamento da parede aumentado ou excursão endocárdica aumentada.

35. RESPOSTA: C. Os protocolos de ecocardiografia com dobutamina que utilizam tanto doses baixas quanto doses de estresse de dobutamina têm sido indicados para predição da recuperação funcional. A resposta bifásica (melhora da contratilidade em baixas doses com subsequente deterioração em altas doses) tem o maior valor preditivo positivo para recuperação funcional se comparada a outras respostas de motilidade da parede. Entretanto, em muitos estudos utilizando somente baixas doses (até 20 mcg/kg/min) de infusão de dobutamina, a presença de reserva contrátil com baixa dose de dobutamina tem sido demonstrada como tendo um bom valor preditivo positivo (valor médio de 77%) para recuperação funcional sem a determinação da presença ou da ausência da resposta bifásica. Adicionalmente, um terço ou mais dos segmentos que exibem uma resposta sustentada podem apresentar recuperação funcional. O paciente foi submetido a revascularização cirúrgica. Um ecocardiograma bidimensional feito poucos meses depois mostrou marcada melhora da função sistólica VE (Vídeo 15-10). A fração de ejeção estimada melhorou de 18 para 40%.

PONTOS-CHAVE

- Ecocardiografia de estresse com dobutamina é uma modalidade bem estabelecida para a avaliação da viabilidade miocárdica.
- Uma resposta bifásica, que é melhora da contratilidade em baixa dose com subsequente deterioração em alta dose, tem um alto valor preditivo positivo para recuperação funcional. Entretanto, alguns pacientes com resposta sustentada também apresentam significante recuperação funcional. Demonstração da melhora da motilidade da parede com baixa dose de dobutamina sozinha tem um bom valor preditivo positivo para recuperação funcional.

LEITURAS SUGERIDAS

Bax JJ, Poldermans D, Elhendy A *et al.* Sensitivity, specificity, and predictive accuracies of various noninvasive techniques for detecting hibernating myocardium. *Curr Probl Cardiol.* 2001;26:147-186.

Bax JJ, Wijns W, Cornei JH *et al.* Accuracy of currently available techniques of functional recovery after revascularization in patients with left ventricular dysfunction due to chronic artery disease: comparison of pooled data. *J Am Coll Cardiol.* 1997;30:1451-1460.

Calafiore AM, Gallina S, Di Mauro M *et al.* Mitral valve procedure in dilated cardiomyopathy: repair or replacement? *Ann Thorac Surg.* 2001;71:1146-1152.

Chung ES, Leon AR, Tavazzi L *et al.* Results of the Predictors of Response to CRT (PROSPECT) trial. *Circulation.* 2008;117:2608-2616.

Douglas PS, Khandheria B, Stainback R *et al.* ACCF/ASE/ACEP/AHA/ASNC/SCAI/SCCT/SCMR 2008 appropriateness criteria for stress echocardiography. *J Am Coll Cardiol.* 2008;51:1127-1147.

Levine RA, Schwammenthal E. Ischemic mitral regurgitation on the threshold of a solution: from paradoxes to unifying concepts. *Circulation.* 2005;112:745-758.

Medina R, Panidis IP, Morganroth J *et al.* The value of echocardiographic regional wall motion abnormalities in detecting coronary artery disease in patients with or without a dilated left ventricle. *Am Heart J.* 1985;109:799-803.

Mulvagh SI, Rakowski SH, Vannan MA *et al.* American Society of Echocardiography consensus statement on the clinical applications of ultrasound contrast agents in echocardiography. *J Am Soc Echocardiogr.* 2008;21:1180-1281.

Pellikka PA, Nagueh SF, Elhendy AA *et al.* American Society of Echocardiography recommendations for performance, interpretation and application of stress echocardiography. *J Am Soc Echocardiogr.* 2007;20:1021-1034.

Santoro GM, Valenti R, Buonamici P *et al.* Relation between ST-segment changes and myocardial perfusion evaluated by myocardial contrast echocardiography in patients with acute myocardial infarction treated by direct angioplasty. *Am J Cardiol.* 1998;82:932-937.

Smart SC, Knickelbine T, Malik F *et al.* Dobutamine-atropine stress echocardiography for the detection of coronary artery disease in patients with left ventricular hypertrophy: importance of chamber size and systolic wall stress. *Circulation.* 2000;101:258-263.

Sutter J, Poldermans D, Vourvouri E *et al.* Long-term prognostic significance of complex ventricular arrhythmia induced during dobutamine stress echocardiography. *Am J Cardiol.* 2003;91:242-244.

Yao SS, Shah A, Bangalore S *et al.* Transient ischemic left ventricular cavity dilation is a significant predictor of severe and extensive coronary artery disease and adverse outcome in patients undergoing stress echocardiography. *J Am Soc Echocardiogr.* 2007;20:352-358.

Yu CM, Fung WH, Lin H *et al.* Predictors of left ventricular reverse remodeling after cardiac resynchronization therapy for heart failure secondary to idiopathic dilated or ischemic cardiomyopathy. *Am J Cardiol.* 2003;91:684-688.

Doença Valvular Pulmonar e Tricúspide

Brian P. Griffin

CAPÍTULO 16

1. Em qual dos seguintes cenários clínicos o ecocardiograma transesofágico (ETE) é usualmente indicado em adição à ecocardiografia transtorácica (ETT) na avaliação diagnóstica?
   A. Pressão da artéria pulmonar (AP) na hipertensão pulmonar primária.
   B. Trombo de veia cava inferior (VCI).
   C. Suspeita de endocardite de marca-passo.
   D. Função ventricular direita (VD).

2. Um paciente é submetido a exame do coração após um transplante cardíaco. Regurgitação tricúspide (RT) severa está presente, mas nenhuma turbulência no jato é apreciada. A função VD está moderadamente reduzida. A velocidade da regurgitação tricúspide é 1 m/s. Qual outro achado é mais provavelmente evidente neste paciente?
   A. Sinal de McConnell.
   B. Instabilidade do folheto valvar tricúspide.
   C. Estenose tricúspide.
   D. Defeito septal atrial (DSA).
   E. Insuficiência pulmonar severa.

3. No paciente da questão 2, a pressão sistólica VD estimada pela velocidade regurgitante tricúspide é:
   A. Baixa (< 30 mmHg).
   B. Levemente aumentada (30-50 mmHg).
   C. Moderadamente aumentada (51-70 mmHg).
   D. Alta (> 70 mmHg).
   E. Não pode ser precisamente estimada por esta técnica.

4. Um homem jovem com estenose valvar pulmonar leve é visto. Ele apresenta um gradiente de pico através da válvula pulmonar de 20 mmHg. Sua velocidade de regurgitação tricúspide é 3 m/s e seu tamanho atrial direito é normal. Sua VCI não está aumentada e diminui ainda mais na inspiração. Qual das seguintes opções é verdadeira?
   A. Sua pressão sistólica de AP é normal.
   B. Sua pressão sistólica de AP é moderadamente elevada.
   C. Sua pressão sistólica de AP não pode ser estimada quando a estenose pulmonar está presente.
   D. Ele apresenta hipertensão AP severa que irá necessitar de tratamento.
   E. Nenhuma das opções acima.

5. A válvula tricúspide consiste dos seguintes folhetos:
   A. Anterior, lateral, medial.
   B. Anterior, posterior, septal.
   C. Esquerdo, direito, posterior.
   D. Moderado, anterior, posterior.
   E. Moderado, posterior, septal.

6. O defeito de Gerbode é:
   A. Atrialização do ventrículo direito na anomalia de Ebstein.
   B. Um seio coronariano sem "telhado" com DSA resultante bidirecional ao nível do sulco AV.
   C. Uma veia cava superior à esquerda entrando e alargando o seio coronariano.
   D. Uma comunicação entre o átrio direito e ventrículo esquerdo que pode abranger os folhetos da válvula tricúspide.
   E. Um aneurisma do seio de Valsalva que se comunica com o átrio direito.

7. Um paciente com doença reumática prévia é visto. Um ecocardiograma é realizado. Qual das seguintes afirmativas é verdadeira sobre a avaliação por ecocardiografia com Doppler da estenose aórtica nesta condição?
   A. Abaulamento e espessamento da válvla é visto na sístole.
   B. O gradiente médio de pressão é pelo menos 10 mmHg na estenose severa.
   C. A área valvar pode ser estimada dividindo-se 190 pela pressão de T/2.
   D. Planimetria da área valvar é prontamente obtida.
   E. A estenose tricúspide é clinicamente significativa em 25% dos pacientes com estenose mitral reumática.

8. RT severa está associada a todos os itens a seguir, exceto:
   A. Movimento paradoxal do septo interventricular.
   B. A área do orifício regurgitante pela área de superfície de isovelocidade proximal de 0,25 cm².
   C. Fluxo reverso nas veias hepáticas na sístole.
   D. Uma área de jato de fluxo colorido > 10 cm² no átrio direito.
   E. Uma dimensão de *vena contracta* de 0,8 cm.

9. A causa mais comum de RT significativa é:
   A. A alteração mixomatosa ou prolapso.
   B. Doença reumática.
   C. Endocardite.
   D. Secundário a hipertensão pulmonar e/ou dilatação VD.
   E. Trauma.

10. Qual dos a seguir é compatível com o diagnóstico de estenose pulmonar severa?
   A. Velocidade de pico > 4 m/s através da válvula.
   B. Pressão sistólica VD normal.
   C. Espessmento da parede VD de 0,3 cm.
   D. Tamanho normal da AP.

11. Um homem de 25 anos assintomático se apresenta com um sopro sistólico no segundo espaço intercostal direito. Um ecocardiograma é realizado e é encontrada uma estenose pulmonar. Um gradiente pressórico de pico é medido e é 20 mmHg. Qual das seguintes afirmativas sobre sua condição é mais provavelmente verdadeira?
   A. Ele provavelmente irá necessitar de cirurgia ou valvuloplastia por balão na próxima década.
   B. Ele deve ser submetido a exames anuais e ecocardiografia e um ecocardiograma transesofágico de base.
   C. O cateterismo cardíaco é indicado para determinar com mais precisão seu gradiente de pressão pulmonar.
   D. Abaulamento sistólico da válvula pulmonar está presente.

12. Qual das seguintes afirmativas sobre a insuficiência pulmonar está correta?
   A. Insuficiência pulmonar detectada pelo Doppler de qualquer grau é anormal.
   B. Insuficiência pulmonar severa leva a um jato altamente turbulento no Doppler de fluxo colorido.
   C. Insuficiência pulmonar severa mais comumente ocorre no contexto de tratamento prévio de doença cardíaca congênita.
   D. Insuficiência pulmonar pode ser utilizada para medir a pressão sistólica da AP.

13. Qual dos tópicos a seguir é mais provavelmente a causa de uma massa valvar tricúspide móvel?
   A. Sarcoma.
   B. Fibroelastoma.
   C. Mixoma.
   D. Rede de Chiari.
   E. Síndrome carcinoide.

14. Quais das seguintes condições não devem causar lesões hemodinamicamente significativas tanto na válvula tricúspide quanto na pulmonar?
   A. Síndrome carcinoide.
   B. Infecção estafilocócica.
   C. Febre reumática.
   D. Anomalia de Ebstein.

15. Qual das seguintes afirmativas sobre estenose pulmonar infundibular está correta?
   A. Estenose pulmonar infundibular é sempre parte de uma síndrome congênita.
   B. Estenose infundibular pode causar um jato de alta velocidade que colide sobre a válvula pulmonar causando insuficiência pulmonar.
   C. O local da estenose é usualmente discreto.
   D. A estimativa por Doppler do gradiente de pressão através da estenose infundibular é ineficaz exceto quando coexiste estenose valvular.
   E. Estenose infundibular é mais facilmente avaliada pelo plano de imagem de eixo curto paraesternal.

16. Um homem jovem se apresenta com fadiga e história ocasional de pré-síncope com o início de um ritmo cardíaco acelerado. Com base na imagem apical 4 câmaras na Figura 16-1, qual é o achado menos provável neste paciente?

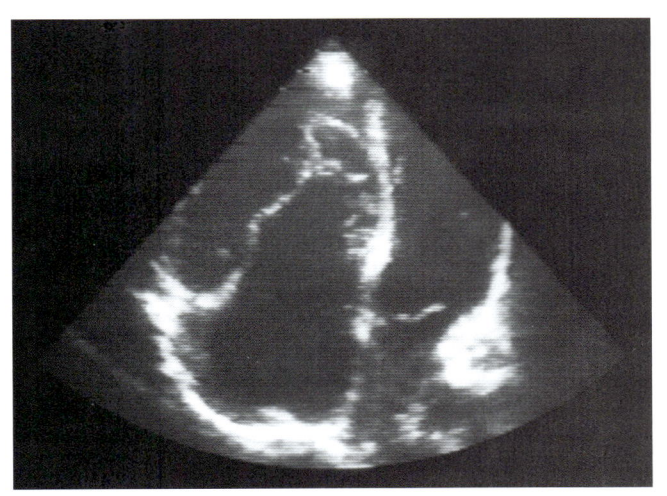

Fig. 16-1

   A. Padrão de Wolff-Parkinson-White no eletrocardiograma.
   B. *Shunt* intracardíaco.
   C. Parede VD tipo pergaminho.
   D. RT severa.
   E. Atrialização de uma porção do ventrículo direito.

17. Você vê um homem jovem com cirurgia aberta prévia pela primeira vez. Ele desconhece qual cirurgia foi realizada no passado. Ele apresenta dilatação VD significativa e alguma disfunção VD. Com base nas imagens de eixo curto paraesternal em anexo da veia pulmonar na Figura 16-2, qual das seguintes afirmativas mais provavelmente está correta?

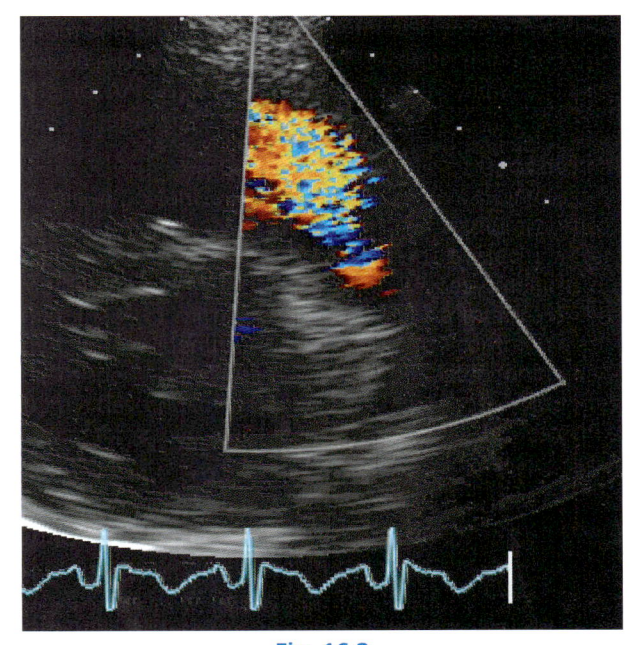

Fig. 16-2

   A. Regurgitação pulmonar leve está presente. Nenhuma investigação posterior está indicada.
   B. Ele provavelmente tem DSA com sobrecarga VD e hiperfluxo através do circuito pulmonar.
   C. Ele apresenta regurgitação pulmonar severa provavelmente como resultado de cirurgia prévia sobre sua válvula pulmonar ou trato de escoamento VD.
   D. Isto representa um ducto arterioso patente e requer reoperação.
   E. Se for necessária troca da válvula pulmonar, uma válvula mecânica deve ser contemplada.

18. Um homem de 57 anos é submetido a reparo valvar mitral por regurgitação mitral severa por prolapso da válvula mitral. Ele tem um ETE intraoperatório antes do reparo cirúrgico e foi solicitada a você uma opinião com relação à imagem de RT e válvula tricúspide na projeção 4 câmaras medioesofágica (Fig. 16-3). Qual dos tópicos a seguir está correto?

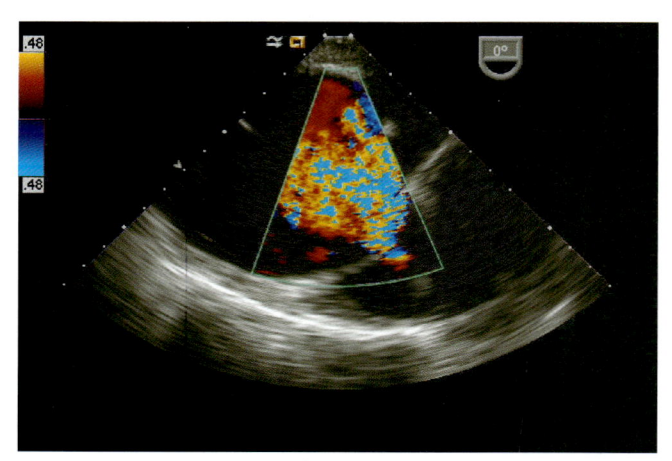

Fig. 16-3

A. A RT detectada intraoperatoriamente irá provavelmente superestimar aquela detectada no exame ambulatorial de rotina e não deve ser utilizada para tomada de decisão a respeito de cirurgia concomitante de válvula tricúspide.
B. Intervenção cirúrgica sobre a válvula tricúspide é raramente necessária nesta situação, uma vez que esta sempre melhora após correção cirúrgica da válvula mitral.
C. Correção cirúrgica da valva tricúspide deve ser considerada com o aparecimento da regurgitação severa com uma significante área de fluxo convergente, e RT é mais provavelmente subestimada no contexto operatório.
D. A causa mais provável de RT severa nesta situação é uma válvula tricúspide instável.
E. RT somente ocorre nesta situação na presença de hipertensão pulmonar severa.

19. Uma mulher de 35 anos tem uma história de febre recorrente de origem desconhecida e dor torácica pleurítica transitória. Múltiplas hemoculturas foram negativas, e um ecocardiograma transtorácico de razoável qualidade não mostra qualquer alteração importante. Uma radiografia de tórax mostrou uma efusão pleural pequena, mas um ultrassom mostrou que ele era pequeno demais para aspirar. Ela foi submetida a ETE. Uma imagem representativa do trato de saída VD é mostrada na Figura 16-4 e constitui a única anormalidade detectada. Qual das medidas a seguir é o próximo passo mais provável no manuseio deste paciente?

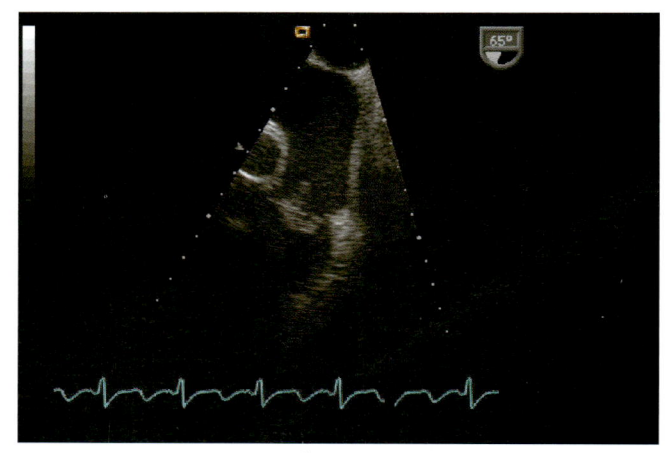

Fig. 16-4

A. Investigação diagnóstica de hipercoagulabilidade.
B. Dúplex venoso dos membros inferiores para excluir trombose venosa.
C. Varredura por TC de tórax com contraste para excluir embolia pulmonar.
D. TC de tórax sem contraste.
E. Tratamento com antibiótico de amplo espectro, incluindo cobertura antifúngica.

20. O perfil de Doppler pulsado da veia hepática mostrado na Figura 16-5 está mais provavelmente associado a qual dos seguintes perfis clínicos?

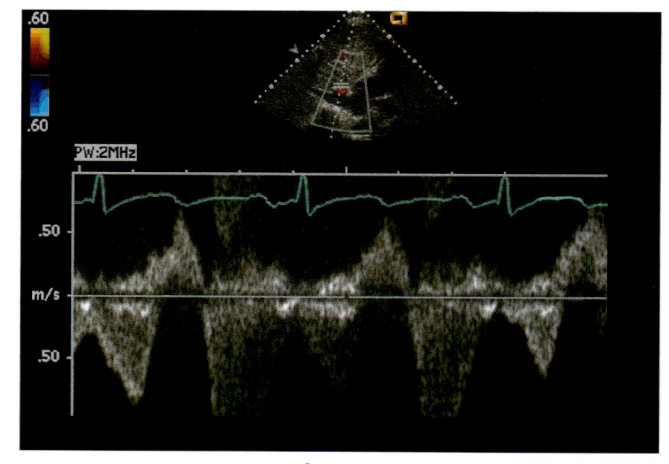

Fig. 16-5

A. Grandes onda "v" no perfil venoso jugular.
B. Pulso paradoxal.
C. Sinal de Kussmaul.
D. Pulso alternante.
E. Pulso *bisferiens*.

21. O modo-M da válvula pulmonar na Figura 16-6 está mais provavelmente associado a qual dos seguintes cenários clínicos?

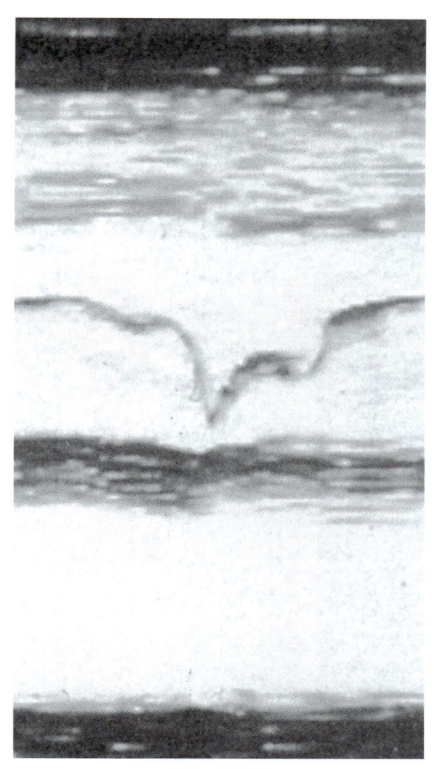

Fig. 16-6

A. Endocardite da válvula pulmonar.
B. Estenose pulmonar infundibular em um homem jovem com reparo prévio de tetralogia de Fallot.
C. Uma mulher jovem com hipertensão pulmonar primária sendo considerada para intervenção terapêutica.
D. Um remanescente de cateter de AP retido em um homem idoso com prolongada permanência hospitalar.
E. Insuficiência pulmonar severa.

22. Qual das seguintes afirmativas com relação à condição mostrada na imagem da válvula tricúspide na Figura 16-7 está correta?
A. Isto pode requerer troca valvar tricúspide.
B. Isto não responde a terapia médica.
C. O prognóstico é excelente.
D. Isto frequentemente envolve as válvulas do lado esquerdo, mas raramente a válvula pulmonar.
E. Infecção é uma importante causa predisponente.

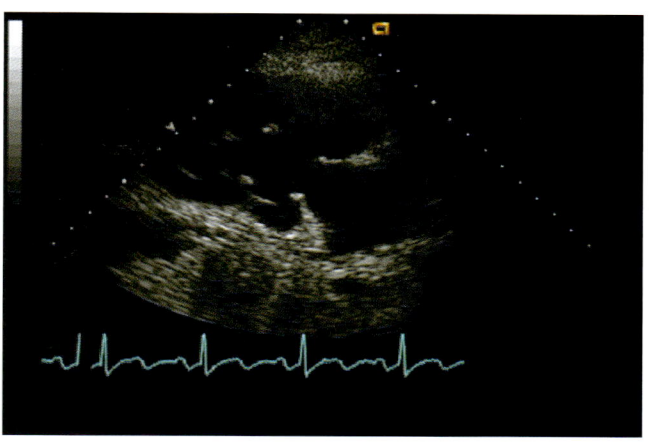

Fig. 16-7

23. A velocidade de Doppler na Figura 16-8 é através da válvula pulmonar na projeção de eixo curto paraesternal de um homem de 18 anos de idade com dor torácica. Qual das seguintes afirmativas está correta?

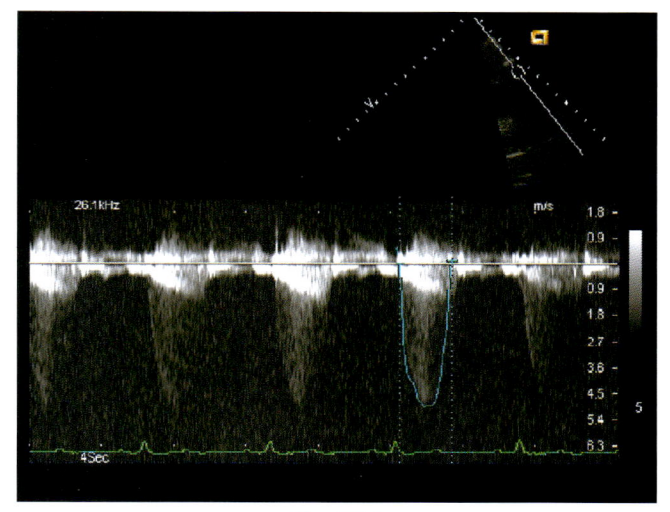

Fig. 16-8

A. Na ausência de dor torácica não existe indicação para qualquer intervenção.
B. Ele irá provavelmente se beneficiar de uma valvuloplastia por balão.
C. Com base no perfil de Doppler, ele apresenta estenose subvalvar associada.
D. Ele muito provavelmente possui uma válvula pulmonar bicúspide.
E. Sua dor torácica não é relacionada a lesão valvar.

24. A Figura 16-9 ilustra uma projeção transgástrica de um ETE do átrio direito e ventrículo direito com a válvula tricúspide aberta na diástole. O paciente foi recentemente admitido com febre 6 semanas após um implante de marca-passo definitivo com um sistema DDD. Nenhuma infecção óbvia está evidente no sítio de inserção do marca-passo. RT central leve está presente. Qual das seguintes afirmativas é verdadeira sobre este caso?

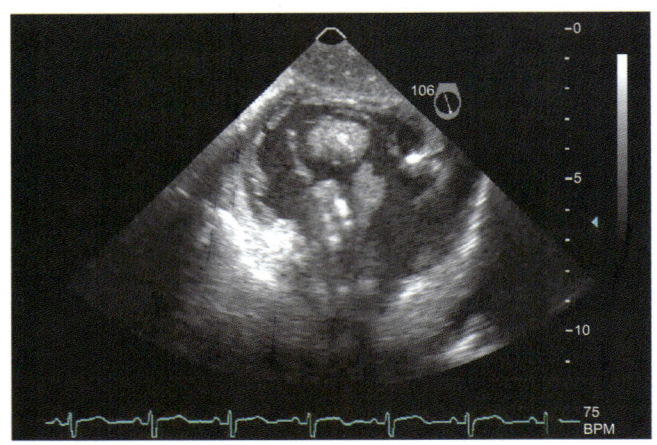

Fig. 16-9

A. A válvula tricúspide necessita ser trocada.
B. Somente antibioticoterapia é necessária.
C. Remoção cirúrgica dos cabos de marca-passo seguido por antibióticos é tudo o que é necessário.
D. É necessária remoção percutânea dos cabos de marca-passo e antibioticoterapia.
E. O paciente mais provavelmente irá necessitar de tratamento com antibiótico, assim como remoção cirúrgica dos cabos do marca-passo e do sistema de marca-passo, incluindo o gerador.

25. Um homem de 22 anos é transferido de outro hospital com endocardite envolvendo a válvula tricúspide. Uma imagem representativa da lesão da válvula tricúspide, como vista pelo ETE, é mostrada na Figura 16-10. Com base nestes achados, qual dos tópicos a seguir está correto?
    A. Ele necessita de cirurgia imediata em decorrência do tamanho da vegetação.
    B. Ele deverá ficar bem com terapia médica.
    C. A mais provável causa da infecção é *Enterococcus*.
    D. A lesão representa uma infecção fúngica.
    E. A complicação mais provável é embolização sistêmica.

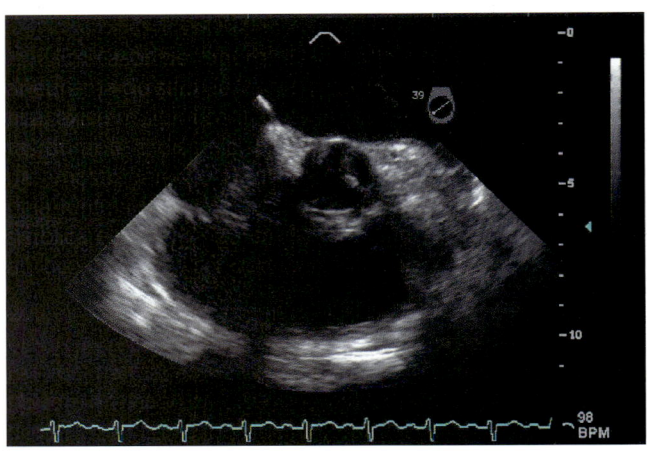

Fig. 16-10

CASO 1

Uma mulher de 30 anos se apresenta com insuficiência cardíaca direita, mas sem baqueteamento digital ou cianose. Ela possui um sopro desde a infância, mas só recentemente se queixou de fadiga e edema de tornozelo. Na admissão, ela desenvolveu uma taquicardia com complexo QRS largo com frequência rápida e necessitou de imediata cardioversão. Uma projeção apical 4 câmaras do seu coração é mostrada no Vídeo 16-1 e Figura 16-11.

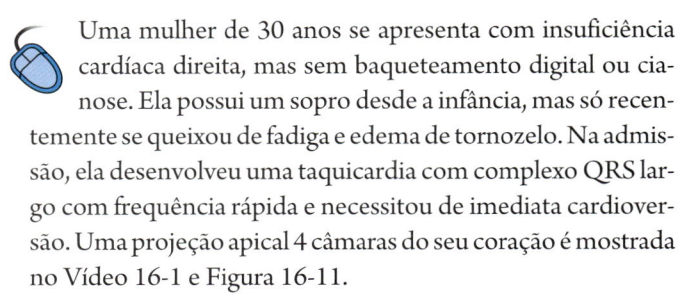

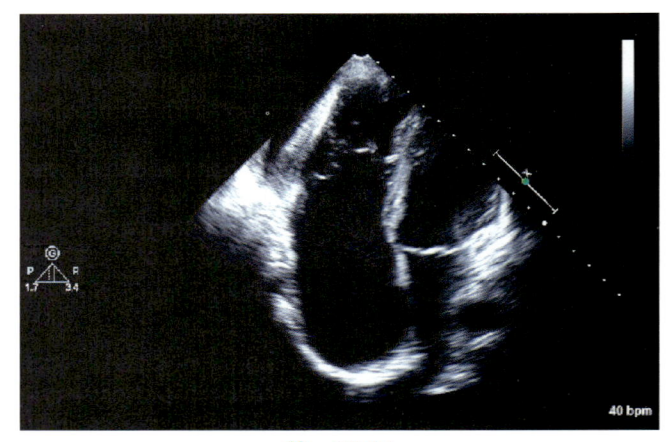

Fig. 16-11

26. Qual é a causa mais provável de seus sintomas de insuficiência cardíaca?
    A. Cardiomiopatia mediada por taquicardia.
    B. RT severa.
    C. Hipertensão pulmonar severa.
    D. Endocardite recente.
    E. *Shunt* direita-esquerda ao nível atrial.
27. Qual das seguintes afirmativas sobre o tratamento deste paciente é verdadeira?
    A. Não existe indicação para um estudo eletrofisiológico, uma vez que a correção cirúrgica da condição irá também erradicar a arritmia.

B. O tratamento médico é de pequeno valor nesta condição e é indicado recorrer a cirurgia.
C. A troca da válvula tricúspide é a terapia cirúrgica de escolha.
D. O folheto anterior é o mais anormal nesta condição e deve ser removido se possível.
E. O tamanho do ventrículo direito funcional é importante na definição da possibilidade e do tipo de cirurgia.

CASO 2

Um homem de 65 anos é readmitido 8 semanas após reparo das válvulas mitral e tricúspide por doença mixomatosa de ambas as válvulas. Ele vinha sentindo-se mal e está anêmico, mas não tem nenhuma doença febril significativo. Ele tem uma contagem de leucócitos de 12.000, com um desvio para a esquerda. Um ecocardiograma transesofágico é realizado, cuja imagem é mostrada no Vídeo 16-2 e Figura 16-12. Ele não apresenta regurgitação mitral ou RT significativa.

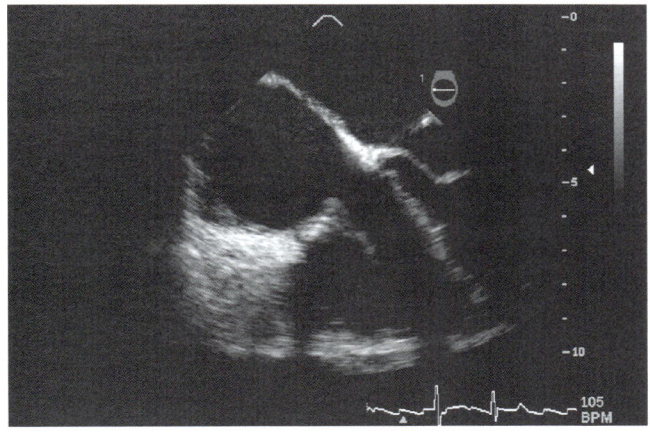

Fig. 16-12

28. A causa mais provável desde cenário é:
    A. Infecção estafilocóccica.
    B. Formação de trombo no anel da válvula.
    C. Deiscência do anel.
    D. Êmbolo em trânsito.
    E. Infecção fúngica.
29. A melhor estratégia de tratamento para este paciente agora é:
    A. Exploração cirúrgica imediata e remoção da massa.
    B. Trombólise intravenosa.
    C. Culturas, cobertura de amplo espectro enquanto aguarda as culturas e monitoração rigorosa das válvulas por ecocardiografia.
    D. Troca das válvulas mitral e tricúspide.
    E. Tratamento com heparina seguido por transição para warfarina (Coumadin).

CASO 3

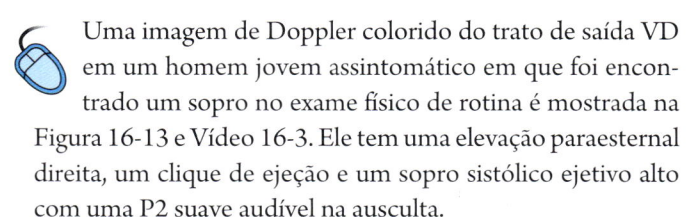

Uma imagem de Doppler colorido do trato de saída VD em um homem jovem assintomático em que foi encontrado um sopro no exame físico de rotina é mostrada na Figura 16-13 e Vídeo 16-3. Ele tem uma elevação paraesternal direita, um clique de ejeção e um sopro sistólico ejetivo alto com uma P2 suave audível na ausculta.

30. Com base nestes achados, selecione a afirmativa correta entre as seguintes:

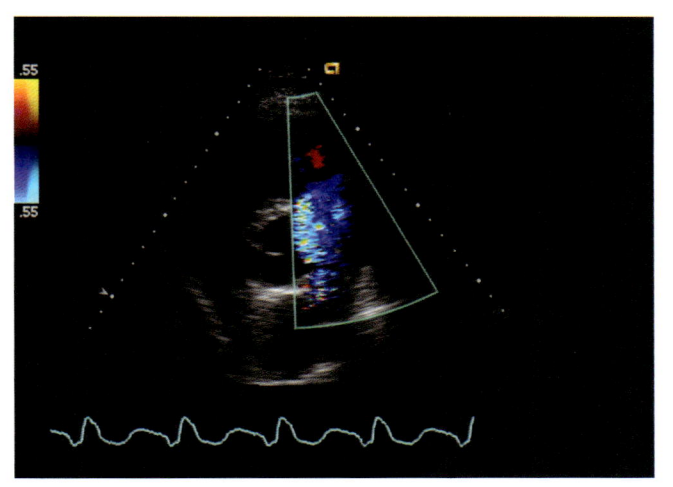

Fig. 16-13

   A. Ele tem um ducto arterioso patente com fisiologia de Eisenmenger.
   B. Ele tem um DSA com fisiologia de Eisenmenger.
   C. Ele tem estenose pulmonar, possivelmente severa, com insuficiência pulmonar leve.
   D. Ele tem um estado de alto escoamento com um sopro de fluxo.
   E. Ele tem estenose pulmonar infundibular.
31. O próximo passo mais apropriado no manuseio deste paciente é:
   A. Realizar valvuloplastia por balão da válvula pulmonar.
   B. Estabelecer a área da válvula pulmonar por continuidade.
   C. Medir a velocidade e, portanto, a pressão através do trato de saída VD por Doppler de onda contínua.
   D. Avaliar a pressão sistólica em AP.
   E. Realizar ecocardiografia com contraste para definir a presença e o local do *shunt*.

CASO 4

Uma mulher de 42 anos, imigrante da Índia, apresenta-se à clínica cardiológica com início recente de insuficiência cardíaca direita. Ela tem cianose periférica, ritmo regular, uma primeira bulha cardíaca alta e um sopro diastólico apical. Seu pulso venoso jugular mostra pulsações proeminentes que precedem a sístole. Ela tem uma elevação VD, mas com P2 normal. Ela tem um abdome proeminente e uma borda hepática romba. A imagem de 4 câmaras de seus achados é mostrada no Vídeo 16-4.

32. Com base nisto e em seus achados físicos, qual é o diagnóstico mais provável que está dando origem aos seus sintomas?
    A. Estenose mitral RT decorrente de hipertensão pulmonar severa.
    B. Estenose e regurgitação tricúspide sem estenose mitral significante.
    C. Estenose e regurgitação mitral.
    D. Estenose tricúspide e estenose mitral.
    E. Pericardite constritiva.

33. Qual é o tratamento mais apropriado para este paciente?
    A. Somente tratamento médico.
    B. Valvuloplastia por balão das válvulas mitral e tricúspide.
    C. Troca cirúrgica das válvulas mitral e tricúspide.
    D. Comissurotomia cirúrgica das válvulas mitral e tricúspide.
    E. Valvuloplastia por balão da válvula mitral.

CASO 5

Um homem de 50 anos se apresenta com insuficiência cardíaca. Seu exame físico é marcado por distensão venosa jugular e distensão abdominal. Um sopro sistólico suave é audível em todo o precórdio, mas é suave e difícil de elucidar.

As imagens apicais de seu coração são mostradas no Vídeo 16-5 e Figura 16-14.

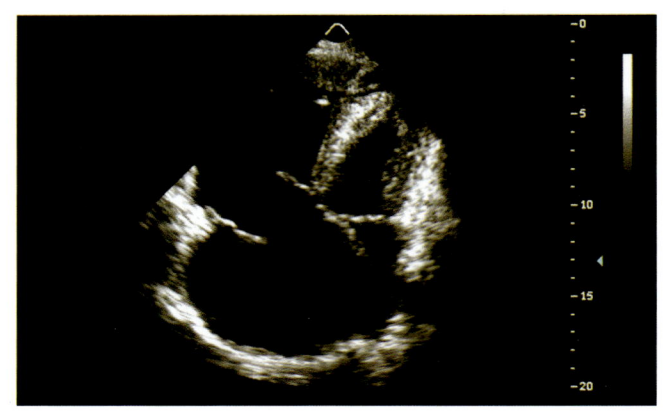

Fig. 16-14

34. A causa mais provável de sua apresentação é:
    A. Instabilidade do folheto anterior da válvula tricúspide com RT severa.
    B. *Cor triatriatum* direito.
    C. Anomalia de Ebstein.
    D. Perfuração da válvula tricúspide com regurgitação severa e uma vegetação.
    E. Síndrome carcinoide.

35. Qual dos seguintes cenários mais provavelmente teve papel na causa?
    A. Presença desde o nascimento.
    B. Síndrome de Marfan.
    C. Imobilização recente por gesso.
    D. Colocação de um catéter AP alguns meses atrás.
    E. Trauma contuso no tórax no passado.

RESPOSTAS

1. RESPOSTA: C. Lesões valvares do lado direito são normalmente bem identificadas pelas imagens transtorácicas, uma vez que essas estruturas repousam em uma posição anterior no tórax e em um campo próximo do transdutor da parede torácica. Entretanto, uma melhor resolução de endocardite ou massa de válvula pulmonar, êmbolo em trânsito no coração direito e vegetação envolvendo cabos de marca-passo têm sido reportados com a ecocardiografia transesofágica (ETE) mais do que com a ecocardiografia transtorácica sozinha. ETE não é normalmente indicado na avaliação de pressões da artéria pulmonar (AP) na hipertensão pulmonar primária. Quando a velocidade regurgitante tricúspide é difícil de medir por ETT, tem sido demonstrado que injeção de contraste salino agitado melhora o *display* espectral do jato regurgitante e é mais útil do que a ETE nessa situação.

2. RESPOSTA: B. Uma válvula tricúspide instável é comum com repetidas biópsias endomiocárdicas após transplante e leva a regurgitação tricúspide (RT) severa frequentemente com fluxo laminar em vez de turbulento. O sinal de McConnell ou preservação apical da função ventricular direita (VD) é visto na embolia pulmonar aguda, mas não é característico do cenário deste paciente. Insuficiência pulmonar, estenose tricúspide e defeito do septo atrial (DSA) normalmente não são vistos em corações transplantados.

3. RESPOSTA: E. Na presença de RT severa com fluxo laminar através da válvula, o átrio direito e o ventrículo direito operam mais como uma câmara comum, e a equação de Bernoulli ($4 \times$ velocidade^2) não é operacional. RT severa, como a decorrente de válvula instável, é uma das poucas circunstâncias em que a equação de Bernoulli não pode ser utilizada para estimar com precisão a pressão sistólica VD. Se a pressão sistólica VD é necessária, pode ser necessário recorrer ao registro invasivo de pressão.

4. RESPOSTA: A. Sua pressão sistólica da AP é normal. A pressão sistólica VD estimada pela sua velocidade de regurgitação tricúspide é 36 mmHg + 5 mmHg = 41 mmHg, assumindo uma pressão atrial direita (AD) normal (uma suposição razoável dados tamanho AD e tamanho de veia cava inferior (VCI) normais). A pressão sistólica de pico ao longo da válvula pulmonar é 20 mmHg. Portanto, a pressão sistólica AP é aproximadamente 41 mmHg – 20 mmHg = 21 mmHg ou normal. A pressão sistólica AP pode ser estimada na estenose pulmonar, uma vez que o gradiente de pressão ao longo da válvula pulmonar seja conhecido.

5. RESPOSTA: B. Utilizando ETT, tanto o folheto anterior quanto o folheto septal ou posterior são imageados na projeção de eixo longo paraesternal (influxo VD), dependendo do plano da imagem e da presença do septo na imagem. O folheto posterior é imageado na projeção de eixo curto paraesternal ao nível da válvula aórtica, e é o folheto adjacente à parede livre do VD. O folheto imageado adjacente ao arco aórtico pode ser tanto o folheto septal quanto o folheto anterior. Os folhetos anterior e septal são também imageados na projeção apical 4 câmaras com o folheto anterior adjacente à parede livre VD e o folheto septal adjacente ao septo interventricular.

6. RESPOSTA: D. O defeito de Gerbode é uma comunicação entre o átrio direito e o ventrículo esquerdo, frequentemente iatrogênico após cirurgia nas válvulas AV ou após endocardite dessas válvulas. Como a válvula tricúspide é situada no coração mais apicalmente em circunstâncias normais do que a válvula mitral, o átrio direito confina o ventrículo esquerdo em uma área pequena. Se um defeito se desenvolver nesta área, a comunicação ocorre entre o átrio direito e o ventrículo esquerdo.

7. RESPOSTA: C. A constante utilizada para estimar a área valvar na estenose tricúspide é 190 e não 220. Abaulamento da válvula é visto na estenose tricúspide, mas este é visualizado na diástole e não na sístole. O gradiente médio esperado ao longo da válvula tricúspide, na estenose severa deve ser 5 mmHg. Planimetria da válvula é difícil na estenose tricúspide, assim como é difícil adquirir uma projeção de eixo curto real da válvula. Embora o envolvimento reumático da válvula tricúspide ocorra com alguma frequência, estenose hemodinamicamente significativa é relativamente incomum e é relatada em aproximadamente 5% dos pacientes com envolvimento reumático da válvula mitral.

8. RESPOSTA: B. A severidade da RT é avaliada com uma abordagem semiquantitativa. A área do jato, a aceleração proximal do fluxo e a largura da *vena contracta* são utilizados para quantificar a severidade da RT. Se o jato regurgitante tricúspide for central, o limite de Nyquist deve ser ajustado a 50-60 cm/s. A área do jato < 5 cm^2 sugere RT leve, 5-10 cm^2 sugere RT moderada e > 10 cm^2 sugere RT severa. Um orifício regurgitante efetivo (ORE) ≥ 0,40 cm^2 é um critério de regurgitação severa tanto na RT quanto na regurgitação mitral. Uma dimensão de *vena contracta* > 0,7 cm é diagnóstico de RT severa.

9. RESPOSTA: D. Hipertensão pulmonar secundária e/ou dilatação VD é a causa mais comum de RT significativa. Todas as outras condições podem levar a RT significativa.

10. RESPOSTA: A. A pressão sistólica normal não deve ocorrer com estenose pulmonar severa, pois a pressão sistólica VD irá exceder a pressão sistólica AP pelo gradiente através da válvula pulmonar. A hipertrofia VD (espessura da parede > 0,4 cm) e dilatação pós-estenótica são comuns na estenose pulmonar severa. Estenose pulmonar severa é definida por ecocardiografia com Doppler como velocidade de pico ao longo da válvula de 4 m/s ou mais. Pressão sistólica AP é usualmente normal no contexto de estenose pulmonar severa.

11. RESPOSTA: D. Estenose leve é considerada presente quando a velocidade ao Doppler é < 3 m/s ou pressão de 36 mmHg. O prognóstico é excelente, e a intervenção é raramente necessária. É apropriado o acompanhamento com ecocardiograma atualmente, mas cateterismo cardíaco ou ETE não está indicado. Abaulamento da válvula na sístole é uma característica ecocardiográfica comum da estenose pulmonar.

12. RESPOSTA: C. Insuficiência pulmonar severa é usualmente vista no contexto de cirurgia prévia no trato de escoamento VD ou válvula pulmonar como parte de um tratamento de lesão cardíaca congênita. Insuficiência pulmonar definida como trivial ou de grau leve é considerada normal. Insuficiência pulmonar severa está associada a uma pressão diastólica final elevada e um gradiente de pressão reduzido ao longo da válvula pulmonar, portanto é mais frequentemente associado a velocidade laminar mais do que turbulenta. A velocidade diastólica final pulmonar (V) pode ser utilizada para estimar a pressão diastólica da AP como 4 v^2 + pressão AD estimada, mas não é utilizada para estimar a pressão sistólica na AP.

13. RESPOSTA: B. Um fibroelastoma é a causa mais comum de uma massa móvel sobre a válvula tricúspide entre as opções fornecidas. Mixoma e sarcoma da válvula são muito menos comuns. A rede de Chiari é uma estrutura membranosa fenestrada, a qual se origina no orifício da VCI e é um remanescente embrionário. Ela raramente deve flutuar através da válvula tricúspide, mas normalmente está confinada ao átrio direito. Não é ligada à válvula tricúspide. A síndrome carcinoide causa imobilidade dos folhetos valvares, uma vez que eles permanecem em uma condição parcialmente aberta durante todo o ciclo cardíaco.

14. RESPOSTA: D. A anomalia de Ebstein envolve o desposicionamento apical do folheto septal da válvula tricúspide, mas não envolve a válvula pulmonar. Síndrome carcinoide, endocardite e envolvimento reumático podem envolver as válvulas tricúspide e pulmonar. O envolvimento reumático pode ser primário ou mais comumente secundário à hipertensão pulmonar pelas lesões das válvulas do lado esquerdo que produzem regurgitação tricúspide e pulmonar.

15. RESPOSTA: B. Estenose infundibular pode dar origem a um jato de alta velocidade que causa dano aos folhetos da válvula pulmonar e insuficiência pulmonar de maneira similar à estenose subaórtica. A estenose infundibular pode ser tanto congênita quanto adquirida. Ela ocorre em síndromes de doenças cardíacas congênitas, como tetralogia de Fallot, mas também na cardiomiopatia hipertrófica, em tumores do trato de saída VD ou nas desordens infiltrativas. Ela pode ser discreta ou consistir em uma região mais extensa de espessamento fibromuscular. Ela é frequentemente mais bem imageada e avaliada por uma projeção de eixo curto paraesternal ou por uma janela subcostal. Os gradientes pressóricos pelo Doppler através da estenose infundibular são razoavelmente precisos. Quando estenose valvar pulmonar concomitante está presente, normalmente é impossível se isolar a contribuição precisa da válvula pulmonar ou do infundíbulo ao gradiente total medido pelo Doppler de onda contínua através do trato de saída VD.

16. RESPOSTA: C. A imagem é característica da anomalida de Ebstein da válvula tricúspide com desposicionamento do folheto septal dentro do ventrículo direito de tal forma que uma porção do ventrículo fica "atrializada". A anomalia de Ebstein está associada a condução acelerada, RT severa, mas sem a parede VD com aspecto de pergaminho. Isto é visto na displasia VD ou síndrome de Uhl, que pode associar-se arritmias ventriculares.

17. RESPOSTA: C. Isto é regurgitação pulmonar severa com evidência de uma convergência de fluxo proximal no lado AP da válvula. Isto é compatível com dilatação VD e disfunção VD. A causa mais comum de regurgitação pulmonar severa é cirurgia prévia para cardiopatia congênita envolvendo a válvula pulmonar ou o trato de saída VD. O ducto arterioso patente dará origem a um fluxo contínuo dentro da AP acima da válvula. Um homoenxerto normalmente é a troca valvar de escolha na posição pulmonar. Válvulas mecânicas são associadas a altas taxas de tromboses nas válvulas posicionadas do lado direito decorrente do menor gradiente pressórico através delas e são normalmente evitadas.

18. RESPOSTA: C. Existe RT severa com uma área de convergência de fluxo e dilatação do átrio direito. ETE intraoperatório mais provavelmente irá subestimar o grau de regurgitação se comparado ao contexto ambulatorial em razão da otimização do volume intravascular e mudança na carga consequente a anestesia e ventilação mecânica. RT severa ocorre no prolapso da válvula mitral como resultado do prolapso da válvula tricúspide ou secundário a hipertensão pulmonar da regurgitação mitral severa, mas raramente devido a instabilidade do folheto da válvula tricúspide. A hipertensão pulmonar severa não é necessária para causar este grau de RT; prolapso ou alterações secundárias no anel tricúspide ou na válvula podem sozinhos causar isto. RT pode melhorar após reparo cirúrgico da válvula mitral, especialmente se as pressões pulmonares caírem, mas isso é menos provável quando a RT é severa no pré-operatório como aqui e reparo concomitante da válvula tricúspide deve ser considerado. Isto adiciona relativamente pouco ao risco operatório ou à duração do procedimento em centros experientes.

19. RESPOSTA: D. Este paciente apresenta uma válvula pulmonar espessada e sintomas pleuríticos. Tanto a endocardite da válvula pulmonar quanto o fibroelastoma são possíveis. Os sintomas pleuríticos sugerem uma embolização aos pulmões. Uma varredura para procurar por êmbolos sépticos é agora o teste de escolha. Uma varredura por TC de tórax foi realizada neste paciente e mostrou formação de abcesso no parênquima pulmonar. Hemoculturas foram negativas, uma vez que o paciente usou antibióticos orais no início do tratamento. Endocardite foi diagnosticada e verificou-se que o paciente faz uso regular de drogas ilícitas IV.

20. RESPOSTA: A. Reversão sistólica de alta velocidade na veia hepática é vista na RT severa, a qual também dá origem a grandes ondas "v" no perfil venoso jugular (Fig. 16-15). Pulso paradoxal, uma redução na pressão sanguínea sistólica na respiração, é mais característico de tamponamento cardíaco. O sinal de Kussmaul com um aumento na pressão venosa com a inspiração é mais característico de pericardite constritiva. Pulso alternante, alternando pulsos periféricos fortes e fracos, é encontrado na disfunção sistólica VE terminal. Pulso *bisferiens* é um pulso característico sentido tanto no contexto de estenose quanto de insuficiência aórtica importantes.

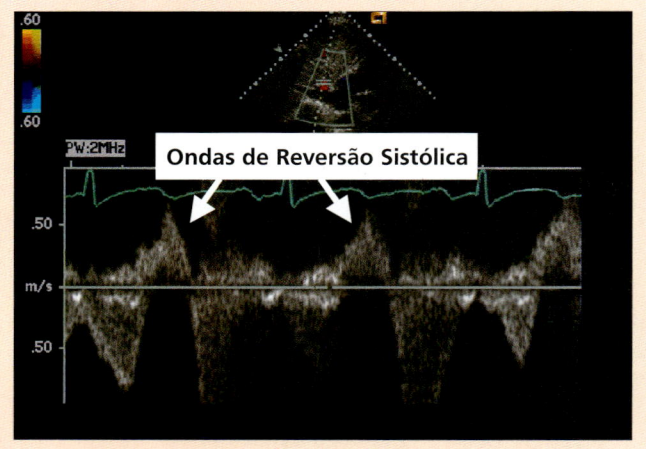

Fig. 16-15

21. RESPOSTA: C. Hipertensão pulmonar está associada a fechamento mediossistólico abrupto da válvula pulmonar em aproximdamente 50% dos casos, especialmente quando severa. A aparência é similar à que ocorre com reversão transitória do gradiente AP-trato de saída VD decorrente da complacência AP comprometida. Esta aparência é ocasionalmente vista na RT severa e com uma AP dilatada. Ela não está associada a outras lesões previamente descritas.

22. RESPOSTA: A. A condição ilustrada é carcinoide manifestado pelo espessamento e encurtamento dos folhetos tricúspides. RT severa pode resultar, necessitando de troca valvar tricúspide. Considera-se que carcinoide seja causado pela produção de serotonina por um tumor que fica inerte nos pulmões. Por isso, na ausência de shunt direita-esquerda, as lesões do lado esquerdo não são comuns. A válvula pulmonar é frequentemente envolvida. Medicações que reduzem a produção de serotonina podem ser úteis na redução dos sintomas de *flushing*. Entretanto, a sobrevida é usualmente significativamente reduzida com carcinoide e, portanto, o prognóstico é reservado.

23. RESPOSTA: B. As diretrizes da ACC/AHA sugerem que a valvuloplastia por balão está indicada quando o gradiente pressórico de pico através da válvula pulmonar é > 30 mmHg com sintomas ou 40 mmHg na ausência de sintomas. Estenose subvalvar pode estar presente, mas não é evidente no perfil do Doppler. Dois *displays* espectrais de velocidade sistólica estão evidentes. Um jato de baixa velocidade (~ 1 m/s) com um padrão espectral denso é compatível com fluxo no trato de saída VD. Isto sugere uma velocidade relativamente baixa no trato de saída VD, mas não exclui totalmente algum grau de estenose subvalvar. O jato de alta velocidade (~ 4,5 m/s) reflete a estenose na válvula por ela mesma. As válvulas unicúspides displásicas ou tricúspides são as causas mais comuns de estenose pulmonar do que a válvula bicúspide. Dor torácica é comum na estenose pulmonar severa e provavelmente reflete escoamento cardíaco reduzido e fluxo para as coronárias menor e/ou isquemia subendocárdica no ventrículo direito hipertrofiado.

24. RESPOSTA: E. O paciente tem uma grande lesão tipo massa, compatível com vegetações envolvendo os cabos do marca-passo, embora a válvula tricúspide seja poupada nesta projeção. Decorrente do tamanho das vegetações aparentes, o risco de embolia pulmonar é alto e uma abordagem cirúrgica a céu aberto provavelmente será necessária. Cobertura antibiótica será necessária, e remoção de todo o sistema, incluindo o gerador, também é indicada para remover todas as potenciais fontes de infecção. A menos que a válvula tricúspide tenha sido destruída no processo infeccioso, a troca da válvula tricúspide não está indicada.

25. RESPOSTA: B. Existe uma grande vegetação no folheto septal da válvula tricúspide. O tamanho da vegetação e o risco embólico têm menor consideração na endocardite tricúspide, onde a embolização para os pulmões em vez da vasculatura sistêmica é a norma. A exceção é quando o shunt direita-esquerda está presente. A terapia inicial deve ser antibioticoterapia apropriada e observação rigorosa. Se hemoculturas falharem em identificar o microrganismo ou existir evidência de destruição severa da válvula tricúspide, então a cirurgia da válvula tricúspide pode ser necessária. A infecção fúngica pode dar origem a vegetações muito grandes, mas a infecção estafilocócica é de longe a causa mais comum deste cenário em particular.

26. RESPOSTA: B. Esta é a anomalia de Ebstein. A causa corriqueira de insuficiência cardíaca direita pelo menos com uma apresentação tardia é RT. DSA ocorre em muitos pacientes com anomalia de Ebstein, mas espera-se que tivesse se apresentado um pouco mais cedo se associado a shunt significativo. Hipertensão pulmonar severa é relativamente rara. Não existe evidência de endocardite; e embora taquicardia possa ocorrer nesta condição, não existe evidência de cadiomiopatia nas imagens.

27. RESPOSTA: E. Um estudo eletrofisiológico está indicado no contexto de suspeita de taquicardia por via acessória, que ocorre em aproximadamente 10-25% desses pacientes, especialmente se a cirurgia estiver sendo considerada. Tratamento médico é frequentemente suficiente em muitos pacientes com lesões leves a moderadas para o controle efetivo dos sintomas. O reparo tricúspide é o tratamento cirúrgico inicial de escolha. Sua viabilidade depende do grau de encurtamento dos folhetos e do tamanho do ventrículo direito funcional. Quanto menor o ventrículo direito funcional, menos provavelmente o reparo tricúspide terá sucesso. O folheto septal é usualmente o mais encurtado, e o folheto anterior é provavelmente o menos afetado. Ele terá uma configuração tipo vela e flutua para dentro do trato de saída VD, causando obstrução em alguns indivíduos.

PONTOS-CHAVE

- Anomalia de Ebstein da válvula tricúspide é associada a RT, falência cardíaca direita, veias acessórias e DSAs.
- Quando o reparo tricúspide é necessário, é dependente do grau de encurtamento do folheto septal e do tamanho e funcionalidade do ventrículo direito.

28. RESPOSTA: A. O paciente tem toda a aparência de endocardite, exceto febre, e febre ocasionalmente pode não sobrevir neste contexto, a causa mais provável de infecção aqui é estafilocócica, talvez da época da implantação. Tanto a formação de trombos como a deiscência do anel são também possibilidades, embora com menor probabilidade. Deiscência é também menos provável na ausência de regurgitação associada. A lesão é obviamente aderida à válvula tricúspide e, portanto, é improvável que seja um êmbolo em trânsito.

29. RESPOSTA: C.

PONTOS-CHAVE

- *Stafilococcus* é uma causa comum de início precoce de endocardite de prótese valvar.
- Endocardite de válvula tricúspide é normalmente sensível a antibioticoterapia.

30. RESPOSTA: C. O exame físico sugere estenose valvular pulmonar com um clique de ejeção e sopro de ejeção associado à hipertrofia VD. Com uma estenose mais severa, a P2 torna-se mais suave. O Doppler mostra fluxo turbulento acima da válvula pulmonar com insuficiência pulmonar leve. O ducto arterioso patente normalmente leva a um fluxo contínuo na AP, mas isso pode ser atenuado na fisiologia de Eisenmenger. A hipertensão pulmonar como parte da síndrome de Eisenmenger irá levar a uma P2 alta. Estenose pulmonar infundibular não irá apresentar o clique de ejeção de uma válvula móvel, porém displásica e a velocidade turbulenta será proximal à válvula.

31. RESPOSTA: C. O próximo passo é avaliar a severidade da estenose pelo Doppler de onda contínua. As medidas pelo Doppler se correlacionam bem com aquelas realizadas por cateterismo cardíaco. A valvuloplastia por balão é considerada em um paciente assintomático que tem pelo menos um aumento moderado do gradiente (> 30 mmHg). Embora a área da válvula pulmonar possa ser avaliada por continuidade, na prática isto normalmente não é realizado. As várias diretrizes em que as decisões com relação à intervenção são baseadas na utilização do gradiente de pressão mais do que a área. Embora a pressão AP possa ser medida, ela é usualmente baixa neste contexto. Injeção de contraste é razoável, se existir suspeita de um *shunt*. Mais frequentemente a estenose valvular pulmonar é uma anormalidade isolada.

PONTOS-CHAVE
- Estenose valvular pulmonar é geralmente graduada com base no gradiente ao longo da válvula.
- Estenose valvular pulmonar quando se apresenta como uma lesão isolada é usualmente responsiva a valvuloplastia por balão.

32. RESPOSTA: D. Tanto a estenose mitral quanto a estenose tricúspide estão presentes na imagem. Os achados físicos de um sopro diastólico apical e B1 alta sugerem estenose mitral, enquanto um pulso venoso acentuado na présístole é compatível com uma grande onda "a" vista com a estenose tricúspide. Ausência de uma P2 alta sugere que a hipertensão pulmonar ainda não ocorreu. Estenose tricúspide significativa quando complica estenose mitral pode dar origem a insuficiência cardíaca direita e ascite, que podem simular pericardite constritiva.

33. RESPOSTA: B. Considerando-se a estenose significativa de ambas as válvulas que é sugerida pelas imagens e pelo exame físico, a valvuloplastia por balão de ambas as válvulas é a abordagem ideal se as lesões são apropriadas. Caso contrário, a comissurotomia cirúrgica é apropriada decorrente do estado sintomático.

PONTOS-CHAVE
- Estenose mitral e tricúspide podem coexistir, especialmente em pacientes com cardiomiopatia reumática e simular pericardite constritiva.
- Tanto a estenose mitral quanto a tricúspide podem ser responsivas a valvuloplastia por balão em muitos pacientes.

34. RESPOSTA: A. O folheto tricúspide anterior está instável com resultante RT severa. *Cor triatriatum* direita é uma condição rara em que uma membrana divide o átrio direito e se apresenta com achados similares a estenose tricúspide. Perfuração de um folheto da válvula tricúspide com uma vegetação associada pode dar esta aparência, mas todo o folheto anterior está obviamente instável neste exemplo. Perfuração é difícil de detectar na imagem bidimensional e é normalmente aparente pela detecção de um jato excêntrico aparentemente passando através do folheto no exame por Doppler colorido. A anomalia de Ebstein leva a desposicionamento apical e encurtamento dos folhetos tricúspides – mais frequentemente o folheto septal. O carcinoide leva a espessamento e redução da motilidade do folheto, e não a excesso de movimento, como visto aqui.

35. RESPOSTA: E. Válvula tricúspide instável pode ocorrer com trauma torácico fechado e não ser aparente no momento do trauma. Alterações mixomatosas podem dar origem a folheto instável com a ruptura de uma corda tricúspide no momento da biópsia endomiocárdica, especialmente após transplante cardíaco. É improvável que a colocação de um catéter de AP cause este achado. Embora a síndrome de Marfan possa causar prolapso multivalvar, é improvável que fique confinado à válvula tricúspide. Instabilidade valvar congênita no contexto de tromboembolismo pulmonar é muito improvável.

PONTOS-CHAVE
- Uma válvula tricúspide instável pode ser em razão da trauma torácico, alterações mixomatosas ou biópsia endomiocárdica.

LEITURAS SUGERIDAS

Baumgartner H, Hung J, Bermejo J et al. Echocardiographic assessment of valve stenosis EAE/ASE recommendations for clinical practice. *J Am Soc Echocardiogr.* 2009;22:1-23.

Bonow RO, Carabello BA, Chatterjee K et al. 2008 focused update incorporated into the ACC/AHA 2006 guidelines for the management of patients with valvular heart disease: a report of the American College of Cardiology/American Heart Association Task Force on Practice Guidelines (Writing Committee to revise the 1998 guidelines for the management of patients with valvular heart disease). Endorsed by the Society of Cardiovascular Anesthesiologists, Society for Cardiovascular Angiography and Interventions, and Society of Thoracic Surgeons. *J Am Coll Cardiol.* 2008;52:e1-e142.

Bonow RO, Carabello BA, Kanu C et al. ACC/AHA 2006 guidelines for the management of patients with valvular heart disease: a report of the American College of Cardiology/American Heart Association Task Force on Practice Guidelines (writing committee to revise the 1998 Guidelines for the Management of Patients With Valvular Heart Disease): developed in collaboration with the Society of Cardiovascular Anesthesiologists endorsed by the Society for Cardiovascular Angiography and Interventions and the Society of Thoracic Surgeons. *Circulation.* 2006;114:e84-e231.

Braunwald E, Zipes DP, Libby P. *Heart Disease: A Textbook of Cardiovascular Medicine.* 8th ed. Philadelphia: WB Sounders Company; 2007.

Griffin B, Rimmerman C, Topol E. *Intensive Review of Cardiovascular Medicine.* Philadelphia: Lippincott Williams & Wilkins; 2006.

Hayes CJ, Gersony WM, Driscoll DJ et al. Second natural history study of congenital heart defects. Results of treatment of patients with pulmonary valvar stenosis. *Circulation.* 1993;87(2 Suppl):I28-I37.

Nair D, Griffin BR Pulmonary and tricuspid and drug induced valve disease. In Griffin BP, Topol EJ, eds. *Manual of Cardiovascular Medicine.* 3rd ed. Philadelphia: Wolters Kluwer Health/Lippincott Williams & Wilkins; 2009:239-250.

Pellikka PA, Tajik AJ, Khandheria BK et al. Carcinoid heart disease. Clinical and echocardiographic spectrum in 74 patients. *Circulation.* 1993;87:1188-1196.

Shah PM, Raney AA. Tricuspid valve disease. *Curr Probl Cardiol.* 2008;33:47-84.

Tribouilloy CM, Enriquez-Sarano M, Bailey KR et al. Quantification of tricuspid regurgitation by measuring the width of the vena contracta with Doppler color flow imaging: a clinical study. *J Am Coll Cardiol.* 2000;36:472-478.

Weyman AE. *Principles and Practice of Echocardiography.* 2nd ed. Philadelphia: Lea and Febiger; 1994:824-900.

Zoghbi WA, Enriquez-Sarano M, Foster E et al. Recommendations for evaluation of the severity of native valvular regurgitation with two-dimensional and Doppler echocardiography. *J Am Soc Echocardiogr.* 2003;16:777-802.

CAPÍTULO 17

Doença Valvular Aórtica e Mitral

Sorin V. Pislaru ▪ *Maurice Enriquez-Sarano*

1. Um homem de 72 anos é encaminhado para uma avaliação cardiológica após seu médico de cuidado primário notar a presença de um sopro de ejeção alto. Não tem história de angina, síncope ou dispneia aos esforços. O exame clínico mostra a presença de um sopro de ejeção (3/6), alto, sobre a área aórtica, irradiando para os vasos do pescoço. Não apresenta cliques de ejeção. A segunda bulha é única. Não tem outros sopros ou galopes. O exame dos pulmões é insignificante. O ecocardiograma transtorácico mostra tamanho ventricular esquerdo (VE) normal com uma fração de ejeção (FE) de 65%. A integral de tempo-velocidade do trato de saída ventricular esquerdo (IDVTSVE) é 15 cm com uma velocidade de 0,8 m/s. A velocidade aórtica de pico é 4,8 m/s, e a IVT da válvula aórtica é 100 cm. A área de TSVE é 4 cm². Sua interpretação do ecocardiograma é:
   A. Estenose aórtica severa, pois a área da válvula é < 1 cm².
   B. Estenose aórtica severa, pois a relação TSVE/velocidade aórtica é < 0,3.
   C. Estenose aórtica severa, pois a velocidade aórtica de pico é > 3,5 m/s.
   D. A severidade da estenose aórtica não pode ser determinada pelos dados apresentados.

2. Neste paciente assintomático, sua próxima recomendação é:
   A. Informar ao paciente que a chance de desenvolvimento de sintomas nos próximos 5 anos é 20%.
   B. Recomendar angiografia coronariana em antecipação à intervenção cirúrgica.
   C. Recomendar um ecocardiograma transesofágico (ETE).
   D. Recomendar um teste ergométrico com consumo de oxigênio.
   E. Recomendar repetir o ecocardiograma em 2 anos.

3. Um homem de 60 anos com história de insuficiência renal crônica, hipertensão arterial e história de estenose aórtica moderada é admitido no hospital por piora da dispneia aos esforços. Seu ecocardiograma prévio obtido há 2 anos mostrou hipertrofia VE concêntrica com uma FE de 55%. O gradiente valvar aórtico foi 30 mmHg e a área valvar calculada foi 1,1 cm². O exame clínico mostra um paciente com leve desconforto respiratório. O impulso apical está lateralmente deslocado. Existe um sopro sistólico de ejeção 2/6 sobre a área aórtica, o qual são se irradia para os vasos carótidos. A segunda bulha cardíaca está diminuída de intensidade. Os pulsos arteriais periféricos estão reduzidos em volume. Existe um edema periférico significativo. A investigação laboratorial mostra um nível sério de creatinina de 3,2 mg/dL. Durante a noite, o paciente iniciou infusão de furosemida pelo residente de plantão, mas ele teve que interromper devido ao desenvolvimento de hipotensão. O ecocardiograma inicial mostra um ventículo esquerdo aumentado (64 mm) com função sistólica severamente diminuída com uma FE de 20% e hpocinesia global. O gradiente aórtico médio é 30 mmHg, com uma IVT da válvula aórtica de 66 cm, e uma IVT TSVE de 15 cm.

   Sua recomendação é:
   A. Recomendar sestamibi com adenosina.
   B. Recomendar ecocardiograma com exercício.
   C. Recomendar ecocardiograma com dose plena de dobutamina.
   D. Recomendar ecocardiograma com baixa dose de dobutamina.
   E. Os achados são provavelmente relacionados a estágio terminal de doença renal. Nenhuma outra investigação cardíaca é necessária. Iniciar diálise.

4. Qual das seguintes afirmativas com relação à avaliação ecocardiográfica da estenose aórtica é precisa?
   A. Avaliação ecocardiográfica do gradiente aórtico máximo é usualmente maior do que o gradiente retrógrado obtido durante o cateterismo do coração esquerdo. Isto ocorre decorrente da superestimação do gradiente verdadeiro pela ecocardiografia.
   B. A avaliação ecocardiográfica do gradiente aórtico médio se correlaciona bem com o gradiente médio obtido no laboratório de cateterização.
   C. A medida ecocardiográfica usual do gradiente aórtico médio não pode ser superestimada pelo gradiente verdadeiro.
   D. A avaliação do gradiente aórtico médio com um transdutor sem imagem é mais precisa, porque esses transdutores permitem melhor processamento do *software* do Doppler.

5. Um paciente é avaliado para estenose aórtica. Medidas pelo Doppler de todas as janelas disponíveis mostram uma maior velocidade aórtica de pico de 5 m/s e uma IVT de 125 cm. A velocidade no TSVE é 2 m/s e a IVT é 25 cm. O diâmetro do TSVE é 2 cm. Qual dos seguintes cálculos está correto?
   A. Área valvar aórtica de 0,78 cm^2, gradiente de pico 100 mmHg.
   B. Área valvar aórtica de 0,63 cm^2, gradiente de pico 100 mmHg.
   C. Área valvar aórtica de 0,78 cm^2, gradiente de pico 84 mmHg.
   D. Área valvar aórtica de 0,63 cm^2, gradiente de pico 84 mmHg.

6. Uma mulher de 72 anos é encaminhada para intervenção cirúrgica para estenose aórtica severa. Ela tem uma história de dispneia aos esforços de longo prazo, que piorou recentemente. Ela tem hipertensão que requer múltiplos medicamentos, hiperlipidemia e diabetes. Ela parou de fumar no ano passado após uma história do 40 maços por ano. Ao exame clínico, existe um sopro sistólico de ejeção 2/6 sobre a área aórtica. A segunda bulha cardíaca é desdobrada na base. Os pulsos são 2/4 nos membros superiores e inferiores. Existe um ruído na artéria carótida esquerda. O exame dos pulmões mostra fase expiratória prolongada, mas sem nenhuma outra alteração importante. O relatório ecocardiográfico do médico-assistente mostra um tamanho VE normal, FE de 70%, débito cardíaco normal e estenose aórtica severa com uma área valvar de 0,68 cm^2 e um gradiente médio de 30 mmHg. A melhor recomendação neste estágio é:
   A. Proceder à intervenção cirúrgica.
   B. Realizar angiografia coronariana e depois proceder à intervenção cirúrgica.
   C. Repetir o ecocardiograma transtorácico.
   D. Realizar o ecocardiograma transesofágico.
   E. Realizar tomografia computadorizada (TC) cardíaca para escore de cálcio da válvula aórtica.

7. Uma mulher de 30 anos é encaminhada para tratamento de uma estenose subaórtica diagnosticada recentemente. Ela se apresentou a outra instituição com queixas de leve dispneia aos esforços. O ecocardiograma demonstrou uma membrana subaórtica com um gradiente de 44 mmHg e presença concomitante de regurgitação valvar aórtica moderada. O ventrículo esquerdo está discretamente aumentado, com uma FE de 57%. Ao ETE, a válvula aórtica não parece estar significativamente calcificada. Qual das seguintes afirmativas está correta?
   A. Este tipo de lesão responde bem a dilatação por balão.
   B. A presença de regurgitação aórtica moderada não é uma indicação para intervenção cirúrgica.
   C. Inspeção cuidadosa da artéria pulmonar deve ser realizada durante ETE.
   D. Interrogação por Doppler da aorta abdominal não fornece informação neste caso.

8. Qual das seguintes afirmativas com relação à regurgitação aórtica está correta?
   A. Um raio da área de superfície de isovelocidade proximal (PISA) de 0,8 cm com uma velocidade de *aliasing* de 40 cm/s e uma velocidade de regurgitação aórtica de pico de 4 m/s é compatível com regurgitação aórtica severa.
   B. Uma pressão T/2 em excesso de 250 milissegundos é compatível com regurgitação aórtica severa.
   C. *Vena contracta* é melhor avaliada pela projeção de eixo longo apical.
   D. A utilização da janela da fúrcula supraesternal não é útil na avaliação da regurgitação aórtica.

9. Qual dos seguintes achados ecocardiográficos é importante na predição de desfechos da valvuloplastia mitral por balão?
A. Presença de calcificação valvular significativa.
B. Presença de espessamento valvular significativa.
C. Presença de calcificação subvalvulares significativas.
D. Todos.
E. A e B.

10. Durante a avaliação de rotina de um paciente com doença valvular conhecida, o sonografista mediu o tempo de desaceleração do influxo mitral de 758 milissegundos. Qual dos tópicos a seguir é uma razoável estimativa da área valvar mitral?
A. 1 cm².
B. 0,3 cm².
C. 3 cm².
D. 1,5 cm²
E. 2,0 cm²..

11. Qual dos seguites pacientes com estenose mitral mais provavelmente irá se beneficiar da valvuloplastia mitral por balão?
A. Mulher assintomática de 29 anos de idade com gradiente mitral de 9 mmHg e velocidade de regurgitação tricúspide em repouso de 4 m/s.
B. Um homem de 49 anos de idade se queixando de dispneia e pressão T/2 mitral de 110 milissegundos.
C. Uma mulher de 62 anos de idade se queixando de dispneia e importante calcificação das comissuras mitrais e gradiente mitral de 12 mmHg.
D. Mulher assintomática de 35 anos de idade com um gradiente valvar mitral de 12 mmHg e um sopro sistólico apical alto.

12. Um ecocardiograma abrangente é obtido para avaliação de regurgitação mitral. O anel mitral mede 4 cm de diâmetro e a IVT do sinal de Doppler obtido do plano da válvula mitral é 10 cm. O diâmetro do TSVE é 2 cm, com uma IVT de 25 cm. O volume regurgitante mitral é:
A. 125 mL.
B. 47 mL.
C. 78,5 mL.
D. 30 mL.
E. O volume regurgitante não pode ser calculado com base nos dados apresentados.

13. Um cirurgião cardíaco de outra instituição lhe telefona com relação a um ecocardiograma. Ele notou a presença de regurgitação mitral significante pelo Doppler colorido e pediu sua ajuda para quantificação formal do grau de regurgitação. O estudo mostra *clips* do PISA da regurgitação mitral (velocidade de *aliasing* 40 cm/s, raio PISA 1 cm), mas não tem interrogação por Doppler de onda contínua (OC) do sinal regurgitante mitral. Você diz a ele que uma medida precisa não pode ser realizada sem saber a exata velocidade da regurgitação mitral e da IVT; entretanto, com algumas suposições razoáveis você pode dizer que:
A. A regurgitação mitral é severa, pois a área regurgitante mitral efetiva é aproximadamente 0,50 cm².
B. A regurgitação mitral é quase severa, pois a área regurgitante efetiva é aproximadamente 0,38 cm².
C. A regurgitação mitral é severa, pois o volume regurgitante é aproximadamente 75 mL.
D. A regurgitação mitral não pode ser quantificada com base nos dados existentes.
E. A e C.

14. O prolapso da válvula mitral é mais bem diagnosticado a partir de qual dos seguintes planos de imagem?
A. Projeção apical 4 câmaras.
B. Projeção apical 2 câmaras.
C. Projeção apical de eixo longo.
D. Projeção de eixo curto paraesternal.
E. Projeção de eixo longo paraesternal.

15. Um homem de 54 anos é hospitalizado com um infarto agudo do miocárdio. Ele é levado de emergência para o laboratório de cateterismo, em que uma artéria coronária direita completamente ocluída é encontrada. Ele é submetido com sucesso a colocação de *stent*. No terceiro dia de hospitalização, ele se torna agudamente dispneico e parece diaforético. Não apresenta sopros ao exame clínico. Um ecocardiograma de emergência à beira do leito mostra função hiperdinâmica de VE; não existe efusão pericárdica. A interrogação mitral por OC mostra um sinal denso em forma de adaga na sístole. A explicação mais provável para os sintomas do paciente é:
A. Ruptura da parede livre do VE.
B. Ruptura septal ventricular com um grande defeito septal ventricular.
C. Regurgitação mitral aguda severa devido a ruptura de músculo papilar.
D. Trombose aguda do *stent* coronariano.

16. Um paciente é encaminhado para uma avaliação adicional de um sopro sistólico. O achado ecocardiográfico no eixo curto paraesternal na Figura 17-1 é mais sugestivo de:

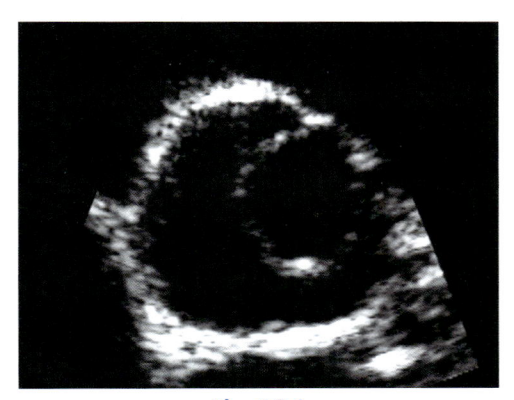

Fig. 17-1

A. Estenose aórtica degenerativa.
B. Estenose aórtica reumática.
C. Estenose aórtica bicúspide.
D. Estenose aórtica unicúspide.

17. Uma mulher de 42 anos se apresenta com queixas de palpitação. Ela não tem história de doença cardíaca. De resto, ela é totalmente assintomática. O exame clínico revela a presença de um moderado sopro de ejeção sobre a área aórtica. Existe um sopro diastólico suave ao longo da borda esternal esquerda. As bulhas cardíacas são normais. Um ecocardiograma transtorácico é mostrado na Figura 17-2. A melhor resposta em relação à condição da paciente é:
A. A paciente tem uma indicação para cirurgia por estenose aórtica severa.
B. A condição da paciente é benigna, nenhuma avaliação adicional é necessária.
C. A condição da paciente será completamente resolvida com intervenção cirúrgica; não existe necessidade de acompanhamento a longo prazo.
D. O ETE pode ser útil na decisão de quando a intervenção cirúrgica se torna necessária.

18. Um homem de 36 anos é encaminhado para avaliação adicional de um sopro cardíaco. Ele notou alguma redução em sua resistência física. Ele constumava ser um ávido corredor, mas agora só consegue ficar 15 minutos na esteira com uma velocidade moderada. O exame clínico mostra uma pressão sanguínea de 164/68 mmHg com uma frequência cardíaca de 82 bpm. O impulso cardíaco está deslocado lateralmente. Existe um sopro diastólico alto e um clique de ejeção está presente. O ecocardiograma é mostrado na Figura 17-3. A melhor afirmativa com relação à condição do paciente é:

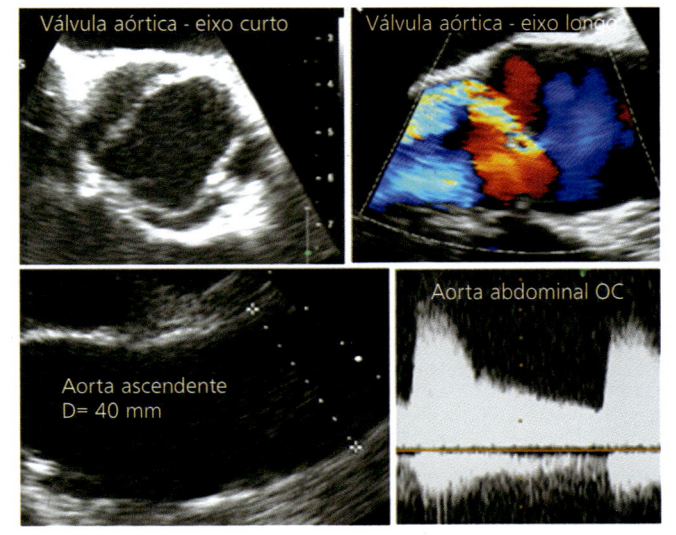

Fig. 17-3

A. A única opção cirúrgica é a troca valvar aórtica.
B. Uma cirurgia poupando a válvula provavelmente não terá sucesso.
C. Reparo por enxerto aórtico ascendente está indicado somente quando o diâmetro aórtico é > 5,5-6 cm.
D. TC de tórax será necessário para planejamento cirúrgico.

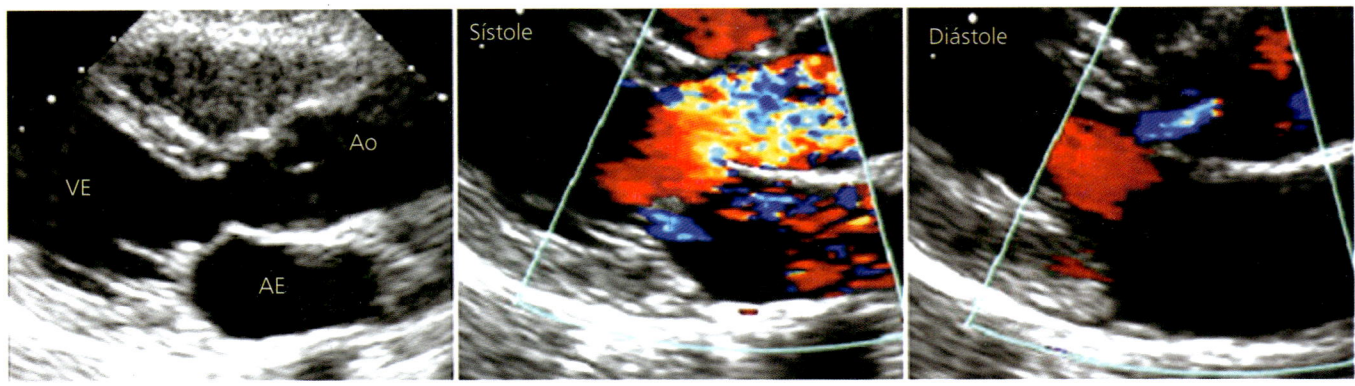

Fig. 17-2

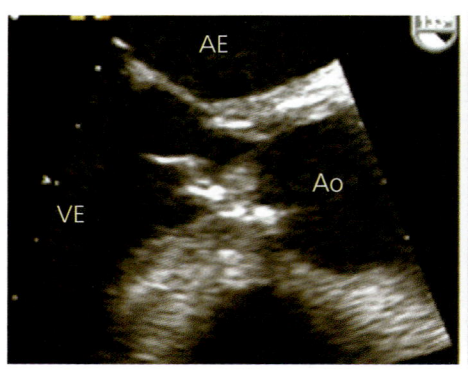

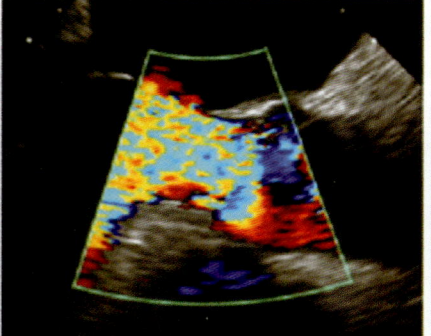

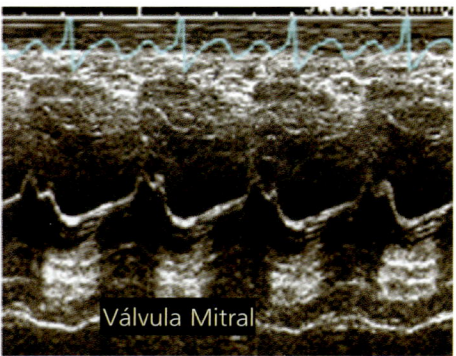

Fig. 17-4

19. Um homem de 45 anos é transferido por febre recorrente, perda de peso e dispneia rapidamente progressiva. Os quadros ecocardiográficos diastólicos com Doppler colorido e bidimensional e o modo M da válvula mitral são mostrados na Figura 17-4. O achado clínico mais provável é:
A. Ondas v marcadas no contorno venoso jugular.
B. Sopro contínuo alto ao longo da borda esternal esquerda e no dorso.
C. Clique sistólico no ápice.
D. Ronco diastólico no ápice.

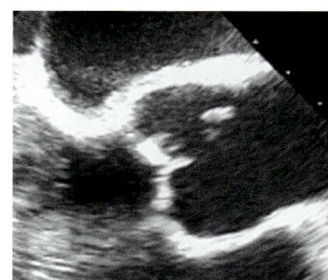

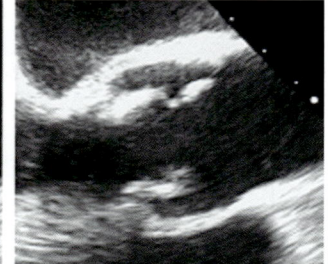

Fig. 17-5

20. Um homem de 60 anos sem história de doença cardíaca se apresenta com novas queixas de palpitação e dispneia aos esforços nos últimos 10 dias. O eletrocardiograma demonstra fibrilação atrial com rápida resposta ventricular. Uma cardioversão guiada por ETE é realizada; uma ecodensidade móvel de 1,5 cm é notada na válvula aórtica (Fig. 17-5). Qual das seguintes afirmativas está correta?
A. O paciente deve tomar anticoagulante por toda a vida.
B. A intervenção cirúrgica pode ser necessária para reduzir o risco de eventos embólicos.
C. Troca valvar aórtica é a intervenção cirúrgica mais recomendada.
D. Se a cirurgia for realizada, não existe risco de recorrência.
E. Aspirina não tem nenhum papel nesta condição.

21. Uma mulher de 49 anos se apresenta com história de dispneia progressivamente pior. Ela se lembra de ter frequentes infecções de garganta quando criança. O eletrocardiograma mostra fibrilação atrial com uma frequência cardíaca média de 85 bpm. Um exame ecocardiográfico é realizado (Fig. 17-6). A radiografia de tórax mostra um tamanho cardíaco normal. O exame clínico mais provavelmente irá mostrar:
A. Impulso apical deslocado lateralmente.
B. Estalido de abertura ocorrendo tardiamente após A2.
C. Estalido de abertura ocorrendo logo após de A2.
D. Ronco diastólico apical reduzindo com exercício das pernas.

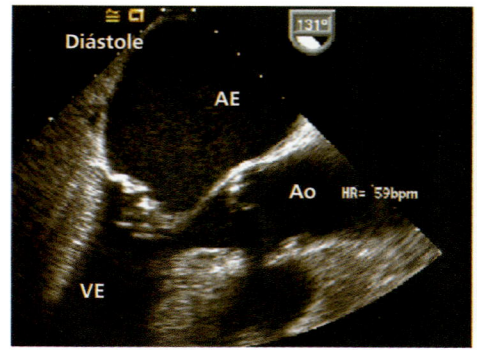

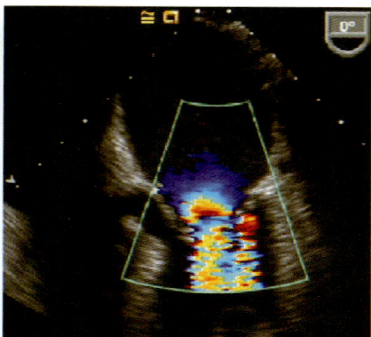

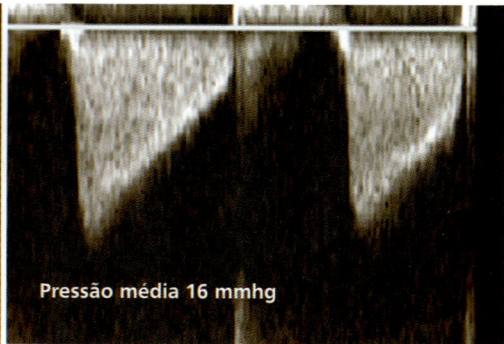

Fig. 17-6

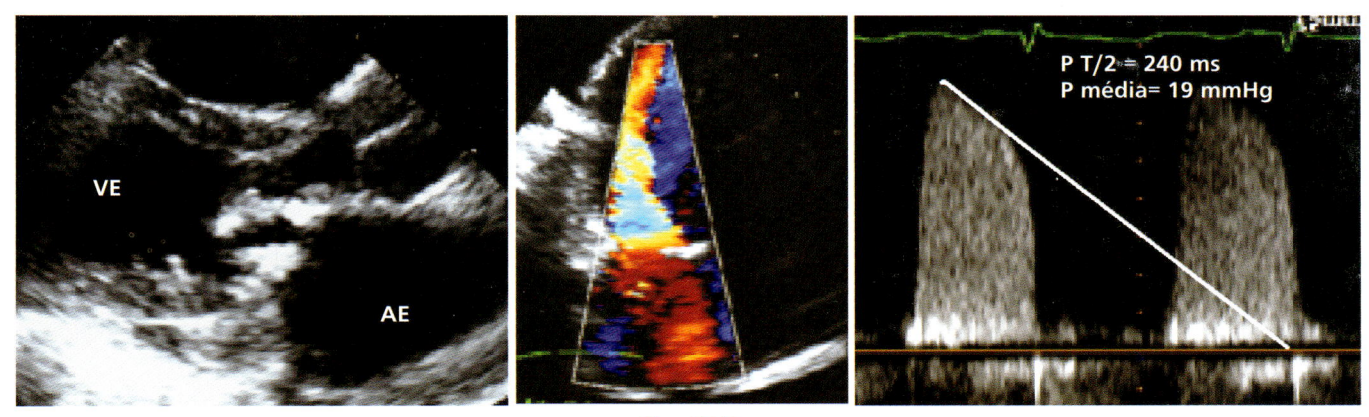

Fig. 17-7

22. Uma paciente de 67 anos com história de reparo de válvula mitral 6 anos atrás por regurgitação mitral severa se apresenta agora com piora da dispneia aos esforços, que já vem ocorrendo nos últimos 6 meses. Ela também se queixa de tosse com ocasional escarro sanguinolento. Um ecocardiograma é realizado e mostrado na Figura 17-7. Qual das seguintes afirmativas está correta?
A. Os sintomas da paciente provavelmente são mais decorrentes do desenvolvimento de hipertensão pulmonar secundária.
B. Nesta situação, o diagnóstico preciso só pode ser feito por cateterismo cardíaco esquerdo e direito.
C. A ecocardiografia por bicicleta supina é o próximo passo na avaliação.
D. Valvuloplastia mitral por balão provavelmente irá resultar em melhora clínica.
E. Todas as afirmativas estão corretas.

23. Uma mulher de 39 anos é encaminhada para avaliação de regurgitação mitral decorrente de um jato muito excêntrico. Os achados ao ETE mostrados na Figura 17-8 são compatíveis com:
A. Os jatos excêntricos não são quantificados com confiança pelo PISA.
B. A regurgitação mitral é moderada.
C. A regurgitação mitral é severa.
D. O volume regurgitante é < 60 mL.
E. A única prova definitiva de regurgitação severa no caso de jatos excêntricos é a demonstração de reversão de fluxo sistólico nas veias pulmonares.

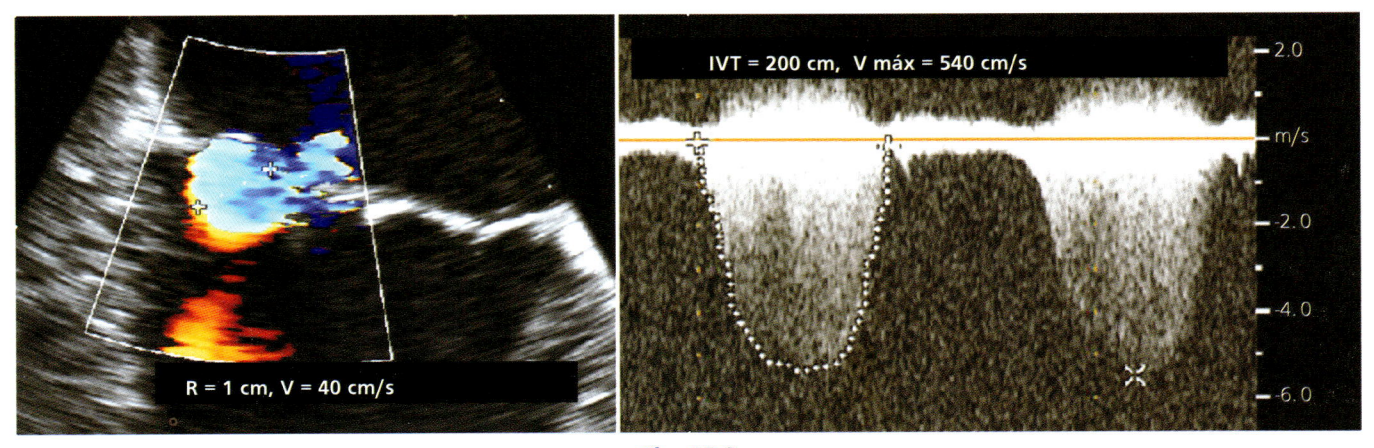

Fig. 17-8

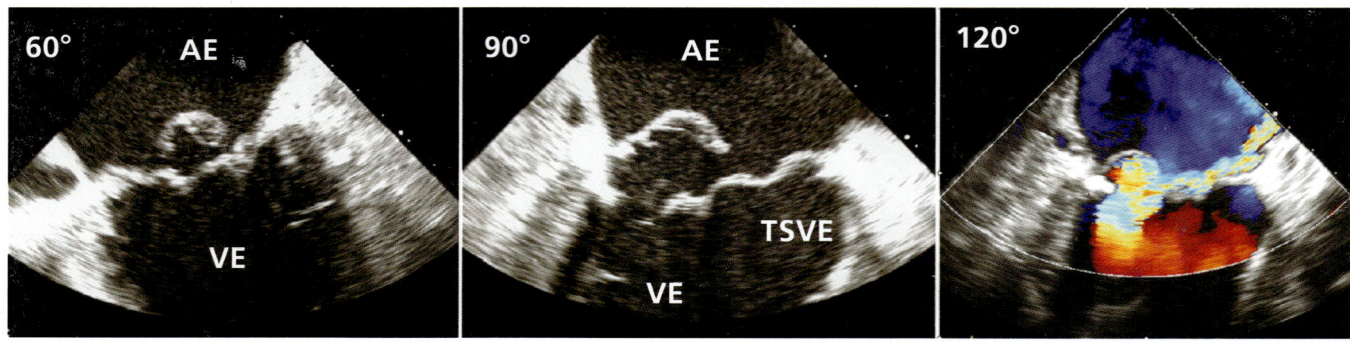

Fig. 17-9

24. As imagens de ETE na Figura 17-9 foram obtidas para a avaliação de uma regurgitação mitral recentemente diagnosticada. Os ângulos dos planos de imagem são fornecidos. Você avisa ao cirurgião que:
A. Existe um segmento instável no recorte P1.
B. Existe um segmento instável no recorte P2.
C. Existe um segmento instável no recorte P3.
D. Existe um segmento instável no recorte A2.
E. Existe um prolapso dos dois folhetos.

25. Você é chamado para ajudar em um ecocardiograma transesofágico intraoperatório. As imagens são mostradas na Figura 17-10. Você avisa ao cirurgião que:
A. A regurgitação mitral é severa; ele terá que realizar um reparo no folheto posterior.
B. A regurgitação mitral é severa; ele terá que realizar um reparo no folheto anterior.
C. A regurgitação mitral é severa e o paciente irá necessitar de reavaliação intraoperatória após ser retirado do *bypass* cardiopulmonar.
D. A regurgitação mitral é moderada e não requer intervenção.
E. A terapia médica provavelmente não apresentará um efeito sobre a regurgitação mitral neste tipo de doença.

CASO 1

Um homem de 65 anos se apresenta para avaliação de dor torácica. Um ecocardiograma é obtido (Vídeo 17-1).

26. As imagens ecocardiográficas mostradas são sugestivas de:
A. Regurgitação mitral decorrente de prolapso do folheto posterior.
B. Regurgitação mitral decorrente de encurtamento isquêmico.
C. Regurgitação mitral decorrente de alargamento do anel.
D. Regurgitação mitral decorrente de ruptura da corda posterior.

27. Qual das seguintes afirmativas está correta nesta situação?
A. Um orifício regurgitante efetivo de somente 0,25 cm^2 está associado a um bom prognóstico.
B. Anuloplastia do anel da válvula mitral está associada a um excelente resultado a longo prazo.
C. Revascularização miocárdica é mais provável para correção da regurgitação mitral; não existe necessidade de uma intervenção na válvula mitral.
D. A melhor intervenção cirúrgica para este tipo de regurgitação mitral é controversa.

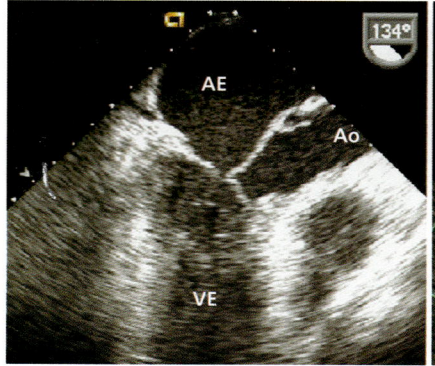

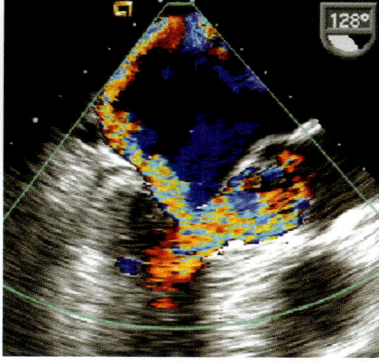

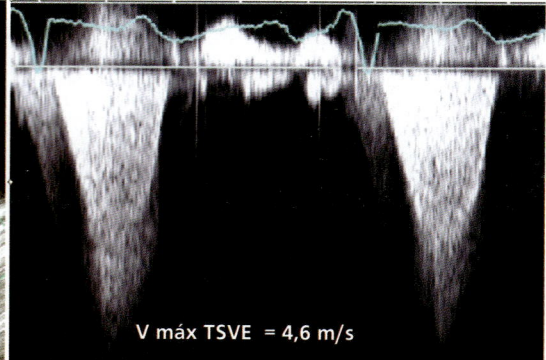

Fig. 17-10

CASO 2

Um homem de 52 anos é encaminhado para avaliação de um sopro sistólico. Ele não tem história de doença coronariana ou valvar. Ele é um não fumante e se exercita regularmente. Ao longo dos últimos meses, ele percebeu tonteira quando levantava grandes pesos, mas nos outros aspectos é completamente assintomático. Seu único irmão morreu ainda jovem de causa desconhecida. Um ecocardiograma externo está disponível para revisão no Vídeo 17-2.

28. As imagens mostradas são sugestivas de:
    A. Regurgitação mitral em razão de prolapso de folheto posterior.
    B. Regurgitação mitral em razão de encurtamento isquêmico.
    C. Regurgitação mitral em razão de alargamento anular.
    D. Regurgitação mitral em razão de doença reumática valvar.
    E. Regurgitação mitral em razão de obstrução do TSVE.

29. Qual das seguintes afirmativas sobre este paciente está correta?
    A. Tratamento com inibidor da enzima de conversão da angiotensina irá reduzir o grau de regurgitação mitral.
    B. O sopro sistólico irá diminuir com manobra de Valsalva.
    C. As tonturas não estão relacionadas à condição do paciente, recomende avaliação neurológica.
    D. Para corrigir a regurgitação mitral, o folheto mitral anterior necessita ser cirurgicamente reparado.
    E. Disopiramida pode ser utilizada nesta situação.

CASO 3

Um cavalheiro de 60 anos é encaminhado para uma consulta cardiológica. Ele tem um sopro conhecido por um longo período, mas durante uma avaliação recente seu médico de cuidados primários percebeu que o sopro está mais intenso. O paciente se exercita regularmente, alternando 20 milhas de bicicleta com 3 milhas de caminhada. Ele não percebeu nenhuma alteração em sua capacidade de se exercitar. O exame físico mostra a presença de discreto *pectus excavatum*, um sopro holossistólico 3/6 no ápice, mas sem cliques sistólicos ou edemas periféricos. O exame dos pulmões não mostra alterações. Um ecocardiograma é obtido (Vídeo 17-3).

30. Qual das seguintes afirmativas está correta?
    A. Existe evidência de prolapso de dois folhetos da válvula mitral.
    B. A redução da pós-carga é recomendada mesmo quando normotenso.
    C. Investigação de outros membros da família é sugerida.
    D. A FE calculada é 57%; tranquilizar o paciente.
    E. Não existem restrições à atividades físicas neste tipo de doença.

31. Na discussão da intervenção cirúrgica com seu paciente, você diz a ele que:
    A. A cirurgia é contraindicada, pois a FE é normal e ele é assintomático.
    B. A chance de reparo é menor do que se a lesão envolvesse o outro folheto mitral.
    C. A chance de reparo é > 90% em centros experientes.
    D. A taxa de mortalidade para cirurgia eletiva é > 2%, mesmo em centros com experiência.
    E. A presença de velocidade na válvula regurgitante tricúspide > 4 m/s não tem qualquer influência sobre a decisão de intervenção cirúrgica.

CASO 4

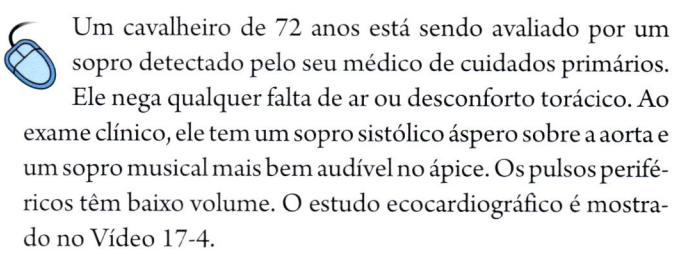

Um cavalheiro de 72 anos está sendo avaliado por um sopro detectado pelo seu médico de cuidados primários. Ele nega qualquer falta de ar ou desconforto torácico. Ao exame clínico, ele tem um sopro sistólico áspero sobre a aorta e um sopro musical mais bem audível no ápice. Os pulsos periféricos têm baixo volume. O estudo ecocardiográfico é mostrado no Vídeo 17-4.

32. Qual das seguintes afirmativas está correta?
    A. O paciente tem uma clara indicação para intervenção cirúrgica; recomende angiografia coronariana pré-operatória.
    B. Se a cirurgia for realizada, o paciente irá necessitar de troca das válvulas aórtica e mitral.
    C. Se a velocidade de pico na válvula aórtica for > 4 m/s um teste de esforço está formalmente contraindicado.
    D. Se a IVT TSVE for 15 cm e a IVT da válvula aórtica for 75 cm, cateterismo do coração esquerdo está recomendado para confirmar o *status* da válvula aórtica.
    E. Se a velocidade aórtica de pico for > 4 m/s, a chance de permanecer assintomátco em 5 anos é < 30%.

33. O paciente lhe diz que decidiu contra a intervenção cirúrgica neste momento. Qual das seguintes afirmativas está correta com relação à futura avaliação e tratamento?
    A. Repetir o ecocardiograma será necessário nos próximos 2-3 anos.
    B. Profilaxia antibiótica está recomendada para procedimentos periodontais.
    C. Estatinas têm um efeito demonstrado na prevenção da progressão de estenose aórtica calcificada.
    D. Atividade física está recomendada, mas o paciente deve evitar altos níveis de esforço.
    E. Valvotomia aórtica por balão é uma alternativa razoável à troca da válvula aórtica em pacientes idosos.

CASO 5

O estudo ecocardiográfico no Vídeo 17-5 foi realizado em um acompanhamento de rotina após 6 meses de miotomia septal.

34. As imagens mostram:
- A. Um ventrículo com dupla entrada.
- B. Um defeito septal ventricular como uma complicação após a cirurgia.
- C. Fissura na válvula mitral.
- D. Válvula mitral reparada.
- E. Nenhuma das opções acima.

35. Qual das seguintes afirmativas está correta?
- A. Profilaxia antibiótica está recomendada para procedimento periodontal.
- B. Regurgitação mitral recorrente após reparo da válvula mitral ocorre em mais de 10% dos pacientes 10 anos após a cirurgia.
- C. Gradiente mitral aumentado necessitando de posterior intervenção cirúrgica pode ocorrer após este tipo de procedimento.
- D. Esta é a técnica de escolha para reparo da regurgitação mitral isquêmica.

RESPOSTAS

1. RESPOSTA: A. Os achados ao Doppler são compatíveis com estenose aórtica severa. A área valvar pode ser calculada com a equação de continuidade. A fórmula básica é:

Fluxo no trato de saída do ventrículo esquerdo (TSVE) = fluxo na válvula aórtica

área TSVE × integral velocidade-tempo (IVT) TSVE = área da válvula aórtica (AVA) × IV T aórtico
4 × 15 = AVA × 100

Neste exemplo, a AVA é 0,6 cm^2. A resposta B se refere ao índice adimensional (TSVE/IVT aórtico ou razão de velocidades), que tem sido demonstrado como preditor preciso da presença de estenose aórtica severa quando a relação é < 0,25 (em vez de 0,3). Esta medida evita o uso do diâmetro do TSVE, o qual é uma grande fonte de erros nos cálculos da AVA. Isto é decorrente da dificuldade inerente associada a medida na presença de uma válvula muito calcificada; qualquer erro é, então, aumentado pela utilização do valor ao quadrado na fórmula da válvula. A resposta C é falsa; estenose aórtica severa típica apresenta velocidades aórticas superiores a 4 m/s. O critério eletrocardiográfico utilizado na classificação da severidade da doença valvar foi resumido nas últimas diretrizes da AHA/ACC (Tabela 17-1).

2. RESPOSTA: D. A evolução da estenose aórtica completamente assintomática não é benigna. Vários estudos mostraram que, uma vez que a estenose seja severa, os pacientes irão inexoravelmente desenvolver sintomas. Rosenhek et al. mostraram que entre 128 pacientes com estenose aórtica severa, assintomática, somente 47% estavam livres de morte ou troca valvar aórtica após 2 anos. Pellikka et al. mostraram que, entre os pacientes com estenose aórtica assintomática com velocidades aórticas > 4 m/s na linha de base, somente 33% permaneciam livres de sintomas após 5 anos. Portanto, a resposta A é obviamente falsa.

Informação disponível nesta questão sugere a presença de estenose aórtica severa assintomática. Embora o paciente provavelmente necessitará de cirurgia, a decisão não pode ser tomada com base somente nas informações apresentadas até agora e, portanto, a resposta B é falsa.

A ecocardiografia transesofágica (ETE) pode ser utilizada na avaliação da estenose aórtica. De fato, a planimetria da AVA ao ETE se correlaciona bem com a AVA avaliada no laboratório de cateterismo. Entretanto, este teste é tipicamente usado em um passo complementar somente quando o estudo transtorácico falha em estabelecer a severidade da doença (a resposta C é falsa).

Estudos com esforço são úteis na tomada de decisão clínica para estenose aórtica assintomática. Diretrizes atuais da AHA/ACC para manuseio da cardiopatia valvar sugerem seu uso na estenose aórtica assintomática. Desenvolvimento de sintomas ou redução da pressão arterial de pico do exercício pode sugerir uma doença em um estado mais avançado, e a troca da válvula aórtica deve ser considerada. Nós estamos utilizando a ergoespirometria. Em nossa experiência, este tipo permite melhor quantificação da limitação física do paciente; estudos seriados também são fáceis de comparar para se avaliar a progressão da doença (a resposta D está correta). Diretrizes atuais da AHA recomendam avaliações ecocardiográficas precoces em pacientes com estenose aórtica assintomática severa que não estão indo para troca valvar aórtica (a resposta E é falsa).

3. RESPOSTA: D. Com base nos dados do Doppler, o gradiente médio é de 30 mmHg e o índice adimensional é menor que 0,25. Esses achados são preocupantes na estenose aórtica severa do tipo baixo gradiente e baixo débito. A resposta hipotensiva a diuréticos é também sugestiva de estenose aórtica severa.

Uma redução substancial na função sistólica pode representar cardiopatia valvular em estágio terminal, mas a questão de uma etiologia isquêmica é obvia. Entretanto, um teste de estresse com vasodilatador é contraindicado, quando estenose aórtica severa é suspeitada (a resposta A é falsa); ecocardiograma com esforço físico ou de estresse com dose plena de dobutamina são também contraindicados na presença de insuficiência cardíaca agudamente descompensada (as respostas B e C são falsas). Um ecocardiograma com baixas doses de dobutamina irá permitir avalia-

TABELA 17-1 Classificação ecocardiográfica da severidade da doença valvar em adultos

Indicador	Estenose Aórtica		
	Leve	Moderada	Severa
Velocidade do jato (m/s)	< 3,0	3,0-4,0	> 4,0
Gradiente médio (mmHg)	< 25	25-40	> 40
Área valvar (cm^2)	> 1,5	1,0-1,5	< 1,0
Índice da área valvar (cm^2/m^2)			< 0,6

	Estenose Mitral		
	Leve	Moderada	Severa
Gradiente médio (mmHg)	< 5	5-10	> 10
Pressão sistólica na artéria pulmonar (mmHg)	< 30	30-50	> 50
Área valvar (cm^2)	> 1,5	1,0-1,5	< 1,0

	Regurgitação Aórtica		
Qualitativo	Leve	Moderada	Severa
Profundidade do jato do Doppler colorido	Jato central < 25% do TSVE	Maior do que leve, mas sem sinais de RA severa	Jato central > 65% do TSVE
Doppler da vena contracta (cm)	< 0,3	0,3-0,6	≥ 0,6
Quantitativo			
Volume regurgitante (mL por batimento)	< 30	30-59	≥ 60
Fração regurgitante (%)	< 30	30-49	≥ 50
Área do orifício regurgitante (cm^2)	< 0,10	0,10-0,29	≥ 0,30
Critério essencial adicional			
Tamanho ventricular esquerdo			Aumentado

	Regurgitação Mitral		
Qualitativo	Leve	Moderada	Grave
Área do jato do Doppler colorido	Pequeno, jato central < 4 cm^2 ou < 20% da área AE		Grande jato central > 40% da área AE Colisão do jato na parede de qualquer tamanho, turbilhonamento no AE
Doppler da *vena contracta* (cm)	< 0,3	0,3-0,69	≥ 0,70
Quantitativo			
Volume regurgitante (mL por batimento)	< 30	30-59	≥ 60
Fração regurgitante (%)	< 30	30-49	≥ 50
Área do orifício regurgitante (cm^2)	< 0,20	0,20-0,39	≥ 0,40
Critério essencial adicional			
Tamanho atrial esquerdo			Aumentado
Tamanho ventricular esquerdo			Aumentado

(Modificada com a permissão de the American College of Cardiology/American Heart Association Task Force on Practice Guidelines, Society of Cardiovascular Anesthesiologist, Society for Cardiovascular Angiography and Interventions et al. ACC/AHA 2006 Guidelines for the management of patients with valvular heart disease. Circulation. 2006;114:e84-e31. © 2006, American Heart Association, Inc.)

ção da estenose aórtica e fornecer informações prognósticas para intervenção cirúrgica. De fato, na estenose aórtica de baixo débito e baixo gradiente, o gradiente é baixo decorrente da falência sistólica do ventrículo esquerdo (VE). Com suporte inotrópico fornecido pela baixa dose de dobutamina, pode-se distinguir entre estenose aórtica severa verdadeira (o gradiente aumenta, área valvar similar) e estenose aórtica pseudossevera (a área calculada é baixa devido ao baixo volume sistólico; com dobutamina, o gradiente médio permanece o mesmo, mas a área valvar calculada aumenta). Adicionalmente, os pacientes que demonstraram a presença de reserva contrátil (definido como um aumento no volume sistólico > 20%) apresentam melhor resultado após troca valvar aórtica.

4. RESPOSTA: B. O gradiente pico a pico tipicamente avaliado retrogradamente no laboratório de cateterismo não reflete um evento verdadeiro, uma vez que a pressão aórtica de pico ocorre após a pressão de pico VE quando a estenose aórtica está presente. A estimativa ecocardiográfica do gradiente aórtico de pico é mais preciso, porque este reflete as diferenças de pressão instantâneas entre a aorta e o ventrículo esquerdo (a resposta A é falsa). A afirmativa B está correta na grande maioria das situações e a ecocardiografia é estabelecida como a principal ferramenta diagnóstica na doença valvar. Um número de suposições são, entretanto, feitas na avaliação ecocardiográfica da estenose valvar. Se estas não são precisas, as estimativas baseadas em Doppler podem ser erradamente elevadas (a resposta C é falsa). A equação simplificada de Bernoulli estima o gradiente de pressão de acordo com a fórmula $\Delta p = 4v^2$; isto é uma simplificação do termo de aceleração convectiva $1/2\rho (v_2^2 - v_1^2)$ que é a equação de Bernoulli original. O número 4 na fórmula simplificada é a aproximação de $1/2\rho$ convertido para expressar a pressão em unidades de mmHg; isto presume uma densidade de massa sanguínea de 1.060 mg/m^3. Entretanto, a densidade da massa de sangue é menor quando anemia significativa está presente, que pode levar a superestimação do gradiente de pressão se a mesma fórmula for aplicada. Além disso, condições com débito cardíaco aumentado (anemia, febre, estenose aórtica subvalvar e significante regurgitação valvar) irão aumentar a velocidade de influxo VE, a qual é usualmente considerada insignificante. Isto também leva à superestimação dos gradientes de pressão (a resposta C é falsa).

A utilização de transdutores sem imagens é necessária na avaliação da estenose aórtica não por propriedades do *hardware* ou *software*, mas porque espaços menores permitem interrogação ultrassonográfica de posições mais profundas e melhor alinhamento do sinal de Doppler com a direção do fluxo de sangue.

5. RESPOSTA: C. Com base na equação de continuidade, a área da válvula aórtica é:

$$\pi \times \text{diâmetro TSVE}^2/4 \times \text{IVT TSVE/IVT aórtico} = 0{,}78 \text{ cm}^2$$

Uma vez que a velocidade de influxo da válvula aórtica (velocidade TSVE) é 2 m/s, o termo v_1^2 não pode ser ignorado na equação de Bernoulli. A fórmula completa ($\Delta p = 4(v_2^2 - v_1^2)$) tem que ser usada. O gradiente de pressão é 84 mmHg (a resposta C está correta).

6. RESPOSTA: C. O exame clínico fala contra estenose aórtica severa (componente A2 preservado, pulsos periféricos normais e sopro inexpressivo). No relatório ecocardiográfico existe uma discrepância entre o gradiente valvar aórtico estimado (compatível com estenose moderada) e a área valvar calculada (compatível com estenose severa). Isto não pode representar uma estenose aórtica do tipo baixo débito e baixo gradiente, uma vez que a fração de ejeção (FE) e o índice cardíaco são normais. Obviamente, a decisão para cirurgia não pode ser formada imediatamente (respostas A e B são falsas). Embora tanto ETE (planimetria da válvula) quanto escore de cálcio da válvula aórtica possam ser úteis na tomada de decisão, o próximo passo mais razoável é repetir o estudo transtorácico. A causa mais comum de superestimação da AVA é uma medida erroneamente baixa ao diâmetro do TSVE. Avaliação cuidadosa com ecocardiografia transtorácica normalmente retifica o erro.

7. RESPOSTA: C. Estenose subaórtica não responde a dilatação por balão. O único tratamento é ressecção cirúrgica (a resposta A é falsa). A presença de moderada regurgitação aórtica é uma indicação para cirurgia, como posterior deterioração da válvula é esperada decorrente da lesão pelo jato da aceleração subaórtica (a resposta B é falsa). Lesões associadas devem ser avaliadas. As mais comuns serão ducto arterioso patente e estenose valvar pulmonar (ambas as quais podem ser diagnosticadas durante um exame por ETE da artéria pulsátil e bifurcação – a resposta C está correta); coartação da aorta (a qual pode ser diagnosticada pelo Doppler pulsado da aorta abdominal – resposta D é falsa) e defeito septal ventricular.

8. RESPOSTA: A. Esta questão utiliza o conceito de superfície de isovelocidade proximal no cálculo de orifício regurgitante efetivo (ORE). De acordo com a equação de continuidade, a convergência de fluxo para a válvula deve ser igual ao fluxo através da válvula. Com a aceleração do fluxo em direção a um orifício estreito (neste caso o orifício regurgitante), a distribuição espacial de pontos nos quais o fluido tem a mesma velocidade (superfície de isovelocidade) é aproximada por um hemisfério.

Com base neste conceito, pode-se transcrever a equação de continuidade como

fluxo de isovelocidade = fluxo regurgitante
área de isovelocidade × velocidade de *aliasing* = ORE × velocidade regurgitante

$2\pi R^2$ × velocidade de *aliasing* = ORE × velocidade regurgitante

Trocando por números, isto se torna

ORE = $2\pi (0{,}8 \text{ cm})^2 \times 40 \text{ cm/s}/400 \text{ cm/s}$
= $0{,}40 \text{ cm}^2$, compatível com regurgitação aórtica severa (a resposta A está correta)

Uma pressão T/2 < 250 milissegundos é compatível com regurgitação aórtica severa. A *vena contracta* é mais bem medida na projeção de eixo longo paraesternal (melhor resolução axial); na projeção de eixo longo apical, a *vena contracta* será tipicamente perpendicular ao feixe ultrassônico, reduzindo a resolução espacial (a resposta C é falsa). A janela da fúrcula supraesternal permite avaliação pelo Doppler das reversões de fluxo na aorta torácica descendente; reversões de fluxo holodiastólicas são sugestivas de regurgitação aórtica severa (a resposta D é falsa).

TABELA 17-2 Determinantes do escore ecocardiográfico da válvula mitral

Grau	Folhetos			Subvalvar
	Mobilidade	Espessamento	Calcificação	Espessamento
1	Altamente móvel, somente restrição da ponta dos folhetos	Folhetos com espessura quase normal (4-5 mm)	Uma única área com aumento do brilho ao Eco	Espessamento mínimo logo abaixo dos folhetos mitrais
2	As porções média e basais dos folhetos apresentam mobilidade normal	Porção média dos folhetos normal, espessamento das bordas (5-8 mm)	Áreas cicatriciais com brilho confinadas às bordas dos folhetos	Espessamento das estruturas cordais em um terço do comprimento da corda
3	As válvulas se movem para frente na diástole, principalmente pela base	Espessamento que se estende por todo o folheto (5-8 mm)	Brilho se estendendo para a porção média dos folhetos	Espessamento que se estende ao terço distal da corda
4	Nenhum ou mínimos movimentos para frente dos folhetos na diástole.	Espessamento de todo o tecido do folheto (> 8-10 mm)	Brilho extenso na maioria do tecido do folheto	Espessamento/encurtamento de todas as estruturas da corda se estendendo abaixo dos músculos papilares

(Modificada de the American College of Cardiology/American Heart Association Task Force on Practice Guidelines, Society of Cardiovascular Anesthesiologists, Society for Cardiovascular Angiography and Interventions *et al.* http://www.ncbi.nlm.nih.gov/pubmed?term=%22Society%20of%20Thoracic%20Surgeons%22%5BCorporate%20Author%5D ACC/AHA 2006 guidelines for the management of patients with valvular heart disease. *Circulation*. 2006;114:e48-e231 and Wilkins GT, Weyman AE, Abascal VM, *et al.* Percutaneuos balloon dilatation of the mitral valve: an analysis of echocardiographic variables related to outcome and the mechanism of dilatation. *Br Heart J*. 1988;60:299-308.)

9. RESPOSTA: E. O escore utilizado para prever o desfecho da valvuloplastia mitral por balão leva em conta mobilidade do folheto valvar, espessura (resposta B), calcificação (resposta A) e espessamento subvalvular (7; Tabela 17-2). A cada um é dado escore de 1 a 4. Quando o escore total é 8 ou menos, a válvula é considerada susceptível a valvuloplastia por balão. Calcificações subvalvulares não são incluídas neste escore (a resposta C é falsa). A resposta correta é E.

10. RESPOSTA: A. Esta questão se refere a cálculo da área da válvula mitral (AVM) com base na pressão T/2. Comumente, no exame ecocardiográfico, o candidato não se apresenta com a medida real da pressão T/2, mas sim com uma imagem contínua de um sinal de onda contínua (OC) ou neste caso com o tempo de desaceleração medido. A relação entre pressão T/2 e tempo de desaceleração é constante.

Pressão T/2 = 0,29 × tempo de desaceleração

Além disso, a AVM é estimada de acordo com a fórmula

AVM = 220/pressão T/2

Utilizando os números fornecidos, AVM é 220/0,29 × 758 milissegundos = 1 cm^2 (resposta A).

11. RESPOSTA: A. Esta questão se refere às indicações e contraindicações para valvuloplastia mitral com balão. O caso A é compatível com estenose mitral moderada. Embora assintomática, a velocidade de regurgitação tricúspide de 4 m/s é sugestiva de pressão sistólica em artéria pulmonar em excesso de 70 mmHg, portanto, o paciente tem uma clara indicação para valvuloplastia mitral (resposta correta). No caso B, a AVM é estimada em 2 cm^2 (220/pressão T/2), e portanto a etiologia de dispneia deve ser procurada em outro lugar. O mecanismo da valvuloplastia mitral com sucesso é a separação comissural; a presença de calcificação intensa está associada a baixo sucesso do procedimento e alta incidência de regurgitação mitral significante (a resposta C é falsa). A presença de regurgitação mitral significante (sugerida pelo exame clínico) é uma contraindicação para valvuloplastia (a resposta D é falsa).

12. RESPOSTA: B. Esta questão utiliza a equação de continuidade para estimativa do volume regurgitante mitral (VRM). Na ausência de regurgitação aórtica significativa, a rede de fluxo pela válvula aórtica deve ser igual à rede de fluxo pela válvula mitral:

fluxo aórtico = fluxo mitral anterógrado − fluxo regurgitante mitral.

Portanto, VRM pode ser estimado pela fórmula:

VRM = fluxo mitral anterógrado − volume sistólico aórtico

VRM = (AVM × IVT plano valvar mitral) − (área TSVE × IVT TSVE)

VRM = 3,14 × (4/2)^2 × 10 − 3,14 × (2/2)^2 × 25 = 125,6 − 78,5 = 47 mL (resposta B)

13. RESPOSTA: E. Existem vários cálculos simplificados que são utilizados na avaliação da área de superfície de isovelocidade proximal (PISA) da regurgitação mitral. Eles são todos baseados em algumas suposições, mas sua simplicidade os torna atrativos para cálculos rápidos. Dois métodos simplificados são comumente utilizados para cálculo do ORE. No primeiro, a velocidade de *aliasing* é ajustada a 40 cm/s. Se a velocidade regurgitante mitral for considerada 500 cm/s (uma suposição razoável quando a pressão sanguínea sistêmica for normal), o cálculo do ORE é:

superfície PISA × velocidade de *aliasing* = ORE × velocidade regurgitante

$$ORE = (2 \times 3{,}14 \times R^2 \times 40 \text{ cm/s})/500 \text{ cm/s} = 251 \times R^2/500 = R^2/2$$

Utilizando esta simplificação, a ORE é 0,5 cm^2.

A segunda simplificação para ORE é utilizar uma velocidade de *aliasing* de 30 cm/s e considerando novamente que a velocidade de regurgitação mitral é 500 cm/s. Com esses números

$$ORE = 2 \times 3{,}14 \times R^2 \times 30/500 = 0{,}38 \times R^2$$

Tanto que se o raio PISA for maior que 1 cm, o ORE é maior do que 0,38 cm^2, isto é, a regurgitação é severa.

Existe também uma simplificação para estimativa do volume regurgitante (VR). Esta tem a vantagem da observação que a relação entre IVT e velocidade da regurgitação mitral é relativamente constante, aproximadamente 1/3,25.

$$VR = ORE \times IVT \text{ regurgitante}$$

VR = (2 × 3,14 × R^2 × velocidade de aliasing/velocidade mitral) × IVT regurgitante

VR = 2 × 3,14 × R^2 × velocidade de aliasing/3,25 = 1,9 × R^2 × velocidade de *aliasing*

Utilizando os números fornecidos, o VR é 75 mL (resposta correta E).

14. RESPOSTA: E. O anel valvar mitral tem uma forma de sela. O prolapso da válvula mitral é considerado presente quando um prolapso de 2 mm ou mais é encontrado sobre o anel mitral na projeção de eixo longo paraesternal da válvula mitral. Outra projeção (especialmente a projeção apical 4 câmaras) pode superestimar a presença do prolapso.

15. RESPOSTA: C. Embora todas as complicações listadas possam ocorrer precocemente após infarto do miocárdio e intervenção percutânea, a presença de ventrículo hiperdinâmico exclui a trombose *intrastent*. Não existe evidência de efusão pericárdica (ruptura de parede livre). Um defeito septal ventricular está tipicamente associado a um sopro sistólico alto, principalmente quando é agudo. O sopro da regurgitação mitral aguda severa decorrente da ruptura da musculatura papilar é inexpressivo. Isto é devido à rápida equalização das pressões VE e atrial, com pequeno gradiente de pressão. O achado típico ao Doppler OC é uma forma de adaga do sinal regurgitante mitral (resposta correta C).

16. RESPOSTA: D. O quadro sistólico é típico da aparência de válvula aórtica unicúspide. Diferente das válvulas tricúspides, as quais tipicamente possuem duas comissuras e uma presença variável de rafes, as válvulas unicúspides têm somente uma comissura (Fig. 17-1) ou mesmo sem comissura (orifício central).

17. RESPOSTA: D. O caso é uma apresentação típica de estenose subaórtica, com aceleração de fluxo visível bem abaixo do plano valvar aórtico. O quadro diastólico também mostra a presença de regurgitação aórtica. Esta pode existir mesmo como uma crista/membrana isolada no TSVE, ou como um estreitamento longo do TSVE (túnel). O estado da válvula aórtica não é certo neste estágio, embora estenose significativa possa ser suspeitada pelo intenso *aliasing* visto no TSVE. Entretanto, nenhuma recomendação clara pode ser feita em termos de intervenção cirúrgica (a resposta A é falsa). A condição não é benigna, o estado da válvula nativa deve ser estabelecido (a resposta B é falsa). Intervenção cirúrgica com ressecção da crista/membrana é usualmente bem-sucedida, mas pode ser vista recorrência e acompanhamento regular é recomendado (resposta C é falsa). ETE é ideal para imageamento tanto da área subaórtica quanto da válvula aórtica nativa (resposta D é correta).

18. RESPOSTA: D. As imagens ecocardiográficas são diagnósticas de válvula aórtica e regurgitação aórtica severa. Técnicas de reparo valvar se tornaram alternativa razoável à troca valvar, especialmente em pacientes jovens nos quais a válvula não está intensamente calcificada (as respostas A e B são falsas). O reparo valvar é adequado em pacientes que não tenham restrição da mobilidade dos folhetos; uma liberdade de reoperação é aproximadamente 85% após 7 anos. Pacientes com válvula aórtica bicúspide têm um maior risco de progressão de aneurisma de orta decorrente da coexistência de aortopatia e, portanto, a recomendação atual é considerar o reparo aórtico quando o diâmetro exceder 4,5-5 cm (similar a pacientes com síndrome de Marfan; a resposta D é falsa). O sinal de dopler na aorta abdominal é altamente sugestivo de coarctação da aorta. Uma varredura por tomografia computadorizada (TC) será necessária para posterior diagnóstico e planejamento cirúrgico (a resposta D está correta).

19. RESPOSTA: D. As fotos ecocardiográficas são diagnósticas de regurgitação aórtica severa neste caso, devido a endocardite bacteriana. O folheto mitral anterior é empurrado pelo jato regurgitante aórtico. Note no modo M que o folheto anterior é desposicionado posteriormente, e a separação dos folhetos da válvula mitral é mínima. Isto irá resultar em estenose mitral funcional e será a causa de um ronco diastólico apical (sopro de Austin-Flint; a resposta correta é D). Os outros achados clínicos serão compatíveis com regurgitação tricúspide severa (resposta A), coarctação da aorta ou ducto arterioso patente (B) e prolapso da válvula mitral (C).

20. RESPOSTA: B. Esta é uma apresentação típica de fibroelastoma papilar da válvula aórtica. Este tumor benigno consiste em uma haste estreita com numerosas pequenas excrescências tipo fronde. Anticoagulação não é usualmente recomendada (a resposta A é falsa). O tumor é friável e tem potencial para embolização, especialmente quando maior do que 10 mm ou altamente móvel; intervenção cirúrgica é normalmente recomendada sob estas circunstâncias (a resposta B é correta). A cirurgia consiste em aparar o tumor do ponto de ligação; algumas vezes, o reparo da válvula com fragmento de pericárdio é necessário (a resposta C é falsa). Recorrência é rara, mas bem descrita na literatura (resposta D é falsa). Muitos autores recomendam uso de agentes antiplaquetários (a resposta E é falsa).

21. RESPOSTA: C. As imagens ecocardiográficas são diagnósticas de estenose mitral reumática. Note a deformidade em taco de *hockey* do folheto mitral anterior e abertura incompleta do folheto posterior. Existe visível aceleração do influxo mitral e o Doppler de OC é compatível com estenose mitral severa (gradiente de pressão é 16 mmHg). Esta condição isolada é associada a um tamanho VE normal (a resposta A é falsa). O intervalo entre a segunda bulha cardíaca A2 e o estalido de abertura reflete o tempo de relaxamento isovolumétrico e é tipicamente mais curto com alta pressão atrial esquerda (quanto mais curto o intervalo A2 – estalido de abertura, mais severa é a estenose; a resposta C é correta). O gradiente mitral está significativamente aumentado com maiores frequências cardíacas; presença de ronco diastólico pode surgir durante atividade física no momento do exame (resposta D é falsa).

22. RESPOSTA: A. As imagens ecocardiográficas mostram a deformidade em taco de *hockey* com excursão limitada do folheto mitral anterior. Neste caso, isto ocorre após reparo cirúrgico com posterior anuloplastia redutora. Embora incomum, esta é uma complicação conhecida após reparo da válvula mitral. Os mecanismos fisiopatológicos são similares à estenose mitral de qualquer outra etiologia, com hipertensão atrial esquerda levando a hipertensão pulmonar secundária (a resposta A é correta), hemoptise é neste caso um reflexo direto da pressão pulmonar pós-capilar elevada. A estimativa da pressão atrial esquerda (e indiretamente do gradiente mitral) pelo cateterismo com a utilização da pressão capilar pulmonar encunhada é usualmente imprecisa. A avaliação ecocardiográfica do gradiente mitral é a técnica de escolha. Um gradiente transmitral preciso pode ser obtido no cateterismo somente por abordagem transeptal com medida direta das pressões atrial esquerda e VE (a resposta B é falsa). O paciente tem evidência de estenose mitral severa sintomática; um ecocardiograma com exercício não irá fornecer informação adicional (resposta C é falsa). Valvuloplastia mitral por balão não pode ser utilizada em pacientes que foram submetidos a reparo valvar mitral (resposta D é falsa).

23. RESPOSTA: C. O método PISA é excelente na quantificação da regurgitação mitral. A força do método é particularmente importante em jatos excêntricos, quando o aspecto ao Doppler colorido do jato é menos importante decorrente da perda de energia cinética pelo contato com a parede atrial (efeito Coanda). O conceito é similar ao descrito previamente para regurgitação aórtica.

área de isovelocidade × velocidade de *aliasing* = orifício regurgitante efetivo × velocidade regurgitante

VR = ORE × IVT regurgitante

Substituindo os números, o ORE é 0,46 cm^2 e o VR é 91 mL. A resposta C é a correta.

24. RESPOSTA: B. As imagens ecocardiográficas são típicas de recorte P2 instável. Nós tipicamente iniciamos com a projeção 4 câmaras ao ETE, que ajuda a identificar a localização (anterior *versus* posterior) com base na aparência 2D e direção do jato colorido (posteriormente direcionado para instabilidades anteriores e anteriormente direcionado para instabilidades posteriores). Imageamento na projeção comissural da válvula mitral (Fig. 17-9) auxilia posterior localização do recorte (lateral/central/medial). ETE 3D em tempo real vem emergindo rapidamente como uma excelente ferramenta na avaliação da doença valvular mitral.

25. RESPOSTA: C. As imagens são típicas de regurgitação mitral secundária a movimento sistólico anterior. Isto é tipicamente encontrado na obstrução dinâmica do TSVE na cardiomiopatia hipertrófica, mas pode também ocorrer na cardiomiopatia hipertensiva com septo basal proeminente, infarto anterior agudo com função hiperdinâmica compensatória, ou síndrome de abaulamento apical com base hiperdinâmica. Usualmente a correção cirúrgica da obstrução dinâmica do escoamento com miomectomia resulta em quase total resolução da regurgitação mitral (as respostas A e B são falsas). Isto necessita ser confirmado nas imagens pós-*bypass*, quando a decisão pode ser tomada para cirurgia valvar mitral adicional (a resposta C é correta). Presença de um jato excêntrico que se estende por todo o caminho para a parede atrial posterior é compatível com regurgitação severa (a resposta D é falsa). Agentes com efeitos cronotrópico e enotrópico negativos têm sido utilizados para tratamento clínico (betabloqueadores, bloqueadores dos canais de cálcio, disopiramida); troca valvar mitral usualmente não é necessária (a resposta E é falsa).

26. RESPOSTA: B. Não existe evidência de prolapso (a resposta A é falsa). As características ecocardiográficas são compatíveis com regurgitação mitral isquêmica (a resposta B é correta). Note os folhetos encurtados e as cordas mitrais esticadas. Existe uma sobreposição do folheto anterior com um jato de regurgitação mitral posteriormente direcionado. O anel tem tamanho normal, e as válvulas não têm aparência de doença reumática (as respostas C e D são falsas). Uma ruptura de corda posterior com um segmento tipicamente instável irá resultar em um jato de regurgitação mitral anteriormente direcionado (a resposta E é falsa).

27. RESPOSTA: D. A presença de regurgitação mitral sobreposta à disfunção VE isquêmica tem um prognóstico ruim, mesmo em pequenos graus de regurgitação. De fato, um ORE maior do que 0,22 cm^2, e um VR maior que 30 mL são associados a prognóstico ruim (a resposta A é falsa). Intervenção cirúrgica para regurgitação mitral isquêmica é um tópico de intenso debate; resultados a longo prazo após anulopastia redutora clássica são claramente subideais (a resposta B é falsa). Embora em teoria o remodelamento VE positivo com revascularização possa ocorrer, recomendações atuais são para correção da regurgitação mitral significante no momento da cirurgia de *bypass* coronariano (a resposta C é falsa). Devido a resultados subideais com a anuloplastia redutora, existe um procura ativa para técnicas alternativas (ressecção cordal secundária, implantação de neocorda, reposicionamento da musculatura papilar etc.). A técnica ideal para reparo de regurgitação mitral isquêmica permanece controversa neste momento (a resposta D é correta).

PONTOS-CHAVE

- Regurgitação mitral "isquêmica" é tipicamente central ou posteriormente direcionada.
- Cada grau de severidade da regurgitação mitral em pacientes com doença arterial coronariana (DAC) está associado a um prognóstico progressivamente pior.
- Embora a regurgitação mitral em pacientes com DAC seja usualmente manuseada cirurgicamente com anuloplastia redutora, os resultados são subideais e procedimentos alternativos têm sido procurados.

28. RESPOSTA: E. As imagens são diagnósticas de regurgitação mitral secundária a movimento sistólico anterior da válvula mitral. Este é um achado comum em obstrução dinâmica do escoamento VE severa (a resposta E está correta) em razão da cardiomiopatia hipertrófica obstrutiva.

29. RESPOSTA: E. Redução da pós-carga irá resultar em um aumento na obstrução do TSVE e é contraindicada (a resposta A é falsa). Manuseio clínico consiste em agentes com propriedades inotrópica e cronotrópica negativas (betabloqueadores, verapamil, disopiramida; a resposta E está correta). A manobra de Valsalva tipicamente aumenta o grau de obstrução do TSVE e está associado a um sopro alto (a resposta B é falsa). Esta é também a mais provável explicação para a tonteira do paciente com levantamento de peso (a resposta C é falsa). A regurgitação mitral é secundária ao movimento sistólico anterior da válvula mitral e é tipicamente resolvido com terapia de refução septal sozinha (a resposta D é falsa).

PONTOS-CHAVE

- O movimento sistólico anterior da válvula mitral é a causa de obstrução do TSVE e regurgitação mitral em muitos pacientes com cardiomiopatia hipertrófica obstrutiva.
- Manuseio clínico da obstrução do TSVE decorrente do movimento sistólico anterior da válvula mitral deve consistir em agentes com propriedades inotrópicas e cronotrópicas negativas e vasodilatadores devem ser evitados.

30. RESPOSTA: C. As imagens mostram uma aparência típica de recorte P2 instável da válvula mitral, com regurgitação mitral maciça. O folheto anterior não está prolapsando (a resposta A é falsa). Não há evidência de efeito benéfico ao uso de agentes para redução da pós-carga em pacientes normotensos (a resposta B é falsa). Existe a forma familiar de prolapso da válvula mitral, que é transmitido por um traço autossômico; investigação dos parentes de primeiro grau é sugerida (a resposta C está correta). Uma FE < 60% provavelmente reflete disfunção VE em pacientes com regurgitação mitral severa e é uma indicação para intervenção cirúrgica (a resposta D é falsa). Embora um estilo de vida normal e exercícios regulares sejam estimulados para a maioria dos pacientes com prolapso da válvula mitral, restrição a esportes competitivos é recomendada quando aumento moderado do VE, disfunção VE, taquiarritmias descontroladas, síncope inexplicada, ou alargamneto do arco aórtico estão presentes individualmente ou em combinação (resposta E é falsa).

Avaliação por ecocardiografia transesofágica da válvula mitral é excelente na determinação da patologia valvar mitral. Embora todas as projeções e janelas necessitem ser utilizadas para interrogação total, nós achamos a projeção comissural (tipicamente obtida pela janela esofágica em um ângulo de aproximadamente 60 graus) muito útil na definição de qual recorte mitral está envolvido. Nesta projeção, os recortes imageados da direita para esquerda são P1, A2 e P3 (veja linha superior da Figura 17-11). Um diagrama da aparência ecocardiográfica do recorte posterior instável é mostrado na linha de baixo na Figura 17-11. Note a típica aparência de duplo contorno do P2 instável, que é o recorte instável mais comum.

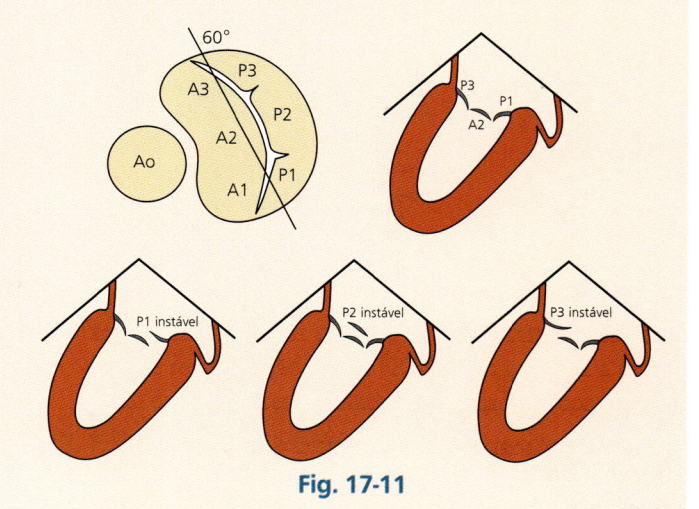

Fig. 17-11

31. RESPOSTA: C. Pacientes assintomáticos se beneficiam de cirurgia mesmo se a função VE for preservada, uma vez que a chance de reparo é > 90% (indicação classe IIA; resposta A é falsa). A chance de reparo é maior com doença do folheto posterior do que do anterior (a resposta B é falsa). A chance de reparo é > 90% em mãos experientes (a resposta C está correta). Grandes centros têm reportado taxas de mortalidade inferior a 1% em grandes séries (a resposta D é falsa). A presença de pressão sistólica da artéria pulmonar maior que 50 mmHg em repouso é uma indicação classe IIa para prosseguir com cirurgia em pacientes assintomáticos (resposta E é falsa).

> **PONTOS-CHAVE**
> - Prolapso da válvula mitral pode ser um traço familiar transmitido como um traço autossômico.
> - Reparo da válvula mitral prolapsada e regurgitação mitral são considerados aceitáveis em pacientes assintomáticos se a chance de reparo for > 90%.
> - A probabilidade do reparo é maior para patologia do folheto posterior se comparada à do anterior, associado a prolapso da válvula mitral.

32. RESPOSTA: E. As imagens ecocardiográficas mostram uma válvula aórtica pesadamente calcificada com presença de leve regurgitação aórtica associada. Embora as imagens 2D sejam sugestivas de estenose aórtica severa, nenhuma quantificação formal é apresentada. Adicionalmente, não existem sintomas aparentes pelos achados apresentados. Obviamente, a cirurgia não pode ser recomendada com esses achados sozinhos (a resposta A é falsa). Não existem dados que suportem a presença de doença valvar mitral. A presença de um sopro musical no ápice com um sopro áspero sobre a área aórtica é a típica descrição da dissociação de Gallavardin do sopro da estenose aórtica em dois componentes (a resposta B é falsa). A presença de estenose aórtica severa, como sugerido por uma velocidade > 4 m/s não é uma contraindicação formal para o teste de estresse. Diretrizes atuais da AHA/ACC dão a ele recomendação classe IIb para teste de exercício em pacientes aparentemente assintomáticos (a resposta C é falsa). Com uma relação IVT TSVE/IVT aórtica de 0,2, a estenose aórtica é severa. Se os exames clínico e ecocardiográfico são concordantes, não existe indicação para cateterismo hemodinâmico (a resposta D é falsa). Vários estudos mostraram o prognóstico ruim da estenose aórtica severa na ausência de cirurgia (a resposta E é correta).

33. RESPOSTA: D. Estenose aórtica severa requer acompanhamento de perto; um ecocardiograma é usualmente realizado anualmente (a resposta A é falsa). Profilaxia antibiótica não é mais recomendada para estenose aórtica (a resposta B é falsa). Embora estatinas possam ter um efeito benéfico na prevenção da progressão da estenose aórtica, o único estudo randomizado publicado falhou em demonstrar benefícios. A hipótese foi que os pacientes incluídos tinham válvulas muito calcificadas, e sob estas circunstâncias a terapia com estatina pode não influenciar a doença (a resposta C é falsa). Exercício físico com moderação é recomendado, mas precaução tem que ser tomada para evitar cargas isométricas ou isotônicas pesadas (a resposta D está correta). A única recomendação atual para valvotomia aórtica por balão é como uma ponte para a cirurgia em pacientes hemodinamicamente instáveis, ou paliativo em pacientes que tem um risco cirúrgico proibitivo (a resposta E é falsa).

> **PONTOS-CHAVE**
> - Mesmo pacientes com estenose aórtica severa podem ser considerados para teste de estresse físico, se eles forem assintomáticos para desencadear sintomas ou outras variáveis de prognóstico ruim como arritmias, alterações significantes do ST ou hipotensão.
> - Pacientes com estenose aórtica severa tratados com medicamentos devem fazer ecocardiogramas anualmente e evitar exercício físico estenuante.

34. RESPOSTA: D. Embora a regurgitação mitral secundária ao movimento sistólico anterior (PISA) seja usualmente corrigida por intervenção cirúrgica na obstrução do TSVE, regurgitação residual pode ser vista nas imagens pós-*bypass*. Neste caso, o cirurgião realiza um reparo ponta a ponta (Alfieri) da válvula mitral. Nesta técnica, os folhetos anterior e posterior são suturados juntos na porção central, dando a aparência típica de válvula mitral com duplo orifício (a resposta D é correta). O jato colorido que pode ser visto na parede septal representa o fluxo da fístula coronária – VE. Este é um achado comum benigno após procedimentos de miomectomia septal (a resposta B pe falsa). Ventrículo com dupla entrada e válvula mitral com fenda são doenças congênitas.

35. RESPOSTA: C. Neste caso, não há qualquer evidência de um anel de anuloplastia sendo colocado. Uma vez que não existe material protético, profilaxia com antibiótico não é recomendada (a resposta A é falsa). Em centros experientes, o reparo da válvula mitral é o procedimento de escolha para regurgitação mitral, com uma taxa de sucesso > 90% em 10 anos (a resposta B é falsa). Embora rara, estenose mitral funcional requerendo intervenção cirúrgica tem sido descrita após reparo ponta a ponta (a resposta C está correta). A recorrência de regurgitação significativa é alta quando a técnica ponta a ponta é utilizada na regurgitação mitral isquêmica; esta técnica é atualmente evitada em tais situações (a resposta D é falsa).

> **PONTOS-CHAVE**
> - Pacientes submetidos a miomectomia septal por cardiomiopatia hipertrófica obstrutiva podem necessitar de reparo concomitante dos folhetos mitrais para minimizar o movimento sistólico anterior da válvula mitral e obstrução TSVE.
> - A técnica ponta a ponta de Alfieri para reparo da válvula mitral pode reduzir a regurgitação mitral. Uma complicação rara após este procedimento é estenose mitral. A técnica de Alfieri não deve ser utilizada em regurgitação mitral isquêmica.

LEITURAS SUGERIDAS

American College of Cardiology/American Heart Association Task Force on Practice Guidelines, Society of Cardiovascular Anesthesiologists, Society for Cardiovascular Angiography and Interventions *et al.* http://wwwncbi.nlm.nih.gov/pubmed?term=%22Society%20of%20Thoracic%20Surgeons%22%5BCorporate%20Author%5DACC/AHA 2006 guidelines for the management of patients with valvular heart disease. *Circulation.* 2006;114:e84-e231.

Cannan CR, Nishimura RA, Reeder GS *et al.* Echocardiographic assessment of commissural calcium: a simple predictor of outcome after percutaneous mitral balloon valvotomy. *J Am Coll Cardiol.* 1997;29:175-180.

deFilippi CR, Willett DL, Brickner ME *et al.* Usefulness of dobutamine echocardiography in distinguishing severe from nonsevere valvular aortic stenosis in patients with depressed left ventricular function and low transvalvular gradients. *Am J Cardiol.* 1995;75:191-194.

Enriquez-Sarano M, Miller FA Jr, Hayes SN *et al.* Effective mitral regurgitant orifice area clinical use and pitfalls of the proximal isovelocity surface area method. *J Am Coll Cardiol.* 1995;25:703-709.

Freed LA, Benjamin EJ, Levy D *et al.* Mitral valve prolapse in the general population: the benign nature of echocardiographic features in the Framingham Heart Study. *J Am Coll Cardiol.* 2002;40:1298-1304.

Grewal J, Mankad S, Freeman WK *et al.* Real-time three-dimensional transesophageal echocardiography in the intraoperative assessment of mitral valve disease. *J Am Soc Echocardiogr.* 2009;22:34-41.

Klarich KW, Enriquez-Sarano M, Gura GM *et al.* Papillary fibroelastoma: echocardiographic characteristics for diagnosis and pathologic correlation. *J Am Coll Cardiol.* 1997;30:784-790.

Minakata K, Schaff HV, Zehr KJ *et al.* Is repair of aortic valve regurgitation a safe alternative to valve replacement? *J Thorac Cardiovasc Surg.* 2004;127:645-653.

Monin JL, Monchi M, Gest V *et al.* Aortic stenosis with severe left ventricular dysfunction and low transvalvular pressure gradients: risk stratification by low-dose dobutamine echocardiography. *J Am Coll Cardiol.* 2001;37:2101-2107.

Oh J, Seward JB, Tajik AJ. Valvular heart disease. In: Oh J, Seward JB, Tajik AJ, eds. *The Echo Manual.* 3rd ed. Philadelphia, PA Wolters and Kulwers; 2006:186-225.

Pellikka PA, Sarano ME, Nishimura RA *et al.* Outcome of 622 adults with asymptomatic, hemodynamically significant aortic stenosis during prolonged follow-up. *Circulation.* 2005;111:3290-3295.

Rosenhek R, Binder T, Porenta G *et al.* Predictors of outcome in severe, asymptomatic aortic stenosis. *N Engl J Med.* 2000;343:611-617.

Wilkins GT, Weyman AE, Abascal VM *et al.* Percutaneous balloon dilatation of the mitral valve: an analysis of echocardiographic variables related to outcome and the mechanism of dilatation. *Br Heart J.* 1988;60:299-308.

Zoghbi WA, Enriquez-Sarano M, Foster E *et al.* Recommendations for evaluation of the severity of native valvular regurgitation with two-dimensional and Doppler echocardiography. *J Am Soc Echocardiogr.* 2003;16:777-802.

Próteses Valvares

CAPÍTULO 18

Linda D. Gillam ▪ *Smriti Deshmukh*

1. O diagnóstico de incompatibildade do paciente a prótese (IPA) é feito numa mulher de 32 anos com troca valvar aórtica prévia por válvula aórtica bicúspide congênita complicada por regurgitação aórtica severa. A base para este diagnóstico é:
   A. Uma válvula mecânica foi selecionada para uma paciente feminina em que a gravidez é planejada.
   B. Uma válvula mecânica foi selecionada para uma paciente com história de uso de drogas.
   C. A válvula implantada é muito pequena para esta paciente.
   D. A válvula implantada é muito grande para esta paciente.
   E. Uma bioprótese foi selecionada para uma paciente jovem.

2. Um homem de 55 anos com troca valvar aórtica prévia se apresenta com dispneia aos esforços, a qual está presente desde sua cirurgia. A IPP é suspeitada. Qual dos seguites critérios é utilizado para definir esta síndrome?
   Área efetiva do orifício (AEO) corrigida para superfície corporal.
   A. $\leq 0,55 \text{ cm}^2/\text{m}^2$.
   B. $\leq 0,65 \text{ cm}^2/\text{m}^2$.
   C. $\leq 0,75 \text{ cm}^2/\text{m}^2$.
   D. $\leq 0,85 \text{ cm}^2/\text{m}^2$.
   E. $\leq 0,95 \text{ cm}^2/\text{m}^2$.

3. Um garoto de 11 anos tem uma válvula aórtica mecânica bicúspide de 19 mm implantada devido a estenose crítica severa por uma válvula bicúspide congênita. Na avaliação ecocardiográfica, a velocidade transvalvular de pico era 3,5 m/s. Entretanto, no cateterismo do ventrículo esquerdo (alcançado por punção transeptal) o gradiente aórtico foi somente 25 mmHg. Qual é a explicação mais provável para esta discrepância?
   A. No cateterismo, o gradiente valvar aórtico não pode ser medido retrogradamente.
   B. O débito cardíaco era maior no momento do cateterismo do que no momento do ecocardiograma.
   C. O fenômeno de recuperação de pressão resultou em uma superestimativa dos gradientes da válvula aórtica pelo Doppler.
   D. Os gradientes valvares aórticos foram superestimados, porque o espectro regurgitante mitral foi confundido com o espectro valvar aórtico.
   E. A válvula é muito pequena para este paciente.

4. Um homem de 72 anos que tem uma válvula mitral tipo bola e gaiola (Starr-Edwards) implantada 20 anos atrás é acompanhado ecocardiograficamente. Em ecocardiogramas de pacientes com este tipo de prótese, o tamanho da bola é:
   A. Superestimada devido à propagação mais rápida do som na bola com relação ao tecido.
   B. Superestimado devido à propagação mais lenta do som na bola com relação ao tecido.
   C. Subestimado devido à propagação mais rápida do som na bola com relação ao tecido.
   D. Subestimada devido à propagação mais lenta do som na bola com relação ao tecido.
   E. Precisamente representada.

5. Um homem de 55 anos com uma troca valvar aórtica recente é submetido a um ecocardiograma pós-operatório para estabelecer os valores de base para a válvula. A velocidade de pico de 2,5 m/s é registrada. Este valor é:
   A. Anormalmente alto sugerindo IPP.
   B. Anormalmente alto sugerindo estenose valvar protética.
   C. Pode ser normal dependendo do tamanho e do tipo da válvula.
   D. Baixo sugerindo que a válvula seja uma válvula de homoenxerto.
   E. Anormalmente baixo sugerindo que o paciente tenha um débito cardíaco reduzido.

6. Um paciente de 63 anos com troca valvar mitral prévia por bioprótese é submetido a uma avaliação ecocardiográfica. O gradiente transvalvular médio é 10 mmHg. Para interpretar este resultado, qual das seguintes informações do paciente é mais importante?
   A. Altura.
   B. Peso.
   C. Frequência cardíaca.
   D. Pressão arterial.
   E. Sexo.

7. Um paciente de 71 anos com uma prótese valvar mitral bicúspide é submetido a uma avaliação ecocardiográfica transtorácica com imagem em harmônica. Nas projeções apicais, microcavitações (microbolhas espontâneas) são vistas no ventrículo esquerdo. Este achado é mais compatível com:
   A. Hemólise.
   B. Regurgitação paravalvular.
   C. Artefato de imagem.
   D. Um forame oval patente.
   E. Função protética normal.

8. Um homem de 82 anos com uma prótese valvar aórtica biológica é submetido a uma avaliação ecocardiográfica. Qual dos tópicos a seguir é a fórmula para cálculo do AEO?
   A. Volume sistólico/integral velocidade tempo (IVT) da prótese.
   B. (Volume sistólico *versus* frequência cardíaca)/velocidade transvalvular de pico.
   C. IVT subvalvular/IVT protética.
   D. Velocidade subvalvular de pico/velocidade transvalvular de pico.
   E. (IVT subvalvular *versus* volume sistólico)/IVT protética.

9. Um garoto de 12 anos com história de troca valvar aórtica é submetido a uma avaliação ecocardiográfica. A velocidade de pico através da prótese é 3,5 m/s. Em qual das seguintes válvulas a recuperação da pressão mais provavelmente deve ser uma consideração importante?
   A. Bicúspide.
   B. Disco de inclinação.
   C. Homoenxerto.
   D. Bioprótese bovina com *stent*.
   E. Bioprótese sem *stent*.

10. Um garoto de 15 anos que tem uma troca valvar aórtica biológica por válvula aórtica bicúspide congênita é submetido a uma avaliação ecocardiográfica. A velocidade de pico através da prótese é 3,5 m/s. Qual dos tópicos a seguir é o que mais suporta o diagnóstico de estenose valvar protética?
    A. As cúspides da bioprótese estão espessadas com mobilidade reduzida.
    B. O tamanho da válvula é 19 mm.
    C. O arco aórtico está dilatado.
    D. O hemotócrito do paciente é 45%.
    E. A fração de ejeção ventricular esquerda do paciente é 32%.

11. Uma mulher de 72 anos com uma prótese mitral biológica é submetida a uma avaliação ecocardiográfica. Qual das seguintes afirmativas está correta?
    A. AEO calculada como 220/pressão T/2 fornece a melhor medida isolada da área valvar funcional.
    B. AEO calculada como 270/pressão T/2 fornece a melhor medida isolada da área valvar funcional.
    C. AEO calculada como 1,5 *versus* (220/pressão T/2) fornece a melhor medida isolada da área valvar funcional.
    D. AEO calculada como 150/pressão T/2 fornece a melhor medida isolada da área valvar funcional.
    E. AEO calculada pelo método de pressão T/2 é imprecisa em pacientes com prótese mitral.

12. Um paciente de 63 anos com troca valvar mitral prévia é submetido a uma avaliação ecocardiográfica. Em qual das seguintes válvulas um jato central mais largo é mais compatível com função valvar normal?
    A. Válvula de bola e gaiola de Starr-Edwards.
    B. Válvula bicúspide de St. Jude.
    C. Válvula de disco único Medtronic-Hall.
    D. Bioprótese de pericárdio bovino.
    E. Bioprótese porcina.

13. Um paciente de 63 anos com troca valvar aórtica prévia é submetido a uma avaliação ecocardiográfica de novos sintomas de dispneia. Além do registro dos gradientes de pico e médio, o índice adimensional é calculado como:
    A. (Volume sistólico *versus* frequência cardíaca)/velocidade transvalvular de pico.
    B. IVT subvalvular/IVT protética.
    C. (IVT subvalvular *versus* volume sistólico)/IVT protética.
    D. AEO calculada/AEO normal especificada pelo fabricante.

14. Uma mulher de 81 anos com troca valvar mitral biológica prévia é diagnosticada com um novo sopro sistólico e evidência de insuficiência cardíaca congestiva. A avaliação ecocardiográfica transtorácica revela somente traços de regurgitação mitral central. Qual da seguintes afirmativas está correta?
    A. Ecocardiografia transesofágica (ETE) é essencial para avaliar o paciente por regurgitação paravalvular.
    B. Uma velocidade transmitral de pico de 2 m/s fala contra regurgitação paravalvular não detectada.
    C. Um gradiente transmitral médio de 10 mmHg fala contra regurgitação paravalvular não detectada.
    D. Fluxo venoso pulmonar normal (S dominante) exclui a possibilidade de regurgitação paravalvular.
    E. Regurgitação paravalvular é mais bem detectada na projeção apical 3 câmaras.

15. Um homem de 22 anos se apresenta para acompanhamento ecocardiográfico 10 anos após um procedimento de Ross. Um sopro 3/6 é ouvido. Qual complicação o ecocardiograma mais provavelmente irá demonstrar?
    A. Estenose do homoenxerto aórtico.
    B. Estenose do autoenxerto aórtico.
    C. Regurgitação do autoenxerto aórtico.
    D. Regurgitação do homoenxerto aórtico.
    E. Regurgitação do autoenxerto pulmonar.

16. Numa mulher de 72 anos com troca valvar mitral prévia é notado um novo sopro sistólico. Um ecocardiograma é obtido. Com base na Figura 18-1, qual é o diagnóstico?

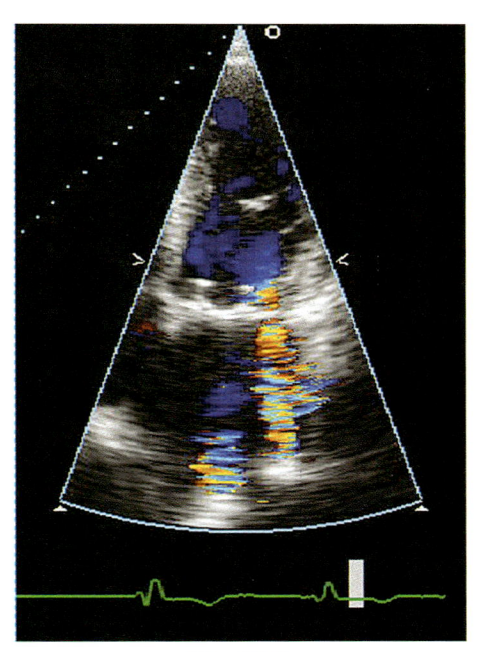

Fig. 18-1

A. Bioprótese com regurgitação mitral paravalvular.
B. Prótese bicúspide com regurgitação mitral paravalvular.
C. Bioprótese com regurgitação valvar mitral.
D. Prótese bicúspide com jatos de fechamento normais.
E. Prótese bicúspide com regurgitação valvular.

17. Um paciente com troca valvar mitral biológica recente por endocardite é submetido a avaliação ecocardiográfica por fadiga persistente e um sopro alto. Com base nestas projeções paraesternal (A) e eixo longo apical (B e C) na Figura 18-2, qual é o diagnóstico mais provável?

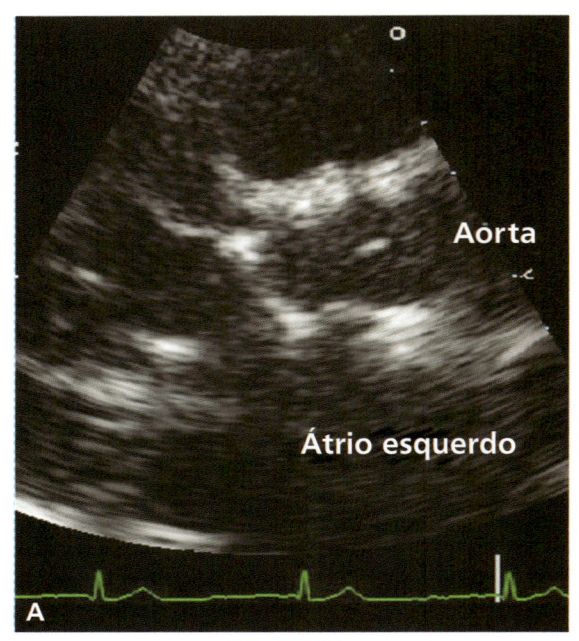

Fig. 18-2A

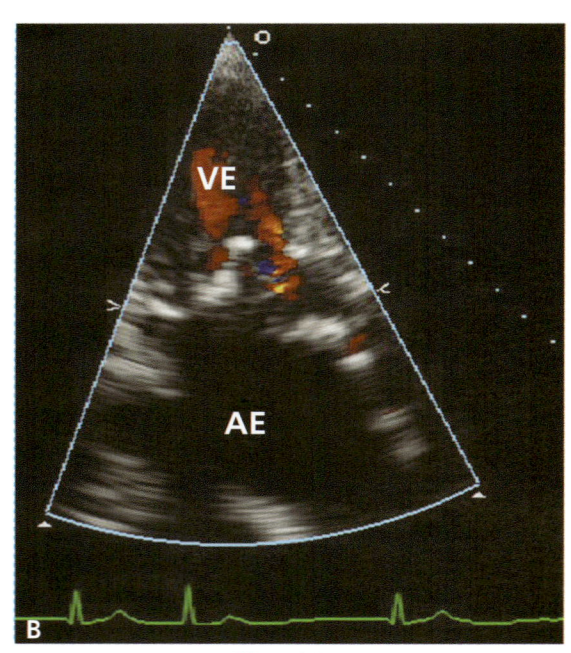

Fig. 18-2B

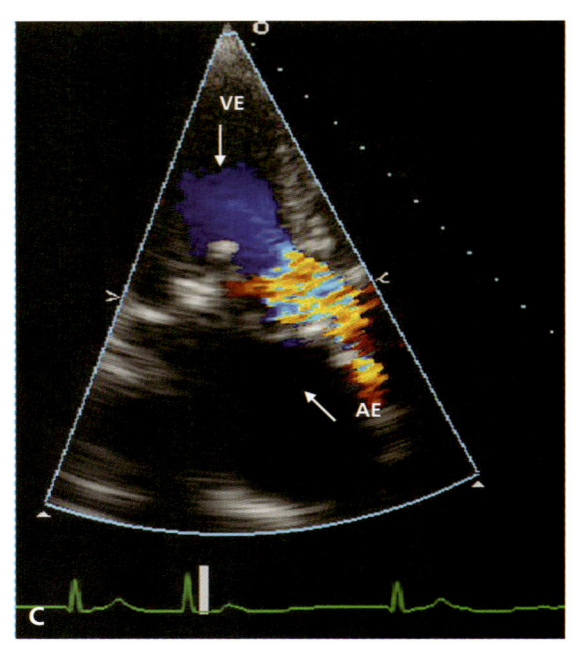

Fig. 18-2C

A. Regurgitação mitral paravalvular severa.
B. Regurgitação mitral valvular severa.
C. Obstrução do trato de saída ventricular esquerda (TSVE) decorrente do movimento sistólico anterior (MSA) mitral.
D. Obstrução do TSVE decorrente do mal alinhamento da prótese.
E. Estenose mitral protética.

18. Uma mulher de 65 anos é submetida a troca valvar tricúspide instável por trauma causado por injúria de aceleração-desaceleração em um acidente de carro. Dois anos depois, ela se apresenta com edema periférico. Um ecocardiograma foi realizado. As imagens na Figura 18-3 foram registradas a uma frequência cardíaca de 55 bpm e uma pressão arterial de 120/75 mmHg. Com qual dos seguintes diagnósticos esses dados são mais compatíveis?
A. Prótese tricúspide com função normal: estado de alto débito.
B. Prótese tricúspide com função normal: recuperação de pressão.
C. Prótese tricúspide com estenose leve.
D. Prótese tricúspide com estenose moderada.
E. Prótese tricúspide com estenose severa.

PRÓTESES VALVARES / 295

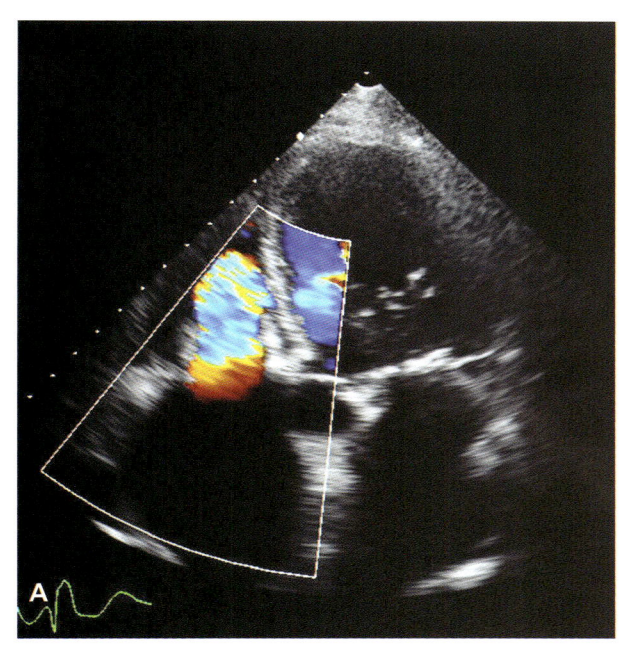

Fig. 18-3A

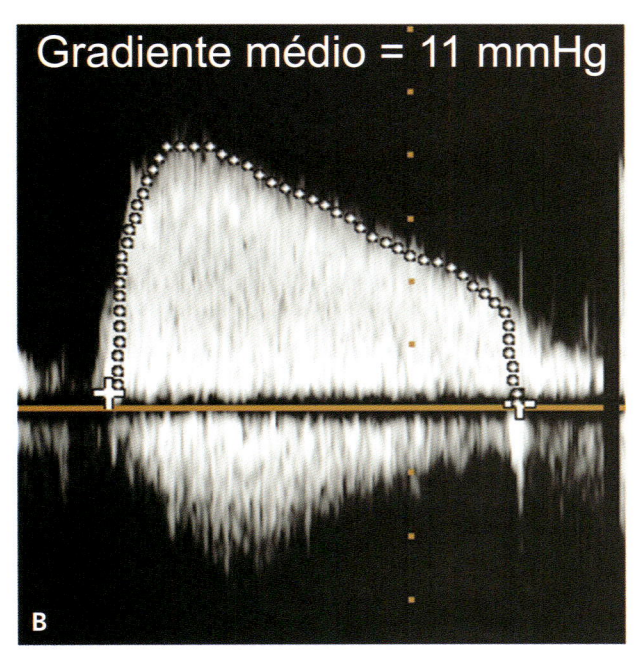

Fig. 18-3B

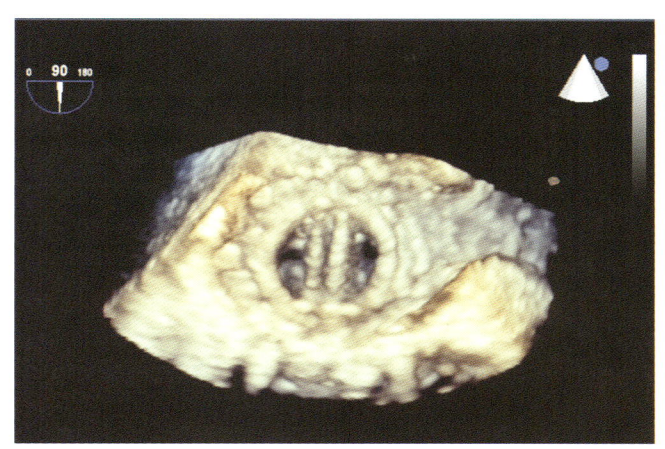

Fig. 18-4

A. Anuloplastia mitral por anel.
B. Valvuloplastia de ponto de Alfieri.
C. Troca valvar mitral por prótese de disco inclinado.
D. Troca valvar mitral bicúspide.
E. Troca mitral por homoenxerto.

20. Um homem de 67 anos é submetido a cirurgia valvar prévia. Com base no ecocardiograma na Figura 18-5, qual é o diagnóstico mais provável?

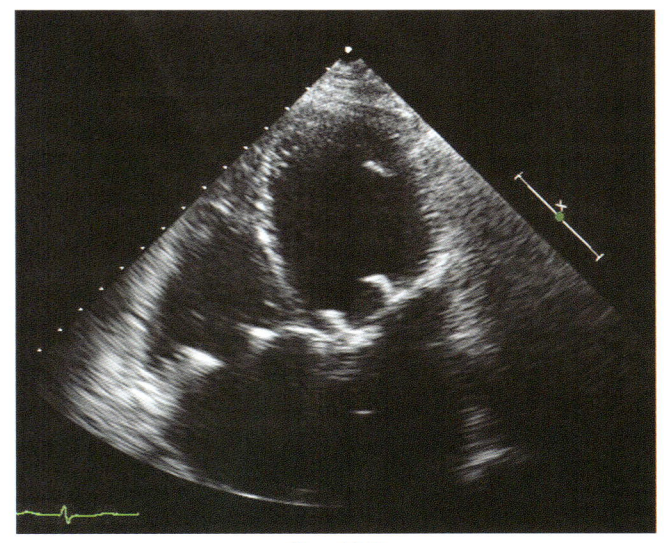

Fig. 18-5

19. Um homem de 52 anos com cirurgia valvar mitral prévia é submetido a ETE tridimensional (3D) após um evento neuroembólico suspeito (Fig. 18-4). A qual tipo de procedimento este paciente foi submetido?

A. Reparo tricúspide e mitral por anel normal.
B. Bioprótese mitral normal, deiscência de anel tricúspide.
C. Bioprótese mitral e anel tricúspide normais.
D. Bioprótese mitral normal, eletrodo de estimulação no ventrículo direito.
E. Bioprótese mitral normal, vegetação tricúspide.

21. Um homem de 21 anos com troca valvar aórtica por homoenxerto recente se queixou de uma cefaleia precedida por déficit do campo visual e foi submetido a ETE para excluir uma fonte cardíaca de êmbolos. Ele tem estado febril, e a avaliação por Doppler revela somente traço de regurgitação aórtica. Com base nas imagens ecocardiográficas na Figura 18-6, qual deve ser um primeiro passo apropriado no manuseio do paciente?

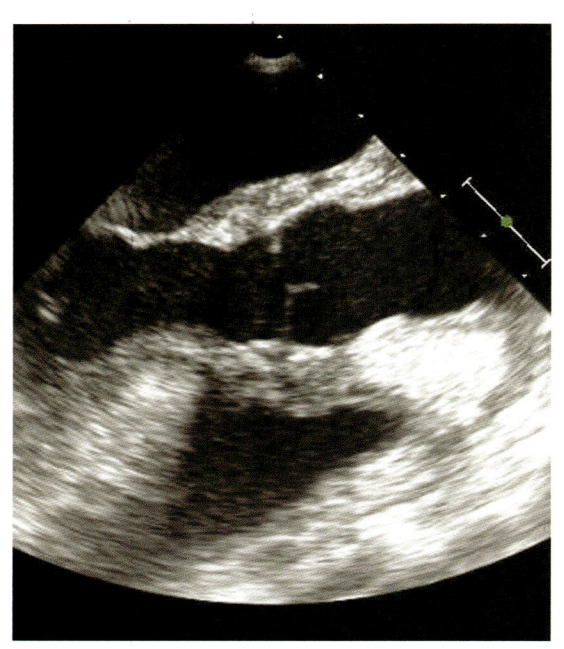

Fig. 18-6

A. Iniciar antibiótico de amplo espectro.
B. Reoperação urgente.
C. Encaminhar para avaliação por tomografia computadorizada.
D. Encaminhar para angiografia coronariana.
E. Fornecer garantia de que a aparência da válvula está normal.

22. Uma mulher de 62 anos é submetida a cirurgia de válvula mitral. Que tipo de prótese é mostrado no ecocardiograma transesofágico peroperatório na Figura 18-7?
A. Disco de inclinação.
B. Bicúspide.
C. Tricúspide.
D. Bola e gaiola.
E. Disco e gaiola.

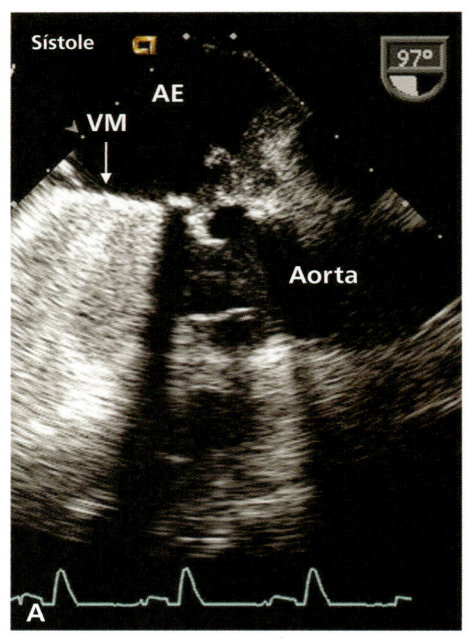

Fig. 18-7A

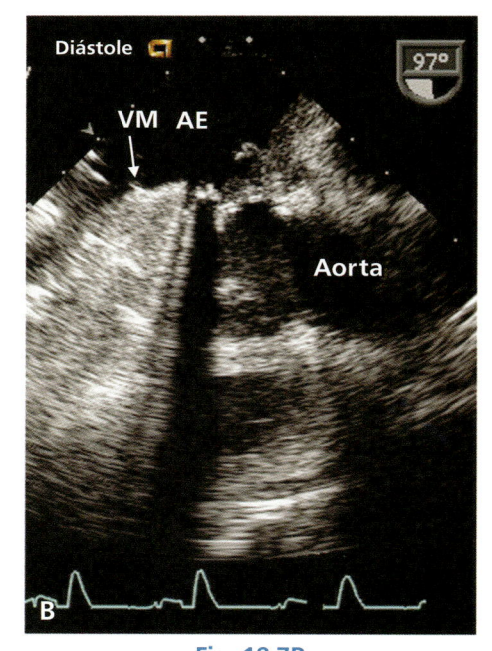

Fig. 18-7B

23. Um homem de 75 anos com troca valvar aórtica prévia é submetido a avaliação ecocardiográfica decorrente de dispneia aos esforços (Fig. 18-8). O espectro registrado do Doppler pulsado no TSVE rende uma velocidade modal de pico de 1,1 m/s. O Doppler por onda contínua registrado através do TSVE (e válvula) rende uma velocidade de pico de 3,3 m/s. O diâmetro do TSVE é 2,0 cm. O índice adimensional calculado é?

A. Troca com bioprótese sem *stent*.
B. Troca aórtica por homoenxerto.
C. Troca aórtica por autoenxerto.
D. Troca com bioprótese com *stent*.
E. Reparo da válvula aórtica.

25. Uma mulher de 66 anos é submetida a avaliação ecocardiográfica transtorácica após um episódio de dor torácica. Qual é a explicação mais provável para a ecodensidade identificada pela seta na Figura 18-10?

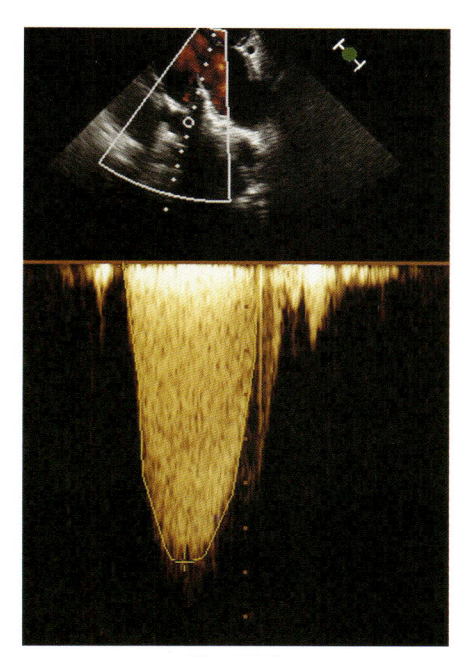

Fig. 18-8

A. 3,0.
B. 1,05.
C. 0,75.
D. 0,5.
E. 0,33.

24. Um homem de 32 anos com história prévia de cirurgia valvar aórtica é submetido a ETE em razão da suspeita de dissecção aórtica. Com base na imagem ecocardiográfica na Figura 18-9, qual tipo de procedimento foi realizado?

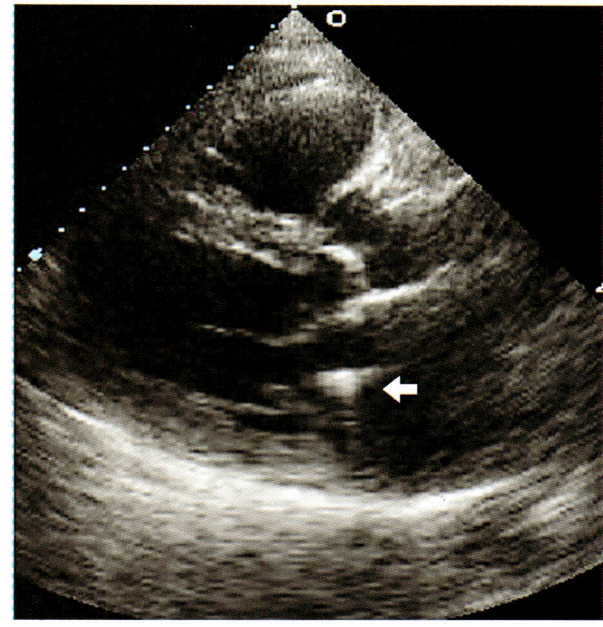

Fig. 18-10

A. Artefato de reverberação da prótese aórtica.
B. Aneurisma do septo interatrial.
C. Eletrodo de estimulação biventricular.
D. Ponto de Alfieri.
E. Deiscência de anel mitral.

CASO 1

Uma paciente feminina de 62 anos com troca valvar aórtica e mitral mecânicas é admitida com dispneia de início súbito. Ela está afebril, e os resultados das hemoculturas são negativos. Um ecocardiograma transesofágico é obtido.

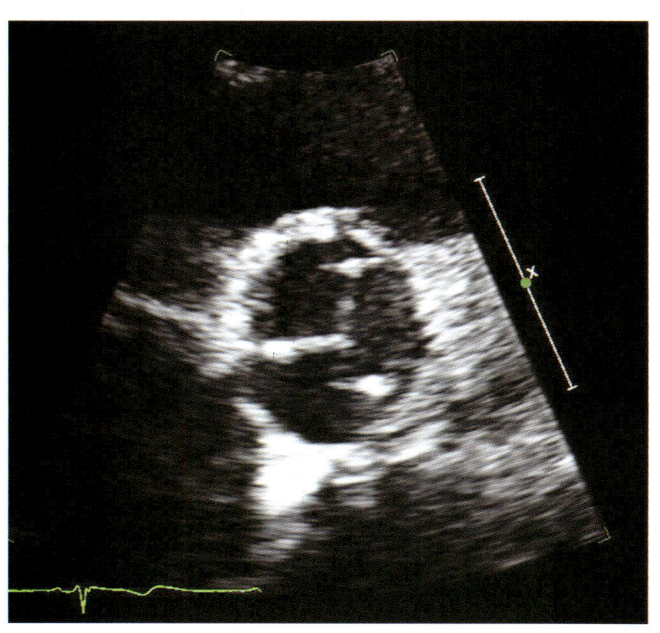

Fig. 18-9

26. Com base na Figura 18-11, qual é o diagnóstico mais provável? (Veja também Vídeos 18-1A e B).

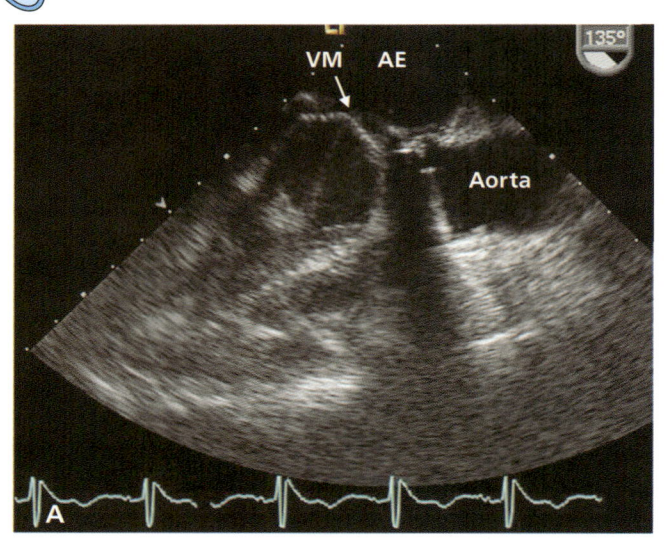

Fig. 18-11A

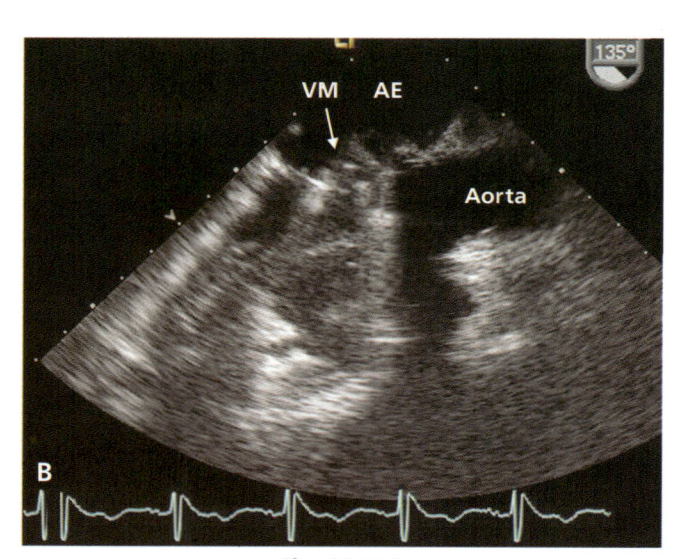

Fig. 18-11B

A. Endocardite de prótese mitral.
B. Trombose de prótese mitral.
C. Crescimento do *pannus* mitral.
D. Prótese mitral tipo Medtronic-Hall normal.
E. Prótese mitral tipo St. Jude.

CASO 2

Uma mulher de 88 anos com troca valvar mitral prévia é encaminhada para avaliação ecocardiográfica após um ataque isquêmico transitório (Fig. 18-12 e Vídeos 18-2A e B).

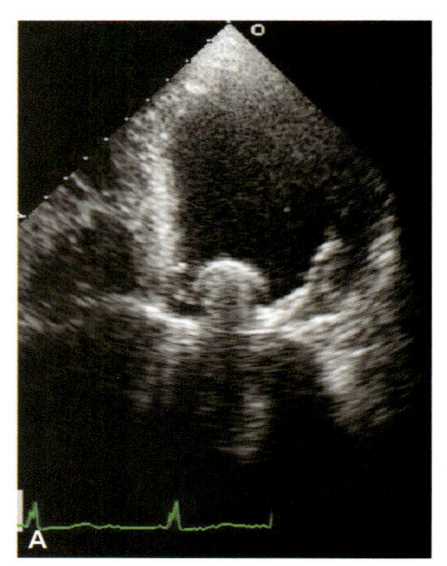

Fig. 18-12A

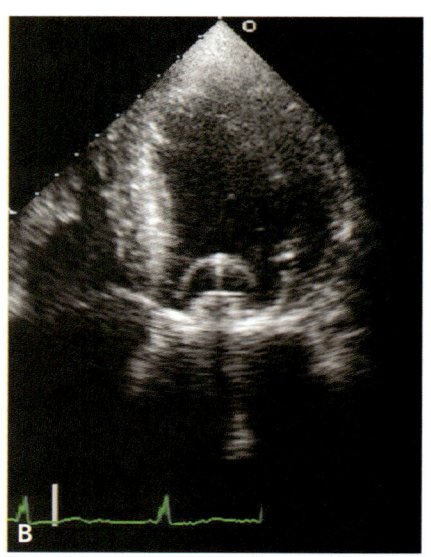

Fig. 18-12B

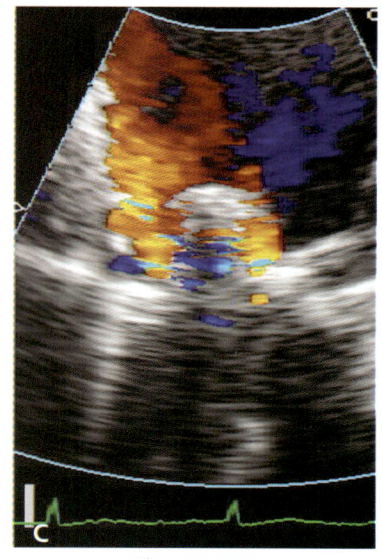

Fig. 18-12C

27. Qual tipo de prótese foi implantada?
   A. Starr-Edwards (bola e gaiola).
   B. Medtronic-Hall (disco inclinado).
   C. St. Jude (bicúspide).
   D. Bioprótese de pericárdio bovino.
   E. Bioprótese porcina.

CASO 3

Um homem de 36 anos com troca valvar aórtica prévia se apresenta com dedo esquerdo dolorido. Um ecocardiograma transesofágico é obtido para excluir uma fonte cardíaca de êmbolo.

28. Com base nas imagens da Figura 18-13 e Vídeos 18-3A-F, qual o próximo passo mais apropriado no manuseio deste paciente?

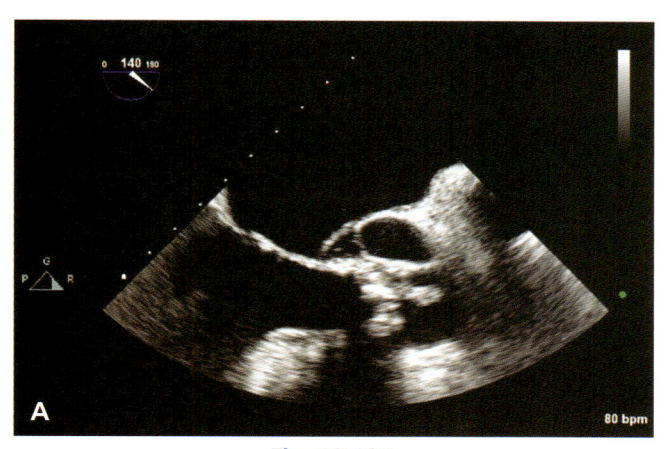

Fig. 18-13A

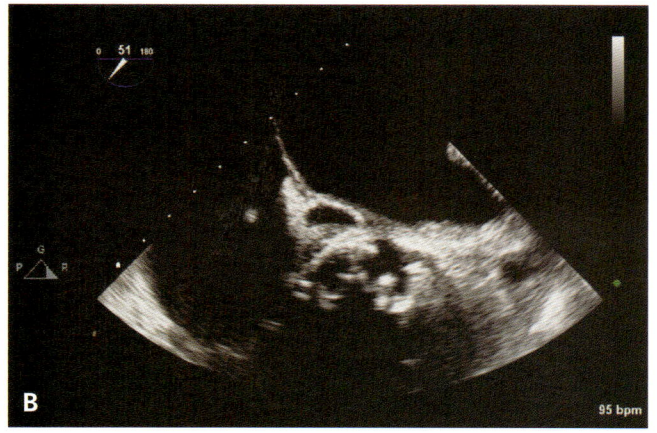

Fig. 18-13B

   A. Iniciar anticoagulação.
   B. Iniciar antibióticos.
   C. Realizar angiografia coronariana.
   D. Realizar arteriografia femoral.
   E. Agendar cirurgia cardíaca de urgência.

CASO 4

Uma mulher de 77 anos é encaminhada para uma avaliação ecocardiográfica.

29. Com base nas imagens ecocardiográficas na Figura 18-14 e Vídeos 18-4A-E, qual é o diagnóstico mais provável?
   A. Anuloplastia mitral por anel isolada.
   B. Troca valvar mitral bicúspide.
   C. Troca valvar mitral com disco inclinado.
   D. Troca valvar mitral por bioprótese.
   E. Reparo pontual de Alfieri com anel mitral.

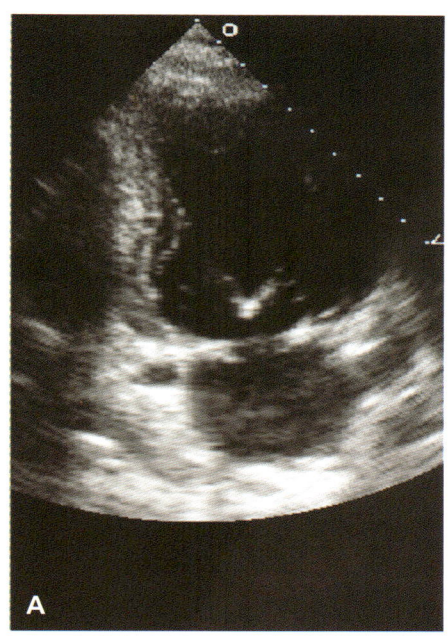

Fig. 18-14A

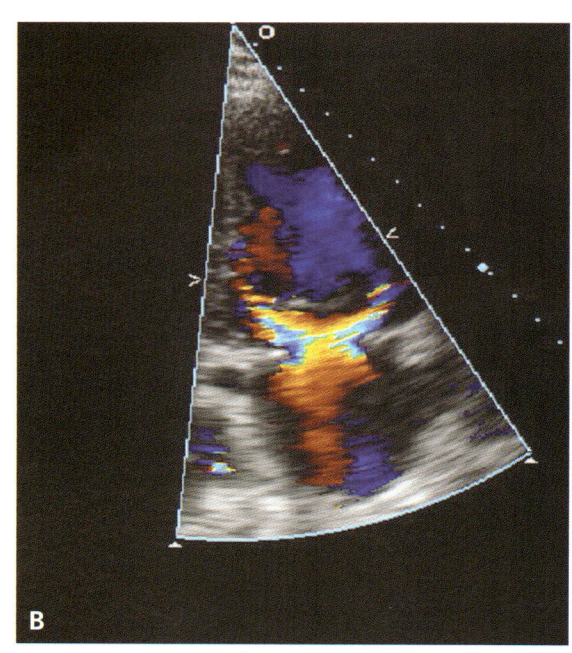

Fig. 18-14B

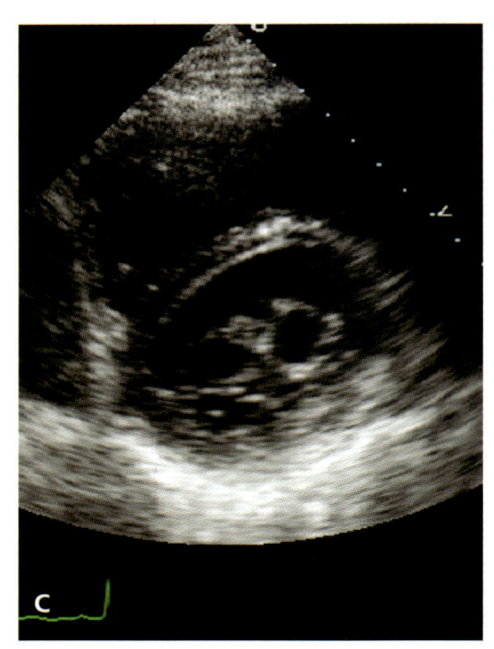

Fig. 18-14C

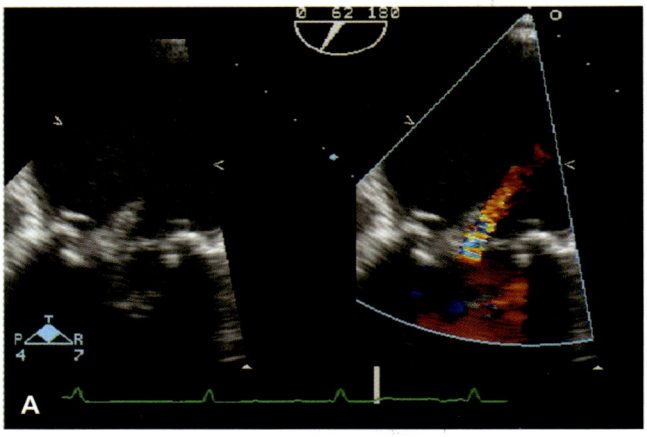

Fig. 18-15A

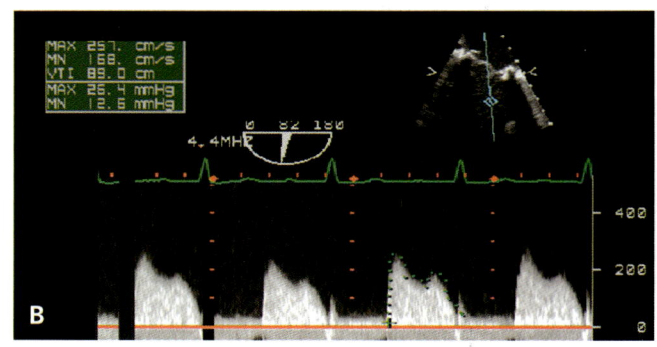

Fig. 18-15B

CASO 5

Um homem de 42 anos com história prévia de troca valvar mitral se apresenta com febre e dispneia. As hemoculturas foram positivas para *staphylococcus aureus* miticilina-sensível. Um ecocardiograma transesofágico é obtido.

30. Com base nos achados mostrados nas imagens na Figura 18-15 e Vídeos 18-5A e B, qual é a base mais provável para a dispneia do paciente?
   A. Disfunção ventricular esquerda sistólica.
   B. Disfunção ventricular esquerda diastólica.
   C. Múltiplos êmbolos pulmonares sépticos.
   D. Regurgitação mitral protética severa.
   E. Estenose mitral protética severa.

RESPOSTAS

1. RESPOSTA: C. A denominação incompatibilidade paciente prótese (IPP) se refere à situação em que a área efetiva do orifício (AEO) da prótese é muito pequena com relação ao tamanho do corpo do paciente, resultando em gradientes pós-operatórios anormalmente altos. Embora bio-próteses em vez de válvulas mecânicas sejam geralmente selecionadas para mulheres antecipando gravidez, assim como para pacientes com história prévia de uso de drogas, estas situações não são consideradas IPP. Crianças com válvulas protéticas podem superar suas válvulas e desenvolver IPP, mas isso pode ser inevitável não importando se uma válvula mecânica *versus* uma bioprótese seja implantada.

2. RESPOSTA: D. IPP se refere à situação em que a AEO da prótese é muito pequena com relação ao tamanho do corpo do paciente, resultando em gradientes pós-operatórios anormalmente altos. O valor de corte para IPP tem sido estabelecido como sendo a área da superfície corporal (ASC) – AEO indexada ≤ 0,85 cm²/m² com base na observação de que em áreas menores existe um rápido aumento dos gradientes transvalvares. ASC – AEO corrigida ≤ 0,65 cm²/m² é considerada IPP severa. O maior desfecho adverso associado a IPP é a redução de sobrevida a curto e longo prazos, particularmente se associado a disfunção ventricular esquerda (VE). Os altos gradientes associados a IPP podem ser ecocardiograficamente distinguidos da disfunção valvar protética pela comparação da AEO calculada pelo eco com os valores normais publicados para válvulas individuais e por excluir evidências na imagem de disfunção valvar.

3. RESPOSTA: C. Recuperação da pressão se refere a situação em que existe queda localizada da pressão no orifício central de uma válvula mecânica bicúspide que é parcialmente recuperada distalmente como fluxo pelas duas margens laterais dos orifícios com o jato de fluxo central. Uma vez que o Doppler registre uma queda da pressão máxima, isto irá render um gradiente maior do que o medido no cateterismo com catéteres posicionados proximal e distal à válvula. Recuperação de pressão clinicamente significativa é mais frequentemente encontrada no contexto de válvulas bicúspides pequenas na posição aórtica, particularmente quando débito cardíaco está aumentado. A resposta A está incorreta, porque a medida direta dos gradientes entre o ventrículo esquerdo, e a aorta utilizada neste paciente é superior à abordagem retrógrada. Isto pode ser perigoso na tentativa de atravessar esta válvula retrogradamente.

A resposta B está incorreta, porque o débito cardíaco relativamente mais alto no cateterismo deve resultar em um gradiente transvalvular relativamente alto (não baixo).

Resposta D: Embora possa ser possível errar uma regurgitação mitral pelo espectro de Doppler transaórtico, as velocidades de RM de pico são tipicamente mais altas do que 35 m/s (49 mmHg), refletindo largos gradientes do ventrículo esquerdo ao átrio esquerdo.

Resposta E: No caso de IPP, gradientes elevados são notados tanto por ecocardiografia quanto por cateterismo.

4. RESPOSTA: B. Os *displays* ecocardiográficos são calibrados com base na velocidade do som através do tecido, assumindo que somente tecido seja encontrado pelo feixe de ultrassom. A velocidade do som na válvula bola de Starr-Edwards é menor do que no tecido. Consequentemente, a bola é mal interpretada ecocardiograficamente como sendo maior do que realmente é.

5. RESPOSTA: C. Embora exista uma variabilidade significativa nos valores normais reportados para próteses valvares aórticas dependendo do tamanho e do tipo da válvula, a velocidade de pico de 2,5 m/s é boa dentro da variação normal para muitas válvulas e, portanto, não será úitl na determinação do tipo de prótese que foi implantada. Em geral, velocidades > 3,0 m/s causam preocupação imediata sobre elevação patológica decorrente da variedade de causas incluindo IPP e patologia valvar intrínseca, embora velocidade > 3 m/s possa ser normal para algumas válvulas. Volume sistólico como um índice de débito cardíaco é medido pela integral velocidade tempo (IVT) do espectro de Doppler pulsado do trato de saída do ventrículo esquerdo (TSVE).

6. RESPOSTA: C. Gradientes através das próteses mitral e tricúspide são muito dependentes da frequência cardíaca. Embora gradiente de 10 a uma frequência cardíaca de 60 bpm possa ser anormal, o mesmo gradiente com uma frequência cardíaca de 120 bpm poderá ser "normal" para a maioria das próteses mitrais. Enquanto altura e peso (opções A e B) e ASC calculada são importantes na avaliação de pacientes para IPP (ASC – AEO indexada < 1,15 cm^2/m^2), esta avaliação requer o cálculo da AEO, que não é possível com somente gradiente médio. É importante registrar a pressão sanguínea (opção D) no momento da ecocardiografia para pacientes com doença mitral. Entretanto, o maior impacto é sobre a regurgitação em vez da estenose. Sexo não tem impacto direto sobre os gradientes valvares.

7. RESPOSTA: E. Com imagem em harmônica, microcavitações são frequentemente vistas com válvulas mecânicas funcionalmente normais. Embora sua origem seja incerta, elas não são artefatos de imagem. Na era da imagem fundamental, microcavitações são reportadas como marcadores de hemólise, o que pode ser uma característica de regurgitação paravalvular. Na ausência de injeção intravenosa de microbolhas, um forame oval patente e *shunt* direita-esquerda não irão resultar em microbolhas do lado esquerdo.

8. RESPOSTA: A. AEO é calculada utilizando-se a equação de continuidade e é equivalente ao cálculo da área valvar em válvulas nativas. Portanto,

$$AEO = \frac{SA_{TSVE} \times IVT_{TSVE}}{IVT \text{ protética}} = \frac{\text{Volume sistólico}}{IVT \text{ protética}}$$

As opções B e C representam fórmulas que podem ser utilizadas para calcular o índice adimensional. Pela comparação da AEO calculada com valores publicados normais, o diagnóstico de estenose protética pode ser estabelecido.

9. RESPOSTA: A. Veja também discussão da questão 3. Recuperação de pressão é tipicamente encontrada em válvulas de folheto pequeno ou tipo bola e gaiola.

10. RESPOSTA: A. As características de imagem de cúspides espessadas dão apoio ao diagnóstico de estenose protética como base para gradientes elevados. Uma válvula pequena (19 mmHg) como na opção B pode ser associada a gradientes elevados mesmo em válvulas estruturalmente normais se existe IPP (a válvula é muito pequena para o paciente). O arco aórtico pode ser dilatado (opção C) em pacientes com doença de válvula aórtica nativa e que não regride após troca valvar aórtica na ausência de cirurgia aórtica reconstrutora. Opção D: O hematócrito normal exclui anemia associada a alto débito, que pode ser associado a gradientes elevados em válvulas estruturalmente normais. Opção E: Fração de ejeção VE reduzida está tipicamente associada a baixos gradientes e não fornece explicação para os gradientes elevados notados aqui.

11. RESPOSTA: E. A pressão T/2 não deve ser utilizada para calcular AEO em pacientes com próteses valvares.

12. RESPOSTA: B. Todas as válvulas mecânicas protéticas apresentam "regurgitação" fisiológica que consiste em um fechamento de volume (um desposicionamento de sangue causado pela movimentação do oclusor) e vazamento no perímetro da ou em pontos da articulação do oclusor. Estudos mostraram que válvulas mecânicas bicúspides (St. Jude) têm o maior grau de regurgitação fisiológica com jatos centrais assim como periféricos. Enquanto as válvulas Medtronic-Hall também apresentam jatos centrais e periféricos, a quantidade total de regurgitação é menor se comparado às válvulas de St. Jude.

13. RESPOSTA: B. O índice adimensional é definido como a relação da IVC subvalvar ou velocidade de pico para IVT protética ou velocidade de pico, respectivamente. Isto é particularmente útil quando a qualidade da imagem impede a medida precisa do TSVE quando é necessário calcular a AEO.

14. RESPOSTA: A. Em razão da sombra acústica e dos jatos paravalvulares excêntricos, a ecocardiografia transtorácica é relativamente insensível para regurgitação paravalvular. Portanto, a ecocardiografia transesofágica (ETE) é indicada sempre que a regurgitação paravalvular é suspeitada. Gradientes mitrais elevados B e C favorecem regurgitação mitral. Quando os jatos são excêntricos, o fluxo normal (S dominante) pode ser preservado em veias pulmonares remotas ao jato. Todas as projeções apicais devem ser utilizadas para avaliar a regurgitação paravalvular, mas nenhuma projeção isolada é ideal.

15. RESPOSTA: C. O procedimento de Ross consiste em mover a válvula pulmonar do paciente para a posição aórtica (autoenxerto aórtico) e colocar uma válvula de homoenxerto (cadavérica) na posição pulmonar (homoenxerto pulmonar). Das possíveis respostas corretas (estenose ou regurgitação do autoenxerto aórtico), a regurgitação aórtica é mais comum.

16. RESPOSTA: A. A prótese é identificável como uma bioprótese com stent pela presença de stents claramente demarcados. Existe um jato de regurgitação mitral que claramente se origina fora do anel visualizado e se estende para trás do átrio esquerdo. Esta é regurgitação paravalvular. Embora a imagem não tenha sido otimizada para quantificação baseada na área de superfície de isovelocidade proximal (PISA), note a concha PISA claramente demarcada. Embora deiscência valvar espontânea possa ocorrer, novos jatos paravalvares hemodinamicamente significativas aumentam a possibilidade de endocardite como a causa.

17. RESPOSTA: D. Na projeção de eixo longo paraesternal e no quadro diastólico do eixo longo apical, os suportes mitrais são vistos contíguos ao septo interventricular. O quadro sistólico mostra fluxo turbulento no TSVE ao nível dos suportes mitrais. Embora raro, tal mau posicionamento das próteses de alto perfil pode causar obstrução significante do TSVE. Pacientes com maior risco são aqueles com ventrículos pequenos hipertrofiados. Movimento sistólico anterior mitral e obstrução do TSVE podem ser complicação do reparo mitral, mas não da troca valvar mitral. Notavelmente em pacientes com troca valvar mitral por endocardite ativa, as cordas e os folhetos mitrais são tipicamente não preservados. Estenose mitral pode ser associada a fluxo de alta velocidade na diástole e não na sístole. Não há evidência de regurgitação mitral (o fluxo de alta velocidade é no TSVE e não no átrio esquerdo).

18. RESPOSTA: E. Embora não existam grandes séries de valores normais publicados para os gradientes protéticos tricúspides, a literatura existente suporta o diagnóstico de estenose tricúspide protética sempre que o gradiente médio seja maior do que 6 mmHg. O gradiente médio de 11 mmHg em uma frequência cardíaca baixa é compatível com estenose protética severa. É improvável que este paciente tenha um estado de alto débito com uma frequência cardíaca de 55 bpm, e mesmo um débito cardíaco significativamente elevado deverá improvavelmente estar associado com elevação do gradiente deste grau. Recuperação da pressão não pode ocorrer com válvulas protéticas grandes na posição tricúspide. Note que o método de pressão T/2 não foi validado para válvulas tricúspides protéticas e não deve ser usado.

19. RESPOSTA: D. Esta é uma projeção tridimensional (3D) típica de uma prótese mitral mecânica bicúspide, como visto pela perspectiva atrial esquerda. Dois orifícios são identificados no quadro diastólico com os oclusores na posição aberta. Para imagem 3D de outras próteses, veja o estudo de Sugeng et. al., como mostrado na literatura sugerida no final deste capítulo.

20. RESPOSTA: B. Os suportes mitrais são claramente vistos, identificando esta válvula como uma bioprótese. No lado direito, o folheto septal da válvula tricúspide é vista na posição aberta, com a deiscência da porção do anel tricúspide sendo vista flutuando na entrada da tricúspide. O anel está apropriadamente ligado lateralmente, identificando a porção do anel normalmente ligada. Isto ajuda a impedir a confusão entre deiscência da porção e vegetação ou eletrodo de estimulação. Este paciente apresenta regurgitação tricúspide severa.

21. RESPOSTA: E. Homoenxertos aórticos são arcos aórticos e válvulas cadavéricas tratadas, nos quais as artérias coronárias nativas são implantadas. A aorta nativa pode ser utilizada para envolver o homoenxerto da aorta (a técnica de inclusão) ou ressecada. Particularmente quando a técnica de inclusão é utilizada, a aparência pós-operatória normal é uma de arco variavelmente espessado que em parte pode ser decorrente do hematoma. Ao longo do tempo, este reabsorve, e a aparência da válvula se assemelha à da válvula aórtica nativa. Nenhum cenário clínico sugestivo de endocardite pode ser impossível para diferenciar entre um hemoenxerto normal e um abcesso. Entretanto, ETE peroperatório pós-implante pode ser bastante útil para resolver este dilema. Na ausência de características clínicas de infecção, a aparência aqui mostrada pode ser interpretada como normal.

22. RESPOSTA: A. Esta é uma aparência típica de uma prótese mitral mecânica de disco inclinado. Os pivôs do disco desde um ponto excêntrico do pivô e fechamento estão associados a um jato central proeminente. Esta válvula não deve ser confundida com exemplos das válvulas bicúspides ou bola/disco e gaiola, que são expostos em outro lugar neste capítulo. Não existem válvulas mecânicas tricúspides.

23. RESPOSTA: E. O índice adimensional é a relação entre IVT subvalvular ou velocidade de pico subvalvular para IVT protética ou velocidade de pico protética, respectivamente (= 1,1/3,3). Isto é facilmente realizado e uma alternativa à AEO quando o diâmetro do TSVE é difícil de medir.

24. RESPOSTA: D. Esta imagem de eixo curto mostra três stents e cúspides na posição fechada. Esta aparência é típica de uma bioprótese com stent. Stents não são elementos de autoenxertos ou homoenxertos, que são válvulas humanas ou bioproteses de heteroenxertos sem stent. Reparos aórticos são também não associados a stents. Válvulas com stent são o tipo mais comum de bioprótese.

25. RESPOSTA: E. A seta indica uma deiscência de anel mitral. O aro anterior do anel é visto em uma posição normal adjacente ao arco aórtico. O paciente tem regurgitação mitral severa, posteriormente direcionada. Os pontos de Alfieri são vistos no ventrículo esquerdo ligando os recortes A2 e P2. O eletrodo VE do estimulador biventricular é colocado no seio coronariano. A válvula aórtica neste paciente é uma válvula nativa. Embora aneurismas do septo atrial possam se projetar para dentro do átrio esquerdo e se tornar visível por esta janela, eles não aparecem como ecodensidades discretas como visto aqui.

26. RESPOSTA: B. Este paciente tem uma prótese mecânica mitral bicúspide *(St. Jude)* em que um dos discos não se move e está preso na posição fechada. Como neste caso, ela está associada a estenose protética severa. Embora isso possa ocorrer tanto por causa de crescimento do *pannus* ou trombo, a acuidade dos sintomas neste caso favorece trombo. Vegetações podem também interferir na junção do disco, mas a informação clínica (ausência de febre e hemoculturas negativas) falam contra endocardite ativa. As válvulas Medtronic Hall são válvulas de disco de inclinação únicos.

PONTOS-CHAVE

- Válvulas de disco bicúspide incorporam discos posicionados simetricamente, que normalmente se abrem sicronicamente (um atraso de um ou dois quadros entre os discos pode ser normal).
- Imobilidade de um ou ambos discos resulta em estenose e/ou regurgitação severa.
- Imobilidade é ocasionalmente intermitente, assim, é importante registrar *clips* de múltiplos batimentos e procurar cuidadosamente por evidências de disfunção valvar ao Doppler.
- Suspeita de mau funcionamento do oclusor é uma indicação para ecocardiografia de urgência, uma vez que trombose pode ser progressiva e fatal.

27. RESPOSTA: A. Esta aparência é típica de uma válvula bola e gaiola. Note que a bola parece maior do que o tamanho real em virtude da lenta transmissão do som através da bola em oposição ao tecido. O fluxo transmitral emerge ao redor da bola. Microcavitações espontâneas são frequentemente vistas, como é evidente neste caso.

PONTOS-CHAVE

- Embora as válvulas tipo bola e gaiola não sejam mais implantadas, ainda existem muitos pacientes com este tipo de válvula.
- É importante entender a física da transmissão do som e a aparência artificialmente grande da bola na ecocardiografia.
- Microcavitações são frequentemente vistas no ventrículo esquerdo na presença de válvulas mecânicas na posição mitral e podem ser um achado normal.

28. RESPOSTA: E. Essas imagens mostram vegetações valvulares assim como grande abcesso no arco. Abcesso no arco é uma indicação para cirurgia de urgência. Não existe indicação para anticoagulação se o dedo doloroso puder ser atribuído a êmbolo séptico. Arteriografia coronariana é contraindicada na presença de grandes vegetações na válvula aórtica e um arco friável. Uma vez que a fonte de êmbolos tenha sido identificada, não existe necessidade de arteriografia femoral.

Outra manifestação comum do abcesso de arco é bloqueio cardíaco, o qual pode progredir para bloqueio cardíaco completo. Isto ocorre porque a extensão do abcesso para dentro do septo superior onde ele envolve o sistema de condução. Bloqueio cardíaco na presença de endocardite conhecida ou suspeita é uma indicação para ETE, a melhor forma de diagnosticar abcesso.

PONTOS-CHAVE

- O abcesso é uma complicação séria de endocardite reconhecida pela presença de espaços irregulares com sonolucência variável circundando a válvula.
- Fluxo dentro das cavidades do abcesso podem ser observado, mas não é necessário para estabelecer diagnóstico.
- Abcesso pode ocorrer sem vegetação detectável sobre a válvula.
- Abcessos podem expandir rapidamente e resultar em ruptura intra ou extracardíaca catastróficas. Cirurgia de urgência é, portanto, indicada.

29. RESPOSTA: E. Essas imagens demonstram o duplo orifício que é típico do reparo mitral com ponto de Alfieri. A imagem suplementar C é patognomônica para esta forma de reparo em que os recortes A2 e P2 são suturados juntos para criar uma válvula de duplo orifício que imita a válvula mitral com duplo orifício congênito. O reparo de valva mitral transcatéter com um clipe mitral é padronizado neste tipo de reparo.

PONTOS-CHAVE

- O reparo de ponto de Alfieri (usualmente em combinação com anuloplastia por anel) pode ser utilizado para reparo mitral em pacientes com regurgitação mitral funcional.
- Esta abordagem é raramente associada a estenose significativa, embora regurgitação residual possa estar presente.

30. RESPOSTA: E. Em uma frequência cardíaca de 73 bpm, um gradiente médio de 12,6 mmHg está severamente elevado, compatível com estenose protética severa atribuível a obstrução da prótese por vegetações. Doppler de fluxo colorido mostra somente traços de regurgitação mitral. Embora a endocardite da prótese mitral esteja associada a embolia periférica, embolia pulmonar não é uma complicação na ausência de envolvimento do lado direito. Uma vez que as imagens do ventrículo esquerdo não são fornecidas, é impossível atribuir a dispneia do paciente a disfunção sistólica VE. Na presença de uma prótese mitral anormal, é impossível se avaliar a função diastólica VE com base em um espectro isolado de influxo mitral.

> **PONTOS-CHAVE**
> - Vegetações podem causar estenose protética em razão da obstrução dos orifícios por elas mesmas (o caso em válvulas bioprotéticas), ou interferindo com a motilidade do oclusor (possível até mesmo com vegetações pequenas).
> - Endocardite deve ser considerada quando gradientes elevados estão presentes, particularmente se este é um novo achado.
> - Uma vez que a ecocardiografia transtorácica tenha sensibilidade limitada para endocardite de prótese valvar, deve haver um baixo limiar para ETE.

LEITURAS SUGERIDAS

Aljassim O, Svensson G, Houltz E *et al.* Doppler-catheter discrepancies in patients with bileaflet mechanical prostheses or bioprostheses in the aortic valve position. *Am J Cardiol.* 2008;102:1383-1389.

Connolly HM, Miller FA Jr, Taylor CL *et al.* Doppler hemodynamic profiles of 82 clinically and echocardiographically normal tricuspid valve prostheses. *Circulation.* 1993;88:2722-2727.

Fukuda S, Gillinov AM, McCarthy PM *et al.* Echocardiographic follow-up of tricuspid annuloplasty with a new three-dimensional ring in patients with functional tricuspid regurgitation. *J Am Soc Echocardiogr.* 2007;20:1236-1242.

Gnann JW, Dismukes WE. Prosthetic valve endocarditis: an overview 80. *Herz.* 1983;8:320-331.

Goldman ME. Echocardiographic Doppler evaluation of prosthetic valve function and dysfunction. *Adv Cardiol.* 2004;41:179-184.

Mohty D, Dumesnil JG, Echahidi N *et al.* Impact of prosthesis-patient mismatch on long-term survival after aortic valve replacement: influence of age, obesity, and left ventricular dysfunction. *J Am Coll Cardiol.* 2009;53:39-47.

Pasquali SK, Shera D, Wemovsky G *et al.* Midterm outcomes and predictors of reintervention after the Ross procedure in infants, children, and young adults. *J Thorac Cardiovasc Surg.* 2007;133:893-899.

Pibarot P, Dumesnil JG. Hemodynamic and clinical impact of prosthesis-patient mismatch in the aortic valve position and its prevention. *J Am Coll Cardiol.* 2000;36:1131-1141.

Rosenhek R, Binder T, Maurer G *et al.* Normal values for Doppler echocardiographic assessment of heart valve prostheses. *J Am Soc Echocardiogr.* 2003;16:1116-1127.

Sugeng L, Shernan SK, Weinert L *et al.* Real-time three-dimensional transesophageal echocardiography in valve disease: comparison with surgical findings and evaluation of prosthetic valves. *J Am Soc Echocardiogr.* 2008;21:1347-1354.

van den Brink RBA, Visser CA, Basart DCG *et al.* Comparison of transthoracic and transesophageal color Doppler flow imaging in patients with mechanical prostheses in the mitral valve position. *Am J Cardiol.* 1989;63:1471-1474.

Vered Z, Mossinson D, Peleg E *et al.* Echocardiographic assessment of prosthetic valve endocarditis. *Eur Heart J.* 1995;16(Suppl B):63-67.

Vered Z, Mossinson D, Peleg E *et al.* Echocardiographic assessment of prosthetic valve endocarditis. *Eur Heart J.* 1995;16(Suppl B):63-67.

Wang A, Athan E, Pappas PA *et al.* Contemporary clinical profile and outcome of prosthetic valve endocarditis. *JAMA.* 2007;297:1354-1361.

Zabalgoitia M, Garcia M. Pitfalls in the echo-Doppler diagnosis of prosthetic valve disorders. *Echocardiography.* 1993;10:203-212.

Zabalgoitia M, Garcia M. Pitfalls in the echo-Doppler diagnosis of prosthetic valve disorders. *Echocardiography.* 1993;10:203-212.

Zoghbi WA, Chambers JB, Dumesnil JG *et al.* Recommendations for evaluation of prosthetic valves with echocardiography and Doppler ultrasound: a report from the American Society of Echocardiography's Guidelines and Standards Committee and the Task Force on Prosthetic Valves, Developed in Conjunction With the American College of Cardiology Cardiovascular Imaging Committee, Cardiac Imaging Committee of the American Heart Association, the European Association of Echocardiography, a registered branch of the European Society of Cardiology, the Japanese Society of Echocardiography and the Canadian Society of Echocardiography, Endorsed by the American College of Cardiology Foundation, American Heart Association, European Association of Echocardiography, a registered branch of the European Society of Cardiology, the Japanese Society of Echocardiography, and Canadian Society of Echocardiography. *J Am Soc Echocardiogr.* 2009;22:975-1014.

Zoghbi WA, Enriquez-Sarano M, Foster E *et al.* Recommendations for evaluation of the severity of native valvular regurgitation with two-dimensional and Doppler echocardiography. *J Am Soc Echocardiogr.* 2003;16:777-802.

Endocardite

Ying T. Sia ▪ *Kwan-Leung Chan*

CAPÍTULO 19

1. A endocardite tem um papel central na avaliação de pacientes com suspeita clínica de endocardite infecciosa (EI). Em pacientes com endocardite de válvula nativa, qual o tamanho da menor vegetação do lado esquerdo que pode ser detectada pela ecocardiografia transtorácica (ETT) 2D?
   A. 1 mm.
   B. 3 mm.
   C. 5 mm.
   D. 7 mm.
   E. 9 mm.

2. Em pacientes com endocardite de válvula nativa, qual é o tamanho da menor vegetação do lado esquerdo que pode ser detectada pela ecocardiografia transesofágica (ETE)?
   A. 1 mm.
   B. 2 mm.
   C. 3 mm.
   D. 4 mm.
   E. 5 mm.

3. Uma vegetação típica durante a fase aguda de endocardite é definida como:
   A. Uma massa discreta, ecogênica, aderente a válvulas nativas ou dispositivos protéticos intracardíacos com mobilidade de alta frequência independente da estrutura cardíaca subjacente. A massa não pode ser imageada em múltiplas projeções durante o ciclo cardíaco.
   B. Uma massa densa, altamente ecogênica, aderente a válvulas nativas ou dispositivos protéticos intracardíacos com mobilidade de alta frequência independente da estrutura cardíaca subjacente. A massa pode ser imageada em múltiplas projeções ao longo do ciclo cardíaco.
   C. Uma massa discreta, ecogênica, aderente ao lado inferior de válvulas nativas ou dispositivos protéticos intracardíacos com mobilidade de alta frequência relacionada a estrutura cardíaca subjacente. A massa pode ser imageada em múltiplas projeções ao longo do ciclo cardíaco.
   D. Uma massa discreta, ecogênica, aderente ao lado superior de válvulas nativas ou dispositivos protéticos intracardíacos com mobilidade de alta frequência independente de estruturas cardíacas subjacentes. A massa pode ser imageada em múltiplas projeções ao longo do ciclo cardíaco.

4. Um paciente com um defeito septal ventricular (DSV) membranoso se apresenta com uma alta probabilidade de IE. Onde a vegetação que surge da lesão pelo jato mais provavelmente se localizará?
   A. Válvula mitral.
   B. Trato de saída ventricular esquerdo (TSVE).
   C. Folheto septal da válvula tricúspide.
   D. Válvula aórtica.
   E. Válvula pulmonar.

5. Deiscência de prótese valvar deve ser suspeitada quando o seguinte está presente:
   A. Movimento vertical da prótese valvar durante a sístole.
   B. Movimento de balanço da válvula protética com excursão > 15 graus em pelo menos uma direção ao longo do ciclo cardíaco.
   C. O movimento em gatilho está restrito.
   D. Movimento vertical da válvula protética durante a diástole.

6. Em EI de válvula nativa, qual dos seguintes cenários clínicos carrega o pior prognóstico?
  A. A vegetação de 10 mm da válvula aórtica.
  B. A vegetação de 10 mm da válvula mitral.
  C. A vegetação de 10 mm da válvula tricúspide.
  D. Vegetação de 15 mm da válvula tricúspide.

7. Qual é a mais frequente localização de um abcesso em pacientes que se apresentem com EI?
  A. Anel valvar mitral.
  B. Anel valvar tricúspide.
  C. Arco aórtico.
  D. Miocárdio.
  E. Espaço pericárdico.

8. Qual dos tópicos a seguir é mais provável de ser confundido com um abcesso mitral em um ecocardiograma transtorácico?
  A. Calcificação caseosa do anel mitral.
  B. Seio coronariano dilatado.
  C. Aorta torácica descendente.
  D. Gordura epicárdica.

9. Pela ETE, qual das projeções seguintes é a melhor para determinar a localização e a extensão de um abcesso de arco aórtico?
  A. Projeção medioesofágica cinco câmaras a 0-15 graus.
  B. Projeção medioesofágica de eixo curto a 45-60 graus.
  C. Projeção medioesofágica de eixo longo a 120-140 graus.
  D. Projeção transgástrica profunda cinco câmaras a 0-10 graus.

10. Qual dos seguintes tópicos representa um sinal precoce de abcesso de arco aórtico no contexto de EI de válvula aórtica nativa?
  A. Fluxo anormal entre a aorta e o átrio direito.
  B. Um espaço ecolucente no arco aórtico sem drenagem para dentro do lúmen aórtico.
  C. Espessamento anormal do arco aórtico (> 10 mm).
  D. Dilatação anormal do arco aórtico (> 42 mm).

11. Um paciente foi diagnosticado como tendo uma vegetação no aspecto ventricular esquerdo do folheto anterior da válvula mitral (FAUM) com um aneurisma do folheto. Qual outra estrutura deve ser procurada para presença de vegetação?
  A. Válvula aórtica.
  B. Folheto posterior da válvula mitral.
  C. Aparato subvalvar tricúspide.
  D. Átrio esquerdo (AE).
  E. Miocárdio.

12. Um homem de 49 anos se apresenta com EI. O ETE mostra uma vegetação de 10 × 15 mm no aspecto atrial esquerdo do folheto posterior da válvula mitral. Foi administrado ao paciente antibióticos EV. Ele permaneceu estável durante suas 4 semanas de curso de antibióticos. Um ETE repetido revela uma vegetação persistente sobre a válvula mitral com dimensão similar, mas sem regurgitação mitral significativa.
Se o tamanho da vegetação permanecer o mesmo após 4 semanas de antibioticoterapia, qual das seguintes afirmativas é real com relação ao prognóstico de curto prazo deste paciente?
  A. Após 4 semanas de terapia, o tamanho da vegetação normalmente permanece inalterado.
  B. Após 4 semanas de terapia, um aumento do brilho do eco da vegetação está associado a um risco aumentado de complicações relacionadas a endocardite.
  C. Após 4 semanas de terapia, persistência de vegetação na ausência de regurgitação valvular significativa está associada a um risco aumentado de complicações relacionadas a endocardite.
  D. Após 4 semanas de terapia, rápida redução do tamanho da vegetação tem sido demonstrado se correlacionar com um risco aumentado de eventos embólicos.

13. Após completa resolução da vegetação, qual proporção das válvulas afetadas mantém função e estrutura normais?
  A. 10%.
  B. 15%.
  C. 20%.
  D. 25%.
  E. 30%.

14. EI envolvendo a valva de Eustáquio é uma entidade rara. Sua incidência tem sido relatada tão baixa quanto 3% no contexto de endocardite do lado direito. Infelizmente, a valva de Eustáquio não é rotineiramente examinada para excluir vegetação.
Quais são as principais projeções para visualizar a valva de Eustáquio durante o estudo ecocardiográfico transtorácico.

A. Projeção do influxo do ventrículo direito (VD)/projeção paraesternal de eixo curto.
B. Projeção apical 4 câmaras/projeção subcostal.
C. Projeção paraesternal de eixo longo/projeção apical 4 câmaras.
D. Projeção subcostal/projeção paraesternal de eixo longo.

15. Quais são as duas características que distinguem uma vegetação na valva de Eustáquio de uma valva de Eustáquio normal?
    A. Espessamento anormal > 2 mm e motilidade de alta frequência independente de estrutura subjacente.
    B. Espessamento anormal > 2 mm e motilidade de alta frequência similar à estrutura subjacente.
    C. Espessamento anormal > 5 mm e motilidade de alta frequência independente da estrutura subjacente.
    D. Espessamento anormal > 5 mm e motilidade de alta frequência similar à estrutura subjacente.

16. Qual é o valor preditivo negativo da ETE multiplanar?
    A. 50%.
    B. 60%.
    C. 70%.
    D. 80%.
    E. > 85%.

17. Um aneurisma de válvula mitral apresenta as seguintes características:
    A. Um abaulamento localizado no folheto mitral em direção ao AE com expansão ao longo do ciclo cardíaco.
    B. Um abaulamento localizado no folheto mitral em direção ao AE com expansão sistólica e colapso diastólico.
    C. Um abaulamento localizado no folheto mitral em direção ao ventrículo esquerdo (VE) com expansão ao longo do ciclo cardíaco.
    D. Um abaulamento localizado no folheto mitral em direção ao VE com expansão sistólico e colapso diastólico.

18. Qual é a condição mais provável de ser confundida com um aneurisma de válvula mitral?
    A. Prolapso da válvula mitral.
    B. Cisto sanguíneo da válvula mitral.
    C. Folheto instável da válvula mitral.
    D. Reparo da válvula mitral com ponto de Alfieri.

19. Qual anormalidade é o resultado de uma lesão satélite neste paciente com endocardite (Fig. 19-1 e Vídeo 19-1)?
    A. Abcesso de arco aórtico.
    B. Aneurisma anterior da válvula mitral.
    C. Perfuração de cúspide aórtica.
    D. Fístula entre a aorta e o trato de saída do ventrículo direito (VD).

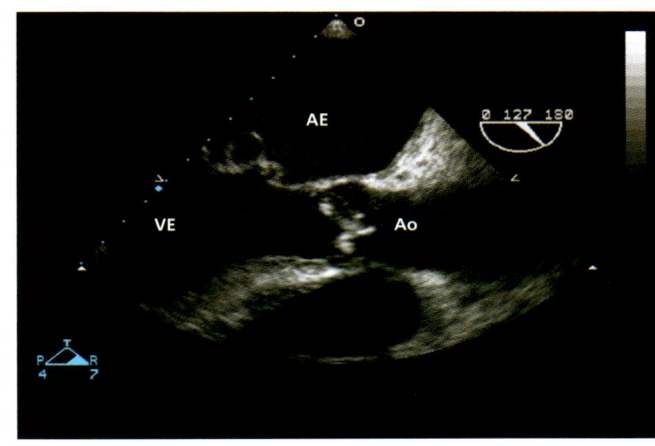

Fig. 19-1

20. Você suspeita de regurgitação aórtica severa. Para confirmar sua suspeita neste paciente, você demonstra significativa reversão de fluxo diastótilo por:
    A. Doppler de onda pulsada (OP) através do TSVE com uma projeção transgástrica profunda de cinco câmaras.
    B. Doppler de OP através da aorta descendente na sua projeção de eixo longo.
    C. Doppler de OP através da aorta ascendente em sua projeção de eixo longo.
    D. Doppler de OP através da aorta abdominal em sua projeção de eixo longo.
    E. Doppler de onda contínua (OC) através da aorta abdominal em sua projeção de aixo longo.

21. Com base na imagem de ETE (Fig. 19-1 e Vídeo 19-1), a vegetação na válvula aórtica parece afetar mais de uma cúspide. Qual é a melhor projeção para avaliar a extensão da lesão na válvula aórtica?
    A. Projeção de eixo curto da válvula aórtica (40-60 graus).
    B. Projeção de eixo curto do TSVE (40-60 graus).
    C. Projeção de eixo longo do TSVE e válvula aórtica (110-140 graus).
    D. Projeção cinco câmaras do TSVE e válvula aórtica (0 grau).
    E. Projeção transgástrica profunda cinco câmaras (0 grau).

22. Com base nos achados ao ETE, qual é o prognóstico deste paciente?
   A. Baixo risco de evento embólico, baixo risco de mortalidade, alto risco de troca valvar.
   B. Alto risco de evento embólico, baixo risco de mortalidade, alto risco de troca valvar.
   C. Alto risco de evento embólico, alto risco de mortalidade, alto risco de troca valvar.
   D. Alto risco de evento embólico, alto risco de mortalidade, baixo risco de troca valvar.
   E. Alto risco de evento embólico, baixo risco de mortalidade, alto risco de troca valvar.

23. Um homem de 25 anos, usuário de drogas injetáveis, apresenta-se com febre e falta de ar. Em dois *sets* de hemocultura cresceram aglomerados de cocos Gram-positivos. Um ecocardiograma é realizado e mostra uma vegetação de 2,5 × 3,5 cm na válvula tricúspide (Fig. 19-2 e Vídeo 19-2).

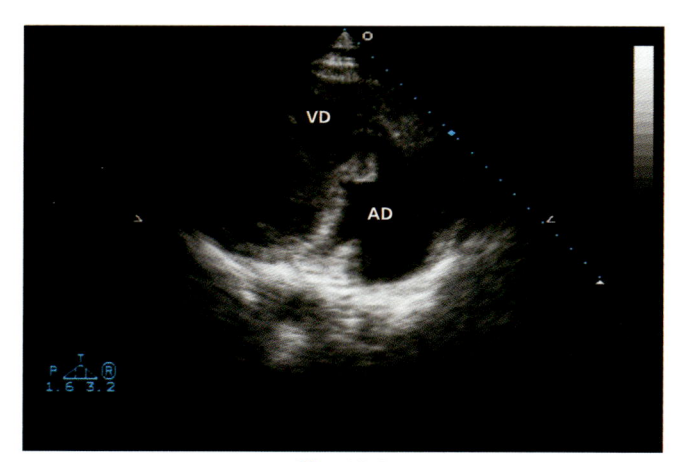

Fig. 19-2

Em qual folheto da válvula tricúspide a vegetação está ligada?
   A. Folheto anterior.
   B. Folheto septal.
   C. Folheto posterior.

24. Qual é o prognóstico deste paciente com base no tamanho da vegetação?
   A. Alto risco de eventos embólicos, alto risco de troca valvar, alto risco de mortalidade.
   B. Baixo risco de eventos embólicos, baixo risco de troca valvar, baixo risco de mortalidade.
   C. Alto risco de eventos embólicos, alto risco de troca valvar, baixo risco de mortalidade.
   D. Baixo risco de eventos embólicos, alto risco de troca valvar, baixo risco de mortalidade.

25. Onde pode ser encontrada a presença de lesão satélite?
   A. Vegetação na parede atrial direita.
   B. Vegetação na válvula pulmonar.
   C. Vegetação no músculo papilar tricúspide.
   D. Vegetação na parede VD.

26. Um homem de 50 anos admitido por endocardite de válvula aórtica desenvolve um novo sopro e se torna mais dispneico. Um novo ecocardiograma com Doppler é realizado.

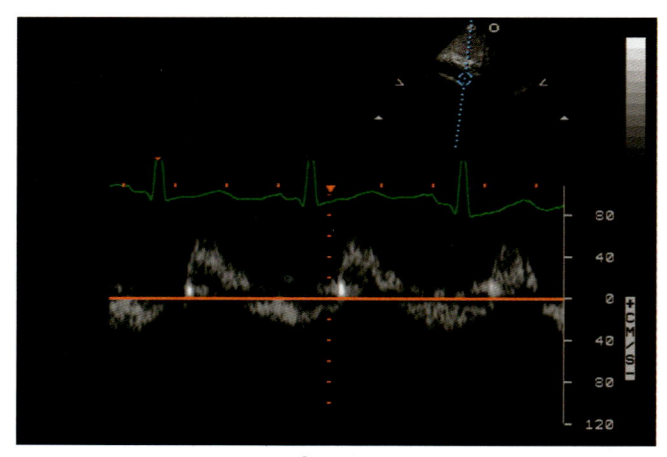

Fig. 19-3

O traçado do Doppler está ilustrado na Figura 19-3; onde ele foi obtido?
   A. Doppler OP de seio de Valsalva.
   B. Doppler OP na aorta descendente ou abdominal.
   C. Doppler OP na DSV.
   D. Doppler OP no TSVE.
   E. Doppler OC na aorta descendente ou abdominal.

27. Com base na Figura 19-3, o que isto representa?
   A. Ruptura do seio de Valsalva.
   B. *Shunt* DSV.
   C. Regurgitação aórtica severa.
   D. Ruptura de cúspide valvar aórtica.

28. Um homem de 65 anos se apresenta com febre e perda transitória da visão no olho direito. Ele foi submetido previamente a troca valvar. Quatro semanas atrás ele foi submetido a uma extração dentária e recebeu terapia antibiótica profilática. Um ecocardiograma foi realizado e mostrou vegetação na válvula aórtica (Fig. 19-4 e Vídeo 19-3).

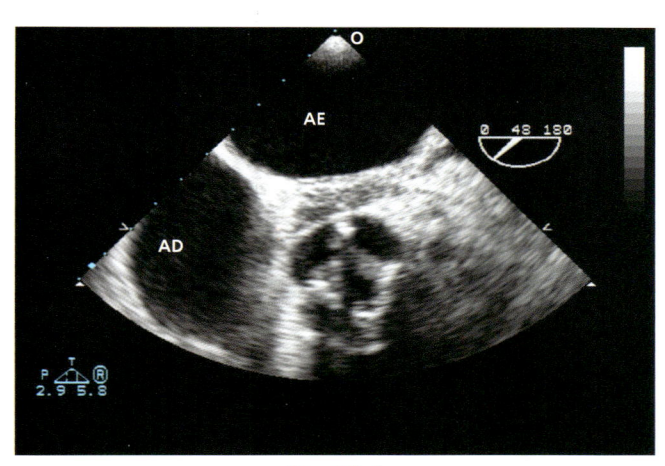

Fig. 19-4

Qual é o tipo de prótese que este paciente tem?
A. Homoenxerto aórtico.
B. Bioprótese aórtica.
C. Prótese aórtica sem *stent*.
D. Prótese aórtica mecânica.

29. Qual é a outra complicação relacionada a endocardite?
    A. Ruptura de cúspide aórtica.
    B. Abcesso de arco aórtico.
    C. Pseudoaneurisma de arco aórtico.
    D. Fístula arco aórtico – TSVE.

30. Qual é sua localização?
    A. Anterior e medial.
    B. Medial.
    C. Lateral.
    D. Posterior e lateral.

31. No mesmo paciente da questão 4, o Doppler colorido da prótese aórtica é realizado (Fig. 19-5 e Vídeo 19-4).

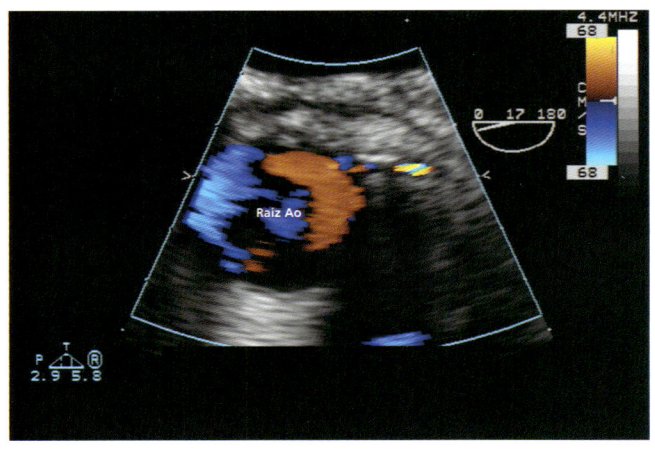

Fig. 19-5

Qual é a complicação adicional?
A. Regurgitação aórtica severa.
B. Compressão do tronco da coronária esquerda pelo abcesso.
C. Fístula do arco aórtico ao TSVD.
D. Ruptura do seio de Valsalva.

32. Um paciente se apresenta com endocardite de válvula mitral. Ele foi tratado com antibióticos por 4 semanas. A Figura 19-6 mostra as projeções paraesternais de eixo longo e curto da válvula mitral (Vídeo 19-5).

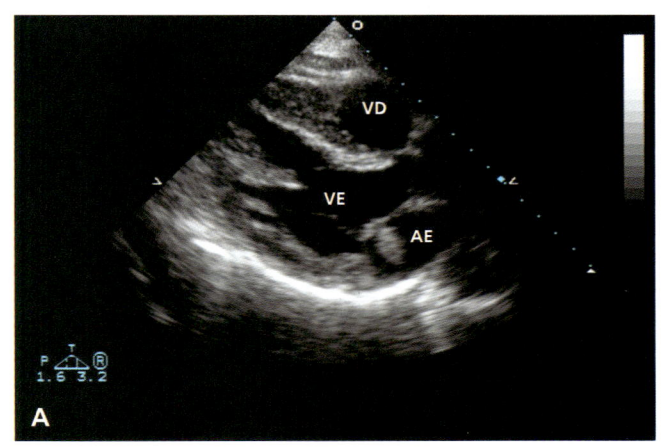

Fig. 19-6A

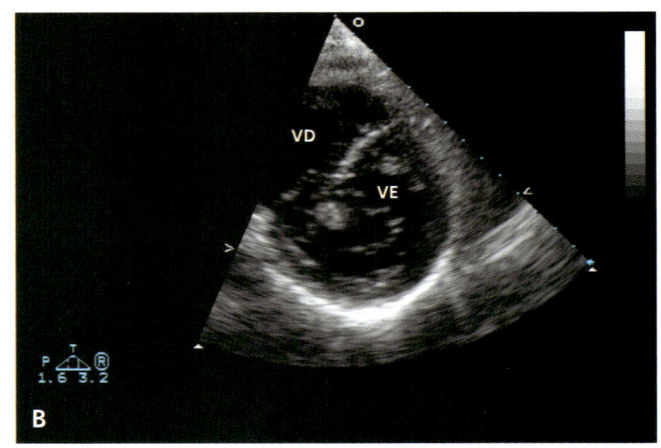

Fig. 19-6B

Qual é o local de ligação da vegetação na válvula mitral?
A. A1.
B. A2.
C. A3.
D. P3.

33. Um paciente com uma troca valvar mitral prévia é admitido por icterícia e falta de ar. Uma projeção apical 4 câmaras ampliada é mostrada na Figura 19-7 e no Vídeo 19-6.

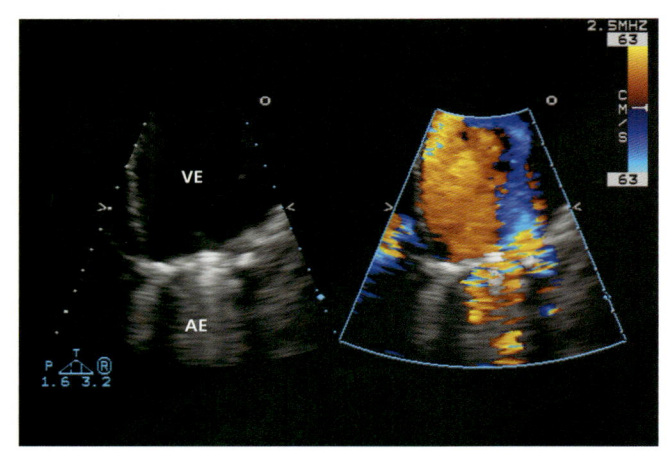

Fig. 19-7

O que está anormal sobre a prótese mitral?
A. Grande massa atrial.
B. Deiscência da prótese.
C. Fístula entre AE e aorta.
D. Não existe anormalidade.

34. Quais são os gradientes de pressão médio e de pico da prótese?
A. Normal para este tipo e tamanho.
B. Ambos estão aumentados em um grau similar.
C. Ambos estão diminuídos.
D. O gradiente de pico está mais aumentado do que o gradiente médio.

35. Um paciente com troca valvar aórtica prévia é admitido por dispneia progressiva. Um ETE é realizado e uma projeção de eixo longo do TSVE é mostrada na diástole (Fig. 19-8 A) e na sístole (Fig. 19-8B; Vídeo 19-7).

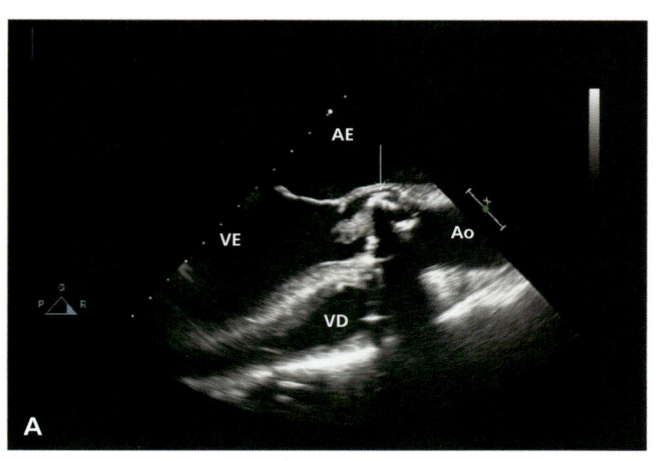

Fig. 19-8A

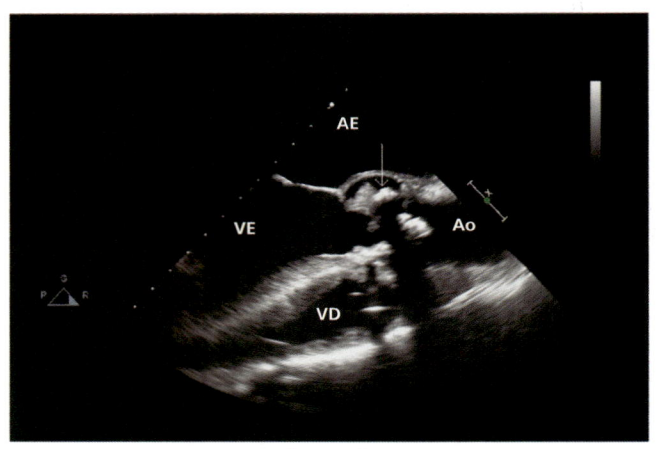

Fig. 19-8B

A anormalidade primária vista nesta imagem é:
A. Deiscência da prótese aórtica.
B. Regurgitação mitral severa.
C. Instabilidade de folheto protético.
D. Estenose aórtica severa.

36. Qual outra lesão também está presente?
A. Abcesso do arco aórtico.
B. Pseudoaneurisma do arco aórtico.
C. Dissecção aórtica localizada.
D. Não se nota nenhuma outra lesão.

37. Um homem de 65 anos foi tratado com antibióticos por endocardite na posição aórtica. Um novo ETE foi realizado antes da descontinuação do antibiótico.
Com base nas imagens mostradas na Figura 19-9 e Vídeos 19-8A e B, qual das seguintes afirmativas é verdadeira sobre a válvula mitral?

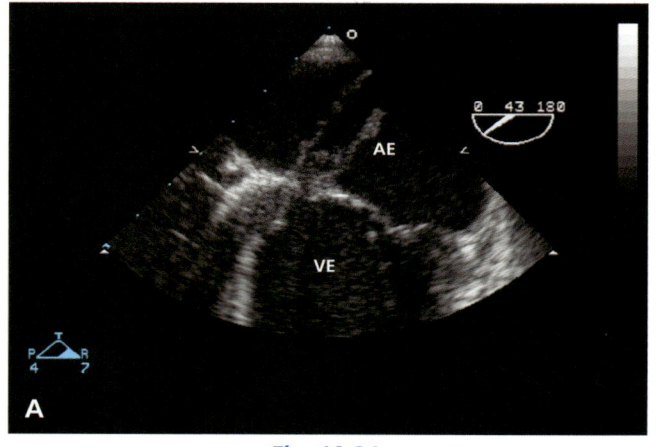

Fig. 19-9A

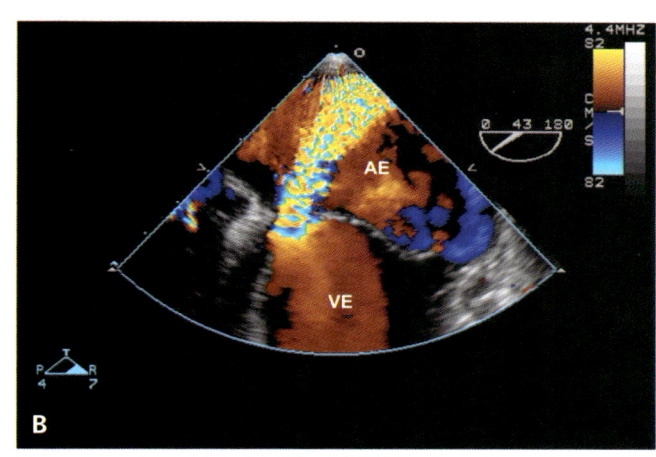

Fig. 19-9B

A. Existem duas longas vegetações no folheto posterior da válvula mitral.
B. Existe um aneurisma da válvula mitral no folheto posterior da válvula mitral.
C. Existe uma fístula entre VE e AE.
D. Existe uma ruptura do músculo papilar mitral.

38. Uma mulher de 78 anos é admitida por endocardite. Um ETE é realizado e confirma a vegetação, medindo 2,5 cm × 0,5 cm (Fig. 19-10 e Vídeo 19-9).

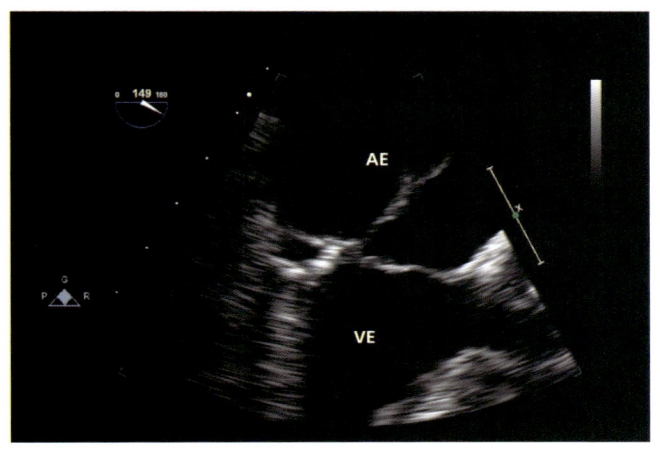

Fig. 19-10

Qual é o sítio de ligação da vegetação?
A. Aspecto atrial esquerdo do folheto posterior da válvula mitral.
B. Aspecto atrial esquerdo do FAVM.
C. Aspecto atrial esquerdo do A1 da válvula mitral.
D. Aspecto atrial esquerdo do P1 da válvula mitral.
E. Aspecto atrial esquerdo do A2 da válvula mitral.

39. Qual outro achado presente no ETE está associado a um prognóstico ruim?
A. Natureza ecolucente da vegetação.
B. Vegetação altamente móvel.
C. Calcificação anular mitral.
D. Abcesso anular mitral.

CASO 1

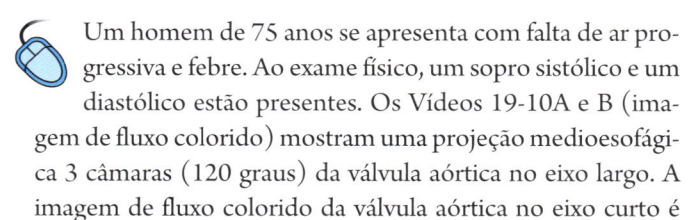

Um homem de 75 anos se apresenta com falta de ar progressiva e febre. Ao exame físico, um sopro sistólico e um diastólico estão presentes. Os Vídeos 19-10A e B (imagem de fluxo colorido) mostram uma projeção medioesofágica 3 câmaras (120 graus) da válvula aórtica no eixo largo. A imagem de fluxo colorido da válvula aórtica no eixo curto é mostrada no Vídeo 19-10C.

40. Qual das seguintes afirmativas sobre a válvula aórtica está correta?
A. Existem vegetações na cúspide coronária direita (CCD) e na cúspide não coronária (CNC) da válvula aórtica. Existe severo prolapso da CCD.
B. Existe uma perfuração da CCD da válvula aórtica.
C. Existem vegetações nas CCD e CNC da válvula aórtica. Existe severo prolapso da CCD e perfuração da CNC.
D. Existe prolapso da CNC da válvula aórtica.

41. Além da regurgitação aórtica, qual é o outro achado na imagem de fluxo colorido ou na projeção de eixo curto da válvula aórtica?
A. Fístula entre o seio de Valsalva esquerdo e AE.
B. Fístula entre o seio de Valsalva direito e AD.
C. Fístula entre o seio de Valsalva esquerdo e AD.
D. Fístula entre o seio de Valsalva direito e AE.
E. Fístula entre o seio de Valsalva esquerdo e VD.

42. Qual das seguintes afirmativas sobre a regurgitação aórtica está correta?
A. Existe regurgitação aórtica severa.
B. Existe regurgitação aórtica moderada.
C. Existe regurgitação aórtica leve.
D. Não pode excluir regurgitação aórtica severa.

43. Qual dos seguintes traçados de Doppler OP pertence a este paciente?

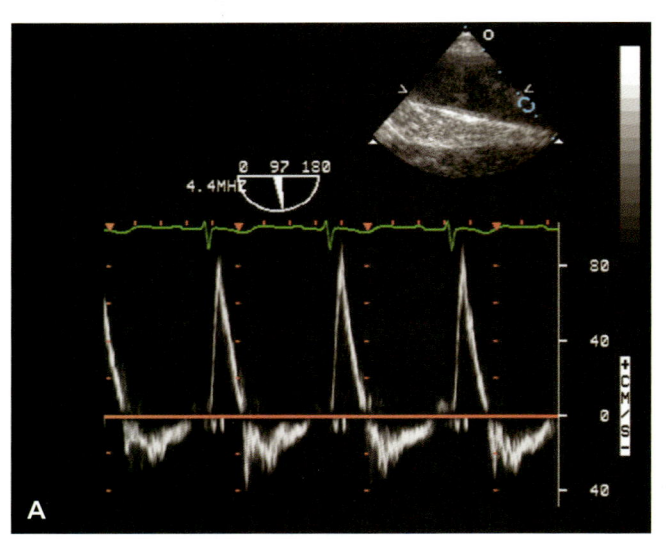

Fig. 19-11A

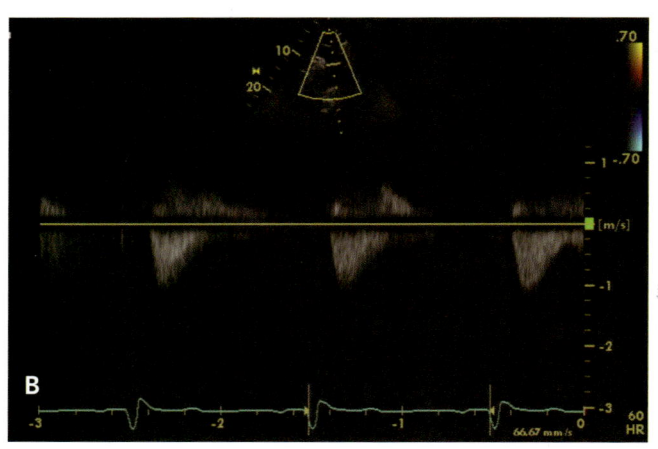

Fig. 19-11B

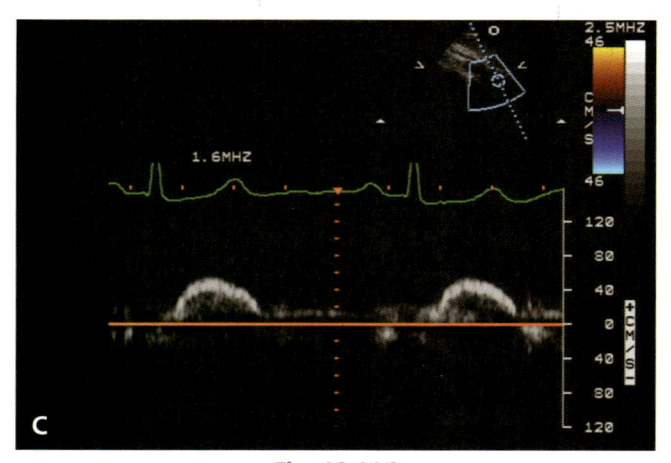

Fig. 19-11C

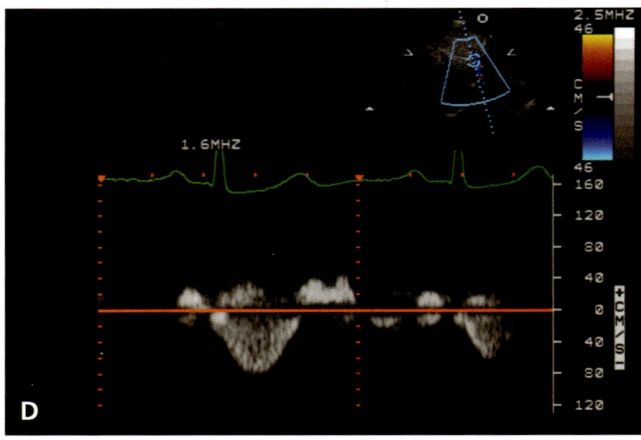

Fig. 19-11D

A. Figura 19-11A.
B. Figura 19-11B.
C. Figura 19-11C.
D. Figura 19-11D.

CASO 2

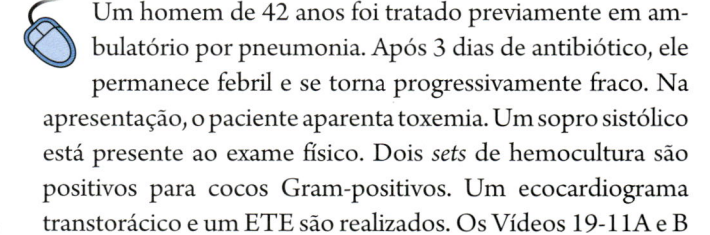

Um homem de 42 anos foi tratado previamente em ambulatório por pneumonia. Após 3 dias de antibiótico, ele permanece febril e se torna progressivamente fraco. Na apresentação, o paciente aparenta toxemia. Um sopro sistólico está presente ao exame físico. Dois *sets* de hemocultura são positivos para cocos Gram-positivos. Um ecocardiograma transtorácico e um ETE são realizados. Os Vídeos 19-11A e B mostram a projeção medioesofágica a 65 graus da válvula mitral e a imagem de fluxo colorido da mesma projeção, respectivamente. O Vídeo 19-11C mostra a projeção medioesofágica de 4 câmaras.

44. Qual lesão está sendo ilustrada nos Vídeos 19-11A e B?
  A. Existe uma vegetação no FAVM.
  B. Existe um aneurisma no FAVM, que está perfurado.
  C. Existe uma vegetação no folheto posterior da válvula mitral.
  D. Existe um aneurisma no folheto posterior da válvula mitral, o qual está perfurado.

45. Qual outra lesão é mostrada no Vídeo 19-11C?
   A. Existe um trombo mural aderido à parede lateral.
   B. Existe uma vegetação mural aderida à parede lateral.
   C. Existe um abcesso aderido à parede lateral.
   D. Existe uma vegetação mural aderida à parede posterior.

CASO 3

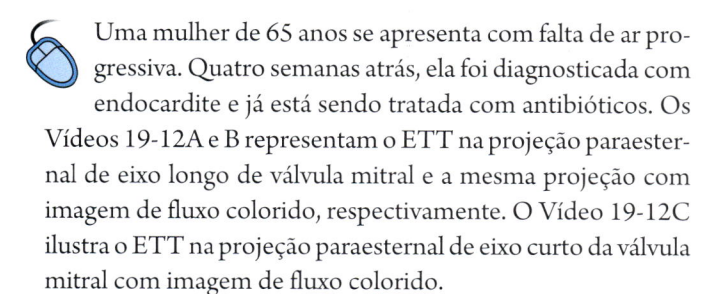

Uma mulher de 65 anos se apresenta com falta de ar progressiva. Quatro semanas atrás, ela foi diagnosticada com endocardite e já está sendo tratada com antibióticos. Os Vídeos 19-12A e B representam o ETT na projeção paraesternal de eixo longo de válvula mitral e a mesma projeção com imagem de fluxo colorido, respectivamente. O Vídeo 19-12C ilustra o ETT na projeção paraesternal de eixo curto da válvula mitral com imagem de fluxo colorido.

46. Após completa resolução da vegetação, qual proporção de válvulas afetadas terão função e estrutura normais?
   A. 10%.
   B. 20%.
   C. 30%.
   D. 50%.
   E. 80%.

47. Qual das seguintes afirmativas é verdadeira sobre a válvula mitral?
   A. Uma vegetação está presente na válvula mitral.
   B. Existe perfuração do folheto mitral anterior associada a significante regurgitação mitral.
   C. Os folhetos da válvula mitral parecem anormais.
   D. Existe uma fenda no folheto mitral anterior com regurgitação mitral significante.

48. O cirurgião cardíaco pergunta para você: Onde está localizado o jato de regurgitação mitral?
   A. O jato regurgitante está localizado em P1.
   B. O jato regurgitante está localizado em A1.
   C. O jato regurgitante está localizado em A2.
   D. O jato regurgitante está localizado na junção de P2.

CASO 4

Um homem de 67 anos com história de endocardite foi tratado com sucesso com antibioticoterapia 6 meses atrás. Ele não tem conhecimento de complicações relacionadas a endocardite. Seu médico de família solicitou um ecocardiograma de rotina para acompanhamento. O ETT mostra regurgitação mitral severa. Um ETE é, então, realizado. Veja Vídeos 19-13A e B e Figura 19-12.

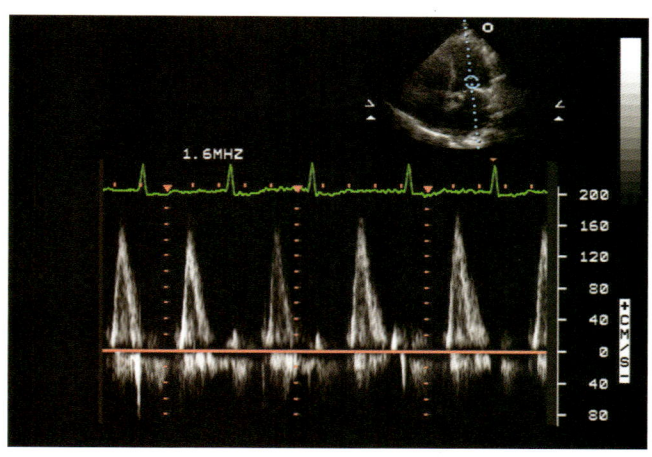

Fig. 19-12

49. Qual é a anormalidade da válvula mitral?
   A. Uma vegetação calcificada no folheto posterior da válvula mitral com rompimento da válvula, levando a defeito de coaptação.
   B. Uma fístula do anel valvar mitral posterior entre o VE e AE.
   C. Um abcesso do anel mitral posterior com perfuração posterior da válvula mitral.
   D. Uma ruptura de corda com instabilidade do folheto mitral posterior.

50. Os traçados de Doppler OP das veias pulmonares não mostram reversão sistólica do fluxo. A velocidade E do influxo da válvula mitral está ilustrada na Figura 19-12. Com base nas imagens, como você graduaria a regurgitação mitral?
   A. Regurgitação mitral leve.
   B. Regurgitação mitral moderada.
   C. Regurgitação mitral severa.
   D. Não posso comentar.

51. A ausência de reversão sistólica do fluxo nas veias pulmonares, apesar da presença de regurgitação mitral severa é menos provavelmente explicada pelo seguinte:
   A. Alta complacência atrial esquerda.
   B. Amostragem inadequada das veias pulmonares.
   C. Severo aumento atrial esquerdo.
   D. Baixa complacência atrial esquerda.

CASO 5

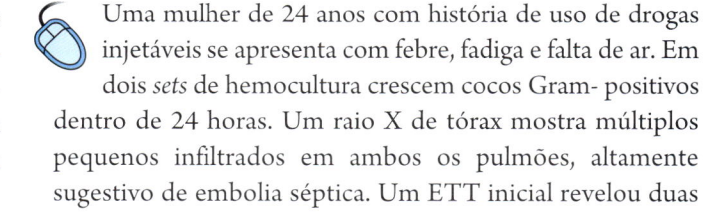

Uma mulher de 24 anos com história de uso de drogas injetáveis se apresenta com febre, fadiga e falta de ar. Em dois *sets* de hemocultura crescem cocos Gram-positivos dentro de 24 horas. Um raio X de tórax mostra múltiplos pequenos infiltrados em ambos os pulmões, altamente sugestivo de embolia séptica. Um ETT inicial revelou duas massas ecogênicas, uma na válvula tricúspide e a outra é mal definida e está no AE. Um ETE é, então, realizado. Veja Vídeos 19-14A-D.

52. Qual é o envolvimento na válvula tricúspide?
   A. Existem vegetações nos folhetos anterior e posterior da válvula tricúspide.
   B. Existem vegetações nos folhetos anterior e septal da válvula tricúspide.
   C. Existem vegetações nos três folhetos tricúspides.
   D. Existe um abcesso anular.

53. Quão severa é a regurgitação tricúspide?
   A. Regurgitação mitral leve.
   B. Regurgitação mitral moderada.
   C. Regurgitação mitral severa.
   D. Não posso comentar.

54. Qual dos traçados a seguir é o traçado de Doppler de OP do fluxo da veia hepática neste paciente?

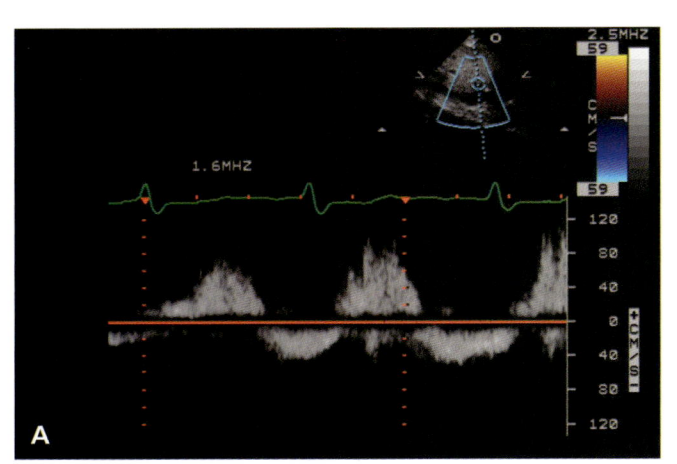

Fig. 19-13A

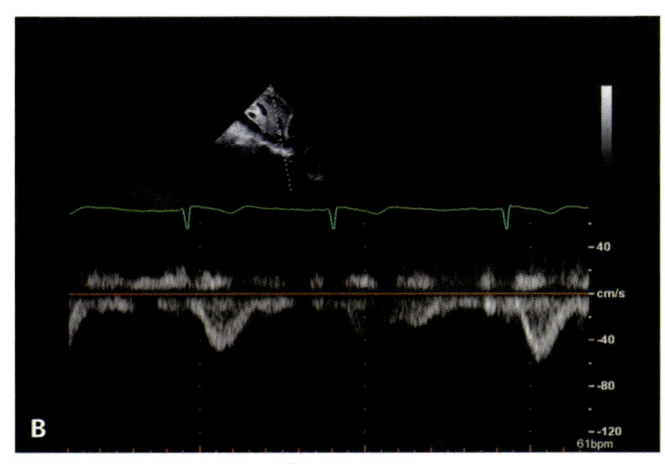

Fig. 19-13B

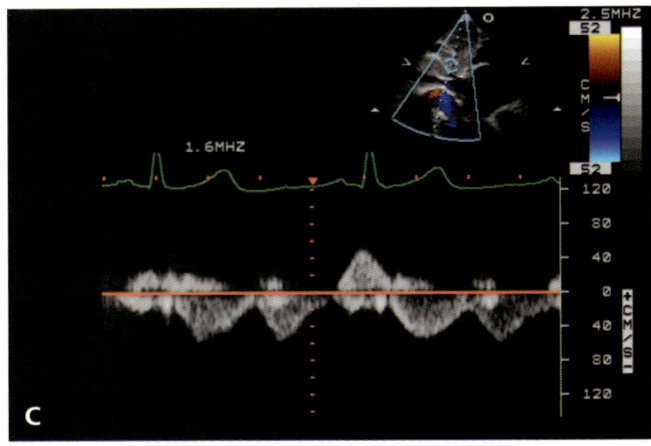

Fig. 19-13C

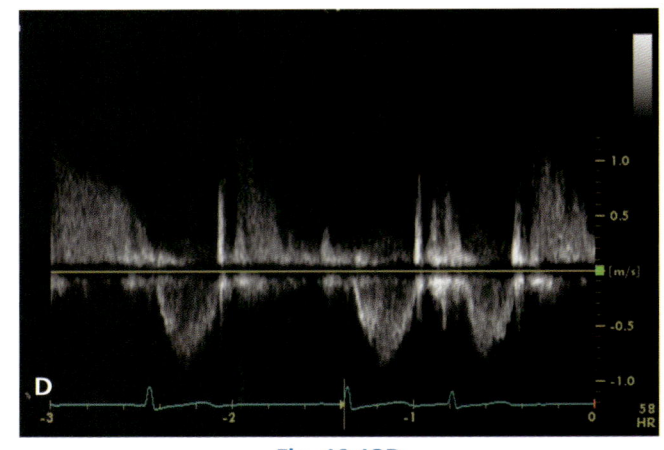

Fig. 19-13D

   A. Figura 19-13A.
   B. Figura 19-13B.
   C. Figura 19-13C.
   D. Figura 19-13D.

55. Existe uma grande massa atrial esquerda móvel aderida à parede posterior do átrio esquerdo. Essa massa provavelmente é:
   A. Uma vegetação.
   B. Um trombo.
   C. Um angiossarcoma.
   D. Um mixoma.

RESPOSTAS

1. RESPOSTA: C. Estudos comparando ecocardiografia transtorácica (ETT) ecocardiografia transesofácica (ETE) para a detecção de vegetações com ETE como padrão ouro mostraram que a sensibilidade do ETT é dependente do tamanho da vegetação. Ela varia de 0 a 25% para vegetações < 5 mm de 84 a 100% para vegetações > 10 mm. Portanto, vegetações < 5 mm podem facilmente ser perdidas pela ETT, mesmo com a aplicação de imagem harmônica. A resolução da ecocardiografia é afetada pela qualidade da imagem. Uma metanálise recente mostrou que as sensibilidades do ETT e ETE na detecção de vegetações em endocardite de válvula nativa foram 62 e 92%, respectivamente.

2. RESPOSTA: A. ETE fornece resolução espacial de estruturas cardíacas devido a sua grande proximidade do coração e a alta frequência do transdutor. Sachdev *et al.* mostraram que ETE pode descrever uma estrutura tão pequena quanto 1 mm de diâmetro.

3. RESPOSTA: D. Inicialmente, o modo M foi utilizado para detectar vegetações. Com ETT 2D, uma melhor definição espacial da vegetação agora pode ser obtida. Uma vegetação ativa é uma massa ecolucente com uma forma irregular. Ela usualmente se localiza no lado superior e perto das pontas dos folhetos com movimento de alta frequência independente da estrutura cardíaca subjacente. A massa pode estar associada a disfunção valvar. Vegetações crônicas tratadas se tornam massas ecodensas decorrentes do depósito de fibrina, colágeno e cálcio. De acordo com o critério de Duke modificado, uma vegetação é "uma massa intracardíaca oscilante, nas válvulas ou estruturas de suporte, ou no trajeto dos jatos regurgitantes, ou em material implantado, na ausência de uma explicação anatômica alternativa". Comparada a vegetações infecciosas, vegetações não infecciosas da endocardite marântica ou de Libman-Sacks apresentam características morfológicas similares e só podem ser diferenciadas das vegetações infecciosas com base em achados clínicos

4. RESPOSTA: C. Devido à grande proximidade ao jato do defeito septal ventricular (DSV), o folheto septal da válvula tricúspide é usualmente afetado. Entretanto, a vegetação no trato de saída ventricular direito (TSVD) e subpulmonares também foram descritas em pacientes com DSV que se apresentam com endocardite.

5. RESPOSTA: B. Deiscência da prótese valvar é definida como movimento de balanço da prótese valvar com uma excursão > 15 graus em, pelo menos, uma direção por todo o ciclo cardíaco. Estudos mostram que somente válvulas com deiscência de anel maior do que 40% de sua circunferência anelar exibem excessivo movimento em balanço. Portanto, ausência de movimento em balanço não exclui deiscência.

6. RESPOSTA: A. Estudos mostraram que vegetações > 10 mm na posição aórtica estão associadas a um alto risco de mortalidade, formação de abcesso e troca valvar quando comparadas a vegetações na válvula mitral; embora no estudo de Mugg *et al.*, vegetações na válvula mitral > 10 mm tenham sido associadas a maior risco embólico. Endocardite de válvula tricúspide carrega um melhor prognóstico, pois os pacientes afetados são geralmente jovens. Entretanto, o prognóstico parece ser pior com vegetação volumosa na válvula tricúspide > 20 mm. Nenhum estudo comparativo foi publicado entre endocardite do lado direito e lado esquerdo com relação ao prognóstico a curto e longo prazos.

7. RESPOSTA: C. Na ecocardiografia, um abcesso é identificado como um espessamento do tecido perivalvar anormal localizado, ou espaço ecolucente dentro do tecido perivalvar que não se comunica com as câmaras cardíacas ao redor. Ele é predominantemente localizado no arco aórtico e na fibrosa intervalvular mitral-aórtica. Abcessos miocárdicos são associados a uma mortalidade muito alta. O desenvolvimento de bloqueio cardíaco neste contexto é uma indicação da formação de abcesso envolvendo o septo ventricular. Um abcesso pericárdico normalmente representa uma formação de fístula entre um abcesso anular e o espaço pericárdico.

8. RESPOSTA: A. Calcificação caseosa do anel mitral pode representar um espaço ecolucente dentro da calcificação do anel mitral, simulando um abcesso anular da válvula mitral. Para diferenciar de um abcesso, outras características ecocardiográficas necessitam ser procuradas, como vegetação, perfuração do folheto ou disfunção valvar.

Um seio coronariano dilatado, aorta torácica descendente e gordura epicárdica podem ser facilmente distinguidos de um abcesso na presença de anatomia e função normais da válvula mitral.

9. RESPOSTA: B. No ETE ou no ETT, a projeção de eixo curto da válvula aórtica permite melhor visualização da localização e da extensão de um abcesso do arco aórtico. Esta projeção fornece uma orientação espacial de 360 graus do arco aórtico e do folheto valvar aórtico.

10. RESPOSTA: C. Espessamento anormal da parede aórtica > 10 mm é suspeito para um abcesso de arco aórtico na endocardite de válvula aórtica nativa. Se presente, ecocardiogramas seriados podem acompanhar a evoluçao desse espessamento e identificar a formação de um espaço ecolucente ao longo do tempo. Este critério não pode ser utilizado em paciente com troca valvar aórtica ou troca de arco aórtico recentes, uma vez que a inflamação pós-operatória pode contribuir para o espessamento da parede aórtica. Trombose de prótese valvar e formação de *pannus* podem diferenciar de um abcesso por sua predileção em envolver o anel de costura para a invasão do orifício protético em lugar do ânulo circundante. Um pseudoaneurisma pode ser reconhecido pela presença de uma cavidade ecolucente com comunicação com uma câmara cardíaca vizinha.

11. RESPOSTA: A. Endocardite de válvula aórtica normalmente leva à ruptura da válvula e regurgitação aórtica. O jato regurgitante pode-se direcionar tanto anteriormente contra o septo anterior, quanto posteriormente contra o folheto anterior da válvula mitral (FAVM). Se a regurgitação aórtica for direcionada posteriormente, a lesão pelo jato pode semear o FAVM. Esta infecção localizada destrói o endotélio e a fibrosa da válvula. Se a infecção não for controlada, podem acontecer aneurisma (formação de divertículo) e perfuração do FAVM.

12. RESPOSTA: C. As vegetações se desenvolvem durante tratamento antibiótico com sucesso. Redução do tamanho da vegetação e aumento da densidade são comuns. Persistência da vegetação sozinha não prediz um desfecho ruim. Rohmann *et al.* relataram que a falta de regressão do tamanho da vegetação após 4-6 semanas de antibioticoterapia está associada a um risco aumentado de mortalidade e complicações relacionadas a endocardite. Entretanto, isso ocorre somente em pacientes com rompimento valvar e disfunção progressivas. Em contraste, nos pacientes com endocardite, mas sem disfunção valvar significativa, as taxas de morbidade e mortalidade não são aumentadas, apesar da falta de redução do tamanho da vegetação.

13. RESPOSTA: A. Rohmann *et al.* mostraram que após a cura da endocardite, < 10% das válvulas afetadas recuperam sua estrutura normal. A maioria das válvulas afetadas mostram alterações nodulares espessadas ou rompimento do folheto após a cura. Nenhum indicador confiável para cura completa foi identificado.

14. RESPOSTA: A. As projeções de influxo ventricular direito (VD) e de eixo curto paraesternal são as melhores projeções para apreciar a anatomia da válvula de Eustáquio. Algumas vezes, as projeções apical 4 câmaras e a subcostal podem também ser utilizadas para avaliar a extensão de vegetação, mas a válvula de Eustáquio normalmente não é bem vista devido à maior profundidade da imagem necessária para essas projeções. A válvula de Eustáquio é um remanescente embrionário da resolução imcompleta da partição membranosa entre a câmara venosa posterior lisa e o átrio primitivo trabecular anterior. Quando o remanescente embrionário membranoso for extenso e do tipo trama com ligação a múltiplos sítios, ele é chamado rede de Chiari.

15. RESPOSTA: C. Sam Roman *et al.* acharam duas características da válvula de Eustáquio normal. A válvula é fina com uma largura < 3 mm e tem movimento oscilatório previsível. Eles sugerem que espessamento anormal (> 5 mm) do folheto da válvula de Eustáquio e uma massa com movimneto caótico de alta frequência são suspeitos de vegetação na válvula de Eustáquio.

16. RESPOSTA: E. ETE multiplanar tem sido relatado como ferramenta altamente diagnóstica, com um valor preditivo negativo variando entre 87 a 98% na EI, dependendo do contexto clínico e do critério utilizado para definir EI (válvula nativa *versus* prótese valvar, critério de Duke modificado *versus* confirmação patológica). O valor preditivo negativo do ETE pode ser ainda maior se um ETE repetido 7-10 dias ainda permanecer negativa.

17. RESPOSTA: B. Aneurismas da válvula mitral são usualmente em função da endocardite. Reparo cirúrgico é frequentemente indicado por causa da presença concomitante de perfuração envolvendo o aneurisma, resultando em significante regurgitação mitral.

18. RESPOSTA: A. Prolapso da válvula mitral pode, algumas vezes, simular aneurisma de válvula mitral em razão do abaulamento do folheto da válvula mitral em direção ao átrio esquerdo. Entretanto, a ausência de vegetação e rompimento da válvula favorecem o diagnóstico de prolapso.

Cisto sanguíneo na válvula mitral é uma condição muito rara que pode-se apresentar como uma massa ecogênica imóvel sobre o folheto da válvula mitral.

Instabilidade do folheto da válvula mitral está usualmente associada a ruptura da corda que pode ser identificado pela aparência típica de "língua de cobra" do folheto mitral correspondente dentro do AE durante a sístole.

Reparo da válvula mitral com pontos de Alfieri se apresenta como uma válvula mitral de duplo orifício na projeção de eixo curto paraesternal. Na projeção de eixo logo paraesternal, os folhetos da válvula mitral aparecem espessados e restritos.

19. RESPOSTA: B. Endocardite de válvula aórtica normalmente leva à ruptura da válvula e regurgitação aórtica. O jato regurgitante pode ser tanto direcionado anteriormente contra o septo como posteriormente contra FAVM. Se a regurgitação aórtica for direcionada posteriormente, uma vegetação satélite pode-se formar no FAVM. Esta infecção localizada destrói o endotélio e a fibrosa da válvula. Se a infecção não for controlada, podem ocorrer formação de aneurisma (divertículo) e perfuração do FAVM.

20. RESPOSTA: D. A aorta abdominal é facilmente imageada girando-se o transdutor para qualquer direção quando este está no estômago. Doppler de onda pulsada (OP) no eixo longo pode ser obtido pela rotação do transdutor a 90 graus. Reversão diastólica na aorta abdominal, se presente, sugere regurgitação aórtica severa. Reversão diastólica na aorta ascendente, mas não na aorta abdominal, provavelmente sugere regurgitação aórtica moderada a severa.

21. RESPOSTA: A. No ETE, a projeção de eixo curto da válvula aórtica permite melhor visualização da localização da vegetação sobre suas três cúspides. Esta projeção fornece uma orientação espacial a 360 graus do arco aórtico e do folheto valvar aórtico no aspecto da aorta. Para melhor avaliação do aspecto do TSVE da válvula aórtica, pode ser bastante útil imagem 3D em tempo real.

22. RESPOSTA: C. O paciente tem duas lesões valvares, vegetações aórticas móveis múltiplas e ruptura severa da válvula aórtica com regurgitação aórtica severa. Esses achados sugerem um desfecho ruim e alta probabilidade para intervenção cirúrgica e eventos embólicos.

23. RESPOSTA: B. Esta é uma projeção de influxo VD. Nós normalmente vemos o folheto anterior (anterior na tela) e o folheto posterior (posterior na tela) da válvula tricúspide. Entretanto, decorrente do ângulo raso do transdutor, o septo interventricular é imageado em vez da parede posterior do VD e, assim, o folheto é de fato o folheto septal (não o folheto posterior).

24. RESPOSTA: C. Estudos mostraram que vegetações > 2,5 cm na posição tricúspide estão significativamente associadas a um risco aumentado de evento embólico e a uma necessidade de troca valvar. Entretanto, a taxa de mortalidade permanece baixa, porque a maioria desses pacientes são jovens e sem comorbidades sérias.

25. RESPOSTA: A. O jato de regurgitação tricúspide, se presente, pode ser direcionado contra a parede atrial direita. O jato regurgitante pode "semear" a infecção na parede atrial direita como uma lesão satélite.

26. RESPOSTA: B. Este traçado é um Doppler OP com fluxos sistólico e diastólico que estão em direções opostas. Isto ajuda a eliminar a possibilidade de um *shunt* de DSV (principalmente componente sistólico), ruptura do seio de Valsalva (fluxo contínuo em uma direção) e fluxo TSVE (fluxo diastólico turbulento de alta velocidade).

27. RESPOSTA: C. Este traçado representa uma reversão diastólica na aorta abdominal, o que sugere regurgitação aórtica severa. Não se pode distinguir o mecanismo da regurgitação aórtica. A imagem bidimensional é necessária para determinar o mecanismo subjacente.

28. RESPOSTA: B. A detecção de folhetos biológicos exclui a prótese mecânica. Em razão da presença de suportes *(stents)* é uma bioprótese. Um homoenxerto ou prótese sem *stent* não devem apresentar suportes em seu anel de sutura.

29. RESPOSTA: B. No contexto de endocardite de bioprótese aórtica, o espessamento do arco aórtico é altamente sugestivo de abcesso de arco aórtico. O espessamento parece apresentar várias áreas ecolucentes mal definidas que podem apoiar mais este diagnóstico.

30. RESPOSTA: D. O abcesso está localizado posteriormente, pois está próximo ao AE e lateralmente, pois está longe do septo interatrial. O aspecto anterior do anel de sutura está sombreado e não bem visualizado.

31. RESPOSTA: B. Como mostrado pelo Doppler colorido, existe um fluxo de alta velocidade no tronco da coronária esquerda durante a diástole e evidência de compressão extrínseca pelo abcesso.

32. RESPOSTA: C. Os recortes do folheto mitral podem ser classificados como lateral (A1), médio (A2) e medial (A3) do folheto mitral anterior e lateral (P1), mediano (P2) e médio (P3) do folheto mitral posterior.

A vegetação está aderida ao aspecto medial do FAVM, que é o recorte A3.

33. RESPOSTA: B. Deiscência da prótese valvar está presente, uma vez que existe um grande jato de regurgitação perivalvular no anel de sutura lateral, indicado pela grande convergência de fluxo. Muitas deiscências valvulares são devido a infecção. Uma válvula mitral mecânica pode produzir artefatos de reverberação no AE simulando uma massa.

34. RESPOSTA: D. No contexto de regurgitação mitral protética severa e função VE normal, a velocidade diastólica precoce de pico (gradiente de pressão) está mais significativamente aumentada do que o gradiente médio. Deve ser notado que uma pequena quantidade de regurgitação é normal para muitos tipos de próteses mecânicas, particularmente o tipo bicúspide. O fluxo regurgitante protético mitral normal tem uma área de jato regurgitante < 2 cm^2 e um comprimento de jato < 2,5 cm. Entretanto, com ETE normalmente é difícil detectar regurgitação mitral pela imagem de fluxo colorido decorrente da blindagem do AE pela prótese mitral.

35. RESPOSTA: A. O anel de sutura posterior (seta) da prótese aórtica sofreu deiscência do anel aórtico e demonstra movimento de balanço, o qual não é bem observado nessas imagens. Regurgitação aórtica severa é esperada quando existe deiscência de prótese. Uma grande vegetação pediculada está presente. Nenhum folheto protético instável definitivo foi detectado.

36. RESPOSTA: B. O pseudoaneurisma está demonstrado pelo abaulamento localizado no arco aórtico posterior, que é melhor visto na sístole (Fig. 19-8B) e é uma sequela de um abcesso de arco aórtico.

37. RESPOSTA: B. Após 4 semanas de antibioticoterapia e uma resposta clínica favorável, é improvável haver ainda grandes vegetações. As duas vegetações lineares se movem em conjunto e o jato regurgitante mitral está confinado dentro dessas massas lineares, que são de fato as paredes do aneurisma da válvula mitral. Este aneurisma é definido como um abaulamento localizado do folheto mitral em direção ao AE com expansão durante a sístole. Além da endocardite da válvula mitral, esta condução pode ser encontrada no contexto de endocardite de válvula aórtica com jato de regurgitação aórtica colidindo sobre o FAVM levando a infecção satélite. Aneurisma adquirido de válvula mitral é invariavelmente devido a endocardite. Aneurisma congênito de válvula mitral é raro.

38. RESPOSTA: A. A vegetação está aderida ao folheto posterior da válvula mitral. Entretanto, não está claro a qual recorte a vegetação está aderida. Outras projeções são necessárias para determinar o exato local de aderência; a melhor projeção para localizar o recorte específico é a projeção de eixo curto transgástrica da válvula mitral a zero grau.

39. RESPOSTA: D. Como mostrado na Figura 19-10, existe um espaço ecolucente localizado posteriormente logo abaixo do anel mitral. Este espaço ecolucente está provavelmente se comunicando com a cavidade ventricular esquerda e representa um abcesso ou pseudoaneurisma do anel mitral. Estudos mostram que o abcesso ou pseudoaneurisma associado a vegetação da válvula mitral carrega um pior prognóstico se comparado aos pacientes sem abcesso.

40. RESPOSTA: C. Existem vegetações na cúspide coronariana direita (CCD) e na cúspide não coronariana (CNC) da válvula aórtica. Existe prolapso severo da CCD.

A projeção medioesofágica de eixo longo da válvula aórtica normalmente mostra a CCD (anterior) e CNC (posterior) em pacientes com válvula aórtica tricúspide. Existe severo prolapso da CCD. A imagem de fluxo colorido mostra que o jato regurgitante aórtico posterior se origina da base da CNC, que é compatível com perfuração.

41. RESPOSTA: B. Vegetações da válvula aórtica são frequentemente associadas a abcessos de arco aórtico. O abcesso corrói a parede do arco aórtico e, por fim, se rompe. Isto resulta em uma comunicação com outras câmaras. Se o abcesso tiver comunicação com a luz da aorta, ele é chamado de pseudoaneurisma. Se o abcesso tiver comunicação com 2 câmaras é, então, chamado de fístula. Como ilustrado pela imagem de fluxo colorido, existe um fluxo diastólico do seio de Valsalva na coronária direita (a 7 horas) ao átrio direito (o fluxo é acima da válvula tricúspide). Esse fluxo resulta de uma fístula entre essas 2 câmaras.

42. RESPOSTA: A. Com base na imagem 2D, o prolapso severo da CCD da válvula aórtica leva a um severo defeito de coaptação, resultando em insuficiência valvular severa mesmo que não exista outra imagem de fluxo colorido ou interrogação por Doppler.

43. RESPOSTA: A. No contexto de regurgitação aórtica severa, o Doppler OP normalmente mostra fluxo diastólico reverso na aorta descendente (3+) e na aorta abdominal (4+). Para obter um traçado adequado, o feixe do Doppler deve ser o mais paralelo possível à aorta. O fluxo diastólico é considerado significante se for > 20 cm/s no final da diástole. Alguns autores sugerem 40 cm/s como o limiar de corte, o qual aumenta a especificidade, mas reduz a sensibilidade.

PONTOS-CHAVE

- Endocardite pode causar regurgitação valvar por diferentes mecanismos, incluindo erosão do folheto, retração do folheto, instabilidade do folheto e perfuração do folheto.
- Perfuração do folheto deve ser suspeitada quando a origem do jato regurgitante se localiza fora do local de coaptação do folheto.
- Complicações perivalvulares, incluindo abcesso e formação de fístula, são mais comuns na endocardite de válvula aórtica.

44. RESPOSTA: D. Vegetações não são detectadas nem sobre o folheto anterior da válvula mitral e nem no posterior. Um aneurisma é visto no folheto posterior da válvula mitral. As imagens de fluxo colorido mostram fluxo sistólico, atravessando o aneurisma para dentro do AE, compatível com perfuração na base do aneurisma.

Um aneurisma do folheto da válvula mitral é usualmente uma condição rara. Sua incidência tem sido relatada tão baixa quanto 0-29%. Isto é quase sempre associado a EI, mas em raros casos pode ocorrer em pacientes com doença do tecido conectivo sem endocardite. Isto está principalmente localizado no FAVM, o qual é frequentemente invadido pelo jato regurgitante aórtico. O tamanho do aneurisma varia – tem sido relatado tão grande quanto 30 mm. Perfuração do aneurisma pode ocorrer, e este é o mecanismo principal da regurgitação mitral.

45. RESPOSTA: B. No contexto de um aneurisma da válvula mitral, uma lesão satélite pode ser procurada depois. A massa aderida à parede lateral do VE é mais frequentemente uma vegetação, a qual é provavelmente "semeada" pela vegetação da válvula mitral.

PONTOS-CHAVE

- Endocardite é a causa mais comum de divertículo valvular ou aneurismas.
- Perfuração de folheto frequentemente coexiste com divertículos ou aneurismas valvulares.
- Vegetações satélite devem ser procuradas ao longo do trajeto do jato de fluxo "infectado".

46. RESPOSTA: A. Após completa resolução da endocardite, muitas válvulas afetadas permanecem com estrutura e funções anormais. O folheto valvar pode parecer espessado, retraído, perfurado ou instável. Não é incomum que a vegetação torne-se calcificada e persista ao longo do tempo sobre a válvula afetada.

47. RESPOSTA: B. O folheto mitral parece normal, mas a imagem de fluxo colorido mostra uma perfuração no recorte lateral (A1) do FAVM.

O jato regurgitante não se origina do sítio de coaptação, mas sim do folheto, sugerindo uma perfuração. A perfuração não é bem vista na imagem 2D. Com base no tamanho do jato com imagem de fluxo colorido, a regurgitação mitral é significante. Nenhuma fissura da válvula mitral está presente.

48. RESPOSTA: B. O jato regurgitante está localizado no segmento A1 do folheto mitral.

A projeção de eixo curto paraesternal com imagem de fluxo colorido claramente demonstrou, que o jato está localizado lateralmente no recorte A1 e está posteriormente direcionado.

PONTOS-CHAVE

- A projeção de eixo curto da válvula mitral permite a localização precisa da anormalidade envolvendo o recorte individual dos folhetos mitrais responsáveis pela regurgitação mitral.
- Disfunção valvular é comum, mesmo após tratamento medicamentoso bem-sucedido da endocardite.

49. RESPOSTA: B. Existe uma fístula no anel valvar mitral posterior entre o VE e AE.

A vegetação induz a cascata de complicações estruturais incluindo abcesso, pseudoaneurisma e formação de fístula. A extensão da necrose forma um abcesso. A drenagem do abcesso dentro de uma câmara é chamada de pseudoaneurisma. Uma fístula é formada como resultado da comunicação do abcesso com 2 câmaras. Neste caso, o abcesso anular mitral leva à formação de uma fístula entre VE e AE e causa regurgitação mitral paravalvular. Em pacientes com um abcesso anular, raramente a infecção pode responder sozinha à antibioticoterapia.

50. RESPOSTA: C. A dimensão da fístula nas imagens 2D, o tamanho do jato colorido e a velocidade E de influxo da válvula mitral sugerem que existe regurgitação mitral paravalvular severa.

51. RESPOSTA: D. Reversão do fluxo sistólico na veia pulmonar não deve estar presente no contexto de regurgitação mitral severa quando o AE está severamente dilatado ou altamente complacente, e quando o jato regurgitante é altamente excêntrico e direcionado para fora das veias pulmonares.

A reversão do fluxo sistólico nas veias pulmonares é altamente indicativo de regurgitação mitral severa, mas sua ausência não exclui regurgitação mitral severa.

52. RESPOSTA: C. Existem vegetações em todos os três folhetos da válvula tricúspide. Os folhetos anterior e septal estão retraídos, causando um defeito de coaptação.

53. RESPOSTA: C. A falta de coaptação dos folhetos resulta em regurgitação tricúspide severa. A imagem de fluxo colorido é somente confirmatório.

54. RESPOSTA: A. Fluxo sistólico retrógrado na veia hepática está demonstrado.

55. RESPOSTA: A. Neste contexto clínico, é provavelmente uma vegetação. Em muitos usuários de drogas injetáveis, vegetações podem estar presentes nas válvulas do lado esquerdo e podem ser encontradas em localizações atípicas, como neste paciente. Tumor (mixoma ou angiossarcoma) é menos provável neste caso.

PONTOS-CHAVE

- Usuários de drogas injetáveis estão em risco de desenvolver endocardite do lado direito e do lado esquerdo, embora a presença de endocardite do lado direito sugira fortemente uso de drogas injetáveis.
- Endocardite isolada do lado direito tem um melhor prognóstico se comparado a endocardite do lado esquerdo.
- Vegetações na endocardite do lado direito são frequentemente grandes independentemente do agente etiológico.
- ETT é usualmente adequado para detectar vegetações nas endocardites do lado direito.

PONTOS-CHAVE

- Abcesso perivalvular é um processo dinâmico e pode levar a sequelas a longo prazo, como formação de fístula e pseudoaneurisma.
- Imagem de fluxo colorido pode demonstrar o trajeto da fístula.

LEITURAS SUGERIDAS

Bashore TM, Cabell C, Fowler V. Update on infective endocarditis. *Curr Probl Cardiol.* 2006;31:274-352.

Chan K. Early clinical course and long-term outcome of patients with infective endocarditis complicated by perivalvular abscess. *CMAJ.* 2002;167:19-24.

Erbel R, Liu F, Ge J, Rohmann S et al. Identification of high-risk subgroups in infective endocarditis and the role of echocardiography. *Eur Heart J.* 1995;16:588-602.

Erbel R, Rohmann S, Drexler M et al. Improved diagnostic of echocardiography in patients with infective endocarditis by transesophageal approach: a prospective study. *Eur Heart J.* 1988;9:43-53.

Hecht SR, Berger M. Right-sided endocarditis in intravenous drug users. Prognostic features in 102 episodes. *Ann Intern Med.* 1992;117:560-566.

Jaffe WM, Morgan DE, Pearlman AS et al. Infective endocarditis, 1983-1988: echocardiographic findings and factors influencing morbidity and mortality. *JACC.* 1990;15:1227-1233.

Johnson C, Chan KL. Role of transthoracic and transesophageal echocardiography in the management of endocarditis. In: Chan KL, Embil JM, eds. *Endocarditis, Diagnosis and Management.* London: Springer: 2006:79-103.

Law A, Honos G, Huynh T. Negative predictive value of multiplane transesophageal echocardiography in the diagnosis of infective endocarditis. *Eur J Echocardiogr.* 2004;5:416-421.

Mugge A, Daniel WG, Frank G et al. Echocardiography in infective endocarditis: reassessment of prognostic implications of vegetation size determined by the transthoracic and the transesophageal approach. *J Am Coll Cardiol.* 1989;14:631-638.

Reynolds HR, Jagen MA, Tunick PA et al. Sensitivity of transthoracic versus transesophageal echocardiography for the detection of native valve vegetation in modern era. *JASE.* 2003;16:67-70.

Rohmann S, Erbel R, Darius H et al. Prediction of rapid versus prolonged healing of infective endocarditis by monitoring vegetation size. *JASE.* 1991;4:465-474.

Sachdev M, Peterson GE, Jollis JG. Imaging techniques for diagnosis of infective endocarditis. *Cardiol Clin.* 2003;21:185-195.

San Roman SA, Vilacosta I, Sarria C et al. Eustachian valve endocarditis: is it worth searching for? *Am Heart J.* 2001;142:1037-1040.

Stewart JA, Silimperi D, Harris E et al. Echocardiographic documentation of vegetation lesions in infective endocarditis: clinical implications. *Circulation.* 1980;61:374-380.

Tingleff J, Egeblad H, Gotzsche C-O et al. Perivalvular cavities in endocarditis: abscess versus pseudoaneurysm? A transesophageal Doppler echocardiographic study in 118 patients with endocarditis. *Am Heart J.* 1995;103:93-100.

Vilacosta I, San Roman JA, Sarria C et al. Clinical, anatomic, and echocardiographic characteristic of aneurysms of the mitral valve. *AJC.* 1999;84:110-113.

Vuille C, Nidorf M, Weyman AE et al. Natural history of vegetations during successful medical treatment of endocarditis. *Am Heart J.* 1994;128:1200-1209.

CAPÍTULO 20

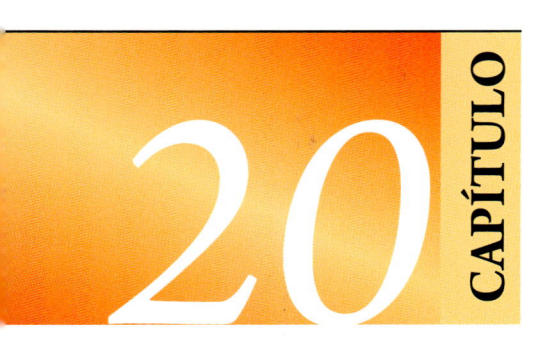

Cardiomiopatias

Marianela Areces • Craig R. Asher

1. Qual afirmativa com relação à cardiomiopatia dilatada idiopática está correta?
   A. Anormalidades segmentares da motilidade da parede são preditores de desfechos ruins na cardiomiopatia dilatada idiopática.
   B. Dilatação atrial é incomum; dilatação biventricular é comum.
   C. Melhora do índice de esfericidade em resposta à dibutamina é um preditor de recuperação tardia da função sistólica ventricular esquerda (VE).
   D. O achado de doença arterial coronariana significativa é comum.
   E. Biópsia endomiocárdica de rotina é recomendada para o diagnóstico adequado.

2. Uma mulher de 48 anos se apresenta ao departamento de emergência queixando-se de falta de ar e palpitação recorrentes. O eletrocardiograma (ECG) inicial mostrou *flutter* atrial com uma frequência de 150 bpm com condução atrioventricular 2:1. Um ecocardiograma transtorácico é obtido e ele revelou dilatação das 4 câmaras e disfunção sistólica biventricular severa. Qual das seguintes afirmativas está correta com relação à cardiomiopatia deste paciente?
   A. Esta cardiomiopatia é mais provavelmente irreversível.
   B. A disfunção sistólica ventricular deve ser melhorada pela ablação por radiofrequência do *flutter* atrial.
   C. Cardiomiopatia dilatada idiopática não está no diagnóstico diferencial deste paciente.
   D. Cardioversão elétrica não é útil neste tipo de paciente.

3. Qual das seguintes afirmativas é verdadeira sobre a cardiomiopatia periparto?
   A. Se a fração de ejeção (FE) do paciente se normalizar após o episódio inicial de cardiomiopatia, não existirá recorrências de disfunção sistólica VE nas gestações subsequentes.
   B. Mais de 25% dos pacientes têm importante melhora da função sistólica VE e sintomas clínicos após o episódio inicial.
   C. A maioria das mulheres se apresenta inicialmente com sintomas e anormalidades ecocardiográficas entre 3 e 6 meses pós-parto.
   D. Uma relação E/e' elevada é incomum nestes pacientes.
   E. Grande reserva contrátil inotrópica medida durante a ecocardiografia de estresse com dobutamina pode servir como um preditor da probabilidade de recorrência da cardiomiopatia com gestação subsequente.

4. Um homem de 49 anos veio para avaliação de episódios sincopais. Como parte da avaliação inicial, ele fez um ECG de 12 derivações que revelou bloqueio atrioventricular completo. Um ecocardiograma transtorácico mostrou uma FE global de 55% com afinamento do septo basal e regurgitação mitral (RM) de moderada a severa. Qual das seguintes afirmativas é verdadeira com relação à condição deste paciente?

A. A apresentação inicial esperada é a cardiomiopatia dilatada.
B. A RM deste paciente provavelmente irá melhorar após um curso de altas doses de esteroides.
C. O diagnóstico correto é geralmente feito por biópsia endomiocárdica.
D. Outras áreas do ventrículo esquerdo (além do septo basal) e ventrículo direito são raramente envolvidas nesta desordem.

5. Um homem de 52 anos se apresenta para avaliação de dispneia aos esforços e edema de extremidades. Ele tem história de linfoma e completou o tratamento de quimioterapia 5 meses atrás. Ele recebeu uma dose total cumulativa de doxorrubicina de 450 mg/m². O ecocardiograma transtorácico revela uma dilatação das 4 câmaras e função sistólica VE diminuída. Qual das seguintes afirmativas com relação à cardiomiopatia induzida por doxorrubicina é verdadeira?
   A. A probabilidade de desenvolvimento da cardiomiopatia induzida pela doxorrubicina somente aumenta após a dose cumulativa total de 600 mg/m² ou mais.
   B. Infiltrados inflamatórios são comumente encontrados no exame histológico.
   C. Parâmetros diastólicos derivados do Doppler são medidas sensíveis para detectar o início precoce da cardiomiopatia induzida pela doxorrubicina.
   D. Pacientes com cardiomiopatia induzida pela doxorrubicina têm melhor sobrevida em 4 anos se comparados a pacientes com cardiomiopatia dilatada idiopática.
   E. Parâmetros sistólicos VE derivados da ecocardiografia demonstram anormalidades antes dos parâmetros diastólicos VE.

6. Quando se diferencia coração de atleta da hipertrofia VE hipertensiva (HVE), qual parâmetro ecocardiográfico é mais compatível com coração de atleta?
   A. Velocidade (e') de enchimento diastólico inicial anular de pico reduzida.
   B. Relação E/e' aumentada.
   C. Taxa de deformação longitudinal e taxa de deformação sistólica de pico normais.
   D. Disfunção sistólica VE.

7. Qual dos seguintes parâmetros ecocardiográficos tem-se mostrado como o melhor preditor independente do desenvolvimento de futuros sintomas de insuficiência cardíaca congestiva (ICC)?
   A. índice de *performance* miocárdica (índice de Tei).
   B. Fração de ejeção ventricular esquerda (FEVE).
   C. Escore de motilidade da parede VE.
   D. Relação E/A.
   E. Pressão de artéria pulmonar.

8. Qual das seguintes afirmativas descreve melhor os achados cardíacos em pacientes com ataxia de Friedreich?
   A. Em pacientes com a forma hipertrófica septal assimétrica, obstrução ao escoamento VE provocado é consistentemente vista, similar à cardiomiopatia hipertrófica obstrutiva clássica (CMHO).
   B. Pacientes com a forma hipertrófica concêntrica têm um prognóstico pior do que pacientes com CMHO.
   C. Existe uma relação direta entre o grau de envolvimento neurológico e o grau de anormalidades cardíacas.
   D. O período de relaxamento isovolumétrico prolongado, a relação E/A reduzida, o índice de massa VE aumentado e dimensões cavitárias VE normais são achados ecocardiográficos iniciais nesses pacientes.
   E. Pacientes com hipocinesia global e a forma dilatada da cardiomiopatia normalmente têm um prognóstico melhor dos três tipos de envolvimento cardíaco.

9. Qual das seguintes afirmativas é correta com relação ao envolvimento cardíaco na hemocromatose primária?
   A. Dilatação de câmara cardíaca é incomum nesta doença.
   B. Deposição de ferro é compatível com cardiomiopatia infiltrativa.
   C. O envolvimento cardíaco leva a um padrão de enchimento restritivo com grande aumento do espessamento da parede e função sistólica VE global preservada.
   D. Com tratamento, a cardiomiopatia pode ser reversível.

10. Com base em critérios ecocardiográficos, qual atleta assintomático deve ter permissão para participar de esportes competitivos sem nenhum teste posterior?

A. Um jogador de futebol americano de 20 anos de idade com FEVE de 65%, diâmetro ventricular esquerdo diastólico final (DVEDF) de 5,3 cm, espessura da parede septal de 1,9 cm, espessura da parede posterior de 1,3 cm, e' lateral (pela imagem de Doppler tecidual) de 6 cm/s.
B. Um jogador de basquete de 21 anos de idade com um DVEDF de 5,9 cm, diâmetro ventricular esquerdo sistólico final (DVESF) de 3,6 cm, espessura da parede septal de 1,3 cm, espessura da parede posterior de 1,3 cm, área atrial esquerda de 22 cm², e' lateral (pelo Doppler tecidual) de 18 cm/s.
C. Um jogador de futebol de 26 anos de idade com uma FEVE de 55%, DVEDF de 5,2 cm, medida do trato de saída ventricular direito (VD) na diástole de 3,2 cm, hipocinesia VD apical.
D. Um jogador de basquete de 24 anos de idade com uma FEVE de 60%, DVEDF de 5,3 cm, prolapso valvar mitral com RM leve a moderada, diâmetro aórtico nos seios de 4,2 cm, e na junção do ST de 4,1 cm.

11. Qual das seguintes descrições ajuda a diferenciar cardiomiopatia relacionada a distrofia muscular de Duchenne da cardiomiopatia relacionada a distrofia muscular de Becker?
A. Dilatação das 4 câmaras e disfunção VE sistólica.
B. Prolapso valvar mitral e RM.
C. Predileção por envolvimento das paredes VE posterobasal e posterolateral.
D. A severidade do envolvimento cardíaco não se correlaciona com a extensão da fraqueza da musculatura esquelética.

12. Um homem de 32 anos se apresenta ao departamento de emergência com angina. Achados pertinentes ao exame físico incluem uma B4 audível. Como parte dessa avaliação cardíaca, um ecocardiograma transtorácico é obtido. Este mostra uma espessura apical de 19 mm, espessura septal interventricular de 11 mm e espessura de parede posterior de 10 mm. Qual das seguintes afirmativas é mais provavelmente encontrada neste paciente?
A. Um eletrocardiograma de 12 derivações normal.
B. Velocidade de pico do trato de saída VE (TSVE) pelo Doppler de onda contínua de 1 m/s após administração de amilnitrato.
C. Movimento sistólico anterior da válvula mitral.
D. Um curso clínico maligno.

13. Qual dos seguintes achados ecocardiográficos são compatíveis com cardiomiopatia por não compactação?
A. Três camadas devem ser identificadas: camadas epicárdica, miocárdica e endocárdica representando a região não compactada.
B. A relação entre as camadas não compactada e compactada deve ser > 1,5:1.
C. As regiões mais comumente afetadas são as paredes medioventricular lateral, inferior e anterior.
D. Recessos profundos preenchidos com sangue da cavidade ventricular devem ser visualizados pela ecocardiografia com contraste ou Doppler colorido.

14. Qual das seguintes medidas da função diastólica é mais provavelmente encontrada em um paciente com cardiomiopatia restritiva?
A. Velocidade de propagação Vp de 60 cm/s.
B. Velocidade de enchimento diastólico inicial de pico de 115 cm/s; velocidade lateral e' ao Doppler tecidual de 6 cm/s.
C. Tempo de desaceleração mitral E de 165 milissegundos.
D. Relação da velocidade de enchimento mitral (relação E/A) de 1.1.
E. Padrão de Doppler venoso pulmonar: velocidade sistólica > velocidade diastólica.

15. Qual dos tópicos a seguir serve como preditor de mortalidade em pacientes com amiloidose primária (AL) com envolvimento cardíaco?
A. Dimensão VE diastólica final.
B. Espessura da parede.
C. Efusão pericárdica.
D. Ecogenicidade miocárdica aumentada.

16. Com base na Figura 20-1, qual das seguintes afirmativas é verdadeira sobre a condição do paciente?

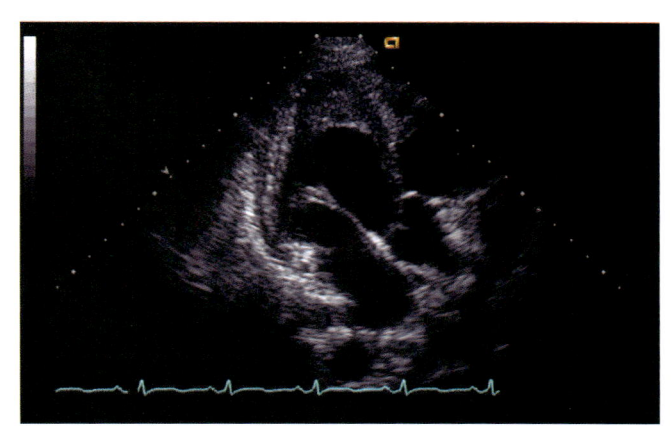

Fig. 20-1

A. O ventrículo direito é usualmente poupado desta anormalidade.
B. RM é um achado incomum.
C. Proteínas granulares eosinofílicas podem ser responsáveis pelo desenvolvimento desta doença.
E. A função sistólica VE está usualmente reduzida.

17. Um homem de 44 anos se apresenta para avaliação por piora de dispneia e palpitação. Ele tem história familiar de morte cardíaca súbita em um primo masculino. Um ecocardiograma transtorácico é obtido e mostrado na Figura 20-2. FE é calculada em 65%. A análise Doppler incluindo a imagem de Doppler tecidual revelou um tempo de desaceleração do enchimento mitral inicial (E) prolongado, velocidades sistólica e diastólica reduzidas ao Doppler tecidual e uma relação E/e' aumentada. Qual dos seguintes parâmetros deverá indicar que a terapia de reposição enzimática será benéfica neste paciente?
A. FE normal.
B. Espessura da parede septal VE aumentada.
C. Ecodensidade e espessura da borda subendocárdica aumentadas.
D. Velocidades rduzidas ao Doppler tecidual e relação E/e' aumentada.

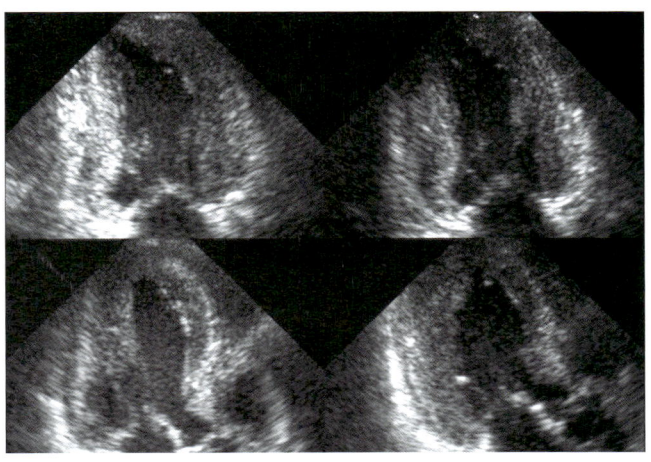

Fig. 20-2

18. A Figura 20-3 é mais compatível com qual tipo de cardiomiopatia?

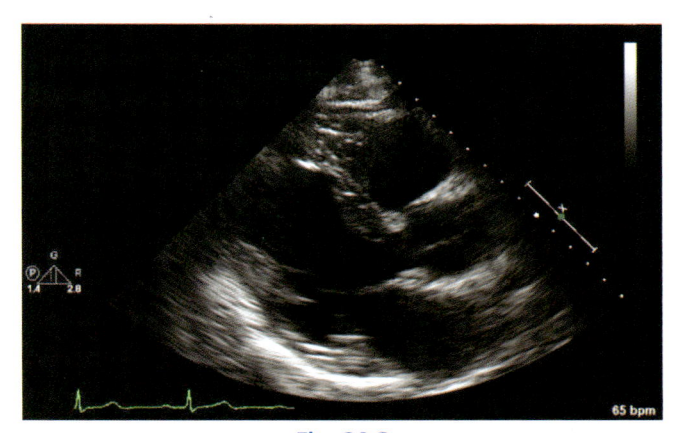

Fig. 20-3

A. Restritiva idiopática.
B. Hemocromatose.
C. Amiloideose (AL) do tipo primário.
D. Distrofia muscular de Duchenne.

19. Um homem de 38 anos se apresenta ao departamento de emergência após um episódio de síncope precedido por palpitações. O paciente nega dor no peito ou episódios prévios de síncope. Sua única queixa são palpitações ocasionais. Ele é fisicamente ativo e se exercita na academia local 4 vezes por semana sem limitações significativas. Monitoração por telemetria no departamento de emergência revelou despolarizações ventriculares prematuras frequentes, mas nenhuma outra arritmia. O ECG revela inversões de onda T em V2 e V3. Um ecocardiograma transtorácico é obtido e é mostrado na Figura 20-4 (quadro sistólico).

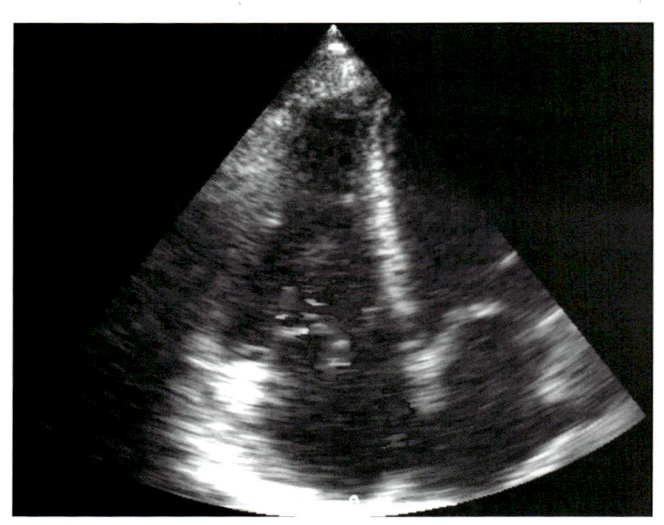

Fig. 20-4

Qual das seguintes afirmativas é verdadeira sobre a condição do paciente?
A. O ventrículo esquerdo raramente é envolvido nesta condição.
B. Dilatação VD regional e hipocinesia são importantes critérios diagnósticos.
C. Nenhuma restrição a exercícios deve ser implementada, a menos que sintomas se desenvolvam.
D. Taquicardia ventricular é tipicamente uma morfologia de bloqueio de ramo esquerdo (BRE) com um eixo inferior.

20. Uma mulher de 44 anos se apresenta para avaliação de dispneia aos esforços, dor torácica ocasional e palpitações. Seu ECG apresenta critérios para HVE. Como parte de sua avaliação cardiológica, ela foi submetida a um ecocardiograma transtorácico. A FEVE é 65%, espessura septal interventricular de 18 mm e espessura da parede posterior de 13 mm. Com base na imagem de Doppler de onda contínua na Figura 20-5, de um ecocardiograma de repouso, qual das seguintes afirmativas é mais compatível com a condição do paciente?

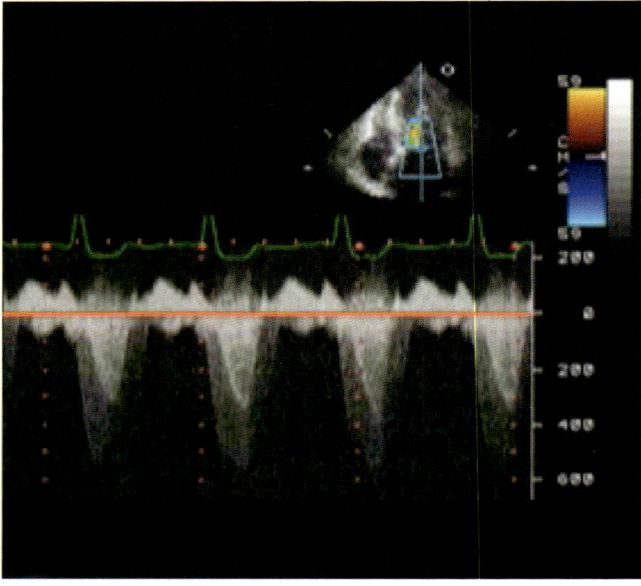

Fig. 20-5

A. Existe um gradiente do TSVE de aproximadamente 60 mmHg.
B. Existe um gradiente do TSVE de aproximadamente 135 mmHg.
C. Espera-se que as medidas do Doppler tecidual estejam dentro dos limites normais.
D. Espera-se a ocorrência tardia do fechamento valvar aórtica.

21. Qual das seguintes afirmativas é correta sobre a condição do paciente na Figura 20-6?

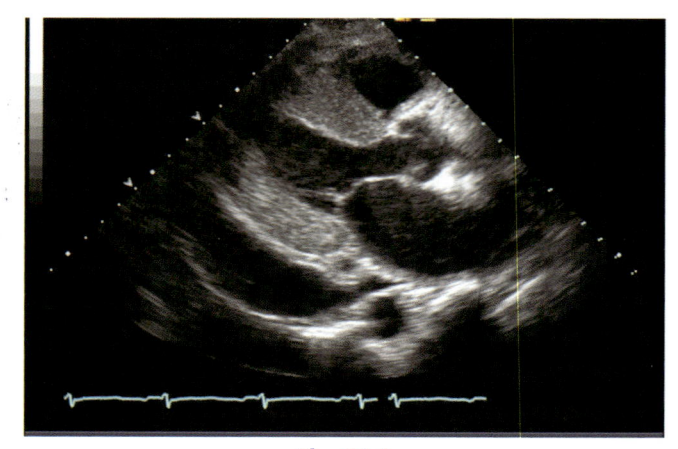

Fig. 20-6

A. Envolvimento cardíaco é comum em todos os subtipos desta condição.
B. ICC é a apresentação clínica inicial secundária mais comum ou subtipo AA.

C. Existe depósito de imunoglobulinas de cadeia leve em todos os subtipos desta condição.
D. SSA ou o subtipo senil tem o prognóstico mais favorável do que o subtipo AL.

22. Um homem afroamericano de 46 anos se apresenta ao departamento de emergência se queixando de piora do edema de membros inferiores e falta de ar, dor torácica ocasional e palpitações. Como parte de sua avaliação, um ecocardiograma transtorácico é obtido e mostrado na Figura 20-7. As medidas revelaram volume VE diastólico final de 160 mL e um volume VE sistólico final de 122 mL. Qual afirmativa melhor descreve a condição deste paciente?

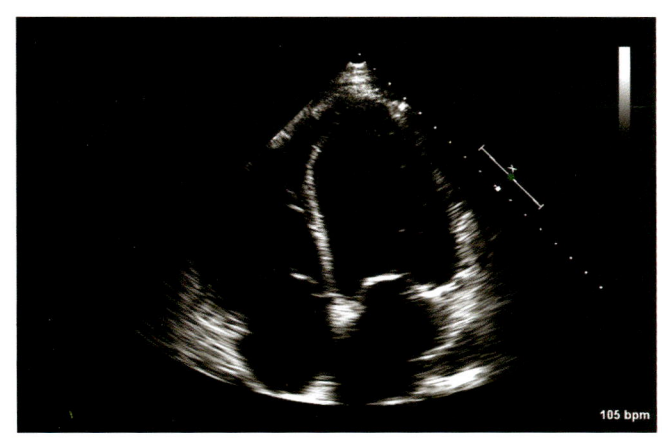

Fig. 20-7

A. Pacientes como este raramente necessitam de transplante cardíaco.
B. Formas hereditárias desta condição são incomuns.
C. Uma doença do tipo viral pode preceder a apresentação inicial por até várias semanas.
D. Tratamento com inibidores da enzima de conversão da angiotensina e betabloqueadores não mostraram melhorar o prognóstico nestes pacientes.

23. Qual das seguintes afirmativas está correta com relação à condição do paciente na Figura 20-8?

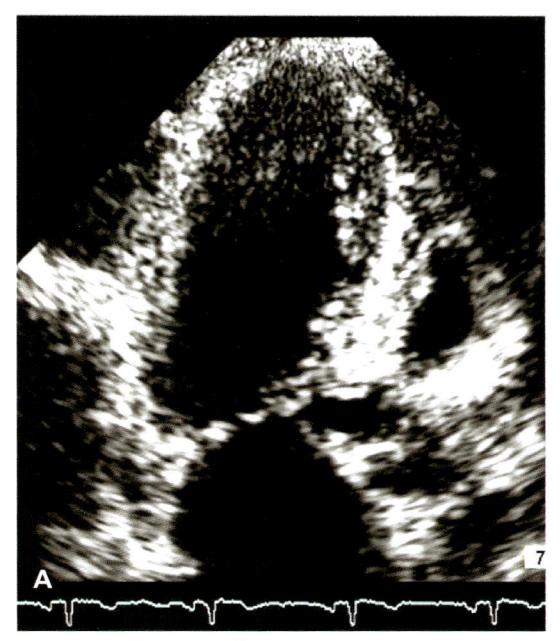

Fig. 20-8A

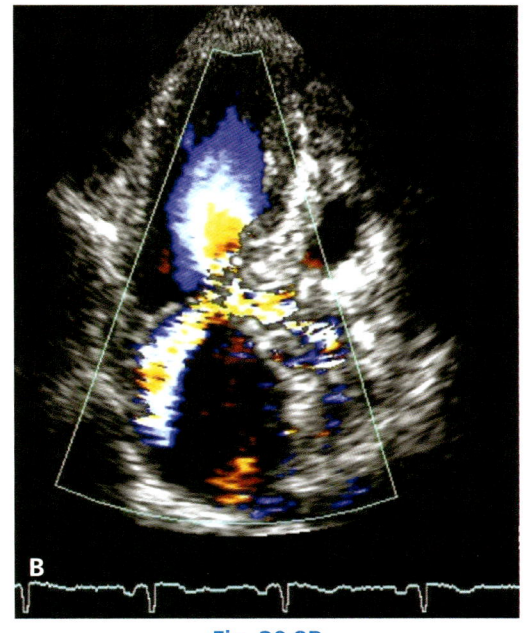

Fig. 20-8B

A. Aproximadamente 50% dos pacientes com esta condição têm um gradiente de pressão em repouso entre o TSVE e a aorta.
B. Disfunção sistólica VE é característica desta condição.
C. Desaceleração mediossistólica do fluxo aórtico coincide com o contato válvula mitral-septo.
D. Hipertrofia ventricular é limitada ao septo basal anterior.
E. RM é raramente encontrada nestes pacientes.

24. Qual das seguintes afirmativas está correta com relação às imagens mostradas na Figura 20-9 de dois pacientes com cardiomiopatia hipertrófica (CMH)?

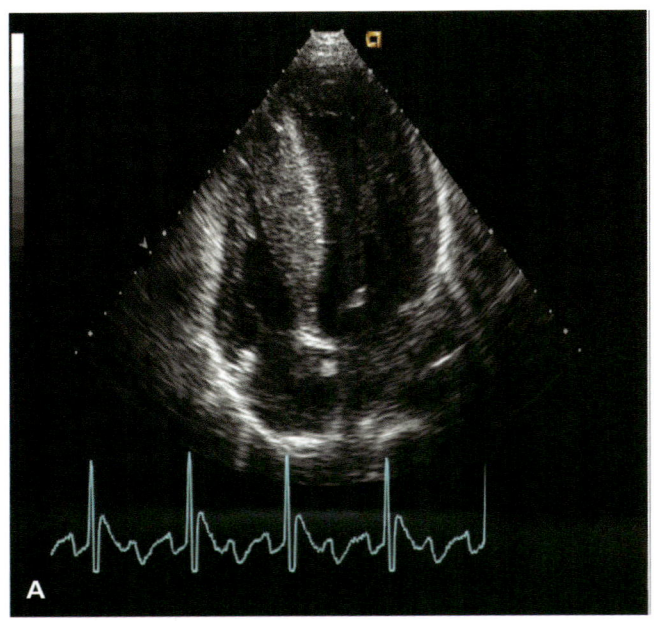

Fig. 20-9A

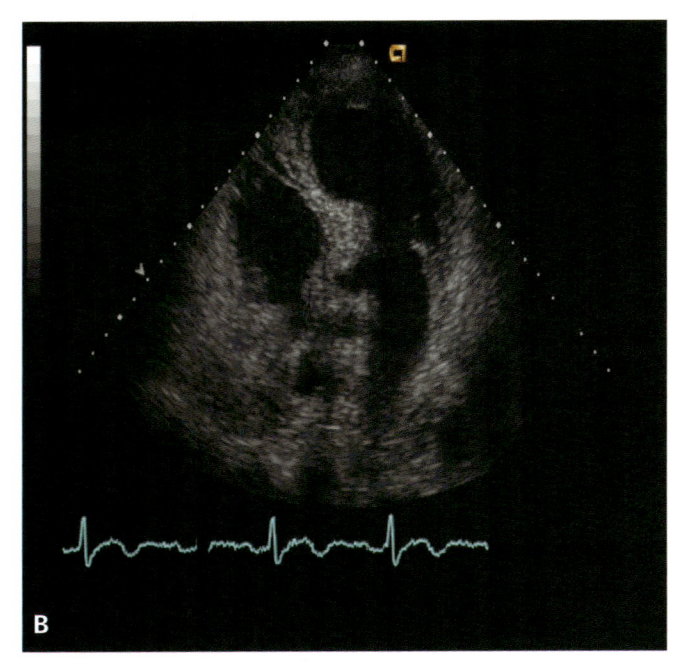

Fig. 20-9B

A. A Figura 20-9, painel B, demonstra reversão da curvatura septal que é tipicamente encontrada em pacientes idosos com CMH.
B. A Figura 20-9B demonstra hipertrofia septal proximal (protuberância septal) que é mais encontrada em pacientes idosos e comumente associada a mutação sarcomérica.
C. A Figura 20-9A demonstra severa hipertrofia septal assimétrica e está comumente associada a hipertrofia VD.
D. A forma de CMH do idoso, como vista na Figura 20-9B, está comumente associada a obstrução do TSVE, sintomas e morte súbita cardíaca.

25. Uma mulher de 79 anos se apresenta ao hospital com piora da falta de ar. O exame físico revela uma paciente dispneica com PA de 184/90 mmHg e uma frequência cardíaca de 82 bpm. Ela está afebril e com uma saturação de O_2 em ar ambiente de 93%. Existem estertores bilaterais e um ritmo regular está presente na ausculta. Um ecocardiograma transtorácico é obtido revelando tamanho ventricular normal, tamanho atrial direito normal e discreto aumento atrial esquerdo. As medidas incluíram um septo interventricular de 1,4 cm e parede posterior de 1,4 cm, e tanto o miocárdio quanto o pericárdio parecem normais. A pressão arterial pulmonar foi estimada em 42 mmHg. A FE calculada e a mobilidade da parede são normais. Existem indícios de regurgitação mitral e tricúspide. As imagens de Doppler são mostradas na Figura 20-10.

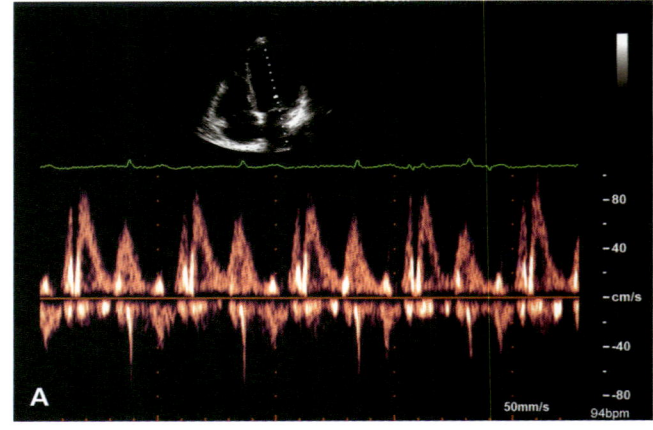

Fig. 20-10A

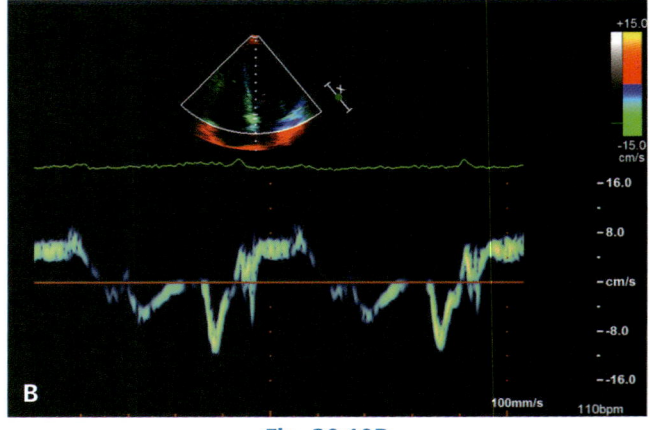

Fig. 20-10B

Qual dos diagnósticos a seguir é o mais provável?
A. Insuficiência cardíaca diastólica devido a hipertensão.
B. Insuficiência cardíaca diastólica devido a amiloidose.
C. Edema pulmonar não cardiogênico.
D. Insuficiência cardíaca diastólica devido a síndrome coronariana aguda.

CASO 1

Um homem de 50 anos se apresenta à clínica cardiológica para avaliação de dispneia progressiva aos esforços. Ele também foi encaminhado à clínica nefrológica, uma vez que seus exames laboratoriais mostraram taxa de filtração glomerular reduzida e proteinúria. Um ecocardiograma transtorácico é obtido como parte de sua avaliação inicial e é mostrado na Figura 20-11 e Vídeo 20-1.

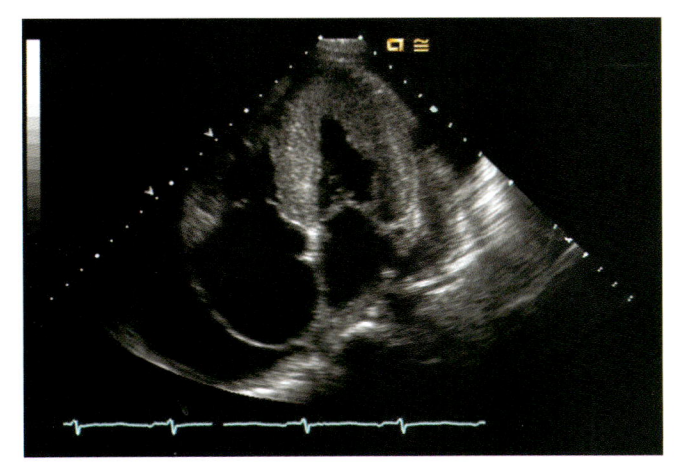

Fig. 20-11

26. Qual das seguintes afirmativas é verdadeira sobre a condição deste paciente?
    A. Este paciente normalmente tem um ECG normal.
    B. Existe severa hipertrofia biventricular.
    C. Existe severa HVE.
    D. Válvulas atrioventriculares são normalmente afetadas.
    E. Um padrão de relaxamento comprometido é esperado.

27. Qual dos seguintes parâmetros tem sido demonstrado como útil na detecção precoce da doença?
    A. Espessamento da parede VE.
    B. Medidas de deformação e taxa de deformação.
    C. Pressão arterial pulmonar.
    D. Fração de ejeção VE.

CASO 2

Uma mulher de 72 anos, com história de hipertensão, apresenta-se ao departamento de emergência se queixando de dor torácica subesternal. Seu ECG de 12 derivações mostra elevação do ST nas derivações precordiais. A medida inicial da troponina estava discretamente elevada. Ela foi encaminhada de emergência ao laboratório de cateterismo cardíaco. Seu cateterismo cardíaco mostrou mínima estenose arterial coronariana (30%) nas artérias coronarianas direita e circunflexa. Ela foi submetida a um ecocardiograma transtorácico para uma avaliação adicional (Fig. 20-12 e Vídeos 20-2A e B).

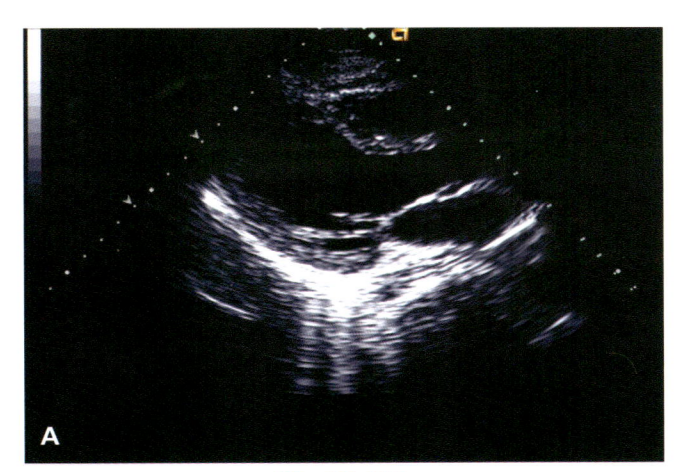

Fig. 20-12A

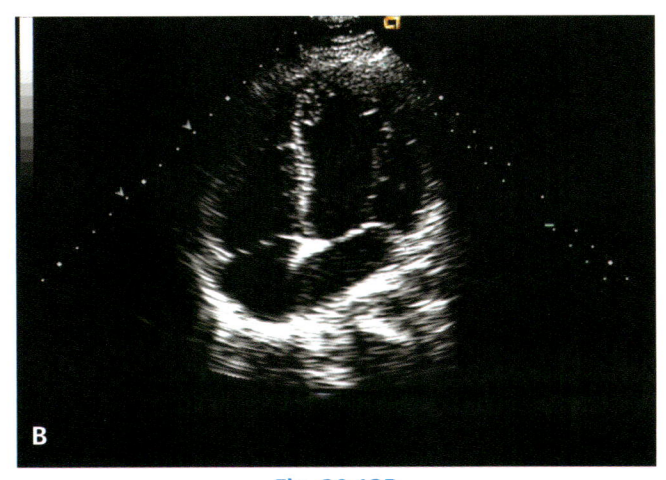

Fig. 20-12B

28. Com base no ecocardiograma mostrado na Figura 20-12, qual é o diagnóstico mais provável?
    A. Espasmo coronariano da artéria descendente anterior esquerda.
    B. Pericardite aguda.
    C. Miocardite aguda.
    D. Síndrome do abaulamento apical.

29. Qual destes achados também podem ser encontrado no ecocardiograma desta paciente?
   A. Função diastólica normal.
   B. Movimento sistólico anterior da válvula mitral.
   C. Hipocinesia dos segmentos basais.
   D. Anormalidades de motilidade da parede confinadas à distribuição de uma artéria coronária.

CASO 3

Uma paciente feminina de 24 anos, assintomática, apresenta-se à clínica cardiológica para avaliação. Seu pai tem história de CMH, que foi diagnosticada quando ele tinha 54 anos de idade. Ele está em um estado pós-implante de cardioverso-desfibrilador implantável para prevenção primária. O exame cardiovascular nesta paciente foi normal, inclusive sem sopros no repouso ou após manobra de Valsalva. Seu ECG é normal. Um ecocardiograma transtorácico foi obtido para avaliação adicional (Fig. 20-13 e Vídeo 20-3).

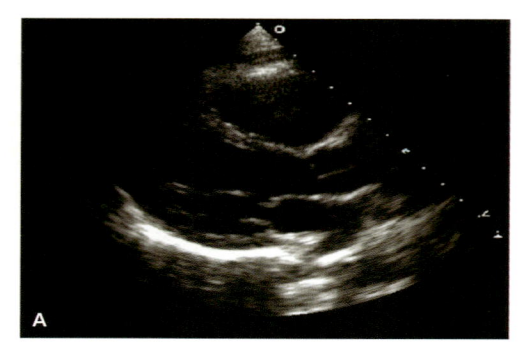

Fig. 20-13A

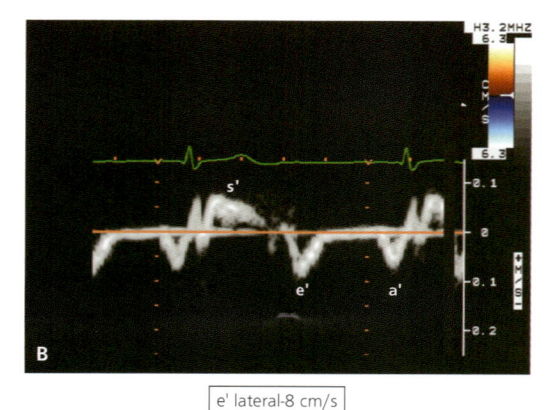

e' lateral-8 cm/s
a' lateral-5 cm/s
s' lateral-9 cm/s

Fig. 20-13B

30. Qual das recomendações a seguir deve ser a melhor para esta paciente?
   A. Parece que a paciente não herdou a mutação de seu pai, uma vez que a espessura da parede VE e função sistólica são normais.
   B. Não existem sinais neste ecocardiograma para sugerir que a paciente deva desenvolver CMH no futuro.
   C. Ela deve repetir o ecocardiograma em 3-5 anos.
   D. Ela não deve ser submetida a nenhum teste adicional, a menos que desenvolva sintomas.

31. Qual das seguintes afirmativas está correta com relação aos achados ecocardiográficos na CMH?
   A. Existe fechamento atrasado da válvula aórtica.
   B. Doppler de onda contínua através do TSVE tem um perfil característico de velocidade com pico precoce.
   C. A duração do contato entre o folheto mitral e o septo durante a sístole se correlaciona diretamente com a magnitude do gradiente de pressão do TSVE.
   D. A dimensão ventricular esquerda diastólica final é usualmente aumentada.

CASO 4

Uma mulher de 26 anos se apresenta ao consultório para avaliação de dispneia aos esforços e edema de membros inferiores. Foi dito a ela no passado que sua "função cardíaca era normal", mas seus sintomas continuam a piorar. O ECG revela um atraso de condução intraventricular. Como parte de sua avaliação, um ecocardiograma transtorácico foi solicitado e é mostrado na Figura 20-14 e Vídeos 20-4A e B.

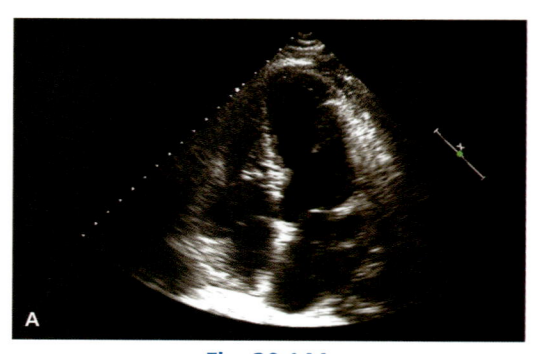

Fig. 20-14A

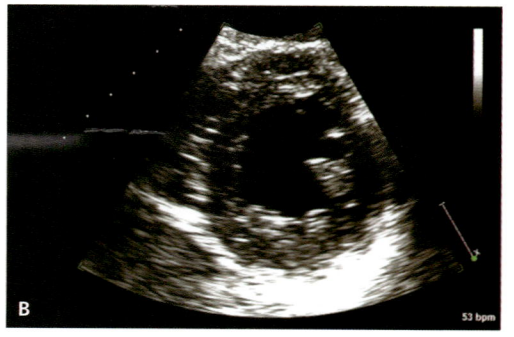

Fig. 20-14B

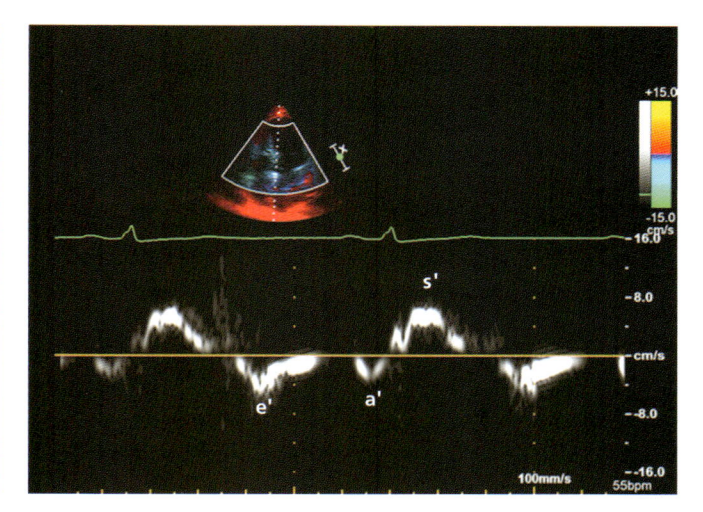

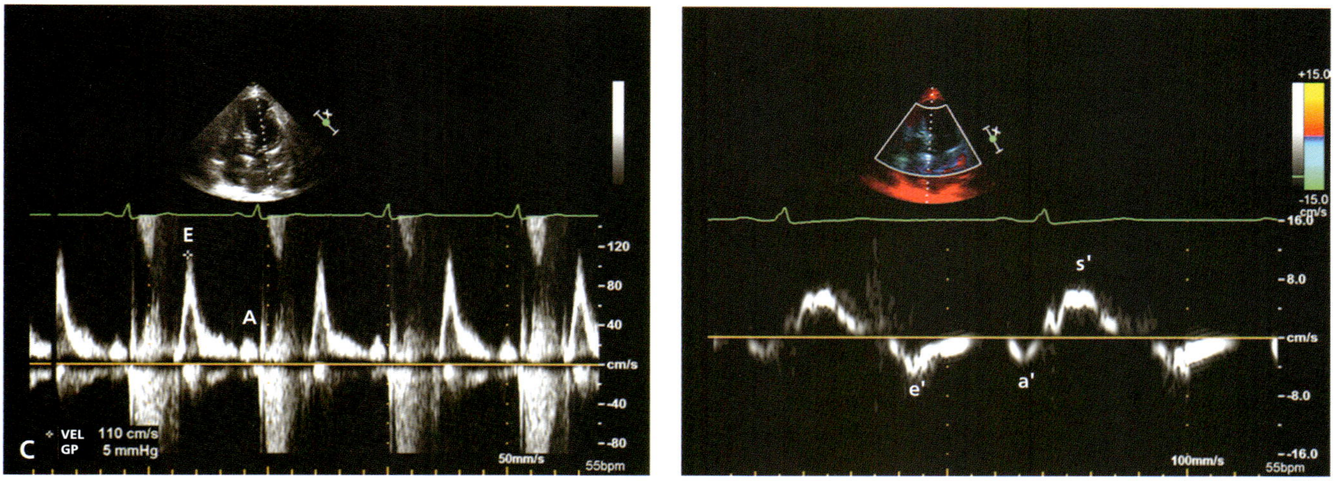

Medidas:
DDFVE-4,4 cm, DSFVE-2,9 cm.
Tempo de desaceleração do influxo mitral 120 ms, E/e' 22, e s' 6 cm/s.

Fig. 20-14C

32. Qual é o diagnóstico mais provável neste paciente?
   A. Cardiomiopatia restritiva idiopática.
   B. Etiologia não cardíaca para seus sintomas.
   C. Pericardite constritiva.
   D. CMH, estágio inicial.

33. Qual das seguintes afirmativas está correta com relação à condição desta paciente?
   A. O exame histológico irá mostrar desarranjo miocitário.
   B. Aumento atrial é incomum.
   C. Acentuada disfunção diastólica é a marca desta condição.
   D. Biópsia endomiocárdica é necessária para o diagnóstico.
   E. FEVE está normalmente reduzida.

CASO 5

Um homem de 42 anos se apresenta para avaliação de dispneia aos esforços e palpitação que pioraram no último ano. Sua falta de ar agora se manifesta aos pequenos esforços, e o paciente nega dor torácica. Seu ECG mostra ritmo sinusal normal e BRE. Um ecocardiograma transtorácico é obtido para avaliação adicional (Fig. 20-15 e Vídeos 20-5A e B).

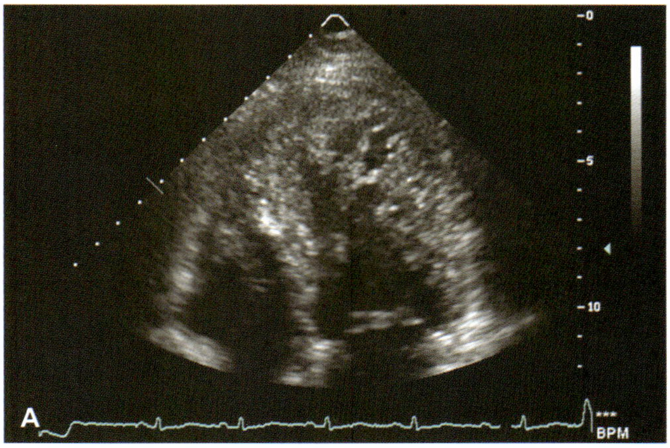

Fig. 20-15A

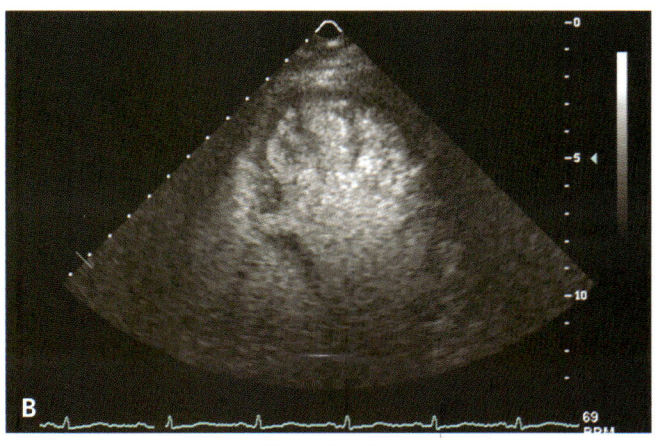

Fig. 20-15B

34. Qual é o diagnóstico mais provável neste paciente?
   A. Cardiomiopatia dilatada idiopática.
   B. CMH.
   C. Não compactação VE.
   D. Cardiomiopatia infiltrativa com fisiologia restritiva.

35. Qual das seguintes afirmativas é verdadeira com relação a esta condição?
   A. A localização segmentar predominante da anormalidade é normalmente encontrada nas regiões medioventricular e apical das paredes inferior e lateral.
   B. Esses pacientes normalmente têm um prognóstico favorável.
   C. Ecocardiografia com contraste fornece pequena ajuda na facilitação do diagnóstico.
   D. Envolvimento VD é comum.
   E. Função sistólica VE usualmente se encontra dentro dos limites normais na apresentação.

RESPOSTAS

1. RESPOSTA: C. Melhora da geometria ventricular esquerda (VE), como expresso pelo índice de esfericidade, e melhora da resposta contrátil VE com a dobutamina preveem uma recuperação tardia da função VE na cardiomiopatia dilatada idiopática, como demonstrado por vários estudos. O índice de esfericidade ventricular esquerda é a relação entre a dimensão do eixo longo (ápice ao anel mitral) e a dimensão do eixo curto e representa a extensão do remodelamento da câmara. Anormalidades segmentares da motilidade da parede estão presentes em mais de 65% dos pacientes com cardiomiopatia dilatada idiopática e efetivamente prediz um prognóstico mais favorável do que a hipocinesia global. Dilatação das 4 câmaras, incluindo dilatação atrial e ventricular, estão presentes na cardiomiopatia dilatada idiopática. As artérias coronárias são tipicamente normais em estudos de autópsia. O uso rotineiro da biópsia endomiocárdica ventricular não é recomendado decorrente do seu baixo rendimento.

2. RESPOSTA: B. Cardiomiopatia induzida por taquicardia é uma cardiomiopatia dilatada reversível, muitas vezes subreconhecida, que ocorre secundariamente a períodos prolongados de taquicardia supraventricular e ventricular. O mais importante objetivo do tratamento é o controle da frequência cardíaca. Neste paciente com *flutter* atrial, ablação por radiofrequência pode ser potencialmente curativa. Cardioversão elétrica é a opção inicial de tratamento para controle de frequência cardíaca/arritmia nesses pacientes. Existem formas primárias e secundárias de cardiomiopatia induzida por taquicardia, com a forma primária ocorrendo em indivíduos sem outras comorbidades. A forma secundária ocorre em pacientes com doença cardíaca subjacente. Uma arritmia pode ser a apresentação inicial de qualquer cardiomiopatia.

3. RESPOSTA: E. Cardiomiopatia periparto é uma desordem de etiologia incerta, caracterizada pelo desenvolvimento de sintomas de insuficiência cardíaca durante o último trimestre de gravidez ou durante os 5 primeiros meses pós-parto na ausência de qualquer outra causa identificável de insuficiência cardíaca, ou uma fração de ejeção (FE) < 40%. Mais de 50% dos pacientes se recuperam totalmente com normalização da FE e resolução dos sintomas de insuficiência cardíaca congestiva (ICC). Existe uma taxa significante de recorrência durante gestações subsequentes, mais comumente em pacientes com disfunção VE persistente, mas existe também uma chance de recorrência em pacientes com normalização da fração de ejeção ventricular esquerda (FEVE). Para aquelas mulheres com gestação recorrente apesar da cardiomiopatia persistente, os riscos de insuficiência cardíaca e mortalidade são altos. Muitas mulheres se apresentam com sintomas durante o primeiro mês do período pós-parto. É muito comum apresentar pressões de enchimento marcadamente elevadas, que pode ser demonstrada por uma relação E/e' anormalmente elevada à ecocardiografia. Tem sido demonstrado em pequenas séries de pacientes que se recuperaram da cardiomiopatia periparto que a ecocardiografia de estresse com dobutamina constitui uma ferramenta útil para predizer a segurança de uma gestação recorrente. Essas mulheres que se recuperaram com função normal e reserva contrátil normal com dobutamina têm um menor risco de recorrência.

4. RESPOSTA: B. Esta é a descrição de um paciente com sarcoidose cardíaca. Embora somente cerca de 5% dos pacientes com sarcoidose tenham manifestações cardíacas aparentes, aproximadamente 50% dos pacientes confirmaram a doença na autópsia. A presença de doença de condução e uma cardiomiopatia regional com função VE preservada sugerem esta desordem. Com a sarcoidose, existe infiltração granulomatosa do miocárdio e subsequente cura com formação de cicatriz em várias áreas, que pode-se manifestar com um adelgaçamento segmentar da parede, anormalidades regionais de motilidade da parede, dilatação do ventrículo esquerdo e formação de aneurisma apical VE em alguns casos. Adicionalmente, os pacientes devem apresentar achados compatíveis com *cor pulmonale*. O mecanismo para regurgitação mitral (RM) neste paciente provavelmente é por infiltração granulomatosa dos músculos papilares, resultando em restrição da motilidade do folheto e pode melhorar após um curso de altas doses de esteroides. A função sistólica pode permanecer normal inicialmente, progredindo para disfunção sistólica tardiamente na doença. Muitas outras áreas do ventrículo esquerdo, além do septo basal e também do ventrículo direito, têm sido envolvidos na sarcoidose cardíaca. Biópsia endomiocárdica tem uma baixa sensibilidade na detecção de granulomas sarcoides e não é realizada de rotina para fazer o diagnóstico. Imagem de ressonância magnética cardíaca realçada por gadolínio é uma ferramenta útil para o diagnóstico de sarcoidose cardíaca.

5. RESPOSTA: C. A incidência de cardiomiopatia induzida pela doxorrubicina está fortemente relacionada à dose cumulativa total que o paciente recebe. A probabilidade de desenvolvimento desta cardiomiopatia aumenta muito após doses cumulativas acima de 400 a 500 mg/m^2. Alterações características na microscopia eletrônica incluem a degeneração vacuolar e depois perda miofibrilar progressiva; infiltrados inflamatórios não são vistos normalmente nesta cardiomiopatia. Pacientes com cardiomiopatia induzida pela doxorrubicina têm um pior prognóstico em 4 anos se comparados a pacientes com cardiomiopatia dilatada idiopática e cardiomiopatia isquêmica.

A ecocardiografia é uma ferramenta muito importante no acompanhamento desses pacientes, e normalmente a FEVE é utilizada para auxiliar a guiar possíveis doses futuras. Entretanto, anormalidades nos parâmetros ecocardiográficos diastólicos normalmente precedem as anormalidades sistólicas e servem como uma ferramenta sensível para detectar casos iniciais quando os parâmetros sistólicos ainda permanecem normais.

6. RESPOSTA: C. No coração do atleta, a maioria dos parâmetros diastólicos, incluindo aqueles obtidos pela imagem de Doppler tecidual, são muito similares aos controles normais. Os atletas têm velocidade e' diastólica normal e relação E/e' compatível com pressões de enchimento VE normais. Atletas mais comumente apresentam função sistólica VE normal e também apresentam valores normais ou exagerados quando da medição dos parâmetros de deformação sistólica e diastólica/taxa de deformação, os quais são usualmente anormais nos pacientes hipertensos com hipertofia VE (HVE). Esses parâmetros de deformação auxiliam na diferenciação entre o coração do atleta com a HVE hipertensiva.

7. RESPOSTA: A. o índice de *performance* miocárdica (IPM ou índice de Tei) é uma medida que incorpora os parâmetros tanto sistólicos quanto diastólicos e é definido como a soma do tempo de contração isovolumétrica e o tempo de relaxamento isovolumétrico dividido pelo tempo de ejeção. Este índice derivado do Doppler tem mostrado estreita correlação com as medidas +dP/dT e −dP/dT diretamente obtidas pelo cateterismo cardíaco. Outros parâmetros ecocardiográficos, como FEVE, escore de motilidade da parede VE, relação E/A e tempo de desaceleração E, também servem como preditores de morbidade futura por insuficiência cardíaca. Acredita-se que o IPM tenha um forte valor preditivo independente decorrente do fato de ele refletir tanto a função sistólica quanto a diastólica.

8. RESPOSTA: D. Mais de 90% dos pacientes com ataxia de Friedreich podem demonstrar várias anormalidades cardíacas. Existem dois tipos de envolvimento cardíaco: o mais comum, a forma hipertrófica, é subdividida em hipertrofia septal assimétrica e HVE concêntrica; o outro tipo é a cardiomiopatia na forma dilatada com hipocinesia global.

Anormalidades nos parâmetros diastólicos como tempo de relaxamento isovolumétrico (TRIV) e padrão de enchimento VE podem ser os primeiros sinais de envolvimento cardíaco em pacientes com esta entidade patológica. Curiosamente, em pacientes que desenvolvem a forma da hipertrofia septal assimétrica, um gradiente significativo provocado no trato de saída ventricular esquerdo (TSVE) é raramente visto em contraste com os pacientes com CMHO. Pacientes com a forma hipertrófica concêntrica têm um prognóstico melhor do que pacientes com CMHO. Pacientes que desenvolvem a forma de cardiomiopatia dilatada têm o pior prognóstico. Não existe relação entre os graus de envolvimentos neurológico e cardíaco.

9. RESPOSTA: D. Hemocromatose é uma forma de doença por deposição de ferro que ocorre em vários órgãos, incluindo o retículo sarcoplasmático das células miocárdicas do coração. Pela classificação das cardiomiopatias propostas pela American Heart Association (AHA), é caracterizada como uma forma de cardiomiopatia secundária, uma vez que faz parte de uma doença sistêmica. Não é uma desordem infiltrativa, e a espessura da parede é geralmente normal (Fig. 20-16 e Tabela 20-1). O átrio, os ventrículos e o sistema de condução atrioventricular podem estar envolvidos. O envolvimento cardíaco na hemocromatose leva ao aumento da cavidade em aproximadamente um terço dos pacientes com espessura normal da parede. A forma precoce pode-se manifestar como uma cardiomiopatia restritiva, embora formas mistas ou dilatadas possam subsequentemente ocorrer. Com a progressão da doença, pode existir uma redução da função sistólica VE, significante dilatação da cavidade e aumento biatrial. A identificação da hemocromatose cardíaca é importante, uma vez que o tratamento com agentes quelantes ou flebotomias podem melhorar a função cardíaca.

CARDIOMIOPATIAS PRIMÁRIAS
(predominantemente envolvendo o coração)

- Genética
  - CMH
  - CDAV/D
  - NCVE
  - PRKAG2 / Danon — Armazenamento do glicogênio
  - Defeitos de condução
  - Miopatias mitocondriais
  - *Desordens dos canais iônicos*: SQTL, Brugada, SQTC, TVPC, SUNDS Asiático

- Mista*
  - CMD
  - Restritiva (não hiperteroﬁada nem dilatada)

- Adquirida
  - Inflamatória (miocardite)
  - Estresse induzido ("tako-tsubo")
  - Periparto
  - Taquicardia induzida
  - Filhos de mães diabéticas insulino-dependentes

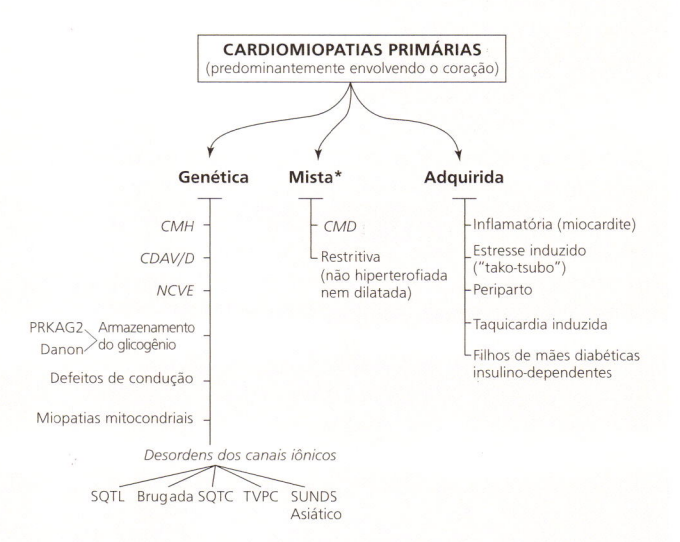

(Reimpressa com a permissão de Marion BJ, Towbin JA, Thiene G, *et al*. Contemporary definitions and classification of the cardiomyopathies: an American Heart Association Scientific Statement from the Council on Clinical Cardiology, Heart Failure and Transplantation Committee Quality of Care and Outcomes Research and Functional Genomics and Translational Biology Interdisciplinary Working Groups and Council on Epidemiology and Prevention. *Circulation*. 2066;113:1807-1816.)

Fig. 20-16

TABELA 20-1 Cardiomiopatias secundárias
• Infiltrativa
• Armazenamento
• Toxicidade
• Endomiocárdica
• Endomiocardiofibrose
• Síndrome hipereosinofílica (endocardite de Löeffler)
• Inflamatória (granulomatosa)
• Cardiofacial
• Neuromuscular/neurológica
• Deficiências nutricionais
• Autoimune/colágeno
• Desequilíbrio eletrolítico
• Consequência de terapia contra o câncer

(Adaptada com a permissão de Maron BJ, Towbin JA, Thiene G et al. Contemporary definitions and classification of the cardiomyopathies an American Heart Association Scientific Statement from the Council on Clinical Cardiology, Heart Failure and Transplantation Committee Quality of Care and Outcomes Research and Functional Genomics and Translational Biology Interdisciplinary Working Groups and Council on Epidemiology and Prevention. Circulation. 2006;113:1807-1816.)

TABELA 20-2 Aspectos ecocardiográficos típicos do coração do atleta *versus* cardiomiopatia hipertrófica

	Coração do Atleta	CMH
DDIVE	Normal ou ↑ (< 6,0 cm)	↑ ou normal
Espessura da parede VE	Normal ou ↑ (≤ 15 mm)	↑ (≥ 15 mm)
SIV/DDIVE	< 0,48	≥ 0,48
MASSA VE	↑	↑
Índice de massa VE (g/m^2)	Normal ou ↑	↑
FEVE	Normal	Normal ou ↑
DDIVD	Normal ou ↑	Normal
Espessura da parede VD	Normal	Normal ou ↑
Tamanho AE	Normal ou ↑	Normal ou ↑
Tamanho AD	Normal ou ↑	Normal
Função diastólica	Normal	Anormal
e' anular (IDT)	> 9 cm/s	< 9 cm/s
Anular sistólico (IDT)	> 9 cm/s	< 9 cm/s
Deformação longitudinal	> 20%	< 20%

DDIVE = dimensão diastólica interna ventricular esquerda; VE = ventricular esquerda; SIV = septo interventricular; PP = parede posterior; FEVE = fração de ejeção ventricular esquerda; DDIVD = dimensão diastólica interna ventricular direita; VD = ventricular direita AE = átrio esquerdo; AD = átrio direito; IDT = imagem de Doppler tecidual.

10. RESPOSTA: B. No coração do atleta existe normalmente um aumento do tamanho da cavidade VE (raramente além de 6,0 cm), e em um pequeno grupo de atletas pode existir um aumento simétrico da espessura da parede (entre 1,2 e 1,5 cm – "a zona cinza"). Existe função sistólica e diastólica VE normais. Discreto aumento atrial pode ser encontrado. A opção A é sugestiva de cardiomiopatia hipertrófica (CMH). Na CMH, frequentemente existe um aumento assimétrico da espessura da parede VE, comumente > 15 mm, e o tamanho da cavidade VE permanece normal (Tabela 20-2).

A opção C é sugestiva de displasia arritmogênica do VD, e a opção D deve ser compatível com um paciente com síndrome de Marfan.

11. RESPOSTA: C. Na cardiomiopatia relacionada a distrofia muscular de Duchenne, normalmente existe uma predileção pelo envolvimento das paredes posterobasal e posterolateral. Acredita-se que isto esteja relacionado ao estresse aumentado que os miócitos cardíacos encontram na parede posterior. Na cardiomiopatia da distrofia muscular de Becker, os defeitos de perfusão têm sido observados nas paredes anterior e septal. Dilatação das 4 câmaras, disfunção VE, prolapso de válvula mitral e RM são normalmente encontrados em ambas as entidades patológicas. O grau de envolvimento cardíaco não é necessariamente relacionado ao grau de fraqueza muscular esquelética em ambas as etiologias.

12. RESPOSTA: B. Este paciente se apresenta com características compatíveis com CMH apical. Mais comumente, esses pacientes se queixam de angina ou dor torácica atípica entre as idades de 20 e 59 anos. Muitos pacientes têm o padrão característico em seus eletrocardiogramas (ECG), mostrando "gigantes ondas T negativas" nas derivações precordiais. Eles tipicamente não se apresentam com movimento sistólico anterior (MSA) da válvula mitral ou obstrução ao escoamento VE nem em repouso e nem após manobras provocativas. Eles normalmente têm um curso clínico mais benigno, especialmente quando comparados ao paciente clássico com CMH, embora fibrilação atrial e AVC não sejam incomuns.

13. RESPOSTA: D. Cardiomiopatia por não compactação pode ocorrer como uma cardiomiopatia isolada quando anormalidades congênitas associadas não estão presentes. Ela é classificada como uma cardiomiopatia genética primária de acordo com o esquema de classificação proposto pela AHA (Fig. 20-16). Ela resulta de uma falha no processo embriológico normal de compactação das fibras miocárdicas na camada endocárdica. Vários critérios de imagens ecocardiográficas e de ressonância magnética cardíaca têm sido propostos. O critério de Oechslin et al. exige que (1) a relação entre as camadas não compactada e a compactada seja ≥ 2; (2) exista trabeculações proeminentes e excessivas; e (3) recessos profundos estejam presentes e que se encham de sangue da cavidade VE, como visto pelo Doppler colorido (ou ecocardiografia com contraste). A região mais comumente envolvida na não compactação é o ápice, seguida pelas paredes medioventricular lateral, inferior, e anterior.

14. RESPOSTA: B. Na cardiomiopatia restritiva, a principal anormalidade é a disfunção diastólica, que normalmente é avançada. A pressão de enchimento VE é normalmente elevada. A função sistólica VE normalmente é preservada, e o tamanho VE é usualmente normal. A opção B descreve um paciente com enchimento transmitral inicial rápido, velocidade anular mitral ao Doppler tecidual reduzida e uma relação E/e' > 15 sugestiva de pressões de enchimento VE elevadas. As outras opções descrevem parâmetros de função diastólica normal.

15. RESPOSTA: B. Cardiomiopatia por amiloide é a cardiomiopatia infiltrativa mais comum e tem sido relatada com 10% de todas as cardiomiopatias não isquêmicas. Existe depósito anormal de fibrilas de várias proteínas precursoras, o qual leva à cardiomiopatia restritiva. Uma relação direta entre espessura da parede VE e a mortalidade foi estabelecida, com pior sobrevida com maiores espessuras VE acima de 15 mm. Existe também uma correlação entre espessura da parede VE aumentada e a ocorrência de sintomas de insuficiência cardíaca. Parâmetros diastólicos como tempo de desaceleração reduzido, relação de velocidade de influxo transmitral elevada (relação E/A) e um índice de Tei elevado são também fortes preditores de sobrevida. Outras variáveis ecocardiográficas prognósticas incluem disfunção VE e aumento VD. O tamanho da cavidade normalmente permanece normal e não fornece significativa informação prognóstica. O achado de uma efusão pericárdica é comum e normalmente clinicamente insignificante. Uma das características de distinção da infiltração cardíaca por amiloide é a ecogenicidade aumentada "salpicada" da parede VE na ecocardiografia 2D; entretanto, este achado não fornece informação prognóstica específica.

16. RESPOSTA: C. Esta imagem ecocardiográfica é de um paciente com fibrose endomiocárdica. Esta desordem é a cardiomiopatia restritiva e é caracterizada por nítido espessamento fibrótico endocárdico do ápice e regiões subvalvares de um ou ambos os ventrículos. Classicamente, duas variantes desta doença foram descritas: fibrose endomiocárdica tropical e fibrose endomiocárdica hipereosinofílica (de Loffler). Existe um debate sobre se essas são duas entidades patológicas distintas. A variante tropical não está relacionada a hipereosinofilia e acredita-se que fatores dietéticos e ambientais sejam responsáveis. Na fibrose endomiocárdica hipereosinofólica, o conteúdo intracitoplasmático granular de eosinófilos é considerado causador de dano endomiocárdico tóxico. Ambas as variantes normalmente se apresentam de forma muito similar na ecocardiografia, e a obliteração do ápice por trombo/fibrose é característico. A função sistólica VE é normalmente preservada, e o aumento biatrial é típico. Existe envolvimento do ventrículo direito em mais de 50% dos casos. A fibrose também envolve tipicamente as regiões subvalvares e músculos papilares, tornando as regurgitações mitral e tricúspide achados comuns.

17. RESPOSTA: C. Este ecocardiograma é de um paciente diagnosticado com cardiomiopatia de Fabry. A doença de Fabry é uma deficiência da enzima lisossomal ligada ao X (alfagalactosidase A) que resulta em progressivo acúmulo intracelular de glicosfingolipídeos que afeta vários órgãos, incluindo o coração. Características do envolvimento cardíaco incluem HVE progressiva, função sistólica VE preservada, dimensões VE normais, função diastólica comprometida, parâmetros ao Doppler tecidual anormais e RM. Todas essas características também podem ser encontradas na CMH, portanto, a cardiomiopatia de Fabry pode ser diagnosticada como CMH. O diagnóstico correto é muito importante, uma vez que a terapia com reposição enzimática em pacientes com doença de Fabry provou reduzir o acúmulo de glicosfingolipídeos e melhorar a função cardíaca.

Uma característica que tem sido sugerida para diferenciar a cardiomiopatia de Fabry da CMH é a aparência binária da parede VE pela ecocardiografia 2D. Existe aumento da espessura e ecodensidade na camada subendocárdica representando a camada rica em glicosfingolipídeos, em paralelo com a camada média menos afetada.

18. RESPOSTA: D. Este ecocardiograma retrata o adelgaçamento da parede basal posterior. Esta é a apresentação mais típica da cardiomiopatia de Duchenne. Na cardiomiopatia relacionada à distrofia muscular de Duchenne, normalmente existe predileção pelo envolvimento das paredes posterobasal e posterolateral. Acredita-se que seja relacionada ao estresse aumentado que os miócitos cardíacos encontram na parede posterior. As outras cardiomiopatias listadas normalmente não resultam em adelgaçamento segmentar. Entretanto, existem outras doenças com envolvimento cardíaco não relacionadas aqui onde achados similares podem ocorrer, incluindo a sarcoidose, doença de Fabry e doença arterial coronariana.

19. RESPOSTA: B. Este é um caso de displasia arritmogênica do VD, uma doença miocárdica caracterizada pela substituição ventricular por tecido fibrogorduroso e arritmias ventriculares. Este paciente se apresenta com síncope, um ECG anormal e ecotopia ventricular frequente. Ele tem uma história familiar de morte súbita cardíaca. Ecocardiogramas transtorácicos, mais provavelmente, irão mostrar dilatação VD com disfunção sistólica global ou regional, com casos de aneurismas VD localizados (como visto neste paciente) ou saculações diastólicas. Esse é um dos critérios principais para o diagnóstico da doença. O ventrículo esquerdo é frequentemente está também envolvido, com mais de 75% dos casos tendo o mesmo grau de substituição fibrogordurosa VE. A atividade física aumenta em 5 vezes o risco de morte súbita. O desenvolvimento de sintomas de insuficiência cardíaca não é um guia para o tratamento, uma vez que muitos pacientes jovens se apresentam com morte súbita cardíaca como sua manifestação inicial, sem sintomas prévios. Taquicardia ventricular se origina do ventrículo direito e, portanto, tem morfologia tipicamente de BRE com um eixo superior. Veja tabela 20-3.

20. RESPOSTA: A. Este paciente tem CMH com hipertrofia septal assimétrica e obstrução do TSVE. O gradiente do TSVE parece estar próximo de 60 mmHg, derivado da equação de Bernoulli utilizando a velocidade de pico do TSVE a

TABELA 20-3 Aspectos ecocardiográficos típicos da cardiomiopatia VD

- Dilatação da cavidade VD (repouso ou estresse)
- Dilatação do trato de saída VD (isolado ou associado a dilatação da cavidade)
- Disfunção VD (repouso ou estresse)
- Anormalidades regionais VD
- Trabeculações proeminentes/hipertrofia da banda moderadora
- Aneurismas (sistólicos) no "triângulo da displasia"
- Divertículos saculares (diastólicos) no "triângulo da displasia"

"Triângulo da displasia" consiste no influxo ventricular esquerdo basal, segmento de saída ventricular direito, e ápice.

3,8 m/s. A opção B está incorreta, pois ela mede a velocidade de pico do jato RM, não o jato do TSVE. O jato de RM pode ser distinguido pela maior velocidade, com um rápido aumento na velocidade começando no início da contração ventricular. Ele também se estende através do fechamento da válvula aórtica. O perfil do TSVE é caracterizado pela forma de adaga com uma velocidade sistólica de pico tardia. Os parâmetros de disfunção diastólica são os marcadores iniciais desta doença, mesmo antes do aparecimento da hipertrofia. Portanto, disfunção diastólica pode ser vista neste paciente. Com MSA da válvula mitral e obstrução do TSVE, fechamento prematuro da válvula aórtica é esperado.

21. RESPOSTA: D. Este ecocardiograma é de um paciente diagnosticado com amiloidose familiar (TTR). Existem vários subtipos de amiloidose que diferem no tipo de proteínas que são depositadas em diferentes órgãos. A Tabela 20-4 ilustra suas similaridades e diferenças.

O tipo mais comum nos Estados Unidos é o tipo AL ou amiloidose primária. O envolvimento cardíaco é comum neste subtipo, e o prognóstico é normalmente ruim na apresentação. O subtipo AA ou secundário é caracterizado pela deposição de proteína A e envolvimento cardíaco (e ICC) é atualmente raro. Amiloidose TTR ou familiar é normalmente uma desordem autossômica dominante com envolvimento cardíaco frequente. A amiloidose sistêmica senil, ou ASS, não é incomum em pacientes com mais de 80 anos de idade e normalmente tem um bom prognóstico, mas se manifesta por sintomas recorrentes de insuficiência cardíaca.

22. RESPOSTA: C. Este é o caso de um paciente com uma cardiomiopatia dilatada. O ecocardiograma transtorácico mostra dilatação das quatro cavidades, espessura normal da parede, volumes VE aumentados e FE reduzida (calculada como sendo 23%). Existem várias etiologias possíveis que podem explicar os achados neste paciente. Em geral, cardiomiopatia dilatada é considerada como sendo uma forma comum e normalmente irreversível de doença miocárdica. É a causa mais frequente de transplante cardíaco em todo o mundo. Cardiomiopatia dilatada pode ser secundária a agentes infecciosos, particularmente viral (Coxsackievírus, adenovírus, parvovírus, HIV), mas também bacteriano e parasitário. Uma miocardite pode-se desenvolver frequentemente precedendo o desenvolvimento da cardiomiopatia dilatada. Outras causas incluem toxinas, álcool e agentes quimioterápicos. Outra etiologia comum é a mutação genética, e mais de 20-35% dos casos têm sido relatados como familiar. Um grupo adicional de pacientes é relatado como tendo cardiomiopatia dilatada idiopática. Tratamento medicamentoso com inibidores da enzima de conversão da angiotensina e betabloqueadores têm comprovado benefícios com melhora na FE e no prognóstico.

23. RESPOSTA: C. Cardiomiopatia hipetrófica é uma desordem cardíaca determinada geneticamente e é definida por um ventrículo hipertrofiado, não dilatado, na ausência de outra doença capaz de produzir o grau de hipertrofia notada (i. e., hipertensão, estenose aórtica). A função sistólica VE é usualmente normal ou hiperdinâmica. Hipertrofia assimétrica afetando o septo interventricular é a forma mais comum. Entretanto, a assimetria pode afetar qualquer região, incluindo as paredes apical, lateral, posterior, ou inferior. Um padrão de hipertrofia concêntrica ocorre menos frequentemente. Aproximadamente 25% dos pacientes têm um gradiente de repouso entre o TSVE e a aorta. Regurgitação mitral é vista na maioria dos pacientes com obstrução do TSVE. O gradiente do TSVE é quase sempre associado a um movimento anterógrado do folheto anterior da válvula mitral ou MSA. A severidade do gradiente do trato

TABELA 20-4 Quatro subtipos comuns de amiloidose

Tipo	Proteína	Envolvimento Cardíaco	Outros Órgãos	Prognóstico	Manifestação Cardíaca Principal
AL (1°)	Cadeia leve de imunoglobulina	Comum	Fígado, rim, trato GI, pele, SNC	Ruim	ICC, bradiarritmias, FA
AA (2°)	Não imunoglobulina	Raro	Rim, fígado, baço	Variável	Raro
TTR (familiar)	Transtiretin (mutante)	Comum	SNC, fígado	Variável	ICC
ASS (senil)	Transtiretin (tipo selvagem)	Comum	Incomum	Bom	ICC, FA

GI = gastrointestinal; SNC = sistema nervoso central; ICC = insuficiência cardíaca congestiva; FA = fibrilação atrial; ASS = amiloidose sistêmica senil.

de saída se correlaciona com o tempo de início e a duração do contato entre a válvula mitral e o septo. Isto cria a desaceleração mediossistólica no perfil defluxo aórtico que coincide com o contato válvula mitral-septo.

24. RESPOSTA: C. A Figura 20-9A é compatível com um paciente jovem e a Figura 20-9B é compatível com um paciente mais velho com CMH. Existem diferenças relacionadas à idade em pacientes com CMH. Pacientes jovens tipicamente apresentam hipertrofia assimétrica envolvendo o septo com curvatura septal revertida e hipertrofia VD. Curvatura septal revertida significa que a forma da cavidade VE é em forma de crescente com a convexidade hipertrófica em direção a cavidade VE. Pacientes idosos mais frequentemente têm uma hipertrofia septal proximal localizada que é devido, em parte, a mudanças geométricas no coração com a idade. A cavidade VE tem formato ovoide, a curvatura septal é normal (côncava em direção à cavidade), e a hipertrofia VD não está presente (Fig. 20-17). A forma senil da CMH é associada a uma mutação sarcomérica em aproximadamente 8% dos pacientes. Muitos pacientes se apresentam com sintomas decorrente da obstrução do TSVE, embora morte súbita cardíaca seja incomum.

25. RESPOSTA: A. Essa paciente idosa está se apresentando com insuficiência cardíaca diastólica devido a hipertensão acelerada. Insuficiência cardíaca diastólica é caracterizada por (1) manifestações clínicas de insuficiência cardíaca; (2) função VE normal ou quase; e (3) disfunção diastólica com evidência de pressões de enchimento elevadas, complacência, ou anormalidades de relaxamento. Neste paciente, a relação E/e' é aproximadamente 20, compatível com pressão de enchimento elevada e existe um enchimento mitral pseudonormal com a anormalidade de relaxamento evidente na imagem de Doppler tecidual do anel mitral. Etiologias comuns incluem hipertensão, diabetes, doença arterial coronariana e idade avançada. Não existe evidência de etiologias pericárdicas e valvulares da insuficiência cardíaca. Amiloidose é improvável devido às dimensões cavitárias normais, incluindo somente aumento atrial esquerdo discreto. Além disso, em muitos pacientes com amiloidose, a PA normaliza e as pressões na artéria pulmonar são > 50 mmHg. Uma síndrome coronariana aguda foi excluída decorrente da mobilidade normal da parede.

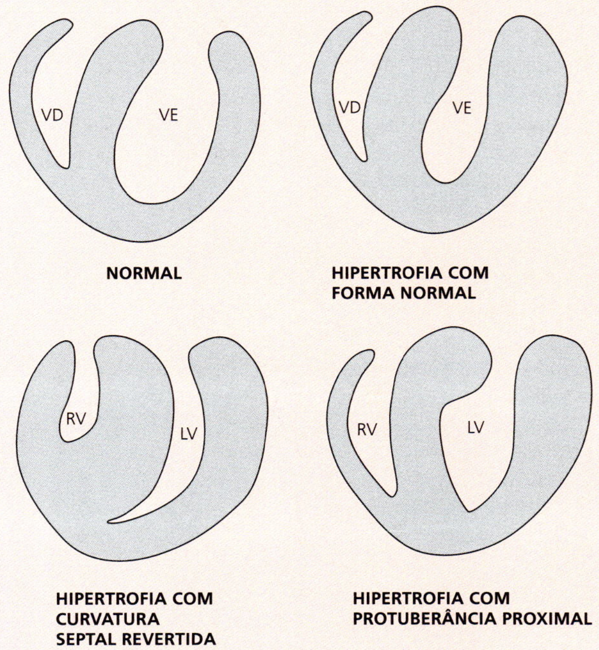

26. RESPOSTA: D. Este paciente tem amiloidose cardíaca primária (tipo AL) com envolvimento cardíaco e renal. (Veja a resposta da questão 15 para detalhes adicionais.) Na amiloidose cardíaca, existe infiltração do coração por várias proteínas (incluindo os ventrículos, átrio, valva atrioventricular e septo interatrial). As válvulas atrioventriculares parecem espessadas quando infiltradas por partículas amiloides. Um septo interatrial espessado (pela infiltração amiloide) é menos comum, porém um achado específico para amiloidose cardíaca. A espessura aumentada da parede não é devido à hipertrofia na amiloidose primária (tipo AL), mas sim à infiltração. Se existe alguma dúvida quanto ao diagnóstico, os achados devem ser descritos como espessura aumentada da parede e um diagnóstico diferencial deve ser fornecido com base nos dados ecocardiográficos, eletrocardiográficos e clínicos disponíveis.

O prognóstico nesses pacientes normalmente é pobre, especialmente após eles apresentarem sintomas de ICC. A sobrevida média após o diagnóstico é de 1 ano, mas somente 6 meses após o início dos sintomas de ICC. Seus ECGs são frequentemente anormais, classicamente mostrando baixa voltagem que não guarda proporção ao grau de espessamento da parede ventricular ("desequilíbrio massa voltagem"). Eles também podem apresentar um padrão de pseudoinfarto e fibrilação atrial entre outras anormalidades. Esta é uma cardiomiopatia restritiva secundária (Tabela 20-1); portanto, a maioria dos parâmetros diastólicos são anormais. No estágio inicial da doença, uma anormalidade do comprometimento do relaxamento pode estar presente, mas uma vez ocorrida a insuficiência cardíaca, um estágio mais avançado de comprometimento diastólico é esperado.

27. RESPOSTA: B. A avaliação e o diagnóstico da amiloidose cardíaca por métodos ecocardiográficos convencionais usualmente detectam anormalidades relacionadas ao amiloide, uma vez que a doença esteja em um estágio mais avançado. A detecção precoce do depósito de amiloide é muito importante, pois o início da terapêutica antes do desenvolvimento de insuficiência cardíaca manifesta é benéfico ao paciente. A utilização de imagens de Doppler tecidual e da taxa de deformação têm sido mostrada com sucesso na identificação precoce de anormalidades nas funções diastólica e sistólica, mesmo na ausência de espessamento da parede ventricular.

NORMAL

HIPERTROFIA COM FORMA NORMAL

HIPERTROFIA COM CURVATURA SEPTAL REVERTIDA

HIPERTROFIA COM PROTUBERÂNCIA PROXIMAL

(De Lever HM, Karam RF, Currie PJ, Healy BP. Hypertrophic cardiomyopathy in the elderly: distinctions from the young based on cardiac shape. *Circulation*. 1989;79:580-589. Com permissão de Lippincott Williams e Wilkins.)

Fig. 20-17

PONTOS-CHAVE

- Cardiomiopatia por amiloide é a cardiomiopatia infiltrativa mais comum, a qual leva a uma cardiomiopatia restritiva. O achado clássico inclui espessuras das paredes VE e VD aumentadas, aparência "salpicada" ou "granular pontilhado" pela ecocardiografia (mais notável sem a imagem harmônica), espessamento das válvulas atrioventriculares e septo atrial, dilatação biatrial, hipertensão pulmonar e estágios avançados de disfunção diastólica. Estes pontos distinguem esta condição da doença cardíaca hipertensiva.
- As imagens de Doppler tecidual e de deformação podem ser utilizadas para detectar envolvimento cardíaco precoce mesmo quando a função sistólica VE e a espessura da parede VE são normais.

PONTOS-CHAVE

- ABS normalmente afeta mulheres na pós-menopausa e resulta em disfunção VE transitória. Os pacientes se apresentam com dor torácica, elevação do ST no ECG, enzimas cardíacas anormais e não apresentam doença arterial coronariana obstrutiva.
- ABS apresenta uma disfunção segmentar do VE característica, com acinesia média e apical ou discinesia que se estende além do território de uma única artéria coronária epicárdica.
- Devido aos segmentos basais hipercinéticos, MSA da válvula mitral e RM podem ocorrer.
- A disfunção sistólica VE normalmente se normaliza dentro de dias ou semanas.

28. RESPOSTA: D. Essa mulher idosa se apresenta com dor torácica, anormalidades ECG com elevação do ST e enzimas cardíacas positivas. O diagnóstico inicial foi infarto do miocárdio com supradesnível do segmento ST (IAMCSST), o qual é mais comum nesta paciente feminina, hipertensa, na pós-menopausa. Entretanto, seu cateterismo cardíaco não revelou doença arterial coronariana obstrutiva significativa, espasmo, ou ruptura de placa. O ecocardiograma transtorácico revelou disfunção VE com hipocinesia severa dos segmentos ventriculares médio e apical e segmentos basais hiperdinâmicos. Esta síndrome caracteristicamente afeta mulheres pós-menopausa normalmente após um episódio de estresse emocional agudo ou estresse fisiológico. Na maioria dos casos, disfunção sistólica VE e anormalidades regionais são transitórias decorrente da liberação de catecolaminas, e os pacientes se recuperam completamente após dias ou semanas. A síndrome clínica descrita não é compatível com espasmo coronariano, pericardite aguda, ou miocardite aguda.

29. RESPOSTA: B. Achados ecocardiográficos típicos na ABS (também chamada cardiomiopatia de estresse ou cardiomiopatia de Takotsubo) incluem marcada disfunção sistólica VE com FE reduzida. Os segmentos médio a apical de todas as regiões apresentam hipocinesia severa, acinesia ou discinesia com função do segmento basal preservada ou hiperdinâmica. Esses segmentos basais hiperdinâmicos podem levar a MSA da válvula mitral e RM significante. Os parâmetros de função diastólica normalmente revelam comprometimento diastólico. Uma das características que distinguem entre ABS e IAMCSST é que a disfunção regional na ABS se estende além da distribuição de uma única artéria coronária epicárdica.

30. RESPOSTA: C. Esse paciente jovem, assintomático, com história familiar de CMH se apresenta para uma avaliação de triagem. O ecocardiograma transtorácico 2D revela tamanho VE normal e função sistólica com espessura normal da parede. Entretanto, sua imagem de Doppler tecidual revela velocidades anulares sistólicas reduzidas (s'), assim como velocidades anulares mitral diastólica inicial e tardia reduzidas (e', a'). Esses parâmetros de Doppler tecidual têm demonstrado identificar sujeitos que tenham uma mutação genética para a doença, mas ainda têm, de outra forma, estrutura, espessura da parede e função normais pela ecocardiografia 2D. O paciente não deve esperar até o desenvolvimento dos sintomas para procurar avaliação adicional, uma vez que doença avançada já pode estar presente. As recomendações para triagem em adultos assintomáticos que sejam membros da família de pacientes com CMH são ecocardiograma transtorácico e ECG a cada 3-5 anos ou mais frequentemente, dependendo dos níveis de atividade do indivíduo triado, idade de início e severidade da doença em seus membros familiares.

31. RESPOSTA: C. Existe correlação direta entre o tempo de início e a duração do contato entre o folheto mitral e o septo interventricular e o grau de obstrução do TSVE, como medido pelo gradiente do TSVE. Outros achados ecocardiográficos típicos na CMH incluem hipertrofia septal assimétrica (relação do septo e parede posterior ≥ 1,3:1), função sistólica VE hiperdinâmica ou normal, tamanho da cavidade VE normal ou pequena, fechamento prematuro da válvula aórtica, disfunção diastólica e MSA da válvula mitral. O Doppler de onda contínua através do TSVE tem um perfil de velocidade característico, com pico tardio e em forma de adaga.

PONTOS-CHAVE

- CMH familiar é uma doença autossômica dominante causada por uma variedade de genes mutantes codificados para componentes sarcoméricos cardíacos. Pacientes portadores do defeito genético não necessariamente irão mostrar os marcadores ecocardiográficos e clínicos característicos da doença, especialmente precoce no curso da doença.
- Velocidade de Doppler tecidual é um método eficaz para identificar sujeitos com a mutação, independente da HVE (indivíduo com fenótipo negativo e genótipo positivo).
- Características ecocardiográficas típicas da CMH são hipertrofia septal assimétrica, MSA da válvula mitral, fechamento precoce da válvula aórtica, obstrução do TSVE com perfil de velocidade característico de pico tardio e em forma de adaga e disfunção diastólica. Tamanho e função VE são usualmente normais.

32. RESPOSTA: A. A descrição deste caso é compatível com uma cardiomiopatia restritiva idiopática. Neste tipo de cardiomiopatia, os pacientes se apresentam com sintomas de insuficiência cardíaca como dispneia e edemas de extremidades inferiores e podem apresentar várias anormalidades ECG. A idade média de apresentação é normalmente entre 20 e 30 anos. Ecocardiograficamente, existe tamanho e função VE normais, aumento biatrial característico, e a anormalidade primária é a disfunção diastólica avançada como visto neste caso. Mais notoriamente, a espessura da parede nesta forma de cardiomiopatia restritiva primária é usualmente normal ou discretamente aumentada. As velocidades de influxo mitral mostram enchimento inicial rápido de VE com um tempo de desaceleração curto, E/A > 2, velocidades anulares mitral sistólica e diastólica baixas, e uma relação E/e' elevada > 15 – todos compatíveis com padrão de enchimento restritivo ou disfunção diastólica avançada e pressões de enchimento VE elevadas.

33. RESPOSTA: C. A característica da cardiomiopatia restritiva é disfunção diastólica avançada. Parâmetros de disfunção diastólica neste paciente revelam um padrão de enchimento restritivo compatível com disfunção diastólica avançada, incluindo uma anormalidade de relaxamento. Velocidades ao Doppler tecidual, particularmente a velocidade e', ajudam a diferenciar cardiomiopatia restritiva da pericardite constritiva. Na segunda, velocidades teciduais do anel mitral normais (e' > 8 cm/s) devem ser esperadas. A histologia revela marcada fibrose intersticial; desarranjo miocitário não é visto nestes casos como é visto na CMH. Como mencionado acima, aumento biatrial é comum junto com um ventrículo esquerdo de tamanho normal com FEVE normal. Cardiomiopatia restritiva idiopática é normalmente um diagnóstico de exclusão após outras etiologias para cardiomiopatia restritiva, que incluem amiloidose cardíaca, hemocromatose, sarcoidose, fibrose endomiocárdica e doença pericárdica. Biópsia endomiocárdica é útil a este respeito, embora não absolutamente exigido.

PONTOS-CHAVE

- Cardiomiopatia restritiva idiopática é caracterizada por função diastólica anormal com pressões de enchimento ventricular elevadas; dimensões internas do VE normais; e ausência de doença pericárdica, endomiocárdica e cardiomiopatia infiltrativa.
- Achados ecocardiográficos típicos incluem tamanho e função sistólica VE normais, espessura da parede normal ou discretamente elevada, aumento biatrial, parâmetros de disfunção diastólica avançada com um padrão de enchimento restritivo e evidência de pressões de enchimento VE elevadas.

34. RESPOSTA: C. A apresentação clínica e as imagens ecocardiográficas demonstram cardiomiopatia por não compactação VE. Esta desordem é caracterizada pela presença de profundos recessos intertrabeculares com comunicação com a cavidade VE e proeminentes trabeculações no miocárdio não compactado. O miocárdio não compactado é hipocinético e consiste em uma camada endocárdica não compactada fina e com uma relação ≥ 2. As outras opções são diagnósticos incorretos.

35. RESPOSTA: A. Na cardiomiopatia por não compactação ventricular, a localização predominante dos segmentos não compactados hipocinéticos é nos segmentos ventriculares médio e apical, mais comumente das paredes VE inferior e lateral. Esses pacientes normalmente têm um prognóstico ruim com uma camada comum de morte, ou morte súbita cardíaca ou insuficiência cardíaca. Arritmias comuns incluem fibrilação atrial e taquiarritmias ventriculares. Eventos tromboembólicos são comuns nesses pacientes e a recomendação é para anticoagulação. Ecocardiografia com contraste é uma ferramenta valiosa no delineamento dos segmentos hipocinéticos não compactados. Disfunção sistólica VE é comum, com uma FE média de 33% em um corte de pacientes com esta condição.

PONTOS-CHAVE

- Não compactação ventricular esquerda é caracterizada pela presença de recessos intertrabeculares profundos, trabeculações proeminentes em segmentos do ventrículo esquerdo hipertrofiados e hipocinéticos. Esses segmentos consistem em uma camada espessa de endocárdio não compactado e uma camada fina de epicárdio compactado (≥ 2).
- A apresentação comum são sintomas de insuficiência cardíaca, arritmias e eventos tromboembólicos. O prognóstico é ruim.

LEITURAS SUGERIDAS

Arnlov J, Ingelsson E, Riserus U et al. Myocardial performance index, a Doppler-derived index of global left ventricular function, predicts congestive heart failure in elderly men. *Eur Heart J.* 2004;25:2220-2225.

Asher CR, Lever HM. Echocardiographic profiles of diseases associated with sudden cardiac death in young athletes. In: Williams RA, ed. *The Athlete and Heart Disease: Diagnosis, Evaluation and Management.* Philadelphia: Lippincott Williams & Wilkins; 1999:155-172.

Bart BA, Shaw LK, McCants CB Jr et al. Clinical determinants of mortality in patients with angiographically diagnosed ischemic or nonischemic cardiomyopathy. *J Am Coll Cardiol.* 1997;30:1002-1008.

Basso C, Corrado D, Marcus FI et al. Arrhythmogenic right ventricular cardiomyopathy. *Lancet.* 2009;373:1289-1300.

Dorbala S, Brozena S, Zeb S et al. Risk stratification of women with peripartum cardiomyopathy at initial presentation: a dobutamine stress echocardiography study. *J Am Soc Echocardiogr.* 2005;18:45-48.

Eriksson MJ, Sonnenberg B, Woo A et al. Long-term outcome in patients with apical hypertrophic cardiomyopathy. *J Am Coll Cardiol.* 2002;39:638-645.

Felker GM, Thompson RE, Hare JM et al. Underlying causes and long-term survival in patients with initially unexplained cardiomyopathy. *N Engl J Med.* 2000;342:1077-1084.

Gianni M, Dentali F, Grandi AM et al. Apical ballooning syndrome or takotsubo cardiomyopathy: a systematic review. *Eur Heart J.* 2006;27:1523-1529.

Hyodo E, Hozumi T, Takemoto Y et al. Early detection of cardiac involvement in patients with sarcoidosis by a non-invasive method with ultrasonic tissue characterization. *Heart.* 2004;90:1275-1280.

Jenni R, Oechslin EN, van der Loo B. Isolated ventricular non-compaction of the myocardium in adults. *Heart.* 2007;93:11-15.

Lever HM, Karam RE Currie PJ et al. Hypertrophic cardiomyopathy in the elderly: distinctions from the young based on cardiac shape. *Circulation.* 1989;79:580-589.

Lindqvist P, Olofsson BO, Backman C et al. Pulsed tissue Doppler and strain imaging discloses early signs of infiltrative cardiac disease: a study on patients with familial amyloidotic polyneuropathy. *EurJEchocardiogr.* 2006;7:22-30.

Marron BJ, Seidman JG, Seidman CE. Proposal for contemporary screening strategies in families with hypertrophic cardiomyopathy. *J Am Coll Cardiol.* 2004;44:2125-2132.

Maron BJ, Towbin JA, Thiene G et al. Contemporary definitions and classification of the cardiomyopathies. an American Heart Association Scientific Statement from the Council on Clinical Cardiology, Heart Failure and Transplantation Committee Quality of Care and Outcomes Research and Functional Genomics and Translational Biology Interdisciplinary Working Groups and Council on Epidemiology and Prevention. *Circulation.* 2006;113:1807-1816.

Maron BJ, Zipes DP. The 36th Bethesda Conference, eligibility recommendations for competitive athletes with cardiovascular abnormalities. *J Am Coll Cardiol.* 2005;45:1318-1345.

Mason JW, O'Connell JB. Clinical merit of endomyocardial biopsy. *Circulation.* 1989;79:971-979.

Nagueh SF, Bachinski LL, Meyer D et al. Tissue Doppler imaging consistently detects myocardial abnormalities in patients with hypertrophic cardiomyopathy and provides a novel means for an early diagnosis before and independently of hypertrophy. *Circulation.* 2001;104:128-130.

Naqvi TZ, Goel RK, Forrester JS et al. Myocardial contractile reserve on dobutamine echocardiography predicts late spontaneous improvement in cardiac function in patients with recent onset idiopathic dilated cardiomyopathy. *J Am Coll Cardiol.* 1999;34:1537-1544.

Oechslin EN, Attenhofer Jost CH, Rojas JR et al. Long-term follow-up of 34 adults with isolated left ventricular noncompaction: a distinct cardiomyopathy with poor prognosis. *J Am Coll Cardiol.* 2000;36:493-500.

Pereira NL, Dec GW. Restrictive and infiltrative cardiomyopathies. In: Crawford MH et al., eds. *Cardiology.* 2nd ed. Philadelphia: Mosby and Elsevier Limited. 2004:983-992.

Pieroni M, Chimenti C, De Cobelli F et al. Fabry's disease cardiomyopathy, echocardiographic detection of endomyocardial glycosphingolipid compartmentalization. *J Am Coll Cardiol.* 2006;47:1663-1671.

Saghir M, Areces M, Makan M. Strain rate imaging differentiates hypertensive cardiac hypertrophy from physiologic cardiac hypertrophy (athlete's heart). *J Am Soc Echocardiogr.* 2007;20:151-157.

Sallach JA, Klein AL. Tissue Doppler imaging in the evaluation of patients with cardiac amyloidosis. *Curr Opin Cardiol.* 2004;19:464-471.

Schmitt K, Tulzer G, Merl M et al. Early detection of doxorubicin and daunorubicin cardiotoxicity by echocardiography: diastolic vs. systolic parameters. *Eur J Pediatr.* 1995;154:201-204.

Sokol L, Vincelj J, Saric M. Echocardiographic assessment of diagnosis and prognosis of biopsy-proven amyloid cardiomyopathy. *Med Arh.* 2005;59:388-390.

Wynne J, Braunwald E. The cardiomyopathies and myocarditides. In: Zipes DP et al., eds. *Braunwalds's Heart Disease: A Textbook of Cardiovascular Medicine.* 7th. ed. Philadelphia: Elsevier Saunders. 2005:1751-1806.

Doenças Sistêmicas

CAPÍTULO 21

Imran S. Syed ▪ Charles J. Bruce ▪ Heide M. Connolly

1. Um homem de rua de 56 anos com um índice de massa corporal de 17 kg/m² e recentemente diagnosticado com cardiomiopatia é submetido a um ecocardiograma. As seguintes variáveis do Doppler são obtidas. Integral de velocidade-tempo do trato de saída ventricular esquerdo (IVTTSVE) = 36 cm; IVT da válvula aórtica = 40 cm; diâmetro do TSVE = 2,2; frequência cardíaca = 86 bpm; área de superfície corporal = 1,9 m². Nenhuma doença cardíaca valvular significante é identificada. Qual deficiência nutricional é mais provável?
   A. Deficiência de selênio.
   B. Deficiência de tiamina.
   C. Deficiência de carnitina.
   D. Deficiência de fosfato.
   E. Deficiência de vitamina B_{12}.

2. Envolvimento cardíaco na hemocromatose hereditária tipicamente se manifesta como:
   A. Ventrículo esquerdo dilatado e função sistólica.
   B. Espessura aumentada da parede ventricular esquerda (VE).
   C. Anormalidades regionais da motilidade da parede.
   D. Hipertensão pulmonar.
   E. Efusão pericárdica.

3. Qual das seguintes deficiências nutricionais está associada ao desenvolvimento de cardiomiopatia dilatada?
   A. Vitamina B_{12}.
   B. Selênio.
   C. Ácido fólico.
   D. L-lisina.

4. Na doença de Chagas crônica, a ecocardiografia pode demonstrar:
   A. Granulomas cardíacos.
   B. Lesões císticas intracavitárias.
   C. Um aneurisma apical.
   D. Endocardite de Libman-Sacks.

5. Um homem de 22 anos se apresenta com 1 semana de piora de falta de ar associado a edema bilateral de membros inferiores. Três meses atrás ele foi submetido a tratamento de linfoma de Hodgkin. A onda E da velocidade de influxo mitral e a velocidade e' do anel mitral são 110 cm/s e 3 cm/s, respectivamente. Não existem anormalidades valvulares significantes. Uma pequena efusão pericárdica circunferencial está presente. A explicação mais provável para esses achados é:
   A. Etiologia não cardíaca.
   B. Anemia severa.
   C. Cardiotoxidade precoce pela doxorrubicina.
   D. Doença cardíaca induzida por radiação.

6. Um garoto de 15 anos com ataxia severa é encaminhado para um ecocardiograma. Qual das seguintes constelações de achados ecocardiográficos é mais caraterística da ataxia de Friedreich?
   A. Cardiomiopatia dilatada.
   B. Hipertrofia VE severa mimetizando a cardiomiopatia hipertrófica.
   C. Dimensões VE normais, função VE sistólica preservada com disfunção diastólica severa isolada.
   D. Anormalidades regionais da mobilidade da parede numa distribuição não coronariana.

7. Um paciente com hipertensão de longo prazo mal controlada e insuficiência renal crônica em tratamento por hemodiálise é submetido a um ecocardiograma. O tamanho VE e a função sistólica são normais. Existe um aumento concêntrico da espessura da parede. Existe grande aumento atrial esquerdo. A relação E/A é 2,0, e a relação E/e' é 25. As válvulas mitral e aórtica estão espessadas e calcificadas e associadas a regurgitação aórtica, mitral e tricúspide moderadas. Existe severa calcificação anular mitral. A pressão sistólica do ventrículo direito (VD) é 60 mmHg. Uma pequena efusão pericárdica está presente. Qual dos seguintes testes deve ser realizado no momento do ecocardiograma para excluir envolvimento cardíaco com amiloide?
A. Contagem completa de células sanguíneas.
B. Nível de creatinina sérica.
C. Peptídeo natriurético cerebral sérico.
D. Raios X de tórax.
E. Eletrocardiograma (ECG).

8. Qual dos seguintes achados ecocardiográficos é mais provavelmente encontrado em um paciente com granulomatose de Wegener?
A. Anormalidades regionais da motilidade da parede não confinadas a um território arterial coronariano específico.
B. Aumento concêntrico da espessura da parede e fisiologia restritiva compatível com uma cardiomiopatia infiltrativa.
C. Perfuração da cúspide aórtica com regurgitação aórtica severa.
D. Grande efusão pericárdica com tamponamento cardíaco.

9. Função sistólica reduzida com dimensão VE normal é notada em um ecocardiograma transtorácico. Qual das seguintes condições que podem causar redução da fração é mais frequentemente associada a dimensão cavitária VE normal?
A. Amiloidose.
B. Sarcoidose.
C. Hemocromatose.
D. Vírus da imunodeficiência humana (HIV).
E. Excesso de álcool.

10. Um homem de 45 anos com sintomas de insuficiência cardíaca é encaminhado para um ecocardiograma transtorácico. Qual das seguintes características ecocardiográficas sugere que a insuficiência cardíaca pode ser relacionada a sarcoidose?
A. Disfunção VE com discinesia apical e função cardíaca basal preservada.
B. Ventrículo esquerdo aumentado com hipocinesia envolvendo o septo ventricular anterior e parede inferolateral.
C. Tamanho da cavidade VE normal com espessura aumentada da parede VE e obstrução do TSVE.
D. Aumentos atrial e ventricular direitos com função sistólica reduzida e função sistólica ventricular esquerda normal.

11. Uma mulher caucasiana de 20 anos se apresenta com achados de dispneia progressiva e edema 3 semanas após dar a luz a gêmeos. Durante a gravidez e na visita de acompanhamento, a pressão sanguínea sistólica foi aproximadamente 100 mmHg. Um ecocardiograma demonstra discreto aumento VE com redução severa da função sistólica global. Qual das características clínicas da paciente é um fator de risco para sua condição cardiovascular?
A. Idade.
B. Primeira gestação.
C. Raça.
D. Gestação de gêmeos.
E. Pressão arterial.

12. Uma mulher de 45 anos se apresenta com dispneia. Ela tem uma história antiga de linfoma de Hodgkin e recebeu cobertura por radiação muitos anos atrás. Um ecocardiograma é solicitado. Qual dos seguintes achados ecocardiográficos deverá sugerir doença cardiovascular relacionada à radiação nesta paciente?
A. Hipertrofia VE.
B. Espessamento e regurgitação multivalvular.
C. Dilatação de aorta ascendente.
D. Efusão pericárdica.

13. Qual dos tópicos a seguir é uma manifestação cardiovascular típica da doença pelo HIV?
A. Mixoma atrial.
B. Cardiomiopatia hipertrófica.
C. Efusão pericárdica.
D. Rabdomioma.

14. Uma mulher de 60 anos tem história de hipertensão lábil. Ela se queixa de dor de cabeça severa, diaforese, dor torácica central e profunda falta de ar, com duração de 20 minutos, logo após uma histerectomia abdominal total. A pressão sanguínea é 130/85 mmHg no braço direito e 140/90 mmHg no braço esquerdo. Achados adicionais são quarta bulha cardíaca e crepitações bibasais.

O raio X de tórax demonstra edema pulmonar. O ECG demonstra taquicardia sinusal, hipertrofia VE e depressão generalizada do segmento ST. Um ecocardiograma demonstra acinesia dos segmentos VE médio e apical. A fração de ejeção VE é 25%. Uma angiografia coronariana é realizada e é normal. A explicação mais provável para estes achados é:
A. Vasospasmo arterial coronariano.
B. Tromboembolismo arterial coronariano.
C. Feocromocitoma.
D. Síndrome de Cushing.

15. Uma mulher de 61 anos tem artrite reumatoide de longa data e é encaminhada para um ecocardiograma para avaliar dispneia. Qual das seguintes características ecocardiográficas é uma manifestação de envolvimento cardíaco reumático?
A. Prolapso valvar mitral bicúspide com regurgitação mitral.
B. Espessamento e imobilidade dos folhetos valvares tricúspides com regurgitação tricúspide.
C. Efusão pericárdica com tamponamento fisiológico.
D. Anormalidades regionais da mobilidade da parede e disfunção diastólica.

16. Uma mulher de 67 anos sem história prévia de doença cardíaca se apresenta com dor torácica severa e dispneia nas últimas 24 horas. ECG inicial demonstra elevação do ST nas derivações precordiais anteriores e ela é levada emergencialmente ao laboratório de cateterismo cardíaco. A angiografia coronariana demonstra somente discreta doença arterial coronariana epicárdica. O ecocardiograma é realizado, e as imagens representativas de 4 câmaras diastólica final e sistólica final são mostradas na Figura 21-1.

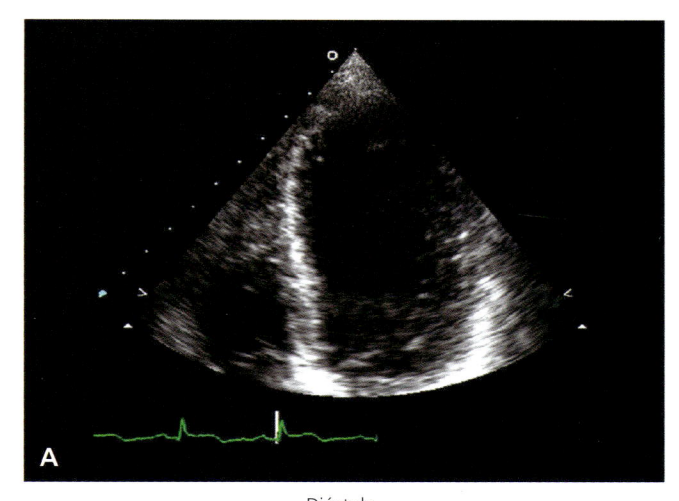

Diástole
Fig. 21-1A

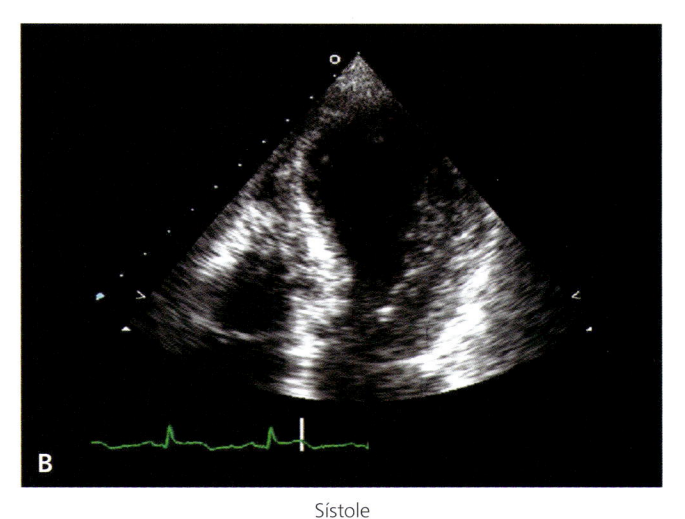

Sístole
Fig. 21-1B

Qual das seguintes alternativas deve estar presente neste paciente?
A. Disfunção sistólica VE persistente em um ano.
B. Obstrução dinâmica do TSVE.
C. Biomarcadores cardíacos marcadamente elevados.
D. Aumento do ácido 5-hidróxi-indolacético.

17. Uma mulher de 66 anos que aparenta ser mais jovem que a sua idade real se apresenta com queixa de dispneia, artralgias e edema de suas mãos e pés. Um ecocardiograma é realizado e a projeção de eixo curto é fornecida na Figura 21-2.

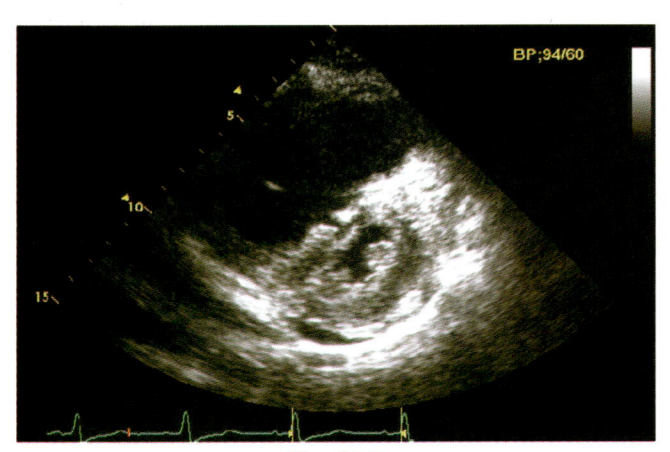

Fig. 21-2

Qual é o diagnóstico mais provável?
A. Amiloidose cardíaca.
B. Esclerodermia.
C. Hemocromatose.
D. Atrite reumatoide.

18. Um ecocardiograma transesofágico (ETE) é obtido de uma mulher de 29 anos que se apresenta com surtos de artralgias, febre baixa, dor torácica, *rash* cutâneo e fotossensibilidade. Não apresenta história de uso de drogas ilícitas. O raio X de tórax demonstra pequenas efusões pleurais bilaterais. Os testes laboratoriais iniciais demonstram uma discreta hemocitose, nível de creatinina elevado a 1,5 mg/dL e uma taxa de sedimentação eritrocitária elevada de 45 mm/h. Com base na imagem do ETE (120 graus) mostrada na Figura 21-3, o diagnóstico mais provável é:
A. Uso de alcaloides de ergot.
B. Endocardite infecciosa.
C. Endocardia de Libman-Sacks.
D. Doença reumática da válvula mitral.

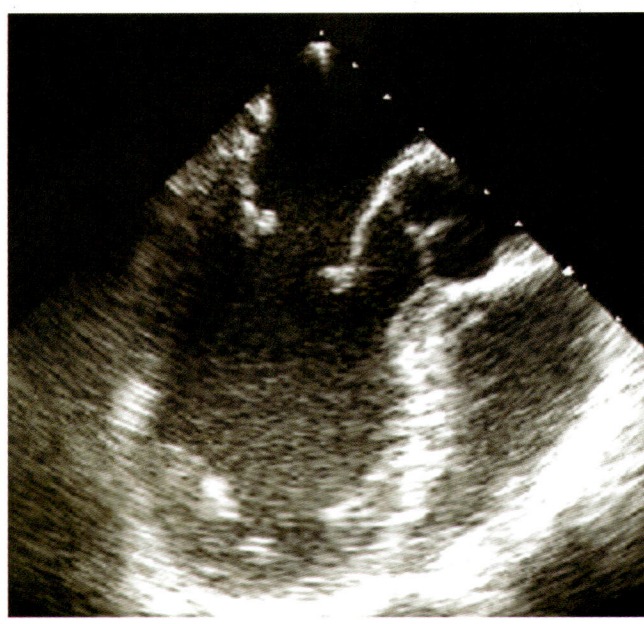

Fig. 21-3

19. Um homem de 20 anos está sendo avaliado por palpitações. O exame físico é inocente exceto por lesões cutâneas vermelhas envolvendo a virilha. O ECG demonstra hipertrofia VE e o ecocardiograma demonstra aumento concêntrico da espessura da parede medindo 18 mm. As lesões de pele são mostradas na Figura 21-4.

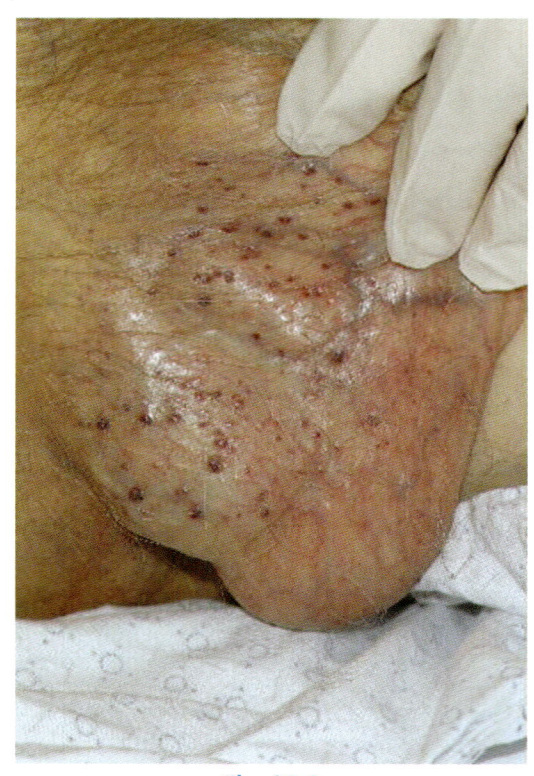

Fig. 21-4

Qual das seguintes condições mais provavelmente é a responsável pelos achados ecocardiográficos neste paciente?
A. Acromegalia.
B. Amiloide.
C. Doença de Fabry.
D. Cardiomiopatia hipertrófica.

20. Um garoto de 1 ano tem história de vertigens. Sua mãe se lembra que um ecocardiograma pré-natal foi anormal, mas ela foi tranquilizada e orientada no sentido de que um acompanhamento por ecocardiografia seria suficiente. Ele é uma criança ativa e não apresenta sintomas cardiovasculares. O exame físico é inocente, exceto pela lesão de pele mostrada (Fig. 21-5A). Um ecocardiograma é obtido (Fig. 21-5B).

Qual afirmativa abaixo descreve o melhor curso de conduta para este paciente?

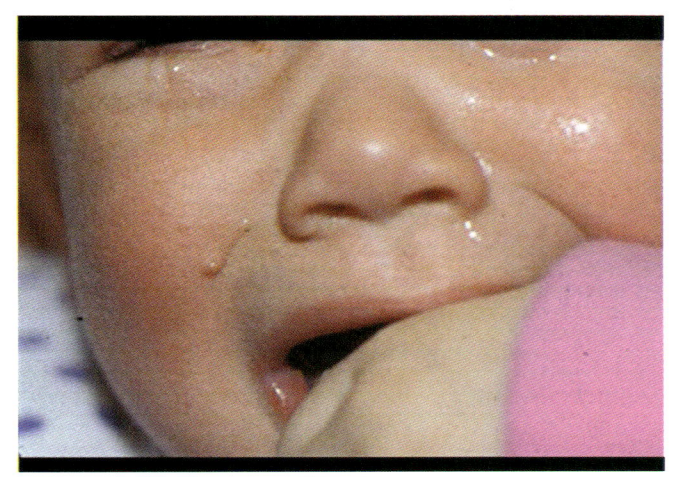

Fig. 21-5A

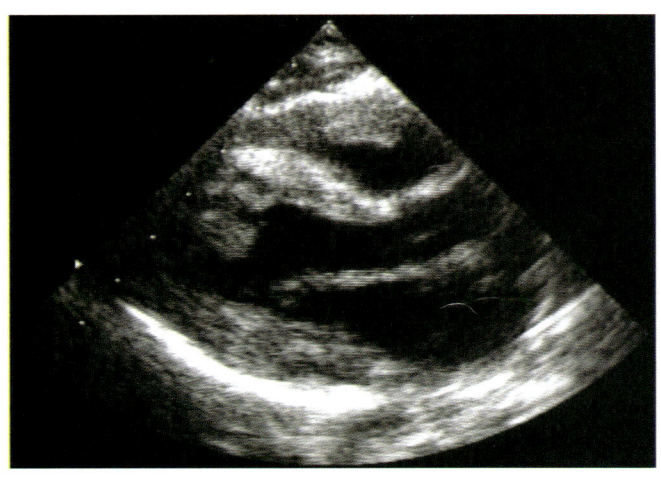

Fig. 21-5B

A. Tranquilizar e encaminhar para ecocardiografia de acompanhamento em 1 ano.
B. Tomografia computadorizada de corpo inteiro é indicada para identificação do tumor primário.
C. O prognóstico é ruim e, portanto, a ressecção cirúrgica não é recomendada.
D. Ressecção cirúrgica é indicada agora para prevenir posterior crescimento e dano a estruturas cardíacas sensíveis.

21. Um homem de 23 anos é encaminhado para um ecocardiograma devido a um mediastino alargado visto em um raio X de tórax realizado durante um exame físico pré-admissional de rotina. Ele tem história de deslocamento de retina na infância. Seu avô morreu subitamente de causa desconhecida. As imagens pertinentes do ecocardiograma são mostrados na Figura 21-6.

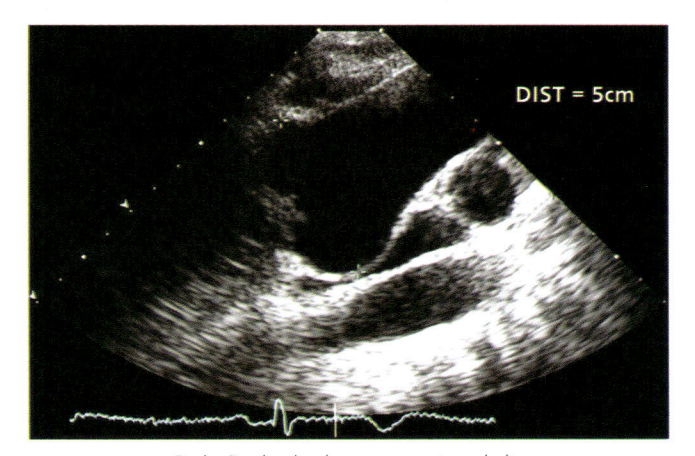

Projeção de eixo longo paraesternal alta
Fig. 21-6

Qual das opções a seguir é o melhor curso de ação?
A. ETE para melhor avaliação da aorta e da válvula aórtica.
B. Consulta com cirurgião cardíaco para troca eletiva de arco aórtico.
C. Tratamento com betabloqueadores, evitar levantamento de peso e reavaliação em 6 meses.
D. Tratamento com losartan, evitar levantamento de peso e reavaliação em 1 ano.

22. Uma mulher asiática de 29 anos é encaminhada à ecocardiografia para avaliação de fadiga e um sopro notado no exame físico. Características pertinentes ao exame físico incluem inabilidade de medir a pressão arterial no braço esquerdo, um ruído na carótida esquerda e na subclávia e um longo sopro diastólico em decrescendo. Um ruído abdominal também é notado.

Os testes laboratoriais são marcados por uma leve anemia normocítica e elevada taxa de sedimentação eritrocitária e proteína C reativa também aumentada. Um ecocardiograma é obtido. A aorta ascendente está dilatada medindo 45 mm no nível médio ascendente; a dimensão do seio é normal. Outras imagens pertinentes são demonstradas na Figura 21-7.

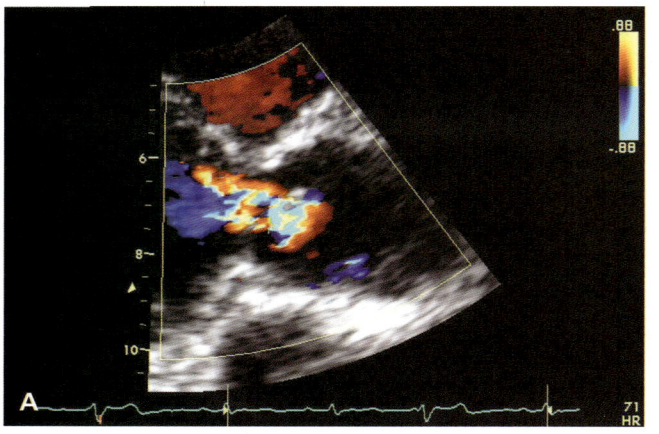

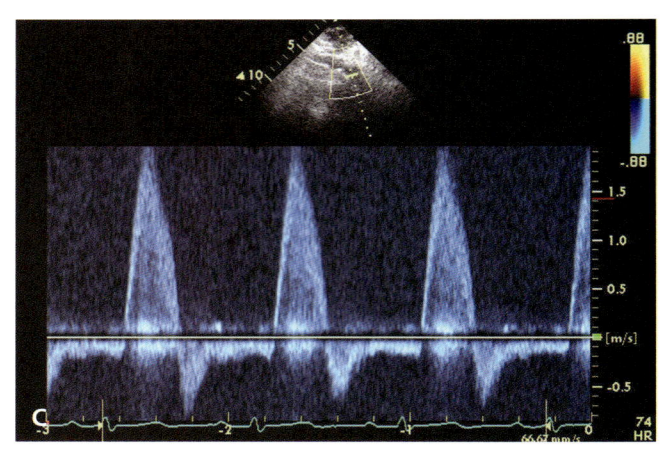

Doppler de onda pulsada da aorta abdominal
Fig. 21-7C

Eixo longo paraesternal com doppler colorido e aproximação da válvula aórtica
Fig. 21-7A

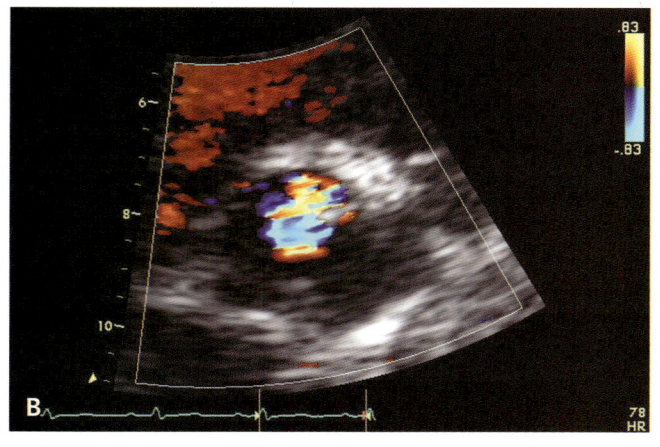

Qual dos seguintes diagnósticos é mais provavel neste paciente?
A. Síndrome de Marfan.
B. Arterite de Takayasu.
C. Doença aneurismática familiar da aorta torácica.
D. Espondilite anquilosante.

23. Uma paciente com diagnóstico de carcinoide metastático se apresenta ao laboratório de ecocardiografia para avaliação. Ela tem características de aumento do coração direito com disfunção associada a regurgitação valvar tricúspide. Imagens adicionais de eco Doppler do trato de saída VD são obtidas.

O que as imagens de ecoDoppler na Figura 21-8 demonstram?

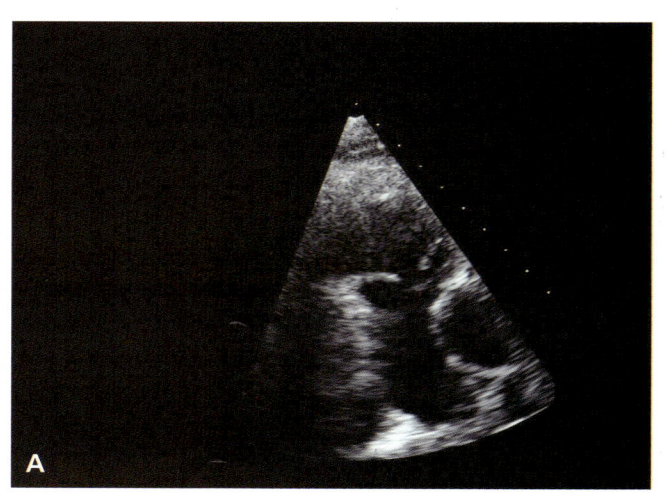

Eixo curto paraesternal com doppler colorido e aproximação da válvula aórtica
Fig. 21-7B

Fig. 21-8A

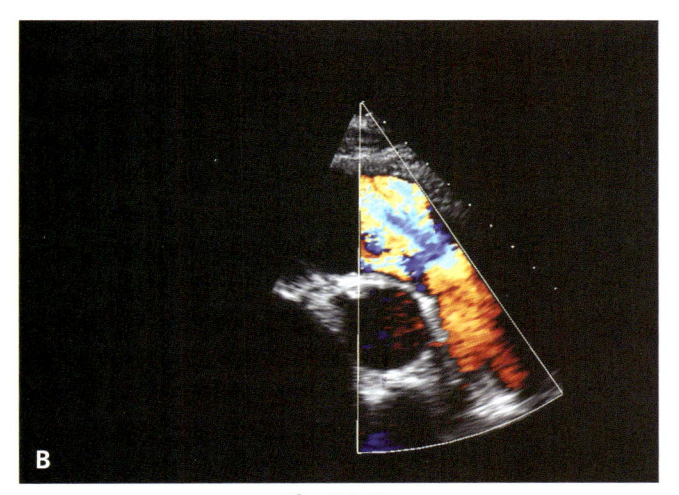

Fig. 21-8B

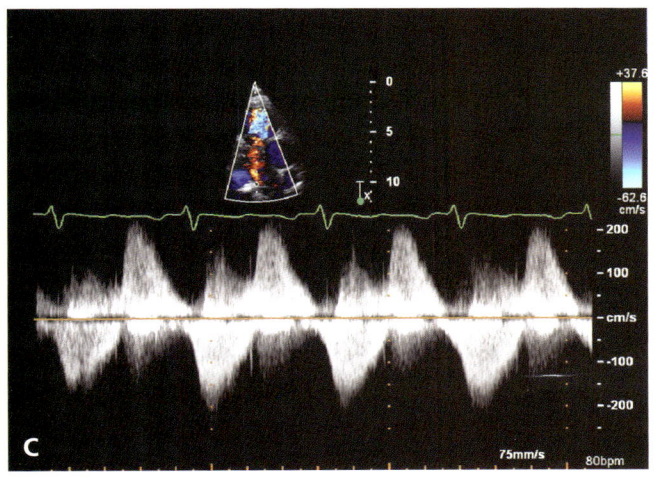

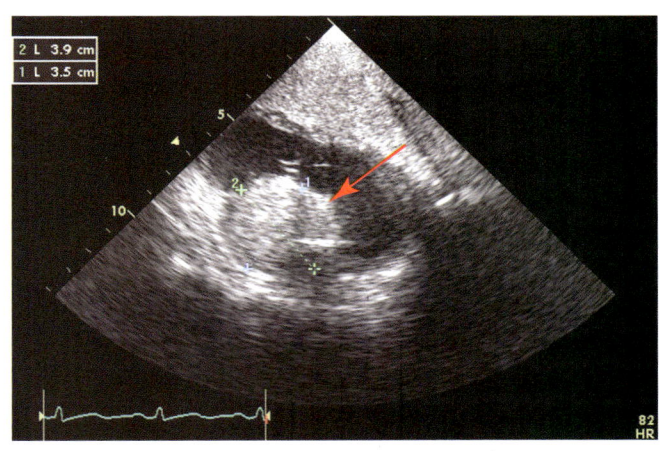

Projeção de eixo longo subcostal
Fig. 21-9

Fig. 21-8C

A. Efusão pericárdica.
B. Pericardite constritiva.
C. Hipertrofia VE.
D. Cardiomiopatia restritiva.

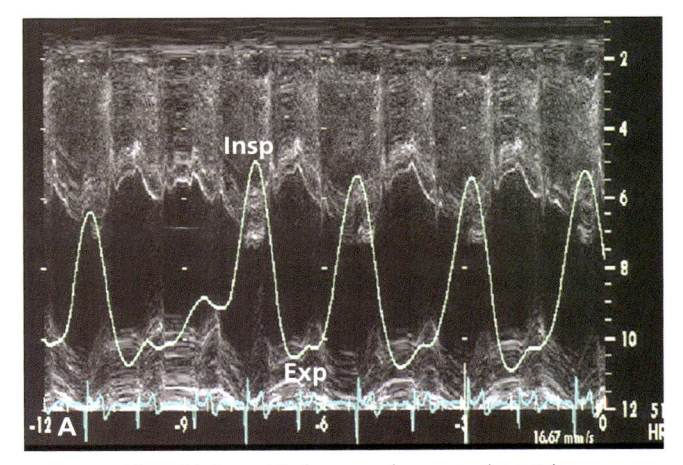

Modo M do ventrículo esquerdo com espirometria
Fig. 21-10A

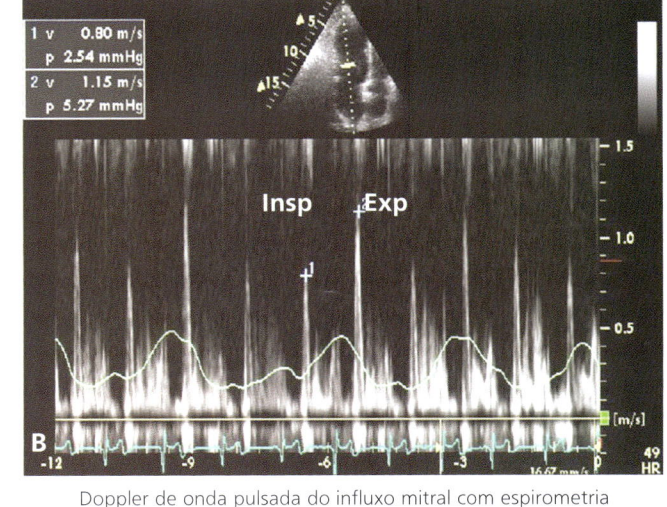

A. Regurgitação valvar pulmonar severa.
B. Estenose valvar pulmonar severa.
C. Hipertensão pulmonar severa.
D. Ducto arterioso patente.

24. Um paciente com história de *flushing*, diarreia e perda de peso se apresenta para avaliação ecocardiográfica. O achado na Figura 21-9 é notado (veja seta).
    Qual é a causa mais provável para este achado?
    A. Paraganglioma secretor de catecolamina extrassuprarrenal (feocromocitoma extra-adrenal).
    B. Trombo.
    C. Carcinoide metástico.
    D. Aneurisma de artéria coronária.

25. O modo M VE, Doppler de onda pulsada (OP) do influxo mitral e Doppler da veia hepática na Figura 21-10 foram obtidos de um homem de 56 anos com história prévia de doença de não Hodghin e radioterapia. Qual complicação associada a radiação está presente?

Doppler de onda pulsada do influxo mitral com espirometria
Fig. 21-10B

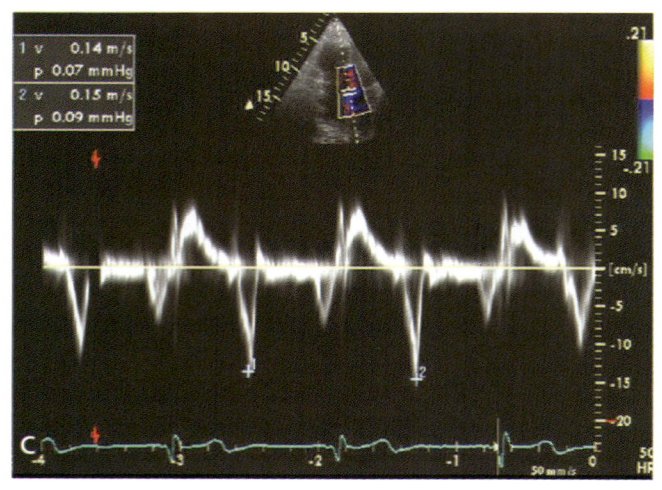

Doppler tecidual do anel mitral médio
Fig. 21-10C

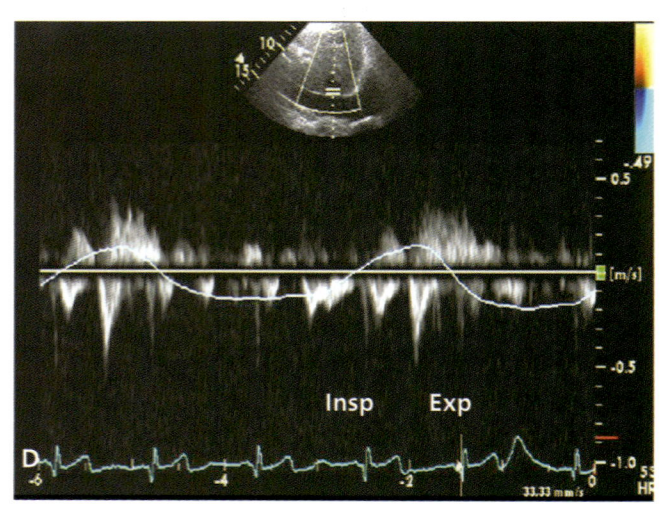

Doppler de onda pulsada de veia hepática
Fig. 21-10D

CASO 1

Um homem de 54 anos se apresenta com dispneia progressiva. O exame físico é compatível com insuficiência cardíaca congestiva e também revela um sopro III/VI holossistólico apical. O ECG demonstra taquicardia sinusal e nehuma outra anormalidade. O ecocardiograma é realizado com e sem contraste. Veja Vídeos 21-1A e B da projeção 4 câmaras sem e com contraste e Figura 21-11 do Doppler OP do influxo mitral.

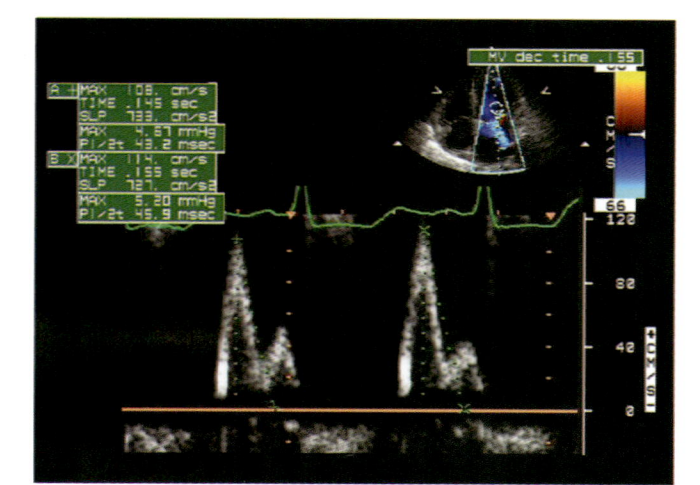

Fig. 21-11

26. Qual é o diagnóstico mais provável?
   A. Cardiomiopatia hipertrófica apical.
   B. Doença de Gaucher.
   C. Doença de Fabry.
   D. Doença endomiocárdica eosinofílica.

27. Qual dos seguintes tópicos está tipicamente associado a esta condição?
   A. Regurgitação aórtica
   B. Envolvimento VE isolado.
   C. Obstrução do TSVE.
   D. Cardiomiopatia restritiva.

CASO 2

Uma mulher de 72 anos com dor torácica e elevação do ST no ECG é submetida a angiografia coronária que demonstra aterosclerose coronariana mínima. A ventriculografia esquerda é realizada e um quadro sistólico final é mostrado na Figura 21-12.

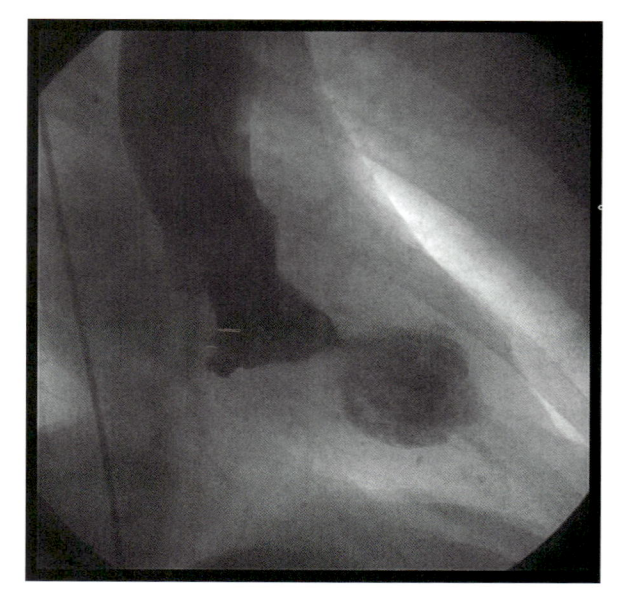

Fig. 21-12

A paciente é transferido para UTI, onde se torna hipotensa e desenvolve sopro cardíaco sistólico. Um ecocardiograma de urgência é realizado.

28. Com base nas imagens ecocardiográficas nos Vídeos 21-2A e B, a causa da hipotensão é:
    A. Ruptura de músculo papilar.
    B. Obstrução do TSVE.
    C. Defeito septal ventricular.
    D. Regurgitação aórtica aguda severa.
29. Qual é o curso de ação mais apropriado?
    A. Dobutamina.
    B. Fenilefrina, betabloqueio cuidadoso e administração de fluidos.
    C. Cirurgia de urgência para reparo de músculo papilar.
    D. Fechamento percutâneo com um dispositivo de oclusão de Amplatzer.

CASO 3

Um homem de 68 anos que é um ex-ciclista de competição se apresenta com dispneia gradualmente progressiva e tontura. O ECG demonstra pequenas ondas Q nas derivações inferiores e voltagem normal. Avaliação laboratorial inicial incluindo contagem de células vermelhas e bioquímica sérica são normais. Um ecocardiograma é realizado (Veja Vídeos 21-3A e B e Figura 21-13).

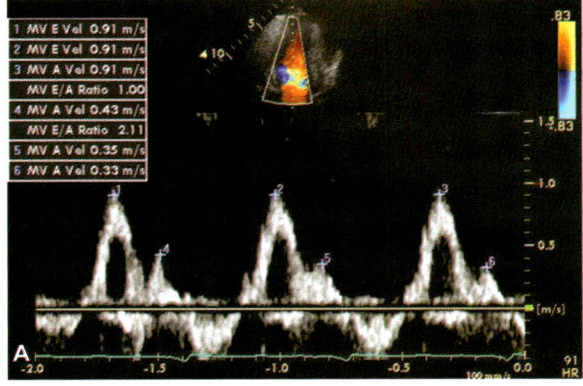

Doppler de onda pulsada do influxo mitral
Fig. 21-13A

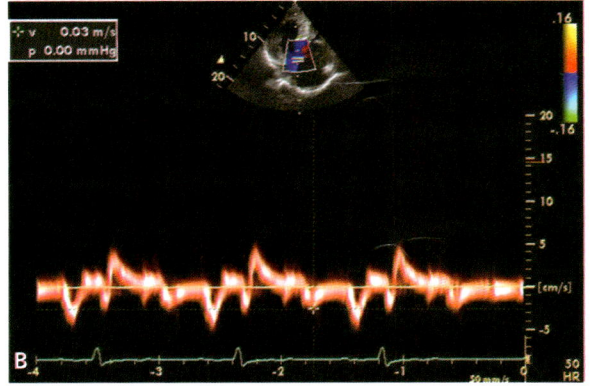

Doppler tecidual do anel mitral médio
Fig. 21-13B

30. Qual é o diagnóstico mais provável?
    A. Amiloidose cardíaca.
    B. Cardiomiopatia hipertrófica.
    C. Coração de atleta.
    D. Doença cardíaca hipertensiva.
    E. Hemocromatose.
31. Qual dos tópicos a seguir é mais útil na distinção deste diagnóstico com outras causas de espessura aumentada da parede VE?
    A. Enchimento com fisiologia restritiva.
    B. Movimento sistólico anterior do aparato mitral.
    C. Velocidade e' normal.
    D. Relação inversa entre massa VE e voltagem ECG.

CASO 4

Uma mulher de 46 anos se apresenta ao seu médico com tonteira e pré-síncope por 2 dias e um relato de falta de ar progressiva aos esforços no último mês. O exame mostra distensão venosa jugular, bulhas cardíacas suaves e edema sem cacifo dos pés, bilateral. O ECG demonstra bradicardia sinusal e complexos QRS de baixa voltagem.

Um ecocardiograma é obtido, e as imagens 2D pertinentes são mostradas nos Vídeos 21-4 A-C. A velocidade e' anular mitral é 80 cm/s.

32. A explicação mais provável para a constelação de achados neste paciente é:
    Qual é o local de ligação da vegetação na válvula mitral?
    A. Câncer de mama.
    B. Amiloidose cardíaca.
    C. Hipotireodismo.
    D. Insuficiência renal.
    E. Lúpus eritomatoso sistêmico.
33. O melhor próximo curso de ação é:
    A. Observação até que uma etiologia específica seja definida e tratar a desordem subjacente.
    B. Anti-inflamatórios não esteroidais.
    C. Altas doses de esteroides orais.
    D. Periocardiocentese gerada por ecocardiograma.
34. Com a terapia apropriada, qual dos seguintes parâmetros ecocardiográficos mais provavelmente irá reduzir?
    A. Intervalo de contração isovolumétrica.
    B. Integral velocidade tempo do TSVE.
    C. Velocidade diastólica anular mitral.
    D. Velocidade sistólica anular mitral.

CASO 5

Um homem de 50 anos é admitido com palpitações, dispneia, síncope recorrente e fraqueza transitória do braço esquerdo. O exame físico mostra um pulso delimitado, cianose e baqueteamento. Uma varredura por tomografia computadorizada da cabeça é normal. Um ETE é realizado e solução salina agitada é administrada pela veia anticubital esquerda. A manobra de Valsalva não é realizada. As imagens transesofágicas representativas são mostradas nos Vídeos 21-5A-C.

35. A explicação mais provável para os achados ecocardiográficos é:
   A. Veia cava superior esquerda persistente.
   B. *Shunt* intrapulmonar.
   C. Forame oval patente.
   D. Defeito septal atrial do tipo seio venoso.

36. O melhor tratamento para esta condição é:
   A. Transplante hepático.
   B. Fechamento percutâneo.
   C. Fechamento cirúrgico.
   D. Anticoagulação com warfarina.

CASO 6

Uma mulher de 25 anos com história de adrenalectomia bilateral por síndrome de Cushing é submetida a um ecocardiograma transtorácico por palpitação e falta de ar. O exame físico é inocente exceto por lesões pigmentadas nos lábios. As lesões labiais são mostradas na Figura 21-14 e as imagens ecocardiográficas representativas são mostradas nos Vídeos 21-6A e B.

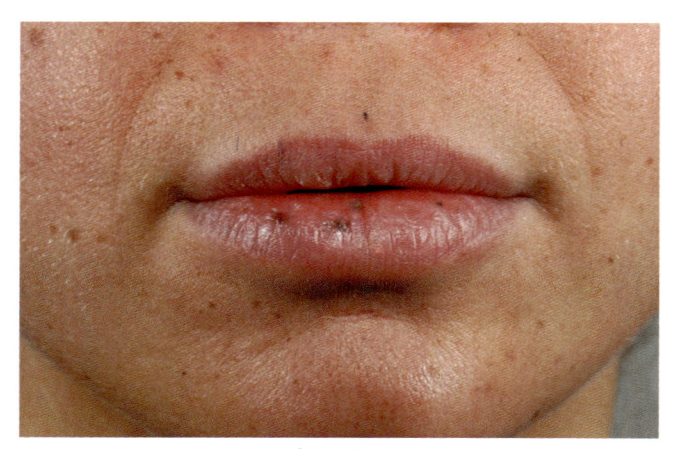

Fig. 21-14

37. O diagnóstico mais provável da anormalidade vista no ecocardiograma é:
   A. Angiossarcoma.
   B. Endocardite fúngica.
   C. Mixoma.
   D. Carcinoma de célula renal.
   E. Trombos.

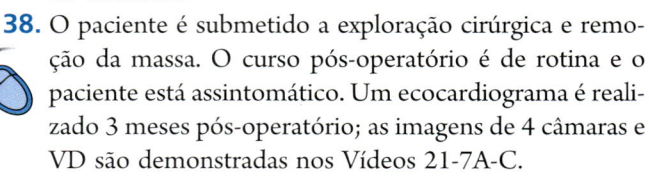

38. O paciente é submetido a exploração cirúrgica e remoção da massa. O curso pós-operatório é de rotina e o paciente está assintomático. Um ecocardiograma é realizado 3 meses pós-operatório; as imagens de 4 câmaras e VD são demonstradas nos Vídeos 21-7A-C.

A explicação mais provável para o achado mostrado no ecocardiograma de acompanhamento é:
   A. TAC (tumor amorfo calcificado).
   B. Doença metastática.
   C. Trombose recorrente.
   E. Lesão sincrônica perdida no momento da primeira cirurgia.

CASO 7

Uma mulher de 52 anos é encaminhada para o laboratório de ecocardiografia para avaliação adicional de sintomas de fadiga, dispneia aos esforços e edema de extremidades dos membros inferiores.

Ela teve seu apêndice removido há muitos anos e lhe foi dito que havia um tumor no apêndice. Nenhuma informação adicional está disponível.

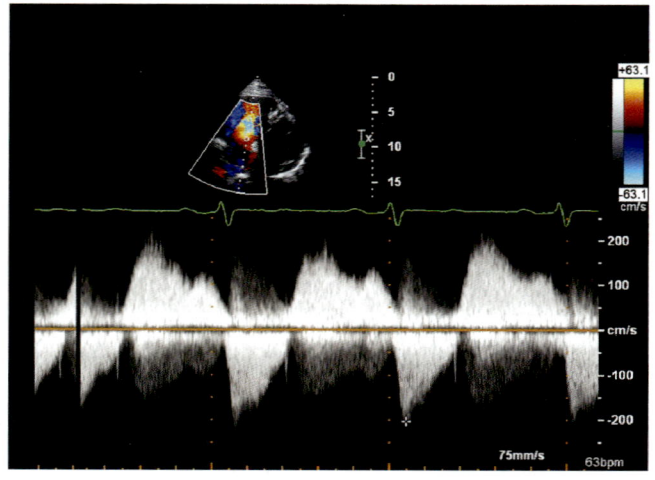

Sinal de doppler de onda contínua da válvula tricúspide
Fig. 21-15

39. Com base nas imagens ecocardiográficas na Figura 21-15 e Vídeos 21-8A e B, qual é a causa dos sintomas da paciente?

A. Doença cardíaca carcinoide.
B. Displasia arritmogênica VD.
C. Doença valvar relacionada a drogas.
D. Anomalias de Ebstein.

40. Qual dos seguintes testes irá ajudar a confirmar a suspeita clínica diagnóstica?
A. Nível sérico da enzima de conversão da angiotensina (ECA).
B. Aspirado de gordura subcutânea.
C. Hemograma completo com leucograma diferencial e esfregaço.
D. Ácido 5-hidroxindolacético urinário.

CASO 8

Uma mulher de 40 anos com fadiga e dispneia tem sopro sistólico e diastólico ao exame. Sua história prévia chama a atenção para dois abortos e uma história remota de trombose venosa profunda. Ela é submetida a uma avaliação incluindo um ecocardiograma (Veja Vídeo 21-9A-C).

41. Qual das seguintes afirmativas sobre as imagens de Doppler colorido em pacientes com regurgitação valvar aórtica é correta?
A. A escala do Doppler de fluxo colorido altera a avaliação subjetiva da regurgitação.
B. Medida da *vena contracta* não deve ser usada para avaliar o grau de regurgitação na presença tanto de regurgitação aórtica quanto mitral.
C. Dimensões normais da câmara VE excluem regurgitação aórtica severa.
D. Contraste ecocardiográfico auxilia na avaliação da severidade da regurgitação aórtica.

42. Com base nas características clínicas e ecocardiográficas mostradas, qual dos itens a seguir é o diagnóstico mais provável?
A. Doença cardíaca reumática.
B. Doença valvar relacionada a radiação.
C. Doença valvar relacionada a drogas.
D. Síndrome do anticorpo antifosfolipídico.

RESPOSTAS

1. RESPOSTA: B. Deficiência de selênio, tiamina e carnitina são todas associadas ao desenvolvimento de uma cardiomiopatia reversível que responde à reposição do mineral/vitamina deficiente. Deficiência de folato e B_{12} não são normalmente associados a cardiomiopatia. Deficiência de tiamina ou beribéri é normalmente vista nos pacientes alcoólatras com nutrição ruim e produz uma síndrome clínica que é caracterizada por insuficiência cardíaca de alto débito. Deficiência da selênio, também chamada doença de Keshan, é normalmente vista em pacientes submetidos a nutrição parenteral total ou em pacientes de áreas onde a comida é cultivada em solo com deficiência de selênio e resulta em dilatação cardíaca e insuficiência cardíaca sistólica. Deficiência de carnitina pode ser primária devido a defeito genético, ou secundária como um resultado de nutrição parenteral total ou doença renal ou hepática. Carnitina é necessária para metabolismo energético normal e função contrátil no coração e sua deficiência pode resultar em comprometimento sistólico.

A descrição de um homem de rua com um baixo índice de massa corporal e cardiomiopatia é suspeita de deficiência nutricional como uma etiologia potencial. As variáveis do Doppler mostradas nesta questão podem ser utilizadas para calcular o débito cardíaco e o índice cardíaco. Débito cardíaco = volume sistólico (área transversal × integral velocidade tempo do trato de saída ventricular [IVTTSVE]) × frequência cardíaca = $3{,}14 \times (\text{diâmetro TSVE})^2/4 \times 36 \times 86$ = 11,8 L/min.

Índice cardíaco = débito cardíaco/área de superfície corporal = 6,21 L/min/m². Embora a deficiência de selênio e carnitina possam também causar cardiomiopatia, somente a deficiência de tiamina causa insuficiência cardíaca de alto débito. A resposta correta é, portanto, (B) deficiência de tiamina.

2. RESPOSTA: A. Hemocromatose hereditária é uma doença de depósito de ferro, autossômica recessiva associada a mutação do Gene MEE ligado ao HLA e é vista quase totalmente em pessoas descendentes do Norte da Europa. Existe um acúmulo de ferro no coração, fígado, pâncreas, pele e gônadas. Quando o envolvimento cardíaco está presente, a doença está normalmente em estágio avançado com envolvimento de múltiplos órgãos (diabetes, cirrose, artrite e impotência) A severidade da disfunção miocárdica é proporcional à extensão do depósito miocárdico de ferro. Manifestações cardíacas incluem insuficiência cardíaca congestiva, arritmia e anormalidades de condução.

Achados ecocardiográficos normalmente consistem em leve dilatação ventricular esquerda (VE), disfunção sistólica VE, espessura da parede normal ou discretamente aumentada, válvulas cardíacas relativamente normais e aumento biatrial. O padrão de enchimento diastólico VE é normalmente restritivo e características morfológicas 2D são essencialmente aquelas da cardiomiopatia dilatada.

A resposta correta é (A) VE dilatado e disfunção sistólica. A espessura da parede VE pode estar discretamente aumentada, mas frequentemente é normal. Anormalidades regionais da motilidade da parede não estão tipicamente presentes. Embora hipertensão pulmonar secundária possa estar presente decorrente da fisiologia VE restritiva, este não é um achado proeminente. Efusão pericárdica não é típica.

3. RESPOSTA: B. Deficiência de selênio, também chamada doença de Keshan, está associada a cardiomiopatia dilatada reversível que responde a reposição de selênio. Deficiência de selênio pode ser vista em pacientes recebendo nutrição parenteral total e em pacientes de regiões onde o alimento é cultivado em solo com deficiência de selênio (ela foi originalmente descoberta na China). Na forma aguda, pode resultar em choque cardiogênico, edema pulmonar e arritmias. Na forma crônica, se apresenta como dilatação VE e disfunção sistólica. Deficiência de vitamina B_{12}, ácido fólico e L-lisina não são normalmente associados a cardiomiopatia.

4. RESPOSTA: C. A doença de Chagas (tripanossomíase americana) é endêmica na América Latina. Em pacientes infectados, o músculo cardíaco é invadido por um parasita protozoário, o *Trypanosoma cruzi*. Anormalidades ecocardiográficas incluem aumento biventricular, adelgaçamento da parede ventricular, trombo mural e um característico aneurisma apical.

Granulomas cardíacos não caseosos são uma característica da sarcoidose. Lesões císticas cardíacas intracavitárias ou cistos hidáticos são características de infecção parasitária com *Echinococcus granulosus*. Endocardite de Libman-Sacks se refere a uma endocardite não bacteriana com lesões valvulares verrucosas que são tipicamente encontradas sobre as válvulas mitrais de pacientes com desordens autoimunes e algumas malignidades.

5. RESPOSTA: C. Neste paciente, a relação E/e' é 37 compatível com marcada elevação das pressões de enchimento. Esta observação aponta tanto para cardiotoxidade por antraciclina ou doença miocárdica induzida por radiação, uma vez que ambas as condições podem-se associar com disfunção diastólica severa. Manifestações da doença cardíaca induzida por radiação normalmente ocorre nos anos após a terapia. Portanto, a explicação mais provável para esses achados é a toxicidade precoce por doxorrubicina. Na versão da disfunção diastólica severa, uma explicação cardíaca para os sintomas do paciente é mais provável. A velocidade anular mitral não deve ser afetada pela anemia *per se*, embora a anemia em adição a disfunção diastólica neste paciente em particular é uma possibilidade. Anemia causa o aumento da velocidade de influxo mitral secundariamente ao estado generalizado de alto fluxo.

Doxorrubicina é uma antraciclina, e a incidência de cardiotoxicidade é relacionada à dose cumulativa administrada. O risco é aumentado em pacientes com doença cardíaca subjacente, quando as antraciclinas são utilizadas concomitantemente com outros agentes cardiotóxicos ou radiação, e em pacientes submetidos a subsequentes transplantes de células hematopoiéticas. Cardiotoxicidade pode ocorrer precoce (usualmente em torno de 3 meses após o tratamento) ou pode ocorrer tardiamente (algumas vezes décadas após o tratamento ser completado) se apresentando como uma cardiomiopatia dilatada não isquêmica.

6. RESPOSTA: B. Ataxia de Friedreich, uma desordem degenerativa autossômica recessiva, é a ataxia hereditária mais comum e se manifesta clinicamente por disfunção neurológica, cardiomiopatia e diabetes melito. Anormalidades ecocardiográficas são comuns, relatadas em 86% dos pacientes, e são úteis na confirmação do diagnóstico da ataxia de Friedreich, uma vez que o envolvimento cardíaco não está presente em outras desordens atáxicas. A anormalidade ecocardiográfica mais comum é o aumento concêntrico da espessura da parede ocasionalmente simulando a cardiomiopatia hipertrófica. Espessamento septal assimétrico e cardiomiopatia dilatada são incomuns. Outros achados incluem função VE globalmente reduzida e diâmetro VE diastólico final reduzido. Anormalidades regionais da motilidade da parede em uma distribuição não coronariana são tipicamente vistas em desordens infiltrativas, como a granulomatose de Wegener e sarcoidose.

7. RESPOSTA: E. Este paciente apresenta muitas das manifestações cardíacas típicas da insuficiência renal crônica. Essas incluem disfunção diastólica significante (manifestada pelo aumento atrial esquerdo e hemodinâmica de enchimento restritivo ao Doppler), espessamento valvar generalizado e efusão pericárdica, que usualmente não têm significância hemodinâmica se não for relacionada a pericardite urêmica aguda. Calcificação das vesículas resulta tanto em lesões regurgitantes quanto estenóticas. Calcificação anular mitral também é comum e causada pelo desarranjo do metabolismo do cálcio e do fósforo. Outros achados que podem ser encontrados incluem anormalidades regionais da motilidade da parede secundárias a doença arterial coronariana subjacente. Espessamento concêntrico da parede é frequentemente visto em pacientes com insuficiência renal crônica e é usualmente secundário a hipertensão de longa data, entretanto, outra complicação importante da insuficiência renal de longo prazo é a amiloidose. Uma importante característica de distinção entre espessamento de parede secundário a hipertensão *versus* amiloide é a voltagem baixa ou inapropriadamente normal vista no eletrocardiograma (ECG) na amiloidose. Portanto, é importante rever o ECG quando se encontra espessamento concêntrico da parede neste contexto clínico.

8. RESPOSTA: A. Granulomatose de Wegener é uma vasculite necrosante sistêmica de pequenos vasos caraterizada por lesões granulomatosas com predileção pelo envolvimento pulmonar e renal. Pesquisas recentes identificaram uma alta frequência de anormalidades ecocardiográficas que parecem relacionadas à granulomatose de Wegener e são associadas a mortalidade aumentada, embora o envolvimento cardíaco frequentemente seja clinicamente silencioso. Anormalidades regionais da motilidade da parede que não são confinadas a uma distribuição arterial coronariana típica são um achado típico visto em desordens infiltrativas, como a granulomatose de Wegener, sarcoidose e amiloidose cardíaca. Quando presente em pacientes jovens com um perfil de baixo risco cardiovascular, a granulomatose de Wegener e a sarcoidose devem ser consideradas. Em pacientes com granulomatose de Wegener, a inflamação granulomatosa pode ser resolver com o tratamento incluindo resolução das anormalidades regionais da motilidade da parede. Embora efusões percárdicas sejam comuns, eles normalmente são pequenas e hemodinamicamente insignificantes. As válvulas aórtica e mitral podem ser envolvidas, mas a regurgitação valvular é raramente severa. Granulomatose de Wegener pode-se manifestar como uma cardiomiopatia, mas é normalmente uma cardiomiopatia dilatada isolada.

9. RESPOSTA: A. Doença cardíaca por amiloide é causada pela deposição extracelular de proteínas no miocárdio. Características ecocardiográficas típicas da amiloidose incluem espessamento da parede VE com evidência de disfunção diastólica. Na doença avançada o espessamento da parede progride resultando em uma cardiomiopatia restritiva com uma cavidade VE não dilatada ou pequena.

Sarcoidose é uma desordem granulomatosa não caseosa. Infiltração granulomatosa do miocárdio pode causar tanto disfunção sistólica quanto diastólica. Sarcoidose cardíaca pode-se apresentar como uma cardiomiopatia dilatada. Hemocromatose pode levar a uma cardiomiopatia dilatada caracterizada pela insuficiência cardíaca e distúrbios de condução, decorrente do excesso de depósito de ferro dentro do miocárdio. Envolvimento cardíaco na hemocromatose pode ser diagnosticado com base em avaliação clínica, testes laboratoriais especializados e imagem cardíaca. Vírus da imunodeficiência humana (HIV) causa cardiomiopatia dilatada em aproximadamente 1-3% dos pacientes com vírus da imunodeficiência adquirida.

As causas de dano cardíaco incluem toxicidade de drogas, infecção secundária, dano miocárdico pelo HIV e um processo autoimune e um processo autoimune induzido pelo HIV ou outras viroses cardiotrópicas, como Coxsackie vírus, altomegalovírus ou vírus de Epstein-Barr. Consumo excessivo de álcool pode levar a disfunção miocárdica. Acredita-se que o álcool seja tóxico aos miócitos cardíacos normais via dano por radical sem oxigênio e síntese anormal de proteínas cardíacas. Abstinência pode levar a uma melhora drástica na função cardíaca se a doença for diagnosticada precocemente.

10. RESPOSTA: B. Sarcoidose é uma desordem granulamatosa não caseosa. Pacientes com sarcoidose cardíaca devem ter uma história conhecida de sarcoidose ou o envolvimento cardíaco pode ser a primeira identificação da doença. As características ecocardiográficas típicas vistas na sarcoidose cardíaca incluem disfunção sistólica VE com anormalidades regionais da motilidade da parede que não seguem uma distribuição arteriana coronariana usual.

Achados adicionais na sarcoidose cardíaca incluem bloqueio atrioventricular, espessura anormal da parede e defeitos de perfusão afetando as regiões anterosseptal e apical.

Disfunção VE com discinesia apical e função cardíaca basal preservada sugere cardiomiopatia induzida por estresse. Nesta desordem, tipicamente a função contrátil dos segmentos médio e apical do ventrículo esquerdo estão deprimidas e existe uma hipercinesia compensatória das paredes basais, produzindo abaulamento do ápice com a sístole. Cardiomiopatia induzida por estresse (Síndrome de Takotsubo) é muito mais comum em mulheres do que homens e é frequentemente, mas não sempre, desencadeada por uma patologia aguda ou por estresse físico ou emocional. Tamanho normal da cavidade VE com espessamento aumentado da parede de VE e obstrução TSVE sugere cardiomiopatia hipertrófica. Cardiomiopatia hipertrófica tem um padrão autossômico dominante de herança, caracterizado por hipertrofia do ventrículo esquerdo, com manifestações clínicas variáveis e anormalidade morfológicas e hemodinâmicas. Em um subgrupo de pacientes, o local e a extensão da hipertrofia cardíaca resultam em obstrução do escoamento VE. Menos comumente, obstrução do escoamento pode ser visto com cardiomiopatia infiltrativa como a amiloidose. Aumento atrial e ventricular direito com função sistólica reduzida como um achado isolado deve ser incomum em pacientes com sarcoidose. Este achado pode sugerir um *shunt* esquerda-direita ao nível atrial ou da veia pulmonar. Alternativamente, isto pode ser visto em pacientes com cardiomiopatia arritmogênica VD.

11. RESPOSTA: D. A paciente se apresenta com sintomas de insuficiência cardíaca logo após o parto. A história clínica é compatível com cardiomiopatia periparto. Embora a etiologia da cardiomiopatia permaneça incerta, um número de fatores tem sido associado a risco aumentado. Esses fatores de risco incluem idade > 30 anos, multiparidade, descendentes de africanos, gestações de múltiplos fetos, história de pré-eclâmpsia, eclâmpsia, hipertensão pós-parto e terapia oral com tocolíticos.

12. RESPOSTA: B. Radiação no tórax pode causar doença cardiovascular tardia, a qual pode-se manifestar como dispneia. Causas possíveis incluem doenças do sistema de condução, doença arterial coronariana, constrição pericárdica, doença miocárdica, que se manifesta como uma cardiomiopatia restritiva, ou doença endocárdica. A doença endocárdica causa espessamento valvar, tipicamente afetando a fibrosa intervalvular aórtica mitral com calcificação e disfunção valvar associada. As válvulas do lado direito são afetadas menos comumente. Um exame de ecoDoppler abrangente é um excelente teste para determinar quando existe uma causa estrutural cardíaca da dispneia em uma paciente com radiação prévia.

Hipertrofia VE não deve ser esperada após radiação cardíaca. Este achado deve sugerir hipertensão sistêmica ou obstrução do trato de escoamento. Dilatação da aorta ascendente não é notada em pacientes com doença cardíaca induzida por radiação. Efusão pericárdica pode ocorrer durante radiação torácica, ou precocemente após o término, mas não deve ser esperada como uma complicação tardia de irradiação torácica.

13. RESPOSTA: C. Uma variedade de anormalidades cardíacas está associada a infecção pelo HIV. Complicações cardíacas da doença pelo HIV tendem a ocorrer tardiamente na doença e têm-se tornado mais prevalente com a melhora da longevidade. A manifestação clínica mais comum da doença cardíaca em pacientes com doença pelo HIV é a efusão pericárdica, ocorrendo em mais de 40%. Achados adicionais incluem cardiomiopatia dilatada, miocardite linfocítica, endocardite infecciosa, endocardite trombótica não bacteriana, tumores cardíacos, hipretensão pulmonar primária e disfunção VD.

Mixomas atriais são os tumores cardíacos benignos mais comuns em adultos, e rabdomiomas são os tumores cardíacos benignos mais comuns nas crianças, mas nenhum deles é associado à doença cardíaca relacionada ao HIV. Se presentes, os tumores cardíacos tendem a ser linfomas ou sarcoma de Kaposi. Cardiomiopatia hipertrófica não é associada a doença cardíaca relacionada ao HIV.

14. RESPOSTA: C. Vasospasmo coronariano e doença arterial coronariana aterosclerótica são improváveis de causar a distribuição das anormalidades regionais da motilidade da parede vistas neste paciente. Síndrome do abaulamento apical, hemorragia subaracnoide e feocromocitoma resultam em uma isquemia miocárdica subendocárdica severa, mediada por caticolaminas que pode ocorrer na ausência de doença arterial coronariana epicárdica. A chave para o diagnóstico neste paciente é a história prévia de hipertensão lábil e episódio agudo de dor torácica associado a cefaleia severa ocorrendo logo após cirurgia abdominal. Feocromocitoma tipicamente se apresenta com paroxismos de hipertensão severa com cefaleia associada, diaforese e dor torácica algumas vezes precipitada por cirurgia abdominal ou mesmo palpação tumoral. Manifestações cardíacas do feocromocitoma incluem doença cardíaca hipertensiva, anormalidades regionais da motilidade da parede reversíveis e uma cardiomiopatia dilatada. O diagnóstico é confirmado pela medida das catecolaminas plasmáticas urinárias, assim como pela identificação por tomografia computadorizada do tumor suprarrenal. Raramente, uma feocromocitoma cardíco extrassuprarrenal pode-se apresentar como uma massa cardíaca caracteristicamente localizada no sulco atrioventricular. A síndrome de Cushing é devido ao excesso de glicocorticoides. As manifestações cardíacas incluem hipertensão diastólica crônica moderada, além de paroxismos de hipertensão sistólica e sintomas agudos próximos ao movimento do estresse.

15. RESPOSTA: D. Artrite reumatoide pode envolver o coração de muitas formas. Doença arterial coronariana assim como insuficiência cardíaca diastólica são comumente vistas em pacientes com artrite reumatoide. Terapia antimalária utilizada no tratamento pode resultar em uma cardiomiopatia reversível.

Apesar de efusões pericárdicas pequenas serem comuns, pericardite aguda e grandes efusões pericárdicas com tamponamento são raras. Não obstante, pericardite constritiva oculta pode ocorrer, e se não reconhecida pode resultar em significantes morbidade e mortalidade. Nódulos reumáticos podem envolver todas as estruturas cardíacas, incluindo válvulas, mas infrequentemente resultam em significativa disfunção valvar. Uma importante complicação da artrite reumatoide de longo prazo é a amiloidose cardíaca. Prolapso valvar mitral não é geralmente associado a artrite reumatoide. Folhetos calcares tricúspides espessados e fixos com regurgitação mitral devem ser esperados em pacientes com carcinoide e doença valvar relacionada a drogas.

16. RESPOSTA: B. O ecocardiograma demonstra significativa acinesia apical e medioventricular. A paciente é uma mulher pós-menopausa com uma apresentação que simula infarto agudo do miocárdio. Essas características são todas compatíveis com a síndrome de abaulamento apical.

A síndrome de abaulamento apical do VE transitória (também conhecida como cardiomiopatia de Takotsubo ou cardiomiopatia induzida pelo estresse) é uma cardiomiopatia reversível desencadeada por profundo estresse físico ou psicológico e tem uma apresentação clínica que é similar ao infarto agudo do miocárdio. Muitas pacientes são mulheres na pós-menopausa. Critérios propostos para o diagnóstico do abaulamento apical requerem todas as quatro das características seguintes: (1) anormalidades eletrocardiográficas (normalmente elevação do ST seguido por inversão da onda T), (2) anormalidades transitórias da motilidade das paredes apical e meioventricular, (3) ausência de doença arterial coronariana obstrutiva ou ruptura aguda de placa e (4) ausência de outras condições, como um traumatismo craniano significante, hemorragia intracraniana, feocromocitoma ou outra etiologia de disfunção miocárdica.

Disfunção microvascular induzida por catecolaminas é atualmente postulada como um mecanismo similar. De acordo com relatos recentes, disfunção VD apical pode estar presente em 30-40% dos casos. Obstrução dinâmica do TSVE, a qual é decorrente de hipercinesia basal, é uma complicação bem descrita da síndrome de abaulamento apical e pode resultar em hipotensão.

Disfunção sistólica VE persistente não é uma complicação esperada na cardiomiopatia induzida por estresse. Embora os biomarcadores cardíacos sejam sempre elevados, a elevação é usualmente leve e desproporcional ao grau de comprometimento cardíaco. A elevação do ácido 5-hidroxindolacético urinário é visto em pacientes com carcinoide.

É importante lembrar que a síndrome do abaulamento apical é um diagnóstico de exclusão e somente pode ser diagnosticado uma vez que a doença coronariana obstrutiva e ruptura aguda de placa tenham sido excluídos. Anormalidades similares da motilidade da parede podem, também, resultar de infarto do miocárdio decorrente da oclusão de uma grande artéria descendente anterior esquerda. Por isso, angiografia coronariana é necessária para o diagnóstico, mesmo no contexto de anormalidades regionais típicas da motilidade da parede.

17. RESPOSTA: B. Os achados ecocardiográficos 2D de uma efusão pericárdica e um ventrículo direito aumentado com uma cavidade VE em forma de D em razão da hipertensão pulmonar são suspeitos de esclerodermia. A apresentação clínica de um paciente que aparenta ser mais jovem do que é, provavelmente devido a pele esticada da face, dispneia, artralgias e edema das mãos e dos pés também é compatível com o diagnóstico de esclerodermia.

A anormalidade cardíaca primária mais comum associada a esclerodermia é a efusão pericárdica, frequentemente pequena. O miocárdio pode ser envolvido por fibrose ou esclerose e disfunção sistólica e diastólica podem estar presentes. Hipertensão sistêmica e pulmonar são complicações secundárias proeminentes da esclerodermia.

Amiloidose cardíaca é uma cardiomiopatia infiltrativa que resulta em uma doença restritiva e é caracterizado por aumento biventricular da espessura da parede. Hemocromatose pode levar a cardiomiopatia dilatada devido ao excesso de depósito de ferro dentro do miocárdio. Finalmente, manifestações cardíacas da artrite reumatoide incluem pericardite e menos comumente cardiomiopatia dilatada com insuficiência cardíaca congestiva.

18. RESPOSTA: C. As imagens do ecocardiograma transesofágico (ETE) demonstram lesões valvulares verrucosas pequenas na ponta dos folhetos da válvula mitral. No contexto clínico de uma mulher jovem com artralgias, febre baixa, *rash* cutâneo, fotossensibilidade, leucocitose, efusão pleural e sem história de uso de drogas elícitas, o diagnóstico mais provável é lúpus eritematoso sistêmico (LES) com endocardite de Libman-Sacks.

A endocardite de Libman-Sacks (também conhecida como endocardite trombótica não bacteriana ou endocardite marântica) se refere a lesão valvular verrucosa característica que normalmente afeta a válvula mitral em pacientes com LES. A lesão está tipicamente presente no aspecto ventricular dos folhetos mitrais e pode estender-se às estruturas cordais e papilares.

O uso de alcaloides do Ergot está associado a valvulopatia e regurgitação valvular normalmente afetando as válvulas aórtica e mitral. Características ecocardiográficas da endocardite infecciosa são uma massa intracardíaca oscilante sobre uma válvula de outra estrutura cardíaca, abcessos e deiscência de uma prótese valvar. As vegetações estão tipicamente na superfície "de cima" da válvula afetada. A doença valvar mitral reumática está associada a folhetos mitrais espessados e calcificados e aparato subvalvar, deformidade em "bastão de *hockey*", do folheto anterior e relativa imobilidade do folheto posterior e estenose ou regurgitação associadas.

19. RESPOSTA: C. A chave para o correto diagnóstico neste caso se baseia nos achados dermatológicos. As lesões de pele são angioceratomas que ocorrem comumente na virilha, quadril e áreas periumbilicais. Elas são caracteristicamente vistas na doença de Fabry. A doença de Fabry é um erro inato raro ligado ao X da via metabólica da glicosfosfolipídeo que resulta no acúmulo de globotriaosilceramida em vários órgãos, incluindo pele, rim, sistema nervoso, córnea e coração, levando a manifestações clínicas que normalmente se iniciam na infância ou na adolescência. As características proeminentes incluem dor neuropática severa, telangiectasias e angioceratomas, intolerância ao calor e ao exercício e sintomas gastrointestinais como dor abdominal e diarreia. Manifestações renais incluem proteinúria e insuficiência renal. Envolvimento cardíaco normalmente se manifesta por hipertrofia VE concêntrica, disfunção miocárdica, anormalidades valvares aórtica e mitral e anormalidades de condução. Em alguns pacientes, a hipertrofia VE pode ser a única manifestação evidente da doença. A doença de Fabry pode estar presente em mais de 4% dos pacientes suspeitos de ter cardiomiopatia hipertrófica. Portanto, em pacientes que apresentam hipertrofia VE inexplicada, doença de Fabry deve ser incluída no diagnóstico diferencial. O diagnóstico é usualmente confirmado pela demonstração de leucopenia ou atividade reduzida da Alfa-Gal A plasmática, mas pode também ser feito histologicamente na biópsia endomiocárdica.

Acromegalia, amiloidose cardíaca e doença de Fabry podem todas resultar em espessura aumentada da parede VE e raramente envolvimento assimátrico da parede que pode mimetizar cardiomiopatia hipertrófica. Além disso, obstrução dinâmica do TSVE tipicamente vista na cardiomiopatia hipertrófica obstrutiva com movimento sistólico anterior do folheto anterior mitral pode estar presente. Na amiloidose cardíaca, a voltagem ECG deve estar normal ou mesmo reduzida e é, portanto, um diagnóstico improvável neste caso. Este caso ilustra a importância da integração dos achados clínicos e ecocardiográficos para fazer um diagnóstico preciso.

20. RESPOSTA: A. A lesão de pele é um angiofibroma, que é uma típica lesão de pele vista em pacientes com esclerose tuberosa. Esclerose tuberosa é uma desordem neurocutânea autossômica dominante hereditária caracterizada por envolvimento sistêmico de múltiplos órgãos, incluindo múltiplos hamartomas benignos do cérebro, olhos, coração, pulmão, fígado, rim, assim como pele. O diagnóstico de esclerose tuberosa é feito clinicamente. A característica cardíaca típica de esclerose tuberosa é o rabdomioma, a neoplasia cardíaca mais frequente da infância, representando 60% dos tumores cardíacos pediátricos. Rabdomiomas são tumores benignos que quase sempre se apresentam como lesões múltiplas. Embora eles sejam frequentemente associados a esclerose tuberosa, também podem ocorrer como um achado isolado. Eles tipicamente se desenvolvem intraútero e são frequentemente detectados no ultrassom pré-natal. Ele ocorre com igual frequência em ambos os ventrículos crescendo nas paredes ventriculares ou sobre as válvulas atrioventriculares. Eles variam em tamanho de poucos milímetros a poucos centímetros e podem ser pedunculados, frequentemente obstruindo o influxo ou o escoamento ventricular. A morbidade e a mortalidade associadas a esses tumores refletem o potencial para anormalidades de fluxo, se eles crescerem a um tamanho suficiente para restringir o fluxo de sangue. Embora muitos sejam assintomáticos, alguns se apresentam com insuficiência cardíaca, um sopro cardíaco ou arritmias. Uma característica única e peculiar dos rabdomiomas cardíacos é que eles usualmente sofrem regressão espontânea nos primeiros anos de vida. Não existem evidências de que esses tumores sofram tansformação maligna e nenhum tratamento é necessário para tumores assintomáticos. Portanto, a estratégia de condução mais apropriada neste paciente é reavaliação com ecocardiograma de acompanhamento em 1 ano, assim como avaliação familiar para irmãos afetados.

21. RESPOSTA: B. Este homem jovem tem síndrome de Marfan. A dilatação característica com formato de pera do arco aórtico (seios aórticos) é característico e um critério diagnóstico maior dessa condição autossômica dominante hereditária normalmente resultando de uma mutação de 1 gene da fibrilina. Um critério diagnóstico de Ghent maior adicional é a história de deslocamento da retina. Uma vez que existe um risco aumentado de dissecção de aorta ou ruptura quando o calibre aórtico alcança uma dimensão de 50 mm, troca eletiva do arco aórtico é indicada.

Um ETE não é indicado neste momento, uma vez que o paciente é assintomático e não existe suspeita de borda de dissecção na imagem mostrada. Embora betabloqueadores sejam indicados em pacientes com síndrome de Marfan para retardar a progressão da dilatação do arco aórtico e losartan possa ser benéfico em pacientes com hipertensão coexistente, este paciente deve ser submetido a cirurgia em um futuro próximo.

22. RESPOSTA: B. Artrite de Takayasu é uma vasculite crônica de etiologia desconhecida que afeta primariamente a aorta e seus ramos primários. A inflamação pode ser localizada ou pode envolver o vaso inteiro. As lesões vasculares iniciais frequentemente ocorrem no meio ou proximal a artéria subclávia. Com o progresso da doença, as artérias carótidas, vertebrais, braquicefálicas, média direita ou artéria subclávia proximal e aorta podem ser afetadas. A aorta abdominal e as artérias pulmonares são envolvidas em aproximadamente 50% dos pacientes. O processo inflamatório causa espessamento das paredes das artérias afetadas ou segmentos envolvidos na aorta. A aorta proximal pode-se tornar dilatada secundariamente a injúria inflamatória. A regurgitação valvar aórtica pode estar presente e é usualmente causada por dilatação da aorta ascendente proximal.

Síndrome de Marfan é associada a aumento do arco aórtico, com ou sem regurgitação aórtica, mas não está associada a sons carotídeos, subclávios ou abdominais e perda de pulsos na ausência de dissecção. Aumento aórtico médio ascendente isolado não é tipicamente visto em pacientes com doença de Marfan. Reagentes fásicos anormais não são esperados nesses pacientes. Doença aneurismática familiar de aorta torácica é uma desordem aneurismática que ocorre na ausência de características sindrômicas. Isto é herdado de uma forma autossômica dominante com penetração reduzida e expressão variável. Aneurismas podem afetar a aorta torácica ascendente ou descendente ou aorta abdominal e também o sistema vascular intracraniano. Espondilite anquilosante é uma doença inflamatória crônica do esqueleto axial manifestado por dor lombar e rigidez progressiva da coluna. Doença cardiovascular assintomática secundária a espondilite anquilosante não é comum, especialmente regurgitação aórtica. Isso é causado por tecidos cicatriciais nas cúspides valvares aórticas e aorta vizinha.

23. RESPOSTA: A. As imagens ecocardiográficas demonstram o trato de escoamento VD. As imagens bidimensionais demonstram espessamento das cúspides da válvula pulmonar, e as imagens de fluxo colorido demonstram um jato regurgitante de base ampla da regurgitação pulmonar. O sinal de Doppler de onda contínua é denso e demonstra um sinal diastólico que desacelera rapidamente até a linha de base. Todas essas características são compatíveis com regurgitação valvar pulmonar severa relacionada ao envolvimento carcinoide da válvula pulmonar.

Estenose valvar pulmonar severa é caracterizada por um alto sinal anterógrado sistólico através da válvula pulmonar, e abaulamento sistólico das cúspides da válvula pulmonar também é notado. Doença cardíaca carcinoide pode causar estenose valvar pulmonar severa, mas a regurgitação pulmonar é mais comum. O sinal anterógrado através da válvula pulmonar neste paciente é de baixa velocidade (< 2 m/s), o qual não é compatível com estenose severa da válvula pulmonar.

Hipertensão pulmonar severa é caracterizada por um baixo sinal de Doppler de onda contínua sistólica anterógrada através da válvula pulmonar. Entretanto, na hipertensão pulmonar severa, o sinal de Doppler diastólico é de alta velocidade. Uma estimativa da pressão diastólica final da artéria pulmonar pode ser feita pela medida da velocidade diastólica final elevada regurgitante pulmonar. Ducto arterioso patente é uma comunicação entre a artéria pulmonar principal e a aorta torácicas descendente, que persiste da vida fetal. A ecocardiografia com Doppler de fluxo colorido irá demonstrar fluxo contínuo da aorta torácica descendente até a artéria pulmonar, na ausência de hipertensão pulmonar severa. O sinal se origina na região da artéria pulmonar esquerda proximal. O perfil de Doppler de onda contínua irá demonstrar um alto sinal sistólico com fluxo persistente através do ciclo cardíaco na ausência de hipertensão pulmonar.

24. RESPOSTA: C. Carcinoide metastático ao coração afeta menos do que 5% dos pacientes com doença carcinoide metastática. Isto ocorre usualmente em conjunção com doença valvar. A aparência ecocardiográfica do tumor carcinoide metastático aparece como uma massa homogênea, circunscrita, não infiltrativa, que pode afetar o miocárdio ventricular esquerdo ou direito. A história de *flushing*, diarreia e perda de peso são características clínicas de síndrome carcinoide.

Paraganglioma extrasuprarrenal secretor de catecolamina (feocromocitoma extrasuprarrenal) deve ser suspeitado quando o paciente se apresenta com a tríade clínica de dor de cabeça, sudorese e taquicardia. O diagnóstico pode ser confirmado bioquimicamente pela medida de metanefrinas e catecolaminas urinárias fracionadas de 24 horas. Avaliação radiológica é realizada para localizar o tumor após a confirmação bioquímica. Aproximadamente 10% dos tumores são extrasuprarrenais. O trombo não é esperado no sulco atrioventricular direito. Trombo normalmente ocorre no átrio esquerdo em pacientes com fibrilação atrial ou estenose mitral, no ventrículo esquerdo no contexto de infarto miocárdico com resultante anormalidade regional da motilidade da parede ou nas câmaras cardíacas direitas em pacientes com fibrilação atrial ou um trombo venoso em trânsito. Aneurisma de artéria coronária pode ser visto no sulco atrioventricular direito. Comumente existe um fluxo notado na massa do sulco atrioventricular pela ecocardiografia, diferenciando este de massas sólidas.

25. RESPOSTA: B. O modo M demonstra proeminente movimento inspiratório para a esquerda do septo ventricular. O Doppler de onda pulsada (OP) do influxo mitral demonstra significativa variação respiratória (> 25%) com velocidade E expiratória aumentada e velocidade E inspiratória reduzida. O Doppler tecidual anular mitral demonstra uma e' normal > 0,80 m/s (0,14 m/s). Finalmente, o Doppler da veia hepática demonstra reversão diastólica expiratória. Esses achados são compatíveis com o diagnóstico de pericardite constritiva. Uma história de radioterapia é a terceira causa mais comum de pericardite constritiva, após causas idiopáticas e cirurgia cardíaca prévia.

Radioterapia pode também resultar em uma cardiomiopatia restritiva. Velocidade e' anular mitral é especialmente útil na distinção entre cardiomiopatia restritiva e pericardite constritiva. Um valor > 8 cm/s (este paciente tem e' de 14 cm/s) favorece fortemente a pericardite constritiva. Embora reversão diastólica na veia hepática possa ser vista na cardiomiopatia restritiva, esses são tipicamente mais inspiratórios do que expiratórios. Finalmente, variação respiratória no influxo mitral e no deslocamento septal ventricular não devem ser esperados com a cardiomiopatia restritiva. Uma efusão pericárdica pode ocorrer durante ou precocemente após o término da radioterapia torácica, mas não deve ser esperada como uma complicação tardia. Hipertrofia VE não deve ser esperada como uma complicação da radioterapia. O modo M não mostra evidência de efusão pericárdica ou hipertrofia VE.

26. RESPOSTA: D. O ecocardiograma demonstra espessamento apical VE e obliteração e aumento biatrial, que é suspeito tanto para cardiomiopatia hipertrófica apical quanto para doença endomiocárdica eosinofílica. Imagens contrastadas demonstram uma camada de trombo sem perfusão no ápice, compatível com doença endomiocárdica eosinofílica. O Doppler de OP de influxo mitral demonstra fisiologia de enchimento restritivo, o qual também é compatível com doença endomiocárdica eosinofílica.

O envolvimento cardíaco ocorre na maioria dos pacientes com a síndrome hipereosinofílica difundida como uma eosinofilia inexplicada com > 1.500 eosinófilos por mm cúbico por mais de 6 meses, associada a envolvimento do órgão.

Manifestações cardíacas incluem obliteração endocárdica trombofibrótica apical biventricular, movimento limitado do folheto mitral posterior com regurgitação mitral decorrente do espessamento da parede inferobasal e fisiologia restritiva do enchimento diastólico ventricular.

Cardiomiopatia hipertrófica apical pode ser diferenciada da doença endomiocárdica eosinofílica pelo uso de contraste miocárdico, que demonstra perfusão apical com uma cavidade tipo fenda dentro do miocárdio hiperdinâmico. Ele está tipicamente associado a inversões gigantes da onda T ao ECG. Doença de Gaucher é uma doença de estocagem lisossomal, e manifestações cardíacas incluem espessamento VE, espessamento valvular do lado esquerdo, disfunção diastólica e efusão pericárdica. Doença de Fabry é uma doença de armazenamento de glicofosfolipídeos, e as manifestações cardíacas incluem espessamento VE, espessamento valvar do lado esquerdo, regurgitação mitral e disfunção miocárdica.

27. RESPOSTA: D. Regurgitação mitral em vez de aórtica e envolvimento biventricular são tipicamente vistos em pacientes com doença endomiocárdica eosinofílica. Obstrução do TSVE não está associada a esta condição.

PONTOS-CHAVE
- Enchimento cardíaco ocorre na maioria dos pacientes com síndrome hipereosinofílica.
- Doença endomiocárdica eosinofílica é caraterizada por obliteração trombofibrótica apical biventricular, regurgitação mitral decorrente da restrição da mobilidade do folheto mitral posterior pelo espessamento endocárdico inferobasal e fisiologia restritiva.
- Contraste miocárdico é útil na distinção entre doença endomiocárdica eosinofílica e cardiomiopatia hipertrófica apical.

28. RESPOSTA: B. A apresentação clínica e o ventriculograma esquerdo são compatíveis com síndrome do abaulamento apical. O ecocardiograma demonstra acinesia apical e medioventricular e hipercinesia basal com obstrução dinâmica do trato de saída, movimento sistólico anterior dos folhetos mitrais e regurgitação mitral posteriormente direcionada associada. Obstrução do TSVE é uma importante complicação da síndrome do abaulamento apical e pode resultar em hipotensão clinicamente significativa. Regurgitação mitral, mesmo em associação a movimento sistólico anterior ou devido a desposicionamento/disfunção de músculo papilar, também foi descrito como uma complicação potencial da síndrome de abaulamento apical.

Ruptura de músculo papilar, defeito septal ventricular e regurgitação aórtica severa não são complicações reconhecidas da síndrome de abaulamento apical e não estão presentes neste caso.

29. RESPOSTA: B. A obstrução dinâmica do TSVE com movimento sistólico anterior associado a regurgitação mitral é o resultado da hipercinesia VE basal. O recurso mais apropriado é aumentar a pós-carga com fenilefrina e reduzir a hipercinesia basal com início gradual de betabloqueador. Administração cautelosa de fluidos pode também ser útil, a menos que a regurgitação mitral significativa esteja associada. Dobutamina poderá excerbar a obstrução dinâmica do trato de saída. Manuseio percutâneo ou cirúrgico não é indicado.

> **PONTOS-CHAVES**
> - Obstrução dinâmica do TSVE é uma complicação possível da síndrome de abaulamento apical e pode resultar em hipotensão clinicamente significante/choque. É o resultado da hipercinesia VE basal.
> - Outras possíveis causas do choque em pacientes com síndrome de abaulamento apical incluem profunda disfunção sistólica VE e regurgitação mitral severa, mesmo em associação com movimento sistólico anterior da mitral ou devido a deslocamento/disfunção dos músculos papilares.

30. RESPOSTA: A. O ecocardiograma demonstra espessamento concêntrico severo do ventrículo esquerdo, uma ecotextura miocárdica granular e aumento biatrial e válvulas cardíacas espessadas. A projeção subcostal também mostra uma parede livre VD espessada (10 mm) e uma pequena efusão pericárdica posterior. Essas características 2D são altamente sugestivas de amiloidose cardíaca. O Doppler de OP do influxo mitral demonstra um padrão de enchimento restritivo (relação E/A de 3 e tempo de desaceleração < 160 milissegundos), e Doppler tecidual demonstra velocidade e' severamente reduzida de 0,03. A relação E/e' mitral é 30, compatível com pressões de enchimento VE severamente aumentadas. Os achados ECG de voltagem normal, apesar da espessura da parede severamente aumentadas e pseudoinfarto, também são compatíveis com amiloidose. No geral, as características 2D e do Doppler são classificações para amiloidose cardíaca.

Cardiomiopatia hipertrófica é menos provável em razão da natureza difusa da espessura VE aumentada (embora esta possa estar presente algumas vezes), espessura VD aumentada, espessamento valvular e efusão pericárdica, assim como os achados ECG. Coração de atleta pode estar associado a espessura VE aumentada e entra no diferencial decorrente da história do paciente ser um ex-competidor de ciclismo, mas esta entidade está associada a uma velocidade E mitral normal. Doença cardíaca hipertensiva pode estar associada a espessura VE aumentada, velocidade e' mitral reduzida e velocidade E/e' mitral aumentada, mas não se associa com as outras anormalidades descritas. Finalmente, os achados ecocardiográficos de hemocromatose são aqueles da cardiomiopatia dilatada com espessura da parede VE normal ou discretamente elevada.

31. RESPOSTA: D. Amiloidose cardíaca está associada a uma relação inversa entre a massa VE e a voltagem ECG, uma vez que a espessura aumentada da parede seja decorrente da deposição intersticial de fibras amiloides e não a hipertrofia VE. Características ECG podem incluir voltagem baixa nos membros inferiores (< 5 mm) ou precordiais (< 10 mm) e um padrão de pseudoinfarto. Sensibilidade e especificidade bastante boas para o diagnóstico de amiloidose cardíaca têm sido descritas utilizando várias combinações de espessura aumentada da parede VE e baixas voltagens ECG ou relações massa VE/voltagem ECG. Em contraste, doença cardíaca hipertensiva, cardiomiopatia hipertrófica e coração de atleta – em que a espessura da parede está aumentada devido a hipertrofia VE – estão associados a uma relação proporcional entre massa VE e voltagem ECG. Fisiologia restritiva de enchimento não é única da amiloidose cardíaca e também pode ser vista em outras condições na qual a espessura da parede VE está aumentada como a cardiomiopatia hipertrófica ou hipertensão. Movimento sistólico anterior do aparato mitral é uma característica típica da cardiomiopatia hipertrófica obstrutiva, mas também pode ser vista em outras condições como a doença cardíaca hipertensiva no idoso (em que a hipertrofia basal septal sigmoide está presente) ou ocasionalmente na amiloidose cardíaca. Uma velocidade e' normal ajuda a distinguir o coração do atleta de causas patológicas de espessura aumentada da parede VE (como doença cardíaca hipertensiva, amiloidose cardíaca ou cardiomiopatia hipertrófica).

> **PONTOS-CHAVE**
> - Amiloidose cardíaca é uma cardiomiopatia infiltrativa.
> - Achados ecocardiográficos incluem espessura da parede biventricular e atrial aumentadas,
> - espessamento valvar, regurgitação panvalvular, efusão pericárdica e fisiologia restritiva.
> - Amiloidose cardíaca está associada a uma relação INVERSA entre massa VE e voltagem ECG.

32. RESPOSTA: C. Este paciente tem hipotireoidismo. Embora o ecocardiograma demonstre uma grande efusão pericárdica com colapso VD sugerindo tamponamento cardíaco como uma etiologia definitiva, não pode ser feito com base no ecocardiograma sozinho. Neste caso, todas as condições acima podem resultar em efusão pericárdica e devem ser incluídas no diagnóstico diferencial.

Tamponamento cardíaco é uma consequência improvável em pacientes com amiloidose cardíaca, insuficiência renal, LES, assim como hipotireoidismo. Não obstante, tamponamento cardíaco pode, raramente, ocorrer em todas essas condições. A chave para a resposta correta se baseia no exame físico que revela edema podal sem cacifo (mixidema pré-tibial secundário ao acúmulo intersticial de glicosaminoglicam) e bradicardia no contexto de tamponamento cardíaco, tornando o hipotireoidismo a explicação mais provável para os achados clínicos e ecocardiográficos neste paciente.

A baixa voltagem no ECG não é útil na distinção da causa, uma vez que os achados podem refletir atenuação do sinal ECG pela grande efusão pericárdica. Além disso, embora possamos esperar uma velocidade anular mitral maior em uma mulher de meia-idade, disfunção diastólica pode estar presente em todas essas condições, exceto em uma paciente com câncer de mama que não apresenta doença cardíaca. A incidência de efusão pericárdica no hipotireoidismo varia dependendo da severidade da doença e ocorre em 30-80% dos pacientes com doença severa avançada.

33. RESPOSTA: D. Uma vez que o paciente é sintomático, apresentando tonteira e pré-síncope, existe evidência de colapso das câmaras direitas, pericardiocentese terapêutica gerada por ecocardiograma está indicada neste momento. Se a efusão for pequena e sem comprometimento hemodinâmico associado, seria razoável reavaliar a efusão após a confirmação diagnóstica e restaurar o estado de eutireoidismo.

34. RESPOSTA: A. Hipotireoidismo evidente pode resultar em comprometimento sistólico e diastólico da *performance* ventricular manifestada pelo prolongamento dos intervalos de contração isovolumétrica e de relaxamento, assim como uma cardiomiopatia dilatada franca e insuficiência cardíaca congestiva. Portanto, nesse paciente com hipotireoidismo, o único parâmetro ecocardiográfico que que reduza com suprementação de hormônio tireoidiano é o intervalo de contração isovolumétrica. Uma vez que essa é uma medida de contratilidade cardíaca – quanto mais curto o intervalo, melhor a contratilidade miocárdica. Tanto a velocidade anular mitral sistólica quanto a diastólica são prováveis de aumentar, uma vez que as funções sistólica e diastólica melhorem e a integral velocidade tempo do TSVE irá também aumentar, uma vez que o débito cardíaco irá provavelmente aumentar com o tratamento. Além da efusão pericárdica e débito cardíaco reduzido (relacionado a redução na frequência cardíaca e contratilidade) e função diastólica, outras manifestações cardíacas do hipotireoidismo incluem massa VE aumentada e espessura da parede VE também aumentada, que pode raramente ser assimétrica.

PONTOS-CHAVE

- Efusão pericárdica é uma manifestação cardíaca comum do hipotireoidismo.
- Disfunção sistólica e diastólica reversível pode ocorrer em pacientes com hipotireoidismo.

35. RESPOSTA: B; 36. RESPOSTA: A. O contraste ecocardiográfico entrando no átrio esquerdo é atrasado aparecendo após mais do que três ciclos cardíacos subsequentes a administração de contraste salino agitado. Este achado sugere um *shunt* intrapulmonar. Todas as opções, com exceção de veia cava superior esquerda persistente, podem resultar em *shunt* direita-esquerda ao nível atrial, uma vez que todos eles envolvem um defeito no septo atrial. Insuficiência hepática crônica é uma causa comum de *shunt* intrapulmonar resultante de capilares pulmonares dilatados difusos ou localizados e, menos comumente, comunicações arteriovenosas pleural e pulmonar. Isto é chamado de síndrome hepatopulmonar. Ecocardiografia realçada por contraste com solução salina agitada é o método mais prático para detectar *shunt* vascular pulmonar. Após administração de solução salina agitada em uma veia periférica do braço, haverá opacificação do átrio esquerdo por microbolhas dentro de 3 a 6 ciclos cardíacos após a opacificação atrial direita que indica a passagem de microbolhas através de um leito vascular anormalmente dilatado.

PONTOS-CHAVE

- Nem todos os *shunt*s direita-esquerda com opacificação de ambos os átrios com contraste salino agitado são de origem atrial.
- Aparecimento atrasado (mais do que três ciclos cardíacos) de solução salina agitada no átrio esquerdo sugere um *shunt* intrapulmonar.
- Visualização direta do septo atrial e membrana da *fossa ovalis* e avaliação de cada veia pulmonar para visualizar a passagem de microbolhas confirma o local do *shunt*.

37. RESPOSTA: C; 38. RESPOSTA: D. Este paciente tem síndrome de Carney. O complexo de Carney é uma desorden hereditária, autossômica dominante, caracterizada por múltiplos tumores, incluindo mixomas atriais e extracardíacos, Schwannomas e vários tumores endócrinos. Os mixomas cardíacos geralmente são diagnosticados em um estágio mais inicial do que os mixomas esporádicos e têm maior tendência a ocorrer. Adicionalmente, os pacientes têm uma variedade de anormalidades de pigmentação, incluindo lentigos pigmentados e nevos azul na face, pescoço e tronco. As lesões de pele presentes nesta mulher jovem são lentigos caracteristicamente vistos em pacientes com síndrome de Carney. Este achado, combinado com a história de tumor suprarrenal, tornam este diagnóstico mais provável. Portanto, a massa vista no átrio direito é mais provavelmente um mixoma. Apesar de os mixomas (o mais comum tumor cardíaco benigno primário) tipicamente surgirem no átrio esquerdo e estarem mais frequentemente aderidos à membrana da *fossa ovalis* por uma haste fina, a localização "atípica" é característica desta síndrome. Além disso, é imperativo que um exame minucioso para outras lesões seja realizado uma vez que múltiplas lesões sincrônicas estão comumente presente. Neste caso, as lesões VD foram perdidas durante a avaliação incial. Esses tumores são benignos, mas tumores recorrentes podem ocorrer sendo mandatório o acompanhamento cuidadoso por ecocardiografia durante toda a vida.

Angiossarcoma é um tumor maligno com prognóstico sombrio (raramente excedendo 6 meses) e frequentemente se apresenta como uma massa atrial direita de base larga próxima à veia cava inferior. Extensões epicárdicas, endocárdicas e intracavitárias são comuns. Eles podem estar associados a uma efusão pericárdica, apresentando-se com tamponamento cardíaco. Endocardite fúngica pode mimetizar uma lesão de massa do lado direito quando envolvimento da válvula tricúspide está presente, até mesmo resultando em obstrução valvar tricúspide. O contexto clínico é usualmente abuso de drogas intravenosas ou catéteres de infusão intravenosa profunda em pacientes com insuficiência renal ou submetidos a quimioterapia. Destruição valvar está normalmente presente com regurgitação valvular. Carcinoma de células renais, que caracteristicamente emitem metástases para as câmaras cardíacas direitas como um tumor/trombo através da veia cava inferior assim como trombos em trânsito de sistema venoso profundo, podem também se apresentar como massas do lado direito e, portanto, devem ser incluídos no diagnóstico diferencial. TAC é um acrônimo que descreve um tumor amorfo calcificado, provavelmente representando um trombo calcificado. Este é um achado benigno e não deve ser esperado neste paciente.

> **PONTOS-CHAVE**
> - É importante integrar os achados da história com os do exame físico quando fizer o diagnóstico ecocardiográfico.
> - Quando os mixomas atriais surgirem de localizações não usuais e múltiplos tumores estiverem presentes, pensar na síndrome de Carney.
> - Não focar em uma anormalidade na exclusão de outras lesões ou anormalidades sincrônicas.

39. RESPOSTA: A. O paciente se apresenta com sintomas de insuficiência cardíaca direita, e as imagens ecocardiográficas demonstram espessamento e má coaptação dos folhetos da válvula tricúspide com regurgitação tricúspide severa. Existe um jato laminar de regurgitação tricúspide notado no átrio esquerdo, e o sinal de Doppler de onda contínua demonstra um sinal sistólico denso com um sinal de corte compatível com rápida equalização das pressões entre o átrio direito e o ventrículo direito.

Displasia arritmogênica do VD é caracterizada por arritmias ventriculares e substituição por gordura da parede livre do VD. A substituição fibrogordurosa do miocárdio VD inicialmente produz anormalidades regionais da motilidade da parede e dilatação VD eventual. A doença valvar relacionada a drogas tem sido relatada como ocorrendo com derivados do alcaloide do ergot, anorexígenos e pergolide. Esses agentes causam doença valvar primariamente do lado esquerdo, mas doença da válvula tricúspide pode ocorrer. A aparência ecocardiográfica da doença valvar relacionada a drogas inclui espessamento dos folhetos valvares ou cúspides com mobilidade reduzida. Imagens ecocardiográficas são similares àquelas vistas da doença carcinoide valvar. Entretanto, a história do paciente é compatível com carcinoide em vez de doença valvar relacionada a drogas. Anomalia de Ebstein é uma desordem cardíaca congênita, que envolve desposicionamento apical dos folhetos tricúspides septal e posterior e encurtamento variável do folheto anterior. Regurgitação tricúspide é um achado comum em pacientes com anomalia de Ebstein. Características ecocardiográficas adicionais incluem aumento do coração direito com disfunção e defeito septal atrial ou forame oval patente.

40. RESPOSTA: D. O ácido 5 hidroxindolacético urinário é um produto da degradação da serotonina e é medido utilizando-se a coleta de urina 24 horas. Pacientes com doença cardíaca carcinoide têm níveis elevados de serotonina circulante relacionados a doença metastática. Serotonina é produzida pelo tumor primário e metástases. Níveis aumentados de serotonina têm sido demonstrados como causadores de espessamento valvar pulmonar e tricúspide e regurgitação associada. Acredita-se que o mecanismo seja ativação dos receptores 5HT 2B sobre as válvulas. O diagnóstico de carcinoide pode ser confirmado por exame patológico do tumor primário ou das metástases, ácido 5 hidroxindolacético urinário aumentado na urina de 24 horas e/ou por Octreoscan.

O nível sérico da enzima de conversão da angiotensina (ECA) está frequentemente elevado em pacientes com sarcoidose. Aspiração de gordura subcutânea é utilizada para auxiliar na confirmação da suspeita de amiloide primário. Contagem completa das células sanguíneas com contagem diferencial das células sanguíneas brancas e esfregação são realizados quando a síndrome hipereosinofílica é suspeita. Doença endomiocárdica eosinofílica afeta primariamente o endocárdio e válvulas.

> **PONTOS-CHAVE**
> - Pacientes com síndrome carcinoide normalmente se apresentam com *flushing* e diarreia.
> - Doença cardíaca carcinoide é caracterizada por espessamento e regurgitação das válvulas cardíacas do lado direito.
> - Serotonina é responsável pelo dano valvar que ocorre em pacientes com síndrome carcinoide.

41. RESPOSTA: A. Alteração da escala de Doppler colorido afeta o grau de regurgitação apreciado pela imagem de fluxo colorido. A escala de cor deve sempre ser checada quando se avaliar o grau de regurgitação pelo Doppler de fluxo colorido, e a escala deve ser maximizada. Quando a velocidade da escala de cor é baixa, o grau de regurgitação apreciado pela imagem de fluxo colorido pode ser superestimado. Idealmente, uma avaliação abrangente do grau de regurgitação deve ser realizado utilizando-se múltiplas modalidades de ecoDoppler.

Medida da *vena contracta* é um dos métodos utilizados para avaliar a regurgitação valvular pela Doppler ecocardiografia e pode ser usada na presença tanto de regurgitação aórtica quanto mitral. A falta de aumento VE não exclui a possibilidade de regurgitação aórtica severa. Em pacientes com regurgitação aórtica aguda severa ou misto de regurgitação e estenose aórtica, dilatação VE pode não estar presente. Injeção de contraste ecocardiográfico não auxilia na avaliação do grau de regurgitação aórtica. Material de contraste ecocardiográfico é geralmente administrado para opacificar a cavidade VE, o que permite uma melhor detecção da borda endocárdica e é utilizado para avaliar a motilidade da parede em repouso e durante imagens de eco de estresse. Adicionalmente, o contraste ecocardiográfico pode ser usado para avaliar perfusão miocárdica.

42. RESPOSTA: D. A história clínica e as características ecocardiográficas sugerem síndrome do anticorpo antifosfolipídico. O diagnóstico é apoiado pela presença de pelo menos um tipo de anticorpo conhecido com um anticorpo antifosfolipídico no soro. Pacientes com síndrome do anticorpo antifosfolipídico comumente apresentam espessamento valvular, nódulos valvares e vegetações não bacterianas, causando regurgitação valvar. Achados patológicos em válvulas espessadas incluem depósitos fibrinoides ricos em plaquetas nas superfícies de coaptação das válvulas.

Pacientes com doença cardíaca reumática normalmente têm uma história de febre reumática ou escarlatina. Trombose venosa profunda e aborto espontâneo não são características clínicas sugestivas. Embora ambos possam ocorrer, estenose valvar é mais comum na doença valvar reumática do que a regurgitação. Radiação do tórax pode causar doença cardiovascular tardia, que pode manifestar-se como dispneia. Doença endocárdica causa espessamento valvar e afeta mais comumente as válvulas do lado esquerdo do que as do lado direito. Doença valvar relacionada a drogas tem sido relatada como ocorrendo com derivados do alcaloide de ergot, anorexígenos e pergolide. Esses agentes causam doença valvar primariamente no lado esquerdo, mas doença da válvula tricúspide também pode ocorrer. A aparência ecocardiográfica da doença valvar relacionada a drogas inclui espessamento dos folhetos ou cúspides valvares com mobilidade reduzida. A história clínica faz o diagnóstico de síndrome do anticorpo antifosfolipídeo a causa mais provável para esses achados ecocardiográficos de outra forma inespecíficos.

PONTOS-CHAVE

- Pacientes com síndrome do anticorpo antifosfolipídeo comumente apresentam espessamento valvular, nódulos valvares e vegetação não bacteriana causando regurgitação valvar.
- Achados patológicos sobre válvulas explantadas incluem depósitos de fibrina ricos em plaquetas na superfície de coaptação das válvulas.
- Características clínicas adicionais incluem uma história familiar ou pessoal de tromboembolismo ou abortos espontâneos recorrentes.

LEITURAS SUGERIDAS

Alizad A, Seward JB. Echocardiographic features of genetic diseases: part 2. Storage disease. *J Am Soc Echocardiogr.* 2000;13:164-170.

Andrews A, Al-Nahhas A, Pennell DA et al. Non-invasive imaging in the diagnosis and management of Takayasu's arteritis. *Ann Rheum Dis.* 2004;63:995.

Barbaro G, Klatt EC. HIV infection and the cardiovascular system. *AIDS Rev.* 2002;4:93-103.

Bargout R, Kelly RE Sarcoid heart disease: clinical course and treatment. *Int. J. Cardiol.* 2004;97:173-182.

Bouillanne O, Millaire A, de Groote P. Prevalence and clinical signi¬cance of antiphospholipid antibodies in heart valve disease: a case-control study. *Am Heart J.* 1996;132:790-795.

Click RL, Olson LA, Edwards WD et al. Echocardiography and systemic diseases. *J Am Soc Echocardiogr.* 1994;7:201-216.

Edwards A, Bermudez C, Piwonka G et al. Carney's syndrome: complex myxomas. Report of four cases and review of the literature. *Cardiovasc Surg.* 2002;10:264-275.

Falk RH. Diagnosis and management of the cardiac amyloidoses. *Circulation.* 2005;112:2047.

Kerber RE, Sherman B. Echocardiographic evaluation of pericardial effusion in myxedema. Incidence and biochemical and clinical correlations. *Circ.* 1975;52:823-827.

Klein AL, Haile, LK, Taliercio CP et al. Prognostic significance of Doppler measures of diastolic function in cardiac amyloidosis. A Doppler echocardiography study. *Circulation.* 1991;83:808-816.

oller AE, Connolly HM, Rubin AR et al. Carcinoid heart disease: factors associated with progression. *N Eng J Med.* 2003;348:1005-1015.

Moller AE, Pellikka PA, Bernheim AM et al. Prognosis of carcinoid heart disease: analysis of 200 cases over two decades. *Circulation.* 2005;112:3320-3327.

Nir A, Tajik AA, Freeman WK et al. Tuberous sclerosis and cardiac rhabdomyoma. *Am J Cardiol.* 1995;76:419-421.

Ommen SR, Seward AB, Tajik AA. Clinical and echocardiographic features of hypereosinophilic syndromes. *Am J Cardiol.* 2000;86: 110-113.

Oliveira GH, Seward AB, Tsang TSM et al. Echocardiographic findings in patients with Wegener granulomatosis. *Mayo Clin Proc.* 2005;80(11):1435-1440.

O'Neill TW, King G, Graham IM et al. Echocardiographic abnormalities in ankylosing spondylitis. *Ann Rheum Dis.* 1992;51: 652-654.

Pearson GD, Veille AC, Rahimtoola S et al. Peripartum cardiomyopathy: National Heart, Lung, and Blood Institute and Office of Rare Diseases (National Institutes of Health) workshop recommendations and review. *JAMA.* 2000;283:1183-1188.

Rodriguez-Roisin R, Krowka MA. Hepatopulmonary syndrome–a liver-induced lung vascular disorder. *N Eng J Med.* 2008;358: 2378-2387.

Sliwa K, Fett A, Elkayam U. Peripartum cardiomyopathy. *Lancet.* 2006;368:687.

Smedema AR Snoep G, van Kroonenburgh MP et al. Cardiac involvement in patients with pulmonary sarcoidosis assessed at two university medical centers in the Netherlands. *Chest.* 2005;128:30.

Sudan I, Spieker LE, Noll G et al. Cardiovascular disease in HIV infection. *Am Heart J.* 2006;151:1147.

CAPÍTULO 22

Doenças Pericárdicas

Partho P. Sengupta ▪ *James B. Seward*

1. De acordo com a força-tarefa de 2003 da American College of Cardiology (ACC) da American Heart Association (AHA) e da American Society of Echocardiography (ASE), qual dos tópicos a seguir é uma recomendação classe 1 para a utilização da ecocardiografia na doença pericárdica conhecida ou suspeita?
   A. Atrito pericárdico no infarto do miocárdio não complicado inicial ou no período pós-operatório inicial após cirurgia cardíaca.
   B. Atrito pericárdico que se desenvolve no infarto agudo do miocárdio acompanhado por sintomas como dor persistente, hipotensão e náusea.
   C. Doença pericárdica pós-cirúrgica, incluindo síndrome pós-pericardiotomia, com potencial para comprometimento hemidinâmico.
   D. Acompanhamento de rotina de uma pequena efusão pericárdica em pacientes clinicamente estáveis.

2. Qual dos seguintes pontos irá diferenciar uma efusão pleural à esquerda de uma efusão pericárdica?
   A. Na projeção paraesternal de eixo longo, as efusões pleurais são localizadas posteriormente à aorta descendente, enquanto as efusões pericárdicas são localizadas anteriormente à aorta.
   B. Efusão pleural pode ser reconhecida pois ela aparece uma um espaço anterior muito grande sem qualquer componente posterior.
   C. O pericárdio é refletido pelas veias pulmonares assim que entram no átrio esquerdo. Portanto, qualquer coleção posterior espaço deve ser uma efusão pericárdica.
   D. A mobilidade do coração é reduzida na presença de efusão pericárdica e permanece normal ou em excesso na efusão pleural.

3. Qual dos tópicos a seguir é o parâmetro único mais importante para avaliar em termos de evitar erros diagnósticos na avaliação da importância hemodinâmica da doença pericárdica?
   A. Colapso atrial direito.
   B. Inversão da parede livre ventricular direita.
   C. Variação respiratória do fluxo transmitral ao Doppler.
   D. Tamanho da veia cava inferior.

4. Características ecocardiográficas bidimensionais (2D) da ausência completa do pericárdio congênita se assemelham a qual das seguintes condições?
   A. Estenose mitral.
   B. Estenose aórtica.
   C. Defeito septal ventricular.
   D. Defeito septal atrial.

5. Qual das seguintes técnicas ecocardiográficas é melhor para avaliação da espessura pericárdica?
   A. Ecocardiografia transtorácica em modo M.
   B. Ecocardiografia de rastreamento pontilhado em modo B.
   C. Eletrocardiografia com Doppler tecidual.
   D. Ecocardiografia transesofágica.

6. Qual dos tópicos a seguir pode desmascarar a variação respiratória característica na velocidade de influxo mitral inicial em pacientes com pericardite constritiva (PC) e alta pressão atrial esquerda?
A. Valsalva.
B. Inclinação com a cabeça.
C. Inalação do nitrato de amila.
D. Agachamento.

7. Qual das seguintes condições é caracterizada por reversão marcada do fluxo diastólico nas veias hepáticas que aumenta na expiração se comparado à inspiração?
A. PC.
B. Cardiomiopatia restritiva.
C. Doença pulmonar obstrutiva crônica.
D. Efusão pericárdica.

8. Qual o valor de corte sugerido para velocidades anular diastólicas longitudinais inciais para diferenciar PC da cardiomiopatia restritiva?
A. 8 cm/s.
B. 15 cm/s.
C. 4 cm/s.
D. 12 cm/s.

9. Variação respiratória reforçada do enchimento ventricular representa qual característica fisiopatológica da doença pericárdica?
A. Reforçada interdependência interventricular.
B. Pressão de enchimento ventricular elevada.
C. Equalização das pressões intratorácicas e extratorácicas.
D. Dissociação intratorácica e extratorácica.

10. Qual dos seguintes tópicos é frequentemente visto na PC, mas não necessariamente é um sinal específico de constrição?
A. Elevação B.
B. Movimento septal interventricular anormal.
C. Hipertensão pulmonar.
D. Seio coronariano dilatado.

11. Demonstre qual das alternativas a seguir é obrigatória para o diagnóstico do PC?
A. Hemodinâmica anormal.
B. Espessamento/calcificação pericárdica.
C. Hipertensão pulmonar.
D. Aumento biatrial.

12. Qual dos tópicos a seguir diferencia características ecocardiográficas da PC da doença pulmonar obstrutiva crônica (DPOC)?
A. Na DPOC, o padrão de influxo mitral não é restritivo.
B. Na DPOC, a maior velocidade mitral E ocorre em direção ao início da respiração, enquanto na PC esta ocorre imediatamente após o início da expiração.
C. Na DPOC, as velocidades de fluxo da veia cava superior são marcadamente atuenadas durante a respiração.
D. Sinais de Doppler da veia hepática são úteis na diferenciação entre DPOC e PC, uma vez que a regurgitação tricúspide seja severa.

13. Qual dos itens a seguir é a neoplasia primária mais comum do coração associada a efusão pericárdica?
A. Mixoma.
B. Hemangioma.
C. Angiossarcoma.
D. Rabdomioma.

14. Qual dos tópicos a seguir é uma característica ecocardiográfica de um cisto pericárdico?
A. Ele normalmente se localiza atrás do átrio.
B. Ele usualmente se localiza no ângulo cardiofrênico.
C. Ele usualmente se localiza próximo ao ápice ventricular esquerdo (VE).
D. Ele usualmente se localiza próximo ao seio transverso.

15. Qual das seguintes afirmativas relacionadas a doença pericárdica é verdadeira?
A. Efusões pericárdicas loculadas podem causar significante comprometimento hemodinâmico.
B. Características de constrição pericárdica são sempre persistentes.
C. Tamponamento cardíaco é dependente do volume da coleção de fluido pericárdico.
D. PC calcificada crônica nunca é associada a doenças miocárdicas.

16. Um paciente de 43 anos se apresenta ao departamento de emergência com dor torácica. Suas imagens ecocardiográficas 2D incomuns, mostradas na Figura 22-1, são compatíveis com:

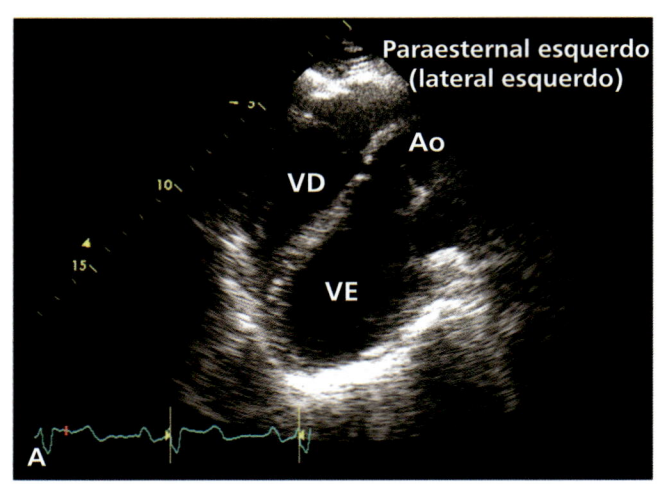

Fig. 22-1A

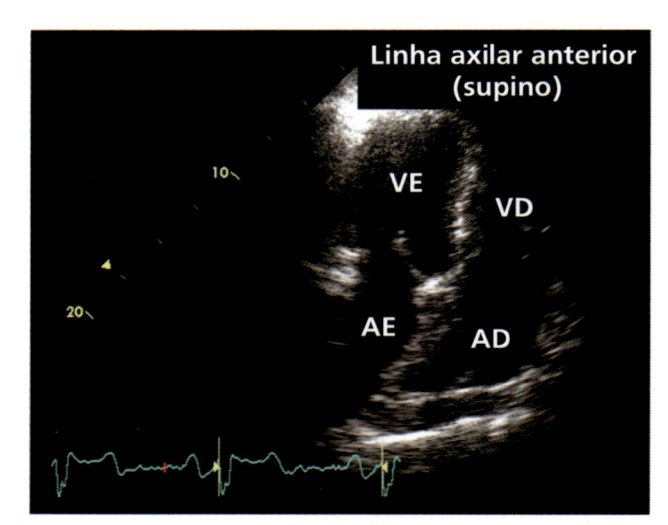

Fig. 22-1B

A. PC.
B. Pericardite aguda.
C. Ausência de pericárdio.
D. Cisto pericárdico.

17. A porção marcada (seta branca) da imagem ecocardiográfica 2D na Figura 22-2 é compatível com:

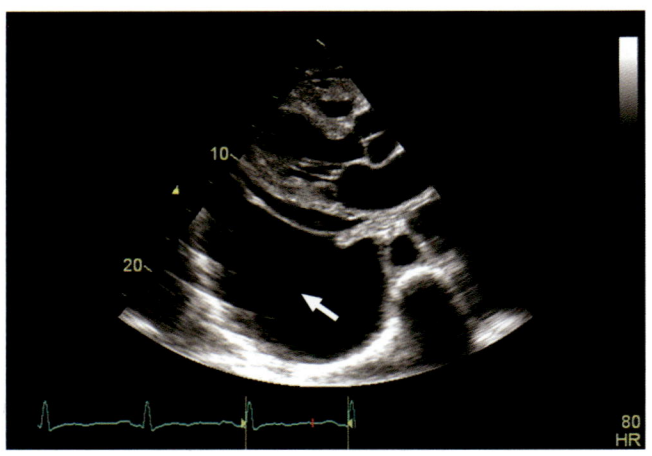

Fig. 22-2

A. Efusão pleural.
B. Efusão pericárdica.
C. Cisto pericárdico.
D. Cisto mediastinal.

18. A porção marcada (seta branca) da imagem ecocardiográfica 2D na Figura 22-3 é compatível com:

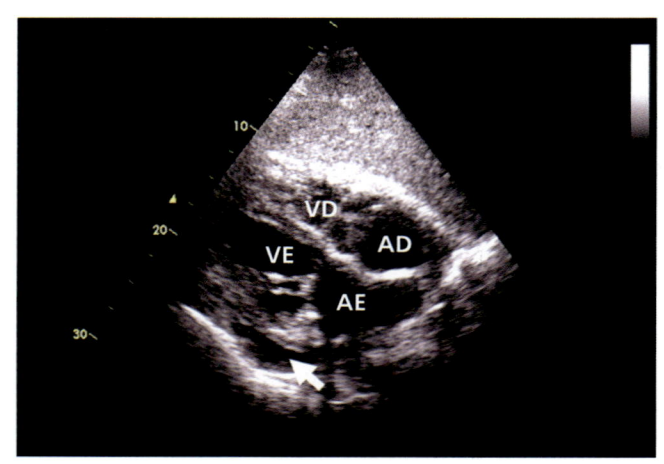

Fig. 22-3

A. Cisto pericárdico.
B. Efusão pericárdica loculada.
C. Metástase pericárdica.
D. PC.

19. A porção marcada (seta branca) da imagem ecocardiográfica 2D na Figura 22-4 é compatível com:

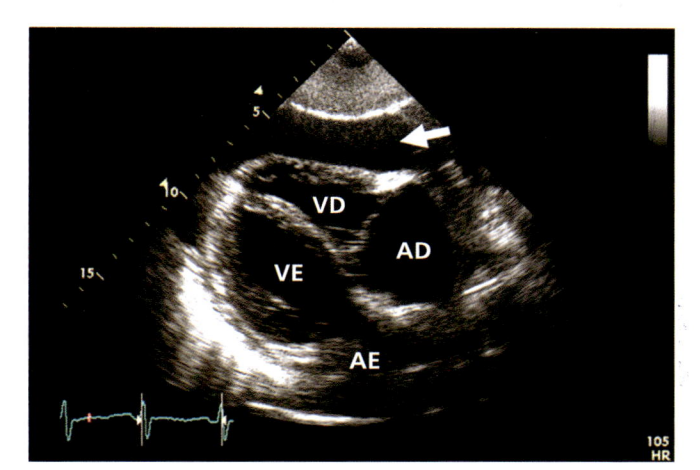

Fig. 22-4

A. Gordura epicárdica.
B. Hemorrogia mediastinal.
C. Efusão pericárdica.
D. Efusão pleural.

20. As características ecocardiográficas de modo M mostradas na Figura 22-5 são sugestivas de:
A. Efusão pleural.
B. PC.
C. Grande efusão pericárdica.
D. Tamponamento cardíaco.

21. Os perfis de fluxo transmitral e transtricúspide mostrados na Figura 22-6 de um paciente com uma grande efusão pericárdica é sugestivo de:

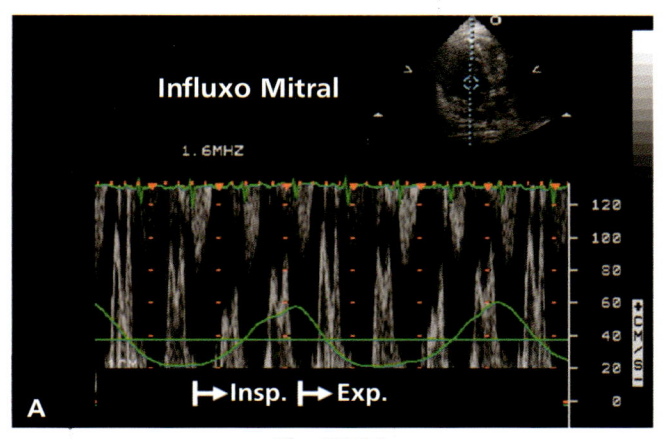

Fig. 22-6A

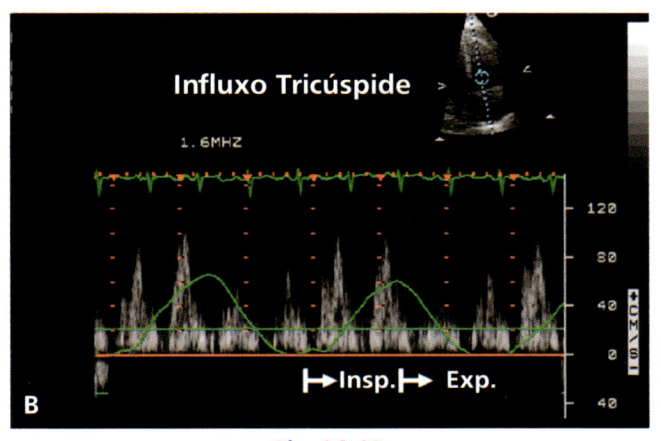

Fig. 22-6B

A. Tamponamento cardíaco.
B. PC.
C. Padrão normal.
D. Hipertensão pulmonar anexa.

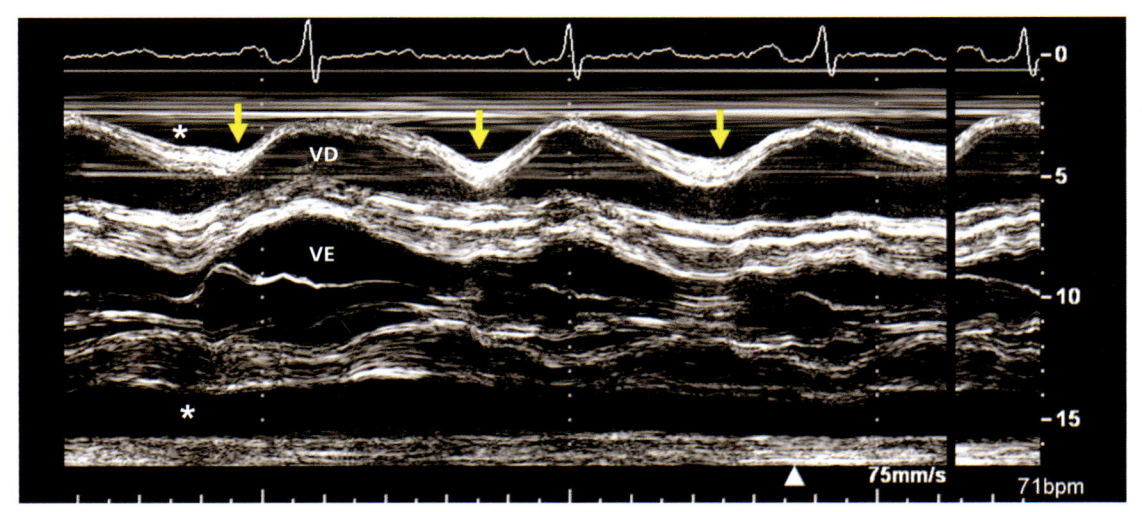

Fig. 22-5

22. O ecocardiograma de modo M mostrado na Figura 22-7 (setas 1 e 2) se refere ao movimento diastólico inicial do septo interventricular e parede posterior VE. Este padrão de motilidade único é visto em qual das seguintes doenças pericárdicas?

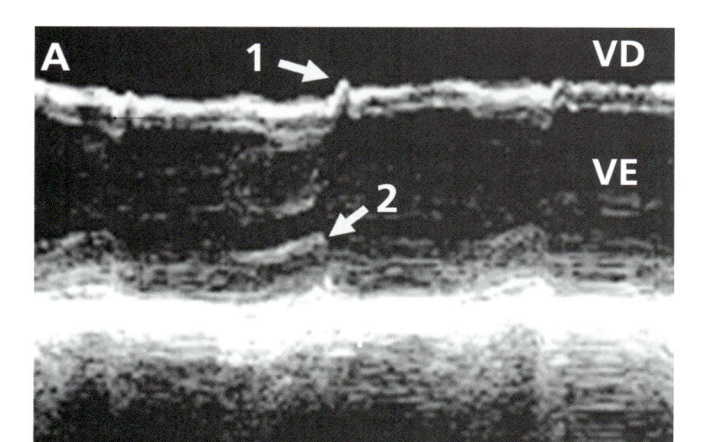

Fig. 22-7

A. Tamponamento cardíaco.
B. Ausência de pericárdio.
C. PC crônica.
D. Efusão pericárdica crônica.

23. A Figura 22-8 mostra velocidades do canto externo do anel mitral em um paciente com PC. Qual relação se espera ser vista entre a pressão capilar pulmonar encunhada (PCPe) e a relação E/e'?

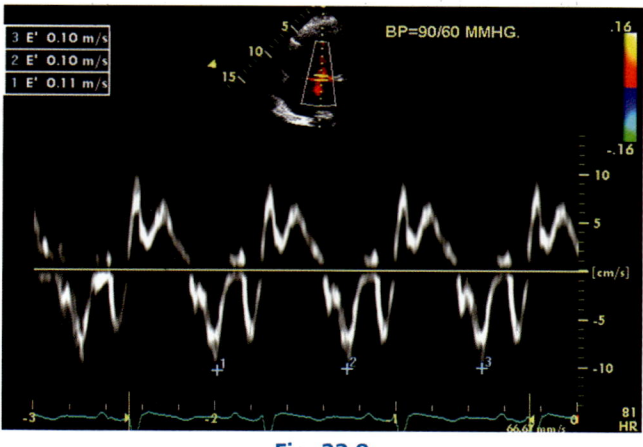

Fig. 22-8

A. Varia diretamente proporcional a PCPe.
B. Varia inversamente proporcional a PCPe.
C. Não existe relação com PCPe.
D. Varia exponencialmente com a PCPe.

24. A Figura 22-9 mostra o Doppler de onda pulsada da veia hepática. As características são compatíveis com:

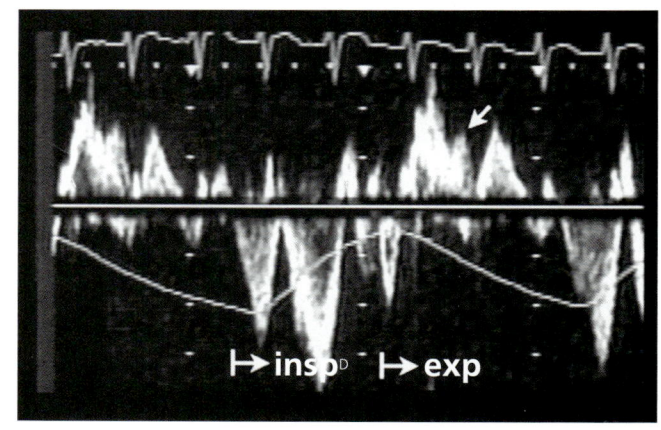

Fig. 22-9

A. Reversão diastólica do fluxo expiratório vista na pericardite aguda.
B. Aumento inspiratório do fluxo sistólico visto na PC crônica.
C. Reversão expiratória do fluxo diastólico visto na PC crônica.
D. Aumento inspiratório do fluxo sistólico visto na pericardite aguda.

25. O ecocardiograma 2D desta mulher de 82 anos na Figura 22-10 (com a seta branca apontando para o achado-chave) é compatível com qual das seguintes etiologias?

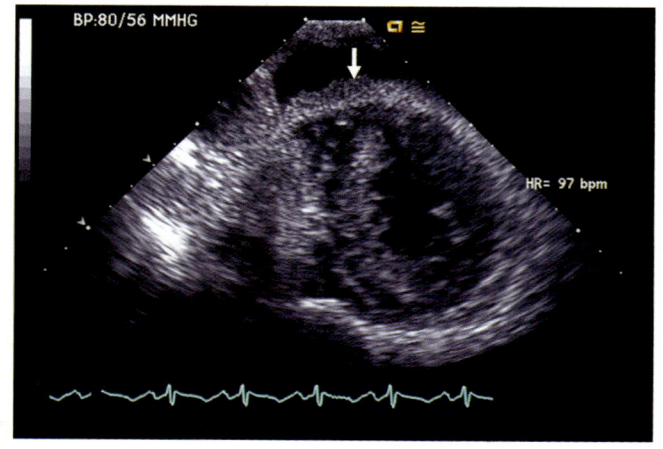

Fig. 22-10

A. Pericardite aguda.
B. Metástase pericárdica.
C. Cisto pericárdico.
D. Efusão pleural.

CASO 1

Um paciente masculino de 70 anos foi admitido com uma desordem febril e uma efusão pleural a esquerda. Utilizando tomografia computadorizada (TC) e um ecocardiograma, uma efusão pericárdica moderada foi detectada sem sinais de deterioração hemodinâmica. Um estudo etiológico completo foi realizado e deu resultados negativos. Periocardiocentese não foi realizada. O paciente tornou-se assintomático e afebril e recebeu alta 6 dias depois com o diagnóstico de síndrome febril autolimitada. Ele foi readmitido por dispneia, ortopneia e edema. O paciente estava afebril com uma frequência cardíaca de 100 bpm, pressão arterial 118/80 mmHg e um nível de saturação de oxigênio a 92%. A ausculta não revelou qualquer sopro ou atrito. Ele se apresentava com turgência de veia jugular e significante edema de ambas as pernas. A radiografia de tórax confirmou cardiomegalia e efusão pleural bilateral. A toracocentese drenou um fluido seroso com características de transudato. As características do Doppler transmitral são mostradas na Figura 22-11. Tanto a TC quanto a imagem de ressonância magnética cardíaca confirmaram espessamento pericárdico significativo com uma espessura máxima de 20 mm na área anterobasal.

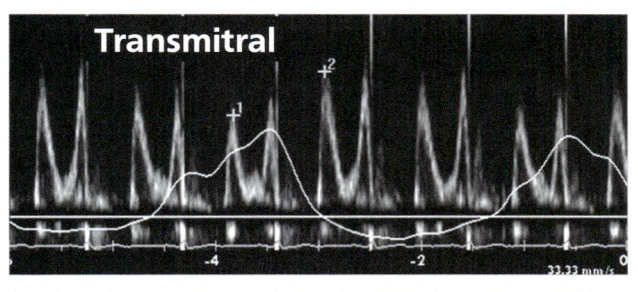

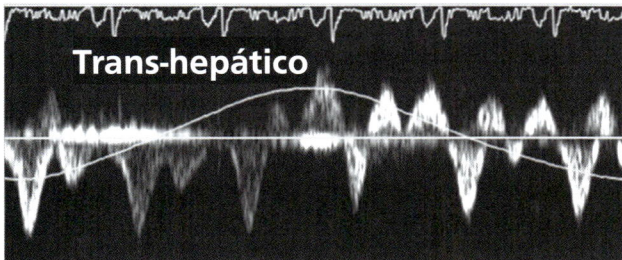

Fig. 22-11

26. Qual é o melhor próximo passo neste momento?
   A. Drogas anti-inflamatórias e diuréticos.
   B. Pericardiotomia.
   C. Biópsia pericárdica.
   D. Biópsia endomiocárdica.

27. Nas semanas seguintes o paciente se recuperou significativamente; o edema e a efusão pleural reduziram progressivamente até a resolução estar completa. A TC realizada 5 semanas depois mostrou que a espessura pericárdica reduziu-se a 7 mm e não existe mais efusão pleural. O diagnóstico é compatível com:
   A. PC efusiva.
   B. PC transitória.
   C. Pancardite.
   D. Febre mediterrânea familiar.

CASO 2

Um paciente masculino de 53 anos de idade com enxerto de ponte arterial coronariana foi admitido por desconforto torácico e dor no ombro, que piorou muito com inspiração e falta de ar. O exame clínico mostrou sinais vitais e pressão venosa jugular normais. TC no departamento de emergência mostrou uma efusão pericárdica potencial. Imagens ecocardiográficas são mostradas na Figura 22-12 e Vídeo 22-1A-C.

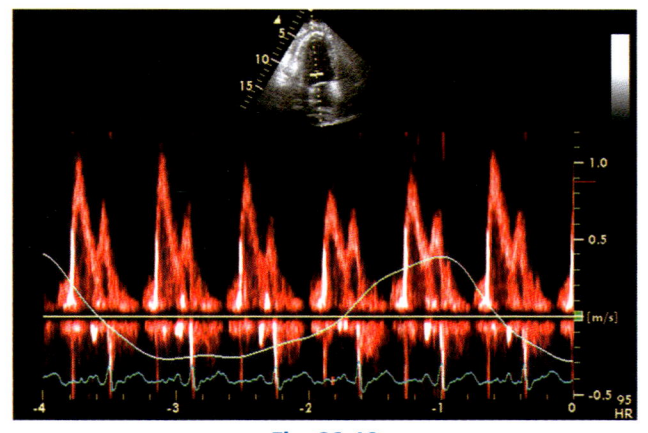

Fig. 22-12

28. Qual dos tópicos a seguir será compatível com sua apresentação?
   A. PC oculta.
   B. PC efusiva oculta.
   C. Efusão pericárdica loculada.
   D. Neoplasia pericárdica.

29. O mesmo paciente foi submetido a cateterismo cardíaco. Qual manobra irá fornecer informação hemodinâmica adicional?
   A. Carga de volume.
   B. Provocação por nitrito de amilo.
   C. Manobra de Handgrip (aperto de mão).
   D. Provocação por óxido nítrico.

CASO 3

Uma mulher de 35 anos se apresenta com falta de ar por 1 semana. O raios X de tórax mostrou cardiomegalia (relação cardiotorácica de 65%) e uma efusão pleural a esquerda. Seu ecocardiograma revelou uma grande efusão pericárdica.

30. Ela foi submetida a uma pericardiocentese guiada por eco. Parte do procedimento é mostrado no eco no Vídeo 22-2. Com que o eco é compatível?
   A. Identificação de coágulo sanguíneo na cavidade pericárdica.
   B. Contraste espontâneo do eco na cavidade pericárdica.
   C. Identificação de uma fístula pleuropericárdica.
   D. Injeção de contraste salino agitado.

31. Qual dos seguintes tópicos descreve a melhor posição do transdutor ecocardiográfico com relação a agulha utilizada para pericardiocentese?
   A. Agulha e transdutor estão melhor alinhados perto e paralelos um ao outro.
   B. Agulha e transdutor são melhor posicionados perto e ortogonais um ao outro.
   C. Agulha e transdutor são melhor posicionados remotos e ortogonais um ao outro.
   D. Agulha e transdutor devem ser remotos e paralelos um ao outro.

CASO 4

Um homem de 38 anos se apresenta há 1 ano com uma história de edema bilateral das pernas e falta de ar. Valiações médicas anteriores investigaram a possibilidade de trombose da veia cava inferior. A revisão dos sistemas foi positiva por significante ganho de peso ao longo dos últimos meses. Sua história médica foi pouco notável, a não ser por um episódio documentado de pericardite viral 4 anos antes, que resolveu com medicação anti-inflamatória não esteroidal. Dados laboratoriais revelaram hipoalbunemia moderada, uma leve elevação da bilirrubina total e baixa contagem de plaquetas. A avaliação nefrológica não demonstrou doença renal. Como parte de uma avaliação cardiológica, uma ecocardiografia 2D foi realizada. Os traçados do fluxo trans-hepático e transmitral são mostrados na Figura 22-13.

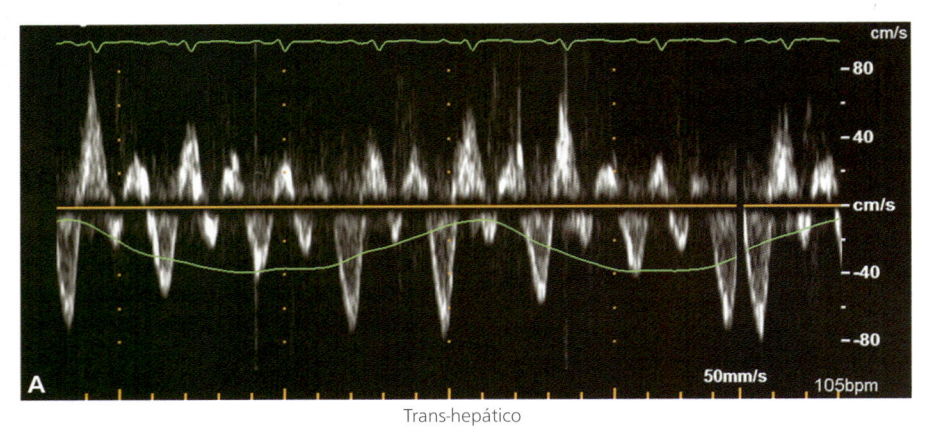

Trans-hepático
Fig. 22-13A

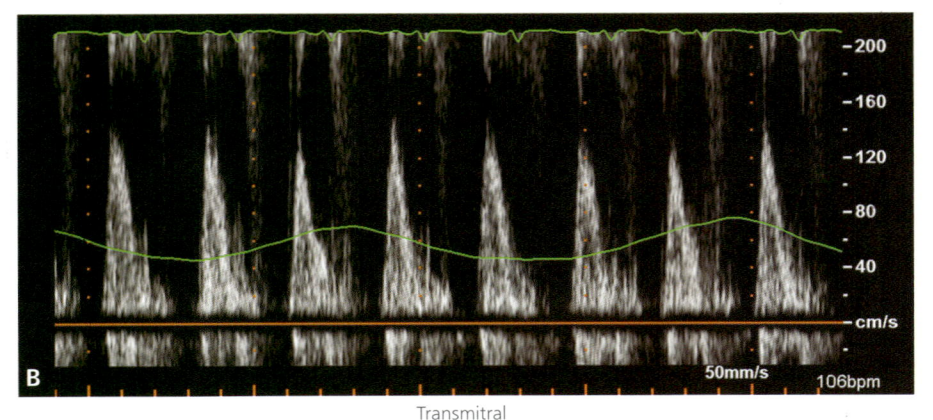

Transmitral
Fig. 22-13B

32. A manobra que irá ajudar a confirmar o diagnóstico é:
   A. Valsalva.
   B. Elevação da perna.
   C. Inclinação de cabeça para cima.
   D. Aperto de mão.

33. A base fisiopatológica da manobra é:
   A. Aumento da pré-carga.
   B. Redução da pré-carga.
   C. Aumento da pós-carga.
   D. Redução da pós-carga.

CASO 5

Uma mulher de 46 anos com uma história de linforma de Hodgkin na infância necessitando de radioterapia se apresenta com insuficiência cardíaca congestiva. Foi presumido ser secundário a insuficiência valvar mitral e tricúspide. Ela foi submetida a troca valvar mitral com uma válvula mecânica de *St. Jude* e um reparo da válvula tricúspide. Ela foi readmitida alguns meses depois com efusões pleurais bilaterais requerendo toracocentese. Notou-se que a paciente apresenta ascite abdominal. Um diagnóstico de PC foi feito por ecocardiograma. Para diferenciar a extensão da doença pericárdica *versus* doença miocárdica relacionada a radiação, a função miocárdica foi analisada pela ecocardiografia de deformação com varredura pontilhada (Vídeos 22-3A e B da imagem de deformação de varredura pontilhada realizada nas projeções apical 4 câmaras e eixo curto apical do VE).

34. Qual dos tópicos a seguir pode ser compatível com PC induzida por radiação?
   A. Deformação longitudinal e circunferencial reduzidas.
   B. Deformação longitudinal relativamente normal e deformação circunferencial reduzida.
   C. Deformação longitudinal reduzida e deformação circunferencial normal.
   D. Deformação longitudinal e circunferencial normais.

35. Qual dos seguintes componentes da mecânica do ventrículo esquerdo quando reduzido irá sugerir encurtamento pericárdico na PC?
   A. Deformação longitudinal.
   B. Deformação radial.
   C. Rotação VE.
   D. Todos os itens acima.

RESPOSTAS

1. RESPOSTA: B. A força tarefa de 2003 do American College of Cardiology (ACC), da American Heart Association (AHA) e da American Society of Echocardiography (ASE) deram recomendações Classe 1 para os seguintes usos de ecocardiografia na doença pericárdica conhecida ou suspeita [Disponível em: www.acc.org/qualityandscience/clinical/statementsHTMJ].

a) Pacientes com doença pericárdica suspeita, incluindo efusão, constrição ou processo efusivo-constritivo.
b) Pacientes com sangramento suspeito no espaço (p. ex., trauma, perfuração).
c) Estudo de acompanhamento para avaliar recorrência de efusão ou para diagnosticar constrição inicial. Estudos repetidos podem ter o objetivo direto de responder uma questão clínica específica.
d) Atrito pericárdico se desenvolvendo no infarto agudo do miocárdio acompanhado por sintomas como dor persistente, hipotensão e náusea.

2. RESPOSTA: A. Efusões pleurais esquerdas podem-se apresentar como grandes espaços sem eco que se assemelham a efusões pericárdicas. Esses podem ser reconhecidos, pois eles aparecem como espaços posteriores bem grandes sem um componente anterior. Geralmente, na projeção de eixo longo paraesternal, efusões pleurais são localizadas posteriormente a aorta descendente, enquanto as efusões pericárdicas são localizadas anteriormente a aorta (seta, Figura 22-14; Ao = aorta torácica descendente).

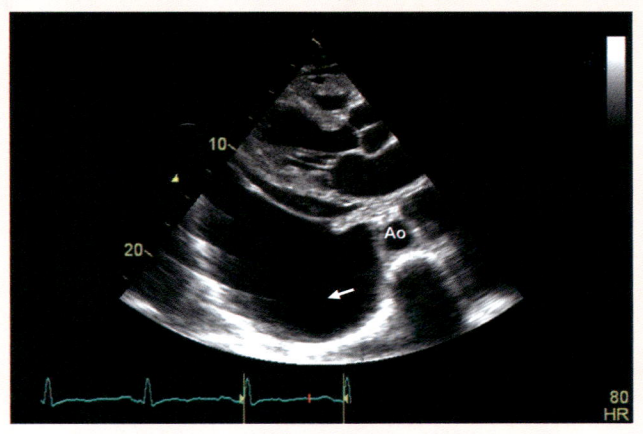

Fig. 22-14

3. RESPOSTA: D. Uma veia cava inferior pletórica é um marcador específico de pressão venosa central elevada. Embora este sinal possa não se manifestar se o paciente for submetido a diurese abundante ou estiver severamente desidratado, sua ausência normalmente faz o diagnóstico de doenças pericárdicas hemodinamicamente significantes ou avançadas improvável.

4. RESPOSTA: D. Ausência completa congênita do pericárdio é associada ao aumento do ventrículo direito, movimentação excessiva da parede posterior do ventrículo esquerdo (VE) e deslocamento do coração para a esquerda, resultando em mais de um ventrículo direito sendo vsito no ecocardiograma paraesternal esquerdo de rotina; essas alterações podem resultar em movimento paradoxal do septo interventricular. Todos esses achados mimetizam sobrecarga de volume ventricular direita como vista no defeito septal atrial.

5. RESPOSTA: D. Espessura pericárdica ≥ 3 mm na ecocardiografia transesofágica tem 95% de sensibilidade e 86% de especificidade para a detecção do espessamento pericárdico. A Figura 22-15 mostra um ecocardiograma transesofágico (projeção do plano transverso 4 câmaras) e a varredura por tomografia computadorizada do fluxo de elétron transaxial correspondente de um paciente com pericárdio marcadamente espessado (mais de 18 mm) sobre o lado direito do coração (reproduzido de http://circ.ahajournals.org/cbi/content/full/95/6/1628#sec6 acessado em 14 de setembro de 2010).

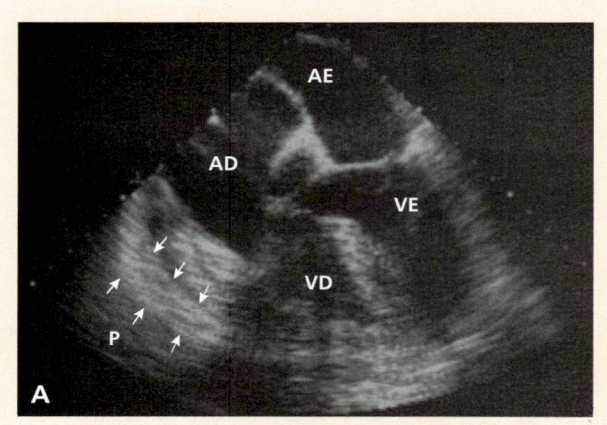

Fig. 22-15A

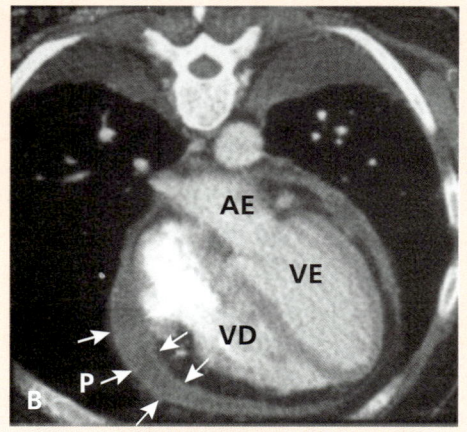

Fig. 22-15B

6. RESPOSTA: B. Em um subgrupo de pacientes com pericardite constritiva (PC), a variação respiratória típica (≥ 25%) da velocidade mitral E pode não estar presente. Isto está mais provavelmente relacionado a um marcado aumento na pressão atrial esquerda. Redução da pré-carga por inclinação com cabeça elevada, posição supina ou diurese pode aumentar ou desmarcar a variação respiratória típica. Valsalva não permite visualização das alterações respiratórias. Tanto a inalação com amil nitrito quanto agachamento podem teoricamente reduzir a pré-carga cardíaca, entretanto, esses não foram especificamente estudados em pacientes com PC.

7. RESPOSTA: A. Reversão de fluxo diastólico da veia hepática, que aumenta com a expiração, é uma característica clássica da PC. Existe reversão do fluxo anterógrado durante a expiração, uma vez que o tamanho da cavidade ventricular direita está reduzida decorrente do deslocamento para a direita do septo interventricular se tornando menos complacente enquanto o ventrículo esquerdo se enche mais. Em contraste, reversão do fluxo venoso hepático ocorre durante a inspiração na cardiomiopatia restritiva.

8. RESPOSTA: A. e' > 8 cm/s tem aproximadamente 95% de sensibilidade e 96% de especificidade para o diagnóstico de PC. Em indivíduos normais, a velocidade e' mitral lateral é maior do que a velocidade e' medial. A presença de velocidades anulares mitrais do canto septal e/ou lateral relativamente novos sugerem presença de PC. Entretanto, a velocidade e' lateral é usualmente menor do que a velocidade e' medial, resultando em reversão anular. Este achado é provavelmente em virtude do encurtamento do pericárdio cicatrizado e fibrótico adjacente, que influencia o anel mitral lateral dos pacientes com PC.

9. RESPOSTA: A. Em pacientes com PC, a pressão capilar pulmonar encunhada (PCPe) é influenciada pela queda inspiratória na pressão torácica, enquanto a pressão VE é protegida das variações respiratórias da pressão pela cicatriz pericárdica. Portanto, inspiração reduz a PCPe e presumivelmente a pressão atrial esquerda, mas não a pressão diastólica VE, reduzindo assim o gradiente de pressão para o enchimento ventricular. O gradiente de pressão de enchimento menos favorável durante a inspiração explica o declínio na velocidade de enchimento. Alterações recíprocas ocorrem na velocidade de enchimento ventricular direito. Essas mudanças são mediadas pelo septo ventricular, não pelo retorno venoso sistêmico aumentado e representa características da exagerada interdependência interventricular.

10. RESPOSTA: B. Na PC, o volume cardíaco total é fixado pelo pericárdio não complacente. O septo não está envolvido e pode, portanto, abaular-se em direção do ventrículo esquerdo (Fig 22-16, seta 1), quando o volume VE é menor do que na direita. Como resultado, a interação ventricular é bastante reforçada. Este abaulamento periódico pode ser visto no ecocardiograma e representa um padrão anormal de movimento septal. Além disso, o enchimento rápido na diástole incial dá origem a movimentos rápidos adicionais do septo, o qual é também denominado como "estremecimento septal" (Fig. 22-16, seta 2). Movimento septal anormal, entretanto, não é específico para constrição e é também visto após cirurgia cardíaca, na presença de bloqueio de ramo esquerdo ou hipertensão pulmonar.

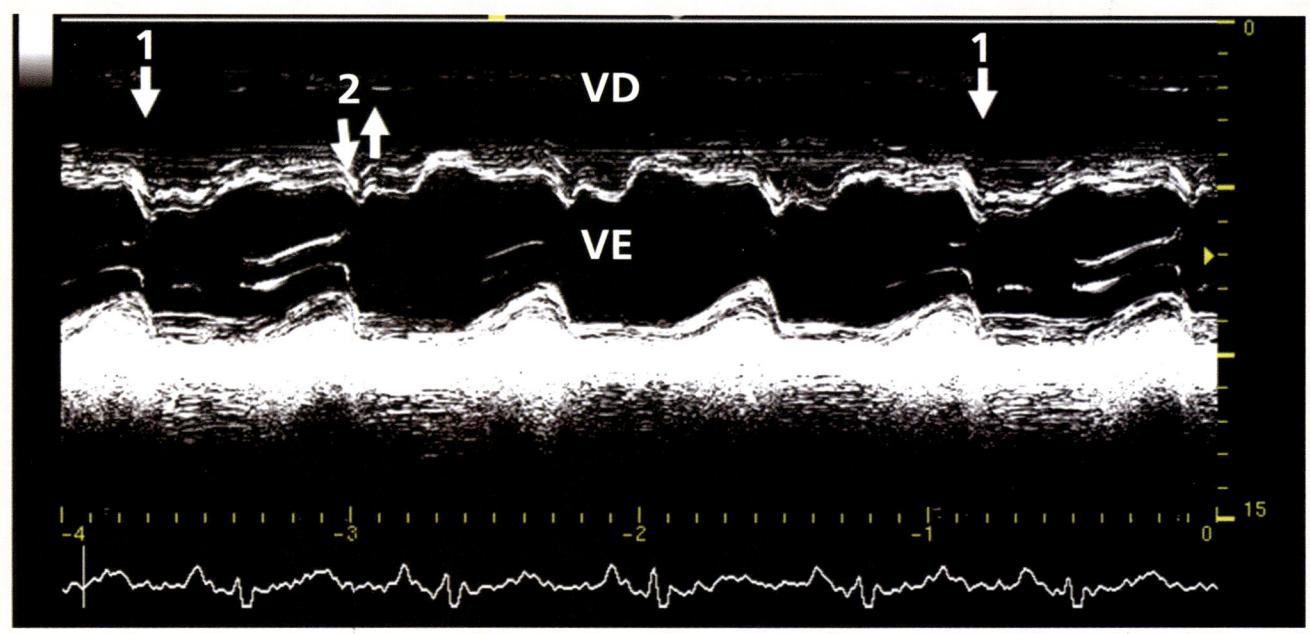

Fig. 22-16

11. RESPOSTA: A. Demonstração da fisiologia constritiva e pressão de enchimento elevada é o principal requisito para o diagnóstico de PC e pode ocorrer na ausência de um pericárdio espessado. Hipertensão pulmonar significante e mais do que discreto aumento do átrio não são normalmente características de PC.

12. RESPOSTA: A. Variação respiratória na velocidade E mitral ≥ 25% é o principal critério diagnóstico para PC na ecocardiografia com Doppler, mas também pode estar presente em pacientes com doença pulmonar obstrutiva crônica (DPOC). Entretanto, enchimento transmitral normalmente não é restritivo na DPOC. Em uma tentativa de distinção adicional entre essas desordens, os registros de Doppler por onda pulsada das velocidades de fluxo mitral e da veia cava superior podem ser comparados. Pacientes com doença pulmonar têm um marcado aumento na velocidade de fluxo sistólico inspiratório na veia cava superior (Fig. 22-17A, setas), que não é visto naqueles com PC (Fig. 22-17B). RD = reversão diastólica.

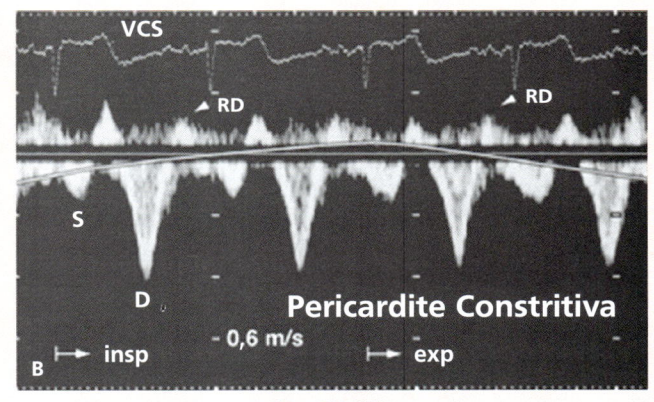

Fig. 22-17B

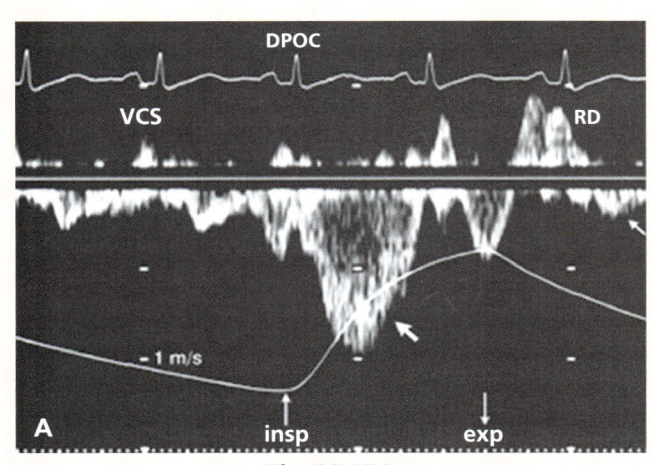

Fig. 22-17A

13. RESPOSTA: C. A neoplasia primária mais comum do coração associada a efusão pericárdica é o angiossarcoma. Aproximadamente 80% dos angiossarcomas cardíacos surgem como massas murais no átrio direito. Tipicamente, eles substituem completamente a parede atrial e preenche toda a câmara cardíaca. Eles podem invadir estruturas adjacentes (p. ex., veia cava, válvula tricúspide). Esses tumores são sintomáticos e rapidamente fatais. Propagação pericárdica extensa e encapsulamento do coração frequentemente ocorrem.

14. RESPOSTA: B. A localização mais comum de um cisto pericárdico é no ângulo cardiofrênico direito, onde o cisto aparece como uma densidade fluida perfeitamente redonda, normalmente 2 a 4 cm em diâmetro, embora alguns sejam muito grandes.

15. RESPOSTA: A. Efusão pericárdica loculada pode causar significante comprometimento hemodinâmico, frequentemente quando vistos como parte de um PC efusivo. Características de constrição pericárdica podem ser transitórias e podem resolver com o uso de drogas anti-inflamatórias. Características do tamponamento cardíaco não são dependentes da evolução da coleção fluida pericárdica, mas na velocidade de seu estabelecimento. Coleções rápidas de pequenas quantidades de efusão pericárdica pode causar alterações hemodinâmicas significantes. PC crônica de longa data podem estar associados a doença miocárdica concomitante ou levam a fibrose epicárdica e atrofia miocárdica.

16. RESPOSTA: C. Ausência completa de pericárdio está associada ao aumento do ventrículo direito e deslocamento do coração para a esquerda, resultando em mais de um ventrículo direito sendo visto no ecocardiograma paraesternal esquerdo de rotina. Janelas incomuns para obter imagens de aparência normal do ventrículo esquerdo são frequentemente necessárias.

17. RESPOSTA: A. Efusões pleurais esquerdas podem-se apresentar como grandes espaços sem eco que se assemelham a efusões pericárdicas. Esses podem ser reconhecidos, pois aparecem como espaços posteriores bastante grandes sem qualquer componente anterior. Geralmente, na projeção de eixo longo paraesternal, efusões pleurais são localizadas posteriormente a aorta descendente, enquanto efusões pericárdicas são localizadas anteriormente a aorta.

18. RESPOSTA: B. O fluido pericárdico pode-se tornar loculado ou compartimentalizado. Fluido local no pericárdio ou mediastino circundante sob pressão podem produzir severa instabilidade hemodinâmica. Pequenas efusões são geralmente confinadas a regiões por trás do ventrículo esquerdo quando o paciente está em posição supina e podem desaparecer quando o paciente se senta, pois eles drenam para a região apical.

19. RESPOSTA: C. Este paciente tem uma grande efusão pericárdica anterior loculada. Gordura pericárdica tipicamente parece com um espaço anterior sem ecos ao eco 2D. Gordura pericárdica normalmente pode ser distinguida do líquido decorrente da ecogenicidade sutil resultando da presença de material fibrótico dentro da gordura.

20. RESPOSTA: D. A Figura 22-5 mostra características ao modo M de colapso diastólico inicial da parede livre ventricular direita no tamponamento cardíaco. As setas amarelas apontam para o colapso diastólico ventricular direito. O * mostra a efusão pericárdica. A anormalidade primária é compressão de todas as câmaras cardíacas devido a pressão pericárdica elevada. O pericárdio tem algum grau de elasticidade, mas uma vez que o limite elástico seja alcançado, o coração deve competir com o fluido intrapericárdico pelo volume intrapericárdico fixo.

21. RESPOSTA: A. A variação respiratória das velocidades de fluxo mitral e tricúspide no tamponamento cardíaco está muito aumentada e defasada, refletindo a interdependência ventricular aumentada em que a hemodinâmica das câmaras cardíacas esquerda e direita são diretamente influenciadas pela outra em um grau muito maior que o normal. Adicionalmente, pacientes com tamponamento cardíaco exibem influxo sistólico predominante através da veia hepática ou veia cava superior (com um X predominante descendente com Y descendente pequeno ou ausente). Na PC o padrão de variação do fluxo transmitral é comparável àquele observado no tamponamento cardíaco. Entretanto, uma Y descendente proeminente é frequentemente observado no estudo por Doppler do fluxo da veia hepática ou veia cava superior.

22. RESPOSTA: C. Na PC, quando o volume intracardíaco é menor do que o definido pelo pericárdio rígido, o enchimento diastólico é livre, e o enchimento diastólico inicial ocorre anormalmente rápido decorrente da pressão venosa estar elevada. O enchimento diastólico inicial rápido, que é interrompido abruptamente quando o volume intracardíaco alcança o limite estabelecido pelo pericárdio não complacente, se reflete pelo abrupto deslocamento do septo interventricular para dentro do ventrículo esquerdo durante a diástole inicial (i. e., o salto septal).

23. RESPOSTA: B. Paradoxal a correlação positiva entre E/e' e PCPe em pacientes com doença miocárdica, uma relação inversa é vista em pacientes com PC (Fig. 22-18). A explicação possível para este achado é o movimento longitudinal exagerado do anel mitral, apesar das elevadas pressões de enchimento em pacientes com PC. Isto é porque a expansão lateral de todo o coração é limitada pelo pericárdio constritivo. Quanto mais severa é a constrição com uma maior pressão de enchimento, mais acentuada é a mobilidade longitudinal do anel mitral.

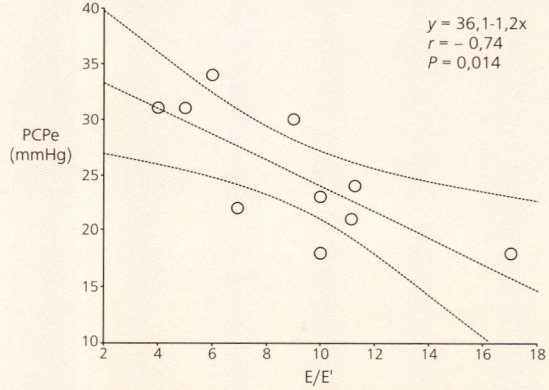

(De Ha, JW, Oh JK, Ling LH et al. Annulus paradoxus: transmitral flow velocity to mitral annular velocity ratio is inversely proportional to pulmonary capillary wedge pressure in patients with constrictive pericarditis. *Circulation*. 2001;104:970, com permissão.)

Fig. 22-18

24. RESPOSTA: C. Reversão do fluxo diastólico da veia hepática com a expiração sugere PC, mesmo quando o padrão da velocidade de fluxo transmitral não seja diagnóstico. Alterações respiratórias típicas da velocidade de fluxo no fluxo transmitral não excluem o diagnóstico, pois mais de 50% dos pacientes com constrição podem não completar esse critério. Em tal situação, reversão do fluxo da veia hepática que aumenta com a expiração podem ainda ser vistos e refletem a interação ventricular e dissociação das pressões intracardíaca e intratorácica. A seta branca na Figura 22-9 se refere a reversão diastólica da veia hepática.

25. RESPOSTA: B. Embora a efusão pericárdica geralmente apareça com um espaço sem ecos circundando o coração, algumas vezes materiais ecogênicos como fios fibrosos e revestimento exsudativo peludo são encontrados na efusão pericárdica. Efusão pericárdica tuberculosa mostra a maior prevalência das efusões pericárdicas ecogênicas, seguido por efusões pericárdicas malignas e idiopáticas

26. RESPOSTA: A. A Figura 22-11 mostra variações respiratórios na velocidade E mitral e veias hepáticas que são compatíveis com o critério diagnóstico para PC na ecocardiografia com Doppler. A apresentação clínica nesse paciente implica na presença de pericardite inflamatória aguda com constrição. PC em algumas situações pode resolver tanto espontaneamente quanto em resposta a várias combinações de agentes anti-inflamatórios não esteroidais, esteroides e antibióticos. Antibioticoterapia específica (*i. e.*, antituberculosos) deve ser iniciada na presença de etiologia tuberculosa confirmada. Diuréticos podem ser utilizados com moderação com o objetivo de reduzir, não de eliminar, a pressão jugular elevada, edema e ascite. A pressão venosa central pode levar semanas a meses até retornar ao normal.

27. RESPOSTA: B. A resolução do edema e da efusão pleural com documentação da redução da espessura pericárdica na varredura por tomografia computadorizada é compatível com o diagnóstico de constrição pericárdica transitória.

PONTOS-CHAVE

- Na ausência de sintomas que sugiram cronicidade da doença (p. ex., caquexia, fibrilação atrial, disfunção hepática ou calcificação pericárdicas) pacientes com PC recentemente diagnosticado que estão hemodinamicamente estáveis podem ser submetidos a uma tentativa de tratamento conservador por 2 a 3 meses antes da pericardiectomia ser recomendada.

28. RESPOSTA: B. As projeções apicais 2 câmaras e de eixo curto do ventrículo esquerdo nos Vídeos 22-1A e B mostram marcado espessamento do pericárdio parietal e visceral com uma pequena efusão pericárdica loculada. O Vídeo 22-1C mostra variação respiratória do fluxo transmitral aumentada. Ambas as características sugerem a presença de PC efusiva oculta

29. RESPOSTA: A. Doença pericárdica significante pode existir sem manifestações evidentes. Doença pericardíaca constritiva oculta é identificada por uma hemodinâmica basal normal e função sistólica VE normal com uma resposta característica a rápida infusão de volume. Após a administração intravenosa de 1.000 mL de solução salina normal por 6-8 minutos, elevações surpreendentes das pressões de enchimento são vistas durante o cateterismo cardíaco.

PONTOS-CHAVE

- Em alguns pacientes, características físicas e hemodinâmicas de constrição não são aparentes em seu estado basal, mas com infusão rápida de fluido, eles irão apresentar um padrão hemodinâmico típico de PC. Este subgrupo é chamado PC oculta.

30. RESPOSTA: D. Um ecocardiograma de contraste transversal mostrando o espaço pericárdico contendo uma nuvem de microbolhas ecogênicas é visto. Embora a pericardiocentese seja um procedimento relativamente seguro, existem alguns perigos, particularmente quando fluido hemorrágico é esperado. Tendo a oportunidade de delinear o espaço de onde o fluido será retirado tem particular interesse nesta situação. Uma técnica corrente de ecocardiografia realçada por contraste envolve a injeção de poucos mililitros de solução salina agitada. No pericárdio, o movimento de contraste é lento e turbilhonar e tem uma longa vida. Realizar esse procedimento ajuda a confirmar se a agulha esta dentro da cavidade pericárdica e não dentro das câmaras cardíacas.

31. RESPOSTA: C. Durante a percardiocentese, um ponto de entrada proposto é marcado na pele do paciente ou a agulha percutânea deve penetrar na parede torácica. O ângulo do transdutor é notado como se ele necessitasse ser repicado pela agulha de periocardiocentese. A distância da parede torácica a efusão e a distância até a estrutura cardíaca mais próxima são determinadas como se isso determinasse a máxima distância que a agulha pericárdica possa avançar com segurança. É melhor localizar uma janela acústica remota ao sítio proposto de punção. O transdutor, se possível, é colocado em uma direção ortogonal de modo que a agulha de punção possa ser diretamente visualizada. Se não, o transdutor de imagem deve ser coberto com uma cobertura estéril e disponível para que o médico que estiver realizando o procedimento possa usá-lo, se necessário.

PONTOS-CHAVE

- Ecocardiografia com contraste é uma técnica simples e efetiva que auxilia na localização da posição da agulha durante a periocardiocentese.

32. RESPOSTA: C. O painel superior na Figura 22-13 mostra as alterações respiratórias no perfil de velocidade ao Doppler do fluxo na veia hepática. Presença de uma reversão de fluxo diastólico exagerado sugere a possibilidade de PC. O painel inferior na Figura 22-13 mostra falta de alterações respiratórias significativas (> 25% de variação) nas velocidades do fluxo transmitral. Em pacientes com sinais e sintomas de falência ventricular direita, a ecocardiografia Doppler pode ser diagnóstica para constrição se as velocidades de influxo mitral e fluxo da veia hepática mostrarem alterações respiratórias características. Entretanto, na ausência de alterações respiratórias significativas, o estudo por ecocardiografia com Doppler deve ser repetido com manobras como inclinação, sentar ou diurese.

33. RESPOSTA: B. Inclinação, sentar ou diurese auxiliam na redução da pré-carga um um esforço de determinar quando as alterações características da velocidade ao Doppler com a respiração podem ser demonstrados.

PONTOS-CHAVE

- A falta de alterações respiratórias típicas da velocidade de fluxo não exclui o diagnóstico de PC, pois mais de 50% dos pacientes com PC podem não completar esses critérios.

34. RESPOSTA: B. O Vídeo 22-3A mostra a projeção apical 4 câmaras do ventrículo esquerdo com a região de interesse representando valores de deformação longitudinal obtidos por imagem de rastreamento pontual. Com a restrição pericárdica e potencial envolvimento epicárdico, expansão VE na PC é limitada à direção circunferencial em vez da direção longitudinal. Portanto, pacientes com PC têm deformação circunferencial reduzida. As propriedades mecanoelásticas do miocárdio são relativamente preservadas na direção longitudinal, resultando em velocidades diastólicas longitudinais iniciais de deformação miocárdica longitudinal relativamente preservadas.

35. RESPOSTA: C. O Vídeo 22-3B mostra a projeção apical de eixo curto do ventrículo esquerdo com a região de interesse mostrando a extensão da rotação apical.

Pacientes com PC tem rotação e torção da malha VE significativamente reduzidas se comparado a indivíduos normais e naqueles com cardiomiopatia restritiva (CMR). Embora a rotação da base e a da porção mediocardíaca estejam relativamente preservadas, incluindo as taxas de rotação sistólica e diastólica. A relação entre deformações principais diferentes e rotação miocárdica são apresentadas na Tabela 22-1.

TABELA 22-1 Mecanismos miocárdicos na PC e CMR

Parâmetro de Peformação	PC	CMR
Deformação longitudinal	Normal[a]	Reduzida
Velocidade diastólica inicial longitudinal	Normal ou aumentado	Reduzida
Deformação circunferencial	Reduzido	Reduzida
Ângulo de torção da rede	Reduzido	Normal
Velocidade de distorção apical	Reduzido	Normal[b]

[a] Exceto os segmentos das paredes apical e lateral.
[b] Embora normal em magnitude, as velocidades diastólicas iniciais de distorção apical devem estar atrasadas no tempo.
(Reimpressa de Dal-Bianco JP, Sengupta PP, Mookadam F et al. Role of echocardiography in the diagnosis of constrictive pericarditis. J Am Soc Echocardiogr. 2009;22:24-33, com permissão de Elsevier.)

PONTOS-CHAVE

- Encurtamento pericárdico na constrição limita os mecanismos rotacionais e circunferenciais do ventrículo esquerdo, enquanto os mecanismos longitudinais são relativamente normais.

LEITURAS SUGERIDAS

Armstrong WF, Schilt BF, Helper DJ et al. Diastolic collapse of the right ventricle with cardiac tamponade: an echocardiographic study. Circulation. 1982;65:1491.

Boonyaratavej S, Oh JK, Tajik AJ et al. Comparison of mitral inflow and superior vena cava Doppler velocities in chronic obstructive pulmonary disease and constrictive pericarditis. J Am Coll Cardiol. 1998;32:2043.

Cheitlin MD, Armstrong WF, Aurigemma GP et al. ACC/AHA/ASE 2003 guideline for the clinical application of echocardiography. Available at: wwwacc.org/qualityandscience/clinical/statements.htm.

Dal-Bianco JP, Sengupta PP, Mookadam F et al. Role of echocardiography in the diagnosis of constrictive pericarditis. J Am Soc Echocardiogr. 2009;22:24-33.

Engel PJ, Fowler NO, Tei CW et al. M-mode echocardiography in constrictive pericarditis. J Am Coll Cardiol. 1985;6:471.

Feigenbaum H, Zaky A, Waldhausen JA. Use of ultrasound in the diagnosis of pericardial effusion. Ann Intern Med. 1966;65:443.

Gillam LD, Guyer DE, Gibson TC et al. Hydrodynamic compression of the right atrium: a new echocardiographic sign of cardiac tamponade. Circulation. 1983;68:294.

Ha JW, Oh JK, Ling LH et al. Annulus paradoxus: transmitral flow velocity to mitral annular velocity ratio is inversely proportional to pulmonary capillary wedge pressure in patients with constrictive pericarditis. Circulation. 2001;104:976.

Himelman RB, Kircher B, Rockey DC et al. Inferior vena cava plethora with blunted respiratory response: a sensitive echocardiographic sign of cardiac tamponade. J Am Coll Cardiol. 1988;12:1470.

Horowitz MS, Schultz CS, Stinson EB et al. Sensitivity and specificity of echocardiographic diagnosis of pericardial effusion. Circulation. 1974;50:239.

Hynes JK, Tajik AJ, Osborn MJ et al. Two-dimensional echocardiographic diagnosis of pericardial cyst. Mayo Clin Proc. 1983;58:60.

Ling LH, Oh JK, Tei C et al. Pericardial thickness measured with transesophageal echocardiography: feasibility and potential clinical usefulness. J Am Coll Cardiol. 1997;29:1317.

Oh JK, Tajik AJ, Appleton CP et al. Preload reduction to unmask the characteristic Doppler features of constrictive pericarditis. A new observation. Circulation. 1997;95:796.

Payvandi MN, Kerber RE. Echocardiography in congenital and acquired absence of the pericardium. An echocardiographic mimic of right ventricular volume overload. Circulation. 1976;53:86.

Rajagopalan N, Garcia MJ, Rodriguez L et al. Comparison of new Doppler echocardiographic methods to differentiate constrictive pericardial heart disease and restrictive cardiomyopathy. Am J Cardiol 2001;87:86.

Schiller NB, Botvinick EH. Right ventricular compression as a sign of cardiac tamponade: an analysis of echocardiographic ventricular dimensions and their clinical implications. *Circulation.* 1977;56:774.

Sengupta PP, Krishnamoorthy VK, Abhayaratna WP *et al.* Disparate patterns of left ventricular mechanics differentiate constrictive pericarditis from restrictive cardiomyopathy. *JACC Cardiovasc Imaging.* 2008;1:29-38.

Sengupta PP, Mohan JC, Mehta V *et al.* Accuracy and pitfalls of early diastolic motion of the mitral annulus for diagnosing constrictive pericarditis by tissue Doppler imaging. *Am J Cardiol* 2004;93:886-890.

Sengupta PP, Mohan JC, Mehta V *et al.* Doppler tissue imaging improves assessment of abnormal interventricular septa) and posterior wall motion in constrictive pericarditis. *J Am Sec Echocardiogr.* 2005;18:226-230.

Singh S, Wann LS, Schuchard GH *et al.* Right ventricular and right atrial collapse in patients with cardiac tamponade–a combined echocardiographic and hemodynamic study. *Circulation.* 1984; 70:966.

Tyberg TI, Goodyer AVN, Hurst VW III *et al.* Left ventricular filling in differentiating restrictive amyloid cardiomyopathy and constrictive pericarditis. *Am J Cardiol.* 1981;47:791.

CAPÍTULO 23

Doenças Aórticas

Gian M. Novaro • Craig R. Asher

1. Quando se considera o tamanho da aorta ascencente, qual dos tópicos a seguir é afirmativa mais precisa?
   A. A medida do diâmetro deve ser realizada durante a sístole final.
   B. O tamanho da aorta é influenciado pela abertura individual.
   C. Não é possível medir a aorta ascendente pela janela transtorácica.
   D. O tamanho da aorta é mais influenciado pelo peso individual.

2. Qual das seguintes afirmativas sobre anomalias da aorta está correta?
   A. Uma aorta bovina é definida como uma artéria subclávia esquerda se originando da artéria branquicefálica.
   B. Um padrão bovino de ramificação aórtica está presente em 1% dos indivíduos.
   C. Uma aorta bovina é diretamente detectável por uma imagem de eixo longo paraesternal padrão.
   D. Uma aorta bovina é definida como uma artéria carótida comum esquerda se originando de uma origem comum a artéria branquicefálica

3. Pela ecocardiografia, um hematoma aórtico intramural pode ser difícil de distinguir de qual situação a seguir?
   A. Um aneurisma de aorta torácica descendente com trombo mural.
   B. Uma dissecção de aorta torácica ascendente.
   C. Um aneurisma sacular de aorta torácica descendente.
   D. Um ateroma móvel protruso no arco aórtico.

4. O chamado "ponto cego", que ocorre quando se adquire a imagem da aorta ascendente distal pela ecocardiografia transesofágica é mais comumente criado pela interferência acústica de qual das seguintes estruturas?
   A. Hernia hiatal por deslizamento.
   B. Brônquio-fonte direito.
   C. Traqueia.
   D. Veia ázigos.

5. Em casos de trauma, a ecocardiografia transtorácica é uma ferramenta altamente precisa na avaliação da injúria aórtica e ruptura. Qual dos seguintes achados é mais compatível com injúria aórtica traumática da aorta torácica?
   A. Uma ecodensidade séssil, de bordas irregulares no meio da aorta torácica descendente.
   B. Uma aorta ascendente e um arco aórtico marcadamente dilatados.
   C. Uma aba móvel linear localizada distal ao istmo aórtico.
   D. Uma ecodensidade mural em um grande aneurisma de aorta torácica descendente.

6. Adquirindo-se a imagem pela fúrcula supraesternal, um diagnóstico de coartação da aorta com base nos achados do dopler de onda contínua é mais sugestivo por qual dos tópicos a seguir?
   A. Velocidade sistólica de pico de 1,6 m/s abaixo da linha de base e fluxo pandiastólico de 0,4 m/s acima da linha de base.
   B. Velocidade sistólica de pico de 1,8 m/s abaixo da linha de base.
   C. Velocidade sistólica de pico de 4 m/s acima da linha de base.
   D. Velocidade sistólica de pico de 3,2 m/s abaixo da linha de base e fluxo pandiastólico abaixo da linha de base.

7. Um homem de 38 anos é visto em uma consulta por uma válvula aórtica bicúspide. Ele trouxe o laudo de um ecocardiograma ambulatorial que mostra uma válvula aórtica bicúspide com fusão das cúspodes direto-esquerda com estenose aórtica moderada e regurgitação aórtica moderada (AVA = 1,2 cm²; gradiente P/M = 44/25 mmHg). A função ventricular esquerda é normal sem hipertrofia ventricular esquerda. O modo M reporta uma medida de arco aórtico de 4,0 cm. Qual das seguintes afirmativas está correta?
   A. Aproximadamente 20% dos pacientes submetidos a cirurgia valvar aórtica com uma válvula aórtica bicúspide requerem cirurgia aórtica.
   B. Aproximadamente 20% dos pacientes com uma válvula aórtica bicúspide têm coarctação da aorta.
   C. Muitos pacientes com válvulas aórticas bicúspide têm predominantemente aumento dos seios aórticos.
   D. A aortopatia da válvula aórtica bicúspide raramente envolve o arco aórtico.

8. Um aneurisma da aorta torácica ascendente é mais bem caracterizado por qual das seguintes definições?
   A. Dilatação aórtica até pelo menos 1,5 vezes seu diâmetro de referência.
   B. Dilatação aórtica até pelo menos 2,0 vezes seu diâmetro de referência.
   C. Dilatação aórtica > 3,5 cm.
   D. Dilatação aórtica até pelo menos 2,0 vezes o tamanho do arco aórtico.

9. Qual das seguintes afirmativas está correta com relação a doença aórtica relacionada a síndrome de Marfan?
   A. Normalmente aumento aórtico é primariamente na região acima do arco aórtico.
   B. Envolvimento da aorta torácica descendente com um aneurisma aórtica sem doença da aorta torácica ascendente é raro.
   C. Aneurismas de aorta abdominal são comuns.
   D. Uma aparência de "bulbo de cebola" com aumento do arco aórtico, obliteração da junção sinotubular e um tamanho tubular relativamente são comumente encontrados.

10. Das seguintes características ecocardiográficas, qual dos tópicos é o melhor preditor de desfechos adversos na presença de um hematoma intramural aórtico?
   A. Espessamento máximo do hematoma > 11 mm.
   B. Localização do hematoma na aorta torácica descendente distal.
   C. Ausência de uma úlcera aórtica penetrante.
   D. Presença de áreas ecolucentes no hematoma.

11. Um homem de 68 anos é submetido a cateterismo cardíaco, que não demonstra doença arterial coronariana obstrutiva significativa. Dentro de 1 hora após o cateterismo ele se queixa de dor torácica severa. Uma dissecção de aorta é diagnosticada por um ecocardiograma transesofágico. Um cirurgião cardíaco é chamado. O cardiologista diz ao cirurgião que a dissecção deve ser classificada como uma De Bahey tipo 2/Stanfor A com uma forma variante limitada, hematoma iatrogênico. Qual das seguintes afirmativas são corretas?
   A. Existe um hematoma aórtico intramural no arco aórtico.
   B. Existe provavelmente uma regurgitação aórtica severa.
   C. A dissecção aórtica se estende através da aorta à artéria femoral.
   D. Existe um hematoma aórtico intramural na aorta ascendente.

12. Qual das seguintes afirmativas com relação ao arco aórtico à direita está correta?
   A. A artéria subclávia direita aberrante pode comprimir o esôfago.
   B. Esta pode ser diagnosticada pela compressão anterior do esôfago cheio de bário.
   C. O tipo de imagem não em espelho está raramente associado a anomalias cardíacas congênitas.
   D. O tipo de imagem em espelho frequentemente ocorre com estrutura cardíaca normal.

13. Qual das seguintes séries de dimensões aórticas deve ser considerada patológica para uma mulher de 30 anos de idade (altura – 72 polegadas/1,83 m) submetida a ecocadiograna transtorácico por dor torácica?
  A. Anel – 2,6 cm; seio – 3,2 cm; junção ST – 3,5 cm; tubular – 3,6 cm.
  B. Anel – 2,0 cm; seio – 3,6 cm; junção ST – 3,4 cm; tubular 3,4 cm.
  C. Anel – 2,2 cm; seio – 3,6 cm; junção ST – 3,3 cm; tubular 3,4 cm.
  D. Anel – 1,9 cm; seio – 3,7 cm; junção ST – 3,4 cm; tubular 3,6 cm.

14. Qual dos seguintes pares de anormalidades aórticas e estados ou síndromes patológicos é correto?
  A. Estenose aórtica supravalvular – Síndrome de Turner.
  B. Coarctação aórtica – Complexo de Shone.
  C. Coarctação aórtica – Síndrome de Neonan.
  D. Arco aórtico direito – Síndrome de Down.

15. Qual das seguintes anormalidades anatômicas da aorta é mais provavelmente associada a doença cardíaca cianótica requerendo cirurgia corretiva durante a infância?
  A. Uma aorta cavalgando o septo ventricular com um mau alinhamento do defeito septal ventricular.
  B. Uma aorta que é anterior a artéria pulmonar associada a discordância atrioventricular e discordância ventrículo-arterial.
  C. Uma aorta que é anterior a artéria pulmonar associada a concordância atrioventricular e discordância ventrículo-arterial.
  D. Uma conecção aortapulmonar periductal com pressão pulmonar normal.

16. Uma mulher de 67 anos é admitida no hospital com uma história de hemianopsia há 2 dias. Uma varredura por tomografia computadorizada da cabeça revela múltiplos infartos isquêmicos sugestivos de embolia e um ecocardiograma transesofágico é obtido para avaliar a fonte de embolismo.
  Com base na Figura 23-1 mostrando o arco aórtico distal, qual dos tópicos a seguir é mais provavelmente real sobre a condição do paciente?

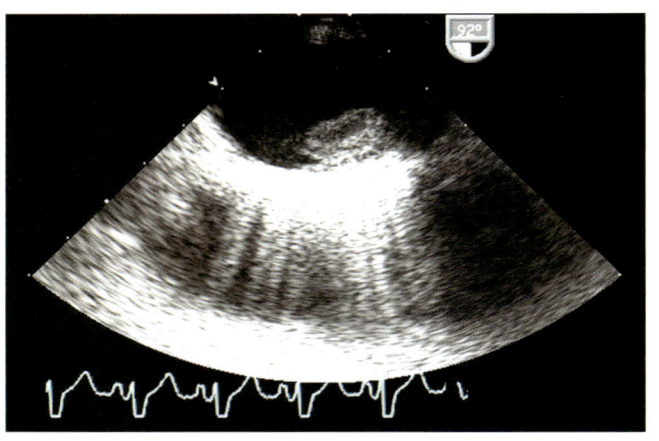

Fig. 23-1

  A. Existe uma predisposição a dissecção aórtica.
  B. O tratamento de escolha é anticoagulação sistêmica.
  C. É uma complicação comum de aneurismas aórticos.
  D. Esta pode ser uma complicação de bacteremia sistêmica.

17. Um homem de 78 anos foi submetido a um ecocardiograma transesofágico por dor torácica e fibrilação atrial anterior a cardioversão. Qual das seguintes afirmativas com relação a Figura 23-2 está correta (a seta branca aponta para a estrutura de interesse)?

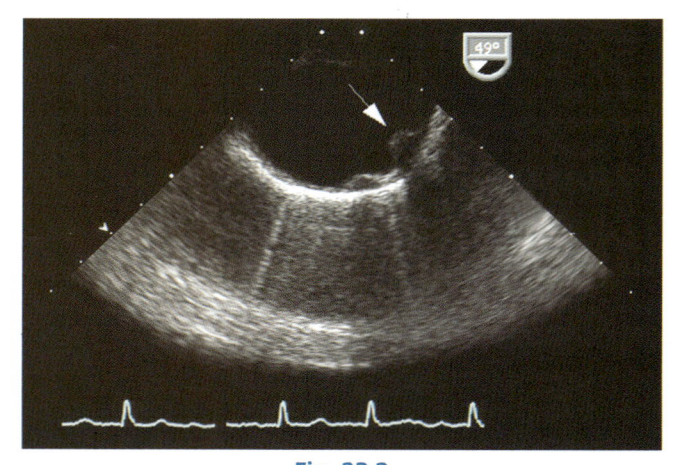

Fig. 23-2

  A. O achado visto na aorta pode ser graduado como severo.
  B. O achado visto na aorta pode ser graduado como leve.
  C. O achado visto representa um hematoma intramural.
  D. O achado visto é localizado na aorta ascendente.

18. Com base na Figura 23-3, qual das seguintes afirmativas é verdadeira sobre a anomalia desse paciente.

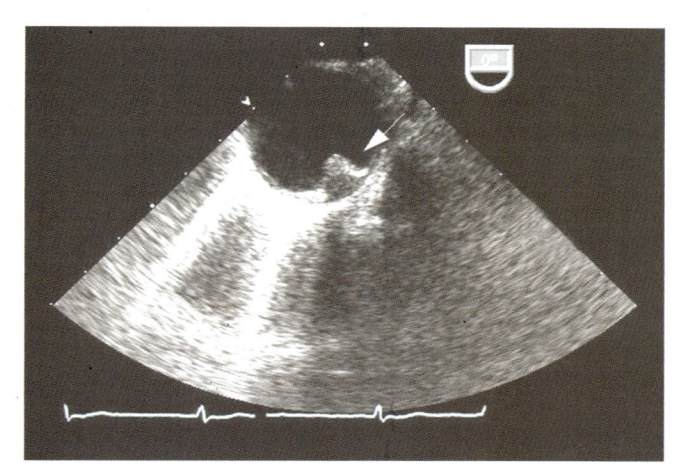

Fig. 23-3

A. O tratamento de escolha é o enxerto de *stent* endovascular.
B. Está associado a um risco aumentado de AVE e eventos cardiovasculares.
C. Pode progredir para um pseudoaneurisma.
D. Apresenta-se com febre, sintomas constitucionais e dor em dorso.

19. Uma mulher de 42 anos foi submetida a um ecocardiograma transtorácico decorrente de um episódio de insuficiência cardíaca congestiva. A válvula aórtica foi vista como bicúspide. Qual das seguintes afirmativas é verdadeira com relação ao sinal de Doppler de onda contínua obtido pela fúrcula supraesternal (Fig. 23-4)?

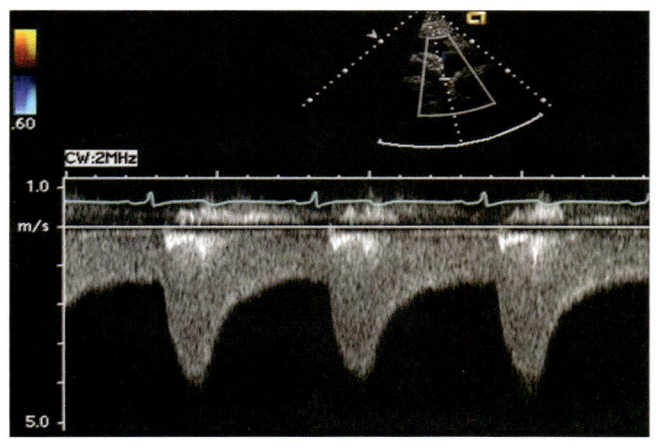

Fig. 23-4

A. Isto representa uma regurgitação aórtica severa.
B. Isto sugere coarctação de aorta severa.
C. É compatível com leve coarctação da aorta.
D. Isto pode ser visto na ruptura do seio de Valsalva com formação de fístula.

20. Um homem de 68 anos submetido a um ecocardiograma transtorácico em razão da hipertensão mal controlada. Com base na Figura 23-5 (veja a estrutura apontada pela seta) e Vídeo 23-1, provavelmente qual dos seguintes achados está presente?

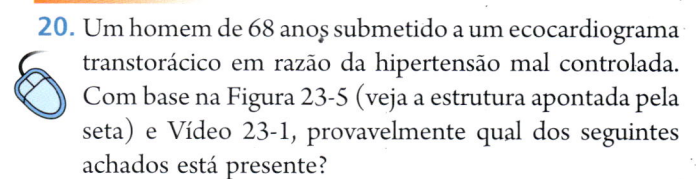

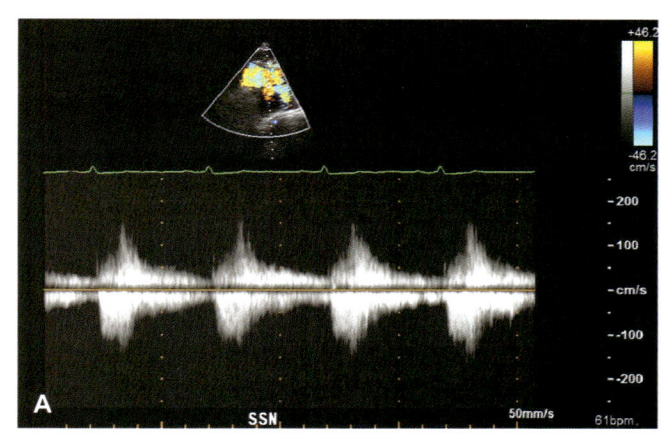

Fig. 23-5A

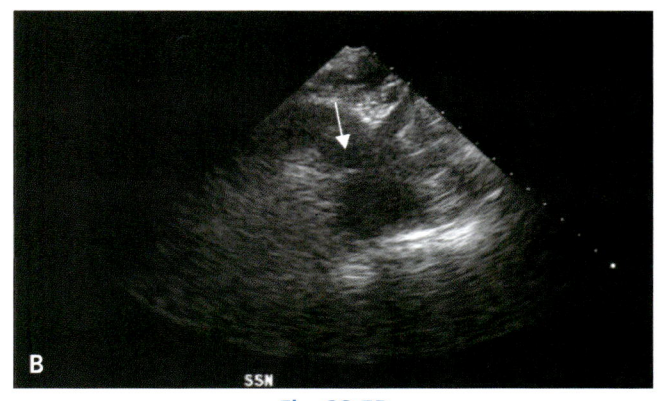

Fig. 23-5B

A. Costela entalhada na radiografia plana de tórax.
B. Um arco aórtico distal redundante e tortuoso.
C. Hipertensão sistêmica no braço direito.
D. Um aneurisma de aorta torácica ascendente.

21. Um homem de 37 anos submetido a um ecocardiograma transtorácico ambulatorial de rotina decorrente de palpitação. Seu exame físico é inocente. Uma anormalidade é notada, o que leva a um ecocardiograma transesofágico. Das projeções de eixos curto e longo na Figura 23-6, qual dos seguintes é verdadeiro sobre a anormalidade mostrada (Veja seta)?

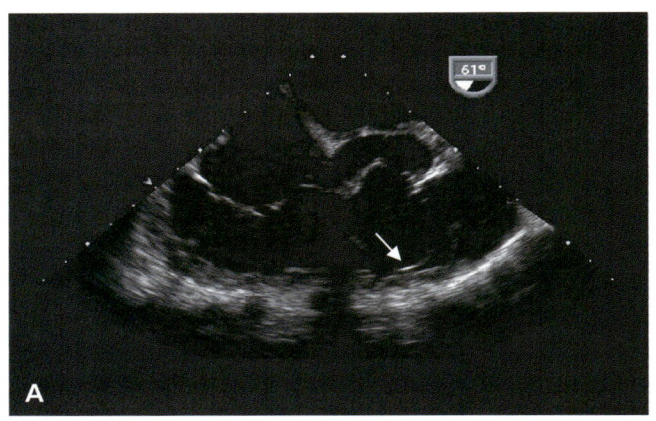

Fig. 23-6A

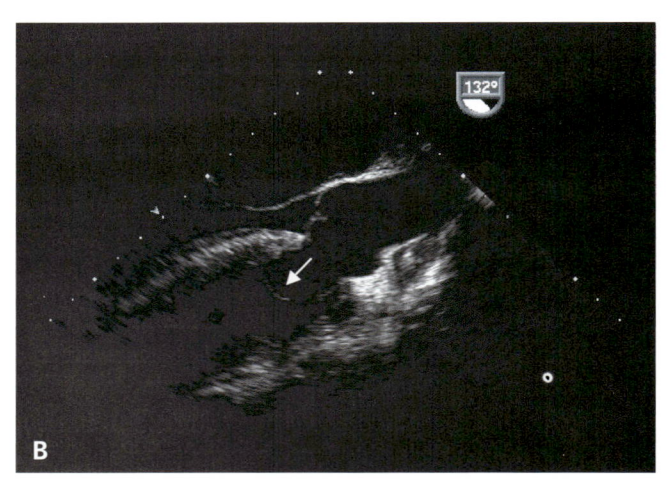

Fig. 23-6B

A. Está localizada no seio coronariano esquerdo.
B. Pode ser resultado de endocardite.
C. É mais comum em mulheres.
D. Raramente é de origem congênita.

22. Um homem de 41 anos é submetido a ecocardiografia devido a sopro cardíaco. No exame físico, ele tem 1,85 m de altura e pesa 113 kg (área de superfície corporal é 2,56 m^2). Foi encontrada dilatação da aorta ascendente, como visto na imagem de eixo longo paraesternal na Figura 23-7. O diâmetro máximo medido do arco aórtico ao seio da Valsalva foi 4,3 cm (medido durante a diástole final). Com base nestes achados, qual dos tópicos a seguir é mais preciso?

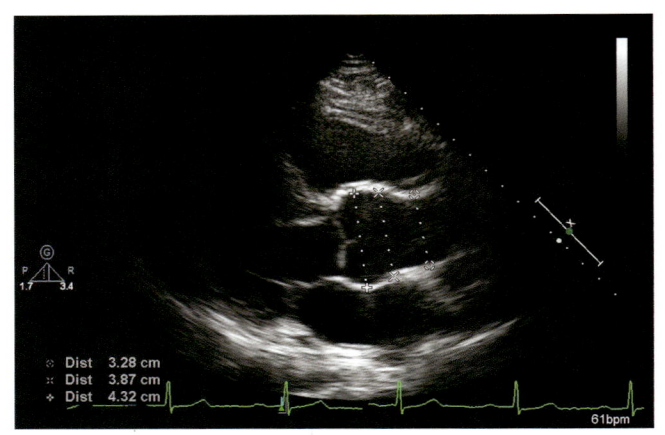

Fig. 23-7

A. O tamanho da aorta como medido não é confiável, pois a ecocardiografia transtorácica da aorta ascendente é imprecisa.
B. Ele deve ser encaminhado para reparo aórtico profilático eletivo em razão do tamanho aórtico > 4 cm.
C. Com base em sua altura e área de superfície corporal, um tamanho aórtico de 4,3 cm é dentro da faixa dos limites normais.
D. O tamanho aórtico é inapropriado, pois ele foi medido durante a diástole final.

23. Na imagem transtorácica de eixo longo paraesternal na Figura 23-8, qual estrutura está destacada pela seta?

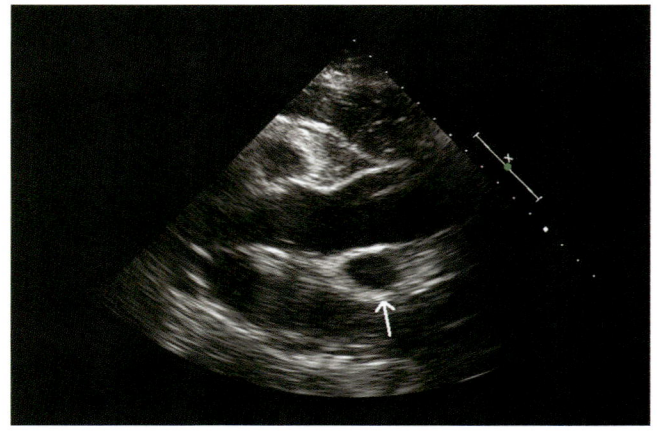

Fig. 23-8

A. Aorta torácica ascendente.
B. Veia cava superior.
C. A artéria pulmonar esquerda.
D. A artéria pulmonar direita.

24. Um homem de 54 anos é submetido a ecocardiografia transtorácica devido a dor torácica. No exame físico, ele tem 1,73 m de altura e pesa 96,7 kg (área de superfície corporal é 2,15 m²). Sua morfologia aórtica, mostrada na Figura 23-9, é melhor descrita por qual dos a seguir? Note que a calibração do lado esquerdo da imagem corresponde a 1 cm cada.

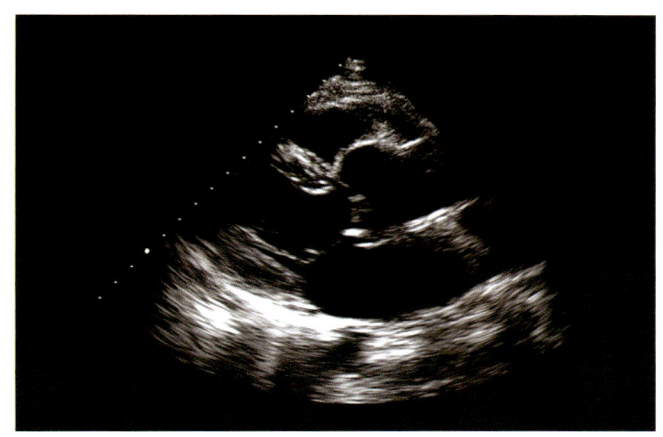

Fig. 23-9

A. Dilatação difusa da aorta ascendente.
B. Dilatação dos seios de Valsalva e aorta tubular ascendente proximal.
C. Dilatação da aorta tubular ascendente média.
D. Dilatação dos seios de Valsalva com junção sinotubular preservado.
E. Dilatação do seio de Valsalva com obliteração da junção sinotubular.

25. Um homem hipertenso de 80 anos se apresenta ao departamento de emergência com início súbito de dor aguda dilacerante severa. Enzimas cardíacas iniciais e eletrocardiograma são normais. Ele tem história de doença renal crônica estágio III e, portanto, um ecocardiograma transesofágico é obtido. Qual dos seguintes diagnósticos é mais preciso, com base na Figura 23-10?
A. Uma dissecção aórtica proximal tipo A com uma falsa luz trombosada.
B. Um aneurisma aórtico com uma cirurgia prévia de tromba de elefante.
C. Uma dissecção aórtica distal tipo B com lumens verdadeiro e falso patentes.
D. Uma dissecção aórtica proximal tipo A com lumens verdadeiro e falso patentes.

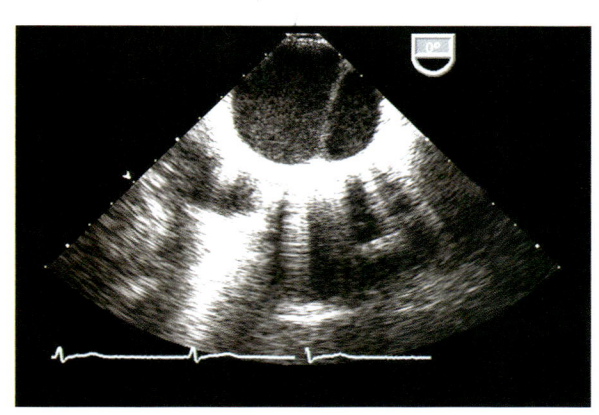

Fig. 23-10

CASO 1

Um homem de 47 anos se apresentou com uma dor torácica subesternal intermitente durante a semana anterior. Sua história médica passada foi significante por artrite reativa nos últimos 15 anos. Na apresentação, ele estava afebril e com aparência não tóxica. O exame cardiovascular revelou um sopro de ejeção sistólico com pico precoce grau II/VI na base e um sopro diastólico em decrescendo grau I/VI se irradiando para a borda esternal esquerda baixa. As Figuras 23-11A e B de um ecocardiograma transesofágico mostram as projeções de eixo longo e apical 4 câmaras, respectivamente. A cabeça da seta aponta para o achado de interesse.

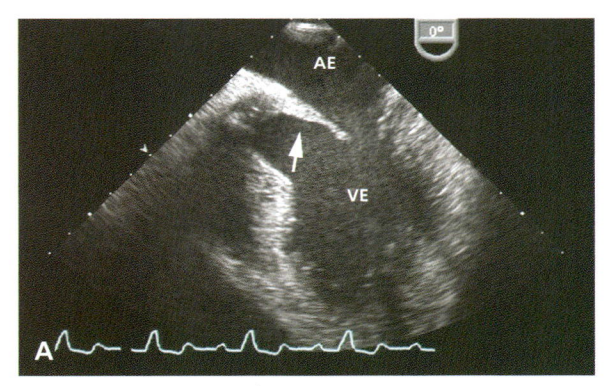

Fig. 23-11A

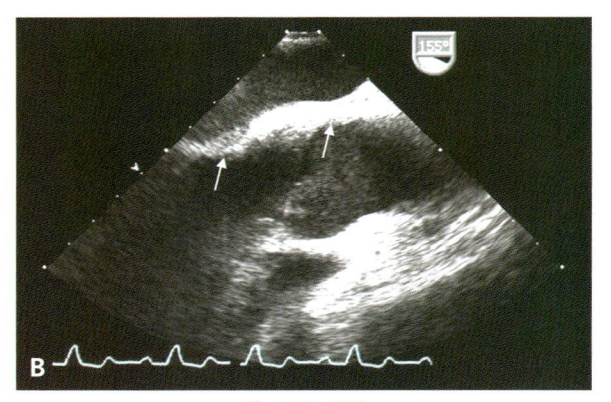

Fig. 23-11B

26. Qual das seguintes afirmativas sobre a anormalidade mostrada está correta?
  A. Pode ser confundido ecocardiograficamente com um abcesso periaórtico.
  B. Ele comumente ocorre em associação a lúpus eritematoso sistêmico.
  C. Áreas intramurais de ecolucência são um achado comum.
  D. Progressão para uma aba de dissecção intramural é iminente.

27. Em relação a anormalidades relacionadas a válvula aórtica, qual dos seguintes tem maior probabilidade de ser verdadeiro?
  A. Vegetações da válvula aórtica são achados associados comuns.
  B. Regurgitação aórtica raramente se desenvolve e, se presente, é frequentemente trivial.
  C. Espessamento da cortina aórtico-mitral auxilia no diagnóstico.
  D. Perfurações valvares aórtica e deiscência de folheto podem ocorrer.

CASO 2

Uma mulher de 44 anos com uma história de regurgitação aórtica severa é submetida a cirurgia de troca valvar aórtica com um homoenxerto aórtico. O ecocardiograma transesofágico intraoperatório pós-bomba confirmou um funcionamento normal do homoenxerto aórtico e uma aorta ascendente intacta. Seu curso pós-operatório foi sem intercorrências. Um mês depois, durante um ecocardiograma pós-operatório de base, uma anormalidade de homoenxerto foi notada. Ela nega febre, sudorese noturna ou dor torácica.

28. Com base nos Vídeos 23-2A-C, qual das seguintes anormalidades aórticas mais provavelmente está presente?
  A. Alterações pós-operatórias típicas relacionadas a inserção do homoenxerto.
  B. Dissecção aórtica proximal tipo A.
  C. Hematoma periaórtico pós-operatório.
  D. Endocardite precoce de prótese valvar (homoenxerto).

29. Qual dos seguintes fluxos deve ser considerado como patológico em um paciente com homoenxerto aórtico?
  A. Regurgitação aórtica central com uma largura de *vena contracta* de 0,3 cm.
  B. Regurgitação aórtica excêntrica com uma largura de *vena contracta* de 0,2 cm.
  C. Uma alta velocidade de fluxo sistólico entrando no trato de escoamento ventricular esquerdo.
  D. Um fluxo sistólico de 2,5 m/s através da válvula aórtica.

CASO 3

Um homem de 58 anos com história de linfoma de Hodgkin se apresenta com doença arterial coronariana sintomática e estenose aórtica calcificada. Como parte de sua avaliação pré-operatória, um ecocardiograma transtorácico é realizado (Fig. 23-12).

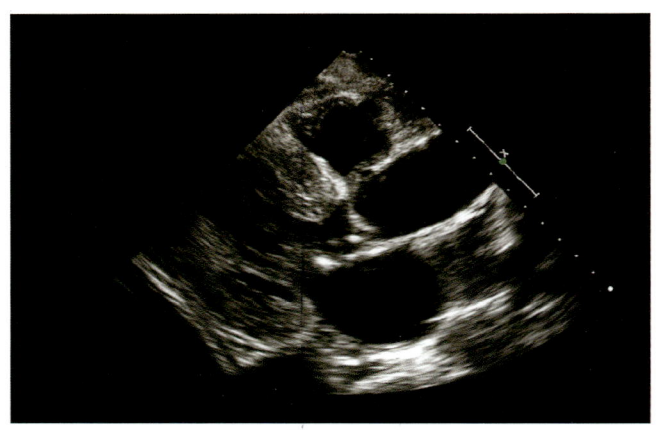

Fig. 23-12

30. Qual das seguintes afirmativas é mais precisa com relação a anormalidade afetando a aorta neste paciente?
  A. A anormalidade não impacta o risco de cirurgia valvar aórtica.
  B. A anormalidade pode ser diretamente estimada com base na palpação manual.
  C. A anormalidade pode alterar a abordagem cirúrgica da valva aórtica.
  D. A anormalidade não está relacionada ao risco de AVE peroperatório.

31. Na tentativa de detectar aterosclerose da aorta, qual dos tópicos a seguir fornece a informação mais precisa?
  A. Ecocardiografia epiaórtica.
  B. Palpação manual por um cirurgião experiente.
  C. Ecocardiografia transtorácica.
  D. Ecocardiografia transesofágica.

CASO 4

Um homem de 73 anos se apresenta com dor em dorso, severa, de início súbito de 7 horas de duração. A presença de infarto do miocárdio é excluída. Ele é submetido a um ecocardiograma transesofágico para avaliar a aorta em razão de sua dor dorsal persistente.

As imagens revelam uma anormalidade, que ajudam a confirmar o diagnóstico.

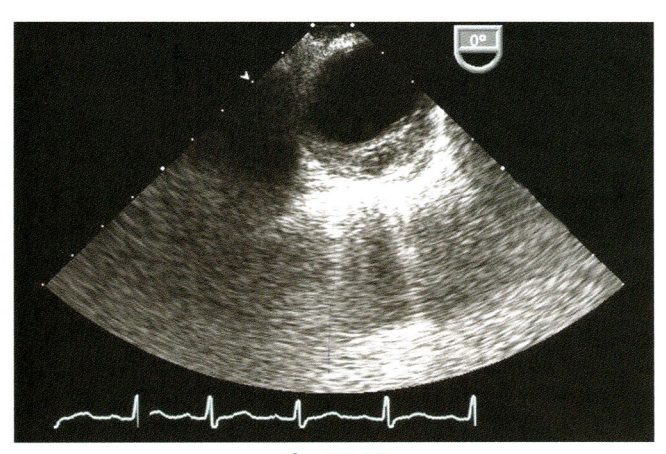

Fig. 23-13

D. O tratamento de escolha para esta condição é reparo aórtico urgente.

CASO 5

Um homem de 62 anos se apresenta com queixas de dor torácica e em dorso, ortopneia e síncope. Os fenômenos se iniciaram e têm sido contínuos pelas últimas 36 horas. Sua história médica foi marcante por hipertensão de longa data. Na apresentação, sua pressão sanguínea era 90/64 mmHg, a frequência cardíaca era 110 bpm em ritmo sinusal, e a respiração estava difícil. Foi encontrada cardiomegalia e edema pulmonar pela radiografia de tórax. Um ecocardiograma transesofágico à beira do leito foi realizado (Vídeos 23-3A e B).

32. Com base na Figura 23-13, o diagnóstico mais provável é:
  A. Uma dissecção aórtica distal tipo B com trombose do falso lúmen.
  B. Doença ateromatosa severa da aorta torácica descendente.
  C. Uma ruptura de aorta torácica descendente com um pseudoaneurisma.
  D. Um hematoma intramural de aorta torácica descendente.

33. Com base na Figura 23-13, qual das seguintes afirmativas é verdadeira?
  A. O risco de mortalidade intra-hospitalar esperada deste paciente excede 30%.
  B. Em oposição a dissecção aórtica clássica, as taxas de mortalidade para hematomas intramurais tipo A e tipo B são similares.
  C. A avaliação a longo prazo mais provável para a anormalidade mostrada é aneurisma aórtico ou pseudoaneurisma.

34. Após revisar os Vídeos 23-3A e B dos ecocardiogramas, qual das seguintes terapias é mais apropriada no manuseio deste paciente?
  A. Reparação cirúrgica emergente.
  B. Pericardiocentese urgente.
  C. Hidrocortisona intravenosa em alta dose.
  D. Terapia intravenosa com betabloqueador.

35. Com base na história clínica e Vídeos 23-3A e B, qual das seguintes afirmativas está correta?
  A. Muitos pacientes com dissecção aórtica proximal são hipotensos na apresentação.
  B. Insuficiência cardíaca congestiva é vista em metade dos casos de dissecção aguda de aorta tipo A.
  C. Síncope ocorre em 1 de cada 10 pacientes com dissecção aórtica tipo A.
  D. Déficits de pulso são sinais físicos que ocorrem com frequência na dissecção proximal.

RESPOSTAS

1. RESPOSTA: B. O tamanho da aorta ascendente se correlaciona a várias medidas antropométricas. O tamanho da aorta se correlaciona mais proximamente com altura corporal e área de superfície corporal. O tamanho aórtico se correlaciona menos com o peso corporal como um fator isolado. Na maioria dos pacientes, as porções proximal e média da aorta ascendente pode ser adequadamente imageada pela janela transtorácica paraesternal esquerda de vários espaços intercostais. Decorrente de estar sujeito a fluxo de sangue pulsátil, seu tamanho varia entre sístole (se expande) e diástole (recolhe). Assim, se a aorta pode ser imageada adequadamente através do ciclo cardíaco, ele deve ser idealmente imageado durante a diástole. Pela ecocardiografia, medidas devem ser realizadas utilizando os diâmetros internos perpendicular ao eixo do fluxo sanguíneo. Para o arco aórtico ao nível dos seios, o maior diâmetro deve ser utilizado.

2. RESPOSTA: D. O termo "arco aórtico bovino" se refere a um padrão comum de variante anatômica do arco aórtico. Embora um termo impróprio comum (a variante do arco aórtico humano bovino não se assemelha ao padrão de arco aórtico encontrado em bovinos), ele permanece sendo amplamente usado como um termo descritivo na literatura médica. Nas configurações comuns referidas como um arco aórtico bovino, a artéria inominada e a artéria carótida comum esquerda têm uma origem comum (Fig. 23-14) ou a artéria carótida comum esquerda se originar diretamente da artéria inominada. Em ambas as variantes, existem dois grandes vasos que se originam do arco aórtico. Essas configurações aórticas ocorrem em aproximadamente 9-13% dos pacientes.

Fig. 23-14

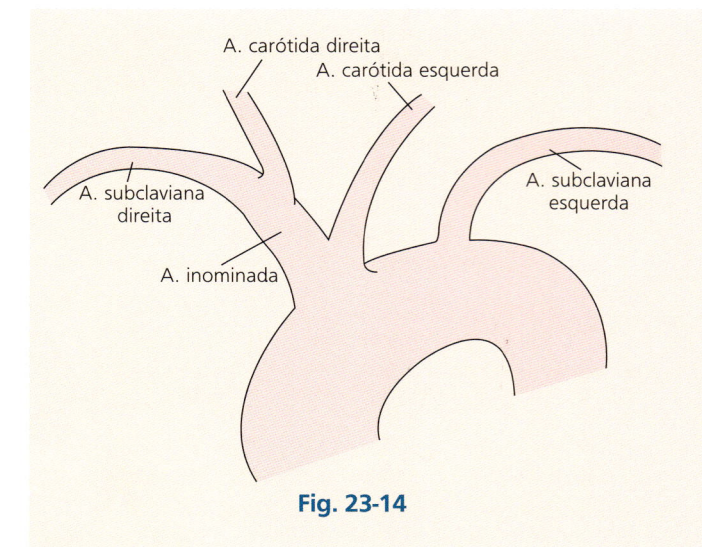

Em um arco aórtico bovino verdadeiro (visto em bovinos), um único grande vaso sai do arco aórtico como um grande tronco braquicefálico, de onde ambas as artérias subclávia e o tronco bicarotídeo se originam. O tronco bicarotídeo se divide em artérias carótidas comuns esquerda e direita.

O arco aórtico e os grandes vasos não são visualizados pela janela paraesternal padrão, mas podem ser melhor imageados pela fúrcula supraesternal.

3. RESPOSTA: A. Hematoma aórtico intramural é caracterizado na ecocardiografia como um espessamento circunferencial ou em crescente com margem lisa da parede aórtica sem uma aba intimal. O grau de espessamento da parede aórtica deve ser > 5-7 mm. O cálcio intimal pode ser desposicionado pelo acúmulo do hematoma medial. Áreas ecolucentes na parede aórtica podem ser vistas sugestivo de sangue não comunicante no hematoma medial. Um hematoma intramural é geralmente contínuo sobre uma porção da aorta relativamente localizada ou extensa.

Doença ateromatosa aórtica e aneurismas aórticos com trombos murais podem ser desafios diagnósticos comumente encontrados. Importantes características de distinção dos hematomas intramurais são o contorno liso da parede aórtica, natureza contínua e sua borda ecogênica decorrente do deslocamento do cálcio intimal. Em contraste, aneurismas com trombos murais tem bordas irregulares e o trombo é localizado acima da íntima calcificada. Doença aórtica ateromatosa frequentemente tem bordas irregulares com componentes profusos e/ou móveis, áreas cicatrizadas de calcificação e não é contínuo.

4. RESPOSTA: C. Uma limitação potencial da ecocardiografia transesofágica na avaliação da aorta torácica é o chamado "ponto cego". Essa área é uma porção de 3-6 cm da aorta ascendente distal e arco proximal. O ponto cego é causado pela interposição de ar, mais comumente da traqueia ou do brônquio fonte esquerdo, causando interferência acústica entre o transdutor e a aorta. O ponto cego não é causado pela interferência do brônquio fonte direito ou da veia ázigos. Embora uma hérnia hiatal possa interferir com a imagem cardíaca das janelas transesofágicas média a baixa, não é a causa do ponto cego aórtico. Apesar do potencial para o ponto cego inerferir na imagem aórtica, o processo difuso da aorta raramente torna o ponto cego uma limitação significante.

5. RESPOSTA: C. A imagem eocardiográfica transesofágica da aorta é um método altamente preciso de avaliação aórtica em pacientes com trauma torácico fechado e desaceleração. Achados ecocardiográficos característicos sugestivos de injúria aórtica incluem a presença de uma aba intraluminal localizada perto ou distal ao istmo aórtico, ou próximo a junção gastroesofágica. A aba intraluminal é usualmente móvel, pode ser extensa ou localizada a um pequeno segmento da aorta, e normalmente ocorre em pontos de aderência como os seios de Valsalva, o istmo e o diafragma. Alternativamente, massas intraluminais sugestivas de discreta formação de trombo podem ser vistas e tipicamente ocorrem no arco, istmo ou perto do diafragma; nestes casos, desenvolvimento de trombo aórtico ocorre em áreas sobrejacentes a lágrimas intimais ou injúria.

Uma ecodensidade de bordas irregulares e séssil localizada no meio da aorta torácica descendente é descritiva de doença aórtica ateromatosa. A presença de aorta descendente dilatada sozinha não é compatível com injúria aórtica. Uma ecodensidade mural em um grande aneurisma de aorta torácica descendente é mais sugestivo de trombo mural.

6. RESPOSTA: D. Coarctação da aorta pode ser mais bem imageada ecocardiograficamente pela projeção supraesternal. Avaliação por Doppler pode render informações sobre a severidade de estreitamento aórtico, e a equação de Bernoulli modificada pode ser empregada para estimar os gradientes pressóricos sistólicos de pico. Na imagem pela fúrcula supraesternal, um padrão de Doppler sugestivo de coarctação mostra velocidades sistólicas elevadas (geralmente > 2,0 m/s), visto como sinais de Doppler abaixo da linha de base. Em casos de coarctação significativa,

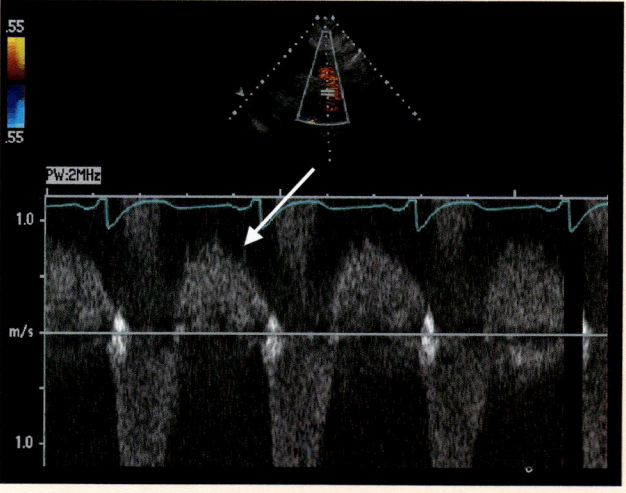

Fig. 23-15

fluxo anterógrado persistente durante a diástole estará presente na aorta descendente e detectado pelo Doppler como sinais de velocidade de fluxo diastólico abaixo da linha de base. Da fúrcula supraesternal, velocidades de fluxo elevadas ao Doppler durante a diástole, acima de linha de base deve ser sugestivo de reversão persistente do fluxo diastólico como visto na regurgitação aórtica severa ou ruptura de aneurisma de seio de Valsalva com formação de fístula aórtica (Fig. 23-15). A seta branca aponta para a reversão de fluxo holodiastólica de alta velocidade compatível com regurgitação aórtica severa como visto pela fúrcula supraesternal.

7. RESPOSTA: A. Válvulas aórticas bicúspides são associadas a dilatação da aorta ascendente com uma prevalência variando entre 50 a 60%. A predisposição subjacente é provavelmente relacionda a anormalidades genéticas do tecido conectivo, juntamente com tensões de tração, o que torna a aorta susceptível a dilatação, aneurisma e instabilidade aórtica. Quando se apresenta para cirurgia valvar aórtica, as diretrizes do ACC/AHA recomendam reparo aórtico eletivo quando o tamanho aórtico alcança > 4,5 cm. Na média, aproximadamente 20% dos pacientes portadores de válvula aórtica bicúspide submetidos a cirurgia cardíaca necessitam de reparo aórtico concomitante devido a dilatação aórtica.

Embora as alterações do tecido conectivo sejam mal caracterizadas e a alteração aórtica seja heterogênea, existem padrões distintos de dilatação da aorta ascendente, a qual ocorre com válvulas aórticas bicúspides. O padrão I envolve somente o arco aórtico; o padrão II envolve a raiz aórtica e a aorta tubular ascendente; o padrão III envolve a aorta tubular ascendente e o arco aórtico; e o padrão IV envolve a raiz aórtica, aorta tubular ascendente e arco aórtico. A porção mais comumente dilatada da aorta ascendente é a aorta tubular ascendente (presente em 88% das aortas bicúspides dilatadas). Dilatação isolada da raiz aórtica (padrão I) ocorre na minoria das aortas bicúspides (~ 12%), enquanto o envolvimento do arco aórtico pode ocorrer em até 73% dos casos.

Coarctação da aorta é uma malformação congênita comumente associada, a qual se desenvolve em pacientes com válvulas aórticas bicúspides. Isto ocorre em ~ 5% de todos os pacientes com válvula aórtica bicúspide. Ao contrário, naqueles com coarctação da aorta, a válvula bicúspide está presente > 50% do tempo.

8. RESPOSTA: D. Dilatação aneurismática da artéria, por definição, é uma dilatação localizada ou difusa com um diâmetro de pelo menos 1,5 vezes maior do que o tamanho de referência normal da artéria. Tanto que, se a aorta ascendente tem normalmente 3,0 cm de diâmetro, um aneurisma de aorta estará presente se o diâmetro máximo for > 4,5 cm. Dilatação de 1,1 a 1,5 vezes o normal é chamado de octasia.

9. RESPOSTA: D. Síndrome de Marfan é uma desordem sistêmica do tecido conectivo caracterizada por um aneurisma aórtico proximal e outras anormalidades cardiovasculares, esqueléticas e oculares. A condição é causada por uma mutação genética na matriz da proteína fibrilina 1 e afeta pela desregulação da transformação do fator β de crescimento. A principal manifestação (critério maior) da doença é dilatação/aneurisma da aorta ascendente envolvendo pelo menos os seios de Valsalva, o local geralmente das maiores dilatações. Isto é em contraste a válvulas aórticas bicúspides, onde a aorta tubular ascendente é o segmento mais comum e mais dilatado. Dilatação/aneurismas da aorta toracoabdominal descendente não são incomuns, e representam um dos critérios menores no diagnóstico da síndrome de Marfan. Notavelmente, eles podem-se desenvolver na ausência de aneurismas coexistentes na aorta ascendente. Aneurismas aórticos abdominais verdadeiros isolados, entretanto, são relativamente raros.

10. RESPOSTA: A. Localização aórtica e achados de imagem são importantes preditores de desfechos clínicos desfavoráveis em pacientes com hematoma intramural aórtico. Um preditor independente significante de desfecho adverso no hematoma agudo tipo A é uma espessura inicial do hematoma > 11 mm. Localização na aorta torácica ascendente também identifica um risco maior ao contrário a aorta descendente. Tanto para a localização ascendente quanto para a descendente, a presença de espaços ecolucentes no hematoma não é um achado que suporte desfechos adversos. O achado de um hematoma intramural associado a uma úlcera aórtica penetrante está significativamente associado a um curso progressivo da doença e desfecho adverso.

11. RESPOSTA: D. Vários sistemas de classificação foram desenvolvidos para descrever as dissecções aórticas. Existem três sistemas frequentemente em uso e são baseados tanto na localização/extensão da dissecção ou no tipo de síndrome aórtica (Tabela 23-1). A classificação de DeBahey

TABELA 23-1	Sistemas de classificação para síndromes/dissecção aórtica aguda
Classificação DeBakey	**Região da Aorta Envolvida**
Tipo I	Ascendente, arco, descendente
Tipo II	Somente ascendente
Tipo IIIa	Descendente (acima do diafragma)
Tipo IIIb	Descendente (abaixo do diafragma)
Classificação de Stanford	**Região da Aorta Envolvida**
Tipo A	Ascendente (proximal a artéria subclávia esquerda)
Tipo B	Descendente (distal a artéria subclávia esquerda)
Classificação de Svensson	**Tipo de Síndrome Aórtica**
Classe 1	Abertura cláscia da íntima (2 lumens)
Classe 2	Hematoma intramural (nenhuma abertura na íntima)
Classe 3	Abertura intimal localizada
Classe 4	Úlcera aórtica penetrante
Classe 5	Iatrogênica/pós-traumática

tem tipos I, II, IIIa e IIIb e é com base na localização/extensão da dissecção aórtica. A classificação de Stanford tem tipos A e B e se baseia quando a dissecção é na aorta proximal ou distal. A classificação de Svensson tem classes 1-5 e é baseada no tipo de síndrome aórtica.

Nosso paciente desenvolveu um hematoma iatrogênico deBahey tipo 2/Stanford A com uma forma variante limitada. DeBahey tipo 2 se refere a localização na aorta ascendente, Stanford A implica em uma localização aórtica proximal, e pela classificação de Svensson, existe um hematoma intramural iatrogênico classe 5.

12. RESPOSTA: C. Existem dois tipos de arco aórtico a direita, imagem em espelho e não imagem em espelho (subclávia esquerda aberrante). O tipo imagem em espelho é comumente associado a doença cardíaca congênita (tetratogia de Fallot, atresia pulmonar com defeito septal ventricular); enquanto o tipo não imagem em espelho (a forma mais comum) está infrequentemente associado a outras malformações cardíacas congênitas. Na imagem em espelho do arco direito (Fig. 23-16A), a artéria inonimada esquerda se origina como um primeiro raro, seguido pela artéria carótida direita e artéria subclávia dieita (rótulos 1-3). Na não imagem em espelho do arco aórtico direito (veja Figura 23-16B), a sequência de ramificações é artéria carótida esquerda, artéria carótida direita, artéria subclávia direita e depois artéria subclávia esquerda (o quarto ramo da aorta; rótulos 1-4). A artéria subclávia esquerda (aberrante) se origina da aorta descendente proximal frequentemente com um divertículo proeminente (de Kommerell) em sua origem. O curso da artéria por trás do esôfago e pode produzir um anel vascular com compressão esofágica, o qual pode ser diagnosticado pela impressão posterior de um esôfago cheio de bário. Outra variedade de ramificação de arco aórtico direito é o arco direito com uma aorta descendente esquerda. Nesta forma, o arco aórtico descendente cruza a linha média através do lado esquerdo pela rota retroesofágica.

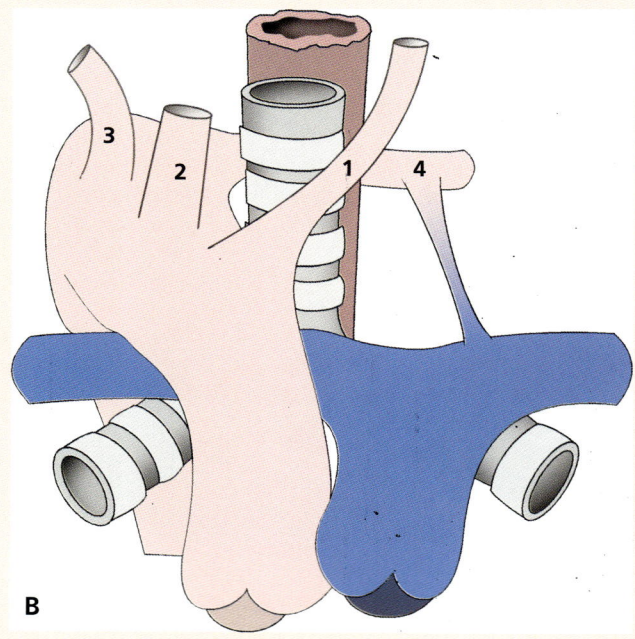

Fig. 23-16B

13. RESPOSTA: A. Existem dados limitados dos tamanhos normais de referência da aorta ascendente em adultos como medido pela ecocardiografia transtorácica. De uma grande população de estudo recente, os tamanhos da aorta ascendente se correlacionam bem com a idade e a área de superfície corporal. Ao longo do tempo, a aorta ascendente mostra uma rápida taxa de crescimento durante a idade adulta inicial em comparação a idades maiores. Em geral, o diâmetro do seio de Valsalva é maior do que a porção tubular da aorta ascendente (diferença média entre os seios e porção tubular é 0,2 cm nos homens e 0,1 cm em mulheres). Portanto, a presença de aorta ascendente tubular de diâmetro maior do que o seio de Valsalva de referência, provavelmente representa um processo patológico e dilatação aórtica anormal.

14. RESPOSTA: B. Complexo de Shone é uma doença cardíaca congênita rara composta tipicamente por quatro lesões cardíacas esquerdas obstrutivas: anel mitral supravalvular, valva mitral em paraquedas, estenose subaórtica e coarctação da aorta. Embora coarctação da aorta seja comum, obstrução do escoamento ventricular esquerdo pode incluir estenos subaórtica, estenos aórtica valvular e válvula aórtica bicúspide.

Síndrome de Turner (ou disgenesia gonadal) apresenta malformações cardíacas reconhecidas. Os defeitos cardíacos mais comuns são coarctação da aorta e da válvula aórtica bicúspide. Outras anormalidades associadas à síndrome de Turner podem incluir dissecção aórtica, seio aórtico e aneurisma de aorta ascendente. Síndrome de Noonan é uma doença genética comum tipificada por anomalias faciais, baixa estatura, pescoço alado, testículos que não des-

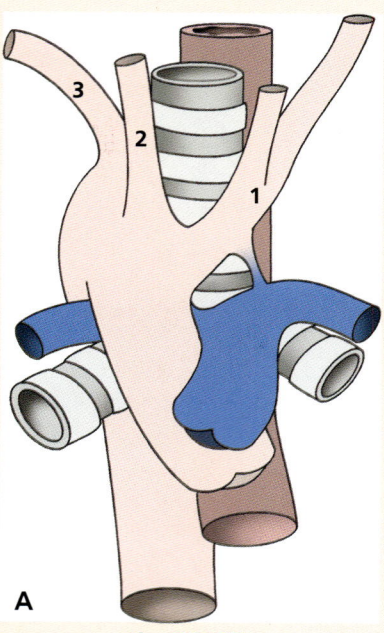

Fig. 23-16A

ceram e defeitos cardíacos congênitos. As malformações cardíacas clássicas relacionadas na síndrome de Noonan são estenose pulmonar e cardiomiopatia hipertrófica. Síndrome de Down (ou trissomia 21) é frequentemente associada a defeitos cardíacos congênitos. As anormalidades cardíacas mais comum são defeito septal atrioventricular (ou defeito de coxim endocárdico) e defeitos septais ventriculares. Outros defeitos associados na síndrome de Down incluem defeitos septais atriais e tetralogia de Fallot.

15. RESPOSTA: C. Uma aorta que é anterior à artéria pulmonar associada a concordância atrioventricular e discordância ventricular-arterial se refere a configuração anatômica da D-transposição das grandes artérias. A D-transposição (completa ou transposição não corrigida) é um defeito cardíaco congênito cianótico em que a aorta é anterior e a direita da artéria pulmonar. Ela é caracterizada pela aorta se originando do ventrículo esquerdo morfológico e a artéria pulmonar se originando do ventrículo esquerdo morfológico, resultando em dois sistemas circulatórios separados. A condição é frequentemente diagnosticada in utero pelo ultrassom, mas se não, coanose após o nascimento irá levar imediatamente ao disgnóstico.

Uma aorta que é anterior a artéria pulmonar associada a discordância atrioventricular e discordância ventrículo-arterial se refere a L-transposição ou transposição congenitamente corrigida. A L-transposição é um defeito cardíaco congênito acianótico em que a aorta é anterior e para a esquerda da artéria pulmonar (Fig. 23-17). Ela se caracteriza por dupla discordância ("uma dupla troca"), onde as conexões atrial e ventricular são discordantes e as conexões dos ventrículos às grandes artérias também são discordantes. O fluxo de sangue é do átrio direito para dentro do ventrículo esquerdo morfológico do lado direito, através das artérias pulmonares aos pulmões e retornando das veiais pulmonares dentro do átrio esquerdo, para o ventrículo morfologicamente direto a esquerda e a aorta. Uma vez que a circulação seja fisiologicamente corrigida, o paciente sobrevive na idade adulta.

Uma aorta cavalgando sobre o septo ventricular com um defeito septal ventricular mal alinhado descreve a Tetralogia de Fallot. Este defeito cardíaco cianótico é classicamente descrito por quatro malformações: um defeito septal venetricular, estenose pulmonar, uma aorta cavalgando e uma hipertrofia ventricular direita. O grau de estenose pulmonar varia e é o principal determinante da severidade da doença e grau de cianose. Esta condição é frequentemente diagnosticada no nascimento ou durante o primeiro ano de vida, dependendo da severidade da cianose. Uma conexão aorta periductal-pulmonar com pressão pulmonar normal se refere ao ducto arterioso patente. Quando um ducto patente permanece não tratado, dependendo de seu tamanho, hipertensão pulmonar e insuficiência cardíaca podem-se desenvolver. Na ausência de hipertensão pulmonar, esta condição é bem tolerada e pode persistir na idade adulta. A Figura 23-17 demonstra a orientação das válvulas aórtica e pulmonar como visto pela projeção de eixo curto paraesternal com anatomia normal comparado a transposição tipo D ou L das grandes artérias. VA = válvula aórtica; VP = valva pulmonar.

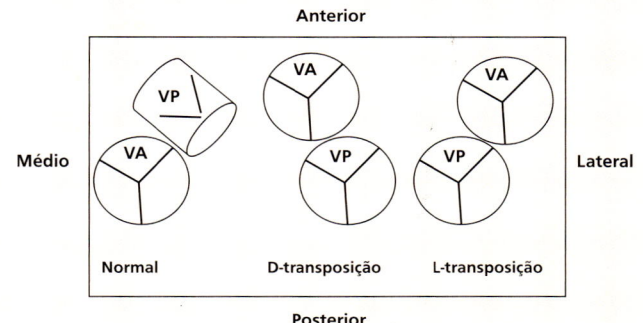

Fig. 23-17

16. RESPOSTA: B. A imagem de ecocardiografia transesofágica retrata um grande trombo aórtico móvel no arco aórtico distal/aorta torácica descendente proximal na ausência de significativo ateroma aórtico. Embora muitas fontes de embolismo da aorta sejam relacionadas a lesões ateroescleróticas, trombo aórtico livre, flutuante e isolado pode ocorrer. A maioria desses trombos se desenvolvem em áreas de doença ateromatosa difusa, mas em raros casos, eles se desenvolvem na aorta livre de alterações ateroscleróticas evidentes. Quando eles se desenvolvem, a localizações comuns para os trombos aórtico são o arco, próximo ao óstio da artéria subclávia esquerda ou no acompanhamento posterior do arco aórtico distal próximo ao istmo. Frequentemente o sítio de inserção do trombo é em uma pequena placa aterosclerótica. Em uma fração dos casos, existe um estado trombofílico subjacente, como síndrome do anticorpo antifosfolipídeos ou malignidade. Embora terapia definitiva não tenha sido bem definida, uma estratégia inicial de terapia anticoagulante parece razoável. Entretanto, se eventos embólicos recorrentes ocorrerem, remoção cirúrgica do trombo aórtico pode ser necessária.

Trombo aórtico móvel não predispõe a dissecção aórtica, embora ele possa ser visto na presença de rompimento aórtico traumático. Aneurismas aórticos podem ser complicados pela formação de trombos, mas nesses casos os trombos são murais, em camadas e raramente pedunculados. Bacteremia sistêmica pode infectar a aorta levando a aortite. Entretanto, isso ocorre em áreas com significativa carga de ateromatose aórtica.

17. RESPOSTA: A. A imagem mostrada em um ecocardiograma transesofágico retrata uma placa ateromatosa aórtica severa na aorta torácica descendente. O tamanho da placa pode ser graduado com base na espessura internal: 2-4 mm, leve, grau 1; > 4 mm, moderada, grau 2; > 4 mm com calcificação difusa, placas móveis ou lesões ulceradas, grau 3. Placa espessada como avaliada pela ecocardiografia tem sido identificada como um fator de risco independente para eventos embólicos. Placas aórticas profusas > 4 mm são fortemente associadas a risco de AVC isquêmico. A composição da placa e sua mobilidade também tem sido demonstrado como predizer complicações embólicas.

Placas não calcificadas e componentes de placas móveis apresentam um risco embólico ainda maior.

18. RESPOSTA: B. A imagem transesofágica mostra a aorta torácica descendente em um plano transverso. Existe uma grande placa ateromatosa aórtica na parede posterior da aorta (veja a seta branca na Figura 23-3). A placa protraiu ~ 0,7 cm e é somente levemente calcificada. Como descrito na questão anterior, o tamanho da placa pode ser graduado com base em sua espessura: 2-4 mm, leve, grau 1; > 4 mm, moderado, grau 2; > 4 mm com calcificação difusa, componente móvel ou lesão ulcerada, grau 3. Complicações embólicas ocorrem em uma taxa de aproximadamente 20% por ano em pacientes com grandes placas aórticas ateromatosas. Esta característica ecocardiográfica (i. e, espessamento da placa) pode ser um prognosticador de eventos embólicos. Placas aórticas profusas > 4 mm tem sido fortemente associado a risco de AVE isquêmico. Além disso, placas com pequenas calcificações e placas com componentes móveis colocam um risco embólico ainda maior.

A condução da doença ateromatosa severa da aorta significante é controversa. O tratamento de escolha inicial é orientado a redução dos lipídeos com drogas (estatinas) e anticoagulação/terapia antiplaquetária. Anticoagulação sistêmica com warfarina permanece controverso, em parte devido a dados prospectivos disponíveis inadequados. Se a anticoagulação sistêmica completa com warfarina é mais eficaz do que a terapia antiplaquetária em pacientes com doença ateromatosa aórtica para a prevenção de eventos vasculares ainda não é claro. Entretanto, enxerto de *stent* endovascular não é considerada uma estratégia útil neste contexto.

Debris ateromatosos da aorta não predispõem a instabilidade aórtica, como risco de dissecção aórtica ou formação de pseudoaneurisma. Sua apresentação é mais frequentemente relacionada a eventos embólicos sistêmicos. Febre, sintomas constitucionais e dor em dorso são sintomas mais atribuíveis a um aneurisma inflamatório da aorta. Raramente, aortite bacteriana pode-se desenvolver em segmentos aórticos com doença ateromatosa avançada, mas achados ecocardiográficos irão mostrar componentes das placas altamente móveis sugestivo de material aterotrombótico infectado (i. e., vegetações).

19. RESPOSTA: B. O sinal de Doppler de onda contínua é mais compatível com uma coarctação aórtica severa. Essa anormalidade pode ser mais bem imageada pela projeção supraesternal. Avaliação por Doppler pode render informação sobre a severidade do estreitamento aórtico, e a equação de Bernoulli modificada pode ser empregada para estimar os gradientes pressóricos sistólicos de pico. Se imageando pela fúrcula supraesternal, o sinal de Doppler de onda contínua irá mostrar velocidades sistólicas elevadas (neste caso ~4,0 m/s). Quando a coarctação é severa, fluxo anterógrado persistente durante a diástole irá ocorrer e é detectado pelo Doppler como perfis de velocidade de fluxo pandiastólico (neste caso ~1,5 m/s). Em casos de coarctação leve, não existirá fluxo sanguíneo residual significativo se movendo anterógrado durante a diástole.

Em casos de regurgitação aórtica severa e ruptura de aneurisma do seio de Valsalva com formação de fístula aórtica, existem significantes reversões de fluxo ao Doppler vistas durante a diástole, que podem ser detectadas a partir da amostragem do arco aórtico ou da aorta descendente pela fúrcula supraesternal. Entretanto, perfil de velocidade sistólica elevada (> 20 cm/s) com amostragem deste local aórtico não deve ser detectado.

20. RESPOSTA: B. As imagens bidimensionais e de Doppler mostradas retratam uma pseudocoarctação da aorta. Pseudocoarctação da aorta é uma anomalia caracterizada por um arco aórtico distal redundante e tortuoso com uma dobra que ocorre logo depois da artéria subclávia esquerda. Diferente da coarctação da aorta, o fluxo de sangue através da aorta não está obstruído; deve haver pequeno ou nenhum gradiente de pressão detectado (como mostrado). Normalmente presente na coarctação da aorta verdadeira, a circulação colateral é ausente na pseudocoarctação. Anomalias associadas a pseudocoarctação inclui a síndrome de Turner.

Todas as outras opções mostradas são notadas na coarctação da aorta verdadeira: estalhe da costela na radiografia plana de tórax em razão da circulação colateral bem desenvolvida, hipertensão do braço direito de acoarctações pré-dutais e aneurismas de aorta ascendente, que podem estar associados a coarctação e válvula aórtica bicúspide.

21. RESPOSTA: B. As imagens transesofágicas de eixo curto e longo da raiz aórtica demonstram um aneurisma de seio de Valsalva coronariano direito. Aneurismas de seio de Valsalva aórtico são mais comumente de origem congênita, embora esses possam desenvolver-se como resultado de endocardite, sífilis ou trauma. Os homens predominam com uma relação masculino-feminino de 3:1. O seio de Valsalva direito seguido pelo seio não coronariano são o sítio mais comum de dilatação aneurismática do seio aórtico. Se eles romperem, uma fístula se desenvolve do seio aórtico ao ventrículo direito (quando o seio direito é envolvido) ou para o átrio direito (quando o seio não coronariano é envolvido).

22. RESPOSTA: C. Como discutido previamente, o tamanho da aorta ascendente se correlaciona melhor com várias medidas antropométricas. Os determinantes mais precisos são idade, altura corporal e área de superfície corporal. Tamanhos normais de referência da aorta ascendente em adultos como medida pela ecocardiografia transtorácica foram recentemente publicados. Os achados do estudo ressaltam a importância das dimensões aórticas indexadas a idade e superfície corporal

Em relação as indicações para cirurgia aórtica profilática, valores de corte tradicionais para diâmetros aórticos são quando a aorta ascendente alcança > 5,0-5,5 cm (Tabela 23-2). Entretanto, é claro que pelo menos 15% dos pacientes têm dissecção aórtica ou ruptura em um diâmetro < 5,0 cm. Acredita-se que indexando o tamanho da aorta ao peso do paciente ou área de superfície corporal deve levar em conta que provavelmente risco maior de instabilidade aórtica para o mesmo tamanho em pacientes baixos se comparados

TABELA 23-2	Recomendações para cirurgia aórtica em pacientes assintomáticos com aneurisma de aorta torácica

Classe I

- Aneurisma degenerativo de aorta torácica ascendente ou diâmetro do seio aórtico > 5,5 cm
- Síndrome de Marfan ou aorta genética (incluindo válvula aórtica bicúspide) e diâmetro aórtico ascendente > 4 a 5 cm (dependendo da condição)
- Taxa de crescimento aórtico > 0,5 cm/a em uma aorta com diâmetro < 5,5 cm
- Pacientes submetidos a cirurgia valvar aórtica com uma aorta ascendente ou raiz aórtica > 4,5 cm
- Dissecção crônica e um diâmetro de aorta torácica descendente > 5,5 cm
- Aneurismas degenerativos e um diâmetro da aorta torácica descendente > 5,5 cm, implante de *stent* endovascular deve ser fortemente considerado quando possível

Classe IIa

- Síndrome de Marfan ou aorta genética (incluindo válvula aórtica bicúspide) quando a relação entre área ascendente máxima ou da raiz da aorta (πr^2) em cm² dividido pela altura do paciente em metros que excedam 10
- Síndrome de Loeys-Dietz ou mutação confirmada TGFBR1 ou TGFBR2 quando o diâmetro aórtico for > 4,2 cm pelo ecocardiograma transesofágico ou > 4,4 a 4,6 cm por imagem de tomografia computadorizada e/ou imagem de ressonância magnética
- Mulher com Síndrome de Marfan que deseja engravidar e um diâmetro de aorta ascendente > 4 cm
- Pacientes de baixo risco operatório com aneurismas isolados do arco aórtico > 5,5 cm.

(Adaptada de the 2010 ACCF/AATS/ACR/ASA/SCA/SCAI/SIR/STS/SVM Guidelines for the Diagnosis and Management of Patients with Thoracic Aortic Disease)

aos altos. Com base nesta lógica, várias relações foram propostas para melhor discriminar o tamanho apropriado para cirurgia aórtica eletiva. A primeira relação emprega a área transversal máxima da aorta dividida pela altura do paciente em metros. Relação = πr^2 (cm²)/altura (m). Uma relação > 10 ajuda a identificar pacientes em maior risco de desenvolver dissecção aórtica. A segunda relação emprega o diâmetro máximo da aorta dividido pela área de superfície corporal do paciente: Relação = diâmetro aórtico (cm)/área de superfície corporal (m²). Uma relação > 2,75 cm/m² confere risco moderado e uma relação > 4,25 cm/m² confere um maior risco de disecção aórtica ou ruptura.

Portanto, com relação ao nosso paciente em questão, ele é um homem de 41 anos de idade que é alto e com uma grande área de superfície corporal. Um diâmetro aórtico de 4,3 cm é dentro da faixa nomal de limite com base em seu tamanho corporal. A aorta ascendente pode ser adequadamente imageada pela janela transtorácica, ou seja, da posição paraesternal de vários espaços intercostais. Decorrente da aorta estar sujeita a fluxo de sangue pulsátil, ela deve idealmente ser imageada durante a diástole.

23. RESPOSTA: D. As imagens transtorácicas de eixo longo mostram a aorta ascendente. A válvula aórtica é vista à esquerda e na posição tubular média da aorta ascendente à direita. Os segmentos aórticos de interesse são anel aórtico, seios de valsalva, junção sino tubular, aorta tubular proximal e aorta tubular média. A aorta tubular média é demarcada pelo nível da artéria pulmonar direita (seta branca mostrada na Figura 23-8). O curso da artéria pulmonar direita é por trás da aorta ascendente, perpendicular ao seu eixo longo e, portanto, é visto em transversal na projeção de eixo longo transtorácico.

24. RESPOSTA: D. Na imagem de eixo longo da aorta ascendente, a morfologia aórtica é subdividida nos seguintes níveis: anel aórtico, seio de Valsalva, junção sinotubular, aorta tubular proximal e a aorta tubular média. Veja Figura 23-18. Com estrutura aórtica normal, o diâmetro no seio da Valsalva é levemente maior do que a porção tubular da aorta ascendente (diferença média entre os seios e a porção tubular é 0,2 cm nos homens e 0,1 cm nas mulheres). A imagem retratada mostra uma raiz aórtica dilatada nos seios de Valsalva (4,6 cm) com arquitetura de junção sinotubular (não apagamento) e uma aorta tubular ascendente de tamanho normal (3,4 cm). Apagamento da raiz aórtica é definida por um aumento gradual do diâmetro dos seios de Valsalva dentro da aorta ascendente, com a ausência de junção sinotubular discernível (a principal característica, que define a transição entre a raiz da aorta e a aorta tubular ascendente). Apagamento da raiz aórtica é sugestivo de degeneração medial mais avançada do tecido aórtico e doença aneurismática aórtica progressiva.

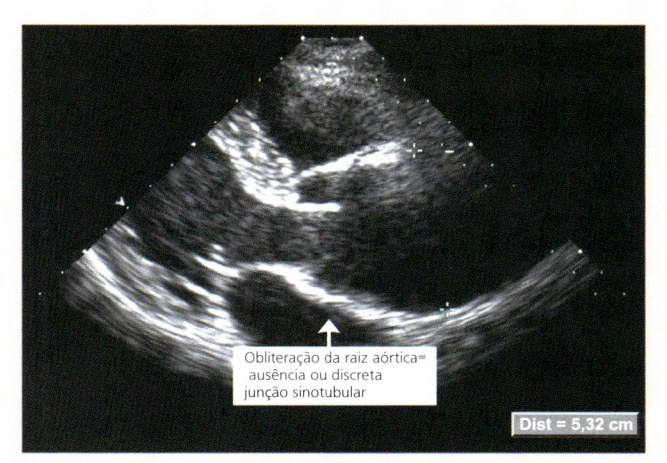

Fig. 23-18

25. RESPOSTA: C. A Figura 23-10 mostra a aorta torácica descendente na transversal com uma ecodensidade linear separando o lúmen em dois compartimentos, sugestivo de uma aba intimal. Devido a localização da aba, a imagem é mais compatível com um dissecção aórtica distal tipo B. Embora não exista confirmação por Doppler colorido, ambos os compartimentos da aorta dividida parecem ecolucentes, sugerindo fluxo de sangue e potência.

A aorta ascendente não é visualizada a 0 grau no plano transverso em tal proximidade ao transdutor esofageano.

Portanto, um diagnóstico de dissecção aórtica proximal tipo A não pode ser feito com base na Figura 23-10. Em uma cirurgia aórtica tipo trompa de elefante, o elemento chave é que a anastomose distal consiste em uma porção do tubo enxertado que é suspenso a esquerda dentro do lúmen da aorta torácica descendente proximal. Esta porção da tromba de elefante é posteriormente utilizado durante a cirurgia aórtica distal agendada posteriormente. O enxerto da tromba de elefante tem uma aparência espessada e mais ecogênica do que uma aba intimal e irá parecer circular ou oval, uma forma incomum para uma aba intimal (Fig. 23-19).

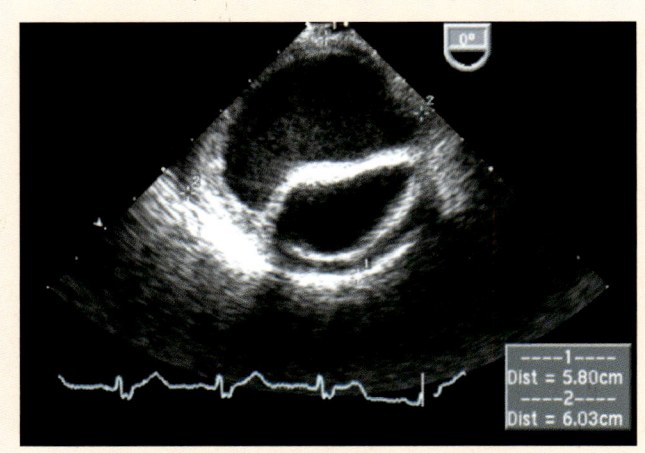

Fig. 23-19

26. RESPOSTA: A, 27. RESPOSTA: C. As imagens transesofágicas mostram um caso de aortite proximal em associação a artrite reativa (Síndrome de Reiter). Envolvimento aórtico é uma manifestação bem reconhecida de condições inflamatórias sistêmicas como vasculite (artrite de células gigantes, Takayasu) e as espondiloartropatias (espondilite anquilosante, artrite reativa). Quando presente, o processo inflamatório envolve a aorta ascendente se estendendo proximalmente aos seios de Valsalva, folhetos aórticos, anel e cortina aórtica mitral. Complicações da artrite inclui regurgitação aórtica significante e bloqueio cardíaco avançado; progressão para dissecção aórtica não ocorrem. Em uma série de pacientes com espondilite anquilosante, mais da metade tem raiz aórtica espessada, e um quarto tem espessamento da cortina aorticomitral pela ecocardiografia transesofágica.

Na suspeita de doença aórtica aguda, a ecocardiografia tem um papel pivô na avaliação inicial desses pacientes. O achado de espessamento difuso da parede aórtica sugestivo de aortite pode representar um dilema diagnóstico tornando difícil de distinguir de outra condição aórtica, como abcesso periaórtico ou hematoma intramural. Características para distinção de hematoma intramural são disposicionamento do cálcio intimal, uma aparência em crescendo do espessamento da parede e, quando presente, áreas de espaços ecolucentes representando sangue intramural. Existem várias características ecocardiográficas neste caso, o qual favorece o diagnóstico de uma aortite inflamatória. A ausência de vegetações na válvula aórtica fala contra uma etiologia infecciosa como endocardite. Aorta bacteriana primária mais comumente ocorre em segmentos aórticos com doença ateromatosa avançada (raramente a raiz aórtica). O achado de espessamento difuso da parede aórtica se estendendo ao anel e o folheto mitral anterior (cortina aórtico-mitral), destaca uma característica ecocardiográfica específica compatível com aortite associada a espondiloartropatia.

> **PONTOS-CHAVE**
> - Aortite proximal é uma manifestação bem reconhecida de condições inflamatórias sistêmicas, como vasculite e as espondiloartropatias.
> - Aortite proximal pode ser diagnosticada ecocardiograficamente como o espessamento difuso da raiz aórtica.
> - Espessamento se estendendo ao anel aórtico e cortina aórtico-mitral aponta uma característica ecocardiográfica sugestiva de aortite associada a espondiloartropatia.

28. RESPOSTA: C; 29. RESPOSTA: C. A anormalidade principal no ecocardiograma transesofágico é um grande espaço periaórtico ecodenso com pontos de ecolucência. O homoenxerto aórtico parece bem encaixado, mas apresenta regurgitação aórtica leve a qual é valvular e centralmente direcionado. O aparecimento de um grande espaço periaórtico ecodenso é mais compatível com uma coleção fluida organizada. Possibilidades incluem sangue/hematoma, fluido purulento e edema seroso. No período pós-operatório inicial após cirurgia valvar aórtica, as síndromes clínicas complicando este caso podem incluir formação de abcesso periaórtico, edema maciço perienxerto e hematoma periaórtico. Com a presença de homoenxerto de raiz aórtica, a possibilidade de dissecção aórtica proximal é bastante improvável. Embora a colocação de um homoenxerto aórtico esteja tipicamente associado a algum grande edema e hematoma, os achados nesse paciente são extremamente incomuns e não podem ser considerados como alterações pós-operatórias esperadas. Similarmente, se as alterações representarem uma infecção e abcesso, pode ser esperado que o paciente manifeste sintomas sistêmicos e, portanto, endocardite precoce é improvável.

O paciente apresenta regurgitação aórtica leve que é valvular e centralmente direcionada. O mecanismo parece funcional e não secundariamente a perfuração do folheto, restrição ou instabilidade aórtica. Regurgitação aórtica por homoenxerto pode ser aceitável e considerado não patológico a graus superiores a leve. Uma *vena contracta* de um jato regurgitante aórtico central de 0,3 cm ou de um jato excêntrico de 0,2 cm, é considerada de severidade leve. A maioria das próteses de homoenxerto aórtico irão gerar fluxos anterógrados levemente acelerados dependendo do seu tamanho, mas em uma faixa normal de 1,5-2,5 m/s. Um fluxo sistólico de alta velocidade no trato de escoamento ventricular esquerdo é anormal, e no paciente pós cirúrgico com um homoenxerto aórtico, altamente sugestivo de obstrução dinâmica do escoamento decorrente do movimento sistólico anterior da válvula mitral.

A coleção de fluido neste caso era sangue periaórtico (hematoma, relacionado a deiscência parcial da sutura e vazamento paravalvular ao nível do anel. Como resultado, uma comunicação fistulosa desenvolvida entre o trato de saída e o espaço periaórtico onde sangue se acumula. Com o uso de dispositivo de fechamento transcatéter, a deficiência paravalvular foi ocluída, e o hematoma resolvido ao longo do tempo.

PONTOS-CHAVE

- Coleção de fluido no espaço periaórtico detectado pela ecocardiografia pode representar sangue/hematoma ou material purulento como formação de abcesso. A menos que evidências adicionais para endocardite existam (i. e., vegetações, perfuração de folheto), a distinção entre essas duas entidades é difícil e deve-se basear em áreas clínicas.
- Até um grau leve de regurgitação aórtica de um homoenxerto aórtico é aceitável e comum. Entretanto, fluxo sistólico de alta velocidade no trato de escoamento após cirurgia valvar aórtica deve aumentar a suspeita para obstrução dinâmica do escoamento decorrente do movimento sistólico anterior da válvula mitral.

30. RESPOSTA: C; 31. RESPOSTA: A. A principal anormalidade pela imagem transtorácica é uma aorta ascendente calcificada. Neste caso, o paciente tem uma história de linfoma de Hodgkin e foi submetido a um tratamento com radiação manto aos 20 anos. Como consequência tardia da radioterapia, ele desenvolveu doença cardíaca por radiação com estenose coronariana, doença valvar aórtica e calcificação severa da aorta e grandes vasos.

Já é bem reconhecido que a aterosclerose e calcificação da aorta gradativamente adicionam risco de complicação embólica nos pacientes submetidos a cateterismo cardíaco e cirurgia cardíaca com clampeamento da aorta. Tanto a severidade quanto a localização dos ateromas aórticos tem importantes implicações para o desfecho neurológico de pacientes submetidos a manipulação aórtica. Doença ateromatosa do arco aórtico tem sido ligada a um risco aumentado de AVE após cirurgia cardíaca, com predileção pelo hemisfério esquerdo, dando um maior apoio ao risco associado do ateroma do arco.

Como uma aorta ateromaosa calcificada leva a um desfecho neurológico adverso após *bypass* cardiopulmonar é incerto, mas se acredita que seja em parte relacionado a embolização cerebral de debris aórticos. Decorrente da manipulação aórtica, canulação e clampeamento, debris ateromatosos tornam-se instáveis, deslocam e embolizam distalmente. Assim, ótima detecção do ateroma aórtico, tanto a severidade quanto a localização é fundamental. Ecocardiografia transesofágica intraoperatória é superior a palpação manual da aorta ascendente pelo cirurgião para a detecção de doença ateromatosa, mas a varredura ecocardiográfica epiaórtica parece fornecer os resultados mais precisos. A utilização da imagem epiaórtica pode ajudar a identificar e, se possível, evitar zonas de debris ateromatosos em áreas onde as manipulações aórticas são planejadas. Para aqueles pacientes com doença ateromatosa significante, canulação aórtica pode carregar um risco embólico proibitivo. Consequentemente, sítios alternativos de canulação, como as artérias axilar ou inanimada, podem ser opções válidas.

PONTOS-CHAVE

- Aterosclerose e calcificação da aorta ascendente e arco aórtico gradativamente aumentam o risco de AVE em pacientes após cirurgia cardíaca.
- Palpação manual da aorta é inferior a ecocardiografia transesofágica na detecção de debris ateromatosos aórticos, em que as imagens ecocardiográficas epiaórticas fornecem os resultados mais precisos.

32. RESPOSTA: D; 33. RESPOSTA: C. A imagem transesofágica mostra uma aorta torácica descendente em um plano transverso. Os achados são sugestivos de um grande hematoma intramural (> 11 mm) envolvendo a aorta torácica descendente. Neste caso, o hematoma intramural aórtico é caracterizado por um espessamento em crescendo da parede aórtica, com margens lisas, ausência de aba intimal e evidência de deslocamneto do cálcio intimal. Em adição, um bolso ecolucente na parede aórtica pode ser visto, que suporta os achados de sangue na média aórtica. Características de disfunção notáveis neste caso que favorecem hematomas intramural são o contorno liso da parede aórtica (não frequentemente visto em doença ateromatosa severa) e uma faixa intimal ecogênica do cálcio intimal deslocado.

Hematoma aórtico intramural é um evento de alta mortalidade, particularmente quando isto envolve a aorta ascendente (tipo A), em que sua mortalidade é similar àquela da dissecção aórtica clássica. Por outro lado, o hematoma intramural tipo B carrega uma mortalidade intra-hospitalar que se aproxima a dissecção aórtica distal, em torno de 8-13%. Portanto, o manuseio do hematoma intramural tipo A deve envolver terapia cirúrgica sem atraso, enquanto uma abordagem médica mais conservadora pode ser formada com um hematoma tipo B. Vários estudos avaliaram a história natural do hematoma intramural e sugere que a evolução mais comum a longo prazo em direção a formação de aneurisma aórtico ou pseudoaneurisma, embora progressão a dissecção aórtica clássica é menos comum. Regressão do hematoma pode ocorrer e seu melhor preditor é um diâmetro aórtico normal na apresentação inicial.

PONTOS-CHAVE

- A mortalidade intra-hospitalar de um hematoma intramural aórtico agudo tipo B é ~10%.
- Mais comumente, o hematoma intramural irá progredir para uma formação de aneurisma ou pseudoaneurisma aórtico.

34. RESPOSTA: A; 35. RESPOSTA: C. As imagens ecocardiográficas transesofágicas revelam um paciente com uma dissecção aórtica aguda tipo A se apresentando com uma grande efusão pericárdica (hemopericárdio). As imagens de eixo longo mostram uma aba intimal ao nível da raiz aórtica, confirmando o diagnóstico de dissecção proximal. Com base na história clínica, o paciente se apresenta com síncope, insuficiência cardíaca e evidência de tamponamento cardíaco. Neste contexto, o paciente deve ser levado imediatamente a sala de operações para uma cirurgia aórtica. Séries pequenas mostraram preocupação com relação a pericardiocentese em pacientes com tamponamento cardíaco e dissecção proximal. Em alguns casos, após remoção do fluido pericárdico, rápida descompensação e morte ocorreram, possivelmente relacionado a função ventricular aumentada e propagação da dissecção. Portanto, quando o tamponamento está presente junto com dissecção aórtica proximal, cirurgia imediata deve ser realizada, a menos que a equipe cirúrgica não esteja disponível e o paciente esteja muito grave. Medicamentos que reduzem dp/dt, como a terapia com betabloqueador são os agentes iniciais de escolha na dissecção aórtica; mas decorrente da hipotensão do paciente e o tamponamento, esses agentes não devem ser usados.

Em uma série moderna de pacientes, as características clínicas e de imagem e desfechos na dissecção aórtica aguda têm sido relatados. A mortalidade intra-hospitalar geral para dissecção aórtica é ~27%. Muitos pacientes se apresentam com pressão sanguínea normal ou com hipotensão, enquanto somente ~16% se apresentam tanto com hipotensão como com choque. Embora não seja comum, insuficiência cardíaca foi o sinal de apresentação em ~ 9% e déficit de pulso notado em ~19% das dissecções proximais agudas. Importante manter no diagnóstico diferencial da síncope é a dissecção aórtica, como ~12% dos pacientes com dissecção proximal se apresentam como episódio de síncope.

PONTOS-CHAVE

- Quando tamponamento cardíaco está presente junto com dissecção aórtica proximal, cirurgia imediata é indicada. Pericardiocentese não deve ser realizada neste contexto a menos que rápida deterioração clínica seja iminente.
- Um de cada 10 pacientes, dissecção proximal aguda deve-se apresentar com insuficiência cardíaca congestiva ou síncope.

LEITURAS SUGERIDAS

Biaggi P, Matthews F, Braun J et al. Gender, age, and body surface area are the major determinants of ascending aorta dimensions in subjects with apparently normal echocardiograms. *J Am Soc Echocardiogr*. 2009;22:720-725.

Cohen A, Tzourio C, Bertrand B et al. FAPS Investigators: French Study of Aortic Plaques in Stroke. Aortic plaque morphology and vascular events: a follow-up study in patients with ischemic stroke. *Circulation*. 1997;96:3838-3841.

Djaiani G, Fedorko L, Borger M et al. Mild to moderate atheromatous disease of the thoracic aorta and new ischemic brain lesions after conventional coronary artery bypass graft surgery. *Stroke*. 2004;35:e356-e358.

Evangelista A, Mukherjee D, Mehta RH et al. International Registry of Aortic Dissection (IRAD) Investigators. Acute intramural hematoma of the aorta: a mystery in evolution. *Circulation*. 2005;111:1063-1070.

Fazel SS, Mallidi HR, Lee RS et al. The aortopathy of bicuspid aortic valve disease has distinctive patterns and usually involves the transverse aortic arch. *J Thorac Cardiovasc Surg*. 2008;135:901-907.

Ganaha F, Miller DC, Sugimoto K et al. Prognosis of aortic intramural hematoma with and without penetrating atherosclerotic ulcer: a clinical and radiological analysis. *Circulation*. 2002;106:342-348.

Hagan PG, Nienaber CA, Isselbacher EM et al. The International Registry of Acute Aortic Dissection (IRAD): new insights into an old disease. *JAMA*. 2000;283:897-903.

Isselbacher EM, Cigarroa JE, Eagle KA. Cardiac tamponade complicating proximal aortic dissection. Is pericardiocentesis harmful? *Circulation*. 1994;90:2375-2378.

Kahl HP, Hanrath P. The impact of transesophageal echocardiography on daily clinical practice. *Eur J Echocardiogr*. 2004;5:455-468.

Laperche T, Laurian C, Roudaut R et al. Mobile thromboses of the aortic arch without aortic debris: a transesophageal echocardiographic finding associated with unexplained arterial embolism. The Filiale Echocardiographie de la Société Française de Cardiologie. *Circulation*. 1997;96:288-294.

Roldan CA, Chavez J, Wiest PW et al. Aortic root disease and valve disease associated with ankylosing spondylitis. *J Am Coll Cardiol*. 1998;32:1397-1404.

Smith MD, Cassidy JM, Souther S et al. Transesophageal echocardiography in the diagnosis of traumatic rupture of the aorta. *N Engl J Med*. 1995;332:356-362.

Song JM, Kim HS, Song JK et al. Usefulness of the initial noninvasive imaging study to predict the adverse outcomes in the medical treatment of acute type A aortic intramural hematoma. *Circulation*. 2003;108:íI-324-íI-328.

Svensson LG, Kim KH, Lytle BW et al. Relationship of aortic cross-sectional area to height ratio and the risk of aortic dissection in patients with bicuspid aortic valves. *J Thorac Cardiovasc Surg*. 2003;126:892-893.

Svensson LG, Labib SB, Elsenhauer AC et al. Intimal tear without hematoma: an important variant of aortic dissection that can elude imaging techniques. *Circulation*. 1999;99:1331-1336.

The French Study of Aortic Plaques in Stroke Group. Atherosclerotic disease of the aortic arch as a risk factor for recurrent ischemic stroke. *N Engl J Med*. 1996;334:1216-1221.

2010 ACCF/AHA/AATS/ACR/ASA/SCA/SCAI/SIR/STS/SVM Guidelines for the diagnosis and management of patients with thoracic aortic disease. A Report of the American College of Cardiology Foundation/American Heart Association Task Force on Practice Guidelines, American Association for Thoracic Surgery American College of Radiology, American Stroke Association, Society of Cardiovascular Anesthesiologists, Society for Cardiovascular Angiography and Interventions, Society of Interventional Radiology, Society of Thoracic Surgeons, and Society for Vascular Medicine. Hiratzka LF, Bakris GL, Beckman JA, Bersin RM, Carr VF, Casey DE Jr, Eagle KA, Hermann LK, Isselbacher EM, Kazerooni EA, Kouchoukos NT, Lytle BW, Milewicz DM, Reich DL, Sen S, Shinn JA, Svensson LG, Williams DM; American College of Cardiology Foundation/American Heart Association. Task Force on Practice Guidelines; American Association for Thoracic Surgery; American College of Radiology; American Stroke Association; Society of Cardiovascular Anesthesiologists; Society for Cardiovascular Angiography and Interventions; Society of Interventional Radiology; Society of Thoracic Surgeons; Society for Vascular Medicine. *J Am Coll Cardiol* 2010;55:e27-e129.

Fibrilação Atrial

Susie N. Hong-Zohlman ▪ *David I. Silverman* ▪ *Warren J. Manning*

CAPÍTULO 24

1. Qual é a prevalência estimada do trombo atrial esquerdo (AE) na fibrilação atrial (FA) não reumática?
   A. 0-10%.
   B. 10-20%.
   C. 20-30%.
   D. 40-50%.
   E. > 50%.

2. Um homem de 75 anos com história de hipertensão é admitido após um ataque isquêmico transitório e é encontrado FA. Ele é encaminhado para um ecocardiograma transesofágico (ETE). Quais achados ecocardiográficos são associados a uma probabilidade aumentada de trombo AE?
   A. Forame oval patente.
   B. Velocidade de apêndice AE (AAE) maior do que 50 cm/s.
   C. Índice de volume AE de 25 mL/m^2.
   D. Eco contraste espontâneo (ECE).
   E. Veias pulmonares anômalas.

3. Quais medidas AE melhor se correlacionam com a manutenção do ritmo sinusal após cardioversão?
   A. Índice de volume AE de 30 mL/m^2 e velocidade de apêndice AE 40 cm/s.
   B. Índice de volume AE de 30 mL/m^2 e velocidade de apêndice AE 50 cm/s.
   C. Índice de volume AE de 40 mL/m^2 e velocidade de apêndice AE 40 cm/s.
   D. Índice de volume AE de 40 mL/m^2 e velocidade de apêndice AE 30 cm/s.

4. *E/e'* melhor estima a pressão capilar pulmonar encunhada (PCPe) em um paciente com qual patologia cardíaca?
   A. Anel de anuloplastia mitral.
   B. Calcificação anular mitral severa (CAM).
   C. FA.
   D. Válvula mitral mecânica.

5. Qual é a prevalência estimada de trombo de apêndice atrial direito (AAD) em pacientes com FA?
   A. < 1%.
   B. 1-6%.
   C. 7-10%.
   D. 11-15%.
   E. 16-20%.

6. Qual é a prevalência estimada de tromboembolismo relacionado a cardioversão em pacientes com FA não valvar com menos de 48 horas sem avaliação por ETE?
   A. < 1%.
   B. 1-5%.
   C. 6-10%.
   D. 11-15%.
   E. 16-20%.

7. Aproximadamente qual percentual de pacientes com FA não reumática e trombo AE prévio a ETE irá apresentar resolução do trombo após 4 semanas de anticoagulação terapêutica?
   A. 25%.
   B. 50%.
   C. 75%.
   D. 100%.

8. Qual é a sensibilidade reportada da ecocardiografia transitória (ETT) na identificação do trombo AE ou AEE?
   A. 0-20%.
   B. 40-60%.
   C. 70-90%.
   D. > 90%.

9. Qual é a hipótese sobre a razão de uma baixa prevalência de trombos em AAD em pacientes com FA?
   A. Velocidades de AAD são normalmente maiores do que aquelas com AAE.
   B. O istmo do AAE é maior e "aprisionam" trombos.
   C. A largura do AAD é maior e não tem remodelamento anatômico durante FA.
   D. AAD é resistente a formação de coágulo.
   E. AAD não fibrila.

10. Em qual paciente o desenvolvimento de FA pode comprometer mais hemodinamicamente?
    A. Cardiomiopatia hertrófica (CMH) com uma velocidade de escoamento do trato de saída ventricular esquerda (TSVE) em repouso de 4 m/s.
    B. Válvula aórtica bicúspide com uma velocidade de pico de 3 m/s.
    C. Defeito septal ventricular com uma velocidade de pico de 5 m/s através do defeito.
    D. Calcificação anular mitral com um gradiente médio de 5 mmHg através da válvula mitral.
    E. Regurgitação mitral leve a moderada com uma velocidade de pico de 6 m/s.

11. Qual afirmativa com relação a FA pós cirurgia cardíaca é verdadeira?
    A. É mais frequente após cirurgia de *bypass* arterial coronariano (CRVM) do que após cirurgia valvar mitral.
    B. CRVM combinada com cirurgia valvular reduz a incidência de FA.
    C. Isto ocorre em menos do que 5% dos transplantes cardíacos.
    D. Profilaxia com betabloqueadores reduz significativamente o risco de AVE pós-operatório.
    E. Warfarina deve ser iniciado se a FA durar mais do que 24 horas por um total de 4 semanas.

12. Uma mulher de 63 anos com uma história de FA crônica é encaminhada para um ecocardiograma anterior a cardioversão. Entretanto, a paciente se nega a realizar um ETE. Qual alternativa pode ser oferecida a esta paciente para avaliar um trombo em AAE?
    A. Modo M colorido através dos átrios esquerdo e direito.
    B. Doppler de onda pulsada através do AAE.
    C. Imagem de ressonância magnética cardíaca (RMC) sem gadolínio.
    D. ETT com imagem em harmônica com contraste intravenoso (IV).
    E. Tomografia computadorizada com feixe de elétrons (TCFE).

13. Uma mulher de 55 anos com história de hipertensão e início recente de FA é hospitalizada após 3 dias de piora da palpitação. É iniciado um *dripping* de heparina e betabloqueador para controle de frequência e encaminhada para um ETE anterior a cardioversão. O ETE revela um AE levemente dilatado e está livre de trombos. Na remoção do transdutor de ETE, ela espontaneamente se converteu a ritmo sinusal. O que deve se recomendar a este paciente na alta?
    A. Descontinuar a heparina e dar alta com baixa dose de aspirina.
    B. Repetir o ETE e decontinuar a anticoagulação se não tiver trombo.
    C. Anticoagular com Warfarinaa com um RNI (International Normalized Ratio) de 2-3 por 4 semanas.
    D. Encaminhar para ligadura de AAE.
    E. Isolamento da veia pulmonar.

14. Uma mulher de 67 anos com FA crônica é admitida por falta de ar aguda e hipoxemia transitória. Seu RNI está subterapêutico em 1,3. Um ETE é realizado para possível cardioversão elétrica. Um trombo é encontrado no átrio direito (AD) durante o ETE e uma velocidade de regurgitação tricúspide (RT) é notada estar em 4 m/s. O que você recomendaria neste momento?
    A. Cardioversão elétrica imediata.
    B. Amiodarona em *bolus* intravenoso e continuar com infusão contínua.
    C. Remoção cirúrgica do trombo AD.
    D. Adicionar aspirina e plavix e realizar cardioversão elétrica.
    E. Iniciar *dripping* de heparina, realizar cardioversão e avaliar para êmbolos pulmonares.

15. Qual é a afirmativa verdadeira com relação ao ecocontraste espontâneo (ECE)?
    A. Somente é encontrado em pacientes com FA.
    B. Se não for visto no ETE inicial, existe uma baixa probabilidade de ser encontrado em ETEs subsequentes.
    C. Acredita-se que seja devido a agregação plaquetária similar ao que ocorre na ruptura de placas.
    D. Terapia com warfarina não afeta a presença de ECE.
    E. Somente é visto no átrio esquerdo.

16. Uma mulher de 68 anos com FA é encaminhada ao ETE decorrente de um ataque isquêmico transitório. Qual das seguintes afirmativas é verdadeira sobre seus achados ao ETE na Figura 24-1?

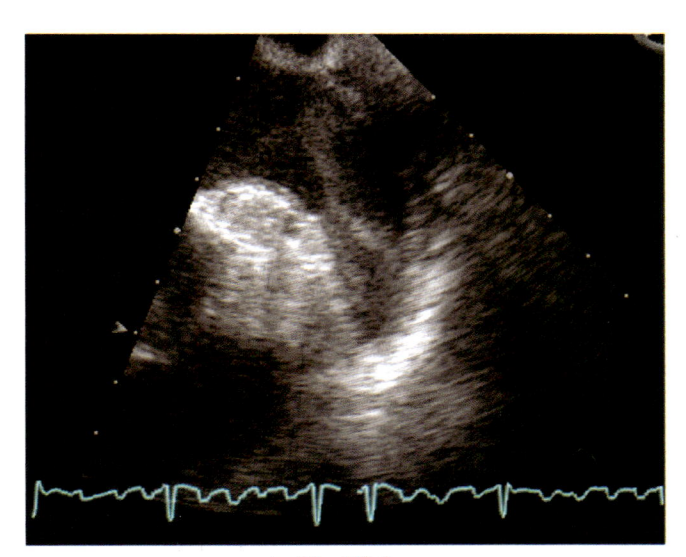

    Fig. 24-1

    A. Sua prevalência é a mesma tanto para FA quanto para *flutter* atrial.
    B. Regurgitação mitral piora este achado.
    C. Existe uma asscoiação com mixoma AE.
    D. É um preditor independente de risco tromboembólico.
    E. Sua prevalência diminui com warfarina.

17. O que pode-se inferir desses achados ao Doppler (Fig. 24-2)?
    A. Existe uma alta probabilidade de manter ritmo sinusal após cardioversão.
    B. Está associado a um risco aumentado de tromboembolismo.
    C. Existe hipertensão pulmonar severa.

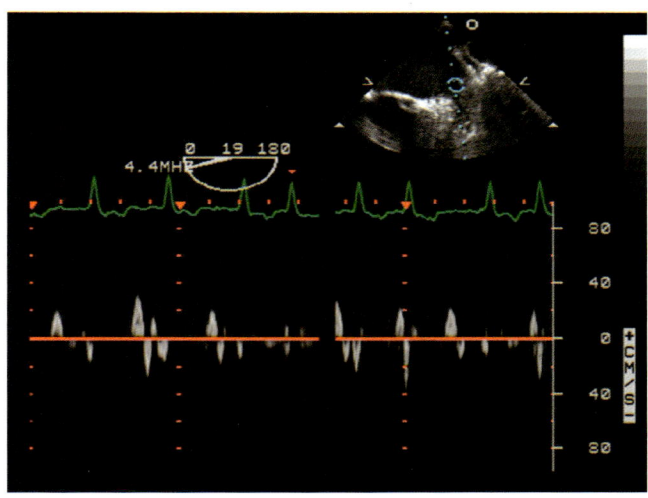

    Fig. 24-2

    D. O paciente deve ser encaminhado para isolamento da veia pulmonar (IVP).
    E. Está associado a mínimo ou nenhum ecocontraste espontâneo.

18. Um homem de 22 anos se apresenta com dispneia progressiva e redução da tolerância ao exercício que limitou sua habilidade de participar em sua liga de basquetebol. Um ETT é realizado (Fig. 24-3). O que pode confirmar o diagnóstico?

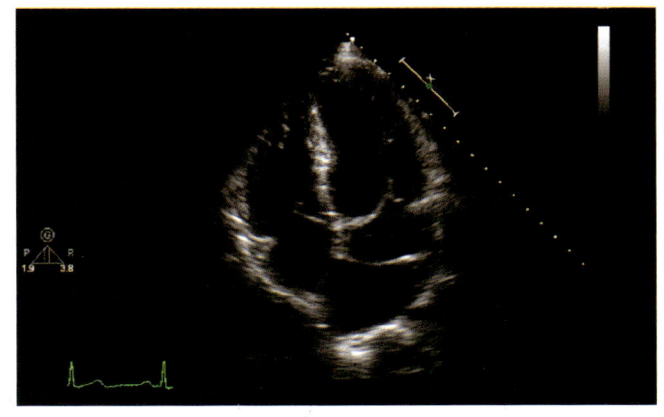

    Fig. 24-3

    A. Gradiente aumentado através da válvula mitral.
    B. AAE contíguo com a câmara basal (proximal).
    C. AAE contíguo com a câmara apical (distal).
    D. Velocidade de veia pulmonar elevada.
    E. Projeção apical 2 câmaras normal (p. ex., isto é um artefato).

19. Um homem de 83 anos com história de FA se apresenta com um ataque isquêmico transitório. O paciente estava com dose terapêutica do warfarina no momento da hospitalização (RNI = 2,5). O paciente foi encaminhado para um ETE para investigação adicional. Durante a inspeção do átrio esquerdo no ETE, um pequeno forame oval patente foi observado, mas nenhum trombo AE ou em AAE foi observado. A visão de seu arco aórtico é vista na Figura 24-4. Com base nesses achados ao eco, o que deve ser recomendado?

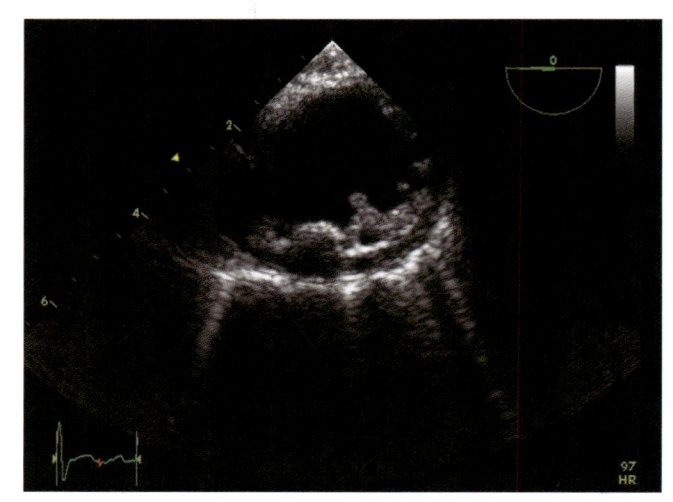

Fig. 24-4

A. Fechamento percutâneo do forame oval patente.
B. Aumentar o RNI alvo para 3-4.
C. Adicionar terapia com estatina.
D. Cirurgia cardíaca de emergência.
E. Confirmação com tomografia computadorizada (TC) de tórax com contraste.

20. Um homem de 64 anos com uma cicatriz de esternotomia é admitido no hospital com uma dor torácica atípica e início recente de FA. Este paciente nega sintomas neurológicos e está sem achados neurológicos focais ao exame físico. O RNI na admissão é 2,5. O ETE do paciente não tem evidências de trombo AE ou em AAE ou trombo valvar. Angiografia coronariana foi realizada no dia seguinte. Embora não exista doença coronariana significativa, a fluoroscopia na Figura 24-5 foi observada. Com base nestes achados, o que você recomenda?
A. Terapia com warfarina com RNI alvo de 1,5-2,5 e dose plena de aspirina.
B. Terapia com warfarina com RNI alvo de 2-3 por somente 3 meses, seguido por baixa dose de aspirina.
C. Terapia com warfarina com RNI alvo de 2,5-3,5 e sem aspirina.

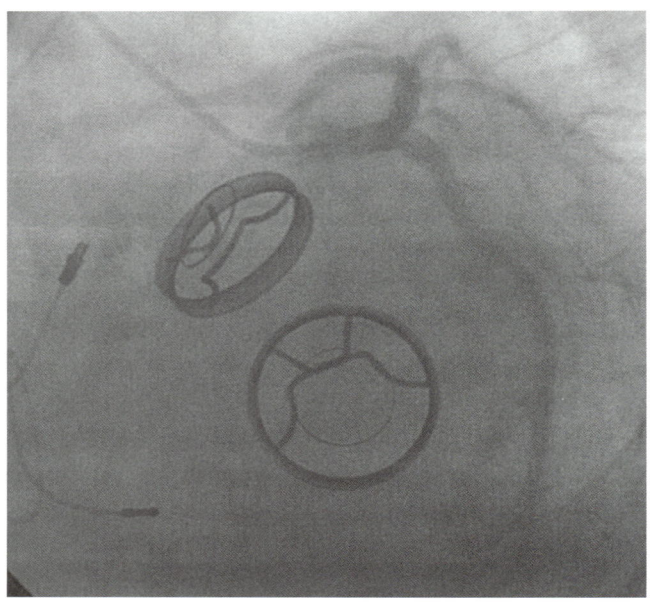

Fig. 24-5

D. Terapia com warfarina com RNI alvo de 2,5-3,5 e baixa dose de aspirina.
E. Terapia com warfarina com RNI alvo de 3,5-4,5 e dose plena de aspirina.

21. Um homem de 78 anos sem qualquer história médica anterior é admitido com história de palpitação e falta de ar há 1 dia. Com base no achado ao modo M na Figura 24-6, o que você recomendaria?

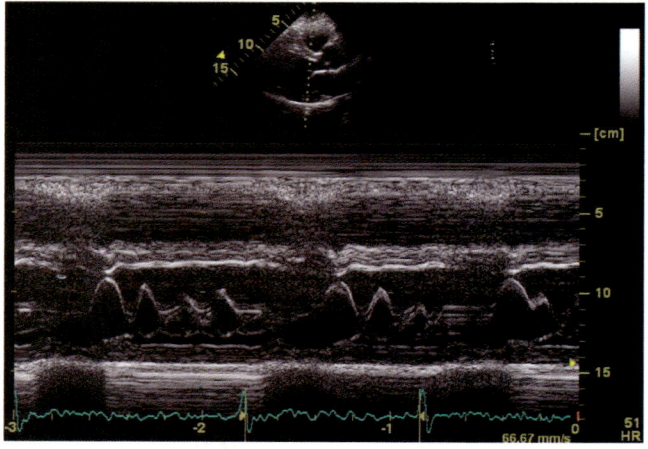

Fig. 24-6

A. Cirurgia cardíaca de emergência.
B. Trombolítico.
C. Checar TSH.
D. TC cardíaca.
E. Abalação alcoólica do septo.

22. Uma mulher de 43 anos com história de FA paroxística é encaminhada para um ecocardiograma. Com base na Figura 24-7, qual afirmativa é verdadeira?

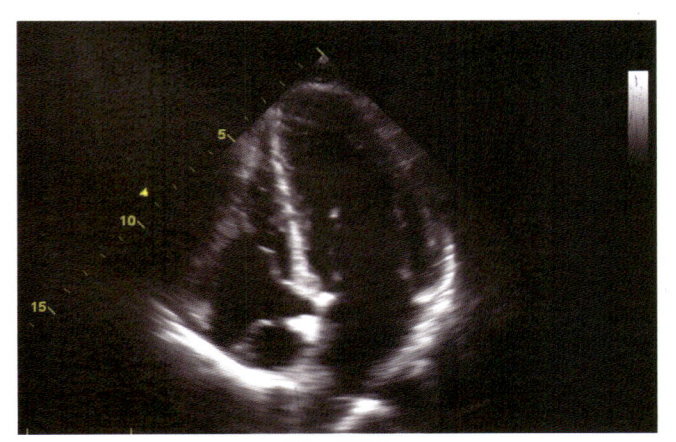

Fig. 24-7

A. Cardioversão com corrente contínua é contraindicada.
B. Cirurgia cardíaca de emergência é garantida.
C. O risco de morte súbita cardíaca é aumentado.
D. Antibióticos devem ser iniciados imediatamente.
E. Isto é uma variante normal.

23. Um homem de 81 anos é admitido no hospital por dor torácica e falta de ar e foi diagnosticado um infarto agudo do miocárdio. O paciente é encaminhado para ETE por um ataque isquêmico transitório no segundo dia de internação. Com base nos achados do Doppler na Figura 24-8, qual das seguintes afirmativas está correta?

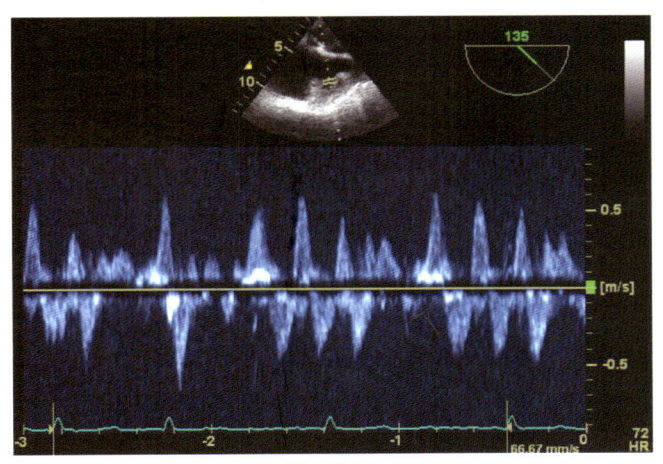

Fig. 24-8

A. O prognóstico do paciente é pior do que se esse achado não fosse visto ao Doppler.
B. Este achado ocorre em aproximadamente 50% dos infartos agudos do miocárdio.
C. O paciente deve ser encaminhado para fechamento percutâneo.
D. Existe evidência de retorno veloso pulmonar anômalo.
E. A PCPe estimada é 30 mmHg.

24. Um homem de 58 anos com uma história de FA é encaminhado para um ETE anterior a cardioversão. Embora não exista evidência de trombo no AAE, esta imagem (Fig. 24-9) foi vista. Qual é a afirmativa correta com relação a este achado?

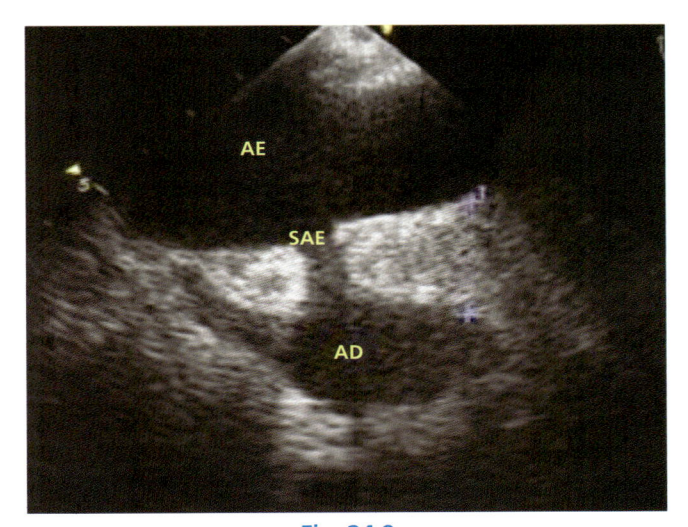

Fig. 24-9

A. Cardioversão elétrica é contraindicada.
B. É decorrente de um tecido adiposo encapsulado no septo interatrial.
C. Cirurgia de emergência é garantida.
D. É uma variante normal.
E. Uma investigação de malignidade é necessária.

25. Um homem de 55 anos é encaminhado para cardioversão elétrica por FA/*flutter* atrial sintomático. Com base nos achados do Doppler na Figura 24-10, o que se espera imediatamente após a cardioversão?

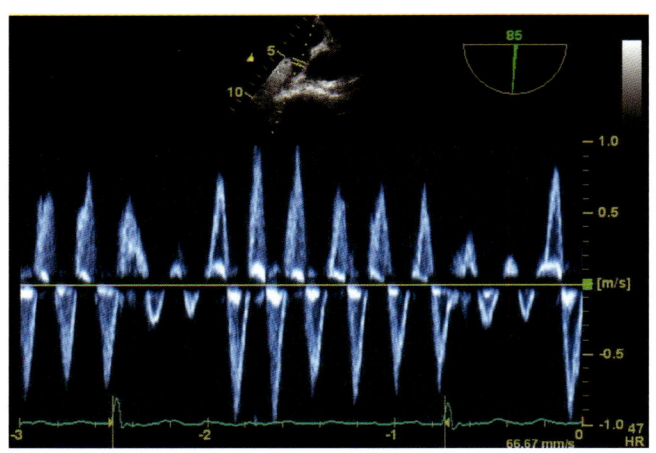

Fig. 24-10

A. Resolução do ECE.
B. Risco reduzido de tromboembolismo.
C. Recorrência de FA.
D. Função AE melhorada.
E. Velocidades reduzidas no AAE.

CASO 1

Uma mulher de 65 anos com uma história de febre reumática na infância se apresenta com dispneia aos esforços. Um ETE é realizado.

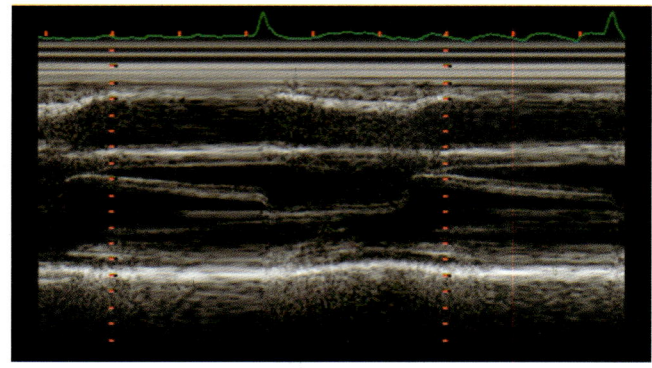

Fig. 24-11

26. Com base no modo M na Figura 24-11, qual é seu risco tromboembólico anual estimado?
A. 1%.
B. 5%.
C. 10%.
D. 20%.
E. 30%.

27. Idade elevada e quais outros fatores de risco são preditores independentes de FA em uma análise multivariada de pacientes com esta patologia?
A. Dimensão AE.
B. Fração de ejeção.
C. Regurgitação mitral.
D. Estenose tricúspide.
E. Regurgitação tricúspide.

28. Qual é a modalidade de imagem preferida para avaliar um trombo AE?
A. ETT.
B. ETT com agente de contraste administrado IV e imagem em harmônica.
C. ETT tridimensional (3D).
D. ETE.
E. Doppler de onda pulsada através da AAE.

CASO 2

Um homem de 50 anos é encaminhado para IVP para o tratamento de FA paroxística. Um ETE é solicitado anterior ao seu procedimento.

29. Qual é a especificidade do ETE para trombo AE?
A. < 75%.
B. 75-80%.
C. 80-85%.
D. 85-90%.
E. > 90%.

30. O paciente é submetido a um procedimento de IVT com sucesso. Três meses após o procedimento, ele desenvolve falta de ar progressiva aos esforços. Ele é encaminhado para um ETE, o qual demonstra os achados na Figura 24-12.

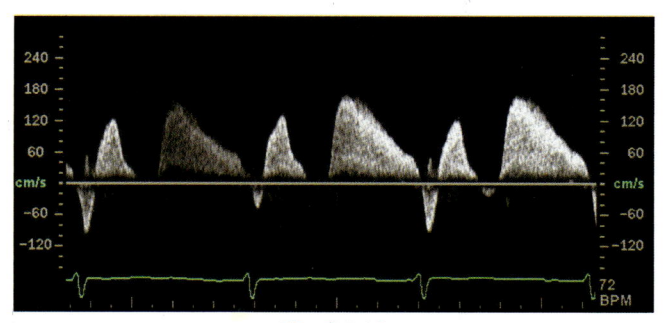

Fig. 24-12

A. Estenose mitral.
B. FA.
C. Regurgitação mitral severa.
D. Estenose de veia pulmonar.

CASO 3

Um homem de 72 anos com FA paroxística se apresenta com um ataque isquêmico transitório e é encaminhado para um ETE. O AE tem tamanho normal nas imagens na Figura 24-13.

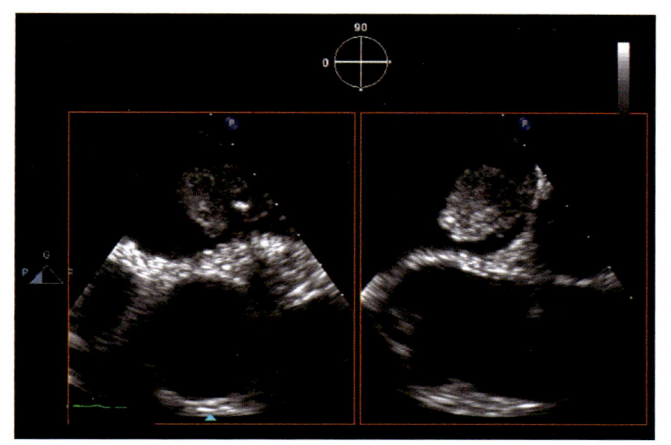

Fig. 24-13

31. Com base nesses achados, o que você recomendaria?
   A. Iniciar warfarina com um RNI alvo de 3-4 e nova imagem em 3 semanas.
   B. IVP de emergência.
   C. Nada, isto é um artefato.
   D. Encaminhar para cirurgia cardíaca.
   E. Remoção transseptal percutânea.

32. Qual é a afirmativa verdadeira com relação a esse achado no ecocardiograma?
   A. Não existe risco de recorrência após a ressecção.
   B. Usualmente é maligno.
   C. Fenômeno embólico é raro.
   D. Só é encontrado aderido ao septo interatrial.
   E. É comumente encontrado no átrio esquerdo.

33. A Figura 24-13 combinada com qual outra patologia é encontrada em pacientes com complexo de Carney?
   A. Schwannomas.
   B. Veia pulmonar anômala.
   C. Tronco arterioso.
   D. Aorta à direita.
   E. Arco bovino.

CASO 4

Um homem de 38 anos de idade se apresenta com tonteira e falta de ar durante o exercício. O modo M na Figura 24-14 é obtida durante seu ETT.

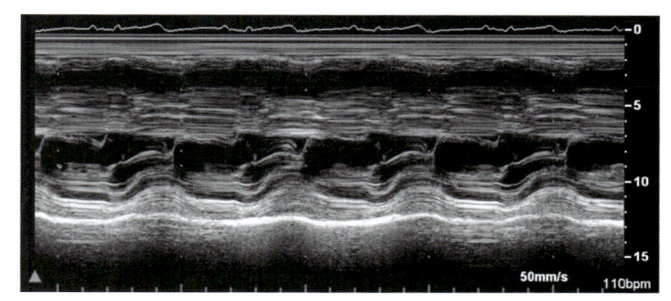

Fig. 24-14

34. O que deve ser realizado após?
   A. ETE para procurar trombos no AE.
   B. Encaminhar para cirurgia cardíaca para reparo de válvula mitral.
   C. Calcular o gradiente através do TSVE em repouso e com exercício.
   D. Encaminhar para IVP para FA paroxística sintomática.
   E. Iniciar antibioticoterapia empírica.

35. O paciente é encaminhado para ecocardiograma de estresse e durante o exercício desenvolve FA com rápida frequência ventricular. Ele se torna extremamente dispneico e hipotenso. Como você lidaria com este paciente?
   A. Realizar ETE para afastar trombo AE e encaminhar para IVP.
   B. *Bolus* com furosemida IV.
   C. Cirurgia cardíaca de emergência para reparo valvar mitral.
   D. Cardioversão imediata.
   E. Angiograma coronariano.

RESPOSTAS

1. RESPOSTA: B. Evidência por ecocardiografia transesofágica (ETE) de trombo atrial esquerdo (AE) é visto em aproximadamente 13% dos pacientes com fibrilação atrial (FA) não reumática de mais do que 3 dias de duração.

2. RESPOSTA: D. Ecocontraste espontâneo (ECE) é presente em mais de 50% de todos os pacientes com FA e em mais de 80% daqueles com trombo em apêndice atrial esquerdo (AAE) ou um evento tromboembólico recente.

3. RESPOSTA: B. Tamanho AE é prognosticamente importante na FA. Aumento progressivo é associado a uma probabilidade reduzida de manutenção do ritmo sinusal. A velocidade do AAE também é considerada como um preditor da manutenção do ritmo sinusal após cardioversão. A opção B tem o menor tamanho AE e maior velocidade no AAE e é, portanto, a melhor opção.

4. RESPOSTA: C. FA é a melhor escolha entre essas opções. E/e' não deve ser utilizada para determinar a pressão capilar pulmonar encunhada (PCPe) em pacientes com uma prótese valvar mitral ou calcificação anular mitral severa, uma vez que a velocidade e' pode ser imprecisa.

5. RESPOSTA: B. Embora muito menos comum do que trombo atrial esquerdo (AE) em pacientes com FA, o trombo atrial direito (AD) ou do apêndice atrial direito (AAD) ocorre em 3-6% dos casos (vs. 11-15% para trombo AE). A maioria dos pacientes com trombo AD também tem trombo AE. Cardioversão deve ser adiada mesmo se os pacientes tiverem um trombo AD decorrente do risco teórico de tromboembolismo para a artéria pulmonar.

6. RESPOSTA: A. Em uma série consecutiva de mais de 350 pacientes hospitalizados com FA não valvular, a incidência de tromboembolismo relacionado a cardioversão foi 0,8% em pacientes sem investigação por ETE e FA de menos de 48 horas. Note, esses pacientes não estavam anticoagulados no momento de seus eventos tromboembólicos (anticoagulação não foi iniciada ou foi interrompida logo após a admissão). Todos os eventos tromboembólicos ocorreram em pacientes que tiveram conversão espontânea a ritmo sinusal.

7. RESPOSTA: C. Em um estudo obervando pacientes com FA não reumática, resolução de trombo ocorreu em aproximadamente 75% após 4 semanas de terapia por anticoagução.

8. RESPOSTA: B. A habilidade do ETT de identificar ou excluir o trombo AE ou em AAE é limitada, com uma sensibilidade relatada de 39-63%. Isto é largamente devido a pobre visualização do AAE.

9. RESPOSTA: C. A grande largura do AAE e falta de remodelamento anatômico pode, parcialmente, explicar a substancial baixa de prevalência de trombo em AAD encontrado em pacientes com FA. Todas as outras opções são afirmativas falsas.

10. RESPOSTA: A. O paciente na opção A tem um gradiente de repouso de 64 mmHg através do trato de saída ventricular esquerdo (TSVE), o qual está significativamente elevado. Pacientes com cardiomiopatia hipertrófica (CMH) e obstrução do TSVE frequentemente têm enchimento ventricular esquerdo (VE) comprometido decorrente do relaxamento anormal secundário ao desarranjo miofibrilar. Adicionalmente, movimento sistólico anterior do folheto anterior da válvula mitral, que resulta em obstrução do trato de saída e regurgitação mitral, pode comprometer severamente o débito cardíaco. O desenvolvimento de FA neste paciente irá comprometer significativamente o enchimento VE. As opções B-D são essencialmente formas leves de suas respectivas patologias.

11. RESPOSTA: E. As recomendações do ACC/AHA que a warfarina deve ser iniciada se a FA durar mais de 24 horas em um total de 4 semanas após cirurgia cardíaca. FA e *flutter* atrial ocorrem frequentemente após cirurgia cardíaca. A prevalência de FA é mais frequente em cirurgia valvar do que na CRVM e ainda maior quando combinada (CRVM mais cirurgia valvar). FA é reportada entre 15 e 40% após CRVM, 37-50% após cirurgia valvular e mais de 60% na CRVM mais troca valvar. FA é reportada em ocorrer em 11-24% após transplante cardíaco. Apesar da redução da FA com terapia médica profiláxica, a redução no AVC tem sido estatisticamente insignificante.

12. RESPOSTA: D. O estudo piloto multicêntrico CLOTS encontrou que a combinação de imagem em harmônica com contraste IV foi útil na detecção de trombos pelo ETT. Embora a tomografia computadorizada cardíaca com contraste iodado e imagem tardia possam ser usadas para avaliar trombo em AAE, TCFE não, pois não é utilizado com contraste IV e primariamente é usado para escore de cálcio. Ressonância magnética cardíaca (RMC) sem gadolínio tem pouca visualização do AAE e será subideal na avaliação do trombo em AAE em pacientes com FA.

13. RESPOSTA: C. Embora esta paciente tenha revertido espontaneamente o ritmo sinusal, ela permanece sob risco para tromboembolismo no período imediato pós cardioversão e deve permanecer anticoagulada. As diretrizes ACC/AHA/ESC recomendam que a terapia com warfarina seja continuada por pelo menos 4 semanas após a cardioversão com um RNI alvo de 2,5 (entre 2,0-3,0) após estar em FA por 48 horas.

14. RESPOSTA: E. A história deste paciente e os achados ao ETE são sugestivos de tromboembolismo pulmonar (TEP). Cardioversão deve ser adiada, especialmente com um trombo AD conhecido, e tratamento com investigação para TEP deve ser instituído imediatamente.

15. RESPOSTA: D. Warfarina leva a resolução do trombo e uma baixa incidência de tromboembolismo, mas não afeta a presença de ECE. Estudos seriados de ETE mostraram que ECE subsequentemente se desenvolve em muitos pacientes com FA (44% em um relato) que não apresentavam ECE no ETE inicial. ECE parece refletir a agregação eritrocitária aumentada causada por baixa taxa de cisalhamento decorrente da dinâmica do fluxo atrial alterada e sístole atrial incoordenada. A agregação eritrocitária é medida por proteínas plasmáticas, especialmente fibrinogênio, que promove formação de *rouleaux* de células vermelhas por moderação das forças eletrostáticas normais (devido as membranas negativamente carregadas) as quais mantém os eritrócitos para agregação. Trombo pode ser visto tanto no átrio esquerdo quando no direito.

16. RESPOSTA: D. A Figura 24-1 mostra um proeminente ecocontraste espontâneo (ECE) no AAE. ECE é um preditor independente de risco tromboembólico e associado a uma taxa embólica aumentada em pacientes com FA. Regurgitação mitral parece reduzir a frequência de ECE. Warfarina não impacta a prevalência de ECE. Existe uma forte associação entre ECEAE e trombo AE. ECE é um preditor independente de risco tromboembólico e associado a uma taxa embólica aumentada em pacientes com FA. Regurgitação mitral parece reduzir a frequência de ECE. Warfarina não impacta a prevalência de ECE. Existe uma forte associação entre ECEAE e trombo AE. A prevalência de ECE ocorre mais frequentemente na FA do que no *flutter* atrial. Não existe associação conhecida entre ECE e mixoma AE.

17. RESPOSTA: B. O risco de AVC é aumentado com importante redução da velocidade do fluxo sanguíneo, particularmente no AAE ou AE posterior. Uma baixa velocidade de fluxo de ejeção do apêndice é associado à presença de trombo apendicular e com ECE denso. A velocidade de fluxo sanguíneo AE (> 40 cm/s) é considerado como sendo um predito da probabilidade de manutenção do ritmo sinusal após cardioversão. Não existem achados definitivos que sugerem que este paciente tenha hipertensão pulmonar severa ou deva ser encaminhado para IVP com base nas velocidades do apêndice atrial.

18. RESPOSTA: C. O sinistro cor-*triatriatum* é diferenciado do anel mitral supravalvular pela posição do AAE (Fig. 24-15, seta branca). No sinistro cor-*triatriatum*, o apêndice esquerdo é parte da câmara atrial distal (válvula mitral), enquanto o AAE é parte da câmara atrial proximal (veia pulmonar) em que pacientes com um anel supravalvular. Cor-*triatriatum* pode estar associado a outras anormalidades congênitas (defeito septal atrial, persistência da veia cava superior esquerda), mas é comumente visto isolado quando encontrado em um adulto. Ele pode-se associar com gradientes elevados através da membrana, levando a esses sintomas do paciente. Entretanto, este achado perde especificidade e não confirma o diagnóstico. Estenose de veia pulmonar não é comumente associada a cor-*triatriatum* e não irá confirmar o diagnóstico.

Dados da Figura 24-15 e os sintomas deste paciente, um artefato não pode ser assumido. Tal achado deve ser mais investigado com múltiplas projeções, com e sem Doppler. Se os achados do ETT são ambíguos, um ETE pode ser garantido.

19. RESPOSTA: C. A Figura 24-4 revela uma placa aórtica complexa (peduncular com componente móveis). Pacientes que esperimentam um evento cerebral devem ser agressivamente tratados para prevenção secundária com aspirina, estatina, controle de pressão sanguínea, parar de fumar e controle glicêmico (se diabético). Fechamento de forame oval patente não é garantido devido à idade do paciente e ao ateroma aórtico complexo. Embora exista controvérsia com relação a terapia com warfarina e placa de arco aórtico, este paciente já está em terapêutica com agentes antitrombólicos para sua FA. Não existem dados que demonstrem que o RNI alvo de 3-4 irá melhorar os desfechos de pacientes com ateroma aórtico. Confirmação por TC de tórax não é garantido pois a Figura 24-4 representa ateroma e não dissecção aórtica.

20. RESPOSTA: D. Fluoroscopia revela que o paciente tem válvulas mecânicas (Bjork Shiley) tanto na posição aórtica quanto mitral. Decorrente da posição mitral de de sua válvula mecânica, recomenda-se anticoagulação com Warfarinaa com um RNI alvo de 2,5-3,5. Adicionalmente, baixa dose de aspirina (75-100 mg), concomitantemente com warfarina é recomendado nas diretrizes do ACC/AHA de 2008 (classe I).

21. RESPOSTA: C. Esse modo M revela que esse paciente está em curso de uma FA. Em um paciente com início recente de FA, causas reversíveis de FA (p. ex.,hipertireoidismo) devem ser investigadas e tratadas se possível. Não existem achados nesse modo M que sugiram que a cirurgia cardíaca, trombolíticos, TC cardíaca ou ablação alcoólica de septo sejam apropriadas neste paciente.

22. RESPOSTA: E. Este ETT 4 câmaras demonstra uma válvula de Eustáquio proeminente e é uma variante normal. A válvula de Eustáquio é um remanescente da válvula embriológica responsável por direcionar o sangue da veia cava inferior através do septo atrial ao AE. É uma estrutura rígida e protuberante que surge ao longo da margem posterior da veia cava inferior a borda da fossa ovales. Embora usualmente imóvel, pode, ocasionalmente, demonstrar movimento independente dentro do AD e pode ser confundido com tumores, vegetações ou trombo. Pode ser diferenciado de uma rede de Chiari, que tem uma aparência delicada, altamente móvel, estrutura membranosa surgindo próximo ao orifício da veia cava inferior. A rede de Chiari serve como uma válvula do seio coronariano e é normalmente fenestrada. Como a válvula de Eustáquio, o rede de Chiari tem pequena significância clínica, mas pode ser confundida com estruturas patológicas, como vegetações ou trombos.

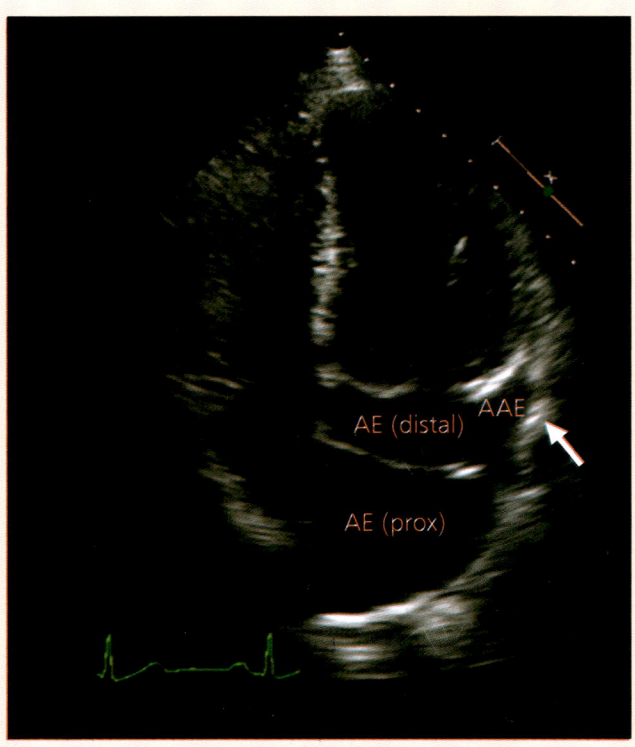

Fig. 24-15

23. RESPOSTA: A. Este é um Doppler de onda pulsada de um AAE revelando FA/*flutter*. FA ocorre transitoriamente em 6-10% dos pacientes com um infarto agudo do miocárdio, presumivelmente devido a esquema atrial ou alongamemento atrial secundario a insuficiência cardíaca. Esses pacientes têm um prognóstico pior do que aqueles que têm infarto agudo do miocárdio sem FA.

24. RESPOSTA: D. Esse achado ao ETE representa hipertrofia lipomatosa do septo interatrial. Nesta condição, existe um acúmulo de tecido adiposo maduro não encapsulado no septo inferatrial poupando a fossa oval, o que dá a clássica aparência de "sino-mudo" tanto ao ETT quanto ETE. Acredita-se que seja uma variante normal e é geralmente considerado benigno. Este achado sozinho não é uma contraindicação para cardioversão.

25. RESPOSTA: E. Imediatamente pós-cardioversão, existe um aumento inicial no ECE e, portanto, um risco aumentado de formação de trombo/tromboembolismo. Isto tem sido descrito com reversão espontânea assim como após cardioversão elétrica ou farmacológica. Acredita-se que esses achados sejam decorrentes da redução da função AE ("atordoamento atrial"), que pode durar por várias semanas após cardioversão com sucesso. Velocidade de ejeção de apêndice atrial relativamente alta sugere FA de curta duração e, portanto, uma alta probabilidade de manutenção do ritmo sinusal a longo prazo. Adicionalmente, existe uma redução na junção do AAE, demonstrada pelas velocidades reduzidas através do AAE.

26. RESPOSTA: C. Este modo M demonstra estenose mitral e FA. Pacientes com estenose mitral e FA têm um risco de AVE entre 7 e 15% por ano.

27. RESPOSTA: A. Em uma análise multivariada de pacientes com estenose mitral, somente dois fatores de risco independentes para FA foram encontrados: dimensão AE e idade avançada.

28. RESPOSTA: D. A maioria dos trombos atriais entre pacientes com FA é localizada no AAE. ETT tem uma sensibilidade relatada de 39-63% na identificação ou exclusão do AAE. Embora exista uma melhora da visualização do AE e do AAE com contraste IV e imagem harmônica com ETT, ETE ainda permanece o padrão ouro para avaliar o AE e especialmente o AAE para trombo.

> **PONTOS-CHAVE**
> - Reconhecer estenose mitral por modo M e saber que existe um risco de AVE aumentado em pacientes com FA associado a doença valvular reumática.
> - Somente a dimensão AE e idade avançada são preditores independentes para FA em pacientes com estenose mitral com base em uma análise multivariada.

29. RESPOSTA: E. A especificidade do ETE para trombo AE é relatada entre 90 e 100%.

30. RESPOSTA: D. Doppler de onda pulsada no átrio da veia pulmonar mostra velocidades elevadas e alargamneto espectral tanto na sístole quanto diástole, compatível com estenose de veia pulmonar. No ETE, as velocidades S e D da veia pulmonar superior direita normal são ~50-70 cm/s. A média de início da estenose da veia pulmonar ocorre entre 2 e 5 meses pós procedimento.

Estenose da veia pulmonar é uma das complicações potenciais de IVP. Experiência inicial com IVP relatou taxas de estenose de VP maiores que 38%. Estudos mais recentes relataram uma incidência de somente 1-3%. O declínio é provavelmente relacionado a modificação do procedimento com ablação agora ocorrendo no corpo do AE em vez de dentro da veia pulmonar. Uma onda A "retrógrada" está presente confirmando o ritmo sinusal.

> **PONTOS-CHAVE**
> - ETE tem tanto alta sensibilidade quanto alta especificidade para trombo AE.
> - Estenose de veia pulmonar é uma complicação potencial do IVP e deve ser suspeitado naqueles que se apresentam com falta de ar após serem submetidos a esse procedimento. Interrogação por Doppler de onda pulsada através do óstio de todas as quatro veias pulmonares deve ser realizado para avaliar apropriadamente e excluir esta condição.

31. RESPOSTA: D. Este é um mixoma que está aderido ao septo interatrial por uma haste, a qual é identificada pela calcificação (a área de ecogenicidade aumentada [Fig. 24-16, seta branca]). Devido à história deste paciente, este mixoma é provavelmente responsável por um fenômeno embólico e deve ser removido cirurgicamente. Como isso não é um artefato, pode ser visto em duas diferentes projeções (Fig. 24-16). Embora seja possível que isso também possa representar um trombo, é improvável decorrente do tamanho normal do AE do paciente e haste claramente demarcada no septo interatrial. Ao representa a aorta.

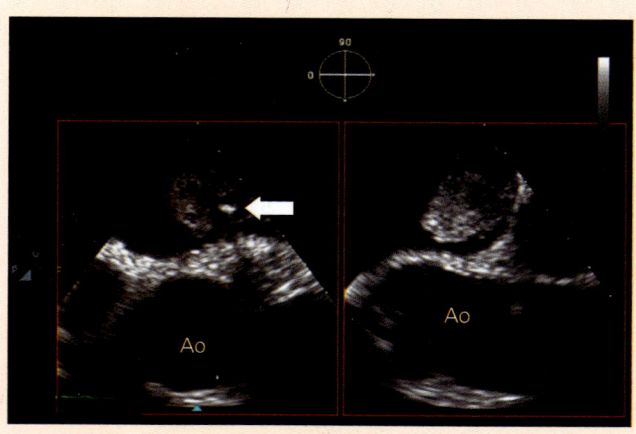

Fig. 24-16

32. RESPOSTA: E. Mixomas são tumores benignos e a neoplasia cardíaca primária mais comum. Quase 80% das vezes se origina no átrio esquerdo. Enquanto eles comumente são encontrados aderidos ao septo interatrial, eles podem aderir-se em qualquer lugar do coração. Alguns pacientes estão em risco para recorrência do mixoma, que pode ocorrer em 2-5% ou o desenvolvimento de lesões adicionais. Embolização sistêmica tem sido relatada em mais de 29%.

33. RESPOSTA: A. O complexo de Carney é uma desordem autossômica dominante hereditária caracterizada por múltiplos tumores. Esses incluem mixomas atrial e extracardíacos, Schwannomas e vários tumores endócrinos. Adicionalmente, os pacientes têm uma variedade de anormalidades de pigmentação, incluindo lentigos pigmentados e nevos azul.

PONTOS-CHAVE

- Isto não é um artefato como pode ser visto em duas projeções (Fig. 24-13).
- Mixomas mais comumente ocorrem no átrio esquerdo aderidos ao septo interatrial por uma haste (com calcificação na aderência).
- Mixomas devem ser reduzidos no contexto de fenômenos embólicos.

34. RESPOSTA: C. Este é um modo M através da válvula mitral, que mostra um septo espessado com movimento sistólico anterior (MSA) do folheto anterior da válvula mitral (Fig. 24-17, seta branca), compatível com CMH. O paciente é sintomático durante o exercício, provavelmente por obstrução do TSVE e significante regurgitação mitral. Decorrente da idade deste paciente, história, achados ao modo M e, provável, diagnóstico de CMH, fenômeno embólico e FA paroxística como a etiologia de sintomas desse paciente é menos provável. Enquanto este paciente tiver evidência de MSA e provável regurgitação mitral moderada a severa, o reparo cirúrgico da válvula mitral sozinho não irá corrigir a patologia subjacente da CMP do paciente.

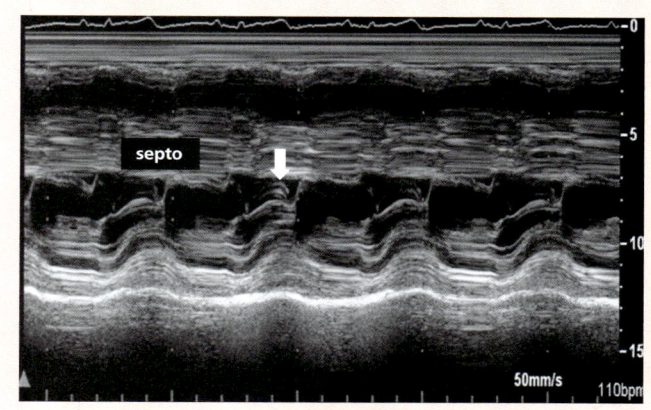

Fig. 24-17

35. RESPOSTA: D. Este paciente está hemodinamicamente instável no contexto da FA e deve ser imediatamente cardiovertido, sem atraso. Realizar um ETE neste contexto será inapropriado. Pacientes com CMH são pré-carga dependentes, especialmente aqueles com obstrução do TSVE, MSA e regurgitação mitral severa. Pacientes que desenvolvem FA podem-se tornar hemodinamicamente comprometidos quando perdem seu *kick* atrial. Administrar diuréticos pode piorar a condição a condição do paciente decorrente do seu pobre volume sistólico devido ao enchimento reduzido. Não existe indicação nem para cirurgia cardíaca de emergência, nem para angiograma coronariano.

PONTOS-CHAVE

- Reconhecer CMH e MSA ao modo M.
- Cardioversão de emergência no contexto de FA com instabilidade hemodinâmica é garantida e não deve ser retardada para ETE.

LEITURAS SUGERIDAS

Antonielli E, Pizzuti A, Palinkas A et al. Clinical value of left atrial appendage flow for prediction of long-term sinus rhythm maintenance in patients with nonvalvular atrial fibrillation. *J Am Coll Cardiol*. 2002;39:1443-1449.

Bonow RO, Carabello BA, Chatterjee K et al. 2008 Focused Update incorporated into the ACC/AHA 2006 Guidelines for the Management of Patients With Valvular Heart Disease: a report of the American College of Cardiology/American Heart Association Task Force on Practice Guidelines (Writing Committee to revise the 1998 Guidelines for the Management of Patients With Valvular Heart Disease). Endorsed by the Society of Cardiovascular Anesthesiologists, Society for Cardiovascular Angiography and Interventions, and Society of Thoracic Surgeons. *J Am Coll Cardiol*. 2008;52:e1-e142.

Carabello BA. Modern management of mitral stenosis. *Circulation*. 2005;112:432r-437.

Collins 14, Silverman DI, Douglas PS et al. Cardioversion of non-rheumatic atrial fibrillation. Reduced thromboembolic complications with 4 weeks of precardioversion anticoagulation are related to atrial thrombus resolution. *Circulation*. 1995;92:160-163.

Corti R, Fuster V, Fayad ZA et al. Effects of a:ressive versus conven- tional lipid-lowering therapy by simvastatin on human atherosclerotic lesions: a prospective, randomized, double-blind trial with high-resolution magnetic resonance imaging. *J Am Coll Cardiol*. 2005;46:106-112.

Crystal E, Garfinkle MS, Connolly SS et al. Interventions for preventing post-operative atrial fibrillation in patients undergoing heart surgery. *Cochrane Database Syst Rev*. 2004;(4):CD003611.

de Divitiis M, Omran H, Rabahieh R et al. Right atrial appendage thrombosis in atrial fibrillation: its frequency and its clinical predictors. *Am J Cardiol*. 1999;84:1023-1028.

Eagle KA, Guyton RA, Davidoff R et al. ACC/AHA 2004 Guideline Update for Coronary Artery Bypass Graft Surgery: summary article. A report of the American College of Cardiology/American Heart Association Task Force on Practice Guidelines (Committee to Update the 1999 Guidelines for Coronary Artery Bypass Graft Surgery). *J Am Coll Cardiol*. 2004;44:e213-e310.

Echocardiographic predictors of stroke in patients with atrial fibrillation: a prospective study of 1066 patients from 3 clinical trials. *Arch Intern Med.* 1998;158:1316-1320.

Fatkin D, Kelly RP, Feneley MP. Relations between left atrial appendage blood flow velocity, spontaneous echocardiographic contrast and thromboembolic risk in vivo. *J Am Coll Cardiol.* 1994;23:961-969.

Fatkin D, Loupas T, Low J et al. Inhibition of red cell aggregation prevents spontaneous echocardiographic contrast formation in human blood. *Circulation.* 1997;96:889-896.

Fuster V, Ryden LE, Cannom DS et al. ACC/AHA/ESC 2006 Guidelines for the Management of Patients With Atrial Fibrilladon–executive summary: a report of the American College of Cardiology/American Heart Association Task Force on Practice Guidelines and the European Society of Cardiology Committee for Practice Guidelines (Writing Committee to Revise the 2001 Guidelines for the Management of Patients With Atrial Fibrillation). *Circulation.* 2006;114;e257-e354.

Ito T, Suwa M, Nakamura T et al. Influence of Warfarina therapy on left atrial spontaneous echo contrast in nonvalvular atrial fibrillation. *Am J Cardiol.* 1999;84:857-859, A858.

Klein AL, Grimm RA, Murray RD et al. Use of transesophageal echocardiography to guide cardioversion in patients with atrial fibrillation. *N Engl JMed.* 2001;344:1411-1420.

Manning WJ, Silverman DI, Katz SE et al. Impaired left atrial mechanical function after cardioversion: relation to the duration of atrial fibrillation. *J Am Coll Cardiol.* 1994;23:1535-1540.

Manning WJ, Silverman DI, Keighley CS et al. Transesophageal echocardiographically facilitated early cardioversion from atrial fibrillation using short-term anticoagulation: final results of a prospective 4.5-year study. *J Am Coll Cardiol.* 1995;25:1354-1361.

Manning WJ, Silverman DI, Waksmonski CA et al. Prevalence of residual left atrial thrombi among patients with acute thromboembolism and newly recognized atrial fibrillation. *Arch Intern Med.* 1995;155:2193-2198.

Manning WJ, Weintraub RM, Waksmonski CA et al. Accuracy of transesophageal echocardiography for identifying left atrial thrombi. A prospective, intraoperative study. *Ann Intern Med.* 1995;123:817-822.

Packer DL, Keelan P, Munger TM et al. Clinical presentation, investigation, and management of pulmonary vein stenosis complicating ablation for atrial fibrillation. *Circulation.* 2005;111:546-554.

Sallach JA, Puwanant S, Drinko JK et al. Comprehensive left atrial appendage optimization of thrombus using surface echocardiogra- phy: the CLOTS multicenter pilot trial. *J Am Soc Echocardiogr.* 2009;22:1165-1172.

Sanders P, Morton JB, Morgan JG et al. Reversal of atrial mechanical stunning after cardioversion of atrial arrhythmias: implications for the mechanisms of tachycardia-mediated atrial cardiomyopathy. *Circulation.* 2002;106:1806-1813.

Sohn DW, Kim YJ, Kim HC et al. Evaluation of left ventricular diastolic function when mitral E and A waves are completely fused: role of assessing mitral annulus velocity. *J Am Soc Echocardiogr.* 1999;12:203-208.

Subramaniam B, Riley MF, Panzica PJ et al. Transesophageal echocardiographic assessment of right atrial appendage anatomy and function: comparison with the left atrial appendage and r implications for local thrombus formation. *J Am Soc Echocardiogr.* 2006;19:429-433.

Transesophageal echocardiographic correlates of thromboembolism in high-risk patients with nonvalvular atrial fibrillation. The Stroke Prevention in Atrial Fibrillation Investigators Committee on Echocardiography. *Ann Intern Med.* 1998;128:639-647.

Tunick PA, Kronzon I. Atherosclerosis of the aorta: a risk factor, risk marker, or an innocent bystander? *J Am Coll Cardiol.* 2005;45:1907; author reply 1907.

Weigner MJ, Caulfield TA, Danias PG et al. Risk for clinical thromboembolism associated with conversion to sinus rhythm in patients with atrial fibrillation lasting less than 48 hours. *Ann Intern Med.* 1997;126:615-620.

Wong CK, White HD, Wilcox RG et al. New atrial fibrillation after acute myocardial infarction independently predicts death: the GUSTO-III experience. *Am Heart J.* 2000;140:878-885.

Apêndice: Determinação de Risco de AVC e Tratamento Antitrombótico para FA

TABELA 24-1 Risco de AVE em pacientes com FA não valvular não tratada com anticoagulação de acordo com o índice de $CHADS_2$

Critério de Risco $CHADS_2$	Escore
AVE Ou AIT Prévios	2
Idade > 75 a	1
Hipertensão	1
Diabetes melito	1
Insuficiência cardíaca	1

Pacientes (N = 1,7333)	Taxa de AVC Ajustada (%/a)[a] (95% IC)	Escore de $CHADS_2$
120	1,9 (1,2-3,0)	0
463	28 (2,0-3,8)	1
523	4,0 (3,1-5,1)	2
337	5,9 (4,6-7,3)	3
220	8,5 (6,3-11,1)	4
65	12,5 (8,2-17,5)	5
5	18,2 (10,5-27,4)	6

[a]A Taxa de AVE ajustada foi derivada de uma análise multivariada não admitindo uso de aspirina. (Dados de van Walraven WC, Hart RG, Wells GA et al. A clinical prediction rule to identify patients with atrial fibrillation and a low risk for stroke while taking aspirin. *Arch Mem Med* 2003;163:936-943; and Gage BF. Waterman AD. Shannon W et al. Validation of clinical classification schemes for predicting stroke: results from the National Registry of Atrial Fibrillation. *JAMA* 2001;285:2864-2870.)
FA = fibrilação atrial; $CHADS_2$ = insuficiência cardíaca, hipertensão, idade, diabetes e AVE (dobrado); IC = intervalo de confiança; AIT = ataque isquêmico transitório.

TABELA 24-2 Terapia antitrombótica para pacientes com FA

Categoria de Risco	Terapia Recomendada
Sem fatores de risco	Aspirina, 81-325 mg diariamente
Um fator de risco moderado	Aspirina, 81-325 mg diariamente ou Warfarinaa (RNI 2,0-3,0, alvo 2.5)
Qualquer fator de alto risco ou mais de um fator de risco moderado	Warfarinaa (RNI 2,0-3,0, alvo 2.5)[a]

Fatores de Risco Fracos ou menos Validados	Fatores de Risco Moderado	Fatores de Alto Risco
Sexo feminino	Idade maior ou igual a 75a	AVE prévio, AIT, ou embolismo
Idade 65-74a	Hipertensão	Estenose mitral
Doença arterial coronariana	Insuficiência cardíaca	Prótese valvar cardíaca[a]
Tireotoxicose	Fração de ejeção VE de 35% ou menos, diabetes melito	

[a]Se for válvula mecânica, RNI alvo maior do que 2,5.
RNI = relação normalizada internacional; VE = ventricular esquerdo; e AIT = ataque isquêmico transitório.

TABELA 24-3 Abordagem com base em risco da terapia antitrombótica em pacientes com FA

Características do Paciente	Terapia Antitrombótica	Classe de Recomendação
Idade menor do que 60 a, sem doença cardíaca (FA isolada)	Aspirina (81-325 mg por dia) ou sem terapia	I
Idade menor do que 60 a, doença cardíaca, mas sem fatores de risco[a]	Aspirina (81-325 mg por dia)	I
Idade entre 60-74 a, sem fatores de risco[a]	Aspirina (81-325 mg por dia)	I
Idade entre 65-74 a com diabetes melito ou DAC	Anticoagulação oral (RNI 2,0-3,0)	I
Idade 75 a ou mais, mulher	Anticoagulação oral (RNI 2,0-3,0)	I
Idade 75 a ou mais, homem, sem outros fatores de risco	Anticoagulação oral (RNI 2,0-3,0) ou aspirina (81-325 mg por dia)	I
Idade 65 ou mais, insuficiência cardíaca	Anticoagulação oral (RNI 2,0-3,0)	I
FE VE menor do que 35% ou encurtamento fracional menor que 25%, e hipertensão	Anticoagulação oral (RNI 2,0-3,0)	I
Doença cardíaca reumática (estenose mitral)	Anticoagulação oral (RNI 2,0-3,0)	I
Válvula cardíaca protética	Anticoagulação oral (RNI 2,0-3,0 ou maior)	I
Tromboembolismo prévio	Anticoagulação oral (RNI 2,0-3,0 ou maior)	I
Trombo atrial persistente no ETE	Anticoagulação oral (RNI 2,0-3,0 ou maior)	IIa

[a]Fatores de risco para tromboembolismo incluem insuficiência cardíaca (IC), fração de ejeção ventricular esquerda (VE) menor do que 35% e história de hipertensão. FA = fibrilação atrial; DAC = doença arterial coronariana; RNI = relação normalizada internacional; e ETE = ecocardiograma transesofágico.

25 CAPÍTULO

Doença Ventricular Direita e Hipertensão Pulmonar

Sherif F. Nagueh

1. Qual dos tópicos a seguir é uma dimensão ventricular direita (VD) anormal em um adulto de 30 anos de idade?
   A. Diâmetro VD basal de 2,5 cm.
   B. Diâmetro VD médio de 3,8 cm.
   C. Diâmetro do trato de saída ventricular direito (TSVD) acima da válvula aórtica de 2,6 cm.
   D. Comprimento VD da base do ápice de 7,5 cm.

2. Qual é um achado anormal em um adulto de 30 anos de idade?
   A. Excursão anular tricúspide de 2,0 cm.
   B. Área VD diastólica final de 26 cm^2.
   C. Área VD diastólica final de 19 cm^2.
   D. Mudança de área fracional VD de 40%.

3. Qual das assertivas a seguir é verdadeira com relação a dimensão/área atrial direita (AD)?
   A. Volumes AD podem ser medidos nas projeções paraesternais baixas.
   B. A dimensão do eixo menor AD de 4,8 cm é normal.
   C. Volumes AD podem estar aumentados em pacientes com pressões de enchimento VD normal.
   D. Um átrio direito dilatado é um marcador inicial de hipertensão pulmonar.

4. Qual dos tópicos a seguir é um achado anormal pertencente ao diâmetro da veia cava inferior (VCI)?
   A. Diâmetro da VCI de 2,3 cm em um nadador de 23 anos de idade.
   B. Diâmetro da VCI de 1,1 cm em uma mulher de 51 anos de idade com hipertensão pulmonar.
   C. Diâmetro da VCI de 1,2 cm com 80% de colapso durante a respiração espontânea em uma mulher de 61 anos de idade com hipertensão sistêmica.
   D. Diâmetro da VCI de 2 cm e 40% de colapso em uma mulher de 35 anos de idade com dispneia aos esforços.

5. Em uma mulher de 46 anos de idade com uma hipertensão pulmonar primária com 3 anos de duração se espera qual das seguintes medidas?
   A. Volume AD de 30 mL.
   B. Septo interventricular em forma de D na diástole.
   C. Espessura da parede livre do VD de 1 cm.
   D. Longo tempo de aceleração do fluxo sistólico através do TSVD.

6. Qual dos itens a seguir é característico da estrutura e função VD em pacientes com displasia arritmogênica do VD (DAVD) de longa data?
   A. Disfunção regional VD no TSVD e segmentos apicais.
   B. Mudança da área fracional VD de 50%.
   C. Jato de regurgitação (RT) pelo Doppler de onda contínua de 3,6 m/s.
   D. Fração de ejeção (FE) ventricular esquerda (VE) de 26%.

7. Qual das seguintes velocidades de Doppler tecidual é esperada em um paciente de 36 anos de idade com hipertensão pulmonar primária de 4 anos de duração?
   A. Velocidade de ejeção sistólica do anel mitral septal de 16 cm/s.
   B. Velocidade diastólica inicial do anel lateromitral de 14 cm/s.

C. Velocidade diastólica inicial do anel mitral septal de 13 cm/s.
D. Velocidade de ejeção sistólica tricúspide de 15 cm/s.
E. Velocidade diastólica inicial tricúspide de 13 cm/s.

8. Qual destes é um achado anormal?
   A. Fluxo diastólico da veia hepática predominantemente anterógrado em um homem de 25 anos de idade.
   B. Uma velocidade reversa atrial da veia hepática com 20 ms de duração.
   C. Uma relação E/A tricúspide de 1,8 em uma mulher de 34 anos de idade.
   D. Uma relação entre velocidade sistólica e velocidade diastólica da veia hepática de 0,3 em um homem de 70 anos de idade.
   E. Velocidade de reversão mediossistólica da veia hepática de 15 cm/s.

9. Qual dos tópicos a seguir NÃO é uma limitação para a utilização do fluxo venoso hepático para prever a pressão AD?
   A. Um homem de 55 anos de idade com um ronco médio diastólico/sopro holossistólico na borda esternal esquerda baixa.
   B. Uma mulher de 61 anos de idade com dispneia pós-operatória e pulso paradoxal.
   C. Um homem de 65 anos de idade com uma frequência cardíaca de 40 min após cirurgia de *bypass* e ondas "a" em canhão em seu pulso venoso, jugular.
   D. Um homem de 53 anos de idade com baixa voltagem ao ECG, hipotensão postural e espessura da parede posterior VE de 18 mm.
   E. Um homem de 45 anos de idade que recebeu um transplante cardíaco 6 meses atrás.

10. Qual das afirmativas a seguir é compatível com uma doença VD avançada em pacientes com amiloidose cardíaca?
    A. Espessura da parede livre do VD de 7 mm.
    B. Tempo de desaceleração da velociade E tricúspide de 260 ms.
    C. Relação E/A tricúspide de 1.
    D. Relação entre velocidade sistólica e velocidade diastólica venosa pulmonar de 0,6.
    E. Reversão de fluxo venoso e atrial inspiratório.

11. Qual é a pressão sistólica da artéria pulmonar (AP) em um paciente com uma velocidade de RT de pico de 3 m/s e uma pressão venosa jugular de 15 cm.?
    A. Pressão sistólica de AP = 51 mmHg.
    B. Pressão sistólica de AP = 36 mmHg.
    C. Pressão sistólica de AP = 46 mmHg.
    D. Pressão sistólica de AP = 40 mmHg.

12. Qual desses pacientes têm a maior resistência vascular pulmonar?
    A. Jato de RT de 3,6 m/s e integral velocidade tempo do fluxo sistólico do TSVD de 13 cm.
    B. Jato de RT de 3,3 m/s e integral velocidade tempo do fluxo sistólico do TSVD de 13 cm.
    C. Jato de RT de 3,6 m/s e integral velocidade tempo do fluxo sistólico do TSVD de 18 cm.
    D. Jato de RT de 3,5 m/s e integral velocidade tempo do fluxo sistólico do TSVD de 14 cm.

13. Qual é a pressão AP média neste paciente com velocidade de pico de RT de 3 m/s, velocidade diastólica final de regurgitação pulmonar (RP) de 2 m/s e pressão AD de 10 mmHg?
    A. Pressão média de AP = 26 mmHg.
    B. Pressão média de AP = 21 mmHg.
    C. Pressão média de AP = 33 mmHg.
    D. Pressão média de AP = 40 mmHg.

14. Qual é a pressão sistólica da AP deste paciente com estenose pulmonar, em que a velocidade de pico RT é 4 m/s, velocidade de pico através da válvula pulmonar = 3 m/s, e pressão AD = 10 mmHg.
    A. Pressão sistólica AP = 46 mmHg.
    B. Pressão sistólica AP = 74 mmHg.
    C. Pressão sistólica AP = 38 mmHg.
    D. Pressão sistólica AP = 50 mmHg.

15. Qual dos itens a seguir suporta o diagnóstico de pressão sistólica VD elevada?
    A. Tempo de aceleração de 120 m/s em um fluxo sistólico registrado no TSVD.
    B. Velocidade de pico de RP de 1,5 m/s e pressão AD de 5 mmHg.
    C. Velocidade de pico de RT de 3,5 m/s.
    D. Achatamento do septo interventricular somente durante a diástole.

16. Qual das afirmativas a seguir é mais compatível com fluxo venoso hepático na Figura 25-1?

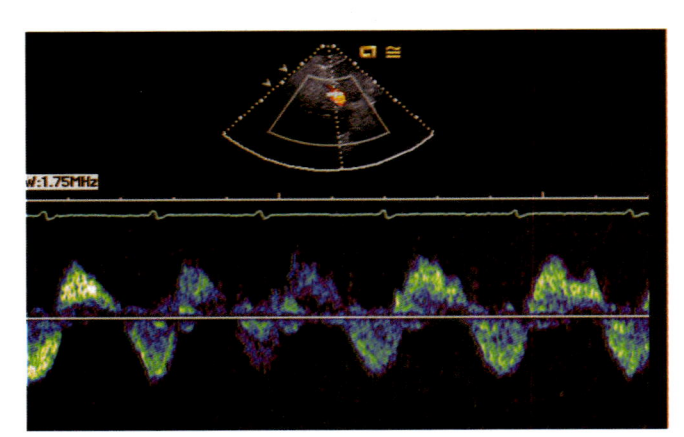

Fig. 25-1

A. Um homem de 56 anos de idade com hipertensão sistêmica subcontrolada com terapia medicamentosa.
B. Uma mulher de 39 anos de idade com hipertensão no contexto de IAM de parede inferior.
C. Um homem de 25 anos de idade com embolismo pulmonar séptico recorrente.
D. Um homem de 63 anos de idade em fibrilação atrial.

17. Qual dos tópicos a seguir é compatível com o fluxo venoso hepático na Figura 25-2?

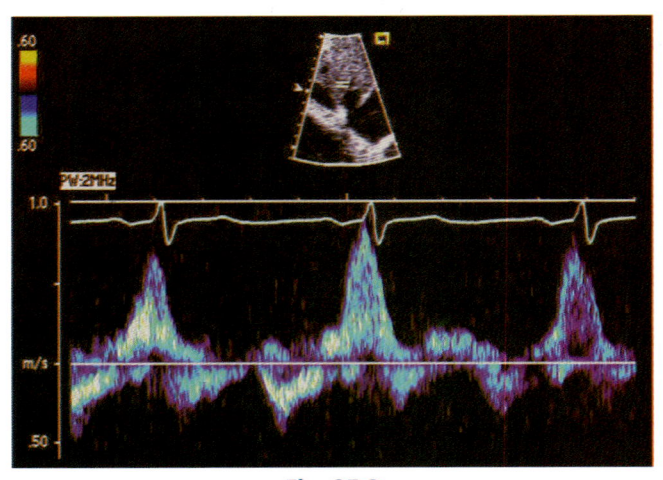

Fig. 25-2

A. Um homem de 49 anos de idade com cardiomiopatia dilatada e congestão pulmonar e sistêmica.
B. Uma mulher de 29 anos de idade com hipertensão pulmonar e congestão sistêmica.
C. Um homem de 55 anos de idade com amiloidose cardíaca e edema de extremidades inferiores.
D. Uma mulher de 65 anos de idade com cardiomiopatia hipertrófica e hipertrofia VD.

18. Qual dos tópicos a seguir é a conclusão mais precisa sobre o sinal de onda contínua (OC) na Figura 25-3?

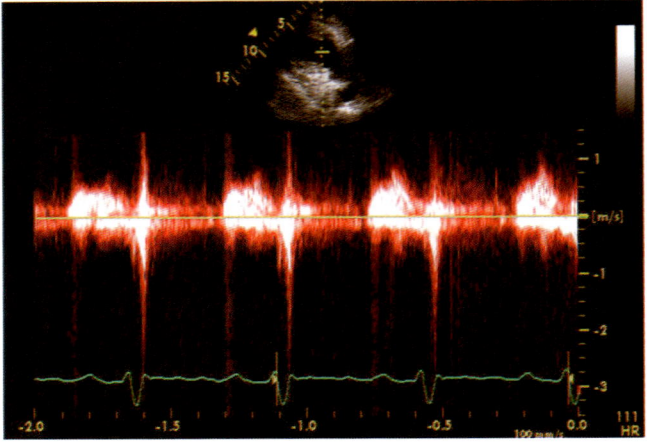

Fig. 25-3

A. Pressão sistólica AP pode ser seguramente estimada.
B. Pressão sistólica AP é pelo menos 25 mmHg.
C. Solução salina intravenosa é recomendada para avaliação segura da pressão sistólica AP.
D. Com tamanho VD normal e forma septal, a pressão sistólica AP é normal.

19. Qual das seguintes afirmativas é correta sobre a Figura 25-4?

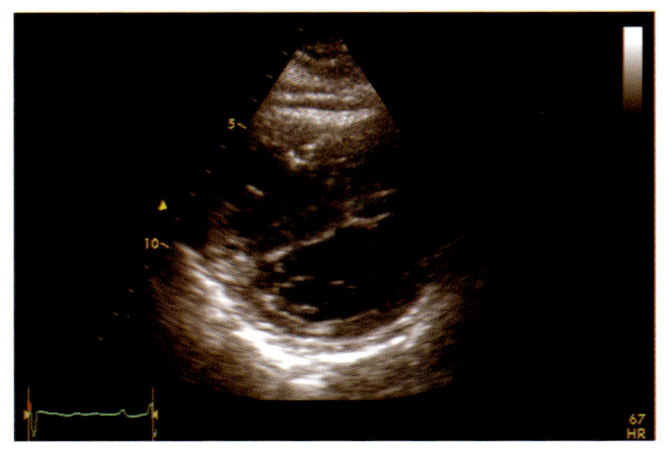

Fig. 25-4

A. É visto em pacientes com esclerose sistêmica, se visto no final da diástole.
B. É visto em pacientes com desdobramento fixo amplo da segunda bulha cardíaca, se percebido somente no final da diástole.
C. É visto em pacientes com embolia pulmonar, se visto somente no final da diástole.
D. É visto em pacientes com etenose pulmonar, se visto somente no final da diástole.

20. Qual é a pressão diastólica da AP neste paciente com dispneia aos esforços (Fig. 25-5)? A VCI está dilatada e não colapsa com a inspiração.

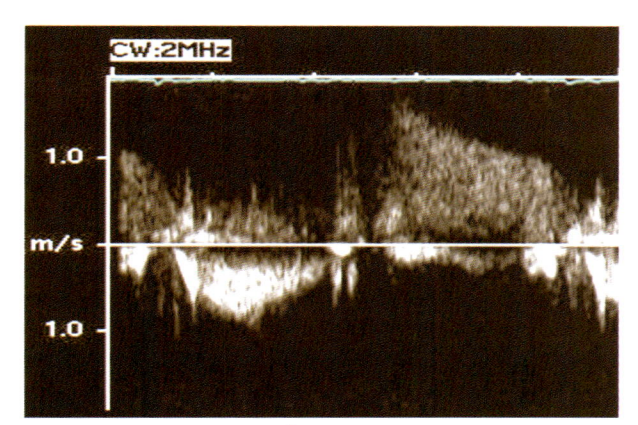

Fig. 25-5

A. Pressão diastólica AP = 14 mmHg.
B. Pressão diastólica AP = 9 mmHg.
C. Pressão diastólica AP = 24 mmHg.
D. Pressão diastólica AP = 19 mmHg.

21. O que é verdadeiro sobre este paciente com RP (Fig. 25-6)?

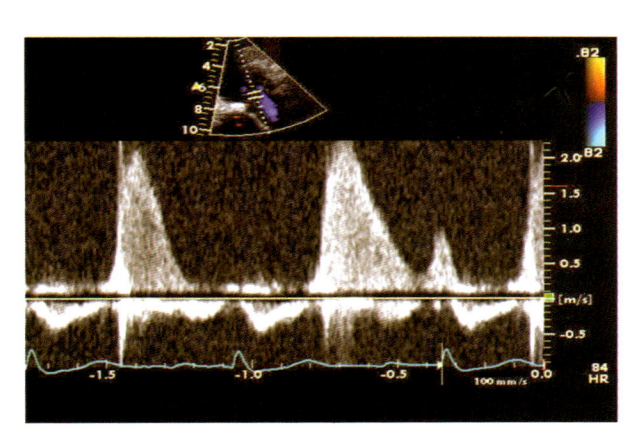

Fig. 25-6

A. A pressão diastólica final do ventrículo direito (PDFVD) está normal.
B. A rigidez VD está aumentada.
C. Reversão sistólica na veia hepática está presente.
D. Relação E/A tricúspide é 0,6.

22. Escolha a conclusão correta sobre a disfunção diastólica VE neste paciente com hipertensão pulmonar (Fig. 25-7).

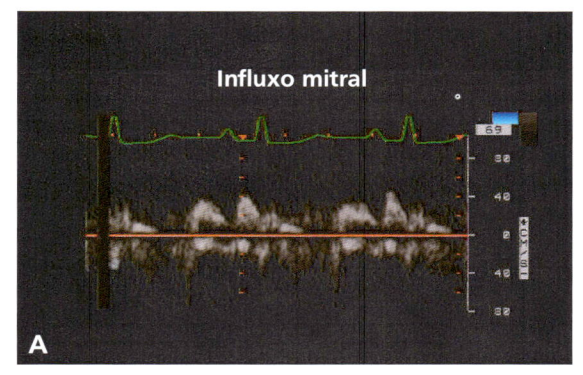

Fig. 25-7A

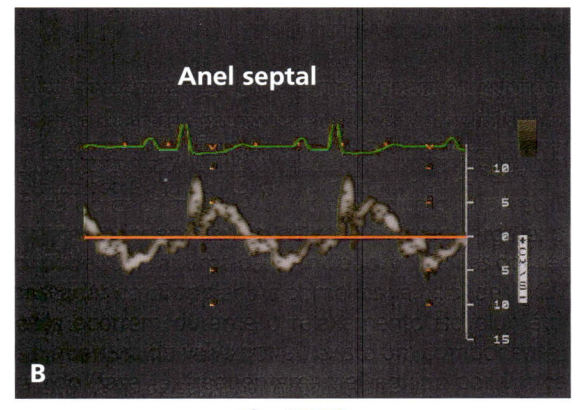

Fig. 25-7B

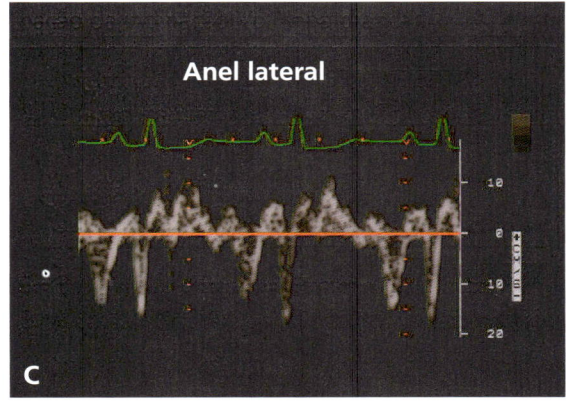

Fig. 25-7C

A. A pressão atrial esquerda média está aumentada.
B. O relaxamento VE está comprometido.
C. Tratamento com sucesso com Bosenfan irá levar a um aumento da relação E/A mitral.
D. A pressão diastólica final do ventrículo esquerdo (PDFVE) está aumentada.

23. Escolha a conclusão correta sobre função diastólica VE neste paciente com hipertensão pulmonar (Fig. 25-8).

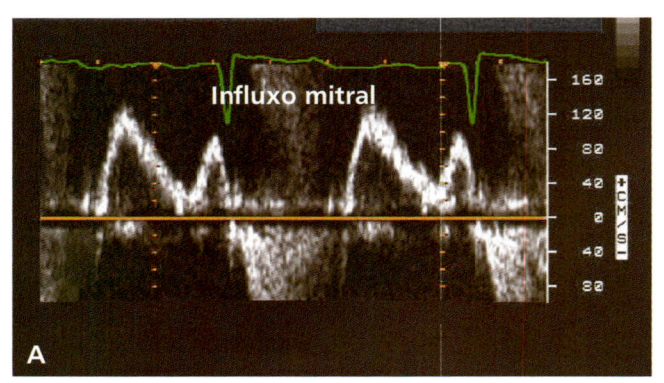

Fig. 25-8A

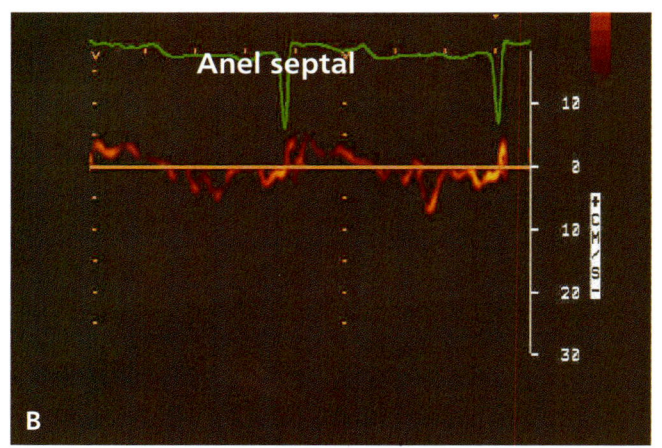

Fig. 25-8B

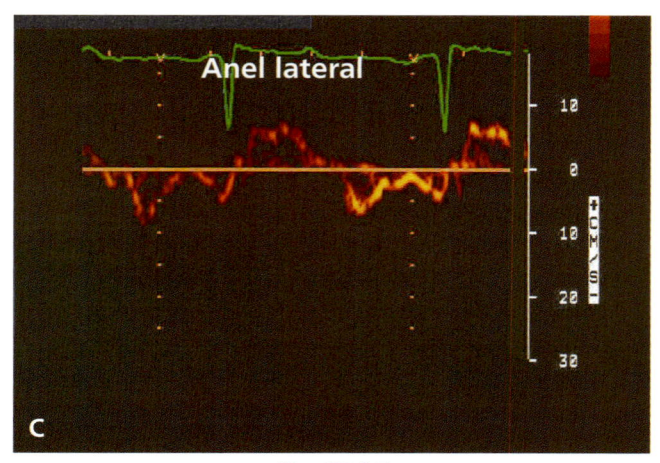

Fig. 25-8C

A. A pressão atrial esquerda (AE) média está normal.
B. O relaxamento VE está comprometido, e a pressão AE está aumentada.
C. Tratamento com diuréticos irá levar a um aumento da relação E/A mitral.
D. PDFVE está normal.

24. Escolha a conclusão correta sobre pressão VE e VD neste paciente com um sopro holossistólico na borda esternal esquerda e pressão sanguínea de 150/80 mmHg. O Doppler é obtido da velocidade do DSV na projeção de eixo curto paraesternal ao nível da válvula aórtica (Fig. 25-9).

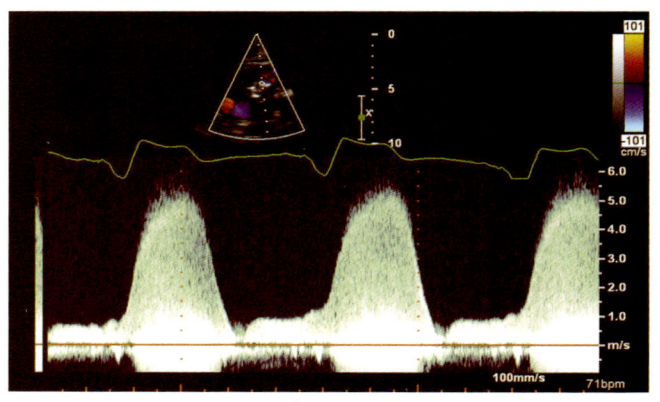

Fig. 25-9

A. PDFVD é maior do que PDFVE.
B. Pressão sistólica VD é maior do que a pressão sistólica VE.
C. Se a velocidade de pico for aproximadamente 5,5 m/s, a pressão sistólica da AP é 29 mmHg na ausência de estenose pulmonar.
D. Os achados são compatíveis com uma velocidade de RT de pico de 3,5 m/s na ausência de estenose pulmonar.

25. Qual é a pressão sistólica da AP neste paciente, onde a velocidade de RT de pico é 2,8 m/s (Fig. 25-10)? O fluxo venoso hepático mostra uma relação de velocidade S/D de 0,35.

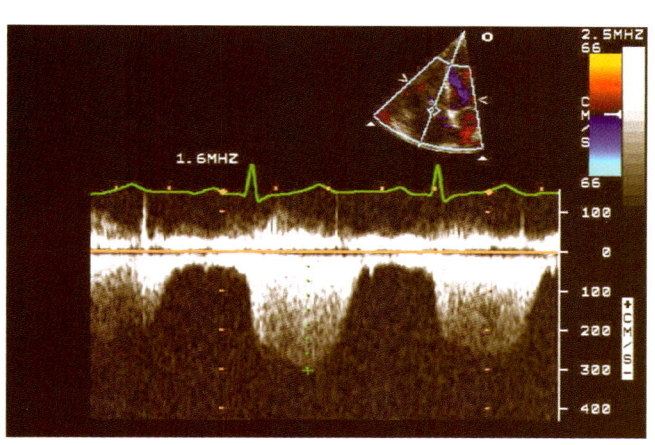

Fig. 25-10

A. A pressão sistólica AP = 31-36 mmHg.
B. A pressão sistólica AP = 46-51 mmHg.
C. A pressão sistólica AP = 41-46 mmHg.
D. A pressão sistólica AP = 36-41 mmHg.

CASO 1

Um ecocardiografia é realizado para avaliar hipotensão em um paciente com DAC após cirurgia de *bypass* arterial coronariano. Existem janelas limitadas (veja Vídeo 25-1).

26. Em relação ao Vídeo 25-1, qual das afirmativas a seguir é verdadeira?
    A. A função VD é normal.
    B. O tamanho VE é normal.
    C. O volume sistólico VE está reduzido.
    D. O paciente pode se beneficiar com uma bomba de balão intra-aórtico

27. Em relação a Figura 25-11, qual dos tópicos a seguir é verdadeiro?

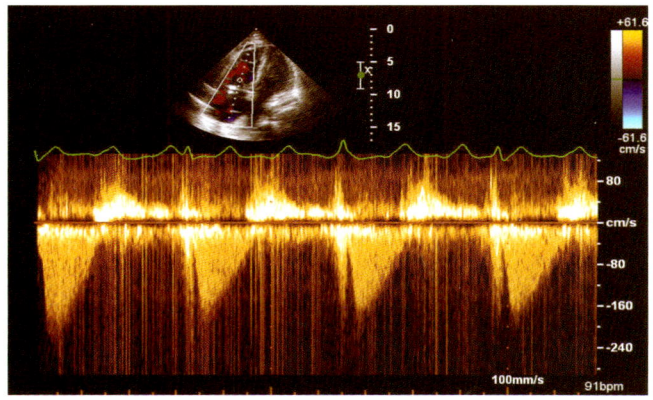

Fig. 25-11

A. Pressão sistólica no AP pode ser confiavelmente estimada com base no jato de RT.
B. Reversão mediossistólica está presente nas veias hepáticas.
C. Pressão sistólica VD é bem próxima à pressão da onda "V" AD.
D. Achados hemodinâmicos similares são encontrados em pacientes com DSA de longa data

CASO 2

As projeções apicais nos Vídeos 25-2A e B foram obtidas de um homem de 36 anos de idade se queixando de fraqueza focal recorrente da extremidade superior direita e saturação arterial de O_2 reduzida com esforço.

28. Qual das seguintes afirmativas é verdadeira?
    A. O tamanho VD está aumentado.
    B. FEVE parece estar reduzida.
    C. A projeção de eixo curto deve mostrar um septo em forma de D na sístole.
    D. A pressão da onda "V" AD está aumentada.

29. O que é verdadeiro com relação aos sintomas do paciente na questão 28?
    A. Injeção de Definity pode ajudar a determinar a etiologia subjacente.
    B. Nenhuma avaliação adicional é necessário neste momento.
    C. Um aumento nas pressões de enchimento VE contribuem para a hipoxemia aos esforços.
    D. Ele provavelmente tem um exame de IRM cerebral anormal.

CASO 3

A projeção transesofágica no Vídeo 25-3 é obtida de uma mulher de 51 anos de idade com uma NYHA classe IV.

30. Qual dos tópicos a seguir é verdadeiro?
    A. A átrio direito parece aumentado.
    B. Existe um *shunt* predominantemente esquerda para direita.
    C. A pressão AE é maior do que a pressão AD.
    D. A lesão não é passível de fechamento percutâneo.

31. Qual das afirmativas a seguir é verdadeira com relação ao jato de RT e os sinais de fluxo venoso pulmonar obtidos do mesmo paciente na questão 30 (Fig. 25-12)?

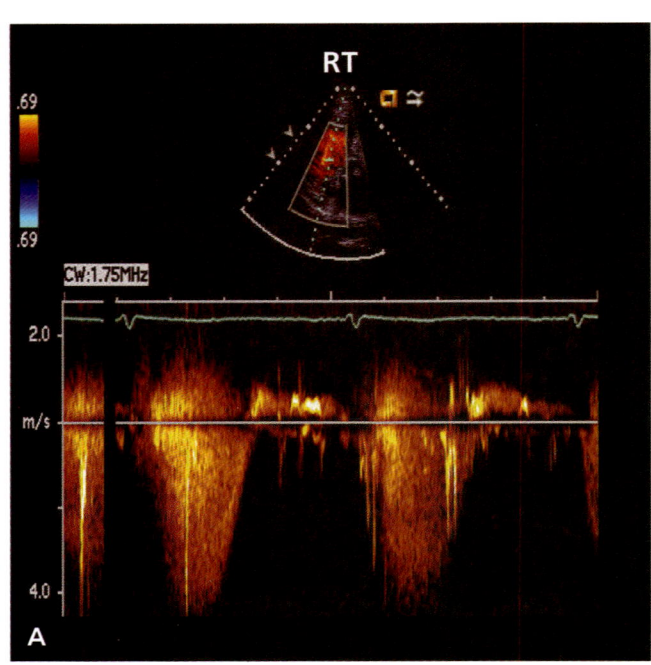

Fig. 25-12A

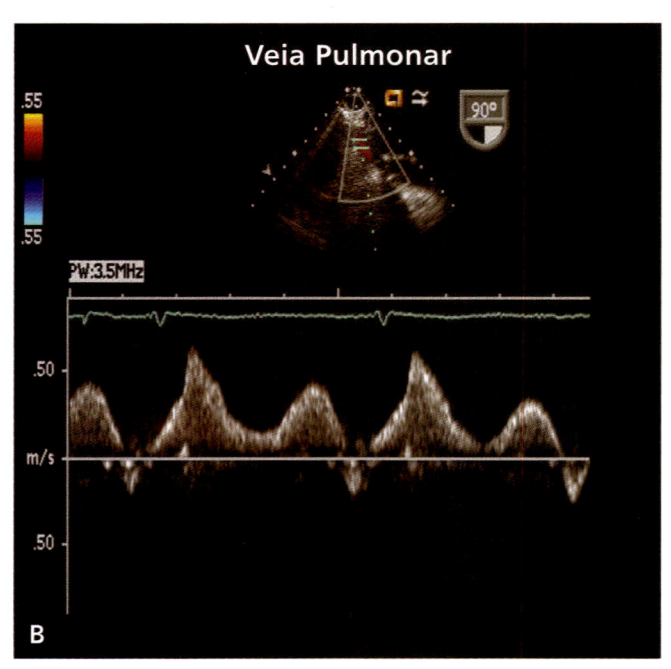

Fig. 25-12B

A. A resistência vascular pulmonar é normal.
B. A velocidade sistólica septal pelo Doppler tecidual está provavelmente reduzida.
C. Disfunção diastólica é a etiologia da dispneia.
D. Regurgitação mitral é a provável etiologia da dispneia.

CASO 4

As projeções paraesternais (veja Vídeos 25-4A e B) foram obtidas de um paciente com um sopro sistólico desde o nascimento.

32. Qual é verdadeira?
    A. A pressão sistólica na AP é normal.
    B. A espessura da parede livre VD é provavelmente 4 mm.
    C. FEVE é 50-54%.
    D. Doppler colorido mostra RP severa.

33. Qual dos seguintes tópicos é verdadeiro sobre o sinal de OC registrado no TSVD obtido do mesmo paciente (Fig. 25-13)?

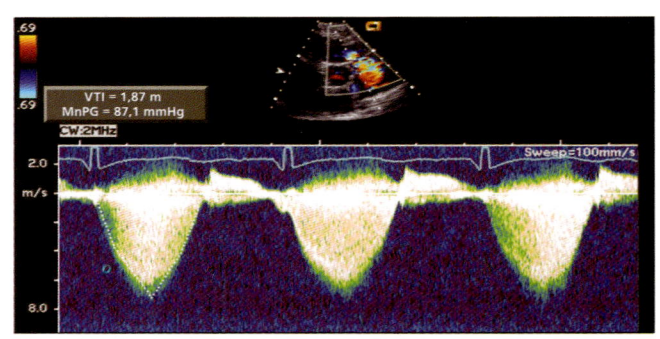

Fig. 25-13

A. A resistência vascular pulmonar está aumentada.
B. A velocidade de RT de pico é provavelmente 4,5 m/s.
C. As veias hepáticas irão apresentar um sinal de reversão atrial proeminente após contração AD.
D. A lesão não é passível de intervenção percutânea.

CASO 5

As projeções paraesternais nos Vídeos 25-5A e B foram obtidas de um homem de 36 anos de idade com edema de extremidades inferiores.

34. Qual é verdadeira?
    A. Os volumes VD são normais.
    B. A pressão sistólica VD está aumentada.
    C. FEVE está leve e moderadamente deprimida.
    D. História positiva de doença cardíaca congênita.

35. Qual das seguintes afirmativas é verdadeira sobre o sinal de OC registrado no TSVD obtida do mesmo paciente (Fig. 25-14)?
   A. A resistência vascular pulmonar está aumentada.
   B. Comissurotomia percutânea pode ser considerada.
   C. O septo VD que é plano na diástole e na sístole está provavelmente presente.
   D. Pressão diastólica VD aumentada.

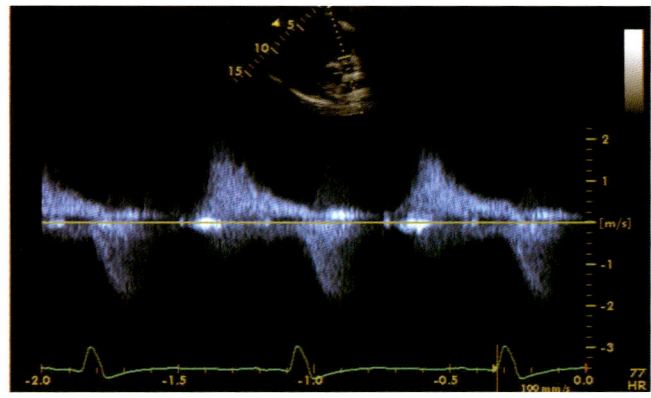

Fig. 25-14

RESPOSTAS

1. RESPOSTA: B. Todas as medidas estão dentro da variação de valores normais exceto pelo diâmetro ventricular direito (VD) médio, que é compatível com aumento moderado. A variação normal para o último diâmetro é 2,7-3,3 cm. Para o diâmetro VD basal, a variação normal é 2-2,8 cm e para o diâmetro VD acima do nível da válvula aórtica, é de 2,5-2,9 cm. O eixo longo VD é normalmente estre 7,1 e 7,9 cm (Tabela 25-1). Note que essas medidas são obtidas no final da diástole e necessitam de abaulamento paralelo do septo e do feixe de ultrassom e seu encurtamento.

TABELA 25-1 Sumário das dimensões normais do VD

Dimensões VD	
Diâmetro VD basal, cm	2,0-2,8
Diâmetro VD médio, cm	2,7-3,3
Comprimento basal-apical, cm	7,1-7,9
Diâmetros do trato de saída ventricular direito (TSVD)	
Acima da válvula aórtica, cm	2,5-2,9
Acima da válvula pulmonar, cm	1,7-2,3

2. RESPOSTA: C. A descida anular tricúspide é normalmente na faixa de 1,5-2,0 cm. A área diastólica final do VD em indivíduos normais varia entre 11 e 28 cm², enquanto a área sistólica final é entre 7,5 e 16 cm². A mudança da área fracional do VD é normalmente entre 32 e 60%.

3. RESPOSTA: C. Dimensões e volumes atriais direitos (AD) podem ser medidos para se desenhar conclusões sobre o tamanho AD. Os volumes AD devem ser medidos na projeção apical 4 câmaras. O diâmetro do eixo menor é medido entre a borda lateral do AD e o septo interatrial em uma direção perpendicular ao eixo longo AD e normalmente varia entre 2,9 e 4,5 cm. Mudanças na função miocárdica VD como detectado pela imagem miocárdica são as anormalidades iniciais em pacientes com hipertensão pulmonar; e em estágios iniciais, o volume AD é frequentemente normal. Similar aos volumes atriais esquerdos (AE), volumes AD não são marcadores sensíveis para alterações agudas nas pressões de enchimento. Portanto, um átrio direito dilatado pode ser visto em pacientes com pressões de enchimento VD normal. Adicionalmente, fluxo aumentado como visto com coração de atleta ou *shunts* esquerda para direita podem aumentar o tamanho AD sem pressões de enchimento elevadas. Por outro lado, volumes AD são o melhor reflexo de mudanças crônicas das pressões de enchimento VD.

4. RESPOSTA: D. O diâmetro da veia cava inferior (VCI) é medido pelas projeções subcostais a 1-2 cm de sua drenagem dentro do AD. A medida é realizada em uma direção perpendicular a seu eixo longo. Um diâmetro < 1,2 cm é indicativo de pressão AD (PAD) normal a reduzida (Tabela 25-2). Atletas podem apresentar uma VCI dilatada que excede 2 cm. Em pacientes com PAD normal, a VCI tem um diâmetro normal que reduz em > 50% com inspiração. Entretanto, se a respiração espontânea não é acompanhada por tal mudança, inspiração forçada deve ser realizada. Para alterar o diâmetro de VCI com a inspiração forçada, em adição ao diâmetro da VCI na linha de base, deve ser utilizado para predizer a PAD. Quando a PAD é levemente elevada, na faixa entre 5 e 10 mmHJg, o diâmetro da VCI é usualmente aumentado (> 2,1 cm) com um índice de colapso que é pelo menos 50%.

TABELA 25-2 Sumário da estimativa da PAD utilizando o índice de colapso da VCI e fluxo venoso hepático

PAD Média	Colapso da VCI%	Veias Hepáticas
0-5 mmHg	≥ 50%	$V_S > V_D$
5-10 mmHg	≥ 50%	$V_S = V_D$
10-15 mmHg	< 50%	$V_S < V_D$
≥ 20 mmHg	< 50%	Fluxo somente com V_D

VCI = veia cava inferior; V_S = velocidade sistólica anterógrada no fluxo venoso hepático; V_D = velocidade diastólica anterógrada no fluxo venoso hepático

5. RESPOSTA: C. Em pacientes com hipertensão pulmonar de 3 anos de duração, aumento AD e VD estão frequentemente presentes, juntamente com espessura aumentada da parede livre VD. Com o aumento VD, tanto o eixo longo quanto as dimensões menores estão aumentadas. Espessura da parede livre VD é a medida mais confiável nas projeções subcostais e normalmente é maior que 0,5 cm. Na hipertensão pulmonar, o septo interventricular é em forma de D tanto na sístole quanto na diástole. Esses pacientes também apresentam um curto tempo de aceleração para o fluxo sistólico no TSVD. Pressão arterial pulmonar (AP) média pode ser estimada utilizando a equação de regressão: 80-0,5 (tempo de aceleração).

6. RESPOSTA: A. Nesta cardiomiopatia existem anormalidades frequentes na função regional e global VD. A disfunção regional é comumente notada no TSVD, ápice e parede basal livre VD na região do "triângulo de displasia". Dilatação VD e função sistólica global deprimida também ocorrem, embora não em todos os pacientes no início. Em um estudo, dilatação do TSVD foi notada em todos os pacientes com displasia arritmogênica VD (DAVD) e pode ocorrer como um achado isolado. Outras anormalidades encontram banda moderadora anormalmente brilhante, saculações VD (ou divertículos diastólicos), aneurisma (divertículos sistólicos) e desarranjo trabecular. A fração de ejeção (FE) ventricular esquerda (VE) é caracteristicamente normal na maioria dos pacientes com DAVD, embora infrequentemente uma cardiomiopatia do lado esquerdo possa ocorrer. Devido a presença de disfunção sistólica VD, as pressões da AP são usualmente normais e não elevadas. Portanto, uma velocidade de regurgitação tricúspide (RT) de pico de 3,6 m/s não é compatível com DAVD.

7. RESPOSTA: B. As funções sistólica e diastólica VD estão deprimidas em pacientes com hipertensão pulmonar. Devido a contribuição VD a função septal, tanto a velocidade sistólica septal quanto a diastólica ao Doppler tecidual do anel mitral estão reduzidas. Do mesmo modo, as velocidades anulares tricúspides na porção lateral do anel tricúspide estão reduzidas nesses pacientes. Por outro lado, a função VE está preservada, e as velocidades diastólicas iniciais na porção lateral do anel mitral estão usualmente normais.

8. RESPOSTA: D. O fluxo nas veias hepáticas é amplamente determinado pela PAD durante o ciclo cardíaco (Tabela 25-2). Em indivíduos normais, o fluxo anterógrado das veias hepáticas ao AD ocorre na sístole (S) e diástole (D). Com a contração AD, um curto fluxo diastólico tardio retrógrado (Ar), assim como um fluxo sistólico tardio (Vr), ocorrem nas veias hepática. É possível registrar sinais de alta qualidade pela imagem transtorácica da janela subcostal na maioria dos pacientes ambulatoriais. Velocidades de fluxo da veia hepática podem ser utilizados para avaliar PAD. Em geral, uma baixa proporção de fluxo sistólico retrógrado é indicativo de PAD aumentada, exceto em indivíduos jovens saudáveis nos quais este achado é normal. Similar ao influxo mitral, indivíduos jovens têm uma relação *E/A* que é > 1 com um TD curto e contribuição AD reduzida ao enchimento VD.

9. RESPOSTA: D. Existem limitações para utilizar o fluxo venoso hepático para predizer PAD. Essas incluem a presença de estenose ou regurgitação valvar tricúspide, síndromes de compressão pericárdica, bloqueio AV de alto grau e transplantes cardíacos. A presença de uma cardiomiopatia restritiva não é uma limitação. A opção A é compatível com estenose/regurgitação tricúspide. A opção B é compatível com uma síndrome de compressão pericárdica pós-operatória. O paciente na opção C tem bloqueio cardíaco de alto grau, e a opção E é um transplante cardíaco. A apresentação no D é compatível com amiloidose na qual o paciente tem doença cardíaca e neuropatia periférica.

10. RESPOSTA: E. Com o avanço da doença VD em pacientes com amiloidose cardíaca, a espessura da parede livre VD é > 7 mm, e o influxo mitral mostra um padrão de enchimento restritivo. O fluxo venoso hepático neste estágio é caracterizado por fluxo sistólico anterógrado reduzido, fluxo diastólico anterógrado aumentado e reversão inspiratória do fluxo diastólico.

11. RESPOSTA: C. A pressão sistólica AP é obtida por $4(V_{RT})^2 +$ PAD. Uma pressão venosa jugular de 15 cm de água corresponde a $15 \times 0,7$ ou 10-11 mmHg, uma vez que 1 cm de água corresponde a 0,7 mmHg. Deste modo, a pressão sistólica na AP é obtida por $4(3)^2 + 10$ ou 46 mmHg.

12. RESPOSTA: A. Resistência vascular pulmonar (RVP) é derivada invasivamente com: (pressão AP média – pressão encunhada)/débito cardíaco. Ela pode ser estimada não invasivamente se utilizando a relação entre a velocidade de pico do jato de RT (como um substituto da pressão AP), e integral velocidade tempo de fluxo sistólico do TSVD (como um substituto do débito cardíaco). As opções A e C têm as maiores velocidades de pico, enquanto a opção A tem menor integral velocidade tempo de fluxo sistólico do TSVD.

13. RESPOSTA: C. Pressão AP média é obtida por pressão diastólica AP + 1/3 da pressão de pulso. Este paciente tem uma pressão sistólica AP de $4(3)^2 + 10$ ou 46 mmHg. Pressão diastólica AP = $4(2)^2 + 10$ ou 26 mmHg. Pressão de pulso é obtida por 46-26 ou 20 mmHg. Desta forma, pressão AP média = 26 + (20/3), ou 33 mmHg. Pressão AP média pode também ser estimada se utilizando a equação de regressão: 80 – 0,5 (tempo de aceleração).

14. RESPOSTA: C. Pressão sistólica VD é obtida por $4(V_{RT})^2 +$ PAD, onde V_{RT} é a velocidade de pico do jato de RT. Portanto, pressão sistólica VD = 64×10 ou 74 mmHg. O gradiente entre pressão sistólica VD e pressão sistólica AP é obtida por pressão sistólica VD – pressão sistólica AP = $4(V_{VP})^2$, onde V_{VP} é a velocidade de pico através da válvula pulmoznar. Portanto, pressão sistólica AP = 74 – 36 ou 38 mmHg.

15. RESPOSTA: C. Pressão AP média pode ser estimada utilizando-se a equação de regressão: 80 – 0,5 (tempo de aceleração). Portanto, o paciente na opção A provavelmente tem uma pressão AP média de 20 mmHg, a qual é normal. Pressão aeterial pulmonar média também pode ser estimada utilizando a velocidade de pico da regurgitação pulmonar (RP) a qual é uma estimativa da pressão diastólica final ventricular direita (PDFVD), ou PAD é adicionada. Portanto, a pressão AP média no opção B pode ser prevista como sendo $4(1,5)^2 + 5$ ou 14 mmHg, a qual é normal. Na opção C, a pressão sistólica de pico é pelo menos $4(3,5)^2$, ou 49 mmHg a qual é compatível com hipertensão pulmonar, com pressão sistólica VD aumentada, um septo em forma de D é presente tanto na sístole quanto na diástole, e não somente durante a diástole.

16. RESPOSTA: C. O fluxo venoso hepático mostra reversão holossistólica compatível com RT severa, como no contexto de endocardite infecciosa da válvula tricúspide (opção C). Um paciente com pressão sanguínea controlada tem pressão AD normal e fluxo sistólico predominantemente anterógrado, sem reversão sistólica. NO contexto de infarto VD e IAM de parede inferior, as pressões de enchimento VD estão aumentadas e existe um fluxo diastólico predominantemente anterógrado nas veias hepáticas. O fluxo sistólico é reduzido, mas não reverso na fibrilação atrial.

17. RESPOSTA: D. O fluxo venoso hepático mostra um grande sinal Ar compatível com função sistólica AD normal na presença de PDFVD elevada. Em estágios iniciais de disfunção diástolica VD, PDFVD está aumentada, enquanto a PAD é média normal. O achado hemodinâmico é compatível com a opção D. Congestão sistêmica ocorre com pressão AAD média elevada e fluxo diastólico predominantemente anterógrado em todas as outras opções.

18. RESPOSTA: C. Este é um jato de RT incompleto que não deve ser utilizado para predizer a pressão sistólica AP. No entanto, injeção de solução salina intravenosa pode ser usada. Dependendo do nível de hipertensão pulmonar e sua duração, o tamanho e a função VD e a morfologia septal podem parecer normais apesar de uma pressão sistólica AP aumentada.

19. RESPOSTA: B. Quando o septo intraventricular é em forma de D na sístole e na diástole, a pressão sistólica VD está elevada (opções A, C e D). Se um septo em forma de D é notado somente durante a diástole, a sobrecarga de volume VD está presente como em pacientes com um defeito septal atrial (opção B).

20. RESPOSTA: C. A pressão diastólica da AP é obtida por $4v^2$ + pressão AD, onde V é a velocidade diastólica final do jato de RP. O paciente com uma VCI dilatada que não colapsa com a inspiração é compatível com uma pressão AD de 20 mmHg. Desta forma, a pressão diastólica AP é obtida por $4(1)^2 + 20$ ou 24 mmHg.

21. RESPOSTA: B. O sinal de RP é íngrime, indicando rápido equilíbrio de pressão entre a AP e o VD. Quando a rigidez VD está aumentada, a pressão diastólica VD aumenta rapidamente levando a um sinal de RP que é similar ao que é visto neste caso. Esses pacientes têm uma PDFVD e PAD aumentados. O influxo tricúspide é caracterizado por enchimento predominantemente inicial, com uma relação E/A > 1, e um tempo de desaceleração íngreme da velocidade E tricúspide. Fluxo venoso hepático mostra fluxo predominantemente anterógrado na diástole (não reversão sistólica).

22. RESPOSTA: C. Os traçados do Doppler mostram uma relação E/A mitral < 1, uma velocidade e' lateral normal e uma velocidade é septal reduzida. Coletivamente, esses achados são vistos em pacientes com hipertensão pulmonar de etiologia não cardíaca. A presença de uma relação E/e' lateral < 10 é indicativa de pressões de enchimento VE normais ou reduzidas. Uma relação E/A mitral < 1 não é devido a relaxamento VE comprometido, mas enchimento VE reduzido decorrente da hipertensão pulmonar e VD dilatado. Com a redução na resistência vascular pulmonar com Bosentan, o enchimento VE aumenta assim como a relação E/A mitral

23. RESPOSTA: B. Este paciente tem um padrão de enchimento VE pseudonormal e uma relação E/e' lateral > 10. Coletivamente, esses achados são compatíveis com hipertensão pulmonar secundária e etiologia cardíaca. O relaxamento VE está comprometido em razão da redução na velocidade e' lateral. A elevação da relação E/e' mitral é compatível com pressões de enchimento VE aumentado. Tratamento com diuréticos leva a uma redução no enchimento VE e a relação E/A mitral.

24. RESPOSTA: C. O fluxo é obtido de um sinal de defeito septal ventricular (DSV) mostrando fluxo entre o VE e o VD durante as sístole e diástole. Isto é compatível com uma pressão diastólica final ventricular esquerda (PDFVE) maior do que PDFVD, assim como uma pressão sistólica VE maior do que a pressão sistólica VD. A pressão sistólica VD é a mesma que a pressão sistólica AP na ausência de estenose pulmonar. Desta forma, pressão sistólica AP pode ser computada como pressão sistólica AP = pressão sistólica VE $- 4(V_{DSV})^2$, onde V é em m/s e representa a velocidade de pico do jato do DSV pelo Doppler de onda contínua. Neste caso, pressão sistólica AP = $150 - 4(5,5)^2 = 29$ mmHg. Isto não é compatível com um jato de RT de 3,5 m/s, o qual indica uma pressão sistólica VD/AP de pelo menos 49 mmHg.

25. RESPOSTA: C. A pressão sistólica AP é obtida por $4V^2$ + pressão AD, onde V é a velocidade de pico do jato de RT. O paciente com fluxo diastólico predominantemente anterógrado é compatível com uma pressão AD de 10-15 mmHg. Deste modo, a pressão sistólica AP é obtida por $4(2,8)^2 + 10$-15 mmHg, ou 41-46 mmHg.

26. RESPOSTA: C. A projeção de eixo longo paraesternal mostra um VE com dimensão diastólica final reduzida, mas espessura da parede aumentada. Enquanto o encurtamento fracional VE é normal, não há quase nenhuma mudança durante o ciclo cardíaco na área VD vista no Vídeo 25-1. A última observação é indicativa de função sistólica VD severamente deprimida. Decorrente da função sistólica VD severa, o enchimento VE e o volume sistólico estão reduzidos, como pode ser inferido pela reduzida separação dos folhetos da válvula aórtica nesta projeção. Uma vez que a função VE é normal, e o paciente já com uma balão de contrapulsação intra-aórtico (Veja no Vídeo 25-1, a aorta descendente posterior ao átrio esquerdo), a opção D está errada.

27. RESPOSTA: C. A Figura 25-11 mostra o jato de RT por OC registrado por uma posição paraesternal esquerda baixa. O sinal é denso, triangular na forma e mostra pico precoce com uma velocidade de pico de somente 160 cm/s. Esses achados são compatíveis com RT severa e uma pressão VD que é bem semelhante à pressão da onda "V" AD. Espera-se que o paciente tenha reversão holossistólica, e não somente mediosistólica, no fluxo venoso hepático. Neste paciente, a estimativa correta da pressão sistólica AP é difícil e altamente dependente da avaliação precisa da PAD, e não a velocidade de pico do jato de RT. Em pacientes com defeito septal atrial (DSA) de longa data, hipertensão pulmonar secundária se desenvolve com uma velocidade de pico muito maior da RT pelo Doppler de OC.

PONTOS-CHAVE

- Disfunção sistólica VD pode ser diagnosticada pela mudança nas dimensões e área do VD por ecocardiografia 2D.
- RT severa por Doppler de OC é caracterizado por um sinal denso com pico precoce.
- Em pacientes com RT severa e um pequeno gradiente de pressão transvalvular sistólica, a avaliação precisa da pressão sistólica AP é altamente dependente da estimativa correta da PAD.

28. RESPOSTA: D. As projeções apical 4 câmaras foram obtidas de um paciente com anomalia de Ebstein. Os folhetos da válvula tricúspide são vistos próximos ao ápice VE e o Doppler colorido mostra RT moderadamente severa. FEVE parece normal, embora projeções adicionais são necessárias para confirmação. O tamanho AD, mas não o VD, está aumentado devido ao desposicionamento apical dos folhetos da válvula tricúspide nesta condição. Devido ao fluxo sanguíneo pulmonar reduzido, as pressões AP estão reduzidas para normal baixo, ao menos que doença coexistente esteja presente que possa levar a hipertensão pulmonar. Portanto, o paciente não deve mostrar um septo em forma de D durante a sístole.

29. RESPOSTA: D. Pacientes com doença de Ebstein frequentemente têm *shunt* interatrial. Esse pode resultar em eventos embólicos sistêmicos que podem manifestar ataques isquêmicos transitórios recorrentes e AVEs silenciosos que podem ser identificados por estudos de IRM cerebral. Também o *shunt* normalmente é a causa da hipoxemia aos esforços e não a disfunção diastólica VE. Avaliação adicional com contraste salino é necessária para identificar o local do *shunt*, mas a injeção Definity deve ser evitada nestes pacientes e geralmente são contraindicadas com *shunt*s interatriais.

PONTOS-CHAVE

- Doença de Ebstein é caraterizada pelo desposicionamento apical dos folhetos da válvula tricúspide. Como resultado, o volume AD está aumentado, e o tamanho VD anatômico está reduzido.
- Regurgitação tricúspide de severidade variável está frequentemente presente nesta condição.

30. RESPOSTA: A. ETE mostra um grande AD com *shunt* predominantemente direta para esquerda através do septo interatrial. O FOP mostrado no ETE pode ser fechado percutaneamente. A presença de um *shunt* AD para AE suporta a conclusão que a PAD é maior do que a pressão AE.

31. RESPOSTA: B. O jato de RT tem uma velocidade de pico próxima a 4 m/s. Isto corresponde a uma pressão sistólica AP que é, pelo menos 64 mmHg. O fluxo venoso pulmonar mostra um fluxo predominantemente sistólico e pequena velocidade de reversão atrial com contração AE. O padrão de fluxo venoso pulmonar é compatível com pressões de enchimento VE normais, e a ausência de RM significante (que deve ter levado a reversão sistólica). Pacientes com hipertensão pulmonar têm resistência vascular pulmonar elevada. A pré-carga VD aumentada (e disfunção sistólica VD mais tardia) leva a velocidades sistólicas VD reduzidas que podem ser registradas no septo interventricular como a velocidade sistólica septal e a parede livre VD.

PONTOS-CHAVE

- Doppler colorido pode ser usado para identificar a presença de um *shunt* através do septo interatrial.
- Em pacientes com uma etiologia não cardíaca de hipertensão pulmonar e enchimento VE reduzido, o fluxo venoso pulmonar mostra fluxo sistólico predominantemente anterógrado e um sinal pequeno de reversão atrial (Ar).

32. RESPOSTA: A. A projeção de eixo curto mostra um septo interventricular em forma de D na sístole e na diástole, compatível com pressão sistólica do VD aumentada. O Doppler colorido mostra aceleração de fluxo através da válvula pulmonar compatível com estenose pulmonar. Portanto, a pressão sistólica na AP possivelmente está normal. O Doppler colorido mostra RP leve, enquanto a imagem 2D mostra uma FEVE hiperdinâmica que é > 70%. Existe hipertrofia VD, e a espessura da parede livre não pode ser normal neste paciente.

33. RESPOSTA: C. O sinal de OC indica a presença de estenose pulmonar severa com uma velocidade de pico > 6 m/s. A velocidade de pico da RT deve, portanto, ser próxima a esse valor. O paciente não apresenta hipertensão pulmonar e a resistência vascular pulmonar não está aumentada. Com hipertrofia VD, a rigidez VD e as pressões diastólica tardias estão aumentadas o que leva a um sinal de Ar proeminente no fluxo venoso hepático com a contração AD. Comissurotomia percutânea pode ser utilizada para tratar estenose valvar pulmonar com bons resultados.

PONTOS-CHAVE

- Pacientes com estenose pulmonar significante têm pressão sistólica VD aumentada e hipertrofia VD. Portanto, um septo com forma de D pode ser notado na sístole e na diástole.
- Hipertrofia VD está associada a rigidez VD e pressões VD diastólica tardias aumentadas. Disfunção VD diastólica pode ser identificada pelo aumento da velocidade e duração do sinal de Ar no fluxo venoso hepático.
- Estenose pulmonar pode ser diagnosticada por Doppler de OC utilizando a velocidade de pico e o contorno do envelope espectral.

34. RESPOSTA: D. A projeção de eixo longo paraesternal mostra um VE com tamanho e função normais, mas um VD dilatado. O Doppler colorido mostra alguma aceleração através da válvula pulmonar na sístole indicando fluxo sistólico aumentado através da válvula. Entretanto, o achado mais importante pelo Doppler colorido é a presença de RP severa. Esta lesão é comum após cirurgia para reparo da Tetralogia de Fallot e não leva a pressão sistólica VD aumentada.

35. RESPOSTA: D. O sinal de OC é indicativo de RP severa, e a pequena elevação na velocidade através da válvula pulmonar é devido ao fluxo transvalvular aumentado, e não à estenose valvar. Pacientes com RP severa têm um aumento acentuado na pressão diastólica VD que leva a rápida equalização do gradiente de pressão entre a AP e o VD na diástole inicial e, portanto, um sinal de RP com desaceleração acentuada e pressão T/2 curta. RP severa leva a pressões diastólica, não sistólicas, VD aumentadas. Portanto, um septo plano pode ser percebido somente na diástole, e não na sístole.

PONTOS-CHAVE

- Pacientes com RP significativa apresentam um VD dilatado com hipertrofia excêntrica.
- Movimento septal interventricular é caracterizado por um padrão de sobrecarga de volume VD, com um septo plano somente na diástole.
- Doppler colorido pode ser usado para avaliar a severidade da RP.
- RP severa pelo Doppler de OC mostra rápida desaceleração com pressão T/2 curta.

LEITURAS SUGERIDAS

Abbas AE, Fortuin FD, Schiller NB et al. A simple method for noninvasive estimation of pulmonary vascular resistance. *J Am Coll Cardiol.* 2003:1021-1027.

Appleton CR Hatle LK, Popp RL. Demonstration of restrictive ventricular physiology by Doppler echocardiography. *J Am Coll Cardiol.* 1988;11:757-768.

Appleton CR Hatle LK, Popp RL. Superior vena cava and hepatic vein Doppler echocardiography in healthy adults. *J Am Coll Cardiol.* 1987;10:1032-1039.

Appleton CR Jensen JL, Hatle LK et al. Doppler evaluation of left and right ventricular diastolic function: a technical guide for obtaining optimal flow velocity recordings. *J Am Soc Echocardiogr.* 1997;10:271-292.

Baumgartner H, Hung J, Bermejo J et al. Echocardiographic assessment of valve stenosis: EAE/ASE recommendations for clinical practice. *J Am Soc Echocardiogr.* 2009;22:1-23.

Kircher BJ, Himelman RB, Schiller NB. Non-invasive estimation of right atrial pressure from the inspiratory collapse of the inferior vena cava. *Am J Cardiol.* 1990;66:493-496.

Lang RM, Bierig M, Devereux RB et al. American Society of Echocardiography's Nomenclature and Standards Committee; Task Force on Chamber Quantification; American College of Cardiology Echocardiography Committee; American Heart Association; European Association of Echocardiography, European Society of Cardiology Recommendations for Chamber Quantification. *Eur J Echocardiogr.* 2006;7:79-108.

Masuyama T, Kodama K, Kitabatake A et al. Continuous-wave Doppler echocardiographic detection of pulmonary regurgitation and its application to noninvasive estimation of pulmonary artery pressure. *Circulation.* 1986;74:484-492.

Nagueh SF, Appleton CP, Gillebert TC et al. Recommendations for the Evaluation of Left Ventricular Diastolic Function by Echocardiography. *J Am Soc Echocardiogr.* 2009;22:107-133.

Nagueh SF, Kopelen HA, Zoghbi WA. Relation of mean right atrial pressure to echocardiographic and Doppler parameters of right atrial and right ventricular function. *Circulation.* 1996;93:1160-1169.

Oh JK, Hatle LK, Seward JB et al. Diagnostic role of Doppler echocardiography in constrictive pericarditis. *J Am Coll Cardiol.* 1994;23:154-162.

Quinones MA, Otto CM, Stoddard M et al. Recommendations for Quantification of Doppler Echocardiography: A Report from the Doppler Quantification Task Force of the Nomenclature and Standards Committee of the American Society of Echocardiography. *J Am Soc Echocardiogr.* 2002;15:167-184.

Ruan Q, Nagueh SF. Clinical application of tissue Doppler imaging in patients with idiopathic pulmonary hypertension. *Chest.* 2007;131:395-401.

Rudski LG, Lai WW, Afilalo, J et al. Guidelines for the echocardiographic assessment of the right heart in adults: A report from the American Society of Echocardiography. *J Am Soc Echocardiogr.* 2010;23:685-713.

Simonson JS, Schiller NB. Sonospirometry: a non-invasive method for estimation of mean right atrial pressure based on two dimensional echocardiographic measurements of the inferior vena cava during measured inspiration. *J Am Coll Cardiol.* 1988;11:557-564.

Zoghbi WA, Enriquez-Sarano M, Foster E et al. American Society of Echocardiography. Recommendations for Evaluation of the Severity of Native Valvular Regurgitation with Two-Dimensional and Doppler Echocardiography. *J Am Soc Echocardiogr.* 2003;16:777-802.

Zoghbi WA, Habib JB, Quiñones MA. Doppler assessment of right ventricular filling in a normal population: comparison with left ventricular filling dynamics. *Circulation.* 1990;82:1316-1324.

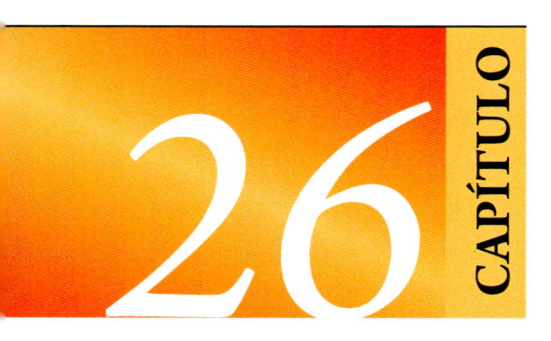

CAPÍTULO 26
Doença Cardíaca Congênita Cianótica

Nishant Shah • Richard A. Humes

1. Qual é a doença cardíaca congênita cianótica mais comum?
   A. Transposição das grandes artérias.
   B. Retorno venoso pulmonar anômalo total.
   C. *Troncus anteriosus*.
   D. Tetralogia de Fallot (TOF).
   E. Atresia tricúspide.

2. Um paciente bem conhecido de 22 anos com anomalia de Ebstein da válvula tricúspide é visto no consultório para uma visita de rotina e queixa de dispneia aos esforços. A oximetria de pulso revela que a saturação de oxigênio em repouso é 89%. Revisão de suas visitas prévias revelou que a última vez que foi checada, aos 14 anos, a saturação estava 95%. Esta queda relativa em sua saturação de oxigênio é mais provavelmente produzida, por qual anormalidade da hemodinâmica intracardíaca vista em seu ecocardiograma?
   A. Defeito septal ventricular (DSV).
   B. Estenose valvar pulmonar.
   C. Defeito septal atrial (DSA).
   D. Regurgitação valvar aórtica.
   D. Coarctação da aorta.

3. Um recém-nascido é avaliado decorrente de um sopro cardíaco. O ecocardiograma revela um grande DSV com um acavalgamento de um grande vaso e uma grande artéria ampla e isolada dando origem a aorta e a artéria pulmonar. Qual é uma afirmativa verdadeira sobre este defeito cardíaco congênito?
   A. Existe uma alta incidência de anormalidades cromossomiais.
   B. A sobrevivência é dependente de um ducto arterioso patente (DAP).
   C. A sobrevivência é dependente de um DSA.
   D. A saturação de oxigênio é normal.
   E. Reparo cirúrgico deve ser realizado após os 2 anos de idade.

4. Um ecocardiograma é realizado em um paciente de 4 anos com uma TOF não reparada. Ele teve um alto sopro cardíaco na borda esternal direita alta. A projeção de eixo longo paraesternal revela um grande DSV típico com uma grande aorta cavalgando. As artérias pulmonares parecem ser confluentes e de tamanho normal. Existe um *shunt* direita-esquerda ao nível ventricular sem turbulência vista. A interrogação por Doppler do sinal regurgitante tricúspide revela uma velocidade de 4,5 m/s. O que pode ser dito sobre a doença cardíaca deste paciente?
   A. Ele desenvolveu hipertensão pulmonar.
   B. Um problema na válvula tricúspide se desenvolveu.
   C. Esse é um achado esperado de nenhum interesse.
   D. O DSV está tornando-se restritivo com o tempo.
   E. O sinal de Doppler da válvula tricúspide está incorreto.

5. Um ecocardiograma é realizado em uma criança com cianose e sem sopro cardíaco. A projeção de eixo longo paraesternal revela um grande DSV com *shunt* direita-esquerda. A grande artéria posterior parece bifurcar em duas artérias. Existe um forame oval patente com um pequeno *shunt* esquerda-direita. Um grande DAP é visto com *shunt* bidirecional. Qual é a causa mais provável da cianose?
   A. Anormalidades das grandes artérias.
   B. Hipertensão arterial pulmonar.
   C. Coarctação da aorta.
   D. Fluxo sanguíneo pulmonar reduzido.
   E. Retorno venoso pulmonar anômalo total.

6. Qual dos seguintes defeitos cardíacos congênitos cianóticos é MAIS provável de escapar da detecção na infância?
   A. TOF.
   B. Retorno venoso pulonar anômalo total supracardíaco.
   C. Transposição das grandes artérias.
   D. Atresia valvar tricúspide.
   E. Anomalia de Ebstein da válvula tricúspide.

7. Doença cardíaca congênita cianótica é MAIS frequentemente produzida por qual anormalidade da hemodinâmica intracardíaca?
   A. Posição anormal da grande artéria.
   B. Anomalias venosas pulmonares.
   C. Conexões arteriovenosas.
   D. Hipertensão pulmonar.
   E. Fluxo sanguíneo pulmonar diminuído.

8. Características ecocardiográficas comuns da anomalia de Ebstein incluem todas os seguintes, EXCETO:
   A. *Shunt* em nível atrial.
   B. Desposicionamento apical do folheto septal tricúspide.
   C. Regurgitação tricúspide.
   D. DSV.
   E. Movimento septal anormal.

9. Qual das seguintes conexões venosas pulmonares NÃO é uma forma de retorno venoso pulmonar anômalo total?
   A. Conexão a veia inanimada.
   B. Conexão ao átrio direito.
   C. Conexão às veias hepáticas.
   D. Conexão aos seios coronários.
   E. Conexão ao átrio esquerdo

10. Um ecocardiograma é realizado em uma criança com sopro cardíaco. A projeção de eixo longo paraesternal revela um grande DSV com um grande vaso cavalgando. O próximo passo importante na identificação dessa doença cardíaca deve ser:
    A. Examinar para a presença de um DSA.
    B. Identificar a conexão arterial pulmonar.
    C. Encontrar o lado do arco.
    D. Medir o tamanho do DSV.
    E. Realizar Doppler na válvula tricúspide.

11. Uma criança de 2 meses é vista por um sopro cardíaco. A criança está clinicamente bem. A saturação de oxigênio é 90% pela oximetria de pulso. A ecocardiografia revela atresia valvar tricúspide. Qual é a afirmativa VERDADEIRA sobre seu defeito cardíaco congênito?
    A. Um DSA ou forame oval patente (FOP) está presente.
    B. Um DAP deve estar presente para sobrevivência.
    C. As grandes artérias estão transpostas.
    D. As grandes artérias estão normalmente relacionadas.
    E. Um arco aórtico direito é usualmente presente.

12. Qual dos seguintes defeitos congênitos cardíacos cianóticos NÃO é dependente de um DAP para sobrevivência na infância?
    A. TOF com atresia valvar pulmonar.
    B. Retorno venoso pulmonar anômalo total infradiafragmático.
    C. Transposição das grandes artérias.
    D. Atresia valvar pulmonar com septo ventricular intacto (síndrome do coração direito hipoplásico).
    E. Anomalia de Ebstein severa da válvula tricúspide.

13. Qual é a característica ecocardiográfica da anomalia de Ebstein de maior valor para o cirurgião cardíaco na determinação do possível sucesso de valvuloplastia tricúspide.
    A. *Shunt* ao nível atrial.
    B. Desposicionamento apical do folheto septal tricúspide.
    C. Presença de regurgitação tricúspide.
    D. Presença de DSV.
    E. Mobilidade do folheto tricúspide anterior.

14. Um ecocardiograma realizado em um recém-nascido revela um coração esquerdo de aparência normal com um pequeno ventrículo direito, válvula tricúspide diminuta e sem válvula pulmonar identificável. Existe uma regurgitação tricúspide moderadamente severa com um átrio direito severamente aumentado. As artérias pulmonares são confluentes e quase do tamanho normal, supridas por um grande DAP. Prostaglandina E1 é iniciada intravenosamente. Qual dos passos a seguir é razoável no manuseio clínico?
    A. Interromper a terapia com prostaglandina.
    B. Iniciar dobutamina.
    C. Valvotomia pulmonar fechada ou intervencionista.
    D. Valvuloplastia tricúspide.
    E. *Shunt* de Waterston.

15. Um bebê nasceu com tansposição das grandes artérias com septo ventricular intacto. Um DAP está presente e se inicia prostaglandina E1 para mantê-lo. Este bebê continua cianótico com uma saturação arterial de 60-63%. Qual área do coração deve ser estudada através da ecocardiografia que mais provavelmente ajudará neste problema?

A. O retorno venoso pulmonar.
B. O ducto arterioso.
C. O arco aórtico.
D. O retorno venoso sistêmico.
E. O septo atrial.

16. Um recém-nascido de 2 semanas está sendo avaliado por cianose e sopro. Um ecocardiograma foi realizado, como mostrado na Figura 26-1A (projeção apical 4 câmaras) e na Figura 26-1B (projeção de eixo curto paraesternal). O diagnóstico de doença cardíaca congênita foi feito com base nesses achados ecocardiográficos. Qual a melhor aposta sobre a pressão sistólica ventricular direita?

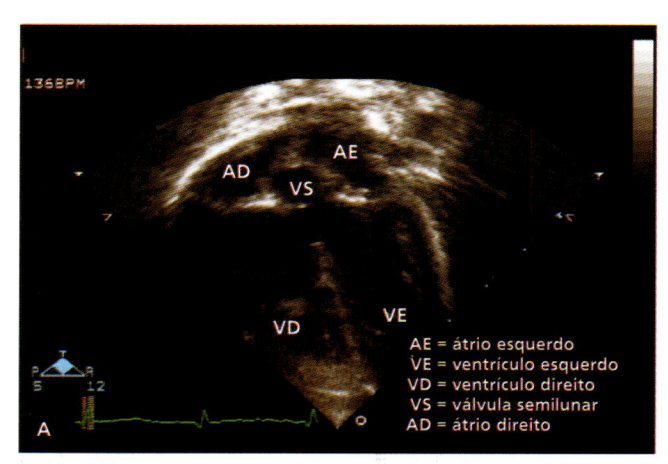

Fig. 26-1A

A. 1/2 sistêmica.

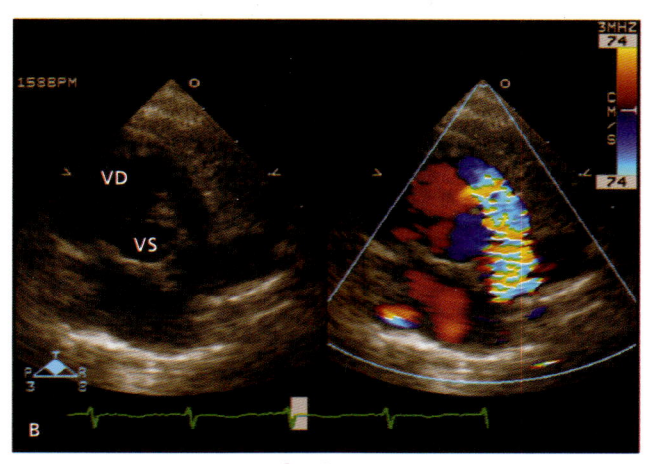

Fig. 26-1B

B. 3/4 sistêmica.
C. Próximo a sistêmica.
D. Sistêmica.
E. Suprassistêmica.

17. Um bebê de 2 dias foi encontrado com uma saturação de oxigênio de 84%. Ecocardiografia foi realizada para excluir qualquer doença cardíaca congênita. A Figura 26-2 demonstra fluxo colorido no septo atrial pela projeção subcostal. Esse padrão de fluxo colorido é visto através do diclo cardíaco. Com base na Figura 26-2, qual dos seguintes defeitos mais provavelmente irá produzir isso?

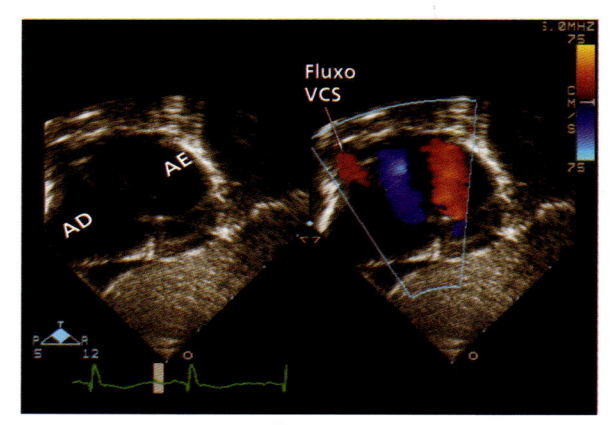

Fig. 26-2

A. Retorno venoso pulmonar anômalo total (RVPAT).
B. *Truncus arteriosus.*
C. Estenose aórtica crítica.
D. TOF.
E. D-transposição.

18. Um adulto jovem foi encontrado com um ecocardiograma anormal durante avaliação de palpitação. A área marcada com estrelas na Figura 26-3 demonstra:

A. Alongamento tipo vela da válvula tricúspide anterior.
B. Porção atrializada do ventrículo direito.

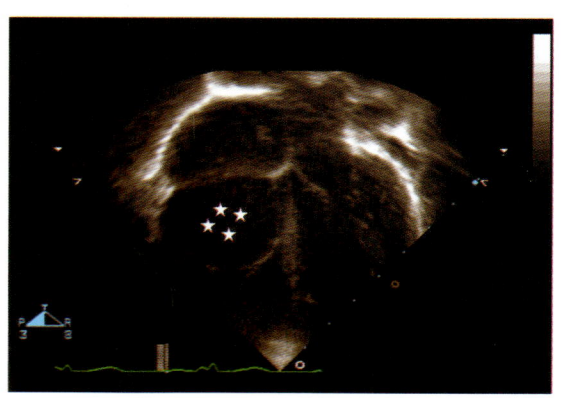

Fig. 26-3

C. Ausência da válvula tricúspide.
D. Ventrículo direito hipoplásico.
E. Sobre carga de volume ventricular esquerda.

19. Um recém-nascido de 1 dia é transferido de uma maternidade para UTI neonatal em razão de cianose. Sua saturação de oxigênio é 75% e não melhora com F_iO_2 a 100%. O ecocardiograma é mostrado na Figura 26-4A (projeção de eixo longo paraesternal) e Figura 26-4B (projeção de eixo curto paraesternal). Ambos os ventrículos (ventrículo esquerdo = VE; ventrículo direito = VD) e ambas as válvulas semilunares (válvula aórtica = VA; válvula pulmonar = VP) são rotulados. Qual das seguintes combinações é correta nesta condição?

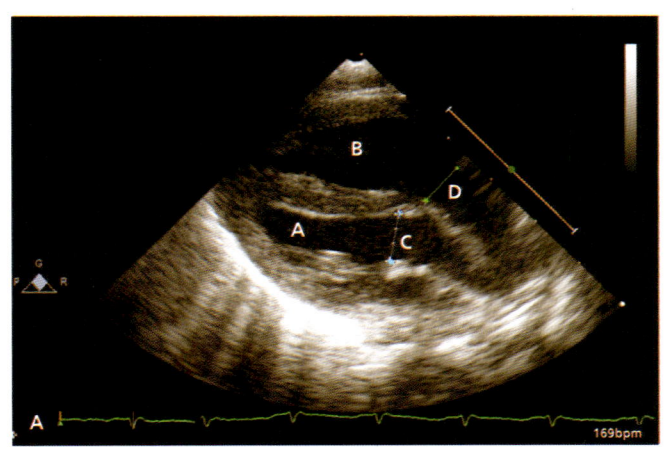

Fig. 26-4A

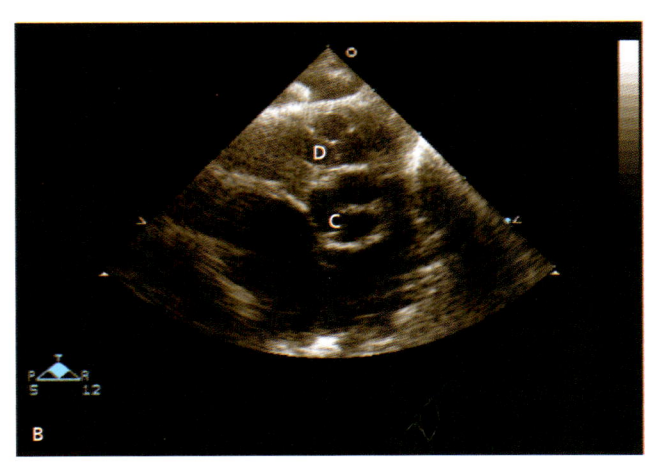

Fig. 26-4B

A. a = VE; b = VD; c = VA; d = VP.
B. b = VD; a = VE; c = VA; d = VP.
C. a = VE; b = VD; c = VP; d = VA.
D. a = VD; b = VE; c = VP; d = VA.

20. Uma menina de 4 semanas se apresenta a sua médica-assistente com seus pais se queixando de descoloração azulada, particularmente com o choro. Na avaliação, sua saturação está acima de 70% e abaixo de 80%. Foi encontrado, também, um sopro sistólico de ejeção. Ecocardiografia foi realizada, como mostrado na Figura 26-5A (eixo longo paraesternal) e Figura 26-5B (eixo curto paraesternal). Com base nesta informação, qual patologia irá determinar a saturação de oxigênio desta garota?

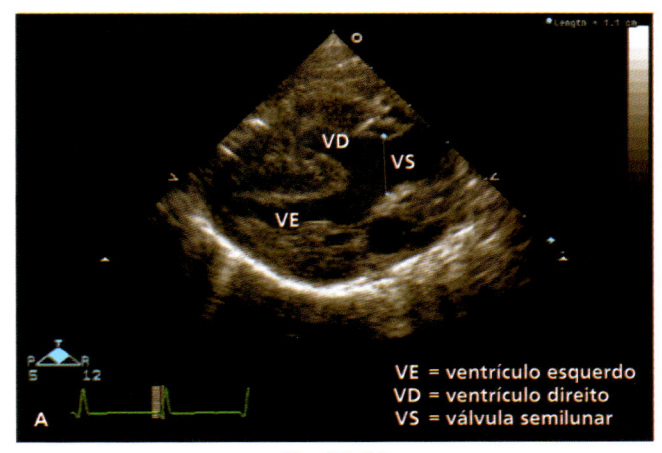

Fig. 26-5A

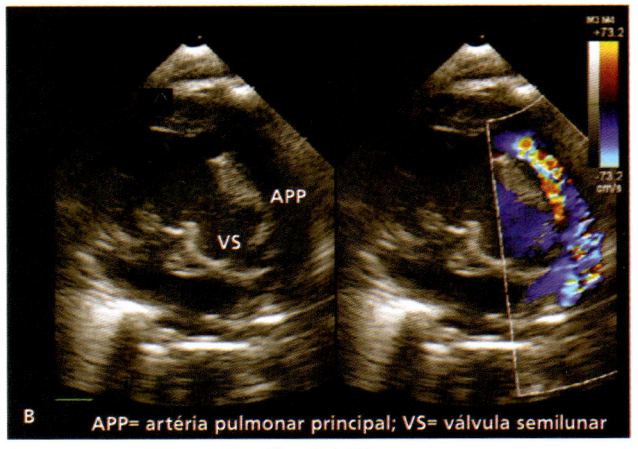

Fig. 26-5B

A. Grau de obstrução do trato de saída ventricular direito.
B. Tamanho do DSV.
C. Grau de acavalgamento da aorta.
D. Tamanho do DSA.

21. Um adulto jovem de 19 anos foi encaminhado a clínica cardiológica para avaliação de fatigabilidade fácil com esportes e atividade física. Seus sinais vitais estava, dentro dos limites normais, exceto a saturação de oxigênio, a qual estava 86%. A ecocardiografia foi realizada como mostrado na Figura 26-6 (projeção apical). Qual dos tópicos a seguir descreve a condição do paciente?

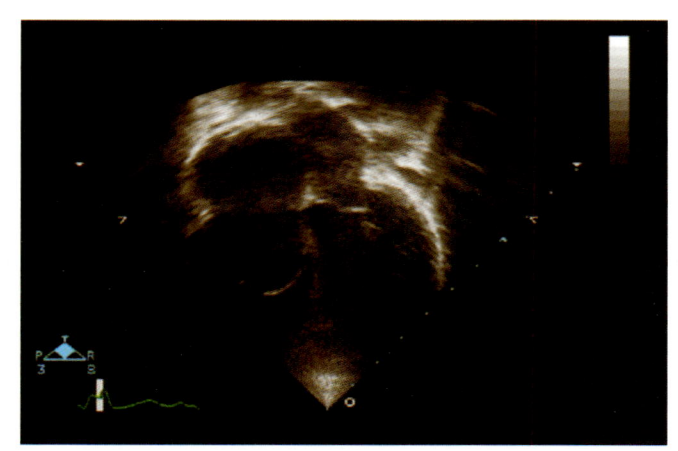

Fig. 26-6

A. Atresia tricúspide.
B. Hipertensão pulmonar.
C. Anomalia de Uhl.
D. Anomalia de Ebsteins.
E. DSA amplo.

22. Um bebê masculino de 6 semanas foi encaminhado a clínica cardiológica pediátrica por um sopro sistólico de ejeção, o qual foi encontrado durante uma visita clínica de rotina em seu médico-assistente. Ele nasceu a termo e recebeu alta no segundo dia de vida. Seus pais mencionaram que ele tem episódios frequentes de descoloração azulada, particularmente associado a choro. Exame detalhado mostrou um padrão normal de crescimento para sua idade. Ele estava respirando confortavelmente com uma saturação de oxigênio de 86% em ar ambiente. Os pulmões estavam limpos a ausculta. Ele tem uma B1 normal e B2, juntamente com um sopro sistólico de ejeção na borda esternal esquerda alta. Não apresentava nenhuma megalia dos órgãos. Seus pulsos eram iguais, sem nenhum atraso radiofemural. Seu ecocardiograma foi realizado e é mostrado na Figura 26-7.

Com base em sua apresentação clínica e ecocardiográfica, o defeito mais provável é:

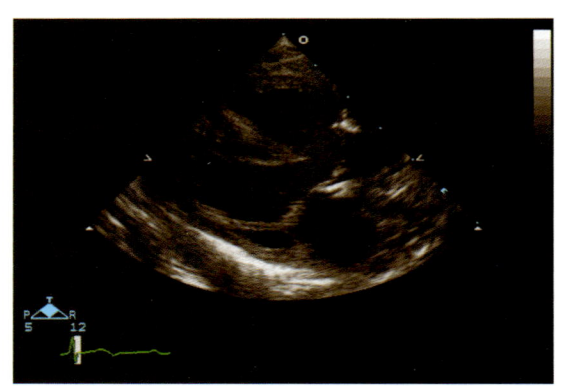

Fig. 26-7

A. *Truncus arteriosus*.
B. TOF.
C. D-transposição das grandes artérias com um DSV.
D. Atresia tricúspide.
E. DSV perimembranoso.

23. Uma criança de 6 semanas foi admitida na UTI pediátrica com com pouca alimentação, desconforto respiratório e cianose leve. O raio X de tórax mostrou congestão pulmonar. Ecocardiografia foi realizada e mostrada na Figura 26-8A (eixo longo paraesternal) e Figura 26-8B (projeção apical). Qual dos tópicos a seguir melhor descreve a condição da criança?

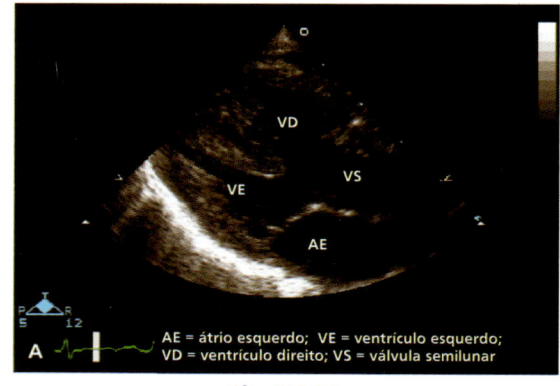

Fig. 26-8A

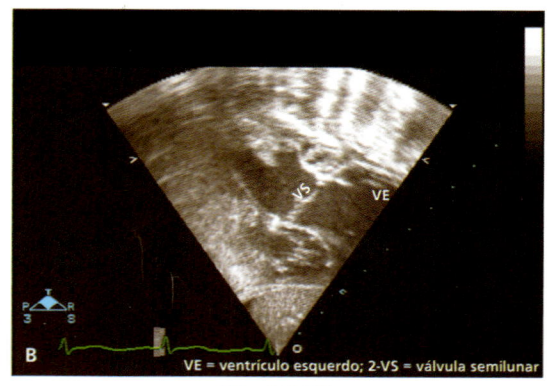

Fig. 26-8B

A. Os achados são compatíveis com o diagnóstico de TOF.
B. Os achados sugerem uma lesão em que ambas as grandes artérias se originam do ventrículo direito.
C. Os achados sugerem uma única artéria dando origem às artérias sistêmicas e pulmonares.
D. Esta condição é frequentemente vista na trissomia do 21.
E. A criança tem anomalias do retorno venoso pulmonar.

24. Você é chamado para um ecocardiograma na UTI neonatal de um recém-nascido que tem a saturação de 80% em ar ambiente. A projeção de eixo curto paraesternal foi realizada como mostrado nas Figuras 26-9A e B (sístole e diástole, respectivamente). Qual é a próxima peça de informação mais importante que você gostaria de descobrir neste paciente que irá definir o diagnóstico apropriado desta condição, história natural desta lesão e futuro manuseio cirúrgico?

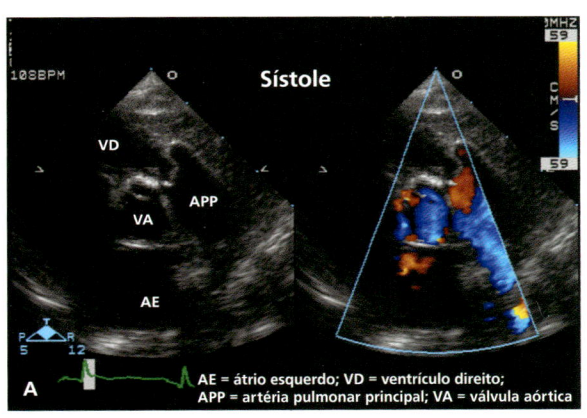

Fig. 26-9A

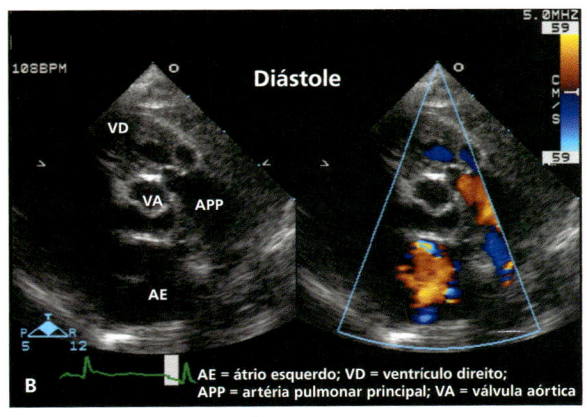

Fig. 26-9B

A. Avaliação do septo atrial.
B. Avaliação do septo ventricular.
C. Tamanho do ventrículo esquerdo.
D. Avaliação do arco aórtico.
E. Avaliação das veias pulmonares.

25. Um ecocardiograma foi realizado em um recém-nascido de 48 horas de vida devido a cianose persistente. A Figura 26-10 (projeção apical) é mostrada. Com base nisto, qual é o diagnóstico?

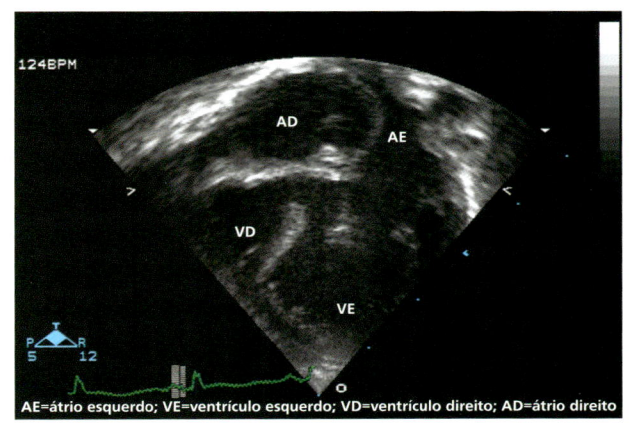

Fig. 26-10

A. RVPAT.
B. Defeito completo do canal atrioventricular.
C. Atresia tricúspide.
D. Anomalia de Ebstein.
E. Transposição das grandes artérias.

26. Uma menina de 3 semanas de vida se apresenta ao seu pediatra com desconforto respiratório. Sua saturação de oxigênio está em 80%. Um ecocardiograma foi realizado. Uma foto subcostal é mostrada na Figura 26-11. A seta na Figura 26-11 é sugestiva de:

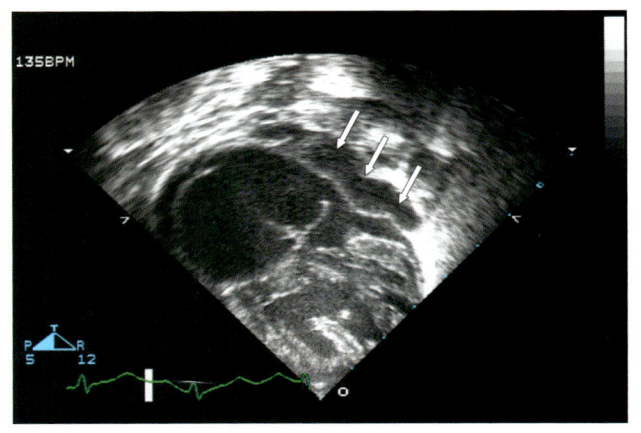

Fig. 26-11

A. Efusão pericárdica posterior localizada.
B. *Truncus arteriosus*.
C. Confluência venosa pulmonar.
D. Uma massa mediastinal.
E. Aorta descendente.

CASO 1

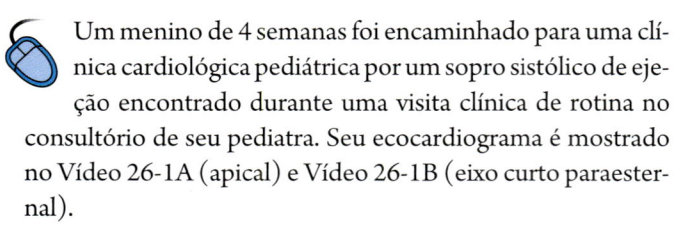

Um menino de 4 semanas foi encaminhado para uma clínica cardiológica pediátrica por um sopro sistólico de ejeção encontrado durante uma visita clínica de rotina no consultório de seu pediatra. Seu ecocardiograma é mostrado no Vídeo 26-1A (apical) e Vídeo 26-1B (eixo curto paraesternal).

27. Com base em sua apresentação clínica e ecocardiográfica, qual é o diagnóstico mais provável?
    A. *Truncus arteriosus.*
    B. TOF.
    C. D-transposição das grande artérias com um DSV.
    D. DSV.
    E. Estenose pulmonar.

28. Com 3 meses, seus pais notaram episódios frequentes de descoloração azulada quando a criança chorava. De acordo com seus pais, não existe história sugestiva de nenhuma letargia, cansaço ou desconforto respirando. Ele foi levado ao consultório do pediatra onde sua saturação estava em 75% comparado a 86% com 4 semanas de vida. Fora isso, ele é brincalhão e ativo no consultório do médico. A ecocardiografia é mostrada no Vídeo 26-1C. Qual dos tópicos a seguir será o achado mais provável em seu ecocardiograma?
    A. Fluxo sanguíneo reduzido através da válvula pulmonar.
    B. Obstrução dinâmica do trato de saída ventricular direito sugestivo de feitiços da tetralogia.
    C. *Shunt* direita-esquerda reduzido através do DSV.
    D. Função ventricular esquerda reduzida.
    E. Fluxo sanguíneo aumentado através da válvula pulmonar.

29. Este bebê agora está com 5 meses e apresenta aumento da cianose. Ele tem obstrução moderada a severa do trato de saída ventricular direito junto com uma válvula pulmonar hipoplásica. É programada uma cirurgia, a qual inclui alívio da obstrução do trato de saída ventricular direito, retalho transanular e fechamento do DSV. Qual das seguintes condições associadas desempenha um papel importante na determinação da cirurgia supracitada?
    A. Arco aórtico direito.
    B. DSA.
    C. Anomalias coronarianas.
    D. DSV muscular adicional.
    E. Tamanho do DSV.

30. A única marca anatômica responsável por cada um dos componentes anatômicos nesta condição é:
    A. Hipertrofia dos feixes musculares VD.
    B. Desvio anterior do septo de saída.
    C. Displasia da válvula pulmonar.
    D. Desvio posterior do septo de saída.
    E. Distorção dos feixes arteriais pulmonares.

CASO 2

Um menino de 2 dias foi transferido para um centro de cuidado terciário e foi diagnosticado como tendo saturação de oxigênio reduzida antes da alta. Sua saturação de oxigênio era 80% e não melhorou com O_2 a 100%. O ecocardiograma é mostrado no Vídeo 26-2A (projeção paraesternal) e 26-2B (projeção apical).

31. Qual é o diagnóstico:
    A. Ventrículo direito com dupla saída.
    B. Origem anômala das artérias coronarianas.
    C. Transposição congenitamente corrigida.
    D. D-transposição das grandes artérias.
    E. *Truncus arteriosus.*

32. Qual é a anomalia mais comum associada a essa condição?
    A. Obstrução do trato de saída ventricular esquerdo.
    B. Coarctação da aorta.
    C. DSV.
    D. DSA.
    E. Anomalias coronarianas.

33. Nesta condição, qual é a afirmativa VERDADEIRA sobre a melhor fonte da mistura intracardíaca?
    A. Ao nível atrial através de um amplo DSA.
    B. Ao nível ventricular através de um amplo DSV.
    C. Ao nível da grande artéria através de um grande DAP.
    D. O grau de mistura é mais influenciado pelo tamanho do que pela localização.

CASO 3

Um menino de 12 anos foi encaminhado a clínica cardiológica por falta de ar aos esforços. Na clínica sua saturação era 79%. Um ecocardiograma foi realizado e está demonstrado nos Vídeos 26-3A e B.

34. Qual é a causa da dessaturação?
    A. Malformação arteriovenosa pulmonar.
    B. *Shunt* direita-esquerda ao nível septal atrial.
    C. Hipertensão pulmonar.
    D. Disfunção ventricular.
35. A maior característica ecocardiográfica diagnóstica desta condição é:
    A. Índice de desposicionamento > 8 mm/m².
    B. Folheto tricúspide anterior tipo vela.
    C. Encurtamento do folheto posterior à parede livre do ventrículo direito.
    D. Anel valvar tricúspide dilatado.
    E. Dilatação ventricular direita.
36. Qual é a condição mais comumente associada a esta anormalidade da válvula tricúspide?
    A. Via de condução acessória.
    B. DSV.
    C. Estenose pulmonar.
    D. Presença de veia cava superior esquerda.
    E. DSA/forame oval patente.

CASO 4

Um ecocardiograma foi realizado em um recém-nascido de 48 horas de vida devido a cianose persistente. Os Vídeos 26-4A (projeção apical) B e C (eixo curto paraesternal) são mostrados.

37. Com base nestes achados, qual dos tópicos a seguir melhor descreve o problema deste paciente?
    A. Aproximadamente 75% dos casos são associados a D-transposição das grande artérias.
    B. Coarctação da aorta normalmente não está presente nesta condição.
    C. Um *shunt* obrigatório esquerda-direita é visto ao nível do DSA.
    D. O tamanho do DSV é extremamente importante nesta lesão.
    E. Anomalias arteriais coronarianas são frequentemente vistas.
38. Qual é a afirmativa correta sobre este problema?
    A. Esta é uma lesão ductal dependente.
    B. A posição da grande artéria é clinicamente irrelevante.
    C. Pressão ventricular direita pode ser estimada pelo método Doppler da regurgitação tricúspide.
    D. Um DSA é necessário para sobrevivência.
    E. Os ramos arteriais pulmonares estão frequentemente aumentados.

CASO 5

39. Qual é a afirmativa correta sobre este tipo de RVPTA mostrado na projeção supraesternal no Vídeo 26-5?
    A. Obstrução nunca está presente neste tipo de RVPTA.
    B. Está quase sempre associado a obstrução venosa pulmonar.
    C. Está associado a um septo atrial intacto.
    D. Esta é a forma mais comum de RVPTA.
    E. Esta forma de RVPTA produz cianose profunda no recém-nascido.
40. Qual das seguintes características ecocardiográficas descreve esta condição?
    A. O átrio esquerdo usualmente tem o tamanho normal.
    B. O ventrículo direito está dilatado em todos os tipos de RVPAT.
    C. Os septos atrial e ventricular se inclinam para dentro do lado direito do coração.
    D. Doppler normalmente não é útil para estabelecer a conexão venosa pulmonar.
    E. A artéria pulmonar é com frequência discretamente hipoplásica.
41. Uma criança com discreta cianose e cardiomegalia ao raios X de tórax está sendo submetida a um ecocardiograma para examinar a fonte da cianose. Existem 4 câmaras e quatro válvulas com uma relação normal das grandes artérias. RVPAT é suspeito quando se percebe que o coração direito está aumentado e um *shunt* atrial direita-esquerda é visto. A fim de identificar a localização das veias pulmonares, o ecocardiograma necessita examinar:
    A. O ventrículo direito.
    B. O ventrículo esquerdo.
    C. As veias sistêmicas
    D. A aorta.
    E. O ducto arterioso.

RESPOSTAS

1. RESPOSTA: D. Doença cardíaca congênita é encontrada em aproximadamente 0,5-0,8% dos nascidos vivos. Tetralogia de Fallot (TOF) é a quarta forma mais comum de doença cardíaca congênita, compreendendo aproximadamente 10% dos casos fatais. Transposição das grandes artérias é aproxima mais comum em frequência, responsável por cerca de 5%. *Truncus arteriosus*, atresia tricúspide e retorno venoso pulmonar anômalo total são relativamente raros, responsáveis somente por aproximadamente 1-2% do total de casos de doença cardíaca congênita, respectivamente. Um método mnemônico para lembrar isso é que todas as formas de doença cianóticas se iniciam com "T". Existe um jeito razoável de lembrar os listados anteriormente, mas este truque não é completamente fidedigno. Adicionalmente, a apresentação inicial para pacientes com doença cardíaca congênita "cianótica" pode, nem sempre, ser uma cianose clínica, mesmo quando esses pacientes eventualmente se tornam cianóticos ao longo do tempo.

2. RESPOSTA: C. 50-70% dos pacientes com anomalia de Ebstein também apresentam um defeito septal atrial (DSA). Defeitos septais ventriculares (DSV) e atresia pulmonar também são vistos, mas raramente. Lesões cardíacas do lado esquerdo, como etenose valvar aórtica ou coarctação da aorta, são bastante incomuns na anomalia de Ebstein. A direção do *shunt* através do DSA pode mudar durante a vida do paciente. Durante o período de recém-nascido, esses pacientes irão, frequentemente, tornar-se profundamente cianóticos devido ao *shunt* direita-esquerda. Como a resistência pulmonar cai e a complacência ventricular direita aumenta, o *shunt* irá mudar para esquerda-direita, e a cianose pode desaparecer até a idade de adulto jovem quando a rigidez ventricular direita e o *shunt* direita-esquerda recomeçam. De uma perspectiva clínica, o paciente com anomalia de Ebstein conhecida que tenha algum grau de cianose por ter presumida a presença de um DSA.

3. RESPOSTA: A. A descrição anatômica é compatível com *truncus arteriosus*. Existe também um mau alinhamento do DSV com cavalgamento da válvula semilunar; neste caso chamada como válvula "truncada". Mais de 33% dos pacientes com *truncus arteriosus* irão apresentar síndrome de DiGeorge, caracterizado por fácies anormais, hipoplasia tímica e hipoplasia ou aplasia de paratireoide resultando em hipocalcemia. Uma grande proporção de (70%) dos pacientes com síndrome DiGeoge tem microdeleções do 22q11. Isto é tão prevalente que a síndrome DiGeorge e a deleção 22q11 se tornaram quase sinônimos, embora isto não seja completamente preciso. *Truncus arteriosus* não é geralmente uma lesão ducto-dependente, uma vez que o suprimento de sangue arterial pulmonar é usualmente vigoroso. Lesões ducto-dependentes incluem defeitos que comprometem o fluxo da grande artéria como a atresia valvar aórtica ou pulmonar. Atresia valvar atrioventricular irá normalmente necesitar de um DSA para sobrevivência. A saturação de oxigênio provavelmente irá reduzir no *truncus arteriosus*, decorrente da mistura ao nível da grande artéria. Entretanto, pacientes com *truncus arteriosus* normalmente não são profundamente cianóticos e devem apresentar saturações próximo ao normal. Reparo cirúrgico é frequentemente realizado no recém-nascido e não deve ser protelado por mais de alguns meses, se entretanto, decorrente de uma relativamente alta incidência de doença obstrutiva vascular pulmonar ou síndrome de Eisenmenger, se não for corrigido precocemente. Devido à ausência da artéria pulmonar principal, o reparo cirúrgico envolve fechamento do DSV e colocação do ventrículo direito no conduto arterial pulmonar – um importante ponto para o futuro, uma vez que o conduto possa necesitar de múltiplas cirurgias de reposicionamento durante a vida do paciente.

4. RESPOSTA: C. O sinal regurgitante tricúspide prevê uma pressão no ventrículo direito de aproximadamente 90 mmHg, utilizando a equação de Brenoulli modificada. Um paciente com TOF irá geralmente apresentar um amplo DSV, que não tem chance real de fechamento ou restrição. Portanto, as pressões nos ventrículos direito e esquerdo irão equalizar em níveis sistêmicos, e o achado de uma alta velocidade de regurgitação tricúspide é esperado em todos os casos. É bem improvável (mas não impossível) que a hipertensão pulmonar possa desenvolver-se em pacientes com tetralogia. Entretanto, a presença usual da estenose valvar e subvalvar pulmonar geralmente protege o ducto arterial pulmonar da hipertensão. A presença de um sopro alto na área pulmonar suporta a presença deste achado.

5. RESPOSTA: A. Este cenário descreve um paciente com transposição das grandes artérias e DSV. O DSV é usualmente amplo neste cenário, portanto, as pressões pulmonares estarão em níveis sistêmicos e a "hipertensão" pulmonar está tecnicamente presente. Isto não implica na presença de doença obstrutiva vascular pulmonar, que pode ser improvável na infância. Coarctação da aorta, mesmo se presente, é uma resposta sem significativa. Muitos pacientes com transposição na realidade apresentam fluxo sanguíneo pulmonar algo aumentado com a transposição do recém-nascido, apesar da cianose. Retorno venoso pulmonar anômalo total pode produzir cianose mas necessita de um *shunt* atrial direita-esquerda e não existe nada neste cenário que aponte nesta direção.

6. RESPOSTA: E. Detecção de doença cardíaca congênita pode ocorrer por muitas razões. Um número crescente de pacientes são detectados no período pré-natal pelo exame de ultrassom. Apesar desses serem problemas "cianóticos", a cianose pode ser relativamente leve como um indício clínico e passar desapercebido. Todos os diagnósticos listados na questão devem permanecer não detectados por um período de tempo. Transposição das grandes artérias normalmente se apresentam com cianose profunda no recém-nascido. Entretanto, os pacientes com transposição e DSV podem ser menos cianóticos e podem-se apresentar tardiamente com um sopro cardíaco. Esse cenário é raro. TOF frequentemente se apresenta como um sopro cardíaco assintomático. Entretanto, o sopro cardíaco não é sutil e normalmente chama a atenção nas primeiras semanas de vida. Um paciente com TOF com atresia pulmonar deve ser a exceção silenciosa. Atresia da válvula tricúspide pode também se apresentar tardiamente na infância com um sopro cardíaco, mas é muito raro que estes paciente escapem da detecção até a idade adulta. Retorno venoso pulmonar anômalo total supracardíaco irá frequentemente apresentar uma cianose muito leve, se presente. O sopro cardíaco é suave e pode ser sutil. Alguns pacientes irão escapar à detecção nos primeiros meses de vida e muitos poucos pacientes, que se sabe, escaparam à detecção até a idade adulta, mas isso é também bastante raro. Anomalia de Ebstein pode ser bastante leve, e pacientes podem ter um sopro pequeno se é que apresente. Se não tiver um DSA, então eles não serão cianóticos ou ter muita intolerância ao exercício. Ebstein pode-se apresentar com cianose severa na infância. Entretanto, formas leves da anomalia de Ebstein representa a opção mais sutil e a resposta mais provável.

7. RESPOSTA: E. O espectro de anomalias produzindo cianose é bastante amplo e todas as razões dadas podem dar conta para o fenômeno clínico da cianose. Perceber que a cianose clínica é decorrente da descoloração azul da pele. Isto é visto quando os níveis de desoxiemoglobina excede 4-5 mg%. Portanto, cianose pode também ser afetada pelo nível global de hemoglobina no corpo, desde que a saturação de oxigênio seja 70% (30% da hemoglobina será dessaturada como no estado "desoxi") irá alcançar o nível de 5 mg% muito mais fácil em um paciente policitêmico do que em um paciente anêmico. Pacientes que tenham o fluxo pulmonar reduzido a um *shunt* intracardíaco será cianótico, pois a quantidade de fluxo venoso pulmonar saturada retornando ao coração está diminuída. Adicionalmente, pacientes com *shunt*s simples ou mesmo lesões de mistura não necessariamente serão cianóticos, uma vez que eles têm fluxo pulmonar exuberante e excessivo retorno venoso pulmonar. Entertanto, a resposta é baseada mais na frequência das anomalias produzindo cianose. Tetralogia é comum e tem fluxo pulmonar reduzido. Adicionado a isto, existem em umerosos outros defeitos complexos dos quais a estenose pulmonar é também um componente. Pacientes com cianose devido a posição da grande artéria e anomalias da veia pulmonar são muito mais raros.

8. RESPOSTA: D. Anomalia de Ebstein é caracterizada por desposicionamento apical dos folhetos septal e inferior da válvula tricúspide. Um critério estabelecido para o diagnóstico da anomalia de Ebstein é o desposicionamento apical do folheto septal da válvula tricúspide da cruz do coração por mais do que 8 mm/m^2 de área de superfície corporal. Adicionalmente, um folheto anterior alongado ("tipo vela") está presente. Em decorrência desse desarranjo anatômico, a válvula tricúspide mal formada é tipicamente regurgitante (e em raros casos, estenótica). Uma comunicação a nível (DSA ou forame oval patente) está presente em mais de 75% dos casos. A sobrecarga de volume do coração direito causada pela regurgitação tricúspide comumente leva a movimento paradoxal do septo. DSVs são vistos em aproximadamente 5% dos pacientes com anomalia de Ebstein, mas eles não são comuns, portanto, a resposta correta é "(D)".

9. RESPOSTA: E. Conexões venosas pulmonares anômalas são para o sistema venoso sistêmico e podem ocorrer em uma variedade de formas. A mais comum é a conexão a veia inonimada (supracardíaca). Podem existir também conexões ao átrio direito ou seio coronário. Conexões abaixo do diafragma para as veias hepáticas, através do fígado, estão frequentemente severamente obstruídas, criando uma emergência cirúrgica. Uma conexão ao átrio esquerdo seria normal e não anômala, tormando esta a resposta.

10. RESPOSTA: B. Existem em umerosos defeitos congênitos que podem-se apresentar com um amplo DSV por mau alinhamento e cavalgamento dos grandes vasos. O mais comuns desses é a TOF. Entretanto, o grande vaso nem sempre é a aorta. Outros "sósias" para esta projeção particular podem ser o *truncus arteriosus*, ventrículo direito com dupla saída. D-transposição com DSV ou atresia pulmonar com DSV. Em cada caso, a projeção paraesternal pode ser similar, mas a chave é identificar a posição e o *status* da artéria pulmonar. Esta é a chave tanto para o diagnóstico apropriado quanto para auxiliar na predição do curso clínico. A presença de um DSA e a posição do arco podem ser itens coadjuvantes importantes para adicionar à foto da imagem global, mas eles não têm um grande significado clínico. O tamanho do DSV nesta situação é virtualmente sempre um de um fluxo grande e irrestrito. Doppler de válvula tricúspide pode adicionar pouco nesta situação.

11. RESPOSTA: A. Todas as formas de atresia valvar tricúspide devem ter algum tipo de comunicação atrial para descomprimir o átrio direito e permitir a saída do sangue da câmara. Atresia tricúspide não tem que ser ductal dependente. Isto é mais provavelmente o caso em situações de obstrução do fluxo mais do que obstrução do inluxo. Em casos de atresia tricúspide com transposição, existe frequentemente coarctação da aorta presente e este deve se tornar ductal-dependente se este for severo. Entretanto, dependência ductal é geralmente um fenômeno inicial na infância, que se torna leve após fechamento ductal nos primeiros 2 dias de vida – não é muito comum a probabilidade em um paciente de 2 meses de idade. Atresia ticúspide irá apresentar-se automaticamente de duas formas: (1) Normalmente relacionada às grandes artérias (75%) e (2) Transposição das grandes artérias (25%). Com qualquer posição da grande artéria, existe mistura completa do sangue venoso pulmonar e venoso sistêmico ao nível atrial e ventricular e saturações globais irão depender da quantidade de fluxo sanguíneo pulmonar. Neste exemplo, a saturação está bastante alta, sugerindo fluxo sanguíneo pulmonar vigoroso, mas não pode distinguir especificamente entre grandes artérias normais ou transpostas com base em um achado sozinho. A posição do arco é irrelevante, mas é bastante raro se ver um arco aórtico direito com atresia tricúspide.

12. RESPOSTA: B. O ducto arterioso se conecta a aorta pulmonar principal e a aorta e pode fornecer fluxo de um ao outro quando este fluxo é comprometido por um defeito cardíaco congênito sério. A maioria das vezes os defeitos que são "ductal-dependentes" serão defeitos envolvendo a obstrução do escoamento ou atresia assim como atresia aórtica, atresia pulmonar, estenose aórtica crítica ou severa ou estenose pulmonar crítica. Transposição das grandes artérias podem ou não ser ductal-dependente, dependendo de todas as características da anatomia, mas isso pode ser em alguns casos. Atresia do influxo como atresia mitral ou tricúspide podem ou não ser ductal-dependentes se eles tiverem problemas de escoamento concomitantes ou atresia. Anomalia de Ebstein no recém-nascido não é usual, pois não existe frequentemente atresia do escoamento anatomicamente, mas o pobre fluxo anterógrado pela válvula pulmonar criado por uma válvula tricúspide anormal e ventrículo direito frequentemente os torna ductal-dependente até que a resistência pulmonar caia após poucos dias ou semanas. Retorno venoso pulmonar anômalo total abaixo do diafragma (infradiafragmático) é uma lesão severa com retorno venoso pulmonar frequentemente obstruído. Entretanto, a hemodinâmica não tem nada a ver com o ducto arterioso. De fato, manter o ducto aberto com prostaglandina E1 nesta situação é frequentemente prejudicial pelo fluxo arterial pulmonar aumentado dentro da obstrução.

13. RESPOSTA: E. Anomalia de Ebstein é caracterizada pelo desposicionamento apical dos folhetos septal e inferior da válvula tricúspide. O folheto anterior é aumentado, alongado e apresentará vários graus de encurtamento da parede livre ventricular direita, a qual pode limitar a mobilidade da válvula. Ecocardiograficamente, os médicos frequentemente concentram o desposicionamento apical não usual do folheto septal e o grau de regurgitação tricúspide. Entretanto, a maioria dos reparos cirúrgivos (em oposição a troca) das válvulas de Ebstein utilizam o folheto anterior como a porção primária do aparato, que fornece informação sobre qualquer integridade valvular. Como tal, esta porção da válvula necessita ser bastante móvel tanto que pode funcionar como uma válvula "monocúspide" após valvuloplastia. Portanto, a imagem pré-operatória deve incluir múltiplas projeções do folheto anterior para ser capaz de avaliar sua mobilidade. As opções (A) – (D) são todas características que podem estar presentes na anomalia de Ebstein, mas sua presença não necessariamente determina o sucesso de uma valvuloplastia.

14. RESPOSTA: D. O ecocardiograma descreve um paciente com atresia valvar pulmonar com um septo ventricular intacto, frequentemente chamado "síndrome do coração direito hipoplásico". Esta terminologia está perdendo propósito, pois existem outras formas anatômicas de doença cardíaca congênita que também tem um ventrículo direito pequeno que são marcadamente diferentes e não pertencem a mesma categoria como notado anteriormente. Existe uma grande variedade de situações anatômicas dentro deste grupo, que inclui vários graus de hipoplasia ventricular direita. Na forma mais simples, com hipoplasia ventricular direita que não é severa, pacientes podem ser tratados tanto por valvuloplastia pulmonar cirúrgica quanto por catéter. Essa abordagem direciona ao problema primário da atresia da válvula pulmonar e potencialmente permite ao paciente ter um curso de terapia a qual irá levar a um reparo de 4 câmaras com dois ventrículos utilizáveis. Interromper a terapia com prostaglandina será inoportuno neste contexto. Essa é uma lesão ductal-dependente e manter o ducto arterioso aberto com prostaglandina E1 é essencial. Dobutamina normalmente não é necessária, a menos que exista um débito cardíaco diminuído. Neste exemplo, não existe informação clínica para apoiar isto. Em muitos casos, um *shunt* de Blalock-taussig (artéria subclávia a artéria pulmonar) é feito tanto no isolamento ou em adição a valvuloplastia pulmonar para aumentar o fluxo sanguíneo pulmonar. Um *shunt* de Waterson deve fazer a mesma coisa, mas esses quase nunca são realizados, mas decorrente das dificuldades em controlar o fluxo sanguíneo pulmonar. Pacientes com ventrículo direito diminuído podem também ter pressões muito altas (suprassistêmica) nesta câmara, a qual pode levar ao desenvolvimento de fístula coronariana e fluxo retrógrado dentro do sistema coronariano esquerdo. Esta "circulação coronariana VD dependente" pode ser um sinal ameaçador e estar associada a arritmia e morte súbita. Nesses casos, um transplante cardíaco pode ser a opção mais viável. Frequentemente, pode existir regurgitação tricúspide significativa e subsequente aumento atrial direito. Apesar disso, a válvula tricúspide é usualmente deixada sozinha. Reduzir a regurgitação tricúspide deve ser um objetivo tardio no curso do manuseio, mas nunca deve ser o próximo passo neste estágio. Ultimamente, as decisões devem ser: (1) proceder com o reparo de 4 câmaras (se o ventrículo direito for grande o suficiente); (2) ir pelo caminho de um reparo ventricular único com uma cirurgia definitiva de Fantan e (3) transplante cardíaco. Todas essas opções amplamente variáveis tornam as opções de decisão para estes pacientes bastante interessantes e individualizadas.

15. RESPOSTA: E. Pacientes com transposição das grandes artérias têm duas circulações paralelas e sobrevivem com áreas onde as circulações sistêmica e pulmonar podem-se misturar. Essas incluem o septo atrial, o septo ventricular e o ducto arterioso. O septo atrial é, de longe, o local mais efetivo para crianças com transposição apresentarem a mistura. Se o defeito atrial for pequeno e constrito, isso irá, provavelmente, resultar em mais cianose, mesmo se o ducto arterioso for amplamente patente. Crianças com um amplo DSV podem também ter problemas de mistura ao nível ventricular. Neste caso, o ducto arterioso deve ser examinado, mas a protaglandina é geralmente uma droga efetiva e mantém o ducto amplamente patente. Checar a dosagem, rota de liberação e *status* é sempre uma boa ideia e seria um segundo local próximo do septo atrial como um local para verificar de imediato. O arco aórtico não deve ter qualquer incidência em questões hipoxêmicas ou cianóticas. Anomalias do retorno venoso sistêmico e pulmonar podem estar envolvidos na cianose, mas é a resposta menos provável aqui.

16. RESPOSTA: D. O paciente tem TOF. A Figura 26-12A mostra um mal alinhamento do DSV e cavalgamento da aorta. A Figura 26-12B mostra uma obstrução do trato de saída ventricular direito na forma infundibular (subpulmonar) estreita. TOF é uma anomalia conotruncal que é classicamente definida como tendo os quatro seguintes componentes: (1) hipertrofia ventricular direita; (2) DSV; (3) cavalgamento da aorta e (4) estenose pulmonar. Tetralogia ocorre em aproximadamente 9% das crianças nascidas com defeitos cardíacos congênitos. O DSV na TOF é normalmente amplo e não restritivo. Somente em raros casos ele será restritivo. Na Figura 26-12, o DSV parece ser tipicamente amplo e não restritivo. Isto irá resultar na equaliização das pressões entre os ventrículos. Uma vez que o ventrículo esquerdo irá sempre bombear pressão sistêmica, essa será sempre a pressão no ventrículo direito.

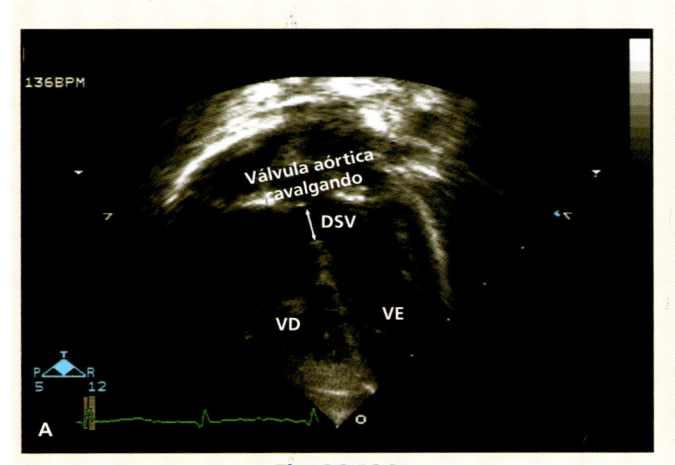

Fig. 26-12A

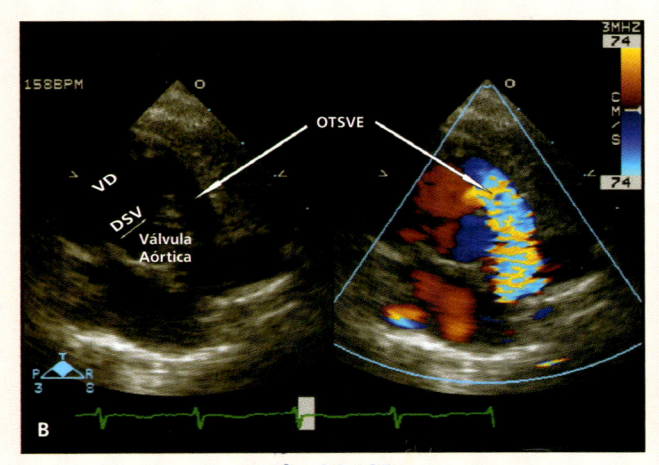

Fig. 26-12B

17. RESPOSTA: A. Este exemplo mostra um *shunt* intra-atrial, o qual é da direita para esquerda e está presente ao longo do ciclo cardíaco. Isto sugere que o paciente tenha uma *shunt* exclusivo direita-esquerda ao nível atrial. No DVPAT, todo o retorno venoso (sistêmico e pulmonar) vai para o átrio dieito. Algum do sangue que retorna deve sofrer *shunt* através do DSA e entrar dentro do lado esquerdo do coração e na circulação sistêmica. Portanto, no DVPAT a única origem do sangue dentro do átrio esquerdo, é do átrio direito resultando de um *shunt* obrigatoriamente direita-esquerda ao nível atrial. Deve ser bastante incomum para as outras lesões cianóticas listadas ter um *shunt* atrial direita-esquerda. Entretanto, na atresia tricúspide, o único retorno do átrio direito é através do septo atrial para o átrio esquerdo, e na anomalia de Ebstein o fluxo anterógrado do coração direito está comprometido. Portanto, no RVPAT, atresia tricúspide é precocemente na anomalia de Ebstein, o *shunt* ao nível atrial é direita-esquerda como visto neste paciente. Na estenose aórtica crítica, o *shunt* ao nível atrial é predominantemente esquerda para direita. Existe um *shunt* bidirecional ao nível septal atrial no *truncus arteriosus*.

18. RESPOSTA: B. O paciente tem anomalia de Ebstein da válvula tricúspide. Esta lesão foi inicialmente descrita em 1866 pelo médico alemão Wilhelm Ebstein. Achados patológicos característicos incluem desposicionamento apical dos folhetos septal e posterior da válvula tricúspide dentro do ventrículo direito em graus variados. A ponta da seta na Figura 26-13 mostra o anel valvar tricúspide. A porção do ventrículo direito entre o anel valvar verdadeiro e o folheto valvar apicalmente desposicionado formam uma porção "atrializada" do ventrículo direito que é contínua com o átrio direito verdadeiro. Embora a porção atrializada da parede anterior do ventrículo direito seja fina, a porção distal não afetada da parede ventricular direita é geralmente normal na espessura.

Na anomalia de Ebstein, o tamanho ventricular direito efetivo está reduzido, dependendo da severidade do desposicionamento da válvula tricúspide. Entretanto, isto não é associado a hipoplasia do ventrículo direito. A opção (C) está incorreta uma vez que a válvula tricúspide é vista desposicionada apicalmente. O folheto anterior da válvula tricúspide não pode ser visualizado na projeção apical 4 câmaras. Ao contrário, os folhetos posterior e septal são muito bem vistos na Figura 26-13.

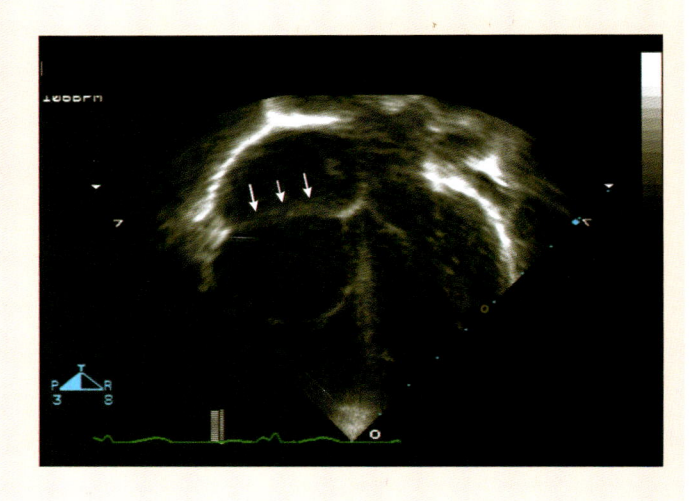

19. RESPOSTA: C. Este paciente tem uma D-transposição das grandes artérias. Transposição é definida como uma conexão da aorta ao ventrículo direito e a artéria pulmonar ao ventrículo esquerdo. Esta conexão arterial ventricular anormal é também chamada de "discordância ventrículo arterial" e provavelmente resulta de uma septação comotruncal anormal. A transposição ocorre em aproximadamente 4-8% das crianças nascidas com defeitos cardíacos congênitos. "D-transposição" é um termo que se refere a forma de rotação dos epto conotruncal intraútero ("D" = para dextro) e tem sido comumente aplicado a esta entidade. Na transposição, a aorta surge do ventrículo direito, usualmente em uma posição que é anterior e a direita da válvula pulmonar (Fig. 26-4B no caso). As duas grandes artérias cursam paralelamente uma à outra; um desarranjo distintamente diferente da artéria pulmonar normal cruzando sobre a raíz aórtica (Fig. 26-4A no caso).

A Figura 26-14 demonstra a posição das grandes artérias como é comumente visualizada da perspectiva ecocardiográfica da projeção de eixo curto paraesternal. A posição da grande artéria é a chave na identificação do tipo de transposição. Normalmente, a artéria pulmonar envolve a aorta anteriormente enquanto cursa posteriormente (Fig. 26-14B). Com a D-transposição, as grandes artérias assumem um curso paralelo, e a aorta é localizada anterior e a direita da artéria pulmonar cientificamente localizada (Fig. 26-14A). Na L-transposição, as grandes artérias são novamente paralelas, mas a aorta é anterior e à esquerda (Fig. 26-14C). É importante notar que, em grandes vasos normalmente relacionados, a válvula pulmonar e a válvula aórtica não estão no mesmo plano enquanto em qualquer forma de transposição, elas estão usualmente no mesmo plano como mostrado na Figura 26-4B como D e C, respectivamente, devido ao curso geralmente mais paralelo das grandes artérias na transposição.

Posição da Transposição das Grandes Artérias

Eixo curto paraesternal - base

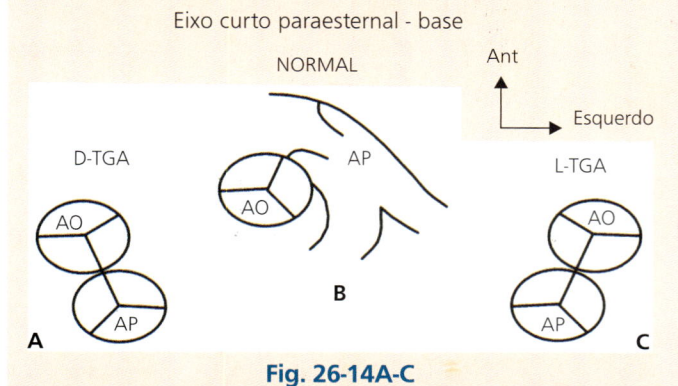

Fig. 26-14A-C

20. RESPOSTA: A. A Figura 26-5A ilustra o mau alinhamento do DSV com cavalgamento da aorta. A Figura 26-5B mostra o estreitamento do trato de saída ventricular direito, válvula pulmonar hipoplásica e artéria pulmonar principal hipoplásica. Isto é compatível com o diagnóstico de TOF. A saturação de oxigênio é determinada por quanto sangue passa através do trato de saída ventricular direito (TSVE) dentro da artéria pulmonar e, assim, o grau de obstrução do TSVE. É importante notar que a obstrução do TSVD pode ser a qualquer nível e pode ser em múltiplos níveis – subvalvar, valvar e ou supravalvar. O grau do cavalgamento aórtico é usualmente em torno de 50%, mas tem sido observado variar de 15 a 95% em um estudo ecocardiográfico. Entretanto, nem o DSVE nem o grau de cavalgamento da aorta determina o nível de saturação na TOF. Um DSA/ forame oval patente está presente na maioria dos casos de TOF. A presença de um DSA é importante de conhecer para propósitos cirúrgicos, mas não tem nenhum papel na determinação da saturação de oxigênio na TOF.

Com base na severidade da obstrução do trato de saída ventricular direito, TOF pode-se manifestar em três formas diferentes principais. Essas variáveis clínicas/anatômicas (Fig. 26-15) incluem: a) Tetralogia "rosa"; b) Tetralogia clássica e c) Atresia pulmonar/DSV (tetralogia com atresia pulmonar). É importante reconhecer que estas descrições se referem ao ponto de início no momento do diagnóstico e são úteis na tentativa de prever o curso clínico subsequente. Na forma "rosa" da TOF, existe um mínimo estreitamento/obstrução do TSVD. Essa criança terá muito pouca ou absolutamente nenhuma cianose e pode, talvez, exibir alguns sintomas de hipercirculação pulmonar. A obstrução ao escoamento ventricular direito na tetralogia tende a mudar e piorar com o tempo, causando restrição mais severa ao fluxo de sangue pulmonar. Na forma clássica de TOF, existe menos fluxo de sangue aos pulmões, a saturação periférica será menor que o normal e algumas crianças são cianóticas. Esses pacientes podem necessitar de uma cirurgia de *shunt* (*shunt* de Blalock-Taussig) no período inicial de suas vidas para fornecer fluxo sanguíneo pulmonar adequado. Os pacientes podem iniciar a vida "rosa" e progridem a um estágio cianótico com o tempo. Entretanto, em termos práticos, isto acontece frequentemente na era moderna, pois a cirurgia infantil é geralmente disponível para lidar com essa tendência. Reparo primário inicial é frequentemente realizado nos primeiros meses de vida. Pacientes com atresia pulmonar são ductal-dependentes e representam um espectro bastante complexo dos pacientes com tetralogia. Podem existir várias variáveis anatômicas neste grupo dependendo da anatomia do suprimento sanguíneo pulmonar.

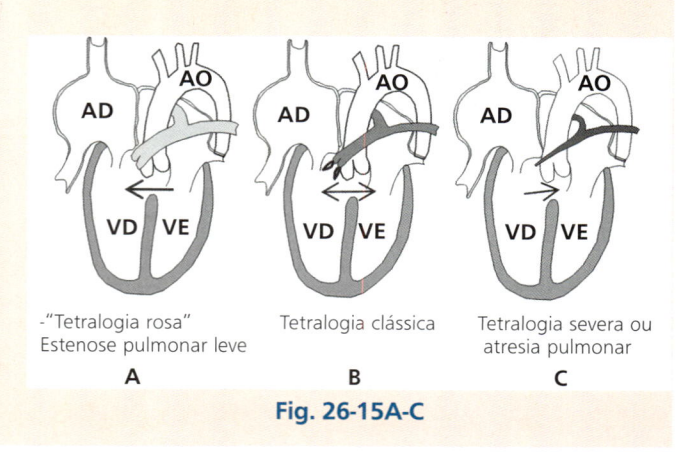

-"Tetralogia rosa" Estenose pulmonar leve | Tetralogia clássica | Tetralogia severa ou atresia pulmonar
A | B | C

Fig. 26-15A-C

21. RESPOSTA: D. A anomalia de Ebstein é uma deformidade severa da válvula tricúspide, que resulta de falência do desenvolvimento normal dos folhetos septal e posterior. Esses folhetos se tornaram desposicionados apicalmente e são aderentes ao septo e parede do ventrículo direito, respectivamente. O folheto anterior se torna aumentado do "tipo vela" com aderências variáveis a porção trabecular do ventrículo direito e área de escoamento. O desposicionamento apical da válvula reduz o volume efetivo do ventrículo direito disponível para função de bomba. Adicionalmente, a válvula de Ebstein normalmente é algo insuficiente. Todos esses fatores contribuem para a regurgitação tricúspide, o fluxo anterógrado pobre e o potencial para *shunt* direita-esquerda através de um DSA ou forame oval. Portanto, pacientes com anomalia de Ebstein severa podem ficar profundamente cianóticos, particularmente os recém-nascidos. Essa cianose normalmente se resolve após várias semanas, uma vez que a resistência pulmonar começa a cair após o nascimento da criança. Pacientes com uma forma de anomalia de Ebstein menos severa podem ser clinicamente silenciosos por vários anos, até a idade de adulto jovem como fornecido neste caso.

Não é o caso de atresia tricúspide, pois a válvula é vista desposicionada apicalmente. Pacientes com hipertensão pulmonar (primária ou secundária a síndrome de Eisenmenger) podem-se apresentar com baixa saturação e limitação da capacidade de exercício, mas eles não têm a anormalidade anatômica da válvula tricúspide como mostrado na Figura. Um amplo DSA pode levar a dilatação do átrio direito e ventrículo direito secundário a um grande *shunt* esquerda-direita. Menos de 7-10% dos pacientes com grandes DSAs podem desenvolver síndrome de Eisenmenger tardiamente na idade adulta ou nos mais velhos. Mesmo assim, eles não terão uma anormalidade anatômica da válvula tricúspide. Anomalia de Uhl é uma doença cardíaca congênita extremamente rara, caracterizada por uma ausência quase total do miocárdio ventricular direito. Menos de 20 casos foram relatados até hoje. Foi inicialmente descrito em 1980. Na anomalia de Uhl, a válvula tricúspide é normal.

22. RESPOSTA: B. A ecocardiografia mostra cavalgamento da aorta com um DSV mal alinhado. Embora pacientes com atresia tricúspide se apresentem com cianose e sopro cardíaco, eles não tem tais achados ecocardiográficos. Pacientes com *truncus arteriosus*, D-transposição das grandes artérias com DSV e DSV simples devem ter características ecocardiográficas aparentemente similares; mas eles normalmente se apresentam com sintomas de hipercirculação pulmonar como desconforto respiratório, hepatomegtalia e baixo ganho de peso.

Esta é uma apresentação típica da forma clássica de TOF. TOF é a causa mais comum de doença cardíaca congênita cianótica nas crianças. A característica saliente deste defeito é um desvio anterior do septo infundibular, que estreita o trato de saída ventricular direito levando a estenose pulmonar. O desvio anterior do septo infundibular também é reponsável pelo mau alinhamento do DSV e o cavalgamento (dextroposição) da aorta. O DSV na tetralogia é virtualmente é sempre amplo e não restritivo, levando a pressões sistêmicas no ventrículo direito. A estenose pulmonar na tetralogia é altamente variável, mas usualmente *aumenta a severidade* com a idade. Estenose pulmonar subvalvular (infundibular) progressiva leva a obstrução crescente ao fluxo sanguíneo pulmonar. Com tal obstrução, duas coisas acontecem: (1) o *shunt* direita para esquerda ocorre a nível ventricular; (2) relativamente menos sangue chega aos pulmões para se tornar oxigenado. A combinação desses dois efeitos resulta em maior cianose. A severidade da estenose pulmonar geralmente determina a magnitude do *shunt* direita-esquerda. Diferente dos DSVs isolados e amplos, pacientes com TOF estarão relativamente protegidos do dano de alta pressão a vasculatura pulmonar, pois a estenose pulmonar restringe o fluxo e a pressão pulmonar e não se apresenta com sinais e sintomas de hiperfluxo pulmonar. Pacientes com TOF se apresentam mais frequentemente com um sopro cardíaco assintomático audível na primeira visita ao consultório do pediatra ou do médico da família. Alguns também serão encontrados no período recém-nascido, mas o sopro é frequentemente mais suave neste momento, porque (1) a estenose subpulmonar não se desenvolveu significativamente para produzir turbulência e (2) a resistência pulmonar é alta e o fluxo é reduzido no primeiro dia de vida, enquanto o bebê passa pela transição normal. As crianças normalmente permanecem assintomáticas no início da vida, com crescimento e desenvolvimento normais. Os sintomas se desenvolvem com aumento da dessaturação e cianose.

23. RESPOSTA: C. Este bebê tem um *truncus arteriosus*. A projeção de eixo longo paraesternal mostra o mau alinhamento do DSV e cavalgamento do grande vaso, similar a muitas outras anormalidades conotruncais. A projeção apical modificada na Figura 26-16A mostra que a grande artéria se divide em dois segmentos, típico de *truncus arteriosus*.

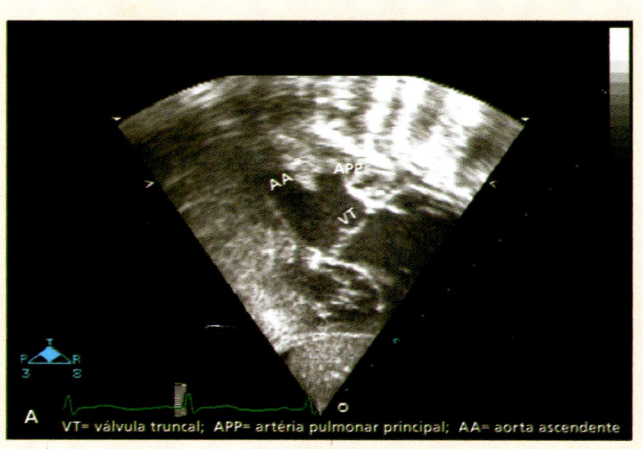

Fig. 26-16A

Doppler de fluxo colorido pode ajudar a iluminar a divisão da grande artéria como mostrado na Figura 26-16B.

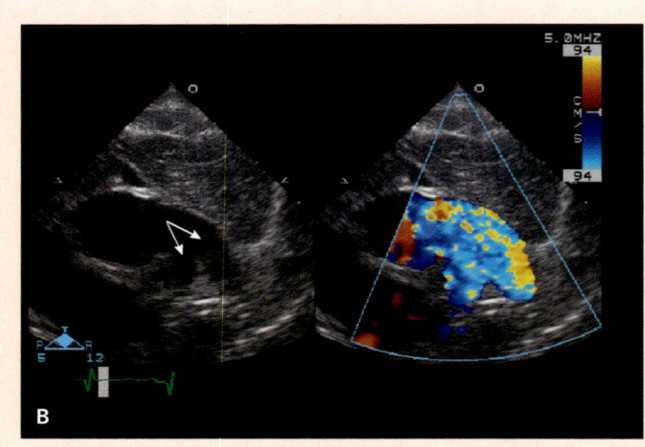

Fig. 26-16B

As setas demonstram a divisão do tronco comum na aorta anterior e o segmento arterial pulmonar mais posterior. Isto é mais frequentemente melhor visto na projeção de eixo curto paraesternal como mostrado na Figura 26-16C.

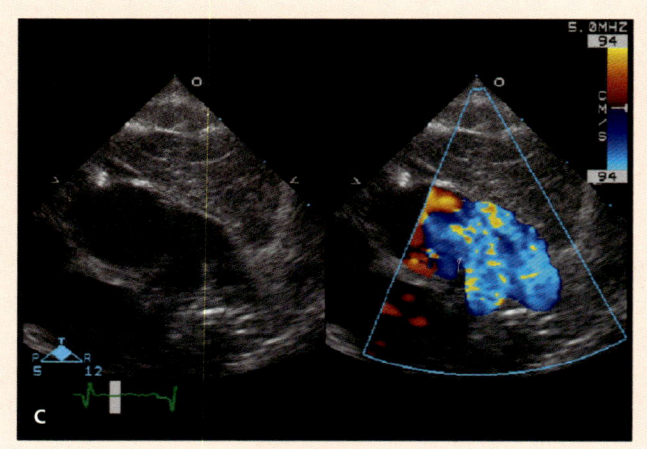

Fig. 26-16C

Truncus arteriosus é um defeito cardíaco congênito incomum do trato de saída do coração. Um único vaso arterial dá origem às artérias sistêmicas, pulmonares e coronarianas. Por definição, existe sempre um grande mau alinhamento do DSV e a presença de uma válvula truncal em vez das válvulas pulmonar e aórtica separadas. Durante a embriologia normal, o tronco arterial comum é submetido a septação para permitir que a aorta se origine do ventrículo esquerdo e a artéria pulmonar principal se origine do ventrículo direito. Uma septação conotruncal ausente ou anormal leva a persistência do *truncus arteriosus*.

As opções A e B são ambas incorretas, como em ambas as condições, a artéria pulmonar se origina do ventrículo direito, ao invés de uma única artéria truncal. O *truncus arteriosus* é associado à síndrome de DiGeorge não à trisso- mia 21 (DSV e defeito completo do canal atrioventricular são associados a trissomia do 21). Não existe nada nas imagens que sugira a presença de retorno venoso pulmonar anômalo, embora o cenário de congestão pulmonar e cianose possam potencialmente sugerir esta entidade.

24. RESPOSTA: B. Este exemplo demonstra atresia valvar pulmomar. Não existe fluxo anterógrado ou regurgitação na região da válvula pulmonar, estabelecendo a atresia. Embora o que aparece seja a válvula vista na posição pulmonar, ela nunca abre.

Atresia valvar pulmonar é dividida em duas amplas categorias com base na presença ou ausência de DSV. Essas duas categorias realmente descrevem entidades anatômicas bastante diferentes. São elas: (1) atresia pulmonar com septo ventricular intacto (AP/SVI) e (2) atresia pulmonar com DSV (AP/DSV). AP/SVI também é comumente chamado de "síndrome do coração direito hipoplásico", embora essa seja uma terminologia antiga, não utilizada comumente. AP/SVI irá apresentar vários graus de hipoplasia ventricular direita e irá, frequentemente, necessitar ser reparado como um ventrículo único. AP/DSV é uma forma severa de TOF. Entretanto, devido a ampla variedade de origens de fluxo venoso pulmonar que podem ser encontrados na AP/DSV, é frequentemente descrita separadamente nos pacientes com tetralogia.

Usualmente, o tamanho ventricular esquerdo é adequado em todos os casos de atresia pulmonar. A opção D está incorreta, pois é bastante improvável de apresentar atresia pulmonar e anormalidades do arco aórtico como coarctação da aorta ou arco aórtico interrompido. Um arco aórtico direito pode ser visto mais frequentemente na AP/DSV, mas é improvável que auxilie clinicamente de qualquer jeito. Avaliação do septo atrial é útil, mas a presença ou a ausência de um defeito septal atrial não irá mudar o diagnóstico, história natural ou manuseio cirúrgio futuro. As veias pulmonares devem sempre ser examinadas, mas anomalias nessa área são infrequentes com qualquer forma de atresia pulmonar e são, portanto, de menor importância.

25. RESPOSTA: C. A característica anatômica primária da atresia tricúspide, como mostrado na Figura 26-10, é a ausência da válvula tricúspide, que previne fluxo normal do sangue atrial direito diretamente no ventrículo direito. A membrana resultante é normalmente muscular, mas pode ser fibrosa. Esta membrana é muito bem vista na Figura 26-10, onde a válvula mitral está aberta com uma membrana no local da válvula tricúspide. Um DSA deve estar presente para permitir a saída do sangue do átrio direito. A atresia tricúspide fornece um bom exemplo do conceito de obstrução a jusante. Quando a estenose ou atresia ocorrem em um nível (neste caso ao nível da válvula tricúspide), obstrução ou hipoplasia estão frequentemente presentes a jusante ou no caminho onde o sangue normalmente flui. Por essa questão, é comum existir hipoplasia do ventrículo direito, particularmente na porção de entrada. O desenvolvimento de uma porção trabecular do ventrículo direito e artérias pulmonares dependem da presença de um DSV.

Retorno venoso pulmonar anômalo total irá produzir uma imagem de eco de aumento do coração direito e talvez hipoplasia relativa do coração esquerdo, com *shunt* direita-esquerda a nível atrial. Defeito completo do canal atrioventricular inclui uma válvula AV comum, uma ampla entrada do DSV e um DSA *primum* o qual não está demonstrado na Figura 26-10. As opções (D) e (E) também são incorretas pois nessas condições, a válvula tricúspide está presente.

26. RESPOSTA: C. A Figura 26-11 é altamente suspeita de RVPAT. NO RVPAT, as vias pulmonares usualmente convergem na linha média posterior e superior ao átrio esquerdo (Fig. 26-11). Não existe conexão direta das veias pulmonares ao átrio esquerdo. A convergência das veias pulmonares é chamada de confluência venosa pulmonar. As veias pulmonares do lado direito podem ser muito bem vistas entrando na confluência venosa.

Em aproximadamete 36% dos casos, a confluência drena no coração por meio de uma veia ascendente a veia inominada ou VCS e, então, para o átrio direito (tipo supracardíaco, mais comum). Em aproximadamente 16%, a confluência drena diretamente para o seio coronário (tipo seio coronário) e em 15% as veias se conectam diretamente ao átrio direito (tipo cardíaco). Em aproximadamente 13%, a confluência drena por meio de uma veia descendente, abaixo do diafragma, veia porta, veia hepática, veia cava inferior ou ducto venoso (tipo intracardíaco).

Uma massa mediastimal pode normalmente aparecer como uma área ecogênica brilhante. Essa área é por trás do átrio esquerdo, significando que esta é uma estrutura posterior e é hipoecoica. *Truncus arteriosus* é uma estrutura anterior que se origina de um ou ambos os ventrículos. É bastante improvável de se desenvolver como uma efusão pericárdica localizada e esta tem uma associação questionável a qualquer dessaturação.

27. RESPOSTA: B. O Vídeo 26-1A mostra um cavalgamento da aorta com mau alinhamento do DSV. O Vídeo 26-1B mostra um estreitamento infundibular junto com uma válvula pulmonar hipoplásica e uma artéria pulmonar também hipoplásica. Esta combinação de achados é diagnóstico de TOF.

28. RESPOSTA: A. A descrição dada no caso sugere uma projeção natural da doença relativamente normal. Na TOF, sinais e sintomas geralmente progridem secundariamente à hipertrofia do septo infundibular. Com o crescimento da criança, a obstrução do trato de saída ventricular direito aumenta. Piora da obstrução do trato de saída ventricular direito leva à hipertrofia ventricular direita, *shunt* direita-esquerda aumentado e hipoxemia sistêmica e, portanto, piora da cianose. Piora da cianose pode ser um determinante maior do momento do reparo cirúrgico. Cianose é mais pronunciada quando a criança chora. No feitiço da tetralogia, a hipercianose persiste mesmo quando a criança não está chorando e também está associado a hiperpneia.

Feitiços hipercianóticos são também chamados de episódios hipoximemes ou feitiço de tetralogia. Isto ocorre decorrente de um aumento agudo do *shunt* direita-esquerda no DSV. Várias etiologias têm sido propostas, como obstrução dinâmica ao nível infundibular, aumento na resistência vascular pulmonar e redução na resistência vascular sistêmica. Redução severa e frequentemente prolongada da saturação arterial ocorre, o que pode levar a acidose metabólica. Os episódios são caracterizados por cianose severa e hiperpneia, que é em resposta a hipóxia aguda e acidose metabólica secundária. Episódios prolongados podem ameaçar a vida. Clinicamente o sopro da estenose pulmonar pode-se tornar diminuído ou desaparecer completamente sugerindo fluxo de sangue diminuído para as artérias pulmonares. A criança irá apresentar hiperpneia e cianose junto com alguma irritabilidade e ou letargia. A função ventricular esquerda permanece inalterada até um estágio bem tardio onde esta torna-se comprometida secundariamente a acidose metabólica severa.

29. RESPOSTA: C. Existem várias anomalias associadas no TOF, que podem ter significado clínico. Em adição a tétrade clássica, as seguintes anomalias podem coexistir:

- Estenose valvar pulmonar (50-60%).
- Arco aórtico direito (25%) normalmente imagem em espelho ramificada.
- DSA (15%).
- Anomalias coronárias (esp. DAE da artéria coronária direita) (5%).
- DSV muscular adicional (2%).
- Artéria pulmonar ausente unilateralmente (raro).

Na prática atual, a correção cirúrgica da TOF consiste em aliviar a obstrução do trato de saída ventricular direito e fechar o DSV. A obstrução do trato de saída ventricular direito é aliviada com ou sem um remendo transanular. Pacientes com estreitamento infundibular com uma válvula pulmonar adequada e um tamanho adequado da artéria pulmonar podem ser submetidos a ressecção do músculo infundibular sem um remendo transanular. Nesses casos, a função da válvula pulmonar pode ser preservada. Em pacientes com obstrução do TSVD junto com uma válvula pulmonar hipoplásica (como em nosso caso), remendo transanular é inevitável. Esses pacientes não terão uma válvula pulmonar funcional após a cirurgia resultando em insuficiência pulmonar livre. Cirurgias poupadoras da válvula pulmonar na infância podem ser possíveis quando o escore Z do anel valvar pulmonar for ≤ 4. Isto pode ser acompanhado com pressões ventriculares direitas pós-operatórias aceitáveis e baixas taxas de respiração.

As anormalidades coronarianas incluem:

1. Um amplo ramo conal ou artéria descendente anterior esquerda acessória (10-15%).
2. Artéria descendente anterior esquerda vindo da artéria coronária direita (5%).
3. Uma origem única das artérias coronárias (4%).
4. Dois óstios coronários se originando do mesmo seio truncal.
5. Origem ostial alta.

De uma perspectiva cirúrgica, a anomalia coronariana mais importante é a origem da artéria descendente anterior esquerda da artéria coronária direita. Esta subsequentemente ocorre através do trato de saída ventricular direita. Na cirurgia com remendo transanular, a incisão é feita nesta área. Para evitar transecção do vaso, os cirurgiões devem variar sua conduta no alívio da obstrução subpulmonar, ou, possivelmente, usar um conduto do ventrículo direito a artéria pulmonar. De um ponto de partida ecocardiográfico, é importante se identificar esses vasos pré-operatoriamente. Os Vídeos 26-1C e D mostram um exemplo de uma DAE da artéria coronária direita.

Em um pequeno grupo de pacientes, particularmente neonatos com hipoplasia arterial pulmonar severa, um procedimento paliativo como o *shunt* modificado de Blalock-Taussig (BT) pode ser necessário inicialmente para fornecer adequado fluxo sanguíneo pulmonar e permitir a criança crescer antes de realizar o reparo completo. Esta estratégia foi rotineiramente realizada no passado antes do advento das técnicas de cirurgia infantil. Um *shunt* de BT modificado é realizado se colocando um tubo de Goretex ® entre a artéria subclávia e a artéria pulmonar ipsolateral. Um arco aórtico direito é visto em aproximadamente 25% dos casos. Unilateralidade do arco pode afetar a opção do lado do *shunt* BT, mas este não tem grande importância clínica. A presença de um DSA não irá alterar o plano cirúrgico, embora o cirurgião tenha que fechá-lo durante a cirurgia. DSVs musculares adicionais são normalmente de tamanho pequeno e são deixados sozinhos na maioria dos casos. Entretanto, sua presença deve ser conhecida pré-operatoriamente. Um amplo DSV muscular não reconhecido encontrado após a cirurgia pode apresentar significativo impacto clínico negativo. Como de costume, o mau alinhamento do DSV na tetralogia é amplo e não tem papel na determinação do momento cirúrgico.

30. RESPOSTA: B. A obstrução infundibular encontrada na TOF tem sido postulada como sendo resultado de um desposicionamento anterior das cristas bulbotruncais com separação desigual do desenvolvimento dos tratos de saída e desvio anterior do septo de saída. Desvio anterior deste septo resulta em desalinhamento da porção de saída e trabecular do septo ventricular causando um DSV mau alinhado e subsequente abrangência da aorta sobre o septo ventricular mal alinhado.

Quando estenose ou obstrução ocorrem em um nível (neste caso, no nível infundibular ventricular direito), hipoplasia está frequentemente presente a jusante ou no caminho onde o sangue normalmente fluiria. Neste caso, é comum existir hipoplasia da válvula pulmonar e das artérias pulmonares. Hipertrofia ventricular direita é secundária a obstrução do trato de saída ventricular direito, que resultou de um desposicionamento anterior do septo de saída. Desvio posterior do septo de saída é visto na variedade Taussig-Bing do ventrículo direito com dupla saída, não na TOF.

PONTOS-CHAVE
- Um amplo DSV com uma aorta cavalgando nas projeções paraesternais é sugestivo de um defeito conotruncal.
- Tetralogia é o defeito conotruncal mais comum, mas não o único.
- Após ver um DSV com mau alinhamento, o próximo objetivo importante é identificar a localização, origem, tamanho e fluxo de sangue das artérias pulmonares.
- TOF apresenta várias anomalias cardíacas associadas clinicamente importantes.

31. RESPOSTA: D. Definição: transposição é definida como a conexão da aorta ao ventrículo direito e à artéria pulmonar ao ventrículo esquerdo. Existe concordância átrio ventricular, mas discordância ventrículo arterial. A transposição ocorre em aproximadamente 4-8% das crianças nascidas com defeitos cardíacos congênitos. "D-transposição" é um termo que se refere ao jeito de como o septo conotruncal sofre rotação no útero ("D" para dextro) e tem sido comumente aplicado a esta entidade. Transposição também ocorre em crianças com outras formas complexas de doença cardíaca congênita.

Anatomia: Na transposição, a aorta se origina do ventrículo direito, normalmente em uma posição que é anterior e a direita da válvula pulmonar. As duas grandes artérias causam, paralelamente uma a outra, um arranjo distintamente diferente da artéria pulmonar normal **atravessando** a raíz aórtica. Ecocardiograficamente, a grande artéria posterior, que é a artéria pulmonar, será vista tomando um curso imediatamente posterior, típico das artérias pulmonares.

32. RESPOSTA: C. DSV é comum e presente em aproximadamente 40 a 45% dos casos de D-TGA. Existem basicamente duas formas de transposição: Figura 26-17A com septo ventricular intacto e Figura 26-17B com DSV (usualmente perimembranoso).

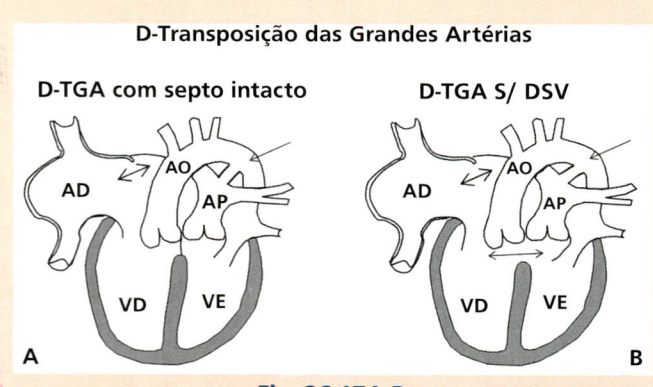

Fig. 26-17A-B

Aproximadamente metade dos corações com TGA não apresentam outra anomalia, exceto um forame oval patente ou um ducto arterioso patente (DAP). Obstrução do TSVE está presente em 5 e 10% dos casos de D-TGA com um septo ventricular intacto e D-TGA com DSV, respectivamente. A anatomia coronariana é normal em aproximadamente 2/3 dos casos de D-TGA. Anormalidades coronarianas comuns são a circunflexa da artéria coronária direita, artéria coronária única ou arrumação invertida das artérias coronárias (listados em frequência decrescente).

Outros defeitos associados:
- DSA.
- Estenose pulmonar – subvalvar, valvar.
- DAP.
- Coarctação da aorta.

33. RESPOSTA: A. Na D-transposição, o sangue dessaturado retornando ao ventrículo direito entra na aorta e retorna à circulação sistêmica (circulação "paralela"). Isto causa dessaturação sistêmica severa (cianose). De uma forma similar, sangue venoso pulmonar completamente saturado retorna ao átrio esquerdo, entra no ventrículo esquerdo e depois na artéria pulmonar. Este sangue oxigenado, então, retorna aos pulmões onde saturação adicional com oxigênio não pode ocorrer. É importante lembrar que sangue dessaturado necessita voltar da circulação sistêmica para dentro da circulação pulmonar, a fim de se tornar oxigenado. Ao mesmo tempo, sangue oxigenado necessita entrar na circulação sistêmica para fornecer oxigênio ao corpo. Sem a mistura intracardíaca do sangue sistêmico ou sangue venoso pulmonar, esta fisiologia resulta em hipóxia fatal. Sobrevivência nas crianças com transposição depende da presença de *shunt*s intracardíacos (DSA, DSV) ou extracardíacos (DAP), que permitem a mistura do sangue venoso sistêmico com o sangue venoso pulmonar. O nível de saturação arterial de oxigênio é influenciado primariamente pela relação de fluxo sanguíneo pulmonar-sistêmico. Esta relação, por sua vez, depende do tamanho adequado dos locais de *shunt* anatômico, gradiente de pressão local e resistência vascular em cada uma das circulações. Na presença de um amplo local de *shunt*, *shunt* a nível atrial é afetado pelo menos para fora de três locais de *shunt* pela resistência vascular nas circulações sistêmica e pulmonar. O gradiente de pressão entre os dois átrios será mínimo, se existir, enquanto isso não é real para locais de *shunt* em DSV ou DAP. Em resumo, decorrente das opções, um *shunt* a nível atrial é a melhor origem para *shunt* intracardíaco na D-TGA, tanto teoricamente como na prática clínica. É muito importante avaliar o tamanho adequado de qualquer comunicação septal atrial. No caso de uma comunicação septal atrial restritiva, a criança pode necessitar de septostomia atrial por balão de emergência para estabelecer uma área de mistura adequada e, assim, com saturação adequada. O Vídeo 26-2C mostra uma septostomia por balão realizada para uma comunicação septal atrial restrita. Após a septostomia por balão, DSA adequado é visto sem nenhuma aceleração do fluxo (Vídeo 26-2D).

PONTOS-CHAVE
- Transposição das grandes artérias produz produnda cianose precoce.
- A grande artéria posterior é a artéria pulmonar e cursa posteriormente a sua origem.
- DSV é uma anomalia associada comum.
- Áreas potenciais para mistura em níveis atrial, ductal e ventricular são importantes para sobrevivência pré-operatória e necessita ser identificada.

34. RESPOSTA: B. Este paciente tem anomalia de Ebstein da válvula tricúspide. A dessaturação resulta primariamente de um *shunt* direita-esquerda ao nível atrial. As imagens do vídeo estabelecem o diagnóstico, embora eles não mostrem especificamente este fenômeno (Fig. 26-18 e Vídeo 26-3C).

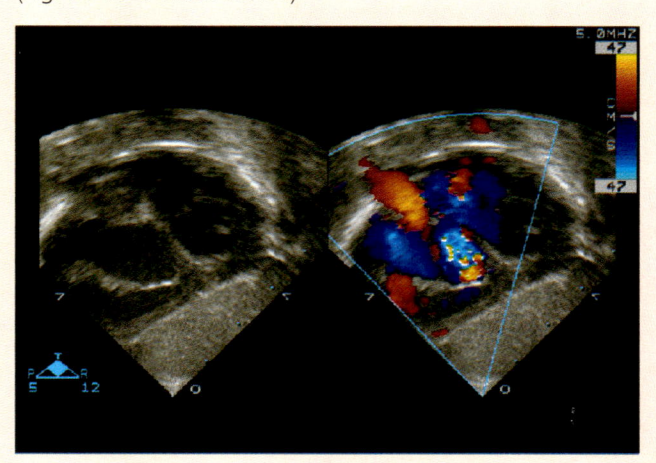

Fig. 26-18

Shunt direita-esquerda é frequentemente um pouco decepcionante na imagem ao eco do septo atrial – primeiramente porque o usuário não está acostumado a ver um padrão de fluxo colorido em azul desta área. O *shunt* direita-esquerda é um resultado de muitos fatores, incluindo uma pressão atrial direita maior do que do átrio esquerdo e resistência pulmonar total elevada. Isto é causado por vários fatores incluindo enchimento ventricular direito anormal pelos folhetos redundantes da válvula tricúspide e insuficiência valvar tricúspide. Além do mais, enchimento ventricular direito pode estar impedido por um padrão de contração normal da porção atrializada do ventrículo direito. Durante a sístole atrial, o sangue flui do átrio direito verdadeiro para a porção atrializada do ventrículo direito (a porção atrializada do ventrículo direito não contrai com o átrio). Entretanto, durante a sístole ventricular, muito do sangue presente no ventrículo direito atrializado é empurrado para trás, dentro do átrio direito verdadeiro, em vez de passar para frente no ventrículo direito verdadeiro. Isto resulta em fluxo anterógrado efetivo reduzido ao lado direito do coração.

As malformações arteriovenosas pulmonares e hipertensão pulmonar não são normalmente vistas na anormalidade de Ebstein. Tipicamente, *shunt* atrial direta-esquerda (e hipoxemia) estarão presentes no recém-nascido. Isto resolve e o *shunt* esquerda-direita pode surgir como aumento da complacência ventricular direita e diminuição da resistência pulmonar. Em 10 anos, a complacência ventricular direita pode começar a reduzir e a regurgitação tricúspide pode aumentar, resultando em um recomeço do *shunt* atrial direita-esquerda.

35. RESPOSTA: A. Todas as opções podem ser consideradas características vistas na anomalia de Ebstein. De tempos em tempos, os clínicos podem encontrar anormalidades da válvula tricúspide, as quais tem aparência da anomalia de Ebstein. Um critério proposto para fazer a distinção entre Ebstein e válvulas "Ebstenoides" tem sido a medida do desposicionamneto apical do folheto septal > 8 mm/m². ASC como medido junto ao septo do ponto de inserção do anel valvar mitral para ser diagnóstico da anomalia de Ebstein.

Outros achados ecocardiográficos são:

Modo M:
- Movimento paradoxal do septo ventricular.
- Fechamento atrasado dos folhetos da válvula tricúspide mais do que 65 milissegundos após o fechamento da válvula mitral.

Bidimensional:
- Encurtamento do folheto posterior.
- Morfologia anormal do folheto valvar tricúspide.
- DSA.
- Átrio direito dilatado.
- Anel valvar tricúspide dilatado.
- Ventrículo direito dilatado.
- Anormalidade cardíaca esquerda em 25% dos casos.

Estudos de Doppler:
- Graus variáveis de regurgitação tricúspide.
- Graus variáveis de estenose tricúspide.
- *Shunt* direita-esquerda/bidirecional a nível atrial.

Interessantemente, esse é o folheto anterior da válvula tricúspide, que pode ser a porção mais importante para imagear. Este relativo grau de envolvimento, encurtamento e mobilidade do folheto anterior, irá determinar a adequação para reparo *versus* substituição na cirurgia.

36. RESPOSTA: E. Uma comunicação interatrial (DSA/FOP) está quase sempre presente em pacientes com anomalia de Ebstein. Uma via de condução acessória é vista em aproximadamente 25% dos casos. Estenose pulmonar e DSV estão presentes ocasionalmente, mas não tão frequente com DSA/FOP. A presença de uma veia cava superior esquerda não está associado a anomalia de Ebstein.

PONTOS-CHAVE

- A anomalia de Ebstein é uma anomalia rara da válvula tricúspide produzida por desposicionamento apical significativo dos folhetos septal e posterior da válvula tricúspide.
- Um DSA está associado a cianose na anomalia de Ebstein devido a um *shunt* atrial direita-esquerda.
- O deposicionamento do folheto septal tricúspide faz o diagnóstico, mas o folheto anterior deve ser estudado para reparo cirúrgico.

37. RESPOSTA: D. Este recém-nascido tem atresia tricúspide. A presença de uma ecodensidade linear imperfurada na localização da válvula tricúspide normal confirma o diagnóstico de atresia tricúspide. Atresia tricúspide é dividida em três categorias: Tipo I – com grandes artérias normalmente relacionadas (75% dos casos); Tipo II – D-transposição das grandes artérias (20-25%) e Tipo III – é a doença mais complexa com L-transposição ou grandes artérias mal posicionadas (incomum, 3%). Subclassificação adicional dos Tipos I e II são descritas na Tabela 26-1.

TABELA 26-1 Tipos de atresia tricúspide

Tipo I	Normalmente relacionado às grandes artérias
	a. Septo ventricular intacto com atresia pulmonar
	b. DSV pequeno e estenose pulmonar
	c. DSV grande sem estenose pulmonar
Tipo II	Transposição das grandes artérias
	a. DSV intacto com atresia aórtica
	b. DSV pequeno com estenose aórtica e/ou coarctação
	c. DSV grande sem estenose aórtica ou coarctação

Não esqueça a simples regra no desenvolvimento cardíaco! Quando a estenose ou atresia ocorre em um nível (neste caso, ao nível da válvula tricúspide), obstrução ou hipoplasia está frequentemente presente a jusante ou no local onde o sangue deveria ter fluido normalmente. No tipo I, o tamanho do DSV irá determinar o desenvolvimento da porção de saída do ventrículo direito, válvula pulmonar e artéria pulmonar. Similarmente, no tipo II o tamanho do DSV irá determinar o desenvolvimento da válvula aórtica e tamanho da aorta, assim como problemas a jusante assim como coarctação.

Na atresia tricúspide, existirá, obrigatoriamente, *shunt* direita-esquerda a nível atrial. Coarctação da aorta é a anormalidade cardíaca associada mais significante e ocorre em aproximadamente 8% dos pacientes com atresia tricúspide. Anomalias coronarianas são raras nesta lesão e geralmente não são clinicamente significativas.

38. RESPOSTA: D. Na atresia valvar tricúspide, o sangue flui dentro do átrio direito e deve retornar através do DSA. Esta lesão frequentemente não é dependente de um ducto arterioso para sobrevivência, embora isto possa ser verdadeiro em alguns casos. Dependência ductal é mais frequentemente vista em estenose de saída ou atresia, e não em atresia de entrada. Como visto na questão anterior, a posição da grande artéria é de grande importância clinicamente, pois as estruturas a jusante são afetadas, que pode grandemente alterar a apresentação clínica da obstrução do coração direito a obstrução aórtica. Não existe regurgitação tricúspide nesta lesão, portanto, as técnicas do Doppler não serão aplicadas aqui. Os ramos pulmonares são geralmente de tamanho normal ou hipoplásico. O último é particularmente verdadeiro com atresia tricúspide e grandes artérias normalmente relacionadas a significante restrição ao nível do DSV.

PONTOS-CHAVE

- Atresia tricúspide existe em duas formas básicas, grandes arterias normalmente relacionadas a transposição.
- Identificação do caminho onde o fluxo de sangue é crucial no estabelecimento do estado clínico.
- Um DSA é necessário para o retorno do sangue ao átrio direito e o fluxo será sempre da direita para esquerda.

39. RESPOSTA: D. O ecocardiograma mostra um RVPAT do tipo supracardíaco. No RVPAT supracardíaco, a confluência venosa pulmonar drena para o coração por meio de uma via ascendente a veia inonimada de VCS e depois ao átrio direito. Esta é a forma mais comumente vista, em 35-50% dos casos. Em aproximadamente 20% dos casos, a confluência drena diretamente ao seio coronário ou as veias se conectam diretamente ao átrio direito (tipo cardíaco). Em aproximadamente 20%, a confluência drena por meio de uma veia descendente, abaixo do diafragma, para a veia porta, veia hepática, veia cava inferior ou ducto venoso (tipo infracardíaco). Um tipo misto de RVPAR também pode ser visto e é uma combinação das outras formas. O tipo misto corresponde a aproximadamente 10% dos casos de RVPAT. Obstrução do retorno venoso é virtualmente sempre presente quando o retorno venoso pulmonar é abaixo do diafragma ou infracardíaco. No tipo suprcardíaco, alguma forma de obstrução está presente em 50% dos casos, mas é frequentemente leve. A obstrução é raramente vista no tipo cardíaco do RVPAT. Em todas as formas de RVPAT, alguma forma de comunicação atrial está quase sempre presente. Cianose profunda não é usual em qualquer idade. Algumas formas de RVPAT podem permanecer indetectáveis até um fase tardia da vida, embora seja incomum.

40. RESPOSTA: B. RVPAT é doença cardíaca congênita cianótica com sobrecarga de volume do lado direito. O átrio direito irá receber retorno sistêmico, assim como retorno venoso pulmonar. Isto resulta em dilatação do átrio direito e ventrículo direito, assim como das artérias pulmonares. Isto é verdadeiro para todos os tipos de RVPAT. No RVPAT obstruído, o desenvolvimento da hipertensão pulmonar pode também levar a hipertrofia ventricular direita. Do contrário, estruturas do lado esquerdo, átrio esquerdo e/ou ventrículo esquerdo são frequentemente menores em tamanho. Também lembre que uma parte do átrio esquerdo é formada pela absorção das veias pulmonares, o que não acontece no RVPAT, resultando em um átrio esquerdo menor. O septo atrial e ventricular abaula para dentro do lado esquerdo decorrente da sobrecarga de volume e/ou pressão do lado direito. Doppler, particularmente Doppler de fluxo colorido, é bastante útil para eatabelecer a conexão das veias pulmonares em corações normais, assim como em casos de RVPAT.

41. RESPOSTA: C. O cenário apresentado aqui é típico de um caso de RVPAT. A primeira coisa que necessita ocorrer é um índice de suspeição. No caso de um pequeno coração esquerdo ou grande coração direito ou ambos, RVPAT deve ser suspeitado. Quando este está combinado com *shunt* atrial direita para esquerda, uma suspeição bastante forte para esta entidade deve estar presente. A próxima fase para a avaliação ecocardiográfica envolve uma procura do sistema venoso sistêmico para fontes de fluxo anormal. Estes incluem o sistema cava superior, veia inonimada, o seio coronário, o fígado e as veias hepáticas e o átrio direito. A interrogação do Doppler de fluxo colorido dos fluxos nestas áreas é essencial na identificação das veias anormais. Frequentemente o fluxo anormal irá produzir fluxo muito turbulento em algumas dessas áreas assim como amplas estruturas venosas incomuns. Um exemplo de RVPAT infra-diafragmático é mostrado nos Vídeos 26-5B e C com um sinal de fluxo incomum, obstruído no fígado e nas veias hepáticas, que eventualmente drena na VCI. Interrogação por Doppler espectral também é importante caso se suspeite da obstrução pelo exame de fluxo colorido.

PONTOS-CHAVE

- Retorno venoso pulmonar anômalo total drena para as veias sistêmicas, que deve ser o ponto de foco do exame por eco.
- Existem vários tipos diferentes de RVPAT.
- RVPAT pode ser obstruído antes de retornar ao coração.
- O fluxo do *shunt* ao nível atrial será direita-esquerda.

LEITURAS SUGERIDAS

Allen HD, Driscoll JD, Shaddy RE, Feltes TF (eds). *Moss & Adam's Heart Disease in Infants, Children, and Adolescents: Including the Fetus and Young Adult.* 7th ed. Philadelphia: Lippincott Williams & Wilkins, 2008.

Anderson RH, Weinberg PM. The clinical anatomy of tetralogy of Fallot. *Cardiol Young.* 2005;15:38-47.

Attenhofer Jost CH, Connolly HM, Dearani JA et al. Ebstein's anomaly. *Circulation.* 2007;115:277-285.

Castaneda-Zuniga W, Nath HP, Moller JH et al. Left-sided anomalies in Ebstein's malformation of the tricuspid valve. *Pediatr Cardiol.* 1982;3:181-185.

Need LR, Powell AJ, del Nido P et al. Coronary echocardiography in tetralogy of fallot: diagnostic accuracy, resource utilization and surgical implications over 13 years. *J Am Coll Cardiol.* 2000;36:1371-1377.

Paranon S, Acar P Ebstein's anomaly of the tricuspid valve: from fetus to adult: congenital heart disease. *Heart.* 2008;94:237-243.

Park MK. *Pediatric Cardiology for Practitioners.* 5th ed. Philadephia: Mosby, 2008.

Sommer RJ, Hijazi ZM, Rhodes JF. Pathophysiology of congenital heart disease in the adult: part III: complex congenital heart disease. *Circulation.* 2008;117:1340-1350.

Stewart RD, Backer CL, Young L et al. Tetralogy of Fallot: results of a pulmonary valve-sparing strategy. *Ann Thorac Surg.* 2005;80:1431-1438; discussion 1438-1439.

Warns CA. Transposition of the great arteries. *Circulation.* 2006;114:2699-2709.

CAPÍTULO 27

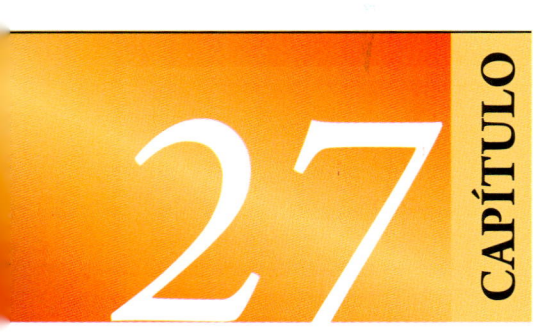

Doença Cardíaca Congênita Acianótica

Benjamin W. Eidem

1. Qual plano de varredura ecocardiográfico é melhor para definir um defeito septal atrial (DSA) secundário?
   A. Projeção de eixo longo supraesternal.
   B. Projeção de eixo longo paraesternal.
   C. Projeção de eixo curto paraesternal.
   D. Projeção subcostal 4 câmaras.
   E. Projeção apical 4 câmaras.

2. Qual dos tópicos a seguir é a lesão anatômica associada mais comum encontrada com o DSA tipo seio venoso?
   A. Conexão venosa pulmonar direita anômala.
   B. Defeito septal ventricular (DSV) de entrada.
   C. Válvula aórtica bicúspide (VA).
   D. Veia cava superior esquerda persistente.
   E. Coarctação da aorta.

3. Qual dos seguintes defeitos cardíacos congênitos associados é o mais comum em pacientes com síndrome de Down e um defeito septal atrioventricular (DSAV)?
   A. Coarctação da aorta.
   B. Conexão venosa pulmonar anômala total.
   C. Estenose da VA.
   D. Tetralogia de Fallot.
   E. Hipoplasia ventricular esquerda (VE).

4. Qual dos seguintes achados anatômicos é o mais comum em um DSAV completo?
   A. Uma fenda no folheto posterior da mitral componente da VA.
   B. Rotação medial dos músculos papilares VE.
   C. Relação entre distância de entrada e saída VE > 1,0.
   D. Trato de saída VE (TSVE) está "rachado" anteriormente.
   E. Anexos das válvulas atrioventriculares esquerda e direita estão presentes em diferentes níveis.

5. A melhor projeção ecocardiográfica para delinear um DSV subpulmonar (supracristal) é:
   A. Projeção paraesternal de eixo longo.
   B. Projeção apical 4 câmaras.
   C. Projeção supraesternal de eixo longo.
   D. Projeção paraesternal de eixo curto.
   E. Projeção apical 5 câmaras.

6. Qual dos tópicos a seguir é a lesão adquirida mais característica resultante de um DSV subpulmonar (supracrital)?
   A. Insuficiência aórtica.
   B. Obstrução do TSVE.
   C. Obstrução do trato de saída ventricular direito (VD).
   D. Estenose valvar pulmonar.
   E. Estenose VA.

7. Qual dos efeitos fisiológicos a seguir é o mais característico de um amplo DSV?
   A. Sobrecarga de volume VD.
   B. Pressão arterial pulmonar baixa.
   C. Pressões iguais entre VD e VE.
   D. Fluxo sanguíneo sistêmico aumentado.
   E. Fluxo sanguíneo pulmonar reduzido.

8. O tipo anatômico mais comum da estenose subaórtica é:
A. Tipo tunel.
B. Membrana discreta.
C. Hipertrofia septal assimétrica.
D. Movimento sistólico anterior da válvula mitral.
E. Inserção cordal mitral anômala dentro do TSVE.

9. Um neonato com estenose valvar pulmonar tem uma velocidade de pico ao Doppler pelo Doppler de onda contínua de 4,1 m/s. O gradiente instantâneo de pico estimado pelo Doppler é:
A. 67 mmHg.
B. 77 mmHg.
C. 72 mmHg.
D. 50 mmHg.
E. Não pode ser calculado.

10. A anormalidade cardíaca associada mais comum em um paciente com coarctação da aorta é:
A. VE bicúspide.
B. DSV.
C. DSA.
D. Estenose valvar pulmonar.
E. Anomalia arterial coronariana.

11. Em pacientes com coarctação da aorta, a pressão arterial sistêmica começa a ser significativamente afetada quando o lumen aórtico global é estreitado em:
A. 20%.
B. 30%.
C. 50%.
D. 75%.
E. 90%.

12. O tipo mais comum de DSV que é associado a coarctação da aorta é:
A. Muscular apical.
B. Mau alinhamento anterior.
C. Perimembranoso.
D. De entrada.
E. Subpulmonar (supracristal).

13. O fenômeno Doppler frequentemente visto em pacientes com estenose aórtica supravalvar tem sido demonstrado como um jato pós-estenótico de alta velocidade que abraça a parede aórtica e preferencialmente transfere energia cinética para a artéria inonimada direita. Qual dos seguintes tópicos melhor descreve esses achados ao Doppler?
A. Efeito Coanda.
B. Lei de Ohm.
C. Equação de continuidade.
D. Lei de Poiseuille.
E. Equação de Bernoulli.

14. Interrupção do arco aórtico é mais comum em qual Síndrome?
A. DiGeorge.
B. Down.
C. Turner.
D. Alagille.
E. Holt-Oram.

15. A interrupção do arco aórtico tipo A ocorre:
A. Entre as artérias inonimada direita e carótida comum esquerda.
B. Proximal a artéria inonimada direita.
C. Entre as artérias carótida comum esquerda e subclávia esquerda.
D. Distal à artéria subclávia esquerda.
E. Imediatamente distal à junção sinotubular na aorta ascendente.

16. Um ecocardiograma é obtido em um bebê com 3 meses com um alto sopro cardíaco. A varredura paraesternal em eixo curto na Figura 27-1 é obtida. Qual dos seguintes tópicos melhor descreve o defeito cardíaco?

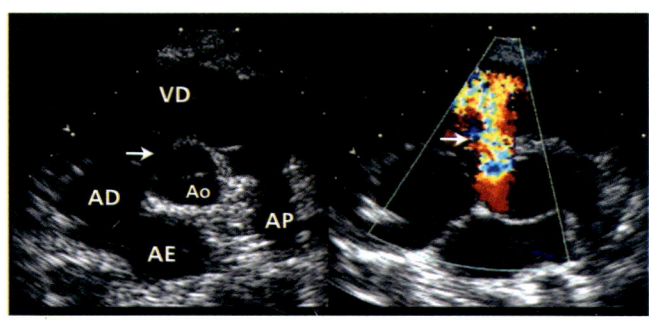

Fig. 27-1

A. Amplo DSV membranoso.
B. Amplo DSV muscular.
C. Aneurisma de seio de Valsalva roto.
D. Estenose valvar pulmonar.
E. Insuficiência VA severa.

17. Um ecocardiograma é obtido após fechamento intervencionista por dispositivo de um DSV (Fig. 27-1). Qual tipo anatômico do DSV foi fechado com este procedimento?

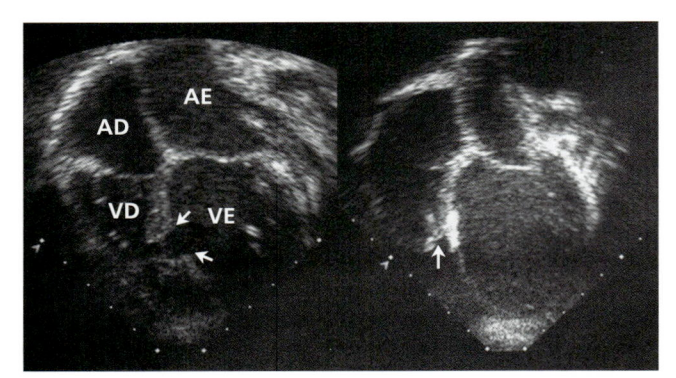

Fig. 27-2

A. DSV membranoso.
B. DSV de entrada.
C. DSV subpulmonar (supracristal).
D. DSV trabecular muscular.
E. DSV por mal alinhamento anterior.

18. Qual tipo anatômico de DSV está demonstrado na imagem de eixo curto paraesternal na Figura 27-3?

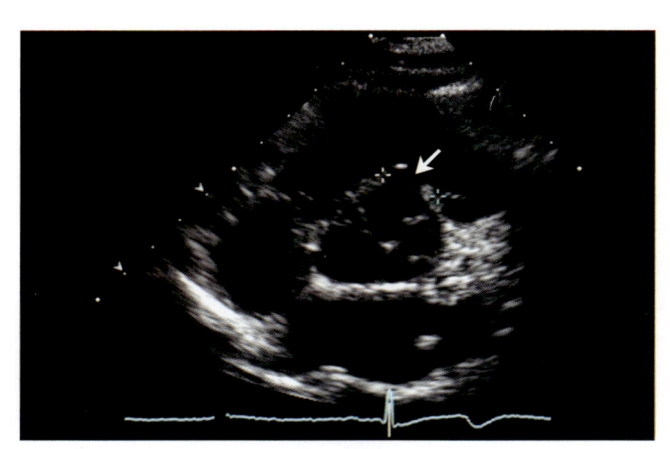

Fig. 27-3

A. DSV membranoso.
B. DSV de entrada.
C. DSV subpulmonar (supracristal).
D. DSV trabecular muscular.
E. DSV por mau alinhamento anterior.

19. Um bebê de 1 mês é submetido a um ecocardiograma por um sopro cardíaco. Qual gradiente pressórico de pico entre a aorta e a artéria pulmonar é previsto pelo traçado de Doppler na Figura 27-4?

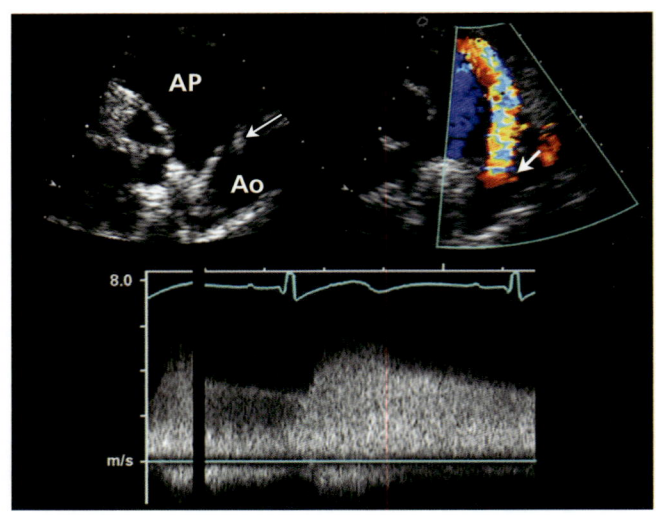

Fig. 27-4

A. 16 mmHg.
B. 36 mmHg.
C. 48 mmHg.
D. 64 mmHg.
E. O gradiente de pico entre a aorta e a artéria pulmonar não pode ser calculado.

20. Um bebê de 2 dias de vida é submetido a um ecocardiograma por desconforto respiratório. Qual lesão anatômica e fisiologia hemodinâmica são demonstradas na Figura 27-5?

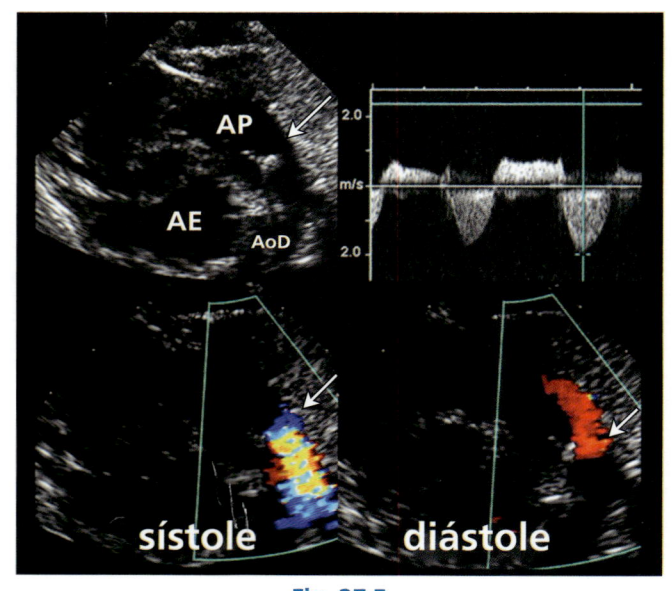

Fig. 27-5

A. Ducto arterioso patente (DAP) com *shunt* esclusivo esquerda-direita.
B. Janela aortopulmonar com *shunt* bidirecional.
C. Coarctação da aorta severa com *shunt* exclusivo direita-esquerda através do ducto arterioso.
D. DAP com *shunt* bidirecional.
E. Vaso aortopulmonar colateral com *shunt* exclusivo direita-esquerda.

21. A imagem paraesternal em eixo longo na Figura 27-6 é obtido de uma criança de 12 anos de idade com um sopro cardíaco de início recente. Qual dos seguintes diagnósticos cardíacos melhor descreve esta imagem?

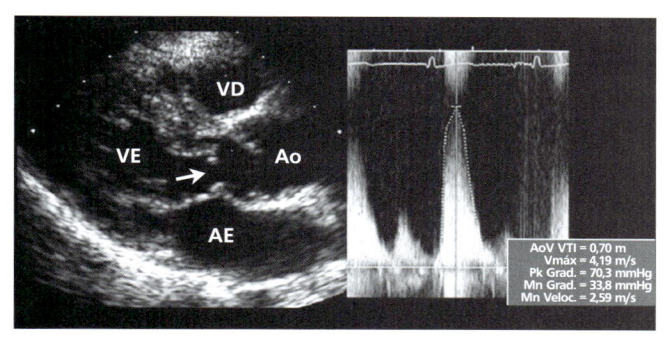

Fig. 27-6

A. Estenose VA severa.
B. Membrana subaórtica com estenose moderada.
C. Movimento sistólico anterior da válvula mitral com estenose leve.
D. Rabdomioma cardíaco no TSVE com obstrução moderada.
E. Inserção cordal anômala da válvula mitral com obstrução severa do TSVE.

22. Uma criança de 2 anos com síndrome de Down se apresenta para avaliação cardíaca. As imagens ecocardiográficas na Figura 27-7 são obtidas. Qual defeito cardíaco é melhor demonstrado pelo Doppler colorido (seta)?
A. DSA *primum*.
B. DSV de entrada.
C. DSA tipo seio venoso.
D. Veia cava superior esquerda persistente para seio coronariano dilatado.
E. DSV por mau alinhamento da saída.

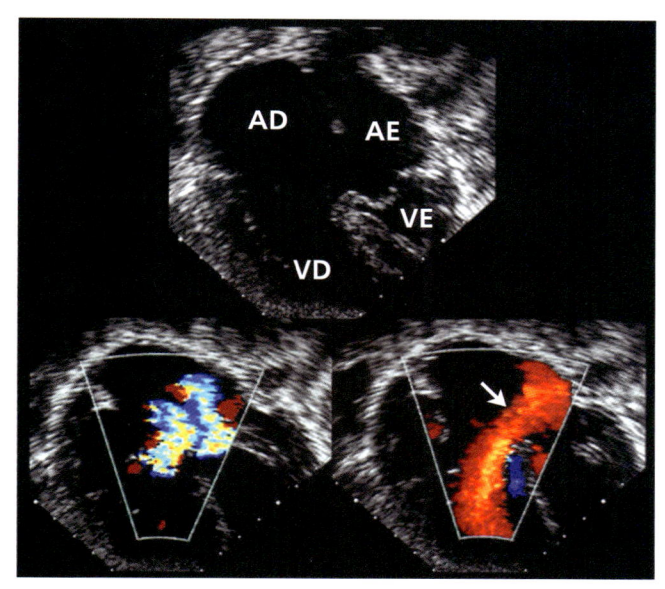

Fig. 27-7

23. Uma menina de 6 anos previamente hígida se apresenta por causa de um episódio recente de síncope com exercício. As imagens supraesternais na Figura 27-8 são obtidas. Qual dos itens a seguir melhor descreve seu diagnóstico cardíaco?

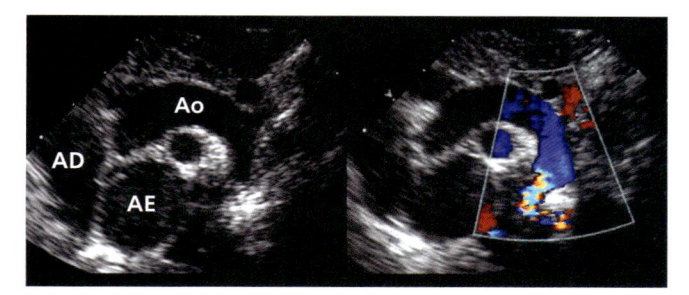

Fig. 27-8

A. Estenose de artéria pulmonar esquerda.
B. DAP.
C. Coarctação da aorta.
D. Interrupção do arco aórtico.
E. Transposição das grandes artérias.

24. O padrão de Doppler na Figura 27-9, na aorta abdominal, é mais compatível com:

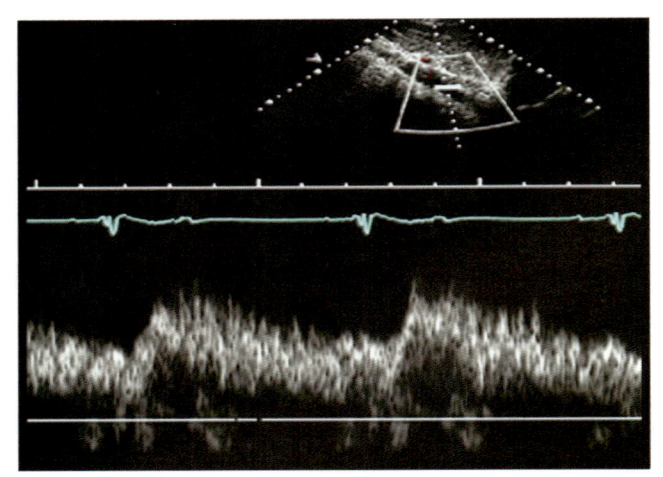

Fig. 27-9

A. Insuficiência aórtica severa.
B. DAP amplo.
C. Padrão de fluxo aórtico normal.
D. Coarctação da aorta.
E. Estenose de artéria renal.

25. Um pré-adolescente de 15 anos se apresenta para avaliação em virtude da presença de sopro cardíaco na ausculta. As imagens ecocardiográficas na Figura 27-10 são mais compatíveis com qual dos seguintes diagnósticos?
A. Estenose valvar pulmonar.

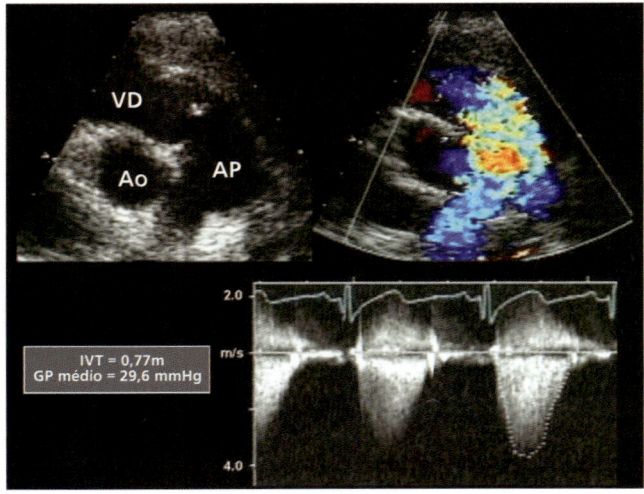

Fig. 27-10

B. Estenose de artéria pulmonar esquerda.
C. Obstrução dinâmica infundibular ventricular direita (VD).
D. Tetralogia de Fallot com válvula pulmonar ausente.
E. VD com dupla câmara.

CASO 1

Um neonato se apresenta para avaliação secundariamente a um novo sopro cardíaco audível na visita rotineira ao seu pediatra com 2 semanas de vida. Um ecocardiograma foi realizado e as imagens na Figura 27-11 foram obtidas.

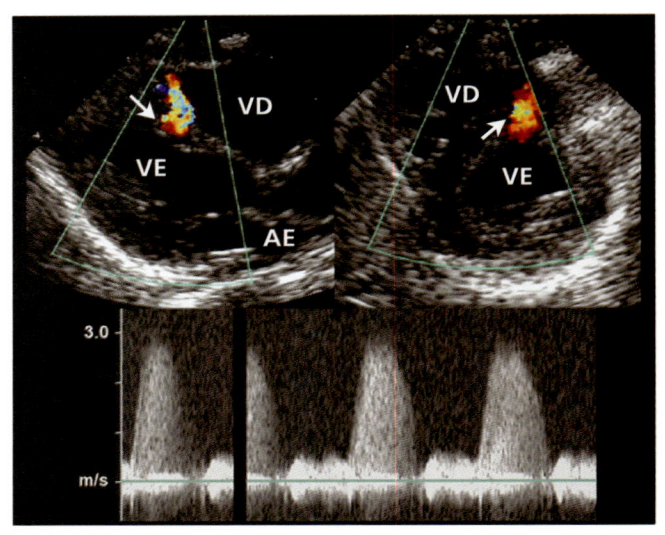

Fig. 27-11

26. Qual dos seguintes diagnósticos são mais compatíveis com essas imagens?
A. DSV anterior muscular pequeno com *shunt* esquerda-direita.
B. DSV posterior de entrada pequeno com *shunt* esquerda-direita.
C. DSV muscular não restritivo amplo com *shunt* bidirecional.
D. DSVs múltiplos tipo "queijo suíço" com *shunt* direita-esquerda.
E. DSV de saída pequeno com *shunt* esquerda-direita.

27. Qual é o gradiente pressórico de pico entre VE e VD com base na velocidade de Doppler mostrada?
A. 16 mmHg.
B. 36 mmHg.
C. 64 mmHg.
D. 100 mmHg.
E. O gradiente pressórico de pico não pode ser calculado.

28. Qual é a probabilidade de fechamento espontâneo deste defeito durante a infância?
    A. 5-10%.
    B. 20-30%.
    C. 40-50%.
    D. 60-70%.
    E. 80-90%.

CASO 2

Um menino de 7 anos se apresenta ao seu consultório com intolerância ao exercício. Você percebe um sopro sistólico de ejeção de 3/6 na borda esternal esquerda alta com uma segunda bulha amplamente desdobrada e um ronco mediodiastólico suave. A imagem ecocardiográfica na Figura 27-12 é obtida.

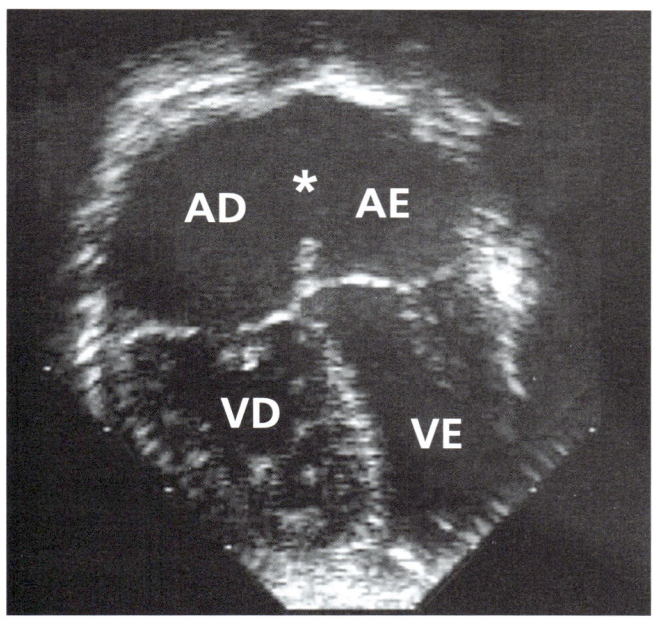

Fig. 27-12

29. Qual dos seguintes diagnósticos está correto?
    A. DSA *primum*.
    B. DSA *secundum*.
    C. DSA tipo seio venoso.
    D. DSA tipo seio coronário.
    E. Aneurisma septal atrial.

30. A direção em que o sangue flui através de um DSA está primariamente relacionada a qual dos seguintes fatores anatômicos ou hemodinâmicos?
    A. Complacência relativa dos ventrículos.
    B. Resistência vascular pulmonar.
    C. Resistência vascular sistêmica.
    D. Pressão atrial relativa.
    E. Tamanho e morfologia do DSA.

31. A família está interessada em reparar este defeito, mas não quer que ele seja submetido a um reparo cirúrgico. Na sua discussão com a família, qual dos seguintes defeitos você diria que pode ser realizado para fechamento intervencional com dispositivo?
    A. DSA *primum*.
    B. DSA *secundum*.
    C. DSA do tipo seio venoso.
    D. Dsa do tipo seio coronário.
    E. DSAV.

CASO 3

Um bebê de 3 semanas de vida se apresenta ao Departamento de Emergência com taquipneia e um sopro cardíaco. Essas imagens ecocardiográficas na Figura 27-13A e Vídeos 27-1A-C foram obtidas.

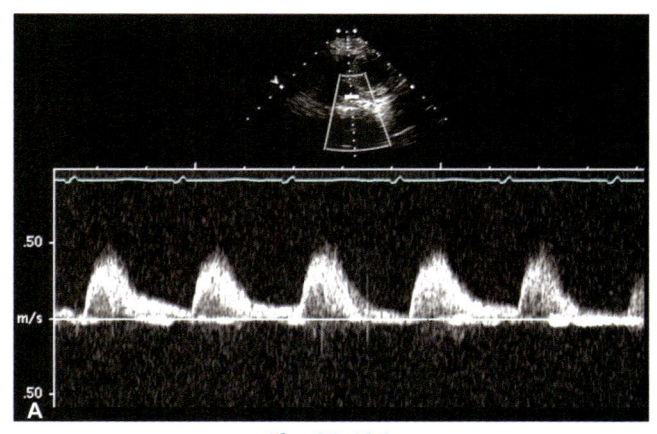

Fig. 27-13A

32. Qual é o diagnóstico mais provável?
    A. Coarctação da aorta.
    B. Interrupção do arco aórtico tipo A.
    C. Estenose aórtica supravalvar.
    D. Estenose aórtica valvar.
    D. Estenose subaórtica.

33. Após o ecocardiograma ser completado, o residente de sobreaviso realiza medidas da pressão arterial nos quatro membros. Os achados são descritos a seguir:
    Perna direita: 40/25 mmHg.
    Perna esquerda: 42/22 mmHg.
    Braço direito: 48/27 mmHg.
    Braço esquerdo: 72/35 mmHg.

Qual dos diagnósticos a seguir é o mais provável?
A. Interrupção do arco aórtico com DAP restritivo.
B. Coarctação da aorta com DSV.
C. Coarctação da aorta com artéria subclávia direita aberrante.
D. *Truncus arteriosus* com estenose ostial da artéria pulmonar.
E. Arco aórtico normal com estenose da artéria subclávia esquerda.

34. Qual das seguintes afirmativas sobre coarctação da aorta está correta?
A. Ela é causada pela formação de uma saliência de tecido espessado da média da parede aórtica.
B. O sítio mais comum de coarctação é em oposição a inserção ductal.
C. Envolvimento da artéria subclávia esquerda é bastante comum.
D. Ela comumente se apresenta no período neonatal com hipertensão sistêmica e hipertrofia VE.
E. Raramente está associado a outras anomalias cardíacas congênitas.

35. O paciente descrito acima é submetido a um ecocardiograma de acompanhamento após início de PGE. O perfil de Doppler na Figura 27-13B é obtido. Qual é a explicação mais provável?

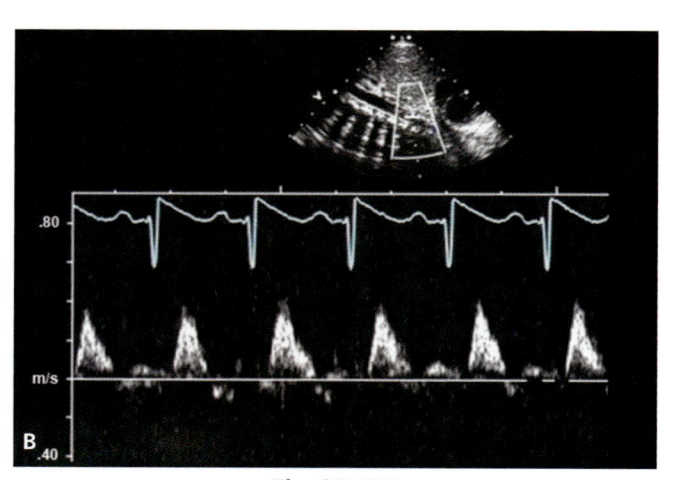

Fig. 27-13B

A. Insuficiência aórtica significativa está presente.
B. DAP está aberto agora.
C. O débito cardíaco está extremamente baixo.
D. Hipertensão pulmonar está presente.
E. Um trombo está presente na aorta descendente.

CASO 4

Uma mulher com 27 anos se apresenta com 20 semanas de gestação apresentando palpitação e um sopro cardíaco. As imagens ecocardiográficas nos Vídeos 27-2A-C são obtidas.

36. Qual é o diagnóstico cardíaco subjacente?
A. DSAV completo com um amplo DSA *primum* e um amplo DSV de entrada.
B. Amplo DSA tipo *secundum*.
C. Amplo DSA tipo *primum*.
D. Amplo DSA tipo seio venoso.
E. Amplo DSA por mau alinhamento de saída.

37. A imagem da válvula atrioventricular esquerda no Vídeo 27-2 D é obtida. Qual anormalidade está demonstrada?
A. Válvula mitral com duplo orifício.
B. Arcada mitral.
C. Fenda de válvula mitral.
D. Prolapso valvar mitral.
E. Anatomia valvar mitral normal.

38. O filho desta mulher nasceu a termo. As imagens no Vídeo 27-2E e F foram obtidas logo depois do parto. Qual é a anormalidade cardíaca demonstrada neste recém-nascido?
A. DSAV completo.
B. DSA tipo seio venoso.
C. DSA tipo *secundum*.
D. Tetralogia de Fallot.
E. Amplo DSV muscular de saída.

CASO 5

Um garoto de 6 anos se apresenta a você para avaliação de um sopro cardíaco. Sua mãe diz que ele tem esse sopro "por toda sua vida", mas foi considerado como funcional. O paciente não se queixa de nenhum sintoma, porém ele não é muito ativo. O único esporte que parece se interessar é o basquete, mas ele é muito baixo. Quando você pergunta sobre a história familiar, eles mencionam que tem um tio paterno, avô e bisavô que tinham um "músculo cardíaco muito fino". No exame, você nota baixa estatura, uma face triangular, uma deformidade torácica óbvia, um pescoço alado, uma elevação VD e um sopro sistólico de ejeção curto e suave na borda esternal esquerda alta sem um clique. Ele tem pulsos distais normais.

39. Qual é o achado demonstrado na ecocardiografia (Vídeos 27-3A-E)?
   A. VA bicúspide com coarctação da aorta.
   B. Estenose aórtica supravalvar discreta.
   C. Válvula pulmonar espessada com anel hipoplásico.
   D. Estenose severa de um ramo da artéria pulmonar.
   E. Amplo DAP.

40. Qual dos itens a seguir é a anormalidade cardíaca mais esperada na síndrome de Noonan:
   A. Estenose valvar pulmonar.
   B. Cardiomiopatia dilatada.
   C. Estenose aórtica supravalvar.
   D. Coarctação da aorta.
   E. Estenose VA.

41. Valvotomia pulmonar percutânea foi realizada neste paciente (Vídeos 27-3F-I). A hemodinâmica cardíaca obtida durante o cateterismo foi mostrada na Tabela 27-1 (mmHg):

Após o procedimento, você nota um sopro sistólico áspero com pico tardio 4/6 na borda esternal esquerda alta, que aumentou de intensidade desde seu exame de admissão, e um novo sopro diastólico suave. Sua pressão sanguínea sistêmica é 80/60. Na ecocardiografia, a pressão sistólica VD prevista é 60 mmHg. O angiograma pós cat é mostrado nos Vídeos 27-3H e I. Qual dos tópicos a seguir é a causa subjacente mais provável desses achados?
   A. Estenose valvar pulmonar residual significativa.
   B. Obstrução infundibular do VD.
   C. Hipovolemia com hipotensão sistêmica.
   D. Estenose distal de um ramo arterial pulmonar.
   E. Regurgitação pulmonar severa.

TABELA 27-1

	Pré Valvulotomia	Pós-Valvulotomia
AD (médio)	10	9
VD (sistólico/PDF)	125/10	62/11
APM	15/7	13/7
PS sistêmica	86/60	80/60

RESPOSTAS

1. RESPOSTA: D. A janela de imagem subcostal é ótima para demonstrar o septo atrial e qualquer defeito septal atrial (DSA) associado que possa estar presente. Para visualizar o septo atrial sem queda de potencial, o plano de imagem do som deve ser perpendicular a estrutura cardíaca de interesse. Com respeito ao septo atrial o plano de imagem que é otimamente perpendicular são as projeções subcostal 4 câmaras e sagital. DSAs podem ser demonstrados por outras janelas de imagem incluindo as projeções paraesternal de eixo curto, apical 4 câmaras e paraesternal direita alta, mas tem que se tomar cuidado para não diagnosticar um DSA quando o plano do som for mais paralelo ao septo atrial criando um potencial para queda de qualidade da imagem bidimensional. A adição da interrogação por Doppler colorido e Doppler espectral nessas projeções podem também facilitar o diagnóstico de DSA.

2. RESPOSTA: A. DSAs do tipo seio venoso são mais comumente associados a conexões anômalas das veias pulmonares direitas. Tanto uma veia pulmonar superior direita única ou veias pulmonares superior e média se inserindo anormalmente a veia cava superior (VCS) ou a UCS – junção atrial direita. Defeitos de seio venoso são encontrados mais comumente na porção superior do septo atrial criando uma inserção "biatrial" da VCS. Esses defeitos também podem ser localizados inferiormente próximo a entrada da veia cava inferior no átrio direito.

3. RESPOSTA: D. Pacientes com Síndrome de Down (trissomia do 21) tem quase 50% de incidência de doença cardíaca congênita, com defeitos septais atrioventriculares (DSAs) como a anomalia cardíaca mais comum neste caso. DSAV em associação a tetralogia de Fallot é uma constelação comum de anomalias cardíacas em pacientes com síndrome de Down. Obstrução do trato de saída ventricular esquerdo (TSVE) e coarctação da aorta são também anormalidades cardíacas comuns em pacientes com DSAV, mas não são tão comuns em pacientes com síndrome de Down. Hipoplasia ventricular esquerda (VE) pode também ocorrer no contexto de DSAV ("DSAV desbalanceado com dominância ventricular direita [VD]") mas é menos comumente visto neste coorte. Estenose valvar aórtica e conexões venosas pulmonares anômalas são incomuns.

4. RESPOSTA: D. Características anatômicas dos DSAVs incluem uma fenda no folheto anterior da válvula atrioventricular esquerda, rotação lateral dos músculos papilares VE e anexos das válvulas atrioventriculares esquerda e direita ao mesmo nível do *crux cordis*. Adicionalmente, decorrente da ausência do septo atrioventricular nesses defeitos, o influxo é encurtado e o escoamento VE é alongado ("deformidade em pescoço de ganso"), criando uma relação entre a entrada VE e saída VE com razão < 1. Em razão da presença de uma válvula atrioventricular comum, a válvula aórtica não está mais "presa" entre as válvulas tricúspide e mitral e está empurrada anteriormente ("rachado").

5. RESPOSTA: D. Defeitos septais ventriculares (DSVs) subpulmonares estão localizados adjacentes a válvula pulmonar e a válvula aórtica e têm sido chamados de subpulmonar, supracristal ou defeitos duplamente comprometidos. Esses defeitos podem ser otimamente demonstrados no plano de varredura de eixo curto paraesternal, mas também podem ser demonstrados pelas janelas subcostal e apical com angulação apropriada no trato de saída ventricular direito (TSVD).

6. RESPOSTA: A. Insuficiência aórtica é a anormalidade associada mais comum decorrente do prolapso da cúspide aórtica no DSV subpulmonar. Enquanto esse prolapso associado do tecido aórtico limita o tamanho do DSV e pode reduzir o *shunt* esquerda-direita, a progressão da insuficiência aórtica devido a distorção da válvula aórtica é bem recomendada. Se esta regurgitação é significativa e progride, então o fechamento cirúrgico está indicado (e não é dependente do tamanho do *shunt* esquerda-direita).

7. RESPOSTA: C. DSVs amplos resultam na equalização das pressões ventriculares direita e esquerda assim como pressão arterial pulmonar elevada. *Shunt* esquerda-direita a nível ventricular resulta em substancial aumento do fluxo sanguíneo pulmonar com sobrecarga de volume atrial e ventricular esquerdos. O fluxo sanguíneo sistêmico não está significativamente aumentado neste contexto.

8. RESPOSTA: B. O tipo mais comum de estenose subaórtica está relacionado a uma discreta membrana proximal a válvula aórtica no TSVE. Esta membrana é mais frequentemente circunferencial e pode ser aderente tanto à válvula aórtica assim como ao folheto anterior da válvula mitral. Obstrução do TSVE no contexto da cardiomiopatia hipertrófica está frequentemente relacionado a hipertrofia septal assimétrica em combinação com movimento sistólico anterior da corda da válvula mitral e tecido do folheto. Inserção cordal mitral anômala no TSVE pode ser isolado ou encontrado em associação a doença cardíaca congênita e pode resultar em obstrução mas não é tão comum quanto as membranas discretas.

9. RESPOSTA: A. Utilizando a equação de Bernouilli modificada para obter o gradiente instantâneo de pico através da válvula pulmonar, $4 \times [\text{velocidade}]^2$, portanto $4 \times [4,1]^2 = 67$ mmHg.

10. RESPOSTA: A. Válvula aórtica bicúspide é o achado cardíaco associado mais comum em pacientes com coarctação simples com alguns estudos mostrando uma ocorrência de 80% em pacientes com coarctação. DSAs e DSVs também são comum em pacientes com coarctação. Estenose valvar pulmonar e anomalias arteriais coronarianas são muito menos frequentes neste coorte.

11. RESPOSTA: C. O lúmen aórtico deve estar estreitado em pelo menos 50% para afetar significativamente a pressão arterial sistêmica.

12. RESPOSTA: C. O DSV mais comum associado à coarctação é o defeito perimembranoso. Enquanto menos comum, um DSV por mau alinhamento posterior frequentemente resulta em coarctação severa ou interrupção do arco aórtico. DSV muscular assim como DSV de entrada podem também ocorrer no contexto da coarctação, em particular com um VD desbalanceado – DSAV dominante.

13. RESPOSTA: A. O jato sistólico em pacientes com estenose aórtica supravalvar se propaga mais do que o jato que se origina com a estenose valvar aórtica e tem a tendência de ser arrastado ao longo da parede aórtica, desse modo transferindo sua energia cinética na artéria inonimada direita. Este princípio físico frequentemente é expressado clinicamente nesses pacientes por marcada discrepância nas pressões sanguíneas dos membros superiores, com a pressão no braço direito maior que a pressão no braço esquerdo.

14. RESPOSTA: A. Interrupção do arco aórtico é mais comumente encontrado na síndrome de DiGeorge e é uma anulação do cromossomo 22q11. Esta anulação do cromossomo resulta em defeitos conotruncais, com interrupção do arco aórtico tipo B sendo a anormalidade cardíaca mais frequente. Síndrome de Down (trissomia do 21) está frequentemente associada a doença cardíaca congênita, mais comumente defeitos do canal atrioventricular e DSVs. Síndrome de Turner (46 × 0) tem coarctação e válvula aórtica bicúspide como as lesões características enquanto Holt-Oram está associado a DSAs tipo *secundum*. Síndrome de Alagille é mais caracterisiticamente associada a estenose de ramo pulmonar ou obstrução do TSVD.

15. RESPOSTA: D. Interrupção do arco aórtico tipo A ocorre distal a origem da artéria subclávia esquerda. A interrupção tipo B ocorre entre as artérias carótida comum esquerda e subclávia esquerda. A interrupção tipo C ocorre entre as artérias inonimada direita e a carótida comum esquerda.

16. RESPOSTA: A. A imagem paraesternal em eixo curto na Figura 27-1 demonstra um defeito na porção membranosa do septo ventricular adjacente a válvula tricúspide. A imagem de Doppler colorido demonstra um jato em mosaico de alta velocidade do ventrículo esquerdo ao ventrículo direito.

17. RESPOSTA: D. A imagem apical 4 câmaras na Figura 27-2 demonstra o septo ventricular muscular com um defeito médio muscular ocluído por um dispositivo de fechamento. A projeção apical 4 câmaras demonstra a porção de entrada do septo ventricular (próximo às válvulas atrioventriculares) e o septo muscular médio e apical.

18. RESPOSTA: C. A imagem paraesternal de eixo curto na Figura 27-3 demonstra um defeito na região subpulmonar (supracristal) do septo ventricular adjacente a válvula pulmonar. Este defeito também foi chamado DSV infundibular ou conal decorrente da posição do defeito no septo muscular infundibular.

19. RESPOSTA: D. A imagem paraesternal esquerda alta de eixo curto na Figura 27-4 demonstra um ducto arterioso patente. O Doppler colorido é compatível com um *shunt* esquerda-direita da aorta a artéria pulmonar (fluxo colorido vermelho). O Doppler de onda contínua confirma um *shunt* exclusivo esquerda-direita, tanto na sístole quanto na diástole. A velocidade de pico ao Doppler é aproximadamente 4,0 m/s predizendo um gradiente pressórico instantâneo de pico de 64 mmHg se utilizando a equação simplificada de Bernoulli:

$$4 \times [\text{velocidade}]^2, \text{então } 4 \times [4,0]^2 = 64 \text{ mmHg}$$

20. RESPOSTA: D. A imagem paraesternal esquerda alta em eixo curto na Figura 27-5 demonstra um ducto arterioso patente (DAP). O Doppler colorido é compatível com *shunt* bidirecional da aorta a artéria pulmonar (*shunt* direita-esquerda na sístole e esquerda-direita na diástole). O Doppler de onda contínua confirma o *shunt* bidirecional de baixa velocidade.

21. RESPOSTA: B. A imagem de eixo longo paraesternal na Figura 27-6 demonstra uma membrana subaórtica circunferencial no TSVE. Note o significativo estreitamento do TSVE e a associação da membrana com o folheto anterior da válvula mitral. A velocidade de pico ao Doppler obtida de uma localização paraesternal direita alta prediz um gradiente médio de ~34 mmHg (estenose moderada).

22. RESPOSTA: A. A imagem apical 4 câmaras na Figura 27-7 demonstra um amplo DSA tipo *primum*. O amplo *shunt* esquerda-direita é demonstrado através desse defeito pela imagem de fluxo colorido (seta). Ambas as válvulas atrioventriculares são inseridas no mesmo nível do *crux cordis* compatível com DSAV com um amplo componente *primum*. Nenhum *shunt* está evidente ao nível ventricular. Regurgitação valvar atrioventricular significante é também demonstrada pelo Doppler colorido.

23. RESPOSTA: C. A imagem de eixo longo supraesternal do arco aórtico na Figura 27-8 demonstra uma coarctação justaductal da aorta. Note a prateleira posterior presente na aorta descendente na imagem bidimensional e a área de coarctação demonstrada com o Doppler colorido.

24. RESPOSTA: D. A interrogação por Doppler de onda pulsada está demonstrada na aorta descendente. O padrão ao Doppler na Figura 27-9 demonstra achados clássicos na coarctação da aorta com subida arterial atrasada e escoamento diastólico proeminente. Também note a ausência de um fluxo reverso diastólico inicial ao Doppler, outra características de obstrução aórtica significativa.

25. RESPOSTA: A. A imagem de eixo curto paraesternal na Figura 27-10 demonstra uma válvula pulmonar espessada com proeminente aceleração de fluxo colorido se originando na válvula pulmonar compatível com estenose valvar. O Doppler de onda contínua prediz um gradiente médio de ~30 mmHg sugerindo uma estenose de grau moderado.

26. RESPOSTA: A. As varreduras de eixo curto e eixo longo paraesternal na Figura 27-11 demonstram um pequeno DSV muscular no septo médio muscular. A velocidade de Doppler de onda contínua de ~3 m/s sugere um defeito restritivo. Lembre, a resistência vascular pulmonar no neonato não cai completamene antes dos 2-3 meses de idade, tanto que é esperado com esse pequeno defeito que a velocidade do Doppler irá aumentar ao longo dos primeiros meses de vida, compatível com um defeito hemodinamicamente pequeno. Nenhum DSV adicional foi demonstrado pela imagem de Doppler colorido; entretanto, o septo ventricular deve ser imageado por diferentes planos de varredura (projeções de eixo longo paraesternal, eixo curto paraesternal apical 4 câmaras e subcostal) para assegurar que nenhum defeito adicional esteja presente.

27. RESPOSTA: B. Utilizando a equação modificada de Bernoulli para obter o gradiente instantâneo de pico através do DSV, $4 \times [\text{velocidade}]^2$, então $4 \times [3,0]^2 = 36$ mmHg.

28. RESPOSTA: E. DSVs trabeculares musculares pequenos têm uma alta probabilidade de fechamento espontâneo, tipicamente 80-90%. A maioria irá se fechar dentro dos primeiros anos de vida, mas o fechamento espontâneo com esses defeitos musculares podem ocorrer tardiamente na infância e mesmo na idade adulta.

PONTOS-CHAVE

- DSVs musculares podem ser caracterizados como restritivos se a velocidade ao Doppler através do defeito estiver elevado compatível com um grande gradiente de pressão e orifício de tamanho pequeno.
- A maioria (80-90%) dos DSVs musculares se fecham espontaneamente tardiamente na infância.

29. RESPOSTA: B. O exame clínico neste paciente sugere um amplo DSA. A imagem apical 4 câmaras na Figura 27-12 demonstra um átrio direito aumentado e ventrículo direito compatível com um significativo *shunt* atrial esquerda-direita. Enquanto a projeção ecocardiográfica não ideal para avaliar todo o septo atrial (este plano de varredura é mais paralelo do que perpendicular ao septo atrial), isso parece que existe uma grande queda do septo atrial compatível com um DSA *secundum* (*). O septo *primum* está inferiormente intacto e é confirmado se notando que as válvulas atrioventriculares são inseridas a níveis diferentes no *crux cordis* (o septo atrioventricular está presente). Esta projeção apical não é ideal para demonstrar um DSA tipo seio venoso. Falta de dilatação do seio coronário não deve excluir um DSA tipo seio coronário, mas torna isso muito menos provável. Nenhum aneurisma septal atrial está demonstrado nesta imagem.

30. RESPOSTA: A. A direção do *shunt* a nível atrial é primariamente relacionado a complacência dos ventrículos. O ventrículo direito é tipicamente mais complacente do que o ventrículo esquerdo, com *shunt* característico esquerda-direita sendo mais comum. Esses outros fatores também contribuem com o grau e a direção do *shunt* a nível atrial, mas a complacência ventricular é mais importante.

31. RESPOSTA: B. Fechamento por dispositivo intervencionista é realizado nos DSAs tipo *secundum* de tamanho apropriado com aros de tecidos adequados. Defeitos tipo seio venoso, *primum* e seios coronarianos não são suscetíveis a fechamento por dispositivo decorrente da sua proximidade a outras estruturas cardíacas (mais notavelmente as válvulas atrioventricular e as veias sistêmica e pulmonar).

PONTOS-CHAVE

- Um DSA tipo *secundum* irá ter um *crux cordis* intacto com inserção das válvulas atrioventriculares em diferentes níveis.
- A direção do *shunt* atrial é altamente dependente da complacência relativa dos ventrículos. Somente o DSA tipo *secundum* é passível de fechamento por dispositivo por intervenção.

32. RESPOSTA: A. As imagens apresentadas na Figura 27-13 são compatíveis com coarctação da aorta. A projeção de eixo longo supraesternal demonstra uma coarctação da aorta justaductal na aorta descendente proximal. O fluxo colorido com *aliasing* está demonstrado na área de discreto estreitamento. As imagens de eixo longo paraesternal não demonstram nenhuma evidência de estenose subaórtica, valvar aórtica ou aórtica supravalvar. Um DSV médio muscular, entretanto, é visto neste vídeo. A imagem de Doppler de onda pulsada da aorta descendente demonstra escoamento diastólico compatível com obstrução proximal significativa (*i. e.,* coarctação).

33. RESPOSTA: C. Em pacientes com coarctação da aorta, os vasos braquicefálicos proximais a coarctação tipicamente têm pressão sanguínea sistêmica normal ou aumentada enquanto aqueles vasos distais a obstrução tem pressão sanguínea reduzida. Em um paciente com uma coarctação justaductal típica, a pressão sanguínea nos traços é significativamente mais alta do que as pressões sanguíneas registradas nas extremidades inferiores. As pressões sanguíneas no paciente descrito nesta questão estão reduzidas nas pernas direita e esquerda (como se espera na coarctação), mas o braço direito também tem pressão reduzida. Isto é mais provavelmente decorrente de uma artéria subclávia direita aberrante que se origina distal a coarctação da aorta descendente.

34. RESPOSTA: B. O local mais comum de coarctação da aorta em bebês e crianças é justaductal – o estreitamento é oposto ao local de inserção do ducto arterioso. Este é acompanhado por uma dobra posterior ("saliência") de tecido da média da parede aórtica espessada. A artéria subclávia esquerda mais frequentemente não é envolvida no estreitamento, mas pode ser em alguns casos. A apresentação neonatal típica da coarctação severa é colapso cardiovascular quando o ducto patente se fecha. Hipertensão sistêmica e hipertrofia VE frequentemente se apresentam tardiamente na infância com a coarctação. Coarctação é frequentemente associada a outras lesões cardíacas congênitas, incluindo válvulas aórticas bicúspide, DSVs e lesões obstrutivas adicionais do coração esquerdo.

35. RESPOSTA: B. Com o início de prostaglandina E, o ducto arterioso reabriu permitindo fluxo pulsátil para a aorta descendente (da artéria pulmonar). Na presença de um amplo ducto arterioso patente, os achados clássicos da "coarctação" nos traçados do Doppler da aorta abdominal estarão ausentes, pois o fluxo pulsátil pode ultrapassar a área justaductal da obstrução.

PONTOS-CHAVE

- O local mais comum de coarctação da aorta é a região justaductal.
- Outras lesões cardíacas congênitas associadas a coarctação da aorta incluem válvulas aórticas bicúspides, DSVs e lesões obstrutivas adicionais do coração esquerdo.
- A presença de um amplo DAP irá eliminar os achados clássicos no traçado de Doppler da aorta abdominal da coarctação da aorta.

36. RESPOSTA: C. As imagens apicais 4 câmaras nos Vídeos 27-2A-C demonstram um amplo DSA tipo *primum*. Note que as válvulas atrioventriculares estão inseridas no mesmo nível no *crux cordis* compatível com a ausência de septo atrioventricular resultando em um amplo DSA. Enquanto esse parece ser um pequeno DSA de entrada, não existe *shunt* a nível ventricular demonstrado pelo Doppler colorido. Esta área de *shunt* potencial foi obliterada pelo folheto da válvula atrioventricular e tecido cordal.

37. RESPOSTA: C. Esta imagem de eixo curto paraesternal demonstra uma fenda no folheto anterior da válvula mitral. Este defeito é característico em pacientes com DSAs tipo *primum*. Outras anomalias da válvula mitral, como a válvula mitral com duplo orifício ou arcada mitral, podem ocorrer no contexto de um DSA tipo *primum,* mas são raros.

38. RESPOSTA: A. A projeção apical 4 câmaras demonstra um amplo DSA do tipo *primum* e um amplo DSV de entrada. A projeção subcostal demonstra muito bem uma válvula atrioventricular comum neste DSAV completo.

PONTOS-CHAVE

- Uma característica típica do DSA do tipo *primum* é a inserção das válvulas atrioventriculares no mesmo nível, compatível com a ausência do septo atrioventricular.
- DSA tipo primum está associado a anomalias da válvula mitral, mais notoriamente uma fenda na válvula mitral.

39. RESPOSTA: C. Este paciente tem um exame físico e uma história familiar sugestivos de síndrome de Noonan. Esta síndrome autossômica dominante tem características fenotípicas que incluem baixa estatura, pescoço alado, *pectus escavatum* e face triangular. Anormalidades cardiovasculares são comuns nesta síndrome e incluem estenose valvar pulmonar, cardiomiopatia hipertrófica e DSAs. A história familiar do paciente é sugestiva de cardiomiopatia hipertrófica. O exame físico do paciente é compatível com estenose valvar pulmonar.

Características ecocardiográficas comuns estão incluídas nos Vídeos 27-3A-E. As varreduras subcostal (A e B) e eixo curto paraesternal (C e D) demonstram espessamento e mobilidade restrita da válvula pulmonar com Doppler colorido com *aliasing* ao nível da válvula compatível com estenose. A varredura apical 4 câmaras (E) demonstra marcada hipertrofia nesta criança com estenose valvar pulmonar severa.

40. RESPOSTA: A. A anomalia cardiovascular característica da síndrome de Noonan é a estenose valvar pulmonar. Outras anormalidades cardíacas comuns nesta síndrome inclui a cardiomiopatia hipertrófica e DSAs. Estenose supravalvar é comumente encontrada em pacientes com Síndrome de Williams. Coarctação da aorta e estenose valvar aórtica são comuns na Síndrome de Turner. Cardiomiopatias dilatadas são comuns nas distrofias musculares, como a distrofia muscular Duchenne e em outras desordens metabólicas.

41. RESPOSTA: B. Os angiogramas do procedimento deste paciente (Vídeos 27-3F e G) e pós-procedimentos (H e I) estão incluídos. O filme da pós-angiografia demonstra obstrução dinâmica significativa do TSVD, após o alívio de estenose valvar pulmonar. O exame físico dos pacientes também é consistente com a obstrução dinâmica significativa do TSVD, demonstrando um alto sopro sistólico com pico tardio e um sopro de regurgitação pulmonar após dilatação por balão da válvula pulmonar. Tratamento com betabloqueio e eventual regressão da hipertrofia VD frequentemente irão reduzir significativamente o grau da obstrução dinâmica nesses pacientes com alívio com sucesso da obstrução valvar pulmonar.

PONTOS-CHAVE

- Características clínicas da síndrome de Noonan incluem baixa estatura, pescoço alado, *pectus escavatum* e fácies triangular.
- Características cardiovasculares da síndrome de Noonan incluem estenose valvar pulmonar, cardiomiopatia hipertrófica e DSAs

LEITURAS SUGERIDAS

Defeitos Septais Atriais

Cetra F, Seward JB, O'Leary PW. Echocardiography in congenital heart disease: an overview. In: Oh J, Seward J, Tajik A, eds. *The Echo Manual*. 3rd ed. Philadelphia: Lippincott Williams & Wilkens, 2006:334-339.

Ettedgui J, Siewers R, Anderson R et al. Diagnostic echocardiographic features of the sinus venosus defect. *Br Heart J*. 1990; 64:329-331.

McMahon C, Feltes T, Fraley J et al. Natural history of growth of secundum atrial septal defects and implications for transcatheter closure. *Heart*. 2002;87:256-259.

Murphy J, Gersh B, McGoon M et al. Long-term outcome after surgical repair of isolated atrial septal defect. Follow up at 27 to 32 years. *N Engl J Med*. 1990;13:1645-1660.

Van Praagh S, Carrera M, Sanders S. Sinus venosus defects: unroofing of the right pulmonary veins, anatomic and echocardiographic findings and surgical treatment. *Am Heart J*. 1994;128:365-379.

Ventricular Septal Defects

Allan L. Abnormalities of the ventricular septum. In: Allan L, Hornberger LK, Sharland G, eds. *Textbook of Fetal Cardiology*. London: Greenwich Medical Media, 2000:195-209.

Corone P, Doyon F, Gaudeau S et al. Natural history of ventricular septal defect. A study involving 790 cases. *Circulation*. 1977;55:908-915.

Eroglu AG, Oztunc F, Saltik L et al. Evolution of ventricular septal defect with septal reference to spontaneous closure rate, subaortic ridge and aortic valve prolapse. *Pediatr Cardiol*. 2003;24:31-35.

Ge Z, Zhang Y, Kang W et al. Noninvasive evaluation of interventricular pressure gradient across ventricular septal defect: a simultaneous study of Doppler echocardiography and cardiac catheterization. *Am Heart J*. 1992;124:176-182.

Hagler DJ, Edwards WD, Seward JB et al. Standardized nomenclature of the ventricular septum and ventricular septal defects, with applications for two-dimensional echocardiography. *Mayo Clinic Proc*. 1985;60:741-752.

Hijazi Z. Device closure of ventricular septal defects. *Catheter Cardiovasc Interv*. 2003;60:107-114.

Marx GR, Allen HD, Goldberg SJ. Doppler echocardiographic estimation of systolic pulmonary artery pressure in pediatric patients with interventricular communications. *J Am Coll Cardiol*. 1985;6:1132-1137.

McDaniel NL, Gutgesell HP. Ventricular septal defects. In: Allen HD, Gutgesell HP, Clark EB, Driscoll DJ, eds. *Moss and Adams' Heart Disease in Infants, Children and Adolescents*. 6th ed. Philadelphia: Lippincott William & Wilkins, 2001:636-651.

Murphy DJ Jr, Ludomirsky A, Huhta JC. Continuous-wave Doppler in children with ventricular septal defect: noninvasive estimation of interventricular pressure gradient. *Am J Cardiol*. 1986;57:428-432.

Mori K, Matsuoka S, Tartara K et al. Echocardiography evaluation of the development of aortic valve prolapse in supracristal ventricular septal defect. *Eur J Pediatr*. 1995;154:176-181.

Ooshima A, Fukushige J, Ueda K. Incidence of structural cardiac disorders in neonates: an evaluation by color Doppler echocardiography and the results of a 1-year follow-up. *Cardiology*. 1995;86:402-406.

Soto B, Becker AE, Moulaert AJ et al. Classification of ventricular septal defects. *Br Heart J*. 1980;43:332-343.

Snider AR, Serwer GA, Ritter SB. Defects in cardiac septation. In: *Echocardiography in Pediatric Heart Disease*. 2nd ed. St. Louis: Mosby, 1997:246-277.

van den Bosch AE, Ten Harkel DJ, McGhie JS et al. Feasibility and accuracy of real-time 3-dimensional echocardiographic assessment of ventricular septa) defects. *J Am Soc Echocardiogr*. 2006;19:7-13.

Ducto Arterioso Patente

Allen HD, Goldberg SJ, Valdes-Cruz LM et al. Use of echocardiography in newborns with patent ductus arteriosus: a review. *Pediatr Cardiol*. 1982;3:65-70.

Huhta JC, Cohen M, Gutgesell HP. Patency of the ductus arteriosus in normal neonates: two-dimensional echocardiography versus Doppler assessment. *J Am Coll Cardiol*. 1984;4:561-564.

Hiraishi S, Horiguchi Y, Misawa H et al. Noninvasive Doppler echocardiographic evaluation of shunt flow dynamics of the ductus arteriosus. *Circulation*. 1987;75:1146-1153.

Musewe NN, Poppe D, Smallhorn JF et al. Doppler echocardiographic measurement of pulmonary artery pressure from ductal Doppler velocities in the newborn. *J Am Coll Cardiol*. 1990;15: 446-456.

Sahn DJ, Allen HD. Real-time cross-sectional echocardiographic imaging and measurement of the patent ductus arteriosus in infants and children. *Circulation*. 1978;58:343-354.

Silverman NH, Lewis AB, Heymann MA et al. Echocardiographic assessment of the ductus arteriosus shunt in premature infants. *Circulation*. 1974;50:821-825.

Swenson RE, Valdes-Cruz LM, Sahn DJ et al. Real-time Doppler color flow mapping for detection of patent ductus arteriosus. *J Am Coll Cardiol*. 1986;8:1105-1112.

Defeito Septal Atrioventricular

Anderson RH, Webb S, Brown NA et al. Development of the heart: (2) septation of the atriums and ventricles. *Heart*. 2003;89: 949-958.

Cetta F, Minich LL, Edwards WD et al. Atrioventricular septal defects. In: Allen HD, Driscoll DJ, Shaddy RE, Feltes TF, eds. *Moss and Adams: Heart Disease in Infants, Children, and Adolescents (Including the Fetus and Young Adult)*. Philadelphia: Lippincott Williams and Wilkins, 2008:646-667.

Cohen MS, Jacobs ML, Weinberg PM et al. Morphometric analysis of unbalanced common atrioventricular canal using two-dimensional echocardiography. *JAm Coll Cardiol*. 1996;28: 1017-1023.

Fesslova V, Villa L, Nava S et al. Spectrum and outcome of atrioventricular septal defect in fetal life. *Cardiol Young*. 2002;12:18-26.

Geva T, Ayres NA, Pignatelli RH et al. Echocardiographic evaluation of common atrioventricular canal defects: a study of 206 consecutive patients. *Echocardiography*. 1996;13:387-400.

Snider AR, Serwer GA, Ritter SB. Defects in cardiac septation. In: *Echocardiography in Pediatric Heart Disease*. St. Louis: Mosby-Year Book, 1997:235-296.

Smallhorn JF, de Leval M, Stark J et al. Isolated anterior mitral cleft. Two dimensional echocardiographic assessment and differentiation from "clefts" associated with atrioventricular septal defect. *Br Heart J*. 1982;48:109-116.

van Son JA, Phoon CK, Silverman NH et al. Predicting feasibility of biventricular repair of right-dominant unbalanced atrioventricular canal. *Ann Thorac Surg*. 1997;63:1657-1663.

Coarctação da Aorta

Huhta JC, Gutgesell HP, Latson LA et al. Two-dimensional echocardiographic assessment of the aorta in infants and children with congenital heart disease. *Circulation*. 1984;70:417-424.

Marx, GR, Allen HD. Accuracy and pitfalls for Doppler evaluation of the pressure gradient in aortic coarctation. *J Am Coll Cardiol*. 1986;7:1379-1385.

Morriss MJ, McNamara DG. Coarctation of the aorta and interrupted aortic arch. In: Garson A Jr, Bricker JT, Fisher DJ, Neish SR, eds. *The Science and Practice of Pediatric Cardiology*. 2nd ed. Baltimore: Lippincott Williams & Wilkins, 1998;1317-1346.

Shaddy RE, Snider AR, Silverman NH et al. Pulsed Doppler findings in patients with coarctation of the aorta. *Circulation*. 1986;73:82-88.

Smallhorn JT, Huhta JC, Adams PA et al. Cross-sectional echocardiographic assessment of coarctation in the sick neonate and infant. *Br Heart J*. 1983;50:349-361.

Snider AR, Silverman NH. Suprasternal notch echocardiography: a two-dimensional technique for evaluating congenital heart disease. *Circulation*. 1981;63:165-173.

Tawes, RL Jr, Aberdeen E, Waterston DJ et al. Coarctation of the aorta in infants and children. A review of 333 operative cases, including 179 infants. *Circulation*. 1969;39:1173-1184.

Estenose Valvar Pulmonar

Burch M, Sharland M, Shinebourne E et al. Cardiologic abnormalities in Noonan syndrome: phenotypic diagnosis and echocardiographic assessment of 118 patients. *J Am Coll Cardiol*. 1993;22:1189-1192.

Lima OC, Sahn DJ, Valdes-Cruz LM et al. Noninvasive prediction of transvalvular pressure gradient in patients with pulmonary stenosis by quantitative two-dimensional echocardiographic Doppler studies. *Circulation*. 1983;67:866-871.

Trowitzsch E, Colan SD, Sanders SP. Two-dimensional echocardiographic evaluation of right ventricular size and function in newborns with severe right ventricular outflow tract obstruction. *J Am Coll Cardiol*. 1985;6:388-393.

Weyman AE, Hurwitz RA, Girod DA et al. Cross-sectional echocardiographic visualization of the stenotic pulmonary valve. *Circulation*. 1977;56:769-774.

Estenose Valvar Aórtica & Obstrução do TSVE

Bezold LI, Smith EO, Kelly K et al. Development and validation of an echocardiographic model for predicting progression of discrete subaortic stenosis in children. *Am J Cardiol*. 1998;81: 314-320.

Bonow RO, Carabello BA, Chatterjee K et al. ACC/AHA 2006 Guidelines for the Management of Patients with Valvular Heart Disease: A Report of the American College of Cardiology/American Heart Association Task Force on Practice Guidelines (Writing Committee to Revise the 1998 Guidelines for the Management of Patients with Valvular Heart Disease). *J Am Coll Cardiol*. 2006;48:e1-148.

Colan SD, McElhinney DB, Crawford EC et al. Validation and reevaluation of a discriminant model predicting anatomic suitability for biventricular repair in neonates with aortic stenosis. *J Am Coll Cardiol*. 2006;47:1858-1865.

Fernandes SM, Sanders SP, Khairy P et al. Morphology of bicuspid aortic valve in children and adolescents. *J Am Coll Cardiol*. 2004;44:1648-1651.

Geva A, McMahon CJ, Gauvreau K *et al.* Risk factors for reoperation after repair of discrete subaortic stenosis in children. *J Am Coll Cardiol.* 2007;50:1498-1504.

Lofland GK, McCrindle BW, Williams WG *et al.* Critical aortic stenosis in the neonate: a multi-institutional study of management, outcomes, and risk factors. *J Thorac Cardiovasc Surg.* 2001;121:10-27.

Mäkikallio K, McElhinney DB, Levine JC *et al.* Fetal aortic valve stenosis and the evolution of hypoplastic left heart syndrome: patient selection for fetal intervention. *Circulation.* 2006; 113:1401-1405.

Rhodes LA, Colan SD, Perry SB *et al.* Predictors of survival in neonates with critical aortic stenosis. *Circulation.* 1991;84: 2325-2335.

Vlahos AP, Marx GR, McElhinney DB *et al.* Clinical utility of Doppler echocardiography in assessing aortic stenosis severity and predicting need for intervention in children. *Pediatr Cardiol.* 2008;29:507-514.

Zoghbi WA, Enriquez-Sarano M, Foster E *et al.* Recommendations for evaluation of the severity of native valvular regurgitation with two-dimensional and Doppler echocardiography: a report from the American Society of Echocardiography's Nomenclature and Standards Committee and the Task Force on Valvular Regurgitation. *J Am Soc Echocardiogr.* 2003;16: 777-802.

CAPÍTULO 28

Tumores/Massas

Shepard D. Weiner ▪ *Shunichi Homma*

1. Uma estrutura encontrada no átrio esquerdo que pode ser mal interpretada como uma massa patológica é:
   A. Válvula de Eustáquio.
   B. Crista *terminalis*.
   C. Banda moderadora.
   D. Rede de Chiari.
   E. Linha de sutura após transplante.

2. O seguinte tópico é uma indicação classe IIb para realização de ecocardiograma em pacientes com massas ou tumores cardíacos.
   A. Avaliação de pacientes com síndromes clínicas e eventos sugerindo uma massa cardíaca subjacente.
   B. Acompanhamento e estudos de vigilância após remoção cirúrgica de massa conhecidas como alta probabilidade de recorrência.
   C. Triagem de pessoas com estados patológicos que podem resultar em formação de massas, mas para aqueles sem evidência da existência da massa.
   D. Avaliação de pacientes com doença cardíaca subjacente por predispor a formação de uma massa para aqueles nos quais a decisão terapêutica com relação a cirurgia e anticoagulação irá depender dos resultados do ecocardiograma.
   E. Pacientes com malignidades primárias quando a vigilância ecocardiográfica de envolvimento cardíaco é parte de um dos estágios do processo patológico.

3. Este tumor é um tumor cardíaco benigno:
   A. Angiossarcoma.
   B. Rabdomioma.
   C. Linfoma.
   D. Mesotelioma.
   E. Trabeculações ventriculares proeminentes.

4. É incumum para este tumor enviar metástases ao coração:
   A. Carcinoma de células renais.
   B. Mama.
   C. Tireoide.
   D. Pulmão.
   E. Melanoma.

5. O mecanismo mais comum pelo qual os fibroelastomas papilares cardíacos causam sintomas é:
   A. Invasão direta do miocárdio, resultando em contratilidade comprometida e arritmias.
   B. Embolização.
   C. Obstrução do sangue através das válvulas cardíacas.
   D. Efusão pericárdica levando a tamponamento cardíaco.

6. Hipertrofia lipomatosa do septo atrial:
   A. Normalmente não causa sintomas.
   B. É causado por fibrose.
   C. Tem o mesmo padrão histológico que os lipomas.
   D. Pode ser visto no ecocardiograma transtorácico e é uma indicação para a realização de um ecocardiograma transesofágico.

7. Qual afirmativa apropriadamente descreve os fibromas?
   A. Fibromas são tipicamente tumores pequenos.
   B. Fibromas são tumores benignos de tecido conectivo derivados dos fibroblastos que ocorrem predominantemente nas crianças.
   C. Fibromas são tipicamente encontrados em um dos átrios.
   D. Fibromas são usalmente assintomáticos.
   E. Nenhum tratamento é recomendado para pacientes assintomáticos com fibromas cardíacos.

8. Qual massa é o tumor cardíaco benigno mais comum em bebês e crianças?
   A. Mixoma atrial.
   B. Angiossarcoma.
   C. Teratoma.
   D. Hemangioma.
   E. Rabdomioma.

9. As manifestações clínicas do complexo de Carney incluem:
   A. Fibroelastoma papilar.
   B. Hemangioma.
   C. Epilepsia.
   D. Mixoma cardíaco.
   E. Carcinoma nevoide de células basais.

10. Os seguintes são sintomas associados a mixoma cardíaco:
    A. Palpitação e diarreia.
    B. Síncope e diarreia.
    C. Dispneia e febre.
    D. Dispneia e disfagia.

11. Qual das seguintes afirmativas sobre esclerose tuberosa é verdadeira?
    A. Esclerose tuberosa é uma síndrome caracterizada por hamartomas em vários órgãos, epilepsia, comprometimento cognitivo e adenoma sebáceo.
    B. O defeito genético para esclerose tuberosa não foi identificado.
    C. Somente a minoria dos pacientes com rabdomiomas tem esclerose tuberosa.
    D. Dissecção cirúrgica dos tumores cardíacos é recomendada em pacientes assintomáticos com esclerose tuberosa.

12. Fibroelastomas papilíferos:
    A. Não podem ocorrer na válvula pulmonar.
    B. São usualmente únicos em vez de múltiplos.
    C. Exclusivamente ocorrem sobre as válvulas cardíacas.
    D. Comumente resultam em regurgitação valvular.

13. O tumor maligno mais comum do coração é:
    A. Angiossarcoma.
    B. Linfoma.
    C. Doença metastática.
    D. Leiomiossarcoma.
    E. Mixoma.

14. Um aspecto característico de um mixoma cardíaco na ecocardiografia bidimensional é:
    A. Uma efusão pericárdica associada.
    B. Uma haste estreita conectada a fossa *ovalis*.
    C. Uma massa hiperecoica intramural.
    D. Uma massa móvel com um pedículo curto anexada a válvula cardíaca.

15. Em pacientes com infecção pelo vírus da imunodeficiência humana (HIV) e síndrome da imunodeficiência adquirida (AIDS), este tumor tem sido descrito por afetar o coração:
    A. Lipoma.
    B. Sarcoma de Kaposi.
    C. Rabdomiossarcoma.
    D. Angiossarcoma.
    E. Hemangioma.

16. Uma mulher de 36 anos foi diagnosticada com leiomiossarcoma (Fig. 28-1 de uma projeção próxima ao átrio esquerdo no eixo longo paraesternal). Qual das seguintes afirmativas sobre leiomiossarcoma está correta?

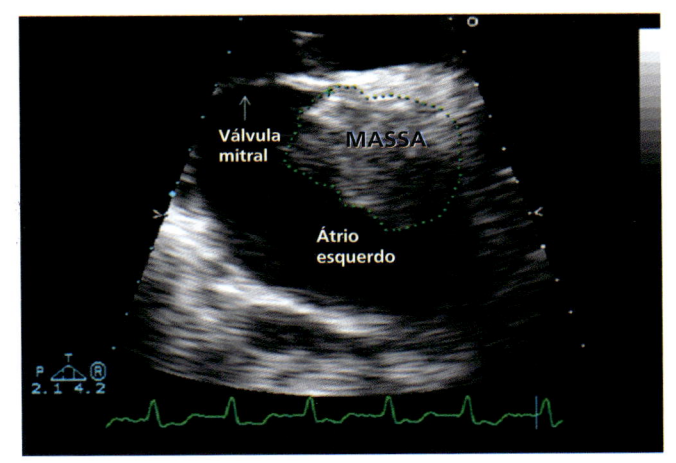

Fig. 28-1

   A. O tratamento do leiomiossarcoma cardíaco consiste somente em quimioterapia e radiação.
   B. Leiomiossarcomas, como outros tumores cardíacos malignos, ocorrem preferencialmente no coração direito.
   C. Leiomiossarcomas tipicamente se apresentam em sua 7ª década.
   D. Leiomiossarcomas são derivados de células musculares lisas.

17. Um homem de 40 anos com dispneia é encontrado com uma massa ao ecocardiograma transtorácico (Fig. 28-2 do trato de saída ventricular direito na projeção inclinada da válvula pulmonar pelo eixo longo paraesternal e Vídeo 28-1). A patologia no momento da cirurgia revelou um angiossarcoma. Qual dos seguintes itens descreve precisamente os angiossarcomas?

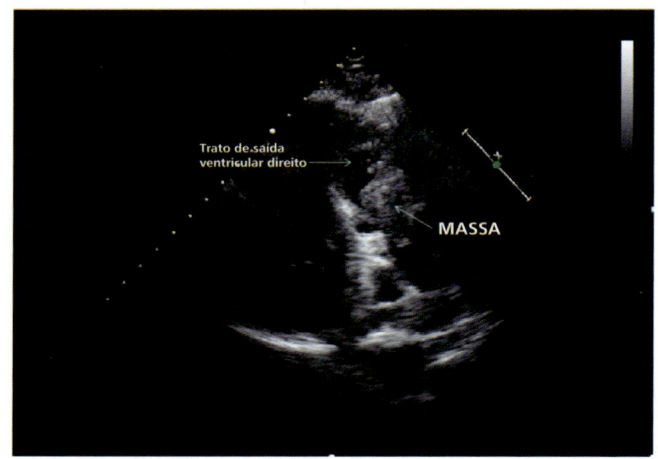

Fig. 28-2

A. Angiossarcomas normalmente são descobertos tardiamente e tipicamente crescem para ser largos ou metastáticos no momento do diagnóstico.
B. Como outros sarcomas cardíacos, a distribuição por sexo é igual (1:1).
C. Angiossarcomas mais frequentemente ocorrem no ventrículo esquerdo.
D. Pacientes usualmente se apresentam com taquiarritmias.

18. Uma mulher de 52 anos se apresentou com dor no flanco direito e perda de peso. Um carcinoma de células renais foi diagnosticado. Um ecocardiograma transtorácico foi realizado (Fig. 28-3 do eixo longo paraesternal). As setas apontam para uma massa no ventrículo direito. Qual das seguintes afirmativas sobre carcinoma de células renais está correta?

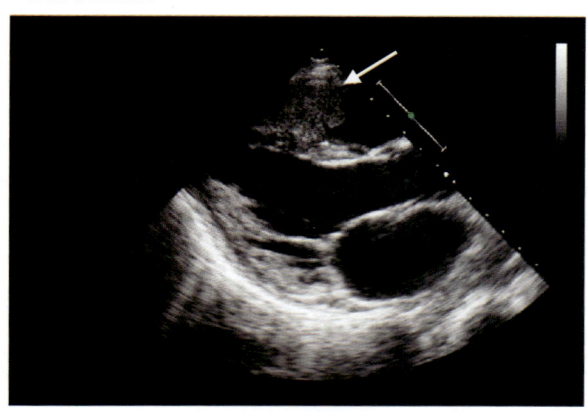

Fig. 28-3

A. Extensão intravascular do tumor não é uma manifestação comum do carcinoma de células renais.
B. Embolização pulmonar não é vista com carcinoma metastática de células renais.
C. Carcinoma metastático de células renais é raramente confundido com trombo no ecocardiograma.
D. O diagnóstico inicial de carcinoma de células renais pode ser feito pela detecção de uma massa intracardíaca ao ecocardiograma em alguns casos.

19. Um homem de 24 anos com sarcoma sinovial foi submetido a um ecocardiograma transtorácico (Fig. 28-4 da projeção apical 4 câmaras demonstrando uma grande efusão pericárdica e uma massa contínua a parede atrial lateral e Vídeo 28-2). Qual dos seguintes tópicos caracteriza com precisão os sarcomas sinoviais?

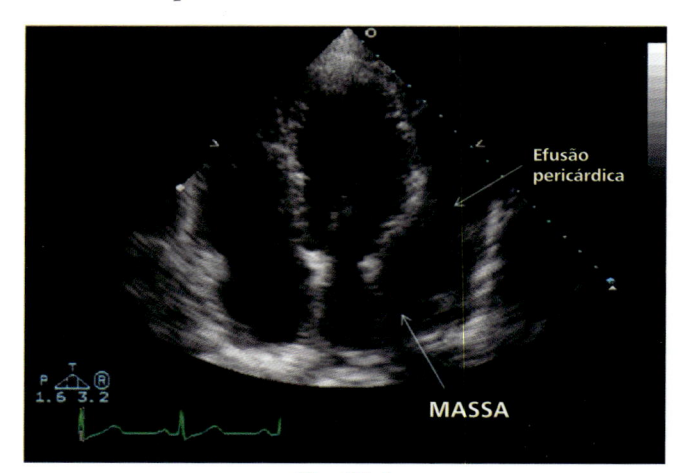

Fig. 28-4

A. O sarcoma sinovial é causado por uma translocação entre o cromossomo 18 e o cromossomo X.
B. O sarcoma sinovial não é um tumor cardíaco primário maligno.
C. O sarcoma sinovial é um tipo comum de tumor cardíaco.
D. O sarcoma sinovial tem um excelente prognóstico.

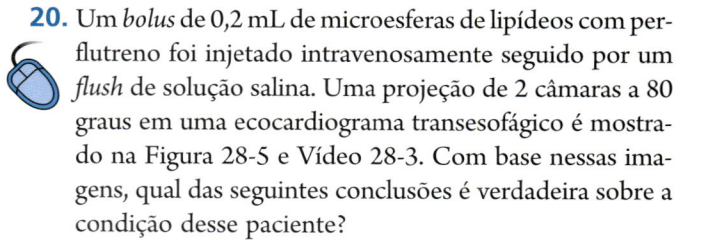

20. Um *bolus* de 0,2 mL de microesferas de lipídeos com perflutreno foi injetado intravenosamente seguido por um *flush* de solução salina. Uma projeção de 2 câmaras a 80 graus em uma ecocardiograma transesofágico é mostrado na Figura 28-5 e Vídeo 28-3. Com base nessas imagens, qual das seguintes conclusões é verdadeira sobre a condição desse paciente?

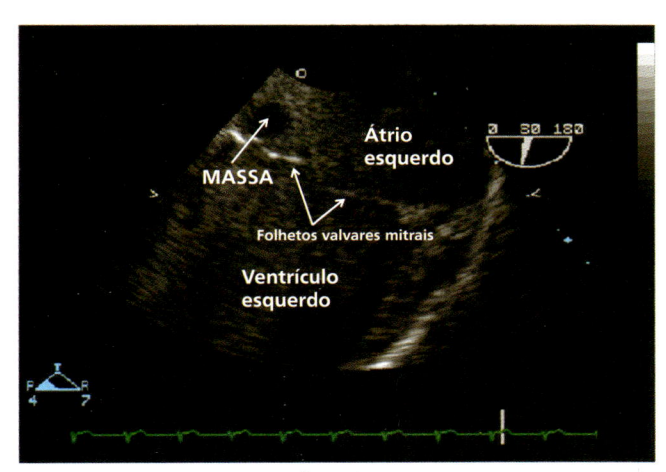

Fig. 28-5

A. A estrutura vista no átrio esquerdo próxima ao anel mitral provavelmente é um angiossarcoma.
B. A estrutura vista no átrio esquerdo próxima ao anel mitral provavelmente é uma estrutura cística.
C. A estrutura vista no átrio esquerdo próxima ao anel mitral é provavelmente um mixoma.
D. A estrutura vista no átrio esquerdo próxima ao anel mitral é provavelmente um fibroelastoma papilar.

21. Uma projeção apical de um ecocardiograma tanstorácico é mostrado na Figura 28-6 e Vídeo 28-4. Uma rede de Chiari proeminente é vista no átrio direito. Com base nessas imagens, qual das seguintes afirmativas está correta?

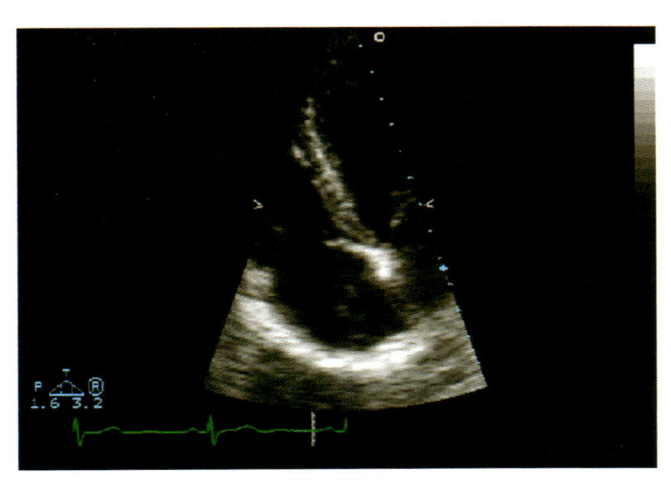

Fig. 28-6

A. Uma rede de Chiari está presente em 20-30% dos corações normais.
B. Uma rede de Chiari está associado a risco aumentado de morte cardíaca súbita.
C. Uma rede de Chiari é um remanescente congênito da válvula direita do seio venoso.
D. Rede de Chiari é outro nome para *crista terminalis*.

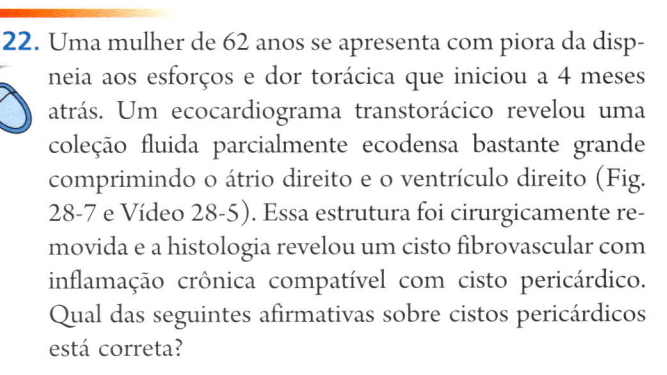

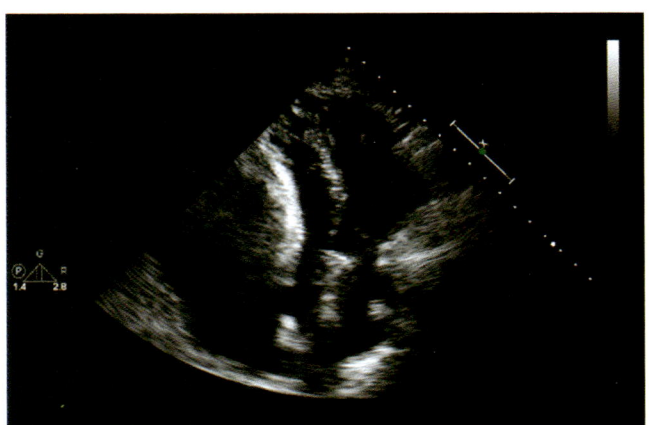

22. Uma mulher de 62 anos se apresenta com piora da dispneia aos esforços e dor torácica que iniciou a 4 meses atrás. Um ecocardiograma transtorácico revelou uma coleção fluida parcialmente ecodensa bastante grande comprimindo o átrio direito e o ventrículo direito (Fig. 28-7 e Vídeo 28-5). Essa estrutura foi cirurgicamente removida e a histologia revelou um cisto fibrovascular com inflamação crônica compatível com cisto pericárdico. Qual das seguintes afirmativas sobre cistos pericárdicos está correta?

Fig. 28-7

A. O diagnóstico de cisto pericárdico pode algumas vezes ser sugerido na radiografia de tórax pela identificação de uma massa arredondada ao longo da borda cardíaca direita.
B. Cistos pericárdicos são as lesões tipo massa mais comum do mediastino anterior.
C. Cistos são considerados como neoplasias verdadeiras.
D. É comum para os cistos pericárdicos se tornarem grande o suficiente para causar sintomas compressivos.

23. Um homem de 56 anos com fibrilação atrial persistente foi submetido a um procedimento cirúrgico de Maze modificado, minimamente invasivo com fechamento por sutura do apêndice atrial esquerdo. Um ecocardiograma transtorácico foi realizado 1 mês depois. A Figura 28-8 e Vídeo 28-6 mostram o átrio esquerdo a 30 graus com uma pequena ecodensidade móvel que parece estar aderida à parede atrial esquerda. O Doppler colorido mostrou fluxo contíguo entre o átrio esquerdo e o apêndice atrial esquerdo, e o traçado de Doppler pulsado foi compatível com padrão de fluxo em apêndice atrial esquerdo (não mostrado). Qual das seguintes afirmativas está correta?

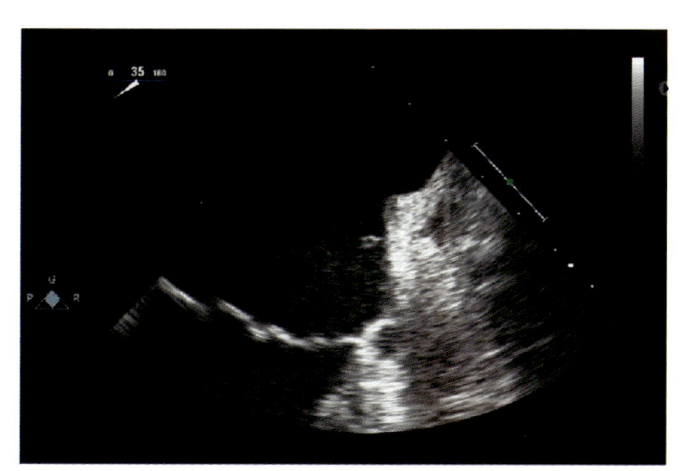

Fig. 28-8

A. A interpretação de massas encontradas no ecocardiograma não é dependente do contexto clínico em que elas ocorrem.
B. Existe uma alta ocorrência de fechamento cirúrgico do apêndice atrial esquerdo sem sucesso relatado na literatura.
C. A ecocardiografia transesofágica não é útil na avaliação dos resultados de um procedimento cirúrgico de fechamento do apêndice atrial esquerdo.
D. Comunicação residual entre o apêndice atrial esquerdo incompletamente fechado, e o corpo do átrio esquerdo não é um mecanismo potencial para formação de trombo e eventos embólicos.

24. Um homem de 82 anos com uma história passada de um infarto do miocárdio com elevação do segmento ST na parede anterior foi submetido a um ecocardiograma transtorácico. Uma massa apical ventricular esquerda foi vista (Fig. 28-9 da projeção apical 4 câmaras), e a parede anterior e o ápice estavam acinéticos. Essa massa mais provavelmente representa um(a):

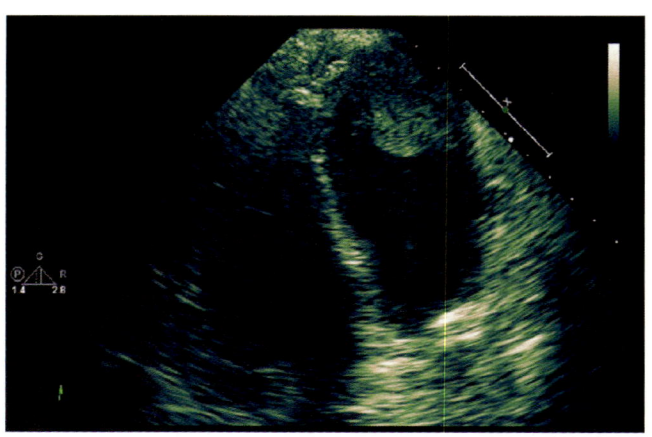

Fig. 28-9

A. Mixoma.
B. Rabdomiossarcoma.
C. Trombo.
D. Vegetação.

25. Um garoto de 16 anos foi diagnosticado com um rabdomioma único durante seu primeiro ano de vida. Ele está assintomático. A Figura 28-10, eixo curto paraesternal, é de seu ecocardiograma transtorácico mais recente (veja também Vídeo 28-7). Qual das seguintes conclusões é verdadeira sobre a condição deste paciente?

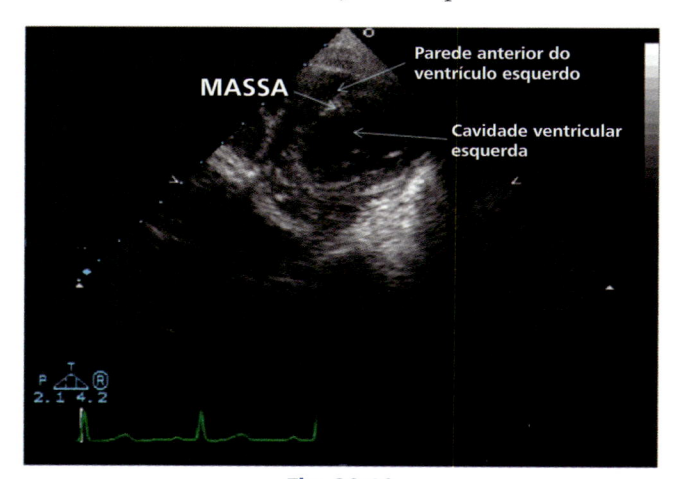

Fig. 28-10

A. A presença de um rabdomioma não pode ser diagnosticado antes do nascimento com ecocardiografia fetal.
B. A parede ventricular é uma localização típica para rabdomiomas.
C. Este paciente deve ser encaminhado para um cirurgião cardiotorácico para remoção do rabdomioma.
D. Este paciente preenche os critérios diagnósticos para esclerose tuberosa.

CASO 1

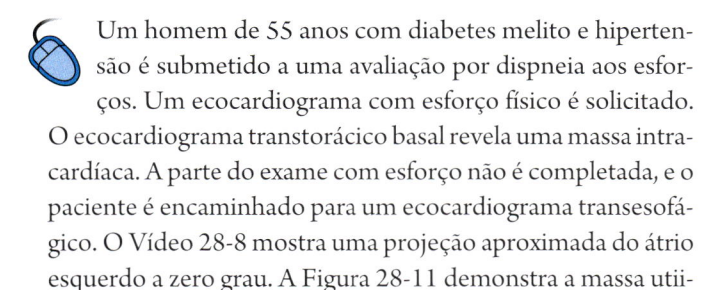

Um homem de 55 anos com diabetes melito e hipertensão é submetido a uma avaliação por dispneia aos esforços. Um ecocardiograma com esforço físico é solicitado. O ecocardiograma transtorácico basal revela uma massa intracardíaca. A parte do exame com esforço não é completada, e o paciente é encaminhado para um ecocardiograma transesofágico. O Vídeo 28-8 mostra uma projeção aproximada do átrio esquerdo a zero grau. A Figura 28-11 demonstra a massa utilizando na imagem tridimensional em tempo real.

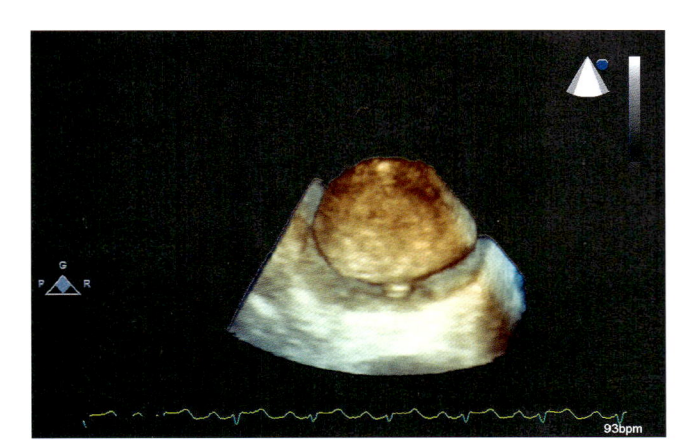

Fig. 28-11

26. Qual das seguintes afirmativas sobre o Vídeo 28-8 está correta?
    A. O tamanho da massa torna essa com maior probabilidade de ser um tumor metastático para o coração do que um tumor cardíaco primário.
    B. A localização atrial esquerda desse tumor e sua aderência à porção média do septo atrial torna este com maior probabilidade de ser um mixoma.
    C. Esse tumor pode ser encontrado como parte de uma doença multissistêmica chamada esclerose tuberosa complexa.
    D. Este tipo de tumor é responsável por aproximadamente 10% de todos os tumores cardíacos primários.
    E. Este tumor é caracterizado por infiltração do septo atrial por material lipomatoso.

27. Qual afirmativa descreve com precisão o tumor mostrado no ecocardiograma?
    A. É tipicamente recomendada a excisão cirúrgica deste tumor mesmo se o paciente for assintomático.
    B. Essa massa sempre prolapsa através do orifício mitral na diástole.
    C. Este tumor mais comumente se apresenta nos idosos (maiores de 65 anos de idade).
    D. Uma efusão pericárdica é frequentemente associada a esse tumor.
    E. Espera-se que esse paciente tenha função sistólica ventricular esquerda severamente reduzida.

CASO 2

Um homem de 66 anos se apresenta com um ataque isquêmico transitório. Um ecocardiograma transtorácico foi realizado. O Vídeo 28-9A mostra a projeção de eixo longo paraesternal. O Vídeo 28-9B mostra a projeção de eixo longo a 129 graus no ecocardiograma transesofágico. Um diagnóstico de fibroelastoma papilar é realizado.

28. Qual das seguintes afirmativas sobre fibroelastomas papilares está correta?
    A. Fibroelastomas papilares são usualmente facilmente distinguíveis de vegetações.
    B. Fibroelastomas papilares são tipicamente associados a regurgitação valvular significativo.
    C. Fibroelastomas papilares normalmente se aderem a parte de cima da válvula.
    D. Fibroelastomas papilares são responsáveis pela maioria dos tumores associados a válvulas.
    E. O maior risco associado com fibroelastomas papilares é o tamponamento cardíaco.

29. Qual das seguintes afirmativas sobre o tratamento das fibroelastomas papilares está correta?
    A. Após ressecção cirúrgica, o paciente deve ser monitorado de perto com vigilância ecocardiográfica realizada todo ano uma vez que a recorrência dos fibroelastomas pulmonares é um fenômeno comum.
    B. A mobilidade do tumor não impacta sobre a decisão terapêutica para fibroelastomas papilares.
    C. Pacientes assintomáticos com fibroelastomas papilares pequenos (< 0,5 cm), imóveis devem ter a ressecção cirúrgica realizada imediatamente.
    D. Não existe regra para anticoagulação em pacientes com fibroelastoma papilar sintomático que não sejam candidatos a cirurgia.
    E. Pacientes sintomáticos devem ser tratados cirurgicamente, pois a ressecção com sucesso e completa dos fibroelastomas papilares é curativa, e o prognóstico pós-operatório a longo prazo é excelente.

30. Qual afirmativa descreve com precisão os fibroelastomas papilares?
    A. Fibroelastomas papilares são os tumores cardíacos primários mais comum nos adultos.
    B. A válvula mais comumente envolvida é a válvula aórtica, seguida pela válvula mitral.
    C. Fibroelastomas papilares não são geralmente visíveis pela ecocardiografia transtorácica se eles forem menores que 1 cm.
    D. O venrtrículo direito é o sítio não valvular predominantemente envolvido.
    E. Fibroelastomas papilares múltiplos têm sido descritos como presentes em 50% dos pacientes.

CASO 3

Uma mulher de 71 anos se apresentou com fadiga e dispneia no contexto de diarreia e *flushing* por 5 meses. O Vídeo 28-10A mostra a válvula tricúspide na projeção de influxo ventricular direito. O Vídeo 28-10B é a mesma projeção com a adição de imagem de fluxo colorido.

31. Qual das seguintes afirmativas sobre doença cardíaca por carcinoide está correta?
    A. Carcinoide afetando a válvula tricúspide frequentemente resulta em estenose tricúspide como lesão dominante.
    B. Envolvimento das válvulas do lado esquerdo normalmente ocorre sem um forame oval patente ou alta atividade tumoral.
    C. A patologia carcinoide valvar envolve fibrose, proliferação muscular lisa e espessamento endocárdico, o qual dá a aparência ecocardiográfica de uma válvula espessada, retraída e imóvel.
    D. Tratamento da doença cardíaca por carcinoide normalmente atinge a cura com terapia moderna antitumoral e intervenção cirúrgica.
    E. Doença cardíaca por carcinoide tipicamente causa sintomas severos logo após o início da doença.

32. Qual afirmativa descreve com precisão a doença cardíaca por carcinoide?
    A. Pacientes com síndrome carcinoide podem apresentar metástases cardíacas do lado direito sem envolvimento do fígado.
    B. Se a cirurgia de troca valvar é indicada e possível, a prótese valvar mecânica é sempre a escolha preferida.
    C. Na avaliação ecocardiográfica, o tamanho ventricular direito em pacientes com doença cardíaca por carcinoide é geralmente normal.

    D. Octreotride pode ser seguramente descontinuado durante o período peroperatório.
    E. Se existir o envolvimento valvar pulmonar, o sinal de Doppler de onda contínua através da valva pulmonar é uma parte importante da avaliação ecocardiográfica.

CASO 4

Uma mulher de 30 anos foi diagnosticada com um melanoma maligno e foi submetida a uma excisão cirúrgica completa com as margens adequadas. Decorrente da profundidade do melanoma, ele foi considerado de alto risco e a paciente foi tratada com interferons em alta dose. Dois meses depois, a paciente desenvolveu falta de ar. O Vídeo 28-11A mostra a projeção de influxo ventricular direito e o Vídeo 28-11B mostra a projeção apical da massa vista no ecocardiograma transtorácico.

33. Qual das seguintes afirmativas é verdadeira sobre melanoma metastático?
    A. É incomum o melanoma enviar metástases ao coração.
    B. Não existe regra para cirurgia em pacientes com melanoma metastático para ser paliativo aos sintomas ou prevenir morte por complicações cardíacas.
    C. A história de melanoma primário pode ser remota, ocorrendo anos antes da descoberta da massa cardíaca em alguns casos.
    D. Melanoma tem uma alta propensão para enviar metástases ao miocárdio, mas não ao pericárdio.

34. Qual afirmativa descreve com precisão o melanoma metastático?
    A. Coração de "carvão" é a extensão cardíaca mais comum do melanoma.
    B. O melanoma é responsável pela maioria dos tumores cardíacos metastáticos.
    C. O desenvolvimento de dispneia em um paciente com história de melanoma não é um sintoma relativo.
    D. A incidência de tumores metastáticos ao coração reduziu ao longo das 2 últimas decadas.

CASO 5

Uma mulher de 78 anos foi diagnosticada com uma grande massa intracardíaca e efusão pericárdica. O Vídeo 28-12A mostra a projeção apical 4 câmaras. A análise do líquido pericárdico e a citometria revelaram um grande linfoma de células B difuso. A quimioterapia foi prontamente iniciada e um ecocardiograma transtorácico foi repetido 2 semanas depois (Vídeo 28-12B mostra a projeção apical 4 câmaras).

35. Qual das seguintes afirmativas caracteriza com precisão o linfoma cardíaco primário?
   A. É raro se ver uma grande efusão pericárdica com linfoma cardíaco primário.
   B. Linfoma cardíaco primário é uma forma comum de linfoma não Hodghin.
   C. Pacientes com linfoma cardíaco primário somente se apresentam com tamponamento cardíaco.
   D. A histologia do linfoma cardíaco primário nos pacientes imunocompetentes é um grande linfoma de celulas B, difuso na maioria dos casos.

36. Qual das seguintes afirmativas sobre linfoma cardíaco primário está correta?
   A. Dor torácica precordial é um sintoma que pode ser visto com o linfoma cardíaco primário.
   B. Estabelecer o diagnóstico de linfoma cardíaco primário pode ser feito definitivamente com imagem não invasiva.
   C. Sem tratamento, a sobrevida média dos pacientes com linfoma cardíaco primário é tipicamente por volta de 1 ano.
   D. A idade média de apresentação é menor que 40 anos de idade.

RESPOSTAS

1. RESPOSTA: E. Existem muitas variantes normais e condições benignas que podem ser mal interpretadas no ecocardiograma bidimensional como entidades patológicas. Uma linha de sutura após um transplante é um exemplo de uma estrutura encontrada no átrio esquerdo que pode ser mal interpretada como uma massa. A válvula de Eustáquio, crista *terminalis* e rede de Chiari são todas estruturas normais, encontradas no átrio direito. A banda moderadora é uma estrutura normal presente no átrio direito.

2. RESPOSTA: C. Triagem de pessoas com estados patológicos que provavelmente resultem na formação de massas, mas para aqueles sem evidência de massa é uma indicação Classe II b para a realização de ecocardiograma. Indicações Classe I para ecocardiografia inclui a avaliação de pacientes com síndromes clínicas que sugiram uma massa cardíaca subjacente, estudos de acompanhamento após remoção cirúrgica de massas conhecidas por recorrem, avaliação de pacientes em que o plano terapêutico dependa dos resultados da ecocardiografia, e avaliação de pacientes com malignidades primárias conhecidas onde a vigilância pelo envolvimento cardíaco é parte do processo de estadiamento de doença.

3. RESPOSTA: B. Rabdomioma é um tumor cardíaco benigno. Rabdomiomas são normalmente pequenos e lobulados, com diâmetros que variam de 2 mm a 2 cm. Rabdomiomas são mais frequentemente múltiplos e altamente associados a esclerose tuberosa. Angiossarcoma, linfoma e mesotelioma são todos tumores cardíacos malignos. Trabeculações ventriculares proeminentes também podem ser vistas na ecocardiografia e representa tanto uma variante normal ou, se severo, pode indicar não compactação.

4. RESPOSTA: C. É incomum um câncer de tireoide enviar metástases ao coração. Carcinoma de células renais, câncer de mama, câncer de pulmão e melanoma são todos conhecidos como possíveis de enviar metástases ao coração. Carcinoma de células renais se espalha por via hematogênica para a veia cava inferior e lado direito do coração. O câncer de mama se espalha para o coração tanto por via hematogênica quanto linfática. Câncer de mama normalmente envia metástases ao coração por extensão direta. O linfoma se espalha através do sistema linfático. Melanoma metastático pode resultar em envolvimento intracavitário ou miocárdico. O carcinoide tipicamente resulta em espessamento valvar tricúspide e pulmonar.

TABELA 28-1 Tumores que enviam metástases ao coração

Câncer Primário	Rota de Propagação e/ou Manifestações Cardíacas
Carcinoma de células renais	Veia cava inferior para o lado direito do coração
Mama	Disseminação hematogênica ou linfática; efusão pericárdica é comum
Pulmões	Extensão direta; efusão pericárdica é comum
Melanoma	Intracavitário ou envolvimento miocárdico
Linfoma	Disseminação linfática
Carcinoide	Espessamento valvar tricúspide e pulmonar

(Adaptada de Armstrong WF, Ryan T, eds. *Feigenbaum's Echocardiography.* 7th ed. Philadelphia: Lippincott Williams & Wilkins, 2010.)

5. RESPOSTA: B. O mecanismo mais comum pelo qual os fibroelastomas papilares causam sintomas e embilização. Outros tumores cardíacos podem causar sintomas por vários mecanismos, incluindo invasão direta do miocárdio, levando a contratilidade comprometida ou arritmias, obstrução e efusão pericárdica, resultando em tamponamento cardíaco.

6. RESPOSTA: A. Hipertrofia lipomatosa do septo atrial comumente não causa sintomas. Esta condição acredita-se ser benigna embora exista um relato de associação a arritmias atriais e obstrução da via cava superior se existir hipertrofia lipomatosa maciça. O septo atrial está está infiltrado por material lipomatoso que resulta em espessamento das porções inferior e superior. A fossa *ovalis* é poupada e resulta em uma aparência "em forma de *halter*" no ecocardiograma bidirecional. Hipertrofia lipomatosa do septo atrial é usualmente dintinguível pela qualidade ecogênica altamente refratária da gordura. Embora nenhum critério diagnóstico absoluto tenha sido estabelecido, uma espessura septal de 20 mm é frequentemente citada. Hipertrofia lipomatosa do septo atrial representa um hamartoma. Patologicamente, em contraste aos lipomas verdadeiros, a hipertrofia lipomatosa consiste em um acúmulo não encapsulado de tecido adiposo maduro e fetal e miócitos cardíacos atípicos no septo interatrial. O termo hipertrofia é um termo impróprio, uma vez que a condição seja decorrente de um número aumentado em vez de um tamanho aumentado dos adipócitos. Esta condição pode ser vista na ecocardiografia transtorácica e sua presença sozinha não é uma indicação para ecocardiografia transesofágica.

7. RESPOSTA: B. Fibromas são tumores do tecido conectivo benignos derivados dos fibroblastos, que ocorrem predominantemente nas crianças. Fibromas são o segundo tipo mais comum de tumor cardíaco primário ocorrendo na população pediátrica. A maioria é detectada nas crianças menores de 10 anos, e aproximadamente um terço é diagnosticados em crianças menores que 1 ano. Fibromas cardíacos são tipicamente grandes tumores, variando de 3 a 10 cm de diâmetro. Fibromas cardíacos normalmente ocorrem no miocárdio ventricular, mais comumente na parede anterior do ventrículo esquerdo ou septo interventricular. Aproximadamente 70% dos pacientes com fibromas são sintomáticos. Os sintomas resultam tanto por obstrução, disfunção sistólica ou anormalidades de condução. As manifestações clínicas mais comuns são insuficiência cardíaca congestiva e taquiarritmias ventriculares. Devido ao risco de arritmias fatais, ressecção é usualmente recomendada nos pacientes assintomáticos. Morte súbita tem sido relatada como ocorrendo em aproxiamdamente 15% dos pacientes, tipicamente em crianças.

8. RESPOSTA: E. Rabdomiomas são os tumores cardíacos benignos mais comuns nas crianças, responsáveis por aproximadamente metade dos tumores cardíacos neste grupo de idade.

9. RESPOSTA: D. O critério diagnóstico para o complexo de Carney incluído tem duas das 12 manifestações clínicas reconhecidas ou uma manifestação clínica mais um dos critérios genéticos (veja Tabela 28-2). O mixoma cardíaco é um critério clínico diagnóstico para o complexo de Carney. As outras manifestações clínicas se enquadram tanto as lesões de pele pigmentadas ou neoplasias endócrinas. Mixomas familiares, como aqueles vistos no complexo de Carney são responsáveis por uma pequena porcentagem de todos os mixomas. Pacientes com mixomas familiares tendem a se apresentar precocemente, são mais prováveis de ter mixomas em localizações atípicas, podem apresentar múltiplos mixomas e mais provavelmente irão desenvolver tumores recorrentes. Epilepsia está associada a esclerose tuberosa. Carcinoma de célula basal nervoide está associado a fibroma cardíaco na síndrome de Gorlin.

10. RESPOSTA: C. Os mixomas se apresentam com sintomas resultantes de obstrução intracardíaca, embolização

TABELA 28-2 Critério diagnóstico do complexo de Carney

Critérios clínicos
1. Pigmentação manchada da pele envolvendo lábios, conjuntiva e mucosa genital
2. Mixoma (cutâneo e mucoso)
3. Mixoma cardíaco
4. Mixomatose de mama
5. Doença adrenocortical nodular pigmentada primária
6. Acromegalia
7. Tumor de células de Sertoli (ou calcificação característica no ultrassom testicular)
8. Carcinoma de tireoide
9. Schwannoma melanótico Psammomatoso
10. Nevo azul epitelioide múltiplo
11. Adenoma ductal de mama múltiplo
12. Osteocondromixoma

Critérios Genéticos
1. Parente de primeiro grau afetado
2. Gene alfa PRKAR1 da mutação inativada

(Adaptada de Stratakis CA, Kirschner LS, Carney JA. Clinical and molecular features of the Carney complex: diagnostic criteria and recommendations for patient evaluation. *J Clin Endocrinol Metab*. 2001;86:4041-4046.)

sistêmica ou sintomas constitucionais. Dispneia é o sintoma mais comum. Síncope e palpitações também são vistas. Sintomas constitucionais, como febre e perda de peso, também são vistos em aproximadamente 15-20% dos pacientes. A associação de sintomas constitucionais com mixoma cardíaco é provavelmente em razão da síntese tumoral e secreção de interleucina (I)-6. IL-6 é uma citocina pró-inflamatória que induz a resposta na fase aguda. Níveis aumentados de IL-6 têm sido encontrados no tecido do mixoma e os sintomas constitucionais se resolvem após remoção do mixoma. Diarreia é vista na síndrome carcinoide.

11. RESPOSTA: A. Evidências histológicas sugerem que os rabdomiomas cardíacos são na realidade hamartomas miocárdicos ou malformações que são compostas por miócitos em vez de neoplasias verdadeiras. A característica microscópica marcante é uma grande célula (< 80 micrômetros de diâmetro) contendo uma massa citoplasmática central que é suspensa por processos microfibrilares, chamado como célula aracnídea. Esclerose tuberosa é uma síndrome de hamartoma autossômica dominante cujos genes causais (TSC-1 e TSC-2) são genes supressores de tumores que codificam um complexo proteico que regula o tamanho da célula. Pelo menos 80% dos pacientes com rabdomiomas cardíacos têm esclerose tuberosa. Cinquenta por cento ou mais dos rabdomiomas cardíacos regridem espontaneamente após a infância. Portanto, na ausência de sintomas, cirurgia não está indicada.

12. RESPOSTA: B. Mais do que 90% das vezes os fibrolastomas papilares são únicos. Os fibroelastomas papilares podem ocorrer em qualquer válvula. As válvulas aórtica e mitral são mais comumente envolvidas nos adultos. Apesar de fixação valvular, a disfunção valvar é rara. Muito menos comumente, fibroelastomas papilares podem ocorrer no músculo papilar, corda tendínea ou no átrio. O diâmetro médio dos fobroelastomas papilares é 8 mm e a maior já relatada é 40 mm. Um curto pedículo é visto em aproximadamente 50% das vezes, e é mais típico em tumores que se originam do endocárdio da câmara cardíaca.

13. RESPOSTA: C. Tumores malignos primários do coração são muito menos comuns do que tumores metastáticos ao coração. Em uma série de autópsias, a incidência de tumores primários do coração foi somente 0,02%. A incidência relativa dos tumores primários do coração (tanto benigno quanto maligno) é mostrado na Tabela 28-3.

TABELA 28-3 Incidência relativa de tumores cardíacos primários

Tipo do Tumor	Número	Percentual
BENIGNO	319	59,8%
Mixoma	130	24,4%
Lipoma	45	8,4%
Fibroelastoma papilar	42	7,9%
Rabdomioma	36	6,8%
Fibroma	17	3,2%
Hemangioma	15	2,8%
Teratoma	14	2,6%
Mesotelioma do nodo AV	12	2,3%
Outros	5	1,0%
MALIGNO	125	23,5%
Angiossarcoma	39	7,3%
Rabdomiossarcoma	26	4,9%
Mesotelioma	19	3,6%
Fibrossarcoma	7	1,3%
Leiomiossarcoma	1	–
Sarcoma sinovial	1	–
Outros	18	3,4%
CISTOS		
Cisto pericárdico	82	15,4%
Cisto broncogênico	7	1,3%

(Adaptada de McAllister HA Jr, Fenoglio JJ Jr. *Tumors of the Cardiovascular System*. Washington: Armed Forces Institute of Pathology, 1978.)

14. RESPOSTA: B. Mixomas cardíacos tipicamente tem uma haste estreita conectada a fossa *ovalis*. Aproximadamente 75% dos mixomas cardíacos ocorrem no átrio esquerdo, onde o sítio de fixação é quase sempre na região da fossa *ovalis* do septo interatrial. Mixomas cardíacos podem ocasionalmente ser encontrados na parede posterior do átrio esquerdo. Entretanto, esta localização no átrio esquerdo deve levantar a suspeita de um tumor cardíaco maligno. Aproximadamente 15-20% dos mixomas cardíacos ocorrem no átrio direito e menos frequentemente eles podem ser vistos nos ventrículos direito ou esquerdo. Existem relatos de casos de mixomas que se originam das válvulas atriovasculares. Efusões pericárdicas são normalmente encontradas no contexto de tumores cardíacos malignos. Lipomas aparecem como uma massa hiperecoica intramural. Uma massa móvel com um pedículo curto aderido a válvula cardíaca é um fibroelastoma papilar.

15. RESPOSTA: B. Sarcoma de Kaposi, assim como linfoma maligno, são reconhecidos por ocorrer no contexto da síndrome de imunodeficiência adquirida (AIDS). O envolvimento cardíaco com sarcoma de Kaposi normalmente ocorre como parte de um sarcoma de Kaposi disseminado. A incidência do sarcoma de Kaposi envolvendo o coração tem sido estimada em torno de 12-28% em estudos de autópsia.

16. RESPOSTA: D. Leiomiossarcomas são derivados de células musculares lisas e podem-se originar das células musculares lisas revestindo as veias pulmonares. Embora a quimioterapia e a radiação sejam parte do plano terapêutico, eles são adjuntos a ressecção cirúrgica radical. Entretanto, leiomiossarcomas cardíacos têm um prognóstico ruim, com uma sobrevida média de menos de 7 meses após a cirurgia. A maioria dos tumores malignos ocorre preferencialmente no lado direito do coração, com a exceção do leiomiossarcoma, que frequentemente ocorre no átrio. A localização atrial esquerda preferencial e a frequente aparência mixoide do leiomiossarcoma tornam difícil a diferenciação pré-operatória dos mixomas atriais. Diferente dos mixomas, os leiomiossarcomas podem-se originar da parede posterior do átrio esquerdo e envolver as veias pulmonares. Pacientes com leiomiossarcoma tipicamente se apresentam em torno dos 30 anos, uma década a menos do que os outros tipos de sarcoma.

17. RESPOSTA: A. Angiossarcoma normalmente são grandes ou já apresentaram metástases no momento do diagnóstico. Angiossarcomas frequentemente não são susceptíveis a ressecção completa e têm um prognóstico muito ruim, se comparado a outros sarcomas cardíacos. Diferente de outros sarcomas, que têm uma relação com sexo de 1:1, esse parece ser uma relação 3:1 homem:mulher entre os pacientes com angiossarcoma. Angiossarcoma tem uma forte predileção pelo coração direito, particularmente o átrio direito. Eles podem ser tanto intracavitários quanto difusos e infiltrativos. A apresentação comum é insuficiência cardíaca do lado direito ou tamponamento cardíaco, assim como sintomas constitucionais.

18. RESPOSTA: D. Alguns pacientes com carcinoma de células renais podem-se apresentar com sintomas relacionados às metástases cardíacas. O diagnóstico de carcinoma de células renais podem ser primeiramente introduzido pelo ecocardiograma. Extensão intravascular do tumor é uma manifestação comum do carcinoma de células renais. Uma vez que se saiba que ocorre envolvimento da veia cava e do coração direito com o carcinoma metastático de células renais, embolia pulmonar, mesmo por tumor ou trombo, pode ser encontrada. A aparência do carcinoma metastático de células renais por sí só pode ser confundida com trombos na ecocardiografia e algumas vezes a imagem de ressonância magnética cardíaca é útil na distinção destas entidades.

19. RESPOSTA: A. Um sarcoma sinovial é causado por uma translocação entre o cromossomo 18 e o cromossomo X. O sarcoma sinovial é um dos sarcomas cardíacos primários malignos. O sarcoma sinovial é um tumor cardíaco extremamente raro. Como a maioria dos sarcomas cardíacos, o prognóstico do sarcoma sinovial é ruim.

20. RESPOSTA: B. O uso da ecocardiografia com contraste miocárdico para identificar tumores intracardíacos com base em massas com vascularização tem sido descrito tanto para a ecocardiografia transtorácica quanto para a ecocardiografia transesofágica. A massa mostrada na Figura 28-5 não opacifica com a administração de microesferas lipídicas de perflutreno. Esta falta de captura indica uma falta de vascularização. Decorrente dessa aparência ecocardiográfica, esta estrutura foi considerada como compatível com um cisto em vez de um trombo ou vegetação

21. RESPOSTA: C. A rede de Chiari é um remanescente congênito da válvula direita do seio venoso. Ela consiste em uma rede de fibras no átrio direito que se origina de uma região da válvula de Eustáquio no orifício da veia cava inferior com fixações a parede superior do átrio direito ou septo atrial. As redes de Chiari estão presentes e, 2-3% dos corações normais. As redes de Chiari normalmente não apresentam significância clínica embora seu papel no AVE criptogênico, em associação a um forame oval patente ou aneurisma do septo atrial, seja controverso.

22. RESPOSTA: A. O diagnóstico de cisto pericárdico pode, algumas vezes, ser sugerido na radiografia de tórax pela identificação de uma massa arredondada junto a borda do coração. O ecocardiograma ou a tomografia computadorizada de tórax são recomendados para acompanhamento deste achado para melhor estabelecimento do diagnóstico. Cistos primários do mediastino são responsáveis por aproximadamente 20% de todas as lesões mediastinais. Este grupo inclui os cistos pericárdicos, os cistos broncogênicos, os cistos entéricos, os cistos tímicos e os cistos do ducto torácico. Cistos não são considerados como sendo neoplasias verdadeiras. Cistos perdem potencial de malignidade, embora o exame do tecido tanto aberto, por toracoscopia, ou percutâneo parece ser necessário para excluir definitivamente neoplasia. Entretanto, conduta conservadora em pacientes asssintomáticos, naqueles que a imagem não invasiva é fortemente sugestiva de um cisto pericárdico, também é uma conduta relatada. É raro um cisto pericárdico se tornar grande o suficiente para causar sintomas compressivos e alterações hemodinâmicas.

23. RESPOSTA: B. Em uma série da Cleveland Clinic, somente 55 dos 137 (40%) fechamentos cirúrgicos do apêndice atrial esquerdo tiveram sucesso. O fechamento cirúrgico do apêndice atrial esquerdo com sucesso ocorreu mais frequentemente com exclusão por sutura e exclusão por grampos. Essa vinheta clínica destaca a importância da correlação clínica quando se interpreta imagens ecocardiográficas. Neste caso, a ecodensidade mais provavelmente representa material de sutura devido a história do paciente. A ecocardiografia transesofágica é um excelente método para avaliação do sucesso dos procedimentos de fechamento do apêndice atrial esquerdo. Evidências sugerem que a comunicação residual entre um apêndice atrial esquerdo incompletamente fechado e o corpo do átrio esquerdo é um mecanismo potencial para formação de trombos e eventos embólicos.

24. RESPOSTA: C. O desenvolvimento de um trombo ventricular esquerdo é uma das complicações mais comuns do infarto do miocárdio. Os trombos são importantes clinicamente, pois eles podem levar a complicações embólicas. A probabilidade de desenvolvimento de um trombo ventricular esquerdo após um infarto agudo do miocárdio varia com a localização e o tamanho do infarto. Trombo ventricular esquerdo é mais frequentemente visto em pacientes com grandes infartos anteriores com elevação do ST com formação de aneurisma e acinesia e discinesia. Ecocardiografia transtorácica tem sido o procedimento padrão para o diagnóstico de trombo ventricular esquerdo após infarto do miocárdio. A ecocardiografia pode ajudar a identificar aqueles pacientes de alto risco para tromboembolismo. Os dois maiores fatores de risco ecocardiográficos para tromboembolismo clínico são trombo móvel e trombo protuso. A ecocardiografia também pode ser usada para monitorar a resolução do trombo com anticoagulação. Em pacientes com janelas acústicas subideais ou trabeculações proeminentes, o uso de um agente de contraste intravenoso para opacificar o ápice ventricular esquerdo pode algumas vezes ser utilizado para melhorar a sensibilidade e a especificidade da detecção do trombo. Alternativamente, imagem de ressonância magnética cardíaca pode ser realizada.

25. RESPOSTA: B. Rabdomiomas são usualmente encontrados nas paredes ventriculares ou nas válvulas atrioventriculares. A presença de um rabdomioma pode ser diagnosticada antes do nascimento com ecocardiografia fetal. Não existem evidências que esses tumores sofram transformação maligna e nenhum tratamento é necessário para tumores assintomáticos. Embora 80-90% dos rabdomiomas sejam associados a esclerose tuberosa, rabdomiomas cardíacos podem ocorrer como um achado isolado como o apresentado neste caso.

26. RESPOSTA: B. A localização mais comum para os mixomas cardíacos é o átrio esquerdo, com o sítio de fixação no septo atrial. O tamanho não é uma forma confiável para distinção entre tumores cardíacos primários e metástases. Mixoma cardíaco pode ser encontrado como parte de uma doença multissitêmica chamado de Complexo de Carney. Mixoma cardíaco é o tumor cardíaco primário mais comum, responsável por 20-30% dos tumores intracardíacos. Hipertrofia lipomatosa é caracterizada por infiltração gordurosa do septo atrial.

27. RESPOSTA: A. Uma vez que a probabilidade diagnóstica de um mixoma cardíaco seja feita com base no ecocardiograma, a ressecção é recomendada devido ao risco de embolização ou complicações cardiovasculares. A mortalidade operatória é relatada como menos que 5% e a recuperação pós-operatória é geralmente rotineira. Mixomas cardíacos atriais esquerdos que são grandes o suficiente podem prolapsar através do orifício mitral durante a diástole resultando em obstrução. Isto pode resultar no achado auscultatório classicamente descrito do tumor *plop*. A idade média na apresentação para mixomas cardíacos é 50 anos de idade. Efusão pericárdica não é comumente vista no contexto de um mixoma cardíaco. Mixomas cardíacos não são especificamente associados a uma disfunção ventricular esquerda.

PONTOS-CHAVE

- Mixomas cardíacos são os tumores cardíacos primários mais comuns.
- Mixomas cardíacos normalmente ocorrem no átrio esquerdo, com sítio de fixação no septo atrial.

28. RESPOSTA: D. Fibroelastomas papilares são responsáveis por aproximadamente 85% dos tumores associados a válvulas. Fibroelastomas papilares não são facilmente distinguíveis das vegetações. Fibroelastomas papilares são pequenos, geralmente 0,5-2 cm de diâmetro e são frequentemente confundidos com vegetações. A distinção entre fibroelastomas papilares e vegetações podem ser dificultados pela ecocardiografia. Portanto, o diagnóstico correto frequentemente depende do contexto clínico. Embora os fibroelastomas papilares ocorram nas válvulas, eles normalmente não resultam em significativa regurgitação valvular. Fibroelastomas papilares se aderem mais frequentemente ao lado arterial das válvulas semilunares e a superfície atrial das válvulas atrioventriculares. Sintomas de fibroelastomas são normalmente causados por embolização, tanto do próprio tumor quanto por trombos associados. A apresentação clínica mais comum é o acidente vascular encefálico ou ataque isquêmico transitório.

29. RESPOSTA: E. Ressecção cirúrgica está indicada para fibroelastomas papilares em pacientes que tenham apresentado eventos embólicos, complicações que são diretamente relacionadas a mobilidade do tumor (*i. e.*, oclusão ostial coronariana) e aqueles com tumores altamente móveis ou grandes (> 1 cm). A recorrência dos fibroelastomas papilares após ressecção cirúrgica não relatada. Pacientes assintomáticos com fibroelastomas papilares imóveis, pequenos (< 0,5 cm) podem ser acompanhados de perto com avaliação clínica e ecocardiográfica periódicas. A intervenção cirúrgica deve ser considerada quando sintomas se desenvolvem ou o tumor se torna móvel, uma vez que a mobilidade do tumor é um preditor independente de morte ou embolização não fatal. Aos pacientes sintomáticos que não sejam candidatos a cirurgia poderia ser oferecida anticoagulação oral a longo prazo, embora nenhum dado randomizado controlado esteja disponível sobre sua eficácia.

30. RESPOSTA: B. Os fibroelastomas papilares mais comumente envolvem a válvula aórtica, seguido pela válvula mitral. Fibroelastomas papilares são o segundo tumor cardíaco primário mais comum nos adultos, seguindo os mixomas cardíacos. Fibroelastomas papilares geralmente não são visíveis pela ecocardiografia transtorácica se forem menores que 0,2 cm. O ventrículo esquerdo é o local de envolvimento não valvular predominante. Fibroelastomas papilares múltiplos têm sido relatados como presentes em 9-10% dos pacientes.

PONTOS-CHAVE

- Fibroelastomas papilares são responsáveis por aproximadamente 85% dos tumores associados a válvulas.
- Fibroelastomas papilares mais frequentemente se aderem ao lado arterial das válvulas semilunares e a superfície atrial das válvulas atrioventriculares.
- A manifestação clínica mais comum de um fibroelastoma papilar é um acidente vascular encefálico ou ataque isquêmico transitório.

31. RESPOSTA: C. A patologia valvar do carcinoide envolve fibrose, proliferação de músculo liso e espessamento endocárdico, que dá a aparência ecocardiográfica de uma válvula espessada, retraída e imóvel. As aparências da válvula afetada são patognomônicas do carcinoide na ausência de exposição a supressores do apetite fenfluramina e fentermine, agonistas dopaminérgicos derivados do ergot e agentes alcaloides de ergot como a metisergida e a ergotamina. Na doença cardíaca por carcinoide, a válvula tricúspide se torna quase fixa na posição parcialmente aberta resultando em regurgitação tricúspide severa. Um perfil ao Doppler de onda contínua "em forma de adaga" resultante de uma regurgitação tricúspide severa que leva a pressão de pico precoce e rápido declínio, representando a equalização entre as pressões atrial e ventricular direita; pode ser visto na doença severa. Envolvimento das válvulas do lado esquerdo ocorre em menos de 10-15% dos casos e levanta a possibilidade de um forame oval patente concomitante, carcinoide brônquico ou altos níveis de substâncias vasoativas circulantes. Doenças valvares do lado esquerdo são normalmente menos severas do que as lesões valvulares do lado direito. Acredita-se que a serotonina seja inativada quando esta passa através do parênquima pulmonar. Embora tenha havido importante progresso no tratamento da doença cardíaca por carcinoides e muitos pacientes sobrevivam por anos, a cura raramente é alcançada. Doença cardíaca por carcinoide é notoriamente bem tolerada inicialmente, apesar das lesões valvares severa do lado direito. Eventualmente, dispneia aos esforços, edema de extremidades inferiores e fadiga (sinais e sintomas de insuficiência cardíaca direita) se desenvolvem.

32. RESPOSTA: E. Se existir envolvimento da válvula pulmonar, o sinal de Doppler de onda contínua através da válvula pulmonar tipicamente mostra velocidade de pico sistólico aumentada, compatível com estenose pulmonar e evidência de insuficiência pulmonar. Há geralmente um rápido amortecimento do sinal regurgitante com a reversão diastólica tardia do fluxo, compatível com estenose pulmonar e pressão ventricular direita elevada. Somente pacientes com carcinoide que apresentem metástases hepáticas desenvolvem as lesões distintas das válvulas do coração direito. Quando o tumor carcinoide primário é de um brônquio pulmonar, as lesões valvares carcinoides podem-se limitar às válvulas do lado esquerdo. Relatos iniciais favorecem o uso de próteses mecânicas decorrente da preocupação pela degeneração da bioprótese valvar no contexto de danos por substâncias vasoativas. Entretanto, melhoras na terapia medicamentosa com análogos da somastatin podem ser mais protetores para bioproteses valvares. Adicionalmente, os pacientes normalmente apresentam múltiplas metástases hepáticas e coagulopatias associadas tornando as bioproteses mais atuantes. Próteses mecânicas também podem não ser o ideal uma vez que subsequentes ressecções tumorais são frequentemente necessárias e podem ser complicadas pela necessidade de anticoagulação plena. A escolha da prótese deve ser adaptada ao risco individual do paciente de sangramento, expectativa de vida e intervenções futuras. É importante notar que várias séries relatam esta mortalidade peroperatória, embora o risco operatório tenha declinado de > de 20% em 1980 para < 10% em estudos mais recentes. Uma vez que a válvula tricúspide, com ou sem envolvimento da válvula pulmonar, seja afetada em muitos casos da doença cardíaca por carcinoide, o ventrículo direito tipicamente aumenta. Como o ventrículo direito se torna sobrecarregado por volume, movimento paradoxal do septo interventricular ocorre. A função ventricular direita parece permanecer intacta até o curso tardio da doença. A crise carcinoide caracterizada por hipotensão, broncospasmo e *flushing* pode ser precipitada pela cirurgia. Durante o período peroperatório, pode ser difícil de fazer a distinção entre crise carcinoide e hipotensão secundária a disfunção miocárdica. Octreotide peroperatório, destinado a reduzir a liberação de serotonina, é o tratamento mais efetivo para prevenir crise carcinoide durante a cirurgia. Octreotide intravenoso (500-100 microgramas/hora) deve ser iniciado pelo menos 2 horas antes da cirurgia, e a infusão deve ser continuada por 48 horas após a cirurgia. Os pacientes podem necessitar de octreotide subcutâneo após este período de 48 horas.

PONTOS-CHAVE

- Somente pacientes com carcinoide com metástases hepáticas desenvolvem doença cardíaca por carcinoide do lado direito.
- Na doença cardíaca por carcinoide, a válvula tricúspide se torna quase fixa em em uma posição parcialmente aberta resultando em regurgitação tricúspide severa.
- Envolvimento das válvulas do lado esquerdo ocorre em menos de 10-15% dos casos e levanta a possibilidade de um forame oval patente, carcinoide brônquico ou altos níveis de substâncias vasoativas circulantes.

33. RESPOSTA: C. Melanoma maligno pode ser diagnosticado e ser inicialmente tratado anos antes do desenvolvimento e descoberta de metástases cardíacas. O melanoma metastático envolve o coração em mais de 50% dos casos. Em pacientes selecionados com melanoma metastático a cirurgia pode exercer um papel importante para ser paliativo aos sintomas ou prevenir a morte por complicações cardíacas. Melanoma maligno pode enviar metástases ao miocárdio e/ou pericárdio.

34. RESPOSTA: A. Coração de "carvão" é a extensão cardíaca mais comum do melanoma. Embora metástases intracardíacas sólidas do melanoma sejam descritas e evidente neste cenário clínico, mais comumente a extensão cardíaca do melanoma é subclínica e se manifesta como coração de "carvão" com o tumor cobrindo a superfície pericárdica. Malignidades mais comuns, como câncer de mama e de pulmão, são responsáveis pela grande percentagem de tumores cardíacos metastáticos. Mesmo com uma história remota de melanoma, há uma preocupação com o desenvolvimento subsequente de metástases cardíacas, e o ecocardiograma deve ser realizado para avaliação adicional. A incidência de tumores metastáticos para o coração aumentou ao longo das últimas décadas decorrente de avanços no tratamento oncológico e melhora do desfecho dos pacientes com câncer.

PONTO-CHAVE

- Melanoma maligno pode enviar metástase ao miocárdio e/ou pericárdio.

35. RESPOSTA: D. A histologia do linfoma cardíaco primário nos pacientes imunocompetentes é um linfoma de células B grande e difuso em mais de 80% dos casos, enquanto em pacientes com HIV a histologia é de um linfoma pequeno mais agressivo não devado ou imunoblástico. Linfoma cardíaco primário evolui rapidamente necessitando de diagnóstico histológico rápido para instruir prontamente a quimioterapia. Linfoma cardíaco primário com histologia mostrando grandes células B é sensível ao tratamento com quimioterapia, como ilustrado neste caso, o que revelou significativa resolução da massa intracardíaca após a quimioterapia. Aproximadamente metade dos pacientes com linfoma cardíaco primário irão apresentar grandes efusões pericárdicas. Linfoma cardíaco primário é uma forma rara de Linfoma não Hodgkin frequentemente restrito às câmaras cardíacas do lado direito e/ou pericárdio e é responsável por 5% dos tumores cardíacos primários malignos. Pacientes com linfoma cardíaco primário podem-se apresentar com várias apresentações clínicas devido a tamponamento cardíaco, embolia pulmonar, insuficiência cardíaca, sintomas neurológicos e arritmia, dependendo da localização do tumor.

36. RESPOSTA: A. Embora a queixa de apresentação mais comum por pacientes com linfoma cardíaco primário seja a insuficiência cardíaca direita (aproximadamente 50% dos pacientes), dor torácica precordial está presente em 15-20% desses pacientes. O diagnóstico de linfoma cardíaco primário pode ser desafiador. O ecocardiograma transtorácico seguido pela ecocardiografia transesofágica, normalmente é a abordagem inicial. Entretanto, imagem de ressonância magnética parece ser a modalidade de imagem mais sensível. O diagnóstico histológico é essencial para confirmação. A análise citológica do fluido pericárdico tem sido relatado como tendo uma sensibilidade variada, variando de 14 a 67%. A biópsia endomiocárdica transvenosa tem uma sensibidade somente em torno de 50%. Portanto, biópsia aberta é considerada o padrão ouro. A sobrevivência média dos pacientes com linfoma cardíaco que não são tratados é menor do que 1 mês. A idade média de apresentação é 64 anos e a relação entre homens e mulheres é 3:1. Linfoma cardíaco primário é raro, mas a incidência tem aumentado decorrente do número de pacientes com imunosupressão devido a AIDS ou transplante de órgãos sólidos.

PONTOS-CHAVE

- Aproximadamente metade dos pacientes com linfoma cardíaco primário terão grandes efusões pericárdicas.
- Linfoma cardíaco primário com histologia de células B grandes e difusas é sensível ao tratamento com quimioterapia.

LEITURAS SUGERIDAS

Armstrong WF, Ryan T, eds. *Feigenbaum's Echocardiography.* 7th ed. Philadelphia: Lippincott Williams & Wilkins, 2010.

Bhattacharyya S, Davar J, Dreyfus G et al. Carcinoid heart disease. *Circulation.* 2007;116:2860-2865.

Castillo JG, Filsoufi F, Rahmanian PB et al. Early and late results of valvular surgery for carcinoid heart disease. *J Am Coll Cardiol.* 2008;51:1507-1511.

Cheidin MD, Alpert JS, Armstrong WF, at al. ACC/AHA Guidelines for the Clinical Application of Echocardiography: a Report of the American College of Cardiology/American Heart Association Task Force on Practice Guidelines (Committee on Clinical Application of Echocardiography) developed in collaboration with the American Society of Echocardiography. *Circulation.* 1997;95:1686-1744.

Gibbs P, Cebon JS, Calafiore P et al. Cardiac metastases from malignant melanoma. *Cancer.* 1999;85:78-84.

Kanderian AS, Gillinov AM, Pettersson GB et al. Success of surgical left atrial appendage closure: assessment by transesophogeal echocardiography. *J Am Coll Cardiol.* 2008;52:924-929.

Kwiatkowski DJ. Tuberous sclerosis: from tubers to mTOR. *Ann Hum Genet.* 2003;67:87-96.

McAllister HA Jr, Fenoglio JJ Jr. *Tumors of the Cardiovascular System.* Washington: Armed Forces Institute of Pathology, 1978.

Oh JK, Seward JB, Tajik AJ. *The Echo Manual.* 3rd ed. Philadelphia: Lippincott Williams & Wilkins, 2007.

Perez-Diez D, Estevez-Cid F, Barge-Caballero E et al. Chewing gum inside the heart. *Circulation.* 2009;119:e525-e526.

Peters PJ, Reinhardt S. The echocardiographic evaluation of intracardiac masses: a review. *J Am Soc Echocardiogr.* 2006;19:230-240.

Pinede L, Duhaut P, Loire R. Clinical presentation of left atrial cardiac myxoma. A series of 112 consecutive cases. *Medicine* (Baltimore). 2001;80:159-172.

Pinto DS, Blair BM, Schwartzstein RM et al. Clinical problem-solving. A sailor's heartbreak. *N Engl J Med.* 2005;353:934-939.

Premkumar V, Paimany B, Gopal AS. Primary large B-cell lymphoma. *J Am Soc Echocardiogr.* 2006;19:107.e1-107.e2.

Reynen K. Frequency of primary tumors of the heart. *Am J Cardiol.* 1996;77:107.

Schneider B, Hofmann T, Justen MH et al. Chiari's network: a normal anatomic variant or risk Factor for arterial embolic events? *J Am Coll Cardiol.* 1995;26:203-210.

Stratakis CA, Kirschner LS, Carney JA. Clinical and molecular features of the Carney complex: diagnostic criteria and recommendations for patient evaluation. *J Clin Endocrinol Metab.* 2001;86:4041A046.

Sun JP, Asher CR, Yang XS et al. Clinical and echocardiographic characteristics of papillary fibroelastomas: a retrospective and prospective study in 162 patients. *Circulation.* 2001;103:2687-2693.

Zanettini R, Antonini A, Gatto G et al. Valvular heart disease and the use of dopamine agonists for Parkinson's disease. *N Engl J Med.* 2007;356:39-46.

Zipes DP, Libby P, Bonow RO et al. *Braunwald's Heart Disease: A Textbook of Cardiovascular Medicine.* 7th ed. Philadelphia: Elsevier Saunders, 2005.

ÍNDICE REMISSIVO

Entradas acompanhadas por um **t** em negrito indicam Tabelas.

A

Abcesso
 atrial, 220
 de arco, 303
 periprotético, 220
 perivalvular, 319
Acidente Vascular Encefálico, 46
Acromegalia, 353
Adelgaçamento
 da parede, 165
Adenosina, 274
Agente(s)
 anti-inflamatório(s) não esteroidal(ais), 94, 179
 cronotrópicos, 1
 de contraste, 6
  da ecocardiografia de estresse, 194
  ecocardiográfico, 6
  ultrassonográfico, 135, **142t**, 144
   segurança dos, 145
 de ultrassom, 135
Alfieri
 ponto de, 303
Ambiguidade
 variação de, 11
Amiloidose, 179
 cardíaca, 185, 351, 353, 356
  primária, 335
 subtipos de, **334t**
Anel de anuloplastia, 43, 63, 252, 253, 295
 mitral, 63
Anel de costura, 315
Anel tricúspide, 47
Anel valvar mitral, 286
Aneurisma
 da aorta torácica, **387t**
Angina
 paciente com, 322
Angioceratoma, 353
Angiofibroma, 353
 na esclerose múltipla, 353
Angiografia coronariana, 178
Angioplastia, 217
Angiossarcoma, 357, 459
Ângulo setorial
 redução do, 9
Angústia emocional, 36
Anomalia de Ebstein, 166
Aorta
 ascendente, 10
 bicúspide, 81
 cavalgamento da, 428

Apêndice atrial esquerdo, 42
 esvaziamento do, 54
Ápice
 encurtamento do, 31
Ar
 falta de, 96
Arantius
 nódulos de, 55
Arritmias
 atriais, 119
Artefato(s)
 da imagem de ultrassom, 6
 de anel, 12, 18
 de Doppler, 20
 de imagem em espelho, 17
  produção de, 18
 de lobo lateral, 11
 de sombra, 6, 9, 74
 de ultrassom, 65
 do tipo largura de feixe, 19
 em ultrassonografia cardíaca, 10-21
 lineares, 10, 15
 no átrio, 13
 relacionados à aorta, 11
 reverberantes, 10
 tipo B, 16
 tipo refração, 11
Artéria carótida
 contrastada, 146
Arteriografia, 36
Artrite de Takayasu, 354
Artrite reumatoide, 341, 352
Artroplastia
 de quadril, 80
Associação Europeia de Ecocardiografia, 135
Ataxia severa, 339
Ateroma
 de arco aórtico, 55, 61
Aterosclerose
 presença de, 146
Atordoamento miocárdico, 257
Atresia tricúspide, 435
 tipos de, **434t**
Átrio
 esquerdo
  blindagem do, 19
  diâmetro do, 10

B

Balão
 aórtico, 15

Bernoulli
 equação de, 445
Bioprótese
 com regurgitação mitral, 293
 com *stent*, 302
Biópsia
 endomiocárdica, 463
 miocárdica, 37
Biplano
 método, 23
Bruce
 protocolo de, 24
Bulha cardíaca, 22
Bypass
 cardiopulmonar, 211
 cirurgia de, 177

C

Câncer
 de mama, 125
Calcificação caseosa, 315
Carcinoide, 271
 metastático, 354
Cardiomiopatia(s), 320-338
 de estresse, 35, 36
 dilatada, 320
 hipertrófica, 33, 36, 117, 123, 334
  obstrutiva, 34, 84
 induzida por taquicardia, 330
 infiltrativa, 163
 isquêmica, 173, 207
 periparto, 320, 330
 por amiloide, 336
 por não compactação, 322, 332
 restritiva, 188, 333
 secundárias, **332t**
Carney
 síndrome de, 357
Catéter
 de Swan-Ganz, 88
Cateterismo cardíaco, 170, 189
Cavalgamento
 da aorta, 428
Cavidade
 ventricular, 6
Chagas
 doença de, 350
Chiari
 complexo de, 34
 rede de, 460
Cianose, 428
Cintilografia nuclear, 195

Cirurgia
    plástica cosmética, 15
Cisto pericárdico, 460
Colchicina, 179
Comissura, 52
Contraste
    realce por
        imagem ultrassonográfica com, 134-147
Coração de carvão, 462
Cores
    padrão de, 5
Coronariografia, 28
Cor pulmonale, 163
Coumadin, 46, 50
Creatinofosfoquinase, 28
Crista
    cumarínica, 19
Cristais
    de Doppler, 1
    piezelétricos, 1

D

Débito cardíaco, 31
Debris ateromatosos, 386
Defeito septoventricular, 46, 305
    presença de, 101
Deflexões, 86
    carotídea, 91
Deformação, 161, 165
    cálculos de, 130
    curvas de, 166
    taxa de, 130, 132
Derrame
    pericárdico, 34
    pleural, 35
Dessincronismo/otimização AV
    avaliação de, 223-245
        características, 223
        com a cardiografia, **237t**
        deformação, 224
        ecocardiográfica do, 223
        medidas, 224
        método, 223, 241
        técnicas, 224
    interventricular, 237, 241
Diabetes, 128
    controle glicêmico, 130
    história de, 197, 201
Diastologia, 169-192, 206
    em insuficiência cardíaca, 167
Dilatação cavitária, 205, 208
Dipiramidal, 208
Disfunção diastólica, 191
    aparelho para exames de, **76t**
    estágios de, **188t**, 190
    na pericardite constritiva, 132
Dislipidemia, 195, 196
Disopiramida, 92
Dispneia
    ao esforço, 29, 107
    grave, 28
    início súbito de, 82
    no paciente idoso, 132
    progressiva, 278

Distensão venosa jugular, 88
Diuréticos
    intravenosos, 93
        tratamento com, 119, 120
Dobutamina
    eco de estresse com, 136, 141, 194, 208, 246
    na cardiomiopatia, 330
Doença(s)
    aórticas, 374-390
    arterial coronariana, 246-260
    cardíaca congênita acianótica, 436-449
    cardíaca congênita cianótica, 416-435
    cardíaca reumática, 127
    de Chagas, 350
    mixomatosa, 267
    pericárdicas, 360-373
        verdadeiras, 361
    pulmonar obstrutiva crônica, 124
    sistêmicas, 339-359
    valvar mitral reumática, 114
    valvular aórtica e mitral, 274-290
    valvular pulmonar e tricúspide, 261-273
    ventricular direita e hipertensão pulmonar, 404-415
Doppler
    ângulo, 2, 7
    artefato de, 20
    colorido, 10
    cristais de, 1
    de fluxo colorido, 5
        mosaico, 9
    deslocamento positivo ao, 2, 8
    ecocardiografia com, 11
    e hemodinâmica, 79-121
    efeito do, 2, 7
    espectral, 83
        imagem por, 5, 9
        traçado do, 103
    feixe de, 2
    imagem de, 5
        padrão de cores, 5
    padrão, 129, 169
    registro de, 172
    tecidual, 24, 72, 247
        e tensão, 122-133
        derivada, 122
        taxa de, 122
    volume de amostragem do, 70
Dor
    torácica, 148, 150, 250
        avaliação de, 28
        história de, 163
Doxorrubicina
    cardiomiopatia induzida por, 321
Down
    síndrome de, 443
Ducto Arterioso Patente (DAP), 79, 95

E

Ebstein
    anomalia de, 166, 269, 271, 425, 427, 429, 434
Ecocardiografia
    2D, 160

bidimensional, 12, 231, 239
    achados em, 169
    ápice em, 23
com Doppler, 11, 171
contrastada, 138
    miocárdica, 145
definição de, 15
de estresse, 193-209, 246
    e a imagem de perfusão, 193
    eficácia da, 193
    especificidade da, 193
    indicações para interrupção do, 193
    papel da, 194
em modo M, 22
em repouso, 153
FEVE na, 23
intraoperatória, 210-222
miocárdica
    com contraste, 195
princípios fundamentais da, 10
transesofágica, 15, 54-66, 282
transtorácica
    modo M e bidimensional, 22-37
tridimensional, 38-53, 225, 239
Ecocardiograma
    2D, 27
    3D, 154
    bidimensional, 248
    com contraste, 143
    em modo M, 10
    epicárdico, 218
    não contrastado, 140
    transesofágico, 41, 83, 250, 261
    transtorácico, 80, 92, 231
EcoDoppler, 124
Ecos
    taxa dinâmica de, 2, 8
Edema pulmonar, 82
Efusão(ões)
    pericárdica, 369
    pleurais, 367, 370
Embolia pulmonar, 124
Embolismo
    origem do, 61
Embolização aérea, 210
Endocardite, 305-319
    da válvula tricúspide, 40
Energia
    ultrassônica, 2
    perda da, 2
Eritrócitos
    taxa de, 97
Equação
    invasiva de Gorlin, 47
Espessamento apical
    padrão de, 163
Estenose
    aórtica, 131, 221, 275
        avaliação da, 284
        evolução da, 282
    infundibular, 270
    mitral, 48, 49, 53, 79, 105, 272
        reumática, 82
    subaórtica, 284
    tricúspide, 272
    valvar aórtica, 83, 104, 106

valvar pulmonar, 261
  presença de, 106, 263
Estreitamento esofagiano, 210
Estresse
  de parede, 159
  farmacológico, 256
Eustáquio
  válvula de, 33, 307

F

Fabry
  cardiomiopatia de, 333
Fantasma
  efeito, 19
Febre reumática
  na infância, 41
FEVE
  na ecocardiografia, 23
Fibrilação atrial, 61, 130, 391-403
  pressão de enchimento em, 169
  risco de AVE em pacientes com, **403t**
Fibroelastomas papilares, 62, 457, 461
Fibromas, 458
Fibrosa intervalvular, 220
Flutter atrial, 93, 119
Fluxo holossistólico, 62
Fluxo laminar
  em um vaso sanguíneo, 5, 9
Fluxo sistólico
  reversão do, 319
Fluxo transmitral, 173
Fluxo venoso pulmonar, 31, 102
Folhetos
  da válvula mitral, 30
  trombosado, 52
Fração de ejeção, 22, 69, 146, 148
  avaliação visual da, 148
Frequência
  cardíaca, 83
  de repetição de pulso (FRP), 11
Função sistólica
  avaliação da, 148-168
  parâmetro da, 22, 30
Furosemida, 42

G

Gel
  de acoplamento acústico, 1
    objetivo principal do, 7
  no exame de ultrassom, 1
Gerbode
  defeito de, 261, 269
Gorlin
  equação invasiva de, 47
Gradiente(s)
  aórtico, 275
  de pico, 106
  de pressão, 99
    diastólica, 173
  instantâneo, 116
  sistólico, 102, 106, 118
  valvares, 47
Granulomas cardíacos, 350
Granulomatose de Wegener, 350

H

Harmônica tecidual
  sinais de, 16
Hematoma intramural, 382
Hemocromatose, 331
  hereditária, 339, 349
Hérnias
  hiatais, 35
Hertz
  frequência de onda, 7
  medida, 1
Hipertensão, 28
  história de, 29, 198
  paciente com, 150, 172
  pulmonar
    e doença ventricular direita, 404-415
    medidas, 411
    secundária, 269
Hipertrofia
  lipomatosa, 457
  ventricular, 457
Hipocinesia, 74
Hipotensão, 28
Hipotireoidismo, 356
Hipovolemia, 218
Homoenxertos
  aórticos, 302

I

Imagem(ens)
  bidimensional, 5, 133
    de eixo curto, 133
  captura de, 3, 4
  carotídea, 146
  contrastada, 146
  de modo M, 9, 13, 19
  de perfusão miocárdica, 202, 203
  ecocardiográficas, 207
  espectral simétrica, 11
  harmônica, 8
  paraesternal, 445
  por Doppler espectral, 5, 9
  transtorácica, 30
  tridimensional, 38
  ultrassonográfica, 2, 7, 10
    com realce por contraste, 134-147
    origem das, 142
    resolução espacial da, 2
Implantes mamários
  artefato secundário a, 20
Índice adimensional, 301
Infarto agudo do miocárdio, 28, 149
  anterosseptal, 141
  inferior, 156
Infarto do ventrículo direito, 159
Infarto laterobasal, 123
Influxo mitral, 120
  medidas das velocidades do, 130
  padrão do, 187
Injeção
  de contraste ultrassonográfico, 140, 141, 146
Insuficiência cardíaca, 24, 212
  congestiva, 330
  diastologia em, 167
  estágios da, **162t**
  isquêmica, 233, 243
  sintomas de, 25, 266
  sinais de, 32
Insuficiência pulmonar, 262
  severa, 269
Insuficiência renal
  crônica, 274, 350
Isquemia
  crônica, 47
  evidência objetiva de, 203
  induzida, 194

J

Janela
  acústica, 123
  de imagem transtorácica, 67
  mesofágica, 54
  transgástrica, 54
  transtorácica, 74
Jato(s)
  paravalvulares, 302
  regurgitante mitral, 91
  regurgitante pulmonar, 96
    cessação do, 107
  regurgitante tricúspide, 187, 317

K

Kaposi
  sarcoma de, 459
Keshan
  doença de, 349
Kussmaul
  sinal de, 179

L

Leiomiossarcoma, 459
Lesões valvares, 268
Limite de Nyquist, 63, 220
Linfoma cardíaco, 462, 463
  história do, 462

M

Mama
  câncer de, 125
Manobra
  de Valsalva, 77, 108, 171, 185
Marca-passo
  bicameral, 243
  implante de, 148
Marfan
  síndrome de, 354, 383
Massa
  ventricular esquerda, 22
    índice de, 23, 30, 32
Melanoma maligno, 462
Metemoglobinemia, 55, 61
Método
  biplano, 23
Microbolhas
  gás nas, 6, 9

Miocárdio VE, 130
　atordoado, 204
Mixoma(s), 352
　atrial esquerdo, 34
　cardíacos, 459
　definição do, 62
Motilidade
　anormalidades de, 155, 159, 246
　da parede em repouso, 166
Movimentos
　oscilatórios, 10
　paradoxal, 121
　sistólico anterior, 51
Músculo
　papilar anterolateral
　　ruptura do, 114

N

Neoplasia primária, 369
Nitroglicerina
　sublingual, 178
Nódulos
　de Arantius, 55
　de Tebessian, 55
Nyquist
　limite de, 63, 220
　　no Doppler, 98

O

Onda(s)
　acústicas, 1
　　materiais que respondem às, 1
　comprimento de, 1, 7
　de pressão, 1
　propagação da, 7
　pulsada, 109
　sonoras, 1
　　frequência da, 1, 2, 8
　　no vácuo, 7
　ultrassônica, 1, 16
　　transmissão da, 2, 8
Orifício
　regurgitante, 97
Ouvido
　humano, 1
　　capacidade auditiva do, 1
　　frequência, 7
Oxigênio
　alto teor de, 7

P

Pannus, 50
Paraganglioma extrassuprarrenal, 354
Parâmetros
　hemodinâmicos, 122
Parede aórtica
　espessamento anormal de, 315
Perflutreno, 134
　contraste de, 35
Perfusão
　defeito de, 147

Pericardite constritiva, 108, 110, 111, 120, 181
　disfunção diastólica na, 132
PISA
　método, 116, 289
PPD
　teste cutâneo de, 94
Pressão arterial, **82t**
Pressão diastólica, 104
　gradiente de, 173
Pressão sanguínea, 81
Pressão sistólica, 83, 269
Prolapso
　da válvula mitral, 41, 68, 114, 289, 316
PROSPECT
　estudo, 255
Próteses valvares, 291-304, 305
　bicúspide, 292
　deiscência da, 317
　incompatibilidade a, 291
　troca, 291-293
Protocolo de Bruce, 24
Protrombina
　tempo de, 55
Pseudoaneurisma, 255, 317

Q

Quadril
　artroplastia de, 80

R

Rabdomioma, 457
Reiter
　síndrome de, 388
Reflexões ultrassonográficas, 3, 5
Refração
　artefatos tipo, 11
　ultrassonográfica, 10
Regurgitação
　aórtica grave, 24, 72, 77, 81, 98, 100
　　exclusão de, 210
　mitral, 90, 103, 242, 258
　　grave, 97, 113
　　grau de, 90
　　isquêmica, 288
　　mecanismo da, 216
　　quantificação da, 75
　perivalvular, 221
　tricúspide, 81, 86, 112, 218, 261
　valvar pulmonar, 107, 263, 265, 270
Resolução espacial
　de imagem ultrassonográfica, 2, 4, 8
Resolução temporal
　de imagem ultrassonográfica, 2, 4, 8
Ressincronização
　terapia de, 247
Ressonância magnética
　imagens por, 60, 137
　isquêmica, 258
Retalhos
　aórticos, 10
　da íntima, 15
Retração elástica, 183

Retrodifusão
　calibrada, 162
Revascularização coronariana, 58
Reverberações, 10
　artefato tipo, 19
　redução de, 16
Ritter
　método de, 225, 244
RNM
　cardíaca e coronariana, 37
　diastólica, 171
Ruptura
　septal, 259

S

Sarcoidose, 330, 351
Sarcoma
　de Kaposi, 459
　sinovial, 460
Seio(s)
　de Valsalva, 14, 80, 218
　　ruptura do, 308
　transverso, 54
　　pericárdico, 61
Selênio
　deficiência de, 349
Septo
　atrial
　　abcesso no, 220
　interventricular, 23, 30, **121t**
Shone
　complexo de, 384
Shunt
　agudo, 255
　bidirecional, 220
　cálculos do, 101
　de Waterston, 417, 426
　direita-esquerda, 114
　fluxo de, 96, 101
Sinal
　de Kussmaul, 179
　do W voador, 33
Sinais elétricos
　materiais que respondem a, 7
Síncope, 27
　com palpitações, 324
Síndrome
　de Carney, 357
　de Marfan, 354
　de Reiter, 388
Sístole
　normal, 110
Sombra acústica, 6
　artefatos de, 9, 20
　fontes das, 9
Sociedade Americana de Ecocardiografia, 22, 134
　diretrizes da, 22
Sopro
　cardíaco, 15
　　avaliação de um, 277
　holossistólico, 41
　sistólico, 117, 150
　　de ejeção, 84
　　desenvolvimento do, 163

Stent
  bioprótese com, 211
Stafilococcus, 271
  aureus, 300
Streptococcus viridans, 80
Swan-Ganz
  catéter de, 88

T

Takayasu
  artrite de, 354
Tamponamento
  cardíaco, 23, 110
Taquicardia
  sinusal, 177
Taxa
  dinâmica, 2
Tecido muscular
  velocidade do som no, 1
Técnica ultrassônica
  orientada por metas, 67-78
Tensão
  Doppler tecidual e, 122
    por rastreamento pontual, 122
    taxa sistólica, 122
Teste
  cutâneo de PPD, 94
Torção
  ventricular esquerda, 123
Toxemia, 312
Traçado
  espectral, 13
Transdutores
  matriciais, 5, 9, 54
    fásicos, 5
      recebimento, 5
      transmissão, 5
Transmissão
  força de, 2
Trendelemburg
  posição de, 67
Trombo
  apical profuso, 257
  móvel, 146
  mural
    formação do, 145
  ventricular, 11
    desenvolvimento do, 17
Troponina, 28

nível de, 141
Truncus arteriosus, 424, 429
Tumores e massas, 450-464

U

Ultrassom, 15
  artefato no, 6, 63
  feixe de, 2, 10
  física do,
    técnicas e instrumentos, 1-21
    gel no, 1
  frequência de
    aumento da, 3
  ondas de, 16
  transdutor de, 11
Ultrassonografia
  cardíaca
    artefatos em, 10-21
  contrastada, 134, 136, 142
  em modo M
    utilização da, 11
Unidade de Tratamento Intensivo Cirúrgico, 140

V

Valsalva
  manobra de, 28, 68, 77, 91, 108, 171, 185
  seios de, 14, 80, 218
    ruptura dos, 308
Válvula
  aórtica, 14, 43
    anatomia da, 53
    anormalidade da, 58
    endocardite de, 315
    mecânica, 291
      protéticas, 301
    quadricúspide, 86
  bola-gaiola, 50
  de Eustáquio, 33, 307
  mitral
    aneurisma da, 307
    área da, 95
    cirurgia de, 296
    cisto da, 316
    orifício da, 41
    prolapso da, 39, 68, 114, 276, 289, 316
      diagnóstico de, 39

    prótese mecânica de, 14
      disco, 16
      substituição de, 14
    tricúspide, 261
      cirurgia de, 167
      endocardite de, 40
      fluxo pela, 7
      folhetos da, 22, 308
      instável, 268
Valvuloplastia mitral, 48, 278
  por balão, 279
Vasa vasorum, 139, 146
Vasospasmo coronariano, 352
Vegetações satélite, 318
Veia cava inferior, 79
  diâmetro da, 95
Veia pulmonar
  avaliação da, 60
  fluxo da, 56
  velocidade sistólica da, 23
Vena contracta, 80, 81, 212
  na regurgitação mitral, 97
  tamanho da, 80
Ventrículo direito, 39
Ventrículo esquerdo
  deformação do, 149
  diferenças entre estruturas/artefatos no, **18t**
  eixo longo do, 2
  função do, 38
  índice de massa do, 32
  volume de, 22
Ventriculografia, 28
Vertigens, 343
Volume
  atrial, 39
    esquerdo, 93, 187
Von Ramm, 47

W

Warfarina, 41, 249
Waterson
  shunt de, 426
Wegener
  granulomatose de, 350
Wolff-Parkinson-White
  padrão de, 263
W voador
  sinal do, 33